KB101255

| 제4판 |

중환자의학

CRITICAL CARE MEDICINE

대한중환자의학회 지음

KSCCM

Critical Care
Medicine

대한중환자의학회

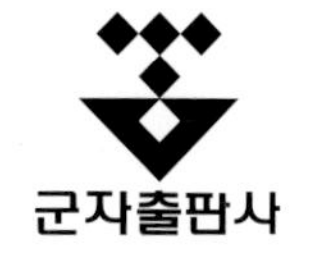

군자출판사

중환자의학 제4판

첫째판 1쇄 발행 | 2006년 8월 1일
둘째판 1쇄 발행 | 2010년 4월 21일
셋째판 1쇄 발행 | 2016년 4월 21일
넷째판 1쇄 인쇄 | 2020년 7월 22일
넷째판 1쇄 발행 | 2020년 7월 30일
넷째판 2쇄 발행 | 2021년 2월 23일
넷째판 3쇄 발행 | 2023년 10월 11일

지 은 이 대한중환자의학회
발 행 인 장주연
출 판 기 획 김도성
책 임 편 집 안경희
편집디자인 인지혜
표지디자인 김재욱
발 행 처 군자출판사(주)
등록 제 4-139호(1991. 6. 24)
본사 (10881) **파주출판단지** 경기도 파주시 회동길 338(서패동 474-1)
전화 (031) 943-1888 팩스 (031) 955-9545
홈페이지 | www.koonja.co.kr

ISBN 979-11-5955-588-6
정가 100,000원

편집위원회

집필진

〈가나다순〉

고상배 서울대학교 의과대학 신경과

고윤석 울산대학교 의과대학 호흡기내과

곽상현 전남대학교 의과대학 마취통증의학과

권운용 서울대학교 의과대학 응급의학과

김동찬 전북대학교 의과대학 마취통증의학과

김석찬 가톨릭대학교 의과대학 호흡기내과

김성환 가톨릭대학교 의과대학 순환기내과

김영민 가톨릭대학교 의과대학 응급의학과

김영삼 연세대학교 의과대학 호흡기내과

김은영 가톨릭대학교 의과대학 외과

김제형 고려대학교 의과대학 호흡기내과

김태엽 건국대학교 의과대학 마취통증의학과

나상훈 서울대학교 의과대학 순환기내과

나성원 연세대학교 의과대학 마취통증의학과

류호걸 서울대학교 의과대학 마취통증의학과

박소영 이화여자대학교 의과대학 호흡기내과

박정현 인제대학교 부산백병원 내분비내과

박준동 서울대학교 의과대학 소아청소년과

박치민 성균관대학교 의과대학 외과

배정민 영남대학교 의과대학 외과

백경란 성균관대학교 의과대학 감염내과

서지영 성균관대학교 의과대학 호흡기내과

손장원 한양대학교 의과대학 호흡기내과

손주태 경상대학교 의과대학 마취통증의학과

신증수 연세대학교 의과대학 마취통증의학과

양정훈 성균관대학교 의과대학 순환기내과

염호기 인제대학교 의과대학 호흡기내과

위 진 가천대학교 의과대학 순환기내과

이상민 서울대학교 의과대학 호흡기내과

이재길 연세대학교 의과대학 외과

이재명 고려대학교 의과대학 외과

이창형 대구가톨릭대학교 소화기내과

집필진

〈가나다순〉

이한나 서울대학교 의과대학 마취통증의학과

이현정 부산대학교 의과대학 마취통증의학과

임채만 울산대학교 의과대학 호흡기내과

임춘학 고려대학교 의과대학 마취통증의학과

장재원 울산대학교 의과대학 신장내과

장철호 연세대학교 의과대학 마취통증의학과

전병조 전남대학교 의과대학 응급의학과

전종헌 한양대학교 의과대학 마취통증의학과

정경원 아주대학교 의과대학 외과

정재승 고려대학교 의과대학 흉부외과

정치량 성균관대학교 의과대학 호흡기내과

조항주 가톨릭대학교 의과대학 외과

조희영 분당차병원 산부인과

차재관 동아대학교 의과대힉 신경과

최상호 울산대학교 의과대학 감염내과

최원일 명지병원 호흡기내과

하영록 분당제생병원 응급의학과

한승백 인하대학교 의과대학 응급의학과

허진원 울산대학교 의과대학 호흡기내과

홍상범 울산대학교 의과대학 호흡기내과

홍석경 울산대학교 의과대학 외과

홍성진 가톨릭대학교 의과대학 마취통증의학과

황 금 연세대학교 원주의과대학 신경외과

황성희 한림대학교 의과대학 신경과

4판 머리말

2019년 대한중환자의학회에서는 중환자의학 교과서 제4 개정판을 위하여 편집위원회를 구성하였고, 중환자의학에 관심이 있거나, 종사하고 있는 다양한 분야의 의료진들에게 도움을 줄 수 있는 내용들을 중심으로 최신 지견들을 제4 개정판에 추가하였습니다. 가장 크게 변화된 부분은 쇼크에 관한 내용을 강화하여, 총론을 기술하고 저혈량쇼크, 패혈증과 패혈쇼크, 심장성쇼크 및 심부전으로 나누어 독립된 장에서 세분화하여 기술하였습니다. 또한, 복부 외상 부분을 흉복부외상으로 확대하였고, 체외막 산소요법과 대량재해에서 중환자의학을 추가하였습니다. 제4 개정판을 위하여, 새로운 집필진으로 합류하신 18분을 포함해 56분의 중환자의학 전문가들이 참여하였습니다. 또한 2020년 새로 개정된 용어집 표기를 따랐습니다. 이번 제4 개정판에는, 컬러 그림들을 추가하면서 더욱 보기 쉽게 편집하였으니 많은 도움이 되었으면 합니다.

2020년은 코로나바이러스 감염에 의한 대유행으로, 이전에 전혀 접하지 못 했던 의료환경을 경험하고 있습니다. 사회적으로도 중환자 진료에 대한 요구와 기대가 높아지고 중환자실 의료진의 역할이 중요하다는 것이 알려지고 있습니다. 이러한 때 인력, 장비, 시설이 부족한 어려운 환경에서도 최고의 치료 성과를 보이고 있는 우리나라 중환자 의료진이 자랑스럽고 감사하며 성원을 보내고 싶습니다.

끝으로 진료 현장에서 코로나바이러스 감염 환자를 보느라 힘든 일정 속에서도 2020년 중환자의학 제4 개정판 출판을 위해 수고하신 편집위원회 위원 및 집필 교수님, 군자출판사와 대한중환자의학회 임직원 여러분들께 다시 한 번 깊이 감사드립니다.

2020년 7월 대한중환자의학회

교과서 편집위원회

1판 머리말

중환자실은 1950년대 유럽에서 소아마비로 인한 호흡부전증 환자 치료로부터 시작되었습니다. 우리나라는 중환자실이 1961년에 개설되기 시작하여 현재 종합병원에는 대부분 중환자실을 갖추고 있어 600여 병원에서 중환자실을 운영하고 있습니다. 병원 규모와 특성에 따라 중환자실 기능과 규모도 정해지지만 중환자실 역할과 기능에 따라 병원 특성과 역할이 달라진다는 사실은 더 말 할 나위 없습니다. 중환자실 기능은 중환자실에 필요한 시설과 장비 뿐만 아니라 전담의료인들의 능력과 헌신 그리고 전담의료인들과 그들을 도와주는 약사, 호흡치료사, 영양사, 간호보조원, 의공학계 직원 및 의료기사들 간 팀원들의 협조가 어떻게 잘 이루어지는가에 달려 있습니다. 이에 더하여 적절한 중환자 진료를 위하여 이들 팀원 간에 공유되는 표준화된 치료지침들이 갖추어져 있어야 하며 팀원을 대상으로 하는 교육이 지속적으로 이루어져야 합니다. 이렇게 될 때만이 현대 중환자의학에서 강조하는 다원적 치료(multidisciplinary care)가 가능할 것입니다. 이를 위하여 대한중환자의학회에서는 우리말로 된 중환자의학 교과서의 필요성을 논의하게 되었습니다.

2003년 11월 대한중환자의학회에서 편집위원회를 구성하였으며 교과서 편찬위원회 첫 모임은 2004년 10월 7일 있었습니다. 중환자의학 교과서는 우리나라 중환자실에서 흔히 접하는 질병들의 진단과 치료 및 효율적인 중환자실 운영을 위하여 필요한 내용들을 중심으로 구성하였으며, 집필진을 내과, 마취통증의학과, 신경과, 외과 및 응급의학과, 흉부외과 등 여러 분야의 전문 교수들로 구성하였습니다. 여러 차례 회의와 워크샵을 통하여 교과서 내용의 중복을 피하고 서술 형식을 정리하였지만 부족한 부분이 많습니다. 이러한 부분들은 앞으로 고쳐나가겠습니다. 모든 용어는 대한의사협회에서 출판한 제4차 의학용어집에 근거하여 한글로 표기하였으며 편집자들이 협의하여 새로운 한글 용어로 서술한 것도 있습니다.

대한중환자의학회 교과서가 발간되기까지 물심 양면으로 지원을 아끼시지 않으신 대한중환자의학회 정성수 전 회장, 이병호 회장, 그리고 교육, 연구 및 진료로 바쁘신 중에도 많은 노력과 귀중한 시간을 할애하신 집필진, 편집위원회 위원들에게 감사의 말씀을 드립니다. 그리고 수익을 생각하지 않고 출판을 맡아 주신 군자출판사 장주연 사장님과 임직원 여러분들께 감사를 드립니다.

2006년 8월 대한중환자의학회

교과서 편집위원회

차례

차례

차례

차례

중환자의학

01

CRITICAL
CARE MEDICINE

중환자의학의 역사와 미래

김동찬

중환자의학은 다학제간 협력 및 다전문가간 협력을 통해 다급하게 생명을 위협하는 장기 기능 장애가 있거나 가능성이 높은 중환자들에게 포괄적인 치료와 관리를 제공하는 의료전문과목이다. 그러나 오늘날 의사, 간호사, 호흡치료사, 물리치료사, 약사, 사회사업가, 윤리학자 등 많은 영역의 전문가들이 중환자의학에 관여하는 다전문가간 협력의 특징으로 볼 때 임상의학 전문과목(clinical specialty)이라기 보다는 특화된 다전문가 팀(interprofessional team)에 의해 제공되는 의료체계라 할 수 있다.

"중환자의학(critical care medicine)"이라는 용어는 1950년대 후반, University of Southern California에서 중증질환, 중증 손상 등에 의해 생명이 위급한 중환자들에게 실시간 활력징후 감시, 혈역동학 및 호흡 기능 측정, 혈액 및 체액의 보조적 측정 등 순간순간의 객관화된 측정치를 활용하여 대처한다면 생존의 가능성을 높일 수 있을 것이라는 개념을 바탕으로 처음 도입되었다.

이후 중환자의학의 개념이 확산되면서 중환자를 위한 집중치료는 중환자실에 근무하며 중환자 관리를 전담하는 중환자의학 전문의사, 전문 간호사, 각종 치료사와 임상 약사 등에 의해 관리되기 시작하였으며, 활력징후에 대한 감시기법, 측정기법, 중재기법의 빠른 진보로 오늘날의 중환자의학으로 급속하게 진화하였다. 기관내삽관, 기계적 환기보조, 혈액투석, 혈압측정과 심박출량 측정치에 기초한 순환혈액량 보충, 심폐소생술, 제세동, 페이스메이커 삽입 등이 중환자를 위한 집중치료에 활용되었는데, 이러한 기법들은 초기에 수술실과 회복실에서 환자를 관리하는 마취과전문의들과 심도자실의 심장전문의들에 의해 개발되어 점진적으로 진화해왔다.

이에 따라 이학적 신체검사와 수동식 활력징후 측정을 바탕으로 한 감시기법은 전자식의 정량적 감시 및 측정기법을 활용한 전자식 감시장치로 대체되었다. 이러한 감시 및 측정기법은 초기 중환자실에서 환자관리에 활용되기 시작하여 병원 내에서 환자관리에 빠르게 활용되었다. 대형병원을 중심으로 심장, 호흡, 수술 후, 신경학적, 소아 및 신생아 등 특화된 환자에 따라 특화된 중환자실이 만들어졌으며, 중환자에 비해 위험도가 낮으나 지속적인 감시가 요구되는 환자들을 위한 준중환자실(step-down unit, intermediate care unit)이 만들어졌다.

오늘날 중환자의학은 미국의 경우 중환자의학(critical care medicine), 유럽의 경우 집중치료의학(intensive care; intensive therapy), 또는 소생(reanimation)이라 불리는 임상전문과목으로 자리매김하였다. 중환자의학이 임상전문과목으로 인식되기 시작하면서 내과, 외과, 마취과, 소아과 등의 전문의들이 중환자실에 상주하며 집중치료를 전담하는 중환자의학 전문의사로 중환자 관리를 담당하고 있다. 이러한 과정을 거쳐 오늘날에는 중환자의학 전문의사에 의해 중환자실에서 집중치료가 제공되어야 한다는 인식이 일반화되었다.

이 장에서는 중환자의학의 역사적 배경 및 미래의 과제와 함께 국내 중환자의학의 역사적 배경 및 현황에 대해 알아보고자 한다.

I 중환자의학의 역사적 배경 및 미래

1950년대 말 현대 개념의 중환자실에 근접한 중환자실이 의료 현장에 도입된 이후, 지난 60년 동안 중환자의학은 중환자의학 전문의사, 전문간호사, 약사, 호흡치료사 등을 포함하는 의료진들이 활력징후를 측정하고 감시하는 포괄적인 전자 감시장치, 자동화된 의학적 진단검사 등을 기반으로 다양한 생명유지보조 방법 및 장치를 활용하여 다장기 기능 장애 환자 등을 포함한 중환자들에게 집중치료를 제공하는 현대 의학의 한 전문 분야로 발전하였다.

현대 의학의 한 전문 분야로 자리매김한 중환자의학이 언제, 어떻게 시작되었고 어떤 과정을 통해 진화하여 현재에 이르렀는지를 집중치료(critical care, intensive care)를 제공하는 장소, 집중치료 제공자의 전문성과 자격, 자동화된 활력징후 감시장치와 현대 생명유지보조 기술의 진보 등의 진화 과정을 통해 살펴보고자 한다.

1. 특화된 독립 공간으로서의 중환자실

먼저 특화된 독립 공간으로서의 중환자실이라는 관점에서 중환자의학의 유래와 발전 과정을 살펴보면, 1850년대 크림 전쟁(The Crimean War, 1853-1856)의 현장에서 플로렌스 나이팅게일(Florence Nightingale, 1820-1910)에 의해 시작한 "집중 간호 치료(intensive nursing care)"를 특화된 독립 공간으로서의 중환자실의 시작이라 할 수 있다. 나이팅게일은 심한 부상을 당한 병사들을 간호 스테이션 근처의 분리된 공간에 두고 헌신적인 간호사들에 의해 집중적인 간호를 제공받을 수 있도록 하여 사망률을 40%에서 2%대로 감소시켰다. 이는 분리된 공간에서 제공하는 집중 간호로 환자의 예후를 개선시킬 수 있음을 증명하여 중환자들을 치료하기 위한 특화된 독립 공간의 중요성을 확산시키는 계기가 되었다.

이후 1923년 존스홉킨스 병원에 근무하던 신경외과의사 월터 댄디(Walter Dandy, 1886-1946)는 수술 후 회복이라는 개념에 따라 병원에 신경외과적 수술 후 집중치료실(neurosurgical postoperative care unit)을 만들고 신경외과 의사의 감독 및 지시에 따라 수술 환자들을 집중적으로 돌보는 전문 간호사제도를 운영하였는데 이 시기 존스홉킨스 병원의 신경외과적 수술 후 집중치료실에 근무하던 전문 간호사들이 중환자 집중치료를 수행한 최초의 병상 전문가라 할 수 있다. 이 형태의 집중치료는 제2차 세계전쟁 중 군인 부상자들의 수술 후 집중치료를 위한 수술 후 회복실의 모델이 되었으며, 이후 보다 광범위하고 침습적인 외과적 수술 후 지속적 감시와 집중치료를 통한 환자의 예후를 개선 시키기 위한 마취 후 회복실(postanesthesia recovery units)로 진화하였다. 1930년 독일의 외과의사 마틴 키르슈너(Martin Kirschner 1879-1942)는 회복실과 집중치료병동을 혼합한 형태의 병동을 개설하여 운영하였다. 1953년 덴마크 마취과 의사 비욘 오게 입센(Bjorn Aage Ibsen, 1915-2007)은 연수 소아마비(bulbar polio)의 급속한 확산으로 인한 호흡부전 환자들에게 생명유지보조의 한 방법으로 도입한 기관절개 튜브 삽입과 함께 호흡낭(bag)을 활용한 수동적 양압환기보조를 위한 최초의 중환자실을 개설하였다. 이후 1960년대까지 거의 모든 병원의 수술실에는 회복실이 만들어져 운영되었으며, 중환자실이 병원 진료의 필수적인 부분으로 성장하였다. 1958년 막스 베일(Max Harry Weil, 1927-2011)과 허버트 슈빈(Hebert Shubin, 1925-1975)이 University of Southern California의료센터에 4개 병상의 쇼크 병상(shock ward)을 개설하였으며, 피터 사파르(Peter Safar, 1924-2003)는 볼티모어 시립병원에 다학제 중환자실을 개설하여 현대 개념의 중환자실로 진화하기 시작하였다. 나이팅게일로부터 1950년 중반 현대 개념의 중환자실에 근접한 중환자실이 출현하기 전까지 집중치료의 형태는 집중간호관리(intensive nursing care) 형태였으나 2차 대전 이후 혈액투석, 기계적 환기보조가 임상에 도입되면서 현대 개념의 중환자실이 운영되기 시작하였다. 이를 계기로 중환자의학은 분리된 공간으로서의 특징에서 신속한 심폐소생 및 생명유지보조를 제공하는 하나의 영역으로 확장되었다. 동시에 재활 및 중환자실 퇴원 이후 외래를 통해 중환자실에서 집중치료를 받고 생존한 사람들의 문제를 해결하는 임상전문과목으로 발전하였다.

2. 중환자의학 전문의와 전문학회

집중치료 제공자의 전문성과 자격 등의 관점에서 중환자의학의 발전 과정을 살펴보면, 오늘날의 중환자의학으로 자리매김하는데 다학제가 참여하는 중환자의학 관련 학회의 결성과 학술대회의 공헌이 매우 크다. 중환자의학이 중환자실에서 중환자를 전문적으로 관리하는 임상영역으로 인식되기 시작하면서 중환자의학 전문의사의 핵심 역량을 정의하고 수련, 교육을 통하여 역량을 갖춘 중환자의학 전문의사를 양성하는 것을 목적으로 중환자의학에 관심을 가지고 있는 다양한 전문과목 배경의 많은 의사들이 모여 학회를 결성하였다.

1968년 막스 베일, 피터 사파르, 윌리엄 슈메이커(William Shoemaker, 1923-2016)는 중환자의학 발전을 위한 학술 모임의 필요성을 인식하고 28명의 발기인을 모아 1971년 미국중환자의학회(The Society of Critical Care Medicine, SCCM)를 창설하고 학술지로 중환자의학(Critical Care Medicine)을 창간하였다. 현재 미국중환자의학회는 의사, 간호사, 호흡치료사, 약사, 물리치료사 등 중환자의학에 참여하는 다양한 전문가들로 구성된 학회로 발전하여 80여 개국, 15,000명의 회원이 가입되어 있는 중환자의학 전문학회이다. 미국중환자의학회 창설과 함께 많은 선진국에서 중환자의학 학회가 창설되어 이들 학회를 회원으로 하는 세계중환자학회(The World Federation of Societies of Intensive and Critical Care Medicine, WFSICCM)가 1977년 창설되었다. 1975년 창설된 호주, 뉴질랜드 중환자의학회는 서태평양 지역 국가의 중환자의학회를 모아 1980년 서태평양중환자의학회(The Western Pacific Association of Critical Care Medicine, WPACCM)를 창설하였고 이후 2005년 인도가 가입하면서 아시아태평양중환자의학회(The Asia Pacific Association of Critical Care Medicine, APACCM)가 되었다. 또한 1982년 8개국의 유럽 국가 중환자의학회가 모여 유럽중환자의학회(The European Society for Intensive Care Medicine, ESICM)를 결성하였다.

1950년대 말 미국에서 중환자의학의 개념이 도입되어 중환자실이 개설되기 시작하면서 중환자의학 전문의사의 수련교육을 위한 분리된 제도의 필요성을 인식하게 되고 피츠버그의 피터 사파르에 의해 마취과전문의를 위한 중환자의학 전임의 수련교육과정이 처음으로 시작되었다. 이후 1968년 아키 그렌빅(Ake Grenvik)이 전임의 수련교육과정에 합류하면서 외과, 흉부외과 전문의를 위한 중환자의학 전임의 수련교육과정으로 확대되었다. 1970년대 말 미국중환자의학회는 미국전문의위원회(The American Board of Medical Specialties, ABMS)를 통해 전문과목 배경에 관계없이 공통된 시험을 통한 중환자의학 전문의제도를 구축하려 노력하였으나 각 전문과목학회의 반대에 부딪혀 통일된 중환자의학 전문의제도를 구축하지 못하였다. 따라서 미국에서는 1986년부터 각 전문과목의 세부전문의로 중환자의학 전문의제도를 운영하고 있는데 중환의학 전문의 취득을 위해 내과의 경우 호흡기내과 전문의는 1년, 타 세부전공 전문의는 2년의 중환자의학 전임의 수련교육과정을 이수하여야 하며, 마취과, 외과의 경우 1년의 중환자의학 전임의 수련교육과정이 필요하다. 소아과의 경우 2년의 중환자의학 전임의 수련교육과 1년의 중환자의학 관련 연구 기간이 필요하다. 스페인을 포함한 라틴 아메리카 국가들에서는 중환자의학을 타 전문과목과 같이 독립된 전문과목으로 인정하여 5년간의 수련교육과정을 운영하고 있으며 유럽연합에 속한 국가의 경우 최소 3년간의 중환자의학 전임의 수련교육과정이 필요하다.

3. 혈역동학적 감시/기계적 환기 보조

특화된 독립 공간에서 집중간호를 제공하던 중환자실은 오늘날 감시기법, 측정기법, 중재기법의 빠른 진보로 기관내삽관, 기계적 환기보조, 혈액투석, 혈압측정과 심박출량 측정치에 기초한 순환혈액량 보충, 심폐소생술, 제세동, 페이스메이커 삽입 등 정교하고 복잡하며 자동화된 활력징후 감시장치와 현대적 생명유지보조 장치들을 집중치료에 활용하는 중환자실로 진화하였다. 이 많은 장치들 중 활력징후 측정 및 감시장치, 기계적 환기보조를 위한 인공호흡기의 진화과정은 오늘날의 중환자의학이 자리매김하는데 중요한 역할을 하였다.

17-19세기 이루어진 물리학, 화학, 생리학적 발견과 더불어 20세기 컴퓨터공학, 인공지능 등 공학적 진보가 합해지면서 오늘날의 자동화된 활력징후감시 장치와 인공호흡기들이 개발되어 집중치료에 활용되고 있다.

자동화된 활력징후감시 장치의 진화 과정을 살펴보면 간헐적 측정에서 연속적 측정으로, 침습적 기법에서 비침습적 기법으로의 진화를 특징으로 한다. 이와 동시에 수액반응성 예측의 개념이 만들어지면서 혈역동학적 감시에서 정적 지표(static indices)보다는 동적 지표(dynamic indecies)의 활용이 증가하고 있다. 오늘날 중환자실에서 보편화되어 있는 혈역동학적 감시는 어떤 한 변수의 감시가 환자의 예후를 확실하게 개선시킬 수 있다는 근거는 미약하나 중환자들의 병태생리의 특성과 범위를 알아내고 치료에 대한 반응을 평가하는 인지적 도움을 제공한다는 면에서 중환자의학의 중요한 부분을 차지하고 있다.

기계적 환기보조의 진화과정을 살펴보면 2세기 그리스 의학자 클라우디오스 갈레노스(Claudius Galenus)가 언급한 것으로 알려져 있는 심장 박동이 유지되기 위해서는 호흡이 필요하다는 인식, 16세기 중반 안드레아스 베살리우스(Andreas Vesalius, 1514-1564)의 동물실험을 통해 기도 열림과 환기보조를 제공하여 소생이 가능하다는 내용의 출간 등이 환기보조의 중요성에 대한 역사적 기록으로 알려져 있다. 그러나 1953년 덴마크 마취과의사 비욘 오게 입센(Bjorn Aage Ibsen, 1915-2007)에 의해 임상에 도입된 기관절개 튜브 삽입과 함께 호흡낭을 활용한 수동적 양압 환기보조가 괄목할 만한 성공을 거두기 전까지 양압 환기보조의 중요성이 크게 인식되지 않아 임상에서 활용되지는 않았다.

19세기 말 환기보조를 위해 사용되던 인공호흡기는 그 당시 인식되었던 생리적 원칙에 기반을 둔 환자의 신체 주위에 음압을 적용하여 호흡근의 활동을 보조하는 형태였다. 1864년 알프레드 존스(Alfred Jones)는 신체의 목 부위 이하를 둘러싸는 상자 형태의 기계적 음압 환기 보조 장치를 발명하였으며, 1929년 필립 드링커(Philip Drinker, 1894-1972)와 루이스 아가시 쇼 주니어(Louis Agassiz Shaw, 1886-1940)는 철폐(iron lung)을 발명하여 그 당시 소아마비로 인한 호흡부전 환자들에게 널리 사용하였으나 예후에 긍정적인 영향을 미치지 못하였다.

비욘 오게 입센이 연수 소아마비의 급속한 확산으로 인한 신경근육마비로 자가호흡이 불가능한 환자들에게 생명유지 시도로서 도입한 기관절개 튜브 삽입과 함께 호흡낭을 활용한 수동적 양압 환기보조가 사망률을 87%에서 40% 정도로 낮추는 괄목할 만한 성공을 거두었다. 이는 자가호흡이 어려운 환자들에게 적용하는 기계적 양압 환기보조의 표본이 되어 오늘날 중환자실에서 많이 시행하고 있는 기계적 환기보조의 시작점이 되었다. 그 당시에는 음압 탱크 호흡기(negative pressure tank respirators)와 함께 수동적 양압 환기보조가 수술실 밖에서 이용되고 있었지만, 중환자를 치료하는 데 중점을 두고 활용되지는 않았다. 초기 중환자실이 개설되기 시작한 1950년대 후반에 이르러서야 기계적 양압 환기보조가 급성호흡부전 환자의 치료에 널리 사용되기 시작하였다.

초기 호흡근의 활동을 대치하는 환기보조의 개념에서, 동맥혈 가스분석이 가능해지고 산소화 실패를 개선하기 위한 환기보조의 개념에 중점을 두게 되면서 급성호흡곤란증후군(acute respiratory distress syndrome)을 인식하게 되었으며 폐에서 이루어지는 가스교환에 대한 압력의 영향을 생리적으로 이해하는 계기가 마련되었다. 이후 급성호흡곤란증후군 환자에서 호기말양압(positive end-expiratory pressure)의 유용성과 무기폐(atelectasis)에 대한 이해가 증가하였다. 급성호흡기능상실, 급성호흡부전 증후군 환자에서 호기말 양압의 유용성이 확인된 오래된 역사적 배경이 있으나 각각의 환자들에서 적절한 호기말양압의 선택에 대해서는 아직도 논란이 많다.

환기보조로 인해 부정적인 임상적 결과들이 초래될 수 있다는 개념은 근래 만들어진 새로운 개념은 아니다. 역사적 기록에 의하면 1744년 존 포더길(John Fothergill, 1712-1780)이 환기 보조로 인한 폐손상의 가능성을 제기하였다. 초기 기계적 환기 보조가 임상에서 활용될 때는 주로 정상적인 폐를 가진 환자에서 호흡근을 대치하는 방식으로 높은 압력을 적용하지 않아 비교적 안전하였으나, 가스교환 기능에 심한 장애를 가진 이상, 비정상인 폐에 가스교환을 개선하기 위해 기계적 환기보조를 적용하는 경우에서 점점 높은 압력을 적용하기 시작하면서 폐손상을 악화시키는 압력손상(barotrauma)의 개념이 만들어졌다. 1960년대 작은 일회호흡량에 의한 무기폐, 저산소혈증 등의 임상적 문제점들이 발견되면서 높은 산소분압과 큰 일회호흡량으로 기계적 환기보조를 시행하면서 산소 독성과 압력손상에 대한 관심을 가지기 시작하였다. 이후 인공호흡기에 의한 폐손상의 기전과 결과에 대한 이해가 높아지면서 폐손상 악화의 원인이 압력만이 아니라 용적에 의한 것이라 밝혀지면서 용적손상(volutrauma)이라는 개념이 만들어졌다. 계속하여 인공호흡기에 의한 폐손상 기전에 대한 연구가 진행되면서 기계적 환기보조를 받는 폐에서 매개체가 분비되어 폐손상 악화되고 이로 인해 다른 장기 손상을 초래한다는 생손상(biotrauma)의 개념이 만들어졌다.

Ⅱ 국내 중환자의학의 역사적 배경 및 현황

국내 중환자의학의 역사는 1980년 7월 일본 도쿄에서 개최된 서태평양 중환자의학회(Western Pacific Association of Critical Care Medicine, WPACCM) 창립총회에 참여하면서 시작되었다. 같은 해 12월 중환자의학에 관심을 가진 17명의 창립회원이 모여 대한구급의학회를 창립하고 1981년부터 학술대회를 개최하면서 본격적인 활동을 시작하였다. 40여년의 역사를 가진 대한중환자의학회의 어제와 오늘을 간략하게 살펴보고자 한다.

1. 대한중환자의학회

대한중환자의학회는 1980년 창립된 대한구급의학회로부터 시작한다. 1980년 7월 일본 도쿄에서 개최된 서태평양 중환자의학회 창립총회에 참여한 후 김완식교수 등 중환자의학에 관심을 가진 의사들이 모여 국내 학회를 창립하기 위한 준비위원회를 구성하고 약 3개월에 걸친 준비과정을 통해 1980년 12월 19일 서울구락부에서 대한구급의학회를 창립하였다. 창립총회에서 김완식교수를 회장으로 임원진을 구성하고 1981년 11월 1차 학술대회를 개최하면서 본격적인 학술 활동을 시작하였다. 1982년 대한의학회의 준회원학회로 등록하였으며 1983년 10월에 국내 처음으로 심폐소생술지침서를 발간하여 우리나라 심폐소생술의 지침이 되는 교과서로 활용하기 시작하였다. 이후 대한응급의학회가 만들어지면서 혼돈을 피하기 위하여 학회 명칭을 대한중환자의학회로 변경하였으며 2001년 6월 14일 대한의학회 정회원학회로 등록되었다.

대한중환자의학회는 창립 때부터 임기 1년의 회장과

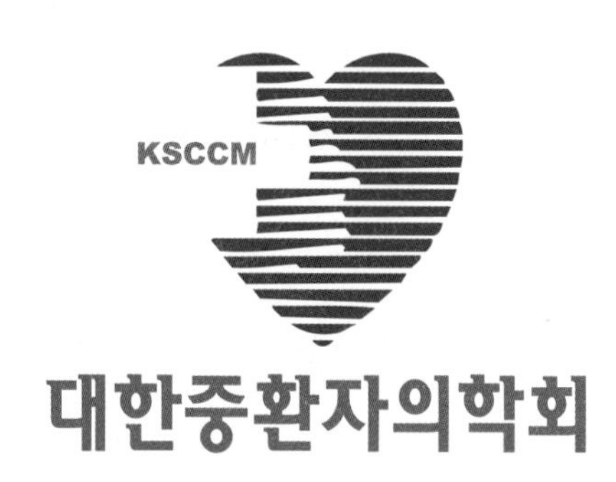

그림 1-1 대한중환자의학회 심볼과 로고

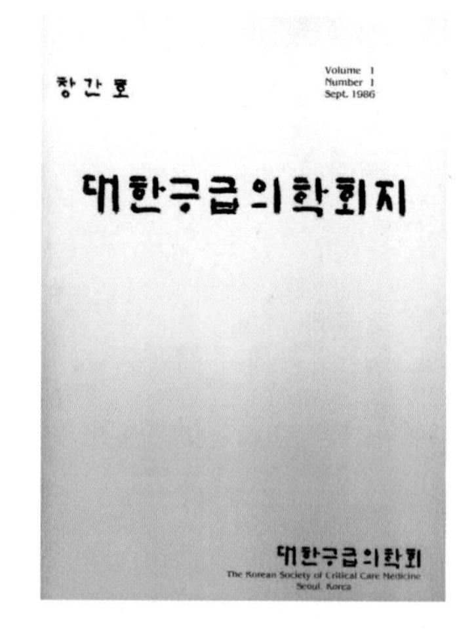

그림 1-2 대한구급의학회지 창간호

대한구급의학회지는 1986년 9월 30일 창간호를 발행하였으며 1995년 제10권 2호까지 발행되었다.

임기 2년의 이사장제도를 도입하여 학회를 운영하였으나 학회 운영의 효율성과 효과성을 도모하고자 회칙을 개정하여 이사장제도를 폐지하고 2004년 11월부터 회장 단일 체제로 학회를 운영하고 있다. 대한중환자의학회는 총회, 이사회 및 평의원회로 기구가 구성되어 있으며 매년 1회의 정기총회와 평의원회를 개최하고 학회 회원들의 의견을 반영하여 학회를 운영하는 이사회 산하에 실무적인 업무를 관장하고 집행하는 위원회를 두고 있다. 2016년부터 대한중환자간호사회를 대표하는 특별이사를 신설하고 이사회에 참여하도록 하여 교류를 강화하고 있다.

대한중환자의학회는 2001년 11월 "세계 최고의 중환자 관리 시스템을 이용한 진료를 받음으로써, 모든 중환자가 원하는 결과를 달성하고자 함"이라는 미션과 "모든 중환자가 가장 안전하고, 전문적이고, 윤리적이며, 인도적인 진료를 통하여 원하는 결과를 얻을 수 있도록 보장하고자 함"이라는 비전을 상징하는 심볼과 로고(그림 1-1)를 개발하였으며 홈페이지(www.ksccm.org)를 개설하여 운영하고 있다. 대한중환자의학회 로고는 사랑과 심장의 의미인 하트를 바탕으로 좌측으로부터 의학의 상징인 십자와 인간의 형상, 그리고 심폐의 형상화를 통하여 대한중환자의학회가 추구하는 인간 중심적 집중치료의 이념을 담고 있다. 또한 로고에 표시한 색상(하트 이미지의 청색과 흰색의 십자 및 주황색과 초록색)은 신속 정확한 응급처치, 인간애를 바탕에 둔 학회의 이념, 안전과 새 생명의 의미를 담고 있다.

중환자의학 세부전문의제도를 준비하면서 한글판 중환자의학 교과서의 필요성을 인식하고 학회 주도로 2006년 중환자의학 교과서 1판을 발행한 이후 2010년 제2판, 2016년 제3판을 발행하였으며 2020년 4판 발행을 준비하고 있다.

대한중환자의학회는 2003년부터 중환자의학 세부전문의 도입을 위한 준비과정을 통해 2008년 4월 대한의학회의 승인 하에 2008년도부터 세부전문의제도를 도입하여 세부전문의 자격을 인증하고 있으며 세부전문의 자격 인증과 갱신을 위한 학술프로그램으로 기초중환자의학 교육프로그램인 BCCRC (Basic Critical Care Review Course)와 전문 중환자의학 교육 프로그램인 MCCRC (Multiprofessional Critical Care Review Course)를 매년 시행하고 있다. 2009년부터 정기적으로 국내 중환자의학의 상황을 담은 대한중환자의학회 백서를 발간하고 있다. 또한 2009년부터 임상진료지침을 개발하기 시작하여 신종플루감염 중환자 진료지침을 시작으로 2010년 중환자실 입실, 퇴실 및 우선순위 결정에 대한 임상 진료지침, 기계환기이탈 진료지침, 성인중환자실에서의 진정진통의 임

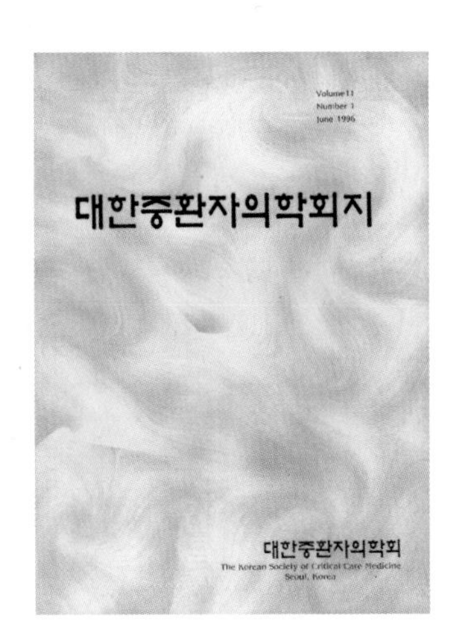

그림 1-3 대한중환자의학회지

대한구급의학회가 대한중환자의학회로 명칭이 변경됨에 따라 학술지도 대한중환자의학회지로 이름을 바꾸고 1996년 제11권 1호부터 2007년 제22권 1호까지 발행되었다.

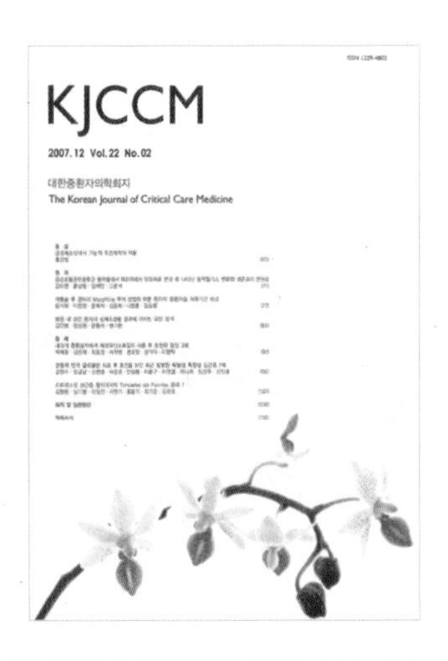

그림 1-4 새로운 디자인의 대한중환자의학회지

새로운 디자인의 대한중환자의학회지가 2007년 제 22권 2호부터 2017년 제 32권 4호까지 발간되었다.

상진료지침, 2011년 중환자이송지침, 2012년 성인중환자실에서의 신체억제지침, 2013년 중환자영양지원지침을 발간하였다.

대한중환자의학회의 회원은 정회원, 원로회원, 명예회원, 간호회원, 전문회원으로 구성되어 있으며, 특히 중환자 진료 영역에서 중요한 역할을 수행하는 중환자의학 전문간호사와의 교류를 통해 다양한 전문가가 참여하는 중환자의학의 기반을 마련하여 진료 향상을 위해 노력하고 있다. 2019년 8월 31일 현재 정회원은 2,624명(평생회원 2,353명)이다.

2. 총회 및 학술대회

대한중환자의학회는 제1차 학술대회를 1981년 11월 14일 국립의료원에서 개최한 이후 매년 1회 정기학술대회와 총회를 개최하고 있다. 2000년까지 매년 11월에 개최하던 정기학술대회와 총회를 2001년부터 4월에 개최하고 있다. 국제 교류를 통한 학문적 발전과 친목도모를 위해 2001년부터 일본중환자의학회와 매년 양국이 교대로 한일중환자의학합동학술대회를 개최하고 있으며 2020년 20주년 학술대회를 일본에서 개최하기로 예정되어 있다. 2004년 서태평양중환자의학회 학술대회를 대한중환자의학회의 주관으로 서울에서 성공리에 개최하였으며 2015년 세계중환자의학회 학술대회를 서울에서 개최하여 대한중환자의학회의 위상을 전 세계에 알리는 중요한 전기를 마련하였다.

3. 학술지

대한중환자의학회 학술지는 1981년 대한구급의학회가 창립된 이후 1986년 "대한구급의학회지" (그림 1-2)라는 명칭으로 1년에 2회씩 발간되었다. 1996년 학회 명칭이 대한중환자의학회로 변경됨에 따라 1996년도 제11권 1호부터 "대한중환자의학회지"로 학술지 명칭을 변경하여(그림 1-3) 발간하였으며 2007년 12월 22권 2호부터 새로운 표지디자인과 함께 KJCCM (The Korean Journal of Critical Care Medicine)이라는 명칭으로 발간하였다(그림 1-4). 1986년 창간호부터 2008년까지 연 2회 학술지를 발간하였고 2009년부터 연 3회, 2010년부터는 연 4회 발간하고 있다. 2014년부터 국제화 노력의 일환으로 영문으

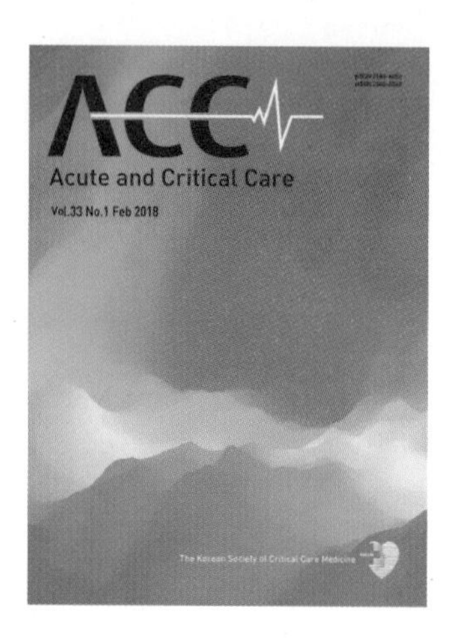

그림 1-5 Acute and Critical Care

Acute and Critical Care로 명칭을 변경하고 2018년 제33권 1호부터 발간되고 있다.

로 발간하였으며, 2018년 해외 DB 등재를 위하여 학술지 명칭을 "Acute and Critical Care (ACC)"으로 변경하였다 (그림 1-5). 2019년 6월 Scopus, PubMed, PubMed Central (PMC), Emerging Sources Citation Index (ESCI)에 등재되어 아시아 지역 중환자의학을 대표하는 학술지로 나아가고 있다.

4. 중환자실 표준화

중환자실은 위급한 환자의 생명을 지키는 중요한 장소임에도 불구하고 법령으로 규정된 중환자실 인력 및 시설기준이 없어 대한중환자의학회는 1990년 말부터 중환자실 인력 및 시설 기준을 제시하면서 중환자실 인력 및 시설 미비점의 심각성을 알리고자 부단히 노력하였다. 그 결과 보건복지부에서 이에 대한 심각성을 인지하고 중환자실의 표준화를 위한 실태조사를 실시하여 2002년 3월에 개정한 법률에 의한 의료법시행규칙에서 중환자실의 조건을 다음과 같이 규정하였다.

가. 중환자실은 출입통제가 가능한 별도의 단위로 독립되어 있어야 하며 출입문은 90 cm 이상의 폭이어야 한다.

나. 무정전 시스템을 갖추어야 하며 약품 전용 냉장고가 있어야 하고 마약은 잠금장치가 되어 있는 견고한 장소에 저장하여야 한다.

다. 침상 당 중앙공급식 의료가스 시설, 심전도 모니터와 침습적 동맥혈압 모니터, 맥박산소계측기, 지속적 수액 주입기 등의 장치와 그 밖의 중환자 치료에 필요한 시설을 갖추어야 한다.

라. 중환자실 의사당직실은 중환자실 내 혹은 인접한 곳에 있어야 한다.

이에 대한중환자의학회에서는 국회 보건복지위원회에 중환자실 인력 및 시설기준을 강화하는 것을 골자로 한 청원서를 제출하여 중환자실 시설규칙 시정을 촉구하였다. 인력기준으로 중환자실에 전담의사(전문의)를 상주하게 하여 적절한 시기에 환자 상태를 인지함으로써 적절한 치료를 제공하도록 하고 효율적인 중환자실 운영이 이루어질 수 있도록 하며 의사와 함께 중환자 치료에 중요한 역할을 하는 간호사를 증원(간호사대 환자 비율을 최소 1:4로)하여 양질의 간호업무가 이루어질 수 있도록 하자는 것이었다. 또한, 시설기준은 중환자실 개방병상 면적을 1병상당 12 m^2 이상으로 하고, 현행 규칙보다 강화된 심전도 기록기, 인공호흡기 등 필수 의료장치 확대 등을 명시하도록 요청한 것이었다. 이에 국회 보건복지위원회에서 2003년 11월 중환자실의 인력 및 시설기준 미달의 심각성을 인식하고 국회에서 중환자실 인력 및 시설기준 개선 방안을 강구하도록 보건복지부에 지시하였다. 보건복지부는 개선을 위하여 '중환자실의 의료수가의 현실화에 대한 연구(서울 대학교 의료관리학과)' 를 시작으로 중환자실에 관련된 대한중환자의학회, 신생아학회, 중환자간호분야회, 병원협회 등 관계자들과 수 차례의 회의를 통해 인력 및 시설기준에 관한 의견을 조율한 후 중환자실 시설규격을 2019년 9월 27일 개정하였다. 개정된 중환자실 시설규격의 주요 내용은 시설기준에서 성인중환자실병상 1개당 면적 15 m^2 이상, 신생아중환자실 병상 1개당 면적 5

m^2 이상으로 병상 면적을 규정하고 의료장치를 병상에 대비하여 일정 개수 이상 구비하도록 규정하였으나, 인력기준에 있어서는 신생아중환자실에는 전담전문의를 두어야 하나 성인중환자실에는 전담의사를 둘 수 있는 것으로 규정하고 전담간호사를 두되, 간호사 1명당 연평균 1일 입원환자수는 1.2명(신생아 중환자실의 경우에는 1.5명)을 초과하여서는 아니 된다고 규정하여 전담전문의와 중환자 전담간호사에 의한 양질의 중환자 진료가 제공되는 데는 부족한 점이 많은 개정이었다.

대한중환자학회는 중환자실 인력 및 시설기준 개선을 위한 많은 노력을 지속하였으나 별다른 진전을 보이지 못하였다. 2009년 국정감사에서 성인중환자실의 문제점이 대두되고 2015년 메르스 사태를 겪으면서 우리나라 중환자실의 미비점에 대한 인식이 확산되었고 2017년 중환자실 시설규격이 개정되었다. 그러나 개정된 중환자실 시설규격의 주요 내용은 인력 기준에 대한 개정이 없이 병상면적, 병상간 거리, 손씻기 시설, 음압격리병상 등 시설기준만을 보완하는 개정에 그치고 말았다.

중환자실은 생명이 위급한 중환자들에게 집중치료를 제공하는 특수병상으로 안전하고 높은 질의 진료를 제공하기 위해서는 시설기준만이 아니라 강화된 인력기준이 필수적이다. 중환자실 전담의사와 중환자 전문간호사에 의해 집중치료가 제공되는 중환자실에서 급성호흡곤란증후군, 패혈증 등 중환자의 사망률 개선이 현저하며, 비용이 많이 들고 제한된 중환자실 병상을 효율·효과적으로 운영할 수 있다는 많은 연구 결과들에 근거하여 지속적으로 중환자실의 인력기준을 강화하기 위한 노력을 지속하여야 할 것이다. 현재 간호등급, 전담전문의 가산 등을 적용한 수가체계를 통해 일부 수가 보전이 이루어지고 있으나 이보다는 근본적으로 필수적인 인력기준에 대한 내용을 법령에 규정하여 일정한 기준을 충족하는 중환자실에서 양질의 집중치료가 제공될 수 있도록 중환자실 표준화를 위한 노력을 지속하여야 한다.

5. 중환자의학 세부전문의 제도

우리나라는 국가에서 의료법에 근거하여 26개 전문과목 전문의 자격을 인정하는 전문의제도를 가지고 있다. 의학과 의료기술의 발전에 따라 전문과목이 세분화되고 특화되면서 '인정의', '분과전문의' 등의 명칭으로 추가적 자격인증 제도를 도입하려는 움직임이 많아지고 있다. 이에 대한의학회는 추가적 자격인증 제도의 남발을 방지하고, 제도의 부작용을 최소화하면서 규정된 제도 안에서 바람직한 발전이 이루어질 수 있도록 대한의사협회와 함께 2001년 12월 세부전문의제도 인증규정을 제정하여 발표하였다. 이에 대한중환자의학회에서는 2004년 12월 중환자의학에 대한 우수한 자질과 역량을 갖춘 중환자의학 전문의사를 양성함으로써 학문과 의료기술의 발전에 공헌하고 의사 개인의 자기 발전을 도모하며 국민보건향상에 기여함을 목적으로 중환자의학 세부전문의 제도시행에 관한 규정을 제정하였다. 그 후 대한마취통증의학회, 대한내과학회, 대한결핵및호흡기학회, 대한소아청소년 학회, 대한신경과학회, 대한신경외과학회, 대한외과학회, 대한응급의학회, 대한흉부외과학회의 인준을 받고 2008년 4월 15일 대한의학회에서 중환자의학 세부 전문의 제도인증서를 교부 받아 세부전문의제도를 시행하기 시작하였으며 세부전문의 자격은 매 5년마다 인정 기준에 따라 서류심사를 통해 세부전문의자격을 갱신하기로 하였다.

2008년 전국의 105개 병원을 중환자의학 세부전문의 수련병원으로 지정하고 수련 병원에서 4년 이상 중환자의학 진료, 교육, 연구에 종사하고 기초중환자의학 교육프로그램인 BCCRC (Basic Critical Care Review Course)을 이수한 학회 평생회원을 대상으로 서류심사를 통해 1,120명에게 2009년 3월 1일 중환자의학 세부전문의 자격을 인증하였다. 1,120명의 세부전문의를 전문과목으로 분류하면 내과 294명(26.3%), 마취통증의학과 220명(19.6%), 신경외과 191명(17.1%), 흉부외과 150명(13.4%), 응급의학과 110명(9.8%), 신경과 100명(8.9%), 소아청소년과

30명(2.7%), 외과 25명(2.2%) 순이었으며, 지역별로는 서울 457명(40.8%), 인천·경기 지역 267명(23.8%), 부산·울산·경남·제주 지역 99명(8.8%), 광주·전남·전북 지역 95명(8.5%), 대구·경북 지역 85명(7.6%), 대전·충청 지역 80명(7.1%), 강원 37명(3.3%)이었다. 2009년부터는 중환자의학 전임의 수련과정을 개설하여 수련과정을 이수하고 일정 기준을 충족하는 전임의에게 필기 및 구두시험을 통해 중환자의학 세부전문의 자격을 인증하고 있다. 2019년 8월 현재 세부전문의 취득자는 1,584명이며 이를 전문과목별로 분류하면 내과 475명, 마취통증의학과 305명, 흉부외과 186명, 신경외과 192명, 응급의학과 172명, 신경과 105명, 외과 88명, 소아청소년과 61명이다. 2019년 현재 42개 수련병원에서 125명이 수련을 받고 있다.

6. 국제학회와의 교류

1) 아시아태평양중환자의학회

1980년 창립된 서태평양중환자의학회(Western Pacific Association of Critical Care Medicine, WPACCM)에 우리나라는 창립 때부터 회원국 자격으로 김완식 교수와 이학중 박사가 서태평양중환자의학회 학술대회 및 평의원회의에 참여하기 시작하였다. 서태평양중환자의학회는 1981년 1월 제1호를 시작으로 1년에 두 번 학술지를 발행하였다. 대한중환자의학회는 2000년 11월 싱가포르에서 개최되었던 제11차 서태평양중환자의학회 학술대회 및 평의원회의에서 2004년 제13차 서태평양중환자의학회 학술대회 서울 개최를 제안하여 평의원 만장일치로 채택되었다. 2004년 6월 10일부터 13일까지 서울에서 개최된 제13차 서태평양중환자의학회 학술대회는 대한중환자의학회가 주관한 첫 번째 국제학술대회라는 커다란 의미와 함께 국내외에서 1,002명이 참가한 성공적인 학술대회였다. 2005년 인도가 서태평양중환자의학회의 새로 회원국으로 가입하면서 학회 명칭이 아시아태평양중환자의학회(Asia Pacific Association of Critical Care Medicine)로 변경되었으며 매 2년마다 회원 국가를 돌아가면서 학술대회가 열리고 있다. 현재 아시아태평양중환자의학회는 뉴질랜드, 대한민국, 말레이시아, 싱가포르, 오스트레일리아, 인도, 인도네시아, 일본, 중국, 타이완, 필리핀, 홍콩(가나다순) 등 12개 회원국으로 구성되어 있다. 대한중환자의학회는 3명의 평의원 정원을 가지고 아시아태평양중환자의학회 평의원회에 참여하고 있다. 2004년 제13차 서태평양중환자의학회 학술대회 서울 개최 시 조직위원장을 역임했던 고신옥 교수가 2006년부터 2010년까지 아시아태평양중환자의학회 회장을 맡아 성공적으로 역할을 수행하였다.

2) 세계중환자의학회

대한중환자의학회는 1990년 세계중환자의학회(World Federation of Societies of Intensive and Critical Care Medicine, WFSICCM) 회비를 납부하면서 세계중환자의학회와 관계를 시작하였으나 중간에 교류가 단절되었다. 2000년 세계중환자의학회에 회원가입에 필요한 서류를 다시 제출하여 2001년 10월 29일-11월 1일 오스트레일리아 시드니에서 있었던 제8차 세계중환자의학회 이사회에서 세계중환자의학회 회원국으로 인정되었다. 2005년 8월 아르헨티나 부에노스아이레스에서 열린 제9차 세계중환자의학회 학술대회에 대한중환자의학회를 대표하여 고신옥 교수와 고윤석 교수가 연자로 초청되었다. 2007년 11월 우루과이에서 열린 세계중환자의학회 총회에서 대한중환자의학회는 2013년 세계중환자의학회 학술대회 개최국 신청을 하고 우리나라를 포함한 9개국과 경쟁하였지만, 마지막 결선투표에서 탈락하여 2013년 세계중환자의학회 학술대회 유치에 실패하였다. 그러나 유치과정에서 대한중환자의학회 임원들과 세계중환자의학회 평의원과의 활발한 교류로 인해 대한중환자의학회를 각인시키는 계기를 마련할 수 있었으며 2009년 8월 이탈리아에서 열린 세계중환자의학회 총회에서 고윤석 교수가 세계중환자의학회 평의원으로 선출되었다. 대한중환자의학회는

2011년 콜롬비아에서 열린 제11차 세계중환자의학회 평의원회에 2015년 제12차 세계중환자의학회 학술대회 및 총회 서울 개최를 신청하여 유치에 성공하였다. 이에 고윤석 교수를 조직위원장으로 제12차 세계중환자의학회 학술대회 조직위원회를 결성하고 준비과정을 거쳐 2015년 8월 29일부터 9월 1일까지 서울 코엑스에서 대한중환자의학회 회장 김동찬 교수가 대회장을 맡아 "One-Step Further"의 기치 아래 제12차 세계중환자의학회 학술대회를 성공적으로 개최하였다. 세계중환자의학회 서울대회는 국내 중환자 진료수준 향상과 아시아의 중환자 진료수준 향상에 우리나라가 주도적으로 기여하는 학술대회가 되도록 하자는 목적으로 아시아지역의 저개발국가의 중환자의사들에게 경제적 지원을 통해 많은 참석이 가능하도록 노력하였다. 세계중환자의학회 서울대회 등록인원은 83개국, 3,444명이었으며, 대륙별 분포는 우리나라 2,282명, 아시아가 718명, 유럽 142명, 북미 126명, 오세아니아가 77명, 남미 56명, 아프리카 43명이었다. 2017년 브라질에서 개최된 제13차 세계중환자의학회 총회에서 임채만 교수가 세계중환자의학회 평의원으로 선출되어 활동하고 있다.

3) 일본중환자의학회

일본중환자의학회(Japanese Society of Intensive Care Medicine, JSICM)는 1974년 연구회로 시작하여 1979년에 학회로 등록하였으며 1989년부터 중환자의학전문의제도를 도입하여 1990년부터 중환자의학전문의를 배출하고 있다. 1996년부터 학술지(Journal of the Japanese Society of Intensive Care Medicine)를 발행하고 있으며 매년 학술대회를 개최하여 활발한 학술활동을 하고 있다. 대한중환자의학회는 일본중환자의학회와 제1회 한일중환자의학합동학술대회를 2001년 4월 7일 서울에서 개최하고 매년 한국과 일본이 교대로 학술대회를 개최하기로 합의하고 합동학술대회를 지속하고 있다. 또한 2010년부터 10년 동안의 학술 교류의 의미를 더욱 심화시키기 위해 양국 공동 연구를 기획하고 수행하기로 합의하고 첫 과제로 "중환자 발열에 대한 연구"를 수행하였다. 연구 결과는 합동학술대회에서 발표를 통해 결과를 공유하고 출판하였다. 양국은 공동연구의 의미와 성과를 지속하기 위해 소위원회를 구성하여 양국에서 연구 자금을 마련하고 연구 활동을 지속하고 있다. 2020년에는 한일합동학술대회 20년을 기념하는 학술대회를 일본에서 개최할 예정이다.

4) 미국중환자의학회

미국중환자의학회(The Society of Critical Care Medicine, SCCM)는 마취과, 내과, 외과 전문의들이 모여 1970년에 결성하였고 1972년부터 학술지(The Journal of Critical Care Medicine)를 발행하였으며, 1985년 중환자의학 전문의 자격제도를 도입하여 1986년부터 전문의자격을 부여하고 있다. 대한중환자의학회는 우리나라 중환자 세부 전문의들의 평생 교육과정의 일환으로 2009년 미국 Nashiville에서 개최된 미국중환자의학회 학술대회에서 대한중환자의학회와 미국중환자의학회가 미국중환자의학회의 중환자 전문교육 프로그램인 MCCRC (Multiprofessional Critical Care Review Course)의 한국 개최에 대한 양해각서를 교환하고 2009년부터 매년 가을에 서울에서 본 프로그램을 운영하고 있다. 이 교육과정은 참석자들의 의견을 취합하여 국내 현황에 맞게 보완되어 운영되고 있으며 중환자의학 전임의와 5년마다 갱신되는 세부전문의의 필수교육프로그램으로 운영되고 있으며 또한 대한중환자의학회 차원에서 교육 참가 경비지원을 통해 아시아 저개발 국가의 중환자 의사들에게 교육 기회로 제공하고 있다.

7. 한국중환자실의 현황

건강심사평가원 의료정보통계 2018년 12월 31일 기준자료에 의하면, 우리나라의 병원급 이상 의료기관은 1,818개 기관으로 상급종합병원 42기관, 종합병원 311개 기관, 병원 1,465개 기관이다. 지역별 의료기관 분포를 보면 서울, 인천을 포함한 수도권에 상급종합병원 21개(50%), 종합병원 119개(38%), 부산, 대구, 울산을 포함한 영남권에 상급종합병원 11개(26%), 종합병원 86개(27.6%), 대전, 세종을 포함한 충청권에 상급종합병원 4개(9.5%), 종합병원 32개(10.2%), 광주를 포함한 호남권에 상급종합병원 5개(11.9%), 종합병원 54개(17.4%), 강원권에 상급종합병원 1개(2.3%), 종합병원 14개(4.5%)가 분포되어 있으며 제주에는 종합병원만 6개(2%)가 있다. 이 의료기관들에서 운영하고 있는 중환자실 병상수는 상급종합병원 총 44,814병상 중 9.01%인 4,041병상(성인: 2,810, 소아: 131, 신생아: 1,100병상), 종합병원 총 107,290병상 중 5.45%인 5,864병상(성인: 5,183, 소아: 11, 신생아: 670병상), 병원 총 165,302병상 중 0.19%인 322병상(성인: 280, 신생아: 42병상)이다.

8. 우리나라 중환자의학의 과제

1) 중환자실 의료 인력기준 강화

중환자실은 생명이 위급한 중환자들에게 집중치료를 제공하는 특수병상으로 안전하고 높은 질의 진료를 제공하기 위해서 시설기준뿐만 아니라 강화된 인력기준이 필수적이다. 2002년 의료법시행규칙에 중환자실의 조건이 규정되고 2008년, 2017년 두 차례의 중환자실 시설규격에 대한 개정이 있었으나 시설기준에 대한 보완이 이루어졌을 뿐 인력기준에 대한 개정은 이루어지지 못하고 있다. 우리나라는 의료법 제3조에 근거한 상급종합병원의 지정기준에 상급병원의 지정을 위한 조건으로 중환자실 및 신생아중환자실에 전담전문의 1인 이상을 두도록 규정하고 있다. 또한 의료법 시행규칙의 중환자실 시설규격에 중환자실에 전담의사를 둘 수 있으며, 다만, 신생아중환자실에는 전담전문의를 두어야 한다고 규정하고 있다. 하지만 중환자실 간호등급, 전담전문의 가산 등을 적용한 수가체계를 통해 일부 수가 보전으로 중환자실 인력기준을 보완하고 있으나 중환자들에게 양질의 집중치료가 제공될 수 있는 인력기준을 가지고 있지 못하고 있는 것이 현실이다. 미국, 유럽, 일본 등을 포함하여 대부분의 선진국에서 효율적 중환자실 운영과 진료, 교육, 연구를 수행할 수 있도록 중환자실에 중환자의학 전문의사의 상주를 필수로 규정하고 있다. 중환자실 전담의사와 중환자 전문간호사에 의해 집중치료가 제공되는 중환자실에서 급성호흡곤란증후군, 패혈증 등 중환자의 사망률 개선이 현저하며, 비용이 많이 들고 제한된 중환자실 병상을 효율·효과적으로 운영할 수 있다는 많은 연구 결과들에 근거하여 지속적으로 중환자실의 인력기준을 강화하기 위하여 근본적으로 필수적인 인력기준에 대한 내용이 법령에 의해 규정될 수 있도록 노력하여야 할 것이다.

2) 진료비용 보전

우리나라는 의료법령에 300병상 이상의 종합병원은 의무적으로 허가병상 5%에 해당하는 중환자실을 갖추도록 규정하고 있고 중환자실 병상 10병상당 1개 이상의 격리병실 또는 음압격리병실을 설치하도록 의무화하고 있다. 중환자실은 중환자들에게 양질의 집중치료를 제공하기 위하여 첨단 시설 및 장치를 갖추고 많은 전문 인력이 근무하여야 하는 장소로 운영에 많은 비용이 필요하여 이에 대한 적절한 수가가 지불되지 못한다면 중환자실 시설 및 인력의 부실화와 함께 의료기관의 경영을 압박하는 요인으로 작용할 수 있다. 이는 중환자들에게 좋은 치료 효과를 위해 제공되어야 하는 집중치료의 부실화로 이어져 국민 건강에 부정적인 영향을 초래할 수 있다.

현재 우리나라는 중환자실 간호등급, 전담전문의 가산 등을 적용한 중환자실 수가체계를 통해 일부 수가 보전이 이루어지고 있으나 아직 완전한 수가보전이 이루어지고 있지 못한 것이 현실이다. 이러한 문제점을 개선하여 중환자들에게 효율적이고 효과적인 중환자 진료가 제공되도록 하기 위해서는 중환자의학에 관련된 이해관계자들(보건복지부, 건강보험심사평가원, 대한중환자의학회, 병원중환자간호사회, 대한병원협회, 시민단체 등)이 함께 합리적인 중환자실 수가 산출을 위한 원가 조사, 제한된 보험 재정 안에서 효율적이고 효과적인 중환자 진료를 위한 수가 산정을 위해 지혜를 모으고 개선을 위하여 노력하여야 한다.

3) 중환자의학 세부전문의 역할 강화

대한중환자의학회는 우리나라 중환자의학의 발전 및 문제점들을 개선하기 위한 핵심 방안이 중환자의학 전문 인력 양성에 있다고 판단하고 2009년 중환자의학 세부 전문의 제도를 도입하여 중환자의학 세부전문의 수련병원을 지정하고 전임의의 수련교육을 통해 중환자의학 전문 의사를 양성하고 있다. 10년의 제도운영을 통하여 많은 중환자의학 세부 전문의가 의료기관에 근무하고 있으나 아직 법령에 규정된 중환자실 인력 기준, 중환자진료수가 개선의 미비 등으로 현실에서 중환자실 몰입 근무를 수행하기에는 개선해야 할 많은 과제가 있다.

많은 연구 결과에 의하면 중환자실 전담의사와 중환자 전문간호사에 의해 집중치료가 제공되는 중환자실에서 중환자 사망률이 감소했으며, 제한된 중환자실 병상을 효율적이고 효과적으로 운영할 수 있다고 알려져 있다. 그러므로 노령화, 사회적 요구의 증가 등 중환자실 수요가 증가하는 사회적 환경을 고려할 때 중환자실의 효율적이고 효과적인 운영을 통한 국민 건강 제고를 위하여 중환자실 인력 기준 강화 법제화, 수가 현실화 등 제도개선을 통하여 중환자의학 전문의사들에 의한 양질의 중환자 진료가 중환자들에게 제공될 수 있는 환경을 조성되도록 노력하여야 한다.

참고문헌

1. Kacmarek RM. The mechanical ventilator: past, present, and future. Respir Care 2011;56:1170-80.
2. Manoach S, Weingart SD, Charchaflieh J. The evolution and current use of invasive hemodynamic monitoring for predicting volume responsiveness during resuscitation, perioperative, and critical care. J Clin Anesth 2012;24:242-50.
3. Mathews L. Paradigm Shift in Hemodynamic Monitoring. Internet J Anesthesiol 2006;11:2.
4. Ristagno G, Weil MH. The history of critical care medicine: The past, the present and the future. Intensive and Critical Care Medicine. Springer-Verlag 2009;3-17.
5. Slutsky AS. History of Mechanical Ventilation – From Vesalius to Ventilator-induced Lung Injury. Am J Respir Crit Care Med 2015;191:1106-15.
6. Vincent JL, Singer M, Marini JJ, et al. Thirty years of critical care medicine. Crit Care 2010;14:311.
7. Vincent JL. The coming era of precision medicine for intensive care. Crit Care 2017;21:314.
8. Weil MH, Tang W. From Intensive Care to Critical Care Medicine-A Historical Perspective. Am J Respir Crit Care Med 2011;183:1451-3.

중환자의학

02

CRITICAL CARE MEDICINE

중환자실의 구조와 운영

신증수

중환자실(Intensive Care Unit, ICU)은 생명이 위급한 환자에게 병원이 가진 모든 의료 역량을 집중하여 소생의 기회를 주는 것을 목표로 한다. 중환자실 치료가 필요한 환자는 질병 상태가 위중하고 치료의 과정이 환자의 예후에 미치는 결과가 지대하여 정확한 치료를 필요한 시간에 신속하게 제공할 수 있는 치료 환경이 매우 중요하다. 그러므로 중환자실은 인력 시설 기준을 법규로 설정하여 양질의 의료가 환자에게 제공될 수 있도록 하고 있다. 그러나 중환자실은 일반 병실에 비해 인력 및 시설의 투자가 막대하므로 병원은 제한된 병상을 운영할 수밖에 없고, 필요한 환자가 적기에 이용할 수 있도록 병상을 효율적으로 운영하기 위한 지침이 필요하다. 따라서 각 병원은 중환자실 위원회를 두고 입·퇴실 대상, 절차, 치료에 필요한 환자 동의 과정 등을 포함하는 중환자실 운영 내규를 두어 시행하여야 하며, 입실에서부터 퇴실까지 모든 과정은 윤리적이고 규정에 따라 공정하게 이루어져야 한다.

병원 건축 설계의 목표는 최적의 치유 환경을 갖추는 것이다. 그러나 지금까지 최적의 치유 환경이란 구체적으로 정립되지 못한 막연한 개념이었다. 치유 환경에 대한 명확한 정의는 아직 확립되지 않았으나, 기본적인 구성 요소들은 다음과 같다. 공기 청정도, 온열쾌적성, 소음제거, 사생활 보장, 조명, 자연경관, 중증환자들을 위한 시각적 평온함, 회복중인 환자를 위한 시각적 자극 등이다. 즉 건축설계에서 가장 중요하게 고려할 것은 사용자의 안전이며, 치유환경을 갖춘다는 것은 단순히 안전한 건물 그 이상의 것이라 할 수 있다.

최근 병원건축에는 치유 환경의 개념이 구체적으로 적용되기 시작하였다. 많은 연구에서 병원설계와 임상결과가 밀접하게 연결되어 있다는 것을 보여준다. 일례로 Ulrich 는 조망이 좋은 병실의 환자들이 그렇지 않은 병실의 환자들보다 평균 16시간 일찍 회복한다는 연구 보고를 하였다. 또한 섬망의 발생 빈도가 개실형 병상이 개방 병상보다 적다는 보고도 있다. 이런 병원설계와 임상결과의 밀접한 연관성을 증명하는 많은 연구 결과가 보고되면서, 병원 환경이 근무자의 근무 만족도 뿐 아니라 환자의 치유 결과에 영향을 줄 수 있다는 연구 결과가 병원 설계에 적용되기 시작한 것이다. 이를 근거중심건축(Evidence based design, EBD)이라 하는데 의학분야의 '근거중심 의학(EBM: Evidence-bsed Medicine)' 개념을 차용한 것이다. 그 정의는 "설계의 각 결정 과정에서 현재 이용 가능한 최선의 증거에 바탕을 두는 신중한 노력"이며, 목적은 "결과의 향상뿐만 아니라 이후 결정 과정에 적용할 수 있도록 그 성패를 지속적으로 관찰하는 것"이라고 할 수 있다.

근거중심건축은 물리적 환경이 사용자의 생리적 정신

적 사회적 활동에 영향을 준다는 증거를 보여주고 있다. 치유환경을 잘 갖춘 중환자실 구조 환경은 의료실수를 줄이고 환자의 체류기간을 줄이며 의료 비용을 감소시킬 수 있다.

I 중환자실 기준

의료의 질적 수준을 유지하기 위하여 여러 법적, 제도적, 학술적 기준이 제시되고 있다. 이 중 법적 기준인 의료법의 조항은 중환자실 환경의 최소한의 기준이다. 그리고 법적인 기준은 아니지만 병원 운영에 필요한 주요 반영 요소를 심사 평가, 인증 평가 등을 통해 제시하고 있으며, 많은 국제적인 중환자 관련 학회에서 중환자실의 적절한 치유 환경에 필요한 기능적 요건을 제시하고 있다.

1. 의료법 시행규칙에서 중환자실 시설규격

가. 병상이 300개 이상인 종합병원은 입원실 병상 수의 100분의 5 이상을 중환자실 병상으로 만들어야 한다.

나. 중환자실은 출입을 통제할 수 있는 별도의 단위로 독립되어야 하며, 무정전 시스템을 갖추어야 한다.

다. 중환자실의 의사 당직실은 중환자실 내 또는 중환자실과 가까운 곳에 있어야 한다.

라. 병상 1개당 면적은 15 m^2 이상으로 하되, 신생아만을 전담하는 중환자실(이하 "신생아중환자실"이라 한다)의병상 1개당 면적은 5 m^2 이상으로 한다. 이 경우 "병상1개당 면적"은 중환자실 내 간호사실, 당직실, 청소실, 기기창고, 청결실, 오물실, 린넨보관실을 제외한 환자 점유 공간(중환자실 내에 있는 간호사 스테이션과 복도는 병상 면적에 포함한다)을 병상 수로 나눈 면적을 말한다.

마. 병상마다 중앙공급식 의료가스시설, 심전도모니터, 맥박산소계측기, 지속적수액주입기를 갖추고, 병상 수의 10% 이상 개수의 침습적 동맥혈압모니터, 병상 수의 30% 이상 개수의 인공호흡기, 병상 수의 70% 이상 개수의 보육기(신생아중환자실에만 해당한다)를 갖추어야 한다.

바. 중환자실 1개 단위(Unit)당 후두경, 앰부백(마스크 포함), 심전도기록기, 제세동기를 갖추어야 한다. 다만, 신생아중환자실의 경우에는 제세동기 대신 광선기와 집중치료기를 갖추어야 한다.

사. 중환자실에는 전담의사를 둘 수 있다. 다만, 신생아중환자실에는 전담전문의를 두어야 한다.

아. 전담간호사를 두되, 간호사 1명당 연평균 1일 입원환자수는 1.2명(신생아 중환자실의 경우에는 1.5명)을 초과하여서는 아니 된다.

자. 중환자실에 설치하는 병상은 벽으로부터 최소 1.2 m^2이상, 다른 병상으로부터 최소 2미터 이상 이격하여 설치하여야 한다.

차. 중환자실에는 병상 3개당 1개 이상의 손씻기 시설을 설치하여야 한다.

카. 중환자실에는 보건복지부장관이 정하는 기준에 따라병상 10개당 1개 이상의 격리병실 또는 음압격리병실을 설치하여야 한다. 이 경우 음압격리병실은 최소 1개 이상 설치하여야 한다.

의료법이 제시하는 중환자실의 시설규격은 건축시설 기준뿐만 아니라 의료 인력과 의료 장치 분야의 필수 설치 사항을 동시에 제시하고 있다. 이중 건축시설에 해당하는 내용은 의사 당직실의 설치, 병상 1개당 면적, 병상 이격 거리, 손씻기 시설의 설치, 격리병실 또는 음압격리병실의 설치이다. 이 외에도 병상 면적산정의 설명과 함께 간호사실, 당직실, 청소실, 기기창고, 청결실, 오물실, 린넨보관실, 간호스테이션이 간접적으로 언급되어 있다.

2. 중환자실의 위치

중환자실의 위치는 효율적인 진료 및 환자 안전에 매우 중요하다. 중환자실은 병원 내 각과와 연관을 맺고 있으므로 병원 중심부에 위치해야 하며, 수술실, 회복실, 응급실 영상검사실 등을 동일 층에 인접하게 배치하는 것이 바람직하다. 수술실과 인접함으로써 기계설비를 집중시키고 청결구역의 통행인원을 통제할 수 있으며, 수술 시 환자를 출입시키거나 심장 정지 시 마취과 의사의 신속한 호흡요법을 받을 수 있다. 엘리베이터는 중환자이송에 필요한 장치를 충분히 수용 할 수 있는 크기여야 한다.

3. 병상 배치

전통적으로 중환자실 구조 및 병상 배열은 중앙 스테이션에서 의료진이 모든 환자를 감시할 수 있는 중앙 집중 구조를 기본으로 한다. 이러한 중앙 집중 구조는 현대에 와서 정보 시스템, 감시 기술의 발달로 변화하고 있는데 중환자실의 규모가 커짐에 따라 분산 구역화가 이루어지고 다학제적 치료 팀의 활성화, 환자에게 좀 더 가까운 곳으로 간호의 전진 배치, 환자 가족의 참여 증가 등의 양상이 나타난다. 그러나 어떤 형태이든 의료진이 환자를 여러 곳에서 쉽게 관찰 할 수 있어야 한다.

가장 많이 선호되는 중환자실 병실 배치는 경주로와 같은 모양(race track)으로 중앙에 간호 스테이션을 두고 주위로 길게 병실을 배치한 형태이다. 이는 공간이용이 효율적이며 병실에 자연채광과 전망을 확보할 수 있고 중앙지원구역에서의 지원이 용이하기 때문이다. 그러나 경우에 따라서 지원구역과 병실 사이에 더 많은 통로가 필요 할 수도 있다. 규모는 6-12 침상 단위가 중환자실 운영에 효율적이며 그 보다 많을 시에는 구역을 나누어 분산 배치를 고려해야 한다.

4. 병상 수

우리나라 의료법 시행령에는 300 병상 이상의 병원은 전체 병상의 5% 이상의 중환자실을 갖추도록 규정하고 있다. 중환자실 병상수는 환자수, 평균재원일수 등을 감안하여 결정하게 되는데, 외국의 중환자실 평균재원일수의 경우 영국은 5-12일, 미국은 약 4일이다. 미국은 일반적으로 중환자실 규모 계획 시 평균 재원일수는 4-5일을 기준으로 계산하고 있다.

고령환자의 증가와 의료 발전으로 인한 중증질환자의 치료 생존율 증가 등의 이유로 병원에서 중환자실의 요구는 지속적으로 증가하고 있는 추세이다. 최근 미국에서는 중환자실은 전체 병상 수의 10-15% 정도가 필요하다는 의견이 제시되고 있다. 이러한 중환자실 필요 증가와 의료비용 증가를 고려할 때, 중환자 병상의 증설과 함께 일반병동과 중환자실의 중간 단계의 병동의 설치와 재원일수를 단축하기 위한 노력이 동시에 요구된다.

5. 중환자실 구역

1) 환자 구역

(1) 환경

환자가 있는 병실과 인접한 구역으로 직접적으로 환자를 치료하는 구역이다. 의료진이 항시 환자의 상태를 눈으로 직접 볼 수 있는 구조가 좋으며 유리문, 유리 칸막이가 좋다. 응급 상황에서 의료진이 쉽게 접근할 수 있어야 한다. 환자 구역은 경고음, 치료 감시 장치에서 나오는 신호음, 호출 장치음 등 소음이 많은 곳이다. 이러한 소음은 적절한 수준으로 조절되어야 한다. 일반적인 병실 소음은 50-70 db 정도이다. 국제 소음 위원회에서는 병실의 소음을 낮 45 db 밤 20 db 이하로 조절할 것을 권고 하고 있다. 환자의 병실은 벽이나 천정, 바닥에 흡음제 사용을 고려해야 한다. 이는 환자의 수면에도 도움이 된다.

표 2-1 개실 및 개방식 형태 간의 장단점 비교

개실형태	개방형태
1. 소음방지 및 심리적 안정감 제공. 2. 환자의 사생활 보장과 간호사의 환자관찰이 용이. 3. 상호감염의 위험성 최소화. 4. 간호사의 동선이 김(칸막이에 의한 방해). 5. 병상 당 소요면적이 큼. 6. 세면대 등의 적절한 배치가 용이함.	1. 격리실이 간호사스테이션과 상대적으로 먼 곳에 배치됨. 2. 프라이버시 보장을 위한 커튼 설치시 간호사의 직접 관찰을 방해하며 동시에 감염의 위험성이 높아짐. 3. 환자의 불안정한 심리상태 유발(옆쪽 환자의 상태 악화, 보호자 방문 및 치료 시의 소음, 부착된 기기동작에 의한 소음 등). 4. 병상 당 소요면적이 작음. 5. 환자에게 직접 접근이 가능하므로 간호사의 동선거리가 짧음.

환자들은 거의 반라의 상태이므로 실내온도가 25도 이상이어야 하고, 공기 재순환은 위험하나 경제적인 측면에서 살균필터를 사용하여 일정량을 재사용하여도 좋다. 공기는 자외선 살균해야 하며, 습도는 비교적 높은 60-80%를 유지한다. 중환자실의 경우 외부 조망이 없으면 환자가 심리적으로 불안정해지며, 환자의 조속한 쾌유도 저해할 수 있다. 또한 환자가 의식을 찾았을 경우 시간을 알 수 있도록 자연채광은 필수적이다.

중환자실 병실은 그 안에서 치료 받고 지내야 하는 환자와 간호사 입장에서 가장 주요한 공간이다. 병실의 공간은 환자의 입·퇴실 이동의 편의, 환자에게 필요한 장치의 배치 및 위급한 상황에서 대처를 고려해야 한다. 의료진이 환자를 관찰하기 용이해야 하며 환자와 의료진이 소통할 수 있도록 해야 한다.

(2) 병상의 의료설비

중환자 병상의 머리맡에 각종 설비를 집중시켜 놓은 것을 월케어시스템(wall care system)이라고 한다. 월케어시스템에서 제공되는 기능들은 다음과 같다. ①의료가스 : 중앙공급식 산소공급 장치 2개소, 압축공기 등이 필요하고 흡인을 하기 위한 기구도 부착되어야 한다. ②조명 : 조명은 환자의 머리맡에 설비한다. 치료 등은 밝게 조절할 수 있어야 하고 단순조명은 야간에 환자가 취침할 수 있도록 조절 스위치를 부착하여야 한다. ③전기콘센트: 중환자실은 독립전원을 확보하여 전압이나 전류의 변화가 없어야 한다. 전원공급 중단 시 신속하게 전원공급이 가능한 비상전원에 연결되어야 한다. 100V/220V를 겸해야 하고, 보통 한 환자 당 16개까지 배치를 권고하나, 의료장치의 종류와 환자의 상태에 따라 필요량이 크게 변화하므로 장치의 종류를 결정한 후 수량을 산출해야 한다.

병상설비는 일반적으로 환자의 머리쪽 벽에 설치하는 head wall type, 기둥을 통하는 power column, 자유롭게 움직일 수 있는 팔을 설치한 booms type이 있다. Head wall은 설치 비용이 저렴하지만 위치가 고정되어 침상에서 접근도가 제한되며, 환자 침상이 자유롭게 위치할 수 있는 boom type은 설치 비용이 상대적으로 비싸다.

(3) 개실형과 개방형 병상

중환자실의 병상배치방식은 크게 개방식 형태, 개실 형태, 절충형으로 분류될 수 있다. 소음 및 주변의 번잡함에 따른 다양한 심리적 장애 현상 등의 문제, 상호 감염 문제, 환자 관찰의 용이성, 설치문제 등으로 인해 외국의 경우 점차 개실 형태가 선호되고 있다.

개실 형태의 병실은 환자 안전에서 우수하고, 사생활 보호가 잘 이루어지며 수면의 질 또한 우수하다. 반대로 개방식 중환자실은 환자를 관찰하기 좋고, 간호사의 인력도 절감할 수 있다.

개실형 병실의 경우, 크기는 국내 의료법에 15 m^2이상으로 규정되어 있으나 적절한 환자 치유를 위하여 24 m^2의 면적이 필요하다. 환자의 침상 주위로 머리쪽 1.2 m,

발치와 침상 좌우 양측 1.8 m의 공간을 둔다. 이는 환자 진료에 필요한 의료 장치가 쉽게 접근 할 수 있도록 함이다(표 2-1).

(4) 격리실

교차감염 방지와 안정을 요하는 화상환자, 신장수술환자, 협심증환자를 위해 필요하며, 의식이 있는 환자의 격리수용에도 사용된다. 칸막이 벽은 바닥에서 1.2 m 높이부터 유리로 하여 간호스테이션에서 관찰하기 쉬워야 한다. 격리실에서는 긴급한 기관절개수술, 체외 혈액순환을 위한 도관거치 등의 술기를 실시할 수 있다. 격리실에서는 모든 간호가 실내에서 종료될 수 있도록 화장실, 세면대 등 격리실 안의 모든 설비와 가능한 물품까지 모든 것이 갖추어져 있는 것이 바람직하다.

2) 진료 지원 지역

직접적인 진료 이외에 지원에 필요한 지역으로 중앙 간호구역은 중환자실의 중심에 위치하여 환자를 관찰하고 필요한 지원을 쉽게 할 수 있어야 한다. 의료진이 앉아서 환자기록을 점검하고 기록하기 충분한 공간이 필요하다. 전 근무자가 편안하게 활동할 수 있는 충분한 크기와 동선을 확보해야 하고, 업무에 필요한 기기와 적절한 조명을 갖추어야 한다. 그 외에 필요한 파일이나 의무기록 서류를 쉽게 보관 이용할 수 있는 위치에 선반이나 캐비넷을 설치해야 한다.

3) 부속시설

(1) 출입구

중환자실의 입구는 외부와의 차단과 출입자 통제를 할 수 있어야 한다. 외부인과의 의사소통을 위해 인터폰을 설치하는 것이 바람직하며, 인터폰을 설치하지 않으면 보호자와 방문객이 무단으로 들어오는 경우가 발생한다. 환자 명단과 성별·연령을 표시한 현황표를 둘 수 있으나 환자의 개인정보 보호에 신중을 기해야 한다. 보통 이중문을 설치해야 하며, 안쪽의 문은 손의 접촉이나 물품의 출입 시 감염이 없도록 자동문을 설치해야 한다.

(2) 청결구역과 오염구역

청결구역과 오염구역은 반드시 분리해야 한다. 적절한 온도 조절이 되어야 하며 오염구역에서 나온 공기는 분리 배출되어야 한다. 바닥은 청소하기 쉬운 재질이어야 한다. 오물처리실은 환자로부터 나오는 각종 오염 물품을 처리하고 환자의 대소변 및 배출물을 처리하는 곳으로, 실내용변기(bedpan)를 보관하고 세척기와 오물처리대가 설치되어 있어야 한다. 오염물 공간은 싱크와 V자형 용기(hopper)를 갖추고 냉온수가 사용가능해야 한다. 오염된 폐기물을 담는 용기가 필요하다. 청결 구역은 소독물품과 린넨등을 보관하는 곳으로 이들을 보관하는 선반과 장은 바닥에서 충분한 높이를 두어 청소 바닥의 오염물로부터 보호할 수 있어야 한다.

(3) 기구세척실

중환자실에서 많이 쓰이는 치료 기구를 이곳에서 세척 건조한다. 자연건조는 많은 시간이 걸리므로 자동 건조기 등이 설치되어야 한다. 기구세척실과 오물 처리실은 분리되어야 한다.

(4) 장치 창고

사용하지 않는 비교적 부피가 큰 치료 장치를 보관하는 곳으로 중환자실에 인접한 곳에 있어야 한다. 꺼내고 보관하기 쉬운 충분한 공간이 필요하다. 접지선을 두고 보관 중 충전할 수 있는 시설도 필요하다.

(5) 물품 보관실

중환실 내 또는 바로 인접한 곳에 있어야 한다. 응급상황에 사용하는 카트와 제세동기 등은 사용하기 쉬운 위치에 두어야 한다.

(6) 약품 창고

물품 보관실과는 분리되도록 해야 한다. 약품 보관 냉장고는 이곳에 둔다. 마약이나 향정신성 의약품 등의 위험 약품의 보관은 이중 잠금장치를 둔다. 유리벽으로 하여 내부를 볼 수 있도록 하거나 감시장치를 두고 인가되지 않는 사람의 출입을 제한한다.

(7) 간호사 탈의실

간호사들이 출근하여 소독가운을 갈아입고 슬리퍼를 갈아 신고 들어오는 곳이므로 환자 처치 시 묻은 피 등의 오염물을 씻을 수 있는 샤워실이 설치되어야 한다.

(8) 의사 당직실

중환자실을 담당하는 의사들이 야간이나 주간에 있는 곳으로, 응급한 경우 간호사 호출에 응할 수 있도록 중환자실 내부나 인접한 곳에 있어야 한다.

Ⅱ 의료 인력

1. 중환자의학 전문의(Intensivist)

중환자의학 전문의는 중환자의학이 독립된 분야로 발전한 나라에서는 중환자실로 이송된 모든 환자를 치료하게 된다. 반면 작은 병원에서는 중환자의학 전문의가 주치의와 함께 응급 상황, 호흡기 관리를 하면서 중환자 전반을 관리하는 역할을 하기도 한다(multidiciplinary management in consultation).

중환자실 전담전문의는 전문의 자격을 가지고 중환자실에서 치료를 담당하는 의사로 중환자실 환자를 질적으로 높게 관리하고 유지하며 중환자실의 환자들의 상태를 파악하고 중환자실에서 전반적인 의료 시술을 시행한다.

2. 간호사

간호사의 숙련도와 충분한 인력은 중환자실 진료의 질에 중요한 결정인자이다. 선진국에서는 보통 중환자실에서 간호사가 담당하는 환자 수를 제한하고 있는데 간호사 1명이 2명 이내의 환자를 돌보도록 하고 있다.

Ⅲ 중환자실의 종류

중환자실은 다양하며, 대상으로 하는 환자의 종류에 따라 다음과 같이 나누어 생각할 수 있다.

1. 진료과에 따른 분류

1) 내과계 중환자실(MICU : Medicial ICU)
2) 외과계 중환자실(SICU : Surgical ICU)
3) 소아 중환자실(PICU : Pediatric ICU)
4) 신생아 중환자실(NICU : Neonatal ICU)
5) 산과 중환자실(FICU : Fetal-Maternal ICU)
6) 기타

2. 장기에 따른 분류

1) 호흡기계 중환자실(RICU : Respiratory ICU)
2) 심장계 중환자실(CCU : Cardiac Care Unit)
3) 신장계 중환자실(RICU : Renal ICU)
4) 신경계 중환자실(NICU : Neurological ICU)

3. 증상에 따른 분류

1) 외상 중환자실(Trauma ICU)
2) 화상 중환자실(Burn Unit)
3) 쇼크 중환자실(Shock Unit)

4. 진료 운영 방식에 따른 분류

1) 폐쇄형 관리방식(Closed system)

중환자관리를 전공한 의료진 또는 중환자실만을 전담하는 의료진이 주치의가 되어 24시간의 중환자관리가 이루어지는 방식이다. 중환자실 환자는 중환자실 전담전문의가 주치의가 되어 입실 기간 동안 치료를 전적으로 담당한다.

2) 개방형 관리방식(Open system)

중환자실 전담전문의는 주치의의 자문의로 특정 분야 호흡기, 영양, 순환기 등의 문제를 담당한다. 주치의는 아니지만 필요에 따라 의료진이 항상 24시간 동안 진료를 제공할 수 있는 방식이다.

우리나라 병원의 경우 중환자실의 분류는 대부분 진료과에 의한 분류를 따르고 있으며, 400병상 이하의 병원에서는 통합형(General ICU, GICU)을 설치하여 운영하고 있다.

의료진은 대부분 진료과에 의한 분류 방식이 환자에 대한 책임소재가 분명하고 상주의사의 파견이 용이하여 더 선호한다. 그러나 병원 총 병상 수의 5%에 불과한 병상을 진료과별로 세분하여 설치하는 것은 비경제적일 뿐 아니라, 병상 및 인력의 효율적인 활용의 측면에서도 타당하지 않다. 중환자실의 구성방식은 병원규모에 따라 세분화되어야 하며, 간호단위당 적정 병상 수를 고려하여 간호단위별로 진료과를 결부시켜 구성하는 것이 바람직하다.

5. 전담의의 역할에 따른 관리 방식

1) High intensity model

폐쇄형 관리 방식이든 개방형 관리 방식이든 중환자실 환자의 치료 권한을 전담의에게 허용하여 주는 방식으로 중환자실 환자의 치료에 전담의가 적극적으로 개입한다.

2) Low intensity model

중환자실 전담의는 중환자실 관리 운영을 하며 주치의에게 위임된 부분만을 환자 치료에 참여하는 방식이다.

참고문헌

1. Evans J, Reyer E. Patient Room Considerations in the Intensive Care Unit Caregiver, Patient, Family. Crit care Nurs 2014;37:83–92.
2. Graven SN. Clinical research data illuminating the relationship between the physical environment & patient medical outcomes. J Healthc Des 1997;9:21 – 4.
3. Guidelines for Intensive Care Unit Design Guidelines/Practice Parameters Committee of the American College of Critical Care Medicine Society of Critical Care Medicine. Crit Care Med 1995;23:582–8.
4. Hansell HN. The behavioral effects of noise on man: The patient with "intensivecare unit psychosis." Heart Lung 1984;13:5965.
5. Rashid M. Two decades(1993–2012) of adult intensive care unit design: a comparative study of the physical design features of the best practice examples. Crit Care Nurs Q 2014:37;3–32.
6. Singer JP, Kohlwes J, Bent S, et al. The impact of a "lowintensity" versus "high–intensity" medical intensive care unit on patient outcomes in critically ill veterans. J Intensive Care Med 2010;25:233 – 9.
7. Teltsch DY, Hanley J, Loo V, et al. Infection acquisition following intensive care unit room privatization. Arch Intern Med 2011;171:32 – 8.
8. Ulrich R, Zimring C. TheRole of the Physical Environment in the Hospital of the 21st Century: A Once–in–a–Lifetime Opportunity. Concord, CA, the Center for Health Design 2004.
9. Ulrich RS. View through a window may influence recovery from surgery. Science 1984;224:420–421.
10. Zaal IJ1, Spruyt CF, Peelen LM, et al. Intensive care unit environment may affect the course of delirium. Intensive Care Med 2013;39:481 – 8.
11. 김광문. 병원건축. 서울: 세진사. 2012;175–90.

중환자의학

03

CRITICAL CARE MEDICINE

중환자 인지 및 평가

이한나

중증 질환을 가지고 있는 환자를 조기에 인지하고 정확한 평가로 적절한 치료를 하는 것은 환자의 임상경과에 지대한 영향을 미친다. 치료의 적기를 놓치게 되면 소생을 위해 보다 많은 노력이 요구되는데 질환의 발병 후 진단까지 걸린 시간이 길어질수록 상태가 악화될 가능성이 더 커지게 된다. 중증질환을 조기에 인지하면 비교적 단순한 방법으로 치료가 가능하고 주된 병태생리적 소견과 기저질환에 대해 파악할 시간적 여유가 있으므로 그에 따른 보다 근본적인 치료방침을 세울 수 있게 된다. 이 장에서는 첫째, 중환자의 조기 인지 및 초기 평가에 대해 알아보고, 둘째, 객관적이고 신뢰할 수 있는 중증도와 예후를 예측할 수 있는 중증도 분석 점수 모델 및 장기부전 평가 점수를 알아보고자 한다.

I 중환자 초기 인지 및 평가

1. 중증질환의 조기 인지

중환자에서 생리적 변화는 서서히 진행하지만 종종 심각한 상태에 이를 때까지 간과된다. 사실 환자상태는 갑자기 악화되는 것이 아니라 의사가 갑자기 그 상태를 인지하게 되는 것이다. 이미 생리상태가 악화된 경우에는 쉽게 인지할 수 있지만 질병의 초기단계에 있을 때는 인지가 어려울 수 있다. 대부분의 경우에 생리적인 대처 능력의 정도에 따라 중증 질환으로의 진행 양상이 결정되는데 위험에 놓인 환자를 조기에 인지하기 위해서는 환자의 평소 건강 상태와 과거력, 현 병력, 질병의 진행 및 생리적 상태의 변화에 대해 파악해야 한다.

중증도는 대부분 임상 증상과 혈역학적 지수 및 혈액가스 분석 지수들로 설명되는데 이들의 절대값 외에도 변화의 추세를 파악하는 것이 정확한 정보를 얻는데 도움이 된다. 활력징후를 평가하고 보다 구체적인 감시장치를 동원하여 상태의 심각성과 질병의 진행속도 등 중증도에 대한 평가를 한다.

2. 중환자의 초기 평가

중환자 치료에 있어서 환자 평가를 두 단계로 나누어 본다면 초기의 평가는 당면한 주된 생리적 이상이 무엇인가에 초점을 맞추어야 한다. 왜 보다는 무엇이 어느 정도 문제인가를 파악하여야 하고 우선적으로 응급 조치를 취한 후에 정확한 진단을 위한 평가를 시도해야 한다. 환자 평가 시 시기별 관점의 차이는 표 3-1과 같다.

표 3-1 중환자 평가 및 치료의 단계별 접근

	1차 평가	2차 평가
평가의 관점	주된 이상이 무엇이며 얼마나 심각한가?	원인이 무엇인가?
병력	포괄적인 상황 파악 · 현 증상의 진행 경과(본인, 목격자, 가족, 이웃) · 주된 증상: 통증, 호흡곤란, 의식저하, 전신쇠약, 발열 등 · 외상여부 · 수술적 상황 여부 · 약제/독성물질	좀더 자세한 정보 수집 · 현 증상의 진행사항, 치료에 대한 반응 · 과거력, 만성질환, 수술기왕력 · 약물관련 과민반응, 부작용에 대한 경력 · 가족력, 심리사회적, 물리적 독립정도 · 윤리적, 법적문제 · 전반적인 평가
신체검사	보고 듣고 느끼는 빠른 판단 · 기도의 상태: 기도 폐색 여부, 인후부 연부 조직, 감염, 후두경련 등 · 호흡, 산소화: 청색증/호흡음-천명, 수포음, 건성수포음 등/흉곽운동의 대칭성 등 · 순환상태: 말초 관류 감소, 출혈 부위/양, 소변량, 심음, 경동맥 잡음, 맥박 등 확인 · 의식수준	장기에 대한 체계적인 진찰 · 호흡기계 · 심혈관계 · 복부장기/비뇨생식계 · 중추신경계 및 근골격계 · 내분비계/혈액계
기록	기본적 생리상태, 활력징후 · 심박동수, 리듬 · 혈압 · 호흡수, 맥박산소포화도 · 의식 수준	자세한 기록과 보관 · 기존 의무기록 확인 · 진단과 감별진단을 위한 계획 · 현 질병의 진행과정 기록
검사	혈액가스분석 · 젖산수치 · 혈당	혈액검사, 미생물검사 · 방사선검사, 심전도 · 컴퓨터단층촬영 등
처치	평가와 동시에 기도/호흡/순환에 대한 처치 · 기도열림과 산소 투여 · 정맥혈관 확보/수액 투여 · 초기치료에 대한 반응평가 · 숙련된 전문가에게 도움요청	치료계획의 조정, 반응평가, 변화추세관찰 · 각 질환별 주요 손상장기의 보호 · 가장 적절한 치료원칙 수립 · 전문가의 의견수렴

Ⅱ 중증도 분류 및 예후 예측

중환자실에 입실한 환자의 중증도 평가 및 사망률 등의 예측을 위해 중환자실 중증도 점수 체계가 개발되어 왔다. 1980년 초기에 개발된 사망률 예측척도로 acute physiology and chronic health evaluation (APACHE)와 simplified acute physiology score (SAPS), Mortality Probability Model (MPM)이 널리 사용되고 있으며 지속적으로 수정 보완을 거듭하여 왔다.

또한 각 장기별 이환율에 관하여는 SOFA (sequential organ failure assessment, 1994년) 점수와 MODS (multiple organ dysfunction score, 1995년)가 사용되고 있다. SOFA와 MODS는 예후 예측보다는 장기 부전의 평가를 위해 개발되었으나 이 점수들 또한 사망률과 연관이 있다. 중환

표 3-2 APACHE II 점수체계

급성 생리적 점수 – 지난 24시간동안 가장 나쁜 결과 적용									
생리적 변수	+4	+3	+2	+1	0	+1	+2	+3	+4
체온(℃)	≥ 41	39–40.9		38.5–38.9	36–38.4	34–25.9	32–33.9	30–31.9	≤ 29.9
평균동맥압(mmHg)	≥ 160	130–159	110–129		70–109		50–69		≤ 49
심박수(회/분)	≥ 180	140–179	110–139		70–109		55–69		≤ 39
호흡수(회/분)	≥ 50	35–49		25–34	12–24	10–11	6–9		≤5
산소화									
[1]$A-aDO_2$	≥ 500	350–499	200–349	–	< 200	–	–	–	–
[2]PaO_2	–	–	–	–	> 70	61–70	–	55–60	<55
동맥 pH	≥ 7.7	7.6–7.69	–	7.5–7.59	7.33–7.49	–	7.25–7.32	7.15–7.24	< 7.15
[3]혈청 HCO_3^+	≥ 52	41–51.9	–	32–40.9	23–31.9	–	18–21.9	15–17.9	<15
혈청나트륨((mmol/L)	≥ 180	160–179	155–159	150–154	130–149	–	120–129	111–119	≤ 110
혈청포타슘(mmol/L)	≥ 7	6–6.9	–	5.5–5.9	3.5–5.4	3–3.4	2.5–2.9	–	< 2.5
혈청크레아티닌(mg/dL)	≥ 3.5	2–3.4	1.5–1.9	–	0.6–1.4	–	< 0.6	–	–
헤마토크리트(%)	≥ 60		50–59.9	46–49.9	30–45.9		20–29.9	–	< 20
백혈구(g/L)	≥ 40		20–39.9	15–19.9	3–14.9		1–2.9	–	< 1
Glasgow Coma Score (GCS)	15–Actual GCS (0–12 points)								

1. FiO_2가 50% 이상일 때, 2. FiO_2가 50% 이하일 때, 3. ABGA가 없을 때만 사용

연령 조정

연령	점수
< 44	0
45–54	2
55–64	3
65–74	5
> 75	6

만성 건강 조정

환자가 다음의 병력이 있으면 점수를 더할 수 있다.

1. 조직검사에서 증명된 간경화
2. 뉴욕 심장학회 분류 Class IV
3. 중증도 만성폐쇄성 폐질환(즉 고탄산혈증, 가정 산소치료, 폐고혈압)
4. 만성 투석
5. 면역 손상 환자

만일 상기 질환 중 하나라도 있으면, 선택수술을 받은 환자는 2점을 더하고 비외과계 환자나 응급수술인 경우는 5점을 더한다.

APACHE II 점수

APACHE II 점수 = 급성생리적 점수 + 연령 점수 + 만성 건강 상태 점수(0–71)

Logit = –3.517 + (APACHE II 점수 × 0.146) + (0.603, 응급수술일 때만)

예측 사망률(Predicted mortality rate) = $e^{Logit}/(1+ e^{Logit})$

증례– APACHE II 점수

말기신장병으로 혈액투석을 받는 65세 남자가 대장천공으로 수술 일주일 후 중환자실 입실하였다. 입실 시 의식은 GCS 13점이었으며, 최고 체온은 38.6도, 최고 분당 호흡수 28회, 최저 평균 동맥압 50 mmHg, 심박수는 최고 분당 142회, 혈액검사결과는 헤마토크리트 23%, 백혈구수 18 g/L, pH 7.25, 동맥혈산소분압은 비강캐뉼라 분당 5 L에서 70 mmHg, 혈청나트륨 130 mmol/L, 포타슘 5.0 mmol/L, 크레아티닌 5.0 mg/dL이었다. 이 환자의 APACHE II 점수 및 예측 사망률은?

점수: 혈액투석(5점), 65세(5점), GCS 13 (2점), 38.6도(1점), 호흡수 28회(1점), 평균동맥압 50 mmHg(2점), 심박수 142회(3점), 헤마토크리트 23% (2점), 백혈구 18 g/L (1점), pH 7.25 (2점), PaO_2 70 mmHg (1점), 크레아티닌 5.0 mg/dL (4점)

APACHE II 점수 = 급성생리적 점수(19점) + 연령 점수(5점) + 만성 건강 상태 점수(5점)= 29점

Logit = –3.517 + (APACHE II 점수(29) × 0.146) = 0.717

예측 사망률 = $e^{0.717}/(1+ e^{0.717})$ = 0.672

자실 입실 후 첫 96시간동안 SOFA 점수가 상승하면 사망률이 50% 이상으로 예측된다고 한다.

이 점수 체계들은 현재까지 임상연구와 역학에서 혼합 집단 연구의 보정에 널리 사용되어 왔으며, 의료기관 및 중환자실 간 사망률 비교와 수행력 향상, 자원 사용, 임상에서 치료 결정에 사용되어 왔으며 개인보다는 집단의 사망률 예측에 유효하다.

1. 예측 모델

예측 모델의 수행능력은 중환자실 환자의 형태나 중환자 치료와 관리에 따라 영향을 받는다고 알려져 있기 때문에 가능하다면 중환자실별로 또는 병원별로 사용자 정의(customization)가 필요하다.

예측 모델들은 현재까지 모두 4개의 세대로 나뉘어 지는데 1세대는 APACHE Ⅰ (1981년), 2세대는 APACHE Ⅱ (1985년), SAPS Ⅰ (1984년), MPM Ⅰ (1985년)이며, 3세대는 APACHE Ⅲ (1991년), SAPS Ⅱ (1993년), MPM Ⅱ (1993년), 가장 최근 버전인 4세대는 APACHE Ⅳ (2006년), SAPS 3 (2005년), MPM Ⅲ (2005년)이다. 이 장에서는 2세대부터 소개한다.

1) Acute Physiology and Chronic Health Evaluation (APACHE) 점수

(1) APACHE Ⅱ (1985년)

APACHE Ⅱ는 Knaus 등이 미국 13개 병원 5,815명의 환자의 데이터를 통해 개발한 점수로 16세 이하의 환자 및 화상, 관상동맥 질환, 중환자실 입실 후 8시간 이내 퇴실한 환자는 대상에서 제외하였다. 1) 급성 생리적 점수(Acute Physiology Score, APS), 2) 연령 점수, 3) 만성 건강상태(Chronic Health Evaluation, CHE) 점수의 합계로 구성되며 점수의 범위는 0-71점이다. 급성 생리적 점수는 표 3-2와 같이 12개 항목으로 구성되었으며 0-4점에 기초를 두고 있다. 이는 환자가 중환자실에 입원 후 24시간 내에 가장 나쁜 상태의 값을 기록하는 것으로 정상범위는 0점이며 여기서 양쪽으로 멀어질수록 점수가 올라가 1-4점이 된다.

연령의 증가에 따른 위험도 증가와 만성 건강 평가를 통해 생리적 보유력의 저하를 반영하고, 그 중요성을 강조하기 위하여 이것에 대한 점수를 포함하였으며, 응급 수술의 영향도 첨가하였다(표 3-2). 만성 질환에는 생검상 증명된 간경화증, 미국 심장학회 분류 4군, 심한 만성폐쇄성폐질환, 말기 신 질환으로 투석 치료를 요하는 환자 및 면역학적으로 저하된 질환을 포함하였으며 이런 질병이 있으면서 선택 수술을 받는 환자는 2점, 비외과계나 응급수술인 경우는 5점을 가산하였는데 이는 응급수술이 사망률 증가에 독립적으로 영향을 미치기 때문이라고 한다. 총 0-71점이며 55점 이상의 환자는 사망률이 100%이다.

이 점수 체계는 원래 임상시험을 보조하고, 소집단 환자의 사망률을 예측하기 위하여 고안되었으나 개개인의 치료 결과예측, 중환자실 사용, 적정진료 평가 및 자원의 적절한 할당에도 사용된다. 단점으로는 결과 예측이 중환자실 입실 후 24시간이 경과되어야 가능하며 충분한 치료를 받은 "Medium risk" 환자들은 정확성이 결여되고 경우에 따라서 각 환자의 임상 판단과 유사하며, 시간적 편견(lead-time bias)이 개입된다는 것이다. 그러나 이러한 여러 가지 문제점을 안고 있음에도 불구하고 사용의 편의성과 오랜 기간 축적된 자료로 여러 연구에서 집단들 간의 질병의 중등도의 비교 변수나 질병의 결과 예측변수로서 많은 중환자실에서 사용되고 있다.

(2) APACHE Ⅲ (1991년)

APACHE Ⅲ는 미국의 200 병상이상의 40 개 병원의 17,440명의 환자 데이터를 통해 개발한 점수로 APACHE Ⅱ와 유사하게 1) 급성 생리적 점수, 2) 연령, 3) 만성 건강상태를 포함하며 사망률 예측 공식에 추가로 78가지 중환자실 입실 진단명에 따른 점수, 중환자실 입실 전 환자의 위치도 포함하였다(표 3-3). 이 모델은 이전의 APACHE Ⅰ, Ⅱ와는 달리 환자가 중환자실에 입원 중 어느 때라도 예측 공식을 구하여 사망률을 예측할 수 있으며, 5점 단위로 점수가 증가할수록 사망률이 증가한다. APACHE Ⅲ 점수는 질병의 중증도 측정뿐만 아니라 단순 질환 군과 사망률이 높은 환자군 사이에서 치료결과를 비교하거나, 중환자실 입원하기 위한 진단이나 기준 설정에 사용할 수 있다.

또한 APACHE Ⅲ를 통해 중환자실 체류일, 치료기간, 간호인력, 동원력 등을 예측할 수 있으며 각 병원간의 비교 및 중환자실 운영의 효율성을 평가할 수 있다. APACHE Ⅲ는 상업화하여 판매되고 있기 때문에 높은 수행도를 가지고 있지만 대중적으로 이용하기 어렵다.

(3) APACHE Ⅳ (2006년)

APACHE Ⅳ는 미국 전역 45개 의료기관의 104 ICU의 환자 131,618명을 대상으로 개발하였으며 16세 미만, 화상 환자, 중환자실에 4시간 이하나 365일 이상 있었던 환자, 타 중환자실에서 전동된 환자, 신장과 간이식 이외의 이식 환자는 제외하였다. APACHE Ⅳ는 그 동안 APACHE에서 제외한 관상동맥우회술 환자를 포함시켰고, 관상동맥우회술을 받지 않은 환자군과 관상동맥재건술을 받은 환자군으로 나누어 중환자실 사망률과 체류 기간을 예측하고자 하였다. 관상동맥재건술을 받지 않은 환자군의 APACHE Ⅳ 점수는 중환자실 입실 1일의 APACHE Ⅲ 점수의 급성 생리적 변수, 연령, 만성 건강상태와 입원 시 진단명, 중환자실 입실 전 장소, 중환자실 입실 전 입원 기간, 응급수술 여부, GCS 점수 계산가능 유무, GCS 점수 재측정, 동맥혈산소분압/흡입산소 분율비와 기계환기와 같은 변수를 여러 가지 통계적 과정을 거쳐 계산하였다. 관상동맥재건술을 받은 환자군의 APACHE Ⅳ 점수는 동일하게 APACHE Ⅲ 점수의 급성 생리적 변수를 사용하나 연령은 세분화하였고, 응급수술 여부, 관상동맥재건술 기왕력, 여성, 이식 혈관 수, 내부 유방동맥 사용여부, 입원 중 심근경색, 중환자실 입실 전입원 기간과 당뇨병을

표 3-3 APACHE Ⅲ 점수 체계

급성 생리적 점수	점수(0-252점)
중심동맥압	0-23
호흡수(기계환기에 보정)	0-18
체온	0-20
맥박	0-17
적혈구수	0-19
24시간 소변량	0-15
헤마토크리트	0-3
동맥혈산소분압 혹은 폐포-동맥산소분압차이(기계환기)	0-15
혈청빌리루빈	0-16
혈청나트륨	0-4
혈청알부민	0-11
혈당	0-9
혈청크레아티닌	0-10
혈액요소질소	0-12
동맥 pH에 보정한 혈청 HCO_3^-	0-12
신경학적 증상	0-48
연령	**점수(0-24점)**
≤ 44	0
45-59	5
60-64	11
65-69	13
70-74	16
75-84	17
≥ 85	24
만성 건강 조정	**점수(0-23점)**
후천면역결핍증후군	23
간부전	16
림프종	13
전이성 암	11
백혈병 / 다발성 골수종	10
면역 손상환자	10
간경화	4
APACHE Ⅲ 점수	
APACHE Ⅲ 점수 = 급성생리적 점수 + 연령 점수 + 만성 건강 상태 점수(0-299점)	

변수로 사용하여 같은 통계 방식을 사용하여 계산하였다.

APACHE Ⅳ는 APACHE Ⅲ와는 달리 중환자실 입실 24시간의 정보로 사망률과 중환자실 체류기간을 예측하며 공공도메인의 웹사이트에 공개하여 누구나 사용할 수 있게 하였다. 또한 Knaus는 중환자 예후 예측을 위해 개발된 지 오래된 APACHE Ⅱ 대신 보완과 개정을 거친 APACHE Ⅳ 사용을 권하고 있다.

2) Simplified Acute Physiology Score (SAPS)

(1) SAPS Ⅰ (1984년)

SAPS Ⅰ은 Le Gall 등이 프랑스 8개 중환자실의 679명의 환자를 대상으로 개발하였으며 40%의 수술 환자를 포함하고 있다. 변수는 나이와 13개의 생리적 변수(심박수, 수축기혈압, 체온, 호흡수, 소변량, 혈액 요소질소, 헤마토크리트, 백혈구수, 혈당, 혈청포타슘, 혈청나트륨, 혈청중탄산염, GCS)를 포함하며 각 항목 마다 0-4점으로 배점하였다. APACHE Ⅱ와 동일하게 24시간동안 가장 나쁜 결과 값을 입력하여 계산한다.

(2) SAPS Ⅱ (1993년)

SAPS Ⅱ는 APACHE Ⅱ와 동일하게 16세 이하, 화상, 관상동맥 질환과 심장수술 환자는 제외하였다. 12가지의 생리적 변수에 연령, 입원형태(선택수술, 응급수술, 내과적 입원)와 기저질환에 관한 3가지 항목(후천면역결핍증후군, 전이성암, 혈액암)의 합으로 총 17가지로 구성되었다. 각 변수에 동일한 점수를 부여하지 않고 예측력에 따라 다른 점수를 부여하였다. 예를 들면 체온은 1-3점만 주고 Glasgow coma score는 0-26점을 주었다. 생리적 변수에 관한 점수는 입원 후 24시간 간격으로 가장 나쁜 값을 택하였다. SAPS Ⅱ의 장점은 첫째, 쉽게 사용할 수 있는 변수를 사용하였으며 계산하기 쉽고 빠르다는 것, 둘째, 이 체계는 다른 요인을 더하거나 교정함이 없이 논리적 회귀공식(logistic regression equation)으로부터 계산하였기 때문에 다른 것보다 우월하다고 하였다. SAPS I과는 달리 중환자실 입원 기간 중 어느 때라도 계산할 수 있으나, 사망률 예측력은 시간이 지남에 따라 감소하여 입원 5일까지만 예측력이 있다고 한다.

(3) SAPS 3 (2005년)

SAPS 3는 SAPS Ⅱ와 동일하게 16세 이하, 화상, 관상동맥 질환과 심장수술 환자는 제외하였다. 점수체계는 모두 3 부분으로 구성되고 변수는 표 3-4와 같으며 SAPS Ⅱ보다 사망률 예측력이 우월하다고 하였다. SAPS 3는 계산하기 비교적 간단하고 입실 후 1시간내의 데이터를 사용하여 사망률 예측이 가능하고 공공도메인의 웹사이트(http://www.saps3.org)에 공개하여 누구나 사용할 수 있게 하였다. 또한 7개의 지리학적인 구역(호주와 아시아, 중앙아메리카와 남아메리카, 동유럽, 중앙과 서유럽, 북유럽, 남유럽과 지중해지역, 북아메리카)에 따라 다른 사망률 로짓(logit)을 제공하여 지역별로 개인화 정의를 할 수 있다는 장점이 있다.

3) Mortality Prediction Model (MPM)

(1) MPM I (1985년)

MPM I은 Lemeshow등이 미국의 매사추세츠 주의 Baystate Medical Center 중환자실에 입원한 755명의 환자들의 데이터를 사용하여 개발하였으며 14세 미만의 환자, 화상환자, 관상동맥질환이나 심장수술을 받은 환자들은 제외하였다. 다른 예측 지표와 다른 점은 APACHE와 SAPS는 전문가의 의견에 따라 변수를 선택했다면 MPM은 다중 로지스틱 회귀 방식으로 예측 변수들을 선택했다는 점과 데이터의 합이 점수가 아니라 가능도(probability)로 나타내진다는 점이다. MPM I은 7가지 변수(의식수준, 입실형태, 암 유무, 감염 유무, 장기부전 수, 나이, 수축기혈압)로 중환자실 입실 당시 환자의 중증도를 측정하고 사망률을 예측하는 모델이며, MPM_{24} I은 중환자실 입실 후 24시

표 3-4 SAPS 3 점수체계

Box Ⅰ		점수
연령	< 40	0
	40-59	5
	60-69	9
	70-74	13
	75-79	15
	≥ 80	18
동반 질환[1]	암치료-항암화학요법/방사선치료/스테로이드사용/면역억제 등	3
	만성심부전(NYHA Ⅳ), 혈액종양	6
	후천면역결핍증후군	8
	전이암	11
중환자실 입실 전 병원 입원 기간(일)	< 14	0
	14-27	6
	≥ 28	7
중환자실 입실 전 위치	응급실	5
	타 중환자실	7
	기타(병동 등)	8
입실 전 혈관작용성약 투약여	혈관 작용성약 투약	3
Box Ⅱ		
중환자실 입실 형태	비계획적	3
중환자실 입실 이유[2]		16[3]
	· 심혈관계: 부정맥	-5
	· 신 경 계: 발작	-4
	혼수, 혼미, 혼돈, 불안, 섬망 상태의 환자	4
	국소적 신경학적 결손	7
	뇌내 종괴 효과	10
	· 심혈관계: 저혈량성 쇼크	3
	패혈증 쇼크/아나필락시스 쇼크/미분류 쇼크	5
	· 소화기계: 급성 복증	3
	중증 췌장염	9
	· 간: 간부전	6
	· 기타 이유들	0
중환자실 입실 시 수술 형태	수술 안 함	5
	정규수술	0
	응급수술	6
수술 부위	이식수술: 간, 신장, 췌장, 신췌장, 기타 이식수술	-11
	외상	-8
	심장 수술: 판막 수술 없는 관상동맥우회술	-6
	신경외과 수술: 뇌혈관 사고	5
	기타 수술	0
중환자실 입실 시 급성 감염상태	원내 감염	4
	호흡기계 감염: 폐렴, 폐고름집, 농양 등	5

1) 만약 환자가 두 개 질환을 모두 가지고 있다면 점수는 두 배로 계산
2) 모든 중환자실 입실 환자는 16점에서 시작하여 입원이유에 따라 계산
3) 입원 이유가 중복 되면 그 중 더 나쁜 점수를 선택

Box Ⅲ		
가장 낮은 Glasgow Coma Scale	3–4	15
	5	10
	6	7
	7–12	2
	≥ 13	0
혈청 빌리루빈(mg/dL)/(umol/L)	< 2	0
	2 ≤ 빌리루빈 < 6	4
	≥ 6	5
체온(℃)	< 35	7
	≥ 35	0
크레아티닌(mg/dL)/(umol/L)	< 1.2 / < 106.1	0
	1.2 ≤ 크레아티닌 < 2 / 106.1 ≤ 크레아티닌 < 176.8	2
	2 ≤ 크레아티닌 < 6 / 176.8 ≤ 크레아티닌 < 309.4	7
	≥ 6 / ≥ 309.4	8
심박수(최대, 회/분)	< 120	0
	120 ≤ 심박수 < 160	5
	≥ 160	7
백혈구(g/L)	< 15	0
	≥ 15	2
pH	≤ 7.25	3
	> 7.25	0
혈소판(최소, g/L)	< 20	13
	20 ≤ 혈소판 < 50	8
	50 ≤ 혈소판 < 100	5
	≥ 100	0
수축기혈압(최저, mmHg)	< 40	11
	40 ≤ 수축기혈압 < 70	8
	70 ≤ 수축기혈압 < 120	3
	≥ 120	0
산소화	PaO_2/FiO_2 < 100 및 기계환기	11
	PaO_2/FiO_2 ≥ 100 및 기계환기	7
	PaO_2 < 60	5
	PaO_2 ≥ 60	0
SAPS 3 점수(0–217점)		
SAPS 3 점수 = Box Ⅰ + Box Ⅱ + Box Ⅲ Logit = −32.6659 + ln (SAPS 3 + 20.5958) × 7.3068 예측 사망률(Predicted mortality rate) = $e^{Logit}/(1 + e^{Logit})$		

간 모델로 입실 시 모델과 동일하게 7가지 변수이나 항목이 다르다(의식수준, 감염유무, 흡입산소분율, 쇼크 유무, 입실 형태, 나이, 장기 부전 수).

(2) MPM Ⅱ (1993년)

MPM Ⅱ는 유럽과 북아메리카 12개 나라의 149 ICU의 환자 중 12,610명은 트레이닝 세트에 6,514명은 개발

표 3-5 Sequential Organ Failure Assessment (SOFA) 점수

SOFA 점수	1	2	3	4
호흡기 PaO_2/FiO_2 mmHg	< 400	< 300	< 200 호흡보조	< 100 호흡보조
혈액응고 Platelets x $10^3/mm^3$	< 150	< 100	< 50	< 20
간 Bilirubin, mg/dL (μmol/L)	1.2–1.9 (20–32)	2.0–5.9 (33–101)	6.0–11.9 (102–204)	> 12.0 (> 204)
심혈관 저혈압*	MAP < 70 mmHg	Dopamine 5 or Dobutamine (any dose)	Dopamine < 5 or Epinephrine 0.1 or Norepinephrine 0.1	Dopamine > 1.5 or Epinephrine > 0.1 or Norepinephrine > 0.1
신경계 Glasgow coma score	13–14	10–12	6–9	< 6
신장 크레아티닌, mg/dL(μmol/L) 또는 소변량	1.2–1.9 (110–170)	2.0–3.4 (171–299)	3.5–4.9 (300–440) or < 500 mL/day	> 5.0 (> 440) or < 200 mL/day

* 아드레날린 제제가 최소한 한 시간 투여됨(용량은 μg/kg/mim으로 표시함)
하루의 가장 나쁜 데이터를 적용한다.

세트에 포함시켜 MPM I을 개정한 모델이다. MPM_{24} Ⅱ은 24시간 이상 중환자실에 체류하고 있는 10,357명의 환자를 대상으로 개발하였다.

MPM Ⅱ는 입원 모델로 이항(binary) 형식의 15가지 변수(나이, 혼수 또는 혼미여부, 분당 150회 이상의 심박수, 수축기혈압 90이하, 만성신부전, 간경변, 전이암, 급성신부전, 부정맥, 뇌혈관 사고, 장내출혈, 뇌내 종괴 효과, 중환자실 입실 전 심폐소생술, 입실 1시간 내 기계환기, 내과적 또는 비계획적 외과적 입원)를 포함하고 MPM_{24} Ⅱ는 5 항목의 입원변수와 다른 8 항목의 변수로 구성되었으며 입원 24시간이 지난 환자에게 적용된다. 추후 MPM_{24} Ⅱ이 24시간 이상 중환자실에 재원하는 환자의 사망 예측율을 MPM_{24} Ⅱ로 적용하기에 적절하지 않아 중환자실 입실 48시간에 측정된 데이터로 계산하는 48시간 모델 MPM_{48} Ⅱ과 72시간에 측정된 데이터로 계산하여 사망률을 예측하는 MPM_{72} Ⅱ가 개발되었다.

(3) MPM Ⅲ (2005년)

MPM Ⅲ는 Higgins 등이 Project IMPACT 데이터인 135개 ICU의 124,855명의 환자 중 임의로 60%를 개발 세트에, 40%를 검증(validation) 세트에 배치하여 개정하였다. 18세미만 환자, 화상 환자, 급성 심근경색 및 심장 수술 환자는 제외하였다. MPM Ⅱ와 동일하게 나이와 14개의 이항(binary)의 변수들을 사용하며 각 변수의 오즈비를 달리하였고 소생술포기(Do-Not-Resuscitate) 변수가 추가되었다. MPM_0 Ⅲ의 예측력은 SAPS 3나 APACHE Ⅳ와 거의 유사하였다.

2. 다장기 부전 점수

장기 부전 점수(organ dysfunction score)는 시간이 경과함에 따른 장기 부전의 정도를 평가하는 데 주로 사용되며, 측정하기가 간단하고, ICU 입실기간 언제라도 측정 가

표 3-6 Multiple Organ Dysfunction Score (MODS)

MODS 점수		0	1	2	3	4
호흡기	PaO_2/FIO_2 ratio	> 300	226-300	151-225	76-150	75
신장	혈청 크레아티닌(μmol/L)	100	101-200	201-350	351-500	> 150
간장	혈청 빌리루빈(μmol/L)	20	21-60	61-120	121-240	> 240
심혈관	압력보정 심박수*	10.0	10.0-15.0	15.1-20.0	20.1-30.0	> 30.0
혈액	혈소판수	> 120	81-120	51-80	21-50	20
신경계	Glasgow coma score	15	13-14	10-12	7-9	6

압력보정심박수*(pressure adjusted heart rate, PAR) = 심박수×우심방압(또는 중심정맥압)/중심동맥압

능하며, 생리적 측정치 및 치료반응 측정치 중 안정되고, 대표될 만한 값을 택하여 임상경과를 반영하도록 선택하여 이병률의 정도를 최대화하고자 하였다.

1) SOFA (Sequential Organ Failure Assessment) 점수(1994년)

1994년 The European Society of Intensive Care Medicine and Emergency Medicine의 consensus conference에서 장기 기능장애를 정성적 및 객관적, 연속적으로 설명을 할 수 있고, 장기 기능장애의 자연 경과과정과 서로 다른 장기간의 상호의존에 관하여 더 잘 이해하고, 새로운 치료법이 장기 기능부전 과정에 미치는 영향을 평가하기 위하여 Sepsis-related Organ Failure Assessment (SOFA) 점수를 개발하였다. 이는 여섯 장기 즉 폐, 심장, 혈액, 신장, 간장, 중추신경계의 기능을 평가하는 것으로 각 장기의 기능을 5등급으로 구분하여 0점부터 4점까지 할당하여 총 24점으로 하였다(표 3-5). 다른 점수체계와 비교하여 특이한 점은 심혈관계 기능을 아드레날린 제제의 용량을 사용한 처치와 관련된 항목으로 평가했다는 점이다. SOFA 점수는 그 후에 European/North American Study of Severity System (ENAS)에서 패혈증뿐만 아니라 비패혈증 환자에도 적용이 가능하므로 명칭을 Sequential Organ Failure Assessment (SOFA) 점수로 바꾸었다. 이들은 사망률 예측보다는 이환율 예측에 중점을 두고 있으나, 사망률 예측력은 처음 24시간 점수보다는 48시간 점수가 높다고 하며, 하루 중 가장 나쁜 수치로 계산한다.

2016년 패혈증과 패혈증성 쇼크의 정의를 위한 3차 국제 협의(Sepsis-3)에서 나쁜 예후가 예상되는 감염이 의심되는 환자를 침상에서 빨리 발견하기위한 Quick SOFA (qSOFA)를 소개하였다. qSOFA 점수는 감염이 의심되는 148,907명의 환자를 대상으로 후향적으로 진행한 연구의 결과로 만들어졌으며 3가지 항목(의식상태, 호흡수, 수축기혈압)으로 이루어져 있다. 중환자실 이외의 장소에 입원해 있는 환자의 qSOFA점수가 2점 이상이면 병원 내 사망률이 3에서 14배 증가된다고 한다.

2) MODS (Multiple Organ Dysfunction Score) (1995년)

MODS는 Marshall 등이 체계적인 문헌 고찰을 통하여 개발하였으며, 여섯 장기 즉 폐, 신장, 간장, 심장혈관, 혈액, 신경계의 기능을 평가하는 것으로 각 장기의 기능을 5등분하여 0점(정상 기능)부터 4점(심각하게 저하된 기능)으로 나타내었으며 총 24점으로 하였다(표 3-6). 심혈관 기능은 압력보정 심박수(pressure adjusted heart-rate, PAR)이라는 새로운 변수를 사용하였으며 이는 폐기능의 PaO_2/FiO_2비에서 유추하였다고 한다. SOFA와 다른 점은 1) 심혈관 기능장애를 SOFA 점수는 혈관작용약의 투여량으로 나타내고 MODS는 압력보정 심박수로 나타내었고, 2) 신장 기능장애를 SOFA 점수는 혈청 크레아티닌과 소

변량으로 측정하고, MODS는 혈청 크레아티닌으로만 측정하였다는 점, 그리고 3) 각 장기 기능을 SOFA 점수는 가장 나쁜 수치로 측정하였으나 MODS는 대표될 만한 값을 택하여 나타내었다는 점이다.

참고문헌

1. Afessa B, Gajic O, Keegan MT. Severity of illness and organ failure assessment in adult intensive care units. Crit Care Clin 2007;23:639-58.
2. Chen J, Bellomo R, Flabouris A, et al. The relationship between early emergency team calls and serious adverse events. Crit Care Med 2009;37:148-53.
3. Cooper DJ, Bruist MD. Vitalness of vital signs, and medical emergency teams. MJA 2008;188:630-1.
4. Higgins TL, Teres D, Copes W, et al. Assessing contemporary intensive care unit outcome: an updated Mortality Probability Admission Model (MPM0-III). Crit Care Med 2007;35:827-35.
5. Knaus WA, Draper EA, Wagner DP, et al. APACHE II: A severity of disease classification system. Crit Care Med 1985;13:818-29.
6. Knaus WA, Wagner DP, Draper EA, et al. The APACHE III prognostic system. Risk prediction of hospital mortality for critically ill hospitalized adults. Chest 1991;100:1619-36.
7. Le Gall JR, Lemeshow S, Saulnier F. A new simplified acute physiology score (SAPS II) based on a European/North American multicenter study. JAMA 1993;270:957-63.
8. Le Gall JR, Loirat P, Alperovitch A, et al. A simplified acute physiology score for ICU patients. Crit Care Med 1984;12:975-7.
9. Lemeshow S, Teres D, Pastides H, et al. A method for predicting survival and mortality of ICU patients using objectively derived weights. Crit Care Med 1985;13:519-25.
10. Marshall JC, Cook DJ, Christou NV, et al. Multiple organ dysfunction score: a reliable descriptor of a complex clinical outcome. Crit Care Med 1995;23:1638-52.
11. Metnitz PG, Moreno RP, Almeida E, et al. SAPS 3-From evaluation of the patient to evaluation of the intensive care unit. Part 1: Objectives, methods and cohort description. Intensive Care Med 2005;31:1336-44.
12. Seymour CW, Liu VX, Iwashyna TJ, et al. Assessment of Clinical Criteria for Sepsis: For the Third International Consensus Definitions for Sepsis and Septic Shock (Sepsis-3). JAMA 2016;315:762-74.
13. Vincent JL, Moreno R, Takala J, et al. The SOFA (Sepsis-related Organ Failure Assessment) score to describe organ dysfunction/ failure. Obehalf of the Working Group on Sepsis Related Problems of the European Society of Intensive Care Medicine. Intensive Care Med 1996;22:707-10.
14. Zimmerman JE, Kramer AA, McNair DS, et al. Acute Physiology and Chronic Health Evaluation (APACHE) IV: Hospital mortal-

ity assessment for today's critically ill patients. Crit Care Med 2006;34:1297-310.

CHAPTER

04

CRITICAL CARE MEDICINE

질 관리 및 환자안전

염호기

중환자실에서 의료행위는 엄격하게 관리되고 안전해야 한다. 중환자의 생명과 직결되기 때문이다. 진료의 효과성과 효율성뿐만 아니라 적시에 진료가 이루어져야 한다. 환자의 위험을 최소화하고, 동시에 안전을 보장해야 한다. 그러면서도 환자중심의 진료를 통하여 환자 만족도를 극대화하는 노력이 필요하다. 중환자실의 환자와 보호자는 점차 적극적이고, 능동적으로 보다 나은 양질의 의료서비스를 요구한다. 의료기관들도 이러한 변화에 적극적으로 대응하고, 경쟁력을 확보하기 위하여 의료질 향상에 많은 투자와 노력을 기울인다. 의료의 가치가 단순한 진료영역을 뛰어 넘어 안전과 의료의 질로 전환되고 있음을 시사한다. 바람직한 중환자실에서는 환자를 진단하고 치료하는 모든 과정이 안전하고, 의료의 질이 지속적으로 향상되는 체계가 수립되어 있다.

I 질 향상

중환자실에서 의료질 향상과 환자안전이 강조되고 있다. 급격한 의료의 발전으로 인하여 환자에게 제공되는 의료서비스 가치의 전환이 있기 때문이다. 질병의 진단과 치료의 가치를 뛰어넘어 약물관리, 감염관리, 의료질 향상, 환자안전, 예방 가능한 부작용, 불필요한 치료, 오류와 적신호 사건 등에도 동등한 가치를 부여하는 것이다.

1. 질 향상의 정의

의료 질이란 과학적인 근거를 바탕으로 바람직한 치료결과를 제공하는 진료체계 또는 환자에게 제공하는 의료서비스이다. 2001년 미국의학원(Institute of Medicine)에서는 "질 높은 의료서비스란 검증된 전문적 지식과 부합하는 의료서비스를 개인 또는 집단에 제공하여, 바람직한 결과를 보장하는 보건의료 체계이다"라고 정의하였다. 의료의 질은 진료과정과 치료결과와 더불어 의료기관의 다양한 진료체계에서 진료의 효과성과 효율성을 포함한다. 의료서비스를 제공하는 공급자 위주가 아니라 환자중심의 의료를 말한다. 의학적 지식과 기술은 적시에 제공되어야 의료질이 보장된다. 양질의 의료는 누구에게나 공평하게 제공되어야 한다. 의료의 질을 보장하기 위하여 처음부터 마지막으로 강조되는 것은 환자안전이다. 의료의 질을 정의함에 있어 효과성, 효율성, 환자중심성, 적시성, 형평성 등을 포함하여 환자안전이 의료질의 가장 중요한 개념이다(그림 4-1).

의료의 질은 환자에 국한된 것이 아니다. 의료인과 사

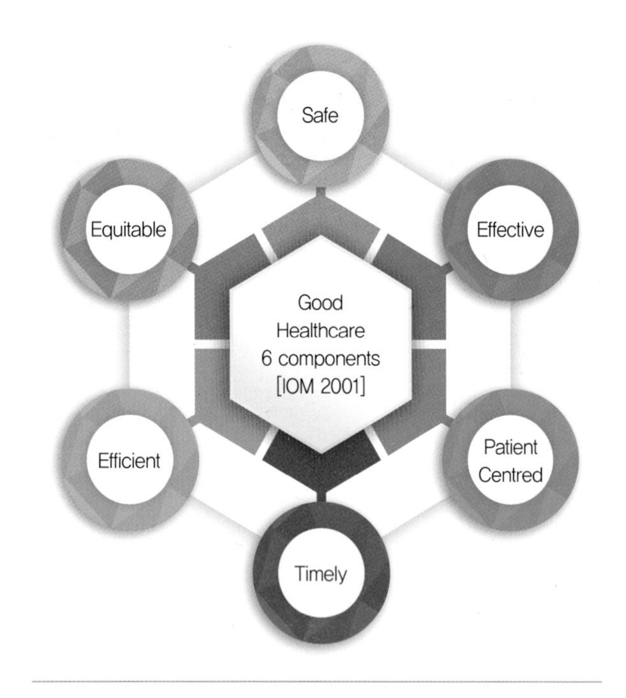

그림 4-1 의료 질 6 요소 (미국의학원 2001)

회의 동참이 필요하다. 환자안전은 단순히 환자안전만을 의미하지 않는다. 환자안전을 통하여 의료진의 안전을 보장하기 때문이다. 환자안전은 의료 질 관리에 속하는 개념이기는 하지만, 의료 질을 구성하는 가장 중요한 요소이므로 동시에 추구되어야 한다. 안전하지 않으면 아무런 의미가 없다. 의료의 질 지표나 표준은 사망, 질병, 장애, 불편, 불만족 등 부정적 용어로 표현된다. 질향상(quality improvement, QI)에서 중요한 또 하나의 개념은 지속적인 목표 지향이다. 일차 목표에 도달 후 지속적인 질향상(continuous QI, CQI)을 추구해야 한다.

2. 중환자실에서 질 향상

중환자실은 첨단 장치와 복잡한 진료체계를 갖고 있다. 조직과 개인의 자율적 활동이 밀접한 소통으로 최상의 환자치료가 목표이다. 관리자들은 조직의 구조와 절차를 통하여 원하는 목표를 제시하고, 조직의 임무를 명확히 부여해야 한다. 관리자의 리더십과 의료 윤리는 중환자실의 운영에 핵심 요소이다. 약물관리, 감염관리, 직원간의 의사소통, 환자 및 보호자와 의사소통, 직원 교육과 훈련이 중환자실에서 중요한 의료질 관리 분야이다.

질 향상의 첫 단계는 의료 질을 어떻게 측정하고, 평가할 것인가로 시작된다. Avedis Donabedian는 의료 질 측정을 위한 삼각 모형의 분류 틀을 제시하였다. 삼각 모형 분류틀은 구조(어떻게 조직화되었는가), 과정(무엇이 수행되었는가), 그리고 결과(환자가 어떤 상태가 되었는가)로 구성된다(표 4-1). 구조 부분의 현황 조사는 포괄적으로 측정하는 단발성 지표이다. 과정과 결과의 측정은 상시적으로 의료 질 수준과 개선 노력 정도를 파악하는 지표이다. 결과 지표만으로 평가하는 경우, 사례보정이 적합하지 않다면, 중증도가 높은 환자를 진료한 의사나 의료기관의 결과가 경증 환자만 진료한 경우보다 더 나쁘게 평가될 수 있다. 사례보정이 적절히 이루어진다면 결과지표는 가장 유용한 의료질 평가로 이용된다. 부분별 측정 또는 평가는 장단점을 갖고 있기 때문에 특정 부문만으로 평가가 왜곡될 수 있다. 최근에 수년 간 임상 연구를 통해 과정과 결과

표 4-1 중환자실에서 평가할 수 있는 질 지표 예시

측정분야	예시	평가지표
구조	진료체계가 어떻게 조직화되어 있는가?	복잡한 의료시스템을 단순하게 평가할 수 있음
		개별 의료진의 질 평가에는 한계
		이상적인 표준을 결정하기 어려움
과정	무엇이 수행 되었는가?	많은 표본수가 필요하지 않음
		사례 보정이 요하지 않음
		실시간 의료 제공 시 측정될 수 있음
		결과의 대리지표를 삼을 수 있음
		획일화된 의료행위를 조장할 수 있음
결과	환자가 어떤 상태가 되었는가?	측정시간이 오래 걸림
		사례보정이 필요함
		환자가 가장 관심을 갖고 있음
		표본수가 많이 필요함

간의 연관성이 입증된 과정 지표가 점차 비중이 높아지고 있다. 근거 중심의학 관점에서 보면, 표준화된 진료 지침과 프로토콜이 매우 중요하다. 프로토콜을 이용한 치료는 환자의 예후를 좋게 할 뿐 아니라, 의사 간 치료 행위의 차이를 줄이고, 추후 결과를 평가하고 비교, 분석하는 데 매우 용이하다.

최근에 구조, 과정, 결과 지표 외에 환자경험 지표가 활용된다. 환자의 경험을 통하여 의료의 질과 환자안전의 과정과 결과를 확인 할 수 있으며, 환자 중심의 의료를 실현할 수 있다. 환자경험지표를 통하여 구체적인 개선 목표를 확인할 수 있는 장점이 있다. 주관적인 답변과 경험에 미치는 다양한 요소를 배제하지 못하는 단점도 있다. 환자경험을 통한 의료질 측정은 중요한 지표로 활용된다. 최근 국내에서도 환자경험평가가 실시되었다. 보고에 의하면 환자안전척도와 환자경험평가가 유의미한 상관성이 있다. 927개 의료기관이 참여한 연구에 의하면 의사와의 의사소통, 조용하고 깨끗한 병원 환경, 직원들의 반응도 등의 환자경험이 환자안전지표와 유의미한 상관관계가 있는 것으로 밝혀졌다.

3. 중환자실 의료질 평가와 평가 지표

중중환자실의 구조적인 문제뿐만 아니라 치료 행위도 환자의 결과에 큰 영향을 미친다. 의료기관마다 중환자실의 질 향상을 위한 지속적인 노력이 필요하다. 중환자실 의료의 질을 정기적으로 평가하고 감시하여야 한다. 중환자실에서의 좋은 질 평가지표는 아래 내용이 반영되어야 한다. 즉 중요도, 타당성, 신뢰성(믿을 수 있는가?), 신속한 반응효과(즉각적인 개선효과), 분석력(해석이 가능한가?), 실천성(실현 가능한가?)이다(표 4-2). 건강보험심사평가원에서는 2014년부터 대한중환자의학회 전문가의 자문을 통하여, 국내실정에 적합한 평가지표를 구성하였다(표

표 4-2 중환자실의 질 평가지표종합

부문	평가지표와 모니터닝지표
구조	의료진 구성
	환자당 간호사 비율
	전담전문의가 주도하는 회진 팀
	회진 팀에 임상약사 존재
	회진 팀의 의사소통
	위해 사건 보고 시스템
	프로토콜 활용도
	안전사고 예방 정책
과정	기계환기기 부착 환자의 반 거상 자세
	기관삽관 튜브의 커프 압력
	적절한 진정과 각성 및 평가
	약물 투여 착오 예방전략
	깊은 정맥 혈전증 예방활동
	스트레스성 궤양 예방활동
	환기기연관폐렴 예방전략
	중심정맥관 연관 혈액감염 예방전략
	기계환기기 이탈 프로토콜
	패혈증 다발 전략 및 급성호흡부전증 환자의 저일회 호흡량 환기법
	환기부전환자의 비침습적 환기법
	조기 경장 영양
	수혈 지침
	중환자실 퇴실 지연
	말기환자의 증상에 따른 치료지침
	가족면담
	심폐소생술
결과	예측하지 않은 발관 발생률
	기계환기기 연관폐렴 발생률
	중심정맥관 연관혈류감염률
	다재 약제 내성균 감염률
	심각한 약물 부작용 발생률
	보호자 만족도
	24-48시간 내 재입실율
	중환자실 입원환자 중 7일 이상 입원환자 비율
	평균 중환자실 재원일수
	사망률

표 4-3 한국 중환자실의 질 평가지표, 2014(건강보험심사평가원)

부문	평가지표와 모니터닝지표
구조	전담전문의 1인당 중환자실 병상 수
	병상 수 대 간호사 수의 비
	중환자실 내 전문 장치 및 시설 구축 여부
	중환자실 진료 프로토콜 구비율
	다 직종 회진 비율
	기계환기기 사용환자 비율
과정	심부정맥혈전증 예방요법 실시 환자 비율
	표준화 사망률 평가 유무
결과	48시간 내 중환자실 재입실율
	기계환기기 사용환자 비율
	중환자실 사망률
	중심도관 혈행 감염률
	기계환기기 사용환자 폐렴 발생률
	요로 카테터 관련 요로감염 발생률

표 4-4 메릴랜드 주 병원 합병증 프로그램의 지표 목록 예시

잠재적으로 예방 가능한 합병증
1. 기계환기기 사용을 동반한 급성 폐부종과 호흡부전
2. 흡인성 폐렴
3. 정맥혈전증
4. 요로 감염
5. 당뇨성 케토산증과 혼수상태
6. 욕창
7. 침습적 시술 중 발생한 우발적 천자 및 열상
8. 중심정맥관 관련 감염

4-3).

표 4-4는 미국 메릴랜드 주 병원 안전향상 프로그램에서 지표로 사용하고 있는 예방 가능한 합병증 목록이다.

4. 중환자실 질 향상 프로그램

질 향상을 위한 체계적인 활동 방법을 적용한다. PDCA (Plan, Do, Check, and Act) 방법은 널리 사용되고 있다. 문제를 분석함에 있어 단순히 나타난 현상이 아니라 근본원인을 찾아 해결해야 한다. 가능한 모든 자료를 수치화하여 통계를 관리한다. 목표 달성을 위하여 도식화 하여 보기 쉽게 표현한다. 지표마다 검증된 의료질 향상 도구를 활용한다.

[PDCA 질 향상 활동]

질 향상 활동도구로 널리 쓰이는 PDCA는 4단계로 이루어진다. 첫째, 계획이 없으면 실패를 계획하는 것이다. 계획과정은 향상을 위한 자료수집을 하는 단계이다. 현재 수행하고 있는 업무를 향상하기 위하여 무엇이 잘못됐는지 기록한다. 문제를 기회로 인식하고 개선하기 위해 계획을 세우는 단계이다. 이 때 주의해야 할 점은 가능한 개선효과가 큰 것, 목표달성이 뚜렷한 것, 직원간에 이견이 없는 것, 너무 오래 걸리지 않는 것, 관련 자료를 구하기 쉬운 것을 선정하는 것이 좋다. 문제점 파악을 위하여 업무과정 흐름도, 원인파악을 위한 인과도 및 파레토 차트, 개선 아이디어 창출 및 활동 수행을 위한 브레인스토밍 회의, 의사결정을 위한 명목집단기법, 성과지표 선정을 위한 평가 메트릭스 등을 활용하여 계획을 수립한다.

둘째, 실행이 없으면 결과도 없다. 자료수집하고 분석하는 실행단계이다. 노력과 중재의 실행으로 인하여 발생된 변화를 검증하는 단계이다. 문제 해결을 위해 변화 계획을 검증하는 동안 일상 업무의 혼란을 최소화하기 위한 소규모의 시범적용단계를 활용한다. 부서의 리더십은 개선프로세스의 수행을 이끌기 위한 중요한 요소이다.

셋째, 개선의 과정이다. 선별된 변화 업무과정을 검토하여 변화된 수행을 평가하고 개선사항을 적용하는 단계이다. 변화의 검증을 위하여 실험적 방법을 시도한다. 개선 수행 중에 일어날 수 있는 직원과 부서간의 갈등 해결과 변화된 개선활동에 대한 훈련을 시행한다. 자료를 통하여 과정개선과 평가 결과 변화를 채택하여 적용한다. 개선과정을 검토하기 위한 점검표, 주요 성과지표를 활용한다.

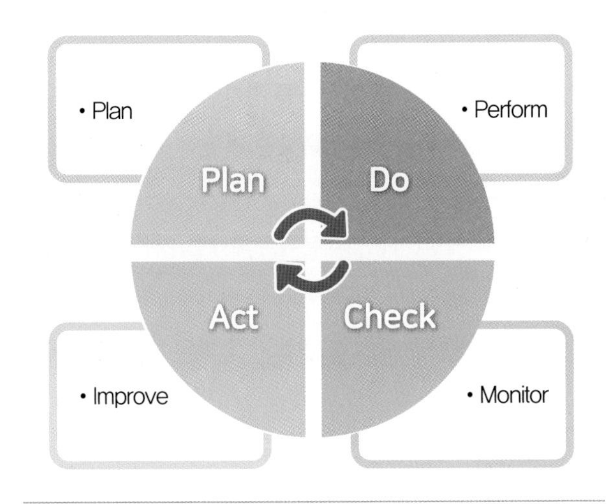

그림 4-2 질향상을 위한 PDCA 순환 고리

상황파악을 위한 체크리스트, 런차트, 파레토, 히도그램을 활용한다.

넷째, 개선유지와 조정단계이다. 변화로부터 최대 목적을 달성하고자 수행하는 단계이다. 소규모 시범적용 단계에서 획득한 결과를 기초로 적용한다. 성공적 개선 변화를 확정하기 위한 과정지도를 표준화한다. 표준과정 적용을 위한 교육과 훈련을 한다. 다시 유지관리 계획을 수립하고 새로운 PDCA 질향상 활동으로 이어간다(그림 4-2).

1) 중환자실 의료인력(전담전문의와 간호사)과 시설 장치

중환자실에서는 적정수준의 의료인력과 자원이 필요하다. 중환자실 전담전문의 상주는 중환자실 환자의 생존율 향상과 밀접한 관련이 있다. 2002년 Provonost 등은 전담전문의가 상주하는 중환자실이 환자 사망률이 유의하게 낮고, 입원 기간도 단축된다고 보고하였다. 미국 의료구매 조합을 대표하는 Leapfrog Group에서는 모든 중환자실 환자는 전담전문의의 치료를 받아야 한다고 제시하였다. 중환자실 평가결과를 의료기관과의 계약조건이나 재정적 인센티브로 활용하고 있다. 중환자실에서는 지속적인 환자 감시와 관찰, 합병증 발생 예방을 위한 치료 및 처치, 생명 유지에 필요한 장치의 관리를 위해 숙련된 간호인력이 일반 병실보다 많이 필요하다. 실제 중환자실 환자 수 대비 간호사 수가 많을수록 중환자실의 질적 수준이 향상되었다. 예를 들어, 사망률, 감염, 욕창, 수술후합병증, 비계획적 발관 등의 여러 지표들이 향상되었다.

우리나라에서 중환자실의 시설규격은 출입을 통제할 수 있는 별도의 단위로 독립되어야 하며, 병상 1개당 면적은 15제곱미터 이상으로 규정되어 있다. 무정전 시스템을 갖추어야 한다. 병상마다 중앙 공급식 의료가스 공급 시설, 심전도 모니터, 맥박 산소계측기, 지속적 수액주입기를 갖추고, 중환자실 1개 단위당 후두경, 앰부백(마스크 포함), 심전도기록지, 제세동기를 갖추도록 규정되어 있다. 미국중환자의학회에서는 Level 1, 2 중환자실은 24시간 가동할 수 있는 장치(동맥혈 검사, 간 기능검사 등), 영상의학 장치(흉부방사선, 초음파 등), 환자감시장치(심전도, 중심정맥압 측정 등), 전문의료 장치(기관지내시경, 지속적 신 대체요법 등), 격리실(음압, 양압) 등을 갖출 것을 요구하고 있다. 건강보험 심사평가원에서 요구하는 필수 장치는 표 4-5와 같다.

2) 환기기연관폐렴 예방

환기기연관폐렴(ventilator-associated pneumonia, VAP)은 중환자실 감염의 빈도에서 2-3위를 차지한다. 48시간 이상 환기보조 환자의 10-20%에서 발생되고, 사망률은 20-50%로 매우 높다. 평균적으로 환기보조 기간이 하루

표 4-5 우리나라 중환자실에서 갖추어야 할 필수 시설 및 장치 (2014년 요양급여 적정성평가)

1. 동맥혈 가스분석기: 전체 중환자실 내 1대 이상
2. 환자 이송을 위한 이동식 기계환기기: 병원 내 최소 1대
3. 지속적 신 대체요법 기기: 병원 내 최소 1대
4. 기관지내시경: 병원 내 최소 1대
5. 중환자실 전담의사를 위한 독립 공간: 전체 중환자실 내 1실 이상 (중환자실과 같은 층에 위치)
6. 격리실: 전체 중환자실 내 1실 이상

길어질수록 환기기연관 폐렴 위험성이 1% 정도 증가한다. 환기기연관폐렴은 환기기 보조기간을 연장시키고, 중환자실 체류시간 및 입원 기간을 연장시켜, 더 높은 사망률과 의료비 지출 증가를 초래하므로 적극적 예방활동과 감시시스템의 역할이 중요하다. 예방 다발묶음을 도입한 결과 환기기연관 폐렴의 빈도가 감소하였고 항생제 사용 빈도를 줄일 수 있었다. 환기기 연관폐렴 관리의 질향상을 평가하기 위하여 여러 가지 지표를 사용한다. 침상거상, 매일 평가하는 진정 정도와 자발호흡 시도 등 다발묶음의 실행여부, 기계환기기 부착기간, 환기기연관 폐렴 발생빈도, 재삽관율 등을 결과 지표로 사용할 수 있다.

환기기 연관 폐렴 예방 다발묶음

① 환자의 침상의 머리쪽을 30도 높인다.
② 매일 환자의 진정 정도를 평가하고, 목표 설정 후 진정 수준에 도달하도록 진정제 또는 진통제를 투여한다.
③ 매일 각성시키는 동시에 자발호흡을 시도한다.
④ 심부정맥혈전 예방 및 스트레스 궤양을 예방한다.
⑤ 1-2% 클로르헥시딘으로 구강 내를 하루 4회 정도 소독한다.
⑥ 성문 밑 분비물을 수시로 제거한다.

3) 심부정맥혈전증 예방

중환자실 환자에게 심부정맥혈전증 발생 가능성이 높다. 중환자실 입실 전부터 수술 또는 외상, 패혈증, 악성종양, 허혈, 노령 등의 심부정맥혈전증 발생 위험 인자를 갖고 있기 때문이다. 장시간 부동 상태로 누워있어 정맥혈이 정체되기 쉽다. 중심정맥관, 기계환기기 및 혈액투석과 같은 침습적 조작과 거치 등으로 혈액응고 기능 이상을 초래하는 것도 중요한 원인이다. 예방을 하지 않은 경우, 중환자실 환자의 심부정맥혈전 발생률이 13-31%까지 보고되고 있다. 정맥혈전은 폐색전증과 같은 심각한 합병증을 유발할 수 있다. 그러므로 조기 발견도 중요하지만, 중환자실 환자의 경우 적절한 예방방법을 우선 적용해야 한다.

심부정맥혈전증 예방 활동

① 중환자실 입실 시 위험도를 평가한다.
② 물리적 예방(다단계 압축양말, 간헐적 공기압박)을 적용한다.
③ 약물적 예방(저용량 비분획성 헤파린, 저분자량헤파린 투여)
④ 비침습적인 초음파를 이용하여 대퇴정맥이나 슬와정맥 등에서 혈전을 진단하며, 혈장 D-dimer(이 합체) 측정은 음성 예측률이 높기 때문에 정맥혈 전증 진단을 배제하는 지표로 이용된다.

4) 중심정맥관 연관 혈류감염 예방

중심정맥관 삽입은 혈류감염의 주된 원인이다. 혈류감염은 중환자실 획득 감염 중에서 요로 감염에 이어 두 번째로 흔한 감염증이다. 전체 패혈증의 85.4%가 중심 정맥관과 관련이 있으며, 사망률이 16-25%에 이른다.

미국 질병관리본부(CDC)에서 추천하는 예방지침

① 정맥관 삽입 전 손 위생
② 정맥관 삽입 시 최대멸균방어벽(Maximal sterile barrier precaution) 준수: 중심정맥관 삽입 시 소독된 가운, 장갑, 모자를 착용한다. 수술실에서 사용하는 것과 같은 충분한 면적의 방포(drape)을 이용하여 환자의 몸 전체를 덮는다.
③ 중심정맥관 삽입시 피부 소독은 2% 클로르헥시딘 제제 사용을 권장한다.
④ 빗장밑정맥(subclavian vein) 삽입이 추천되고, 대퇴정맥(femoral vein) 사용은 가능한 지양한다.
⑤ 매일 중심정맥관 거치가 적절한지 점검하여 필요하지 않은 경우 즉시 제거한다.
⑥ 스트레스 궤양 예방을 위하여 체위변화 및 피부를 관리한다.
⑦ 요로감염 예방을 위하여 도뇨관을 관리한다.

Ⅱ 환자안전

1. 환자안전의 개념

최근 중동호흡기 증후군(메르스) 사태는 안전에 대한 경각심을 심어주었다. 의료기관은 환자나 의료진 모두에게 언제든지 안전을 위협하는 환경으로 변하기 때문이다. 환자에게 제공되는 의료서비스는 주의하지 않으면 환자에게 해가 될 수 있다. 의료가 발달하고, 다양한 시술과 술기가 진행되며, 더욱더 많은 환자와 다양한 기구, 복잡한 장치와 시설, 대형화와 다빈도 시행으로 인한 오류는 현대의료의 필연적인 결과이다. 의료인 간의 교대근무와 의사소통의 문제도 안전을 위협한다. 오류가 발생할수록 환자안전에 대한 주의가 강조된다. 환자안전은 환자의 건강을 증진시키기 위해 제공되는 의료서비스가 환자에게 어떠한 해를 초래하지 않도록 하는 것을 말한다. WHO는 환자안전에 대하여 "환자안전은 의료와 관련된 행위로 인한 예기치 못한 위해 위험을 최소한으로 줄이는 행위이다"라고 정의하였다.

환자안전에 대한 개념은 1999년 말, 미국의학원(Institute of Medicine)이 발표한 "실수를 하는 것이 인간이다: 좀 더 안전한 건강 시스템 수립하기(To Err Is Human: Building a Safer Health System)" 보고를 통하여 시작되었다고 할 수 있다. 매년 약 44,000에서 98,000명 환자들이 의료 오류로 사망한다. 이런 사망자 수는 미국에서 매일 초대형 여객기가 추락하는 사고 상황과 비슷한 수준이라고 지적하였다. 보고서가 발간되기 이전까지는 환자안전을 위한 의료기관의 인식이 부족하였다. 의료사고는 개인의 실수 또는 태만 때문이라고 여겼다. 환자들은 의료진에게 분노와 원망을 느끼고, 의료진들은 죄책감으로 또 하나의 희생자가 되었다. 이러한 보고 이후 의료오류(medical errors)의 발생은 안전하지 못한 의료시스템에 의해서 발생된다는 점이 부각되었다. 완벽한 의료진이라도 환자안전이 우선 시 되지 않은 혼돈스러운 의료시스템에서는 언제든지 의료오류를 일으킬 수 있다는 것을 이해하게 되었다. 안전한 의료 환경을 위해 의료진들이 불가피하게 범하게 되는 실수를 미리 포착해내고, 예방할 수 있는 의료시스템 구축이 필요하다.

2. 환자안전 목표와 관련 용어

환자안전은 환자에게 위해를 예방하는 것이다. 의료진과 의료기관 및 환자를 위한 안전한 의료체계는 오류를 예방하고 오류를 통하여 학습을 하여 더 나은 안전문화를 정착하는 것이다. AHRQ Patient Safety Network Web에서는 환자안전을 의료에 의하여 일어나는 사고와 예방 가능한 손상으로부터 자유로운 것으로 정의 하였다. 다음과 같이 환자안전과 관련된 용어를 정리하였다. 국제보건기구를 비롯한 환자안전 관련 단체에서 국제환자안전목표를 정의하였다(표 4-6).

1) 오류

어떠한 행위를 수행(잘못된 행위) 혹은 생략(옳은 행위를 하지 않음)함으로써 바람직하지 않은 결과가 일어났거

표 4-6 국제 환자안전 목표(International Patient Safety Goal)

International Patient Safety Goal
Identify patients correctly (환자를 정확하게 확인한다)
Improve effective communication (효과적인 의사소통을 증진한다)
Improve the safety of high-alert medications (고주의 약물의 안전성을 증진한다)
Ensure correct-site, correct-procedure, correct-patient surgery (올바른 부위, 올바른 시술, 올바른 환자의 수술을 보장한다)
Reduce the risk of health care-associated infections (병원 감염의 위험요인을 줄인다)
Reduce the risk of patient harm resulting from falls (낙상으로 발생되는 환자의 상해 위험을 줄인다)

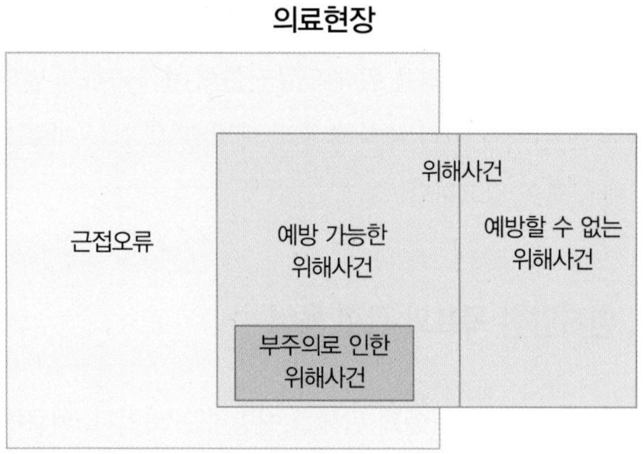

의료현장

근접오류

위해사건

예방 가능한 위해사건

예방할 수 없는 위해사건

부주의로 인한 위해사건

그림 4-3 환자안전 용어(Venn diagram). 의료현장에는 수없이 많은 오류가 발생된다. 오류가 위해로 이어지는 경우 의료전달의 각 단계에서 오류를 차단하여 예방 가능한 위해를 차단하는 것이 환자안전활동의 목적이다.

나, 일어날 잠재적 가능성이 유의하게 높은 경우를 오류로 정의할 수 있다.

2) 위해사건

의료 행위 과정에서 발생한 오류로 인하여 환자에게 해가 되는 결과를 초래하는 것을 위해 사건이라 정의한다. 환자 기저질환으로 인해 발생하는 예방 불가능한 위해 사건과 기저질환과 무관하게 해가 되는 결과가 발생하는 예방 가능한 위해 사건으로 구별한다.

3) 근접오류

환자에게 직접적 손상을 주지 않은 오류는 근접오류(near miss)라고 한다. 발생 빈도는 위해 사건보다 더 흔하다. 따라서 근접오류에 대한 유형분석은 앞으로 일어날 위해 사건 발생을 방지하기 위한 유용한 자료가 된다. 이는 근접오류와 위해 사건의 발생 과정에서는 차이가 없고, 미리 차단이 되었는가 여부의 차이일 뿐이기 때문이다.

4) 적신호 사건

적신호사건(sentinel event)은 환자에게 사망이나 심각한 손상을 입힌 위해 사건을 의미한다. 일반적으로 전혀 예상되거나 용납되지 않는 사건들을 말한다(예: 잘못된 환자나 잘못된 신체 부위 수술).

그림 4-3은 안전 관련 용어들의 관계를 보여주는 Venn diagram이다.

5) 환자안전 목표

국제보건기구를 비롯한 다양한 환자안전단체들은 환자안전에 관련된 여러 가지 지표 중에 반드시 지켜야 할 목표를 정하였다. 환자안전목표는 환자안전사건 예방을 위한 가장 기본적인 목표이다(표 4-6).

3. 오류의 형태

오류는 시스템 내에서 발생하는 위치에 따라 가시적 오류(active failure)와 잠재적 오류(latent error) 두 가지 유형으로 나눈다.

1) 가시적 오류

가시적 오류는 시스템 내의 어떤 행위 과정에서 사람에 의해 발생되는 인적 오류(human errors)를 말한다. 예를 들면, 기계의 버튼을 잘못 누르거나, 기계의 경고 등을 무시하여 발생하는 위해 사고는 실무 의료진의 작동 실수와 관련된다. 가시적 오류는 다양한 형태로 분류할 수 있다.

① 착오(action slips): infusion pump의 프로그램을 입력할 때 메뉴를 잘못 선택하는 경우
② 누락(lapses): checklist 대로 하지 않아 중요한 단계에서 행위를 생략하는 경우
③ 실수(mistakes): 성공적으로 수행을 하였으나, 상황에 대하여 잘못 이해하고 있어서 결과적으로 처음 문제가 해결되지 못한 경우
④ 위반: 지침에 따른 손 위생을 시행하지 않은 경우

2) 잠재된 오류 또는 상황

잠재된 오류(latent error)는 시스템에 의하여 발생되

는 오류이다. 실무의료진 또는 의료장치에 영향을 미치는 여러 의료시스템이 모두 포함된다. 환자와 관련된 지침을 세우거나, 의료기관을 관리하거나, 의료 장치를 설계하거나, 치료과정에 영향을 미치는 의료진들이 모두 포함된다. 또한 물리적 환경, 조직 관리자, 관리 형태와 과정 설계 등도 해당된다.

잠재된 상황 중 인적 오류를 야기하는 예는 다음과 같다.

① 지식 요인: 경험이 부족한 의사들은 책을 통하여 배운 지식으로 임상 시술에 적용한다. 과도한 정신적 작업량으로 인한 피로 그리고 주의 산만 등으로 집중도가 떨어지면서 복잡한 상황에 대해 정밀하게 파악하는 것이 어려워진다.

② 집중력 요인: 여러 환자를 돌보아야 하는 의료진은 가능성을 짐작하거나 결과를 예측할 때, 처음 머리에 떠오른 생각이 옳다고 추정하는 경향, 즉, 직관적 판단오류(heuristics)를 일으킨다.

③ 전략적 요소: 시간과 자원이 제한되어 있는 상황에서는 의료진은 대립적인 결과 또는 목표 사이에서 결정을 강요받게 된다. 예를 들면 마지막 남은 중환자실 침상을 혈류역학적으로 안정하나 일반 병동에서 관찰 또는 환자 감시하기 어려운 환자에게 배정할 것인가를 결정해야 하는 상황이다.

4. 환자안전 사건의 사례와 원인

중환자실에서 발생되는 환자안전 사건은 다양하다. 그 중에서도 가장 치명적이며 빈번한 사건이 환자확인 오류이다. 환자의 검사 결과가 바뀌거나 다른 환자에게 검사하거나 수혈하는 것이다. 특히 중환자실의 환자들은 의식이 없어 환자에게 직접 환자확인을 하기 어렵다. 의식이 없는 환자의 낙상은 예상치 못하게 중환자실에서도 일어난다. 이는 중환자실에서 주의해야 할 중대한 환자안전 사건이다. 그 외 심부정맥혈전 발생 고위험 환자의 예방, 중심정맥감염, 기계환기관련 폐렴, 욕창, 중심정맥시술관련 합병증 등이다.

[환자확인 오류]

오류의 근본원인은 환자의 2가지 정보를 확인하지 않기 때문이다. 가능한 환자를 참여시켜 개방형 질문으로 확인한다. 환자확인은 모든 약물 투여, 수혈, 채혈, 영상검사, 시술 및 수술을 시행하기 전에 반드시 필요하다. 중환자실에서 의식이 없는 경우 개방형 질문은 가능하지 않지만 두 가지 이상의 정보로 환자를 확인하는 과정이 필요하다.

[중환자실 낙상]

대부분이 스스로 거동을 하지 못하는 중환자의 경우 환자를 옮기는 과정이나 환자가 호전되어 깨어날 때 발생된다. 낙상은 고령의 나이, 낙상의 병력, 보행 또는 균형 장애, 감각 또는 인지 장애, 근골격계 질환, 환경적 요인, 진정제, 수면제 등의 약제 등을 복용하는 환자에게 발생한다.

5. 중환자실에서 오류분석을 위한 도구

환자 안전에 대한 개선 노력은 과거 개인의 '비난과 수치' 로부터, 점차 시스템적 분석으로 변하고 있다. 과거에는 사람 중심 접근 방식(person-focused approach)이었다. 개인을 질책하거나 문제 개선을 위한 교육을 시키는 것을 우선시하였다. 이러한 접근방식은 오류 발생의 개선에 큰 영향을 주지 못한다고 밝혀지면서, 시스템 중심의 접근 방식(system-focused approach)으로 바뀌어가고 있다. 개인에 대한 처벌이나 비난은 근본 원인이 아니다. 오히려 문제가 해결된 것으로 착각하게 만들고 2차 피해자를 발생시킨다. 재발방지를 위하여 근본원인을 분석하고 보고학습체계를 활성화하여 개인의 오류를 극복하는 안전한 체계를 만들어야 한다.

시스템 중심 접근법은 대부분의 오류는 잘못 설계된 시스템에서 시작되고, 인적 오류는 예측 가능하다는 관점이다. 따라서 인적 오류를 일으킬 수 있는 상황이나 요인들을 찾고, 시스템을 개선하거나, 새로 구축함으로써 오류 발생을 줄이고 환자에 대한 영향을 최소화하는 것을 목표로 한다. 그러므로 오류 원인 분석은 가시적 오류에서 점차 다음 오류를 예방할 수 있는 잠재적 상황에 대한 이해와 분석으로 변해야 한다.

1) 의무기록 검토를 통한 오류의 증거 또는 추적

예방 가능한 위해 사건을 조사하는 방법으로 하버드대학교에서 처음 시도되었지만, 노동 집약적이고, 많은 비용이 요구되었다. 법적 문제로 인하여 정확한 의무기록이 작성되지 않은 경우가 많고, 의무기록에 대한 보호 조치가 취해지므로, 신뢰 높은 검사방법이 될 수 없다.

2) 근본 원인분석

근본 원인분석(root cause analysis, RCA)은 오류 유형을 예측하는 데 사용된다. 후향적인 분석을 통하여, 표면적으로 알려진 가시적 오류들이 분석된 과정을 통하여 잠재적 상황이나 오류의 근원적 원인들을 확인할 수 있다. 여러 분야의 팀이 협력하면서, 사건의 진행 과정을 분석함으로써 개인의 실수보다는 구조적 문제점을 밝혀내는 것이다.

3) 실패 유형 및 영향 분석

실패 유형을 예측하기 위한 전향적인 시도 등을 포함하는 오류 분석 기법(failure modes and effects analysis, FMEA)이다. 어떤 유형의 오류가 시스템 내에서 야기되는지, 그 오류가 어떤 결과나 성과를 야기할 것인가를 전향적으로 분석하는 방법이 된다. 사건의 위중함, 빈도, 그리고 검출 강도에 따라 우선순위를 정하고, 상세한 분석을 통하여 대책을 개발하고, 과정을 개선시킨다.

6. 환자안전 사건 보고학습체계

안전한 환자안전 체계의 핵심은 치명적인 오류가 수없이 많은 오류의 일부분이라는 가정에서 출발한다. 지금까지 일어난 모든 오류의 근본원인을 분석하여 재발방지 대책을 수립할 수 있게 하는 것이 보고학습체계이다. 보고학습체계는 개인의 처벌보다 배우기 위한 체계이다. 그러므로 보안성과 자율성 및 비처벌 원칙이 반드시 지켜져야 한다.

사건 규명이 의료제공자의 자가 보고에 의존하는 경우가 많기 때문에 환자안전 지표는 과소 보고될 가능성이 크다. 따라서 관리자는 사건보고 시스템을 쉽게 접근할 수 있게 구축한다. 근접오류뿐만 아니라 적신호 사건의 보고를 촉진하기 위하여, 관리자는 실무진과 함께 참여하여야 한다. 실무의료진이 사건보고 시스템에 쉽게 접근하여 보고하였을 때, 문책당하지 않는다는 문화가 정착되면, 위해 사건을 보고할 때 죄책감이 줄어들 것이다. 이때 자유로운 토론을 기대할 수 있을 것이다. 사건보고와 문제에 대한 분석은 의료제공자들과 관리자들에게 환자안전과 관련된 정확한 정보를 제공한다. 집담회 등을 통해 의료진의 실수를 공개적으로 논의할 수 있는 환경이 조성되므로, 실수로부터 학습이

표 4-7 우리나라 환자안전사고 유형별 현황(자료=보건복지부, 제공=최도자 의원실)

(2017. 12. 31. 기준. 단위 : 건, %)

사고유형	계	낙상	약물오류	검사	진료재료	처치 및 시술	의료 장치	수술	환자 자살 및 자해
보고건수	4,427 (100)	2,117 (47.8)	1,282 (29.0)	290 (6.6)	84 (1.9)	64 (1.4)	53 (1.2)	48 (1.1)	43 (1.0)
사고유형		식사	수혈	감염	마취	전산장애	기타*	불명확	
보고건수		29 (0.7)	24 (0.5)	21 (0.5)	8 (0.2)	1 (0.0)	358 (8.1)	5 (0.1)	

* 탈원, 폭력, 화상, 욕창, 원인미상의 골절 등

가능하다. 피드백과 함께, 뒤 이은 추적 관찰과 시스템 보완은 병원 내 안전문화를 촉진시킨다.

국내 의료기관평가인증원에서 운영중인 환자안전보고학습체계의 보고 현황이다(표 4-7). 약 1년 6개월 만에 5천여 건의 환자안전사건이 자율적으로 보고되었다. 보고된 자료를 통하여 오류의 패턴과 근본원인 등을 분석하고, 효과적인 재발 방지 대책을 마련할 수 있다.

7. 중환자실에서 환자안전 향상 전략과 안전문화 환경 확립

중환자실은 오류가 발생하기 쉬운 환경이다. 전체적인 오류 빈도는 환자의 재원기간 1,000일 중 2.1일로 보고되었다. 오류 예방을 위해서는 위해 사건이 발생하기 전에 예측하거나 조기 발견하는 시스템 구축이 무엇보다 중요하다. James Reason의 스위스 치즈 모델(그림 4-4)은 가시적 오류에만 초점을 두지 말고 잠재적인 상황을 간과해서는 안 된다는 점을 강조하였다.

보다 안전한 시스템을 구축하기 위해서는 다양한 전략이 필요하여, 진료와 치료과정에서 단순화, 표준화, 반복 확인, 체크리스트 작성, 다시 읽어 주기, 팀워크와 커뮤니케이션 향상, 과거 실수로부터의 학습 등이 포함된다.

환자안전의 중요한 원칙 중 하나는 실수로부터 학습하는 것이다. 이환 및 사망 집담회를 통하여 실수를 공개적으로 논의할 수 있는 환경을 조성하는 것이다. 실수와 관련 분야 의료진들이 참여하여, 처벌적 분위기에서 언급을 회피하기보다는, 오히려 오류를 지적하며 시스템적 사고와 문제해결을 강조해야 한다. 이러한 개방적 논의와 함께 사건보고 시스템은 단위별 안전 팀을 통하여 환경적 요인을 포함한 오류의 근본 원인을 분석할 수 있다.

1) 환자안전사건 소통하기

중환자실에서 중대한 환자안전 사건이 발생될 수 있다.

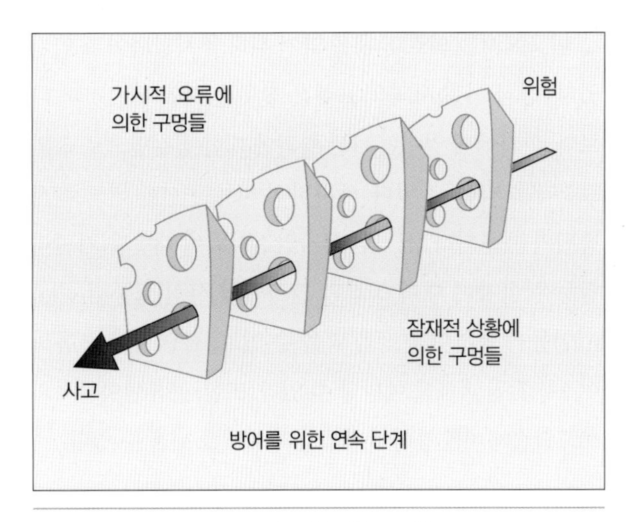

그림 4-4 James Reason의 스위즈 치즈 모형

우리나라에서 의료 분쟁 또는 소송이 증가하는 이유는 의사와 환자 사이에 소통이 원활하게 이루어지지 않기 때문이다. 최선의 진료를 함에도 불구하고 환자안전 사건이 발생할 수 있다. 환자에게 부당한 피해가 발생했다면 의료진은 진정성 있는 사과를 해야 한다. 환자와 보호자와의 신뢰를 유지하기 위해서, 오류에 의한 사건이 발생한 후 가능한 빨리 공개되어야 한다. 환자의 관리에 대한 책임이 있는 의료진이 오류를 공개해야 한다. 예를 들면, 중환자실에서는 전담의사가 오류를 공개해야 할 것이다. 하지만, 직접 외과적 술기와 관계되어 있다면, 담당의사가 공개하는 것이 좋을 것이다.

진정성 있는 사과는 환자와 보호자를 진심으로 위로하며, 의료분쟁의 가능성을 현격히 낮출 수 있다. 환자와 최선의 의사 소통하는 방법은 첫째, 개인의 의견이 아닌 실제로 일어난 일에 대해 설명해야 하며 둘째, 사고의 결과에 대해 설명을 해야 하며 셋째, 사고가 일어난 후 취해진 조치에 대해 설명해야 하며 넷째, 유사한 사고의 재발방지를 위해 개선된 사항을 안내하며 다섯째, 의료진의 유감스러운 감정을 진정성 있게 표현해야 한다.

미국에서는 의료 분쟁을 막기 위하여 사과법이 도입되었다. 진심 어린 사과의 표현은 잘못을 시인하는 것과 다르다. 환자에게 일어난 나쁜 결과에 대한 공감만으로도 의료분쟁을 막을 수 있다. 왜냐하면 의료는 선한 의도로 시작되기 때문이다. 심각한 환자안전사건에 대한 위기관리 활동은 환자에 대한 공감과 환자안전 사건 소통(disclosure)등을 통하여 분쟁을 막을 수 있고, 직원 상담을 통하여 2차 직원 피해를 예방할 수 있다. 또한, 근본원인분석과 보고학습체계를 통하여 재발방지 대책을 세울 수 있다.

환자안전 문화 환경 조성은 중환자실에서 의료 오류를 줄이고, 직무수행을 개선하는 데 필수적이다. 안전 목표를 명확히 설정하고, 시스템 중심적인 환자안전 예방전략을 세우는 중환자실이 가장 신뢰받는 조직이 될 것이다. "최고의 안전수준을 달성하는 것은 고도로 신뢰하고 있는 조직의 성공으로부터 배우는 것이며, 그들의 원칙을 채택하는 것이다."

2) 중환자실 환자안전 문화와 연구

최첨단 장치와 시설이 집중되어 있을수록 그리고 인적자원이 많을수록 역설적으로 중환자실은 안전하지 않다. 그만큼 중증인 환자를 보기 때문이고 수없이 많은 의료행위가 시시각각으로 일어나기 때문이다. 의료기관의 어느 곳 보다 더 환자안전 문화가 정착되어야 하고 환자안전 보고학습체계가 활성화되어야 한다. 지속적인 질향상 활동을 통하여 의료의 질을 개선하고 환자안전 사건의 재발방지를 통하여 환자안전에 대한 문화를 증진시켜야 한다. 의료 안전에 대한 신뢰를 얻기 위해서는 환자안전에 대한 연구를 강화해야 하며, 의료 오류를 방지하기 위해 원활한 의사소통이 이루어져야 한다. 중환자실에서 의료의 질향상과 환자안전의 의미는 첫째, 인간의 존엄성을 지키며 환자의 생명을 보호한다는 것이며 둘째, 사건사고로부터 의료진의 안전을 지키는 것이며 셋째, 의료 질을 향상시켜 안전하고 효율적인 진료를 보장하는 것이다.

참고문헌

1. Aspden P, Wolcott J, Bootman JL, et al. Committee on identifying and preventing medication errors. Preventing Medication Errors: Quality Chasm Series. Institute of Medicine. Washington DC: The National Academy Press. 2007.
2. Chelluri LP. Quality and performance improvement in critical care. Indian J Crit Care Med 2008;12:67-76.
3. Donabedian A. Evaluating the quality of medical care.1966. The Milbank 2005;83:691-729.
4. Gajic O, Afessa B. Physician staffing models and patient safety in the ICU. Chest 2009;135:1038-44.
5. Garrouste-Orgeas M, Philipart F, Bruel C, et al. Overview of medical errors and adverse events. Ann Intensive Care 2012;2:2.
6. Institute of Medicine Committee on Quality of Health Care in America. To Err is Human: Building a
7. Safer Health System. Washington DC: National Academies Press. 2000.
8. Kopp BJ, Erstad BL, Allen ME, et al. Medication errors and adverse drug events in an intensive care unit: direct observation approach for detection. Crit Care Med 2006;34:415-25.
9. Mietto C, Pinciroli R, Patel N, et al. Ventilator associated pneumonia: evolving definitions and preventive strategies. Respir Care 2013;58:990-1007.
10. Mitchell PH, Soule ES. Patient Safety and Quality: An Evidence-Based Handbook for Nurses: Vol. 1.
11. Pronovost PJ, Angus DC, Dorman T, et al. Physician staffing patterns and clinical outcomes in critically ill patients: a systematic review. JAMA 2002;288:2151-62.
12. Robert M. Wachter: Understanding patient safety. 2nd ed. New York: Mc Graw Hill Medical. 2011.
13. Rothschild JM, Landrigan CP, Cronin JW, et al. The Critical Care Safety Study: The incidence and nature of adverse events and serious medical errors in intensive care. Crit Care Med 2005;33:1694-700.
14. Winter BD, Weaver SJ, Pfoh ER, et al. Reducing ventilatorassociated pneumonia in intensive care: Impact of implementing a care bundle. Crit Care Med 2011;39:2218-24.

중환자 이송

권운용

I 서론

병원 내 또는 다른 기관으로 중환자를 이송할 때는 이송으로 인한 잠재적인 이득이 잠재적인 위험을 넘어선다는 전제하에 결정해야 한다. 중환자를 이송하는 이유는 현재 입원 장소에서 받을 수 없는 치료 또는 진단적 검사가 필요한 경우가 대부분이다. 의료의 지역화, 전문화, 환자 또는 보호자의 요청으로 인해 의료기관간 또는 전문 의료기관으로의 환자 이송이 증가하고 있다. 특히 환자의 의심 질환에 따라 전문 의료 기관(예: 심뇌혈관 센터, 중증외상 센터, 화상전문 센터 등)으로의 이송은 불가피하며, 이러한 전문 의료기관으로의 이송이 필요한 환자는 대부분 중환자이다. 흔한 중환자 이송의 대상은 다음과 같다.

1. 자발순환 회복되어 통합적인 소생 후 치료가 필요한 심장정지 환자
2. 출혈성 혹은 기타 쇼크 상태 또는 쇼크 발생 가능한 상태의 중증외상 환자
3. 급성 뇌졸중으로 진단되었거나 의심되는 환자
4. 급성 심근경색으로 진단되었거나 의심되는 환자
5. 호흡부전으로 인공호흡기 적용 혹은 적용 가능성이 있는 환자
6. 생명(사지, 시력 포함) 유지를 위한 응급 수술 및 중재술 등이 필요한 환자(응급수술, 응급 내시경, 응급 기관지내시경, 영상의학적 중재술, 지속적 신대체요법(continuous renal replacement therapy, CRRT))
7. 패혈증 또는 패혈증 쇼크 환자
8. 특수 인력이나 특수 장치가 필요한 환자(고위험 산모, 신생아의 인큐베이터 이송, 체외순환기(extracorporeal membrane oxygenation, ECMO) 이송, IABP (intra-aortic balloon pump) 이송, 저체온치료)
9. 위 기준에 해당되지 않으나 연속적인 모니터링 및 자동약물주입기, 인공호흡기 등이 필요한 환자
10. 감염병 또는 감염병 의심환자

중환자를 이송하면 환자의 사망률과 이환율이 높아질 위험성이 따르기 때문에 신중한 계획과 숙련된 의료진, 적절한 장치의 사용을 통해 위험을 최소화하는 노력이 필수적이다. 환자 이송 중에 환자의 활력징후에 대한 감시나 치료에 공백이 생겨서는 안 되며, 환자 이송을 담당하는 인력과 장치를 잘 구비하여 갑작스러운 상황에 대비할 수 있어야 한다.

가장 이상적인 것은 중환자 이송에 전문적으로 숙련된 인력을 활용하는 것이다. 그러나 대부분의 경우에서 이런 특수 조직화된 팀을 운영하기 어렵기 때문에 환자를 보내

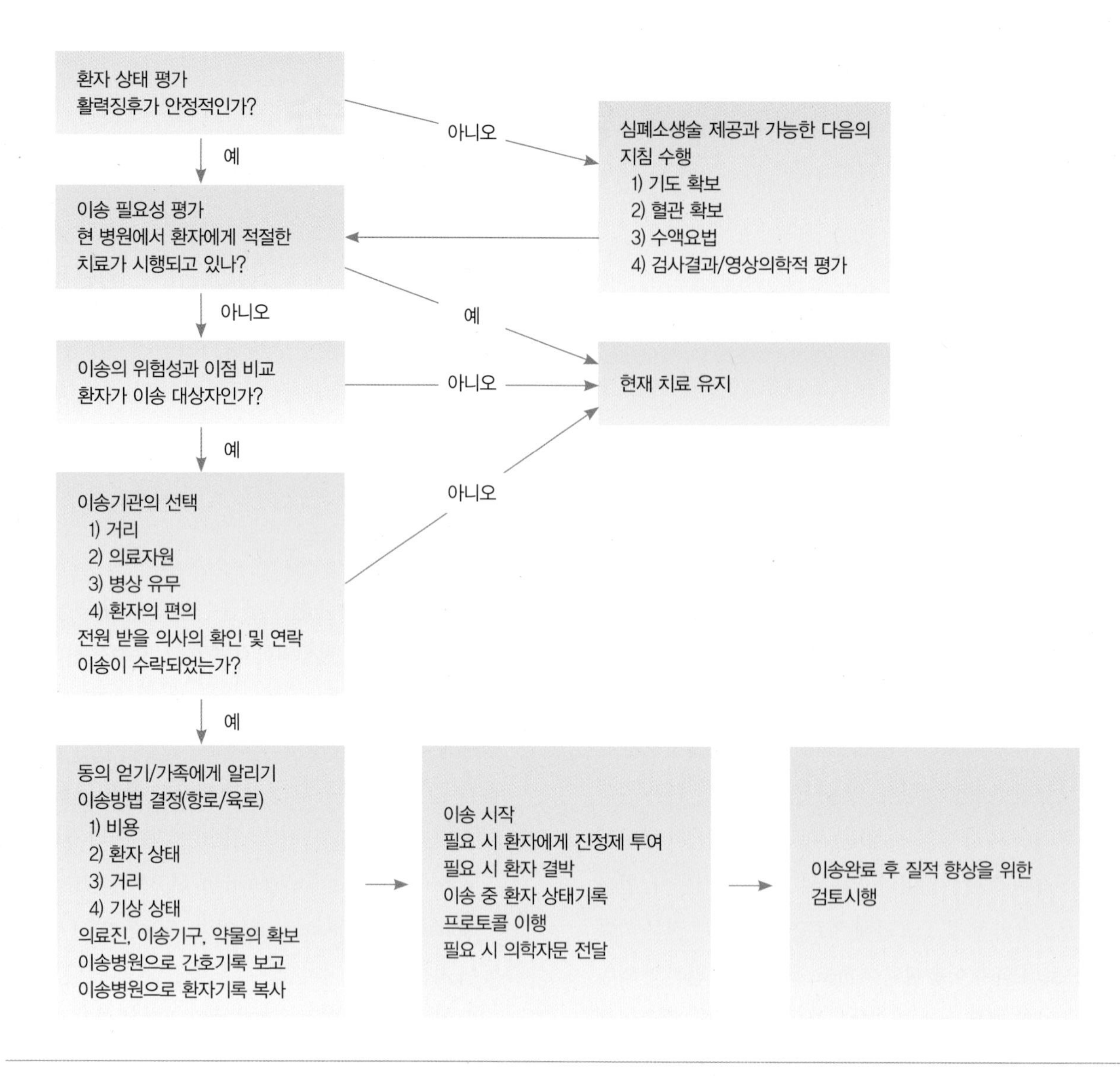

그림 5-1 병원간 이송의 흐름도

는 의료기관은 이러한 상황에 대비하여 외부 자원을 이용하는 예비책을 세워놓아야 한다. 병원간 이송을 효율적으로 수행하기 위해서는 다음의 4개의 중요한 요소를 체계화하여야 한다.

① 의사, 간호사, 호흡치료사로 구성된 통합팀 구성
② 통합팀이 환자의 지정학적 위치나 이송 환자 수, 이송 패턴, 병원의 능력(인력, 장치, 응급 의료 체계, 교통 수단)에 대한 평가를 시행
③ 이렇게 평가된 결과를 통해 문서화 및 표준화된 이송 계획을 수립하고 시행
④ 이렇게 수립된 계획을 표준화된 질 향상 과정을 통해 평가하고 개선

Ⅱ 병원간 이송의 일반적 원칙

환자 예후는 각 의료 기관의 자원이나 의료인의 전문성 정도에 따라 크게 영향을 받는다. 가용할 수 있는 의료자

원의 범위를 넘는 의료 서비스가 필요할 때, 환자는 필요한 의료지원이 가능한 의료기관으로 전원되어야 한다. 병원간 환자 이송은 전원에 따른 이득이 그에 따른 위험성을 상회할 때 이루어지게 된다. 전원 여부에 대한 결정은 환자를 이송하는 의료기관의 주치의의 결정에 따른다. 일단 전원이 결정되었다면 가능한 빨리 전원하는 것이 효과적이다.

미국에서는 환자를 보내는 의료기관과 수용하는 의료기관의 의사의 책임관계가 법적으로 명시되어 있다. 이에 따르면 영리적 목적의 환자 전원은 불법이며 환자를 전원하는 병원이나 전원받는 병원 모두 심각한 처벌을 받을 수 있다. 병원 간의 환자 이송 전에 환자, 보호자 또는 법적 대리인의 동의가 있어야 한다. 이 동의서에는 환자 전원으로 인한 이득과 위험성이 명시되어야 하고 환자, 보호자 또는 법적 대리인의 서명이 있어야 한다. 만약 생명이 위독한 응급상황과 같이 동의 절차를 구할 수 없을 때는 환자 전원의 이유와 동의 절차를 할 수 없었던 이유를 모두 의무기록에 명시해야 한다. 환자를 보내는 의료인은 항상 의무기록에 환자를 전원하였다는 사실을 기록해야 한다.

병원 간에 환자를 전원할 때는 필수적인 요소들이 있다. 이러한 요소들은, 특히 환자 상태가 불안정하여 전원 전에 안정화를 위한 치료가 필요할 경우에는, 동시에 함께 진행될 수 있다. 환자의 전원 과정에서 의료인의 지침이 될 수 있도록 순서도가 제정되었다(그림 5-1).

1. 이송 전 조율 및 의사소통

환자를 보내는 의료인은 환자를 전원시키기 전에 환자를 받는 병원의 의료인에게 연락하여 환자를 수용할 수 있는지, 전원 후 현재보다 높은 수준의 진료를 받을 수 있는지 확인하여야 한다. 또한 환자를 받는 병원의 의료인은 환자의 상태에 대한 모든 정보를 얻어야 하며, 이 과정에서 환자를 보내기 전에 환자의 치료나 안정에 필요한 자문을 제공할 수 있다. 만일 중환자실에 입원해 있는 환자를 응급실로 이송하는 경우에는 더욱 주의를 요한다. 만약 담당의사가 동승하지 않는다면, 이송 중에 환자의 치료에 책임을 다할 수 있도록 다른 의사가 동반하도록 하여야 한다. 이 경우에 이송을 책임지는 의사는 이송팀이 출발하기 전에 환자의 기록을 넘겨받아 확인하여야 한다.

만일 환자를 받는 병원에서 이송팀을 제공하는 경우에는 환자를 받는 의료진이 전원의 방법을 결정해야 할 수 있다. 그 외의 경우에는 환자를 보내는 의료진이 환자의 위급한 정도, 항공기를 통해 이송할 때 절약되는 시간, 날씨, 이송 중 생명 유지를 위한 치료가 필요한지 여부, 인력 또는 장치의 여력이 있는지에 대해 환자를 받는 쪽 의료진과 상의한 후에 전원 방법(육로 이송이든 항공기 이송이든)을 결정한다. 그리고 나서 이송팀에 연락하여 이송이 바로 가능한지, 이송하는 데 얼마의 시간이 걸리는지를 조율하게 된다.

간호사 간의 인계는 양 병원 사이에 직접 연락을 할 수도 있고, 여의치 않으면 이송팀이 환자 도착과 함께 간호기록을 전해줄 수도 있다. 환자 치료에 대한 요약, 환자의 검사결과, 방사선 검사 등이 포함된 의무기록의 복사본이 환자와 함께 전해져야 한다. 그러나 이러한 의무기록의 준비로 인해 환자의 전원이 지연되어서는 안 되기 때문에 응급 이송이 필요하여 의무기록을 미처 준비하지 못했다면 의무기록을 추후 따로 전송할 수도 있다. 이러한 경우 중요한 정보는 직접 구두로 전달되어야 한다.

2. 동반 인력

중환자를 이송하는 경우에는 운전자 외에 최소한 2인 이상의 의료인이 동반하는 것이 권장된다. 활력징후가 불안정한 환자를 이송하는 경우에는 이송팀의 리더는 의사나 간호사여야 하며, 되도록이면 이송의학 과정을 수련한 사람이 선호된다. 활력징후가 안정된 환자는 의료보조인력(paramedic)이 이송팀의 리더가 될 수도 있다. 동승 인력들은 기도 관리, 정맥 내 주입 치료, 심부정맥 소견 판독 및 치료, 심폐소생술의 능력을 갖춰야 한다. 이송팀의 리더가 의사가 아닌 경우에는 이송팀이 전원을 지휘하는 의사와 원활히 의사소통을 할 수 있어야 한다. 이러한 의사소통이 불가능한 상황에 대비하여, 이송팀은 응급조치를 취할 수 있는 권한을 미리 문서를 통해 부여 받아야 한다. 만일 외부의 전문 이송팀을 가용할 수 없다면, 병원별로 이송팀과 환자 이송 수단을 나름대로 구비하고 있어야 한다. 이러한 응급 상황에 대비한 정책과 절차의 수립이 절실히 필요하다.

3. 필수 장치들

표 5-1과 표 5-2에 병원간 환자의 이송에 필요한 최소한의 장치와 약물들을 자세히 나열하였다. 여기에는 생명유지에 필요한 자원과 함께 기도 유지와 산소 공급, 신체 활력징후에 대한 감시장치, 응급 구조와 환자 안정을 위한 약제들이 정리되어 있다. 이송 거리가 아주 짧거나 아주 긴 경우 환자의 병의 경중에 따라서 위에서 언급한 목록의 물품에 변화가 있을 수도 있다. 또한 이송에 대한 경험이 축적되면, 재검토를 거쳐 위의 목록들을 변경할 수도 있다. 환자 이송이 빈번하지 않은 경우에는 위의 모든 품목들이 소독된 상태로 효능을 유지할 수 있도록 주기적으로 점검해야 한다. 이송이 필요할 때 대체 장치를 구할 시간적인 여유가 없을 수 있으므로, 정해진 일정에 따라 장치의 기능을 주기적으로 검증하여야 한다. 한 연구에 따르면 30개월간 353명의 중환자를 이송하는 과정에서 55건의 장치의 기술적인 문제가 발생하였다고 한다. 따라서 이송팀은 주요 장치가 문제가 발생하였을 경우 대처할 수 있는 능력을 배양하는 것이 중요하다.

4. 전원 시 환자의 준비

무조건 빨리 타 기관에 환자를 옮기듯이 전원하면 오히려 환자에게 해를 끼칠 수도 있으므로 환자를 보내는 의료기관은 환자가 이송과정 중에 안정을 유지할 수 있는지 철저히 평가해야 한다. 이송팀이 시간을 지연시키거나 환자를 안정화시키려고 이송 전에 복잡한 시술을 함으로써 불필요한 시간 낭비가 있을 수도 있다. 따라서 꼭 필요하지 않은 검사나 시술은 피해야 하며 이러한 상황에 대한 적절한 대처 방법이나 조언을, 전원 받는 병원의 의료진에게 구하는 것도 하나의 방법이 될 수 있다.

모든 중환자는 전원 전에 정맥주사선이 확보되어 있어야 한다. 말초 정맥의 확보가 불가능하면 중심 정맥의 확보가 이루어져야 한다. 필요하다면 수액 치료나 혈압상승제 투약이 시작되어야 하며, 이러한 약제들은 유리 병이 아닌 비닐백에 담겨있어야 한다. 움직이는 차 안에서 기관삽입을 하는 것이 매우 어렵기 때문에 기도 확보가 필요하리라 예상되는 환자에게 기도 확보가 되지 않은 상태에서 출발하는 것은 금기이다. 출발 전에 기도 유지가 되는 것을 반드시 확인해야 하며 기관내삽관(또는 기관 절개술)을 통해 기도 유지를 할 수 있다. 외상 환자에서 척추 손상이 없다는 증거가 명확하지 않다면 이송 중에 경추고정기 및 긴 척추 고정판을 적용한 척추 고정이 필요하다. 위장관 튜브는 장 폐색, 또는 장 폐쇄가 있거나 기계호흡을 받는 환자에서 삽입된다. 도뇨관은 정밀한 수액요법 중이거나 장기간의 이송이 예상되는 경우, 이뇨제 치료를 받는 경우 삽입된다. 만약 적응증이 된다면 흉관 삽입을 통한 흉곽내 감압을 전원 전에 시행할 수 있다. 이러한 경우 하임리히 밸브(Heimlich valve)나 흉관을 통한 진공 배액(vacuum chest drainage system)이 감압을 위해 적용된다. 특히 항공 이송 중에 환자가 흥분하여 환자 자신이나 승무원의 안전에 위협이 된다면 손이나 발을 부드러운 억제대로 고정할 수 있다. 만약 환자가 비협조적이거나 폭력적이라면 진정제와 함께 신경근이완제의 사용을 고려할 수 있다. 단 신경근이완제는 진정제와 진통제와 함께 사용되어야 한다.

기계환기를 적용하는 환자의 경우 반드시 이송 전 흉부 영상검사를 확인하여 기흉(pneumothorax) 등 이송 시 발생할 수 있는 합병증의 사전 유무를 확인하여야 한다. 또

표 5-1 환자 이송 시 갖춰야 할 장치

기도 유지 장치 • 성인 및 소아용 앰부백 • 다양한 규격의 안면마스크 • 기관내튜브와 앰부백 연결관 • 호기말이산화탄소분압 감시기 • 곡형날 및 직형날 후두경 • 기관튜브 유도자 • 마질 겸자 • 다양한 규격의 기관내튜브 • 후두겸용 배터리 및 램프 • 비인두 기도유지기 • 구강기도 유지기 • 윤상 갑상막 절개술을 위한 수술용 칼 • 윤상 갑상막 절개 커트 • 수용성 윤활제 • 산소 튜브 • 호기말양압 밸브
체온계
체온유지담요
경추고정기
긴 척추 고정판
반창고
알코올솜, 포비돈, 클로르헥시딘 제제
거즈
탄력붕대
흡입기
동맥관 튜브
혈압계
통신장치
제세동기용 패드, 젤리
혈당측정기
심전도 감지기
전등
지속주입기
수액 및 혈액 주입용 튜브
정맥주사용 카테터
수액(플라스틱 백), 수액세트
주사기와 바늘, 나비침
캘리 클램프
절개/봉합용 세트
도뇨관 세트
세척용 식염수
수액 투여용 압력백
맥박산소포화도 감시기
비위관
청진기
흡인기 및 흡인 카테터
구혈대
이송용 환기기

표 5-2 환자 이송 시 갖춰야 할 약물

혈관작용	도파민 에피네프린 바소프레신 라베탈롤 니카르디핀 니트로글리세린(설하제, 정맥주사제) 노르에피네프린
부정맥약, 항부정맥제	아데노신 아미오다론 아프로핀 딜티아젬 이소프로테레놀 리도카인 베라파밀
이노제	만니톨 라식스
기타응급주사제	칼슘 글루코네이트 클로로페닐아민 헤파린 속효성 인슐린 벤톨린 흡입용 황화마그네슘 살부타몰 중탄산나트륨
진정제/진통제	덱스메데토미딘 미다졸람 비스테로이드진통제 마약성진통제
근이완제	석시닐콜린 베큐로니움 베라파밀
기타주사제	파모티딘 메틸프레드니졸론 메토클로프라마이드 해열제
수액제	링거액 생리식염수 포도당수액
일반약품	외용소독제 주사용 수액제 세척용 수액제 외용소독연고 외용항생제연고 젤리

표 5-2 환자 이송 시 갖춰야 할 약물

점검항목	세부점검사항	체크
환자확인	이름, 나이, 수용병원	☐
환자감시모니터	혈압	☐
	심전도	☐
	혈중산소포화도	☐
	동맥관	☐
	기타	☐
정맥로	수액, 투여로 용량	☐
	수액관 상태	☐
	정맥로 주변부 발적, 부종	☐
침상	안전벨트	☐
	사이드레일	☐
장치	산소	☐
	기계환기	☐
	정맥주사펌프	☐
	인큐베이터	☐
	체외막산소순환기	☐
의약품	약물 혼합용량, 투여량	☐
	혈액제제	☐
도관	도뇨관	☐
	흉관	☐
	비위관	☐
	중심정맥관	☐

한 투여 중인 약물의 종류, 혼합 용량 및 주입 속도를 확인하여야 하며 특수 장치(신생아 인큐베이터, 정맥주사펌프, 체외막산소순환기 등)를 적용하는 환자의 경우 특수 장치의 설정값을 확인하여야 한다. 이송 전 확인해야 할 항목들은 표 5-3에 기술되어 있다.

마지막으로 환자의 의무기록과 혈액검사, 영상검사 결과를 복사하여 전원받는 병원에 전달해야 한다. 미국의 경우 연방법에 의거하여 COBRA/EMTALA 체크리스트가 환자 이송에 사용되도록 권고되고 있다. 이 체크리스트에는 최초의 의학적 상태와 안정성, 전원에 따른 위험성과 이득을 명시한 동의서, 전원의 적응증, 환자를 받는 병원명과 의사 이름이 기록된 의료진 사이의 의사소통 내역이 포함된다. 국내에서도 중증환자 이송 시 전원에 대한 설명 및 동의서 획득, 이송 병원에 대한 사전 수용 여부 확인, 전원 소견서를 포함한 의무기록과 검사결과 동봉 등이 이루어지도록 권고되고 있다. 환자를 보내는 의료기관은 이송에 따른 환자의 상태와 치료내역에 대해 의무기록에 남겨야 하며, 이 복사본 및 영상검사 등 검사결과를 전원 받는 의료기관에 제공해야 한다. 이와 더불어 전원 시 체크리스트의 적용이 추가로 확립되어야 할 것이다.

5. 환자 이송 중 환자 감시

이송되는 모든 중환자는 지속적으로 산소포화도와 심전도를 감시하고, 주기적으로 혈압 및 호흡수를 측정하여야 한다. 임상적인 상황에 따라 일부 환자에서는 동맥내 혈압, 중심 정맥압, 폐동맥압, 두개내압, 호기말이산화탄소분압에 대한 감시가 필요할 수도 있다. 기계 호흡을 하는 환자는 이송 전에 기관내튜브의 위치를 기록하고 자주 위치를 확인하여 적절한 산소 공급과 환기가 이루어지는지 확인해야 한다.

간혹 이송 전에 환자에게 적용 중인 기계환기 양식을 환자 이송 중에 사용할 수 없는 경우가 발생할 수도 있는데, 그런 경우에는 전원 전에 환자의 기계환기 양식을 미리 바꿔서 환자가 적응을 하는지, 안정을 유지하는지 확인해야 한다. 만약 환자가 변경된 기계환기 양식에 적용하지 못한다면 전원 여부를 재고해야 한다.

6. 특수 상황에서의 중환자 이송

심폐부전으로 체외막산소요법을 보조받는 환자 수가 증가하고 있다. 체외막산소요법으로 치료 중인 환자를 병원 내 또는 외부 병원으로 이송할 경우에는 이송 중에도 지속적으로 체외막산소요법 치료를 적용하는 것이 환자의 상태를 안정적으로 유지하는데 필수 요건이다.

한 센터의 경험에 따르면 2.5년 간 17명의 체외막산소요법 유지 환자를 이송하였으며, 14명의 급성호흡곤란증후군과 2명의 심장쇼크 환자 등 중증 환자임에도 불구하고 이송에 관련된 이환이나 사망은 없었다. 따라서 체외막 산소요법 유지 환자에서도 경험과 지식을 갖춘 팀이 참여하면 안전한 중환자 이송이 가능한 것으로 사료된다.

7. 이동형 중환자실 및 전문이송팀 적용 효과

지금까지 기술된 내용을 바탕으로 국내에서 이동형 중환자실 셋팅을 갖춘 전문화된 이송팀을 운영하였을 때, 중환자 이송 후 응급실 사망률 및 24시간 병원 내 사망률을 유의하게 감소시킬 수 있음이 보고되었다.

참고문헌

1. Beddingfield FC, Garrison MG, Manning JE, et al. Factors associated with prolongation of transport times of emergency pediatric patients requiring transfer to a tertiary care center. Pediatr Emerg Care 1996;12:416-9.
2. Boyd CR, Corse KM, Campbell RC. Emergency intrahospital transport of the major trauma patient: Air versus ground. J Trauma 1989;29:789-93.
3. Connolly HV, Fetcho S, Hageman JR. Education of personnel involved in the transport program. Crit Care Clin 1992;8:481-90.
4. Droogh JM, Smit M, Hut J, et al. Inter-hospital transport of critically ill patients;expect surprises. Crit Care 2012;16:R26.
5. Dunn JD. Legal aspects of transfers. Problems in Critical Care. Philadelphia: PA, Lippincott. 1990.
6. Ehrenwerth J, Sorbo S, Hackel A. Transport of critically ill adults. Crit Care Med 1986;14:543-7.
7. Emergency Medical Treatment & Labor Act (EMTALA) [Internet]. Baltimore (MD): U.S. Centers for Medicare & Medicaid Services; 2012 [cited 2019 Sep 1]. Available at: https://www.cms.gov/regulations-and-guidance/legislation/emtala/
8. Fromm RE, Dellinger RP. Transport of critically ill patients. J Int Care Med 1992;7:223-33.
9. Gentlemen D, Jennett B. Audit of transfer of unconscious head-injured patients to a neurosurgical unit. Lancet 1990;335:330-4.
10. Greco A. Development of an interfacility transport program for critically ill cardiovascular patients. Clin Issues Crit Care Nurs 1990;1:3-12.
11. Javidfar J, Brodie D, Takayama H, et al. Safe transport of critically ill adult patientson extracorporeal membrane oxygenation support to a regional extracorporeal membrane oxygenation center. ASAIO J 2011;57:421-5.
12. Katz V, Hansen A. Complications in the emergency transport of pregnant women. South Med J 1990;83:7-9.
13. Kim TH, Song KJ, Shin SD, et al. Effect of Specialized Critical Care Transport Unit on Short-Term Mortality of Critically Ill Patients Undergoing Interhospital Transport. Prehosp Emerg Care 2019[in press].
14. Kruse D. Interhospital transfer. How to prepare your patient. Nursing 1991;21:41.
15. Lambert SM, Willett K. Transfer of multiplyinjured patients for neurosurgical opinion: A study of the adequacy of assessment and resuscitation. Injury 1993;24:333-62.

중환자의학

06

CRITICAL CARE MEDICINE

중환자실에서 흔히 만나는 의료윤리 문제

고윤석

I 중환자실의 특성

중환자실은 전문 의료인들이 중환자들의 생명을 유지하며 중요 장기의 손상을 예방, 치유 혹은 최소화하기 위한 지속적이고 다원적인 치료를 시행하는 곳이다. 그러므로 중환자실에서는 환자의 생명과 직결될 수 있는 진단, 치료 및 생명 유지의 지속 여부에 대한 결정이 빈번히 일어난다. 또한 중환자실은 환자의 자기결정권이나 대리인에 의한 추정결정이나 치료의 무익성, 의료자원의 분배 및 뇌사나 장기이식 등에 대한 다양한 의료 윤리 문제가 발생하는 곳이다.

II 흔한 의료윤리 문제들

1. 환자의 자기 결정권

진료에 연관된 환자의 자기결정권(autonomy)은 환자가 충분한 정보를 소유하고 이성적인 선택을 내릴 때에만 효과적으로 행사될 수 있다. 의식이 분명한 환자가 치료에 관해 자신의 결정을 내린 경우 이를 존중하여야 한다. 의사는 환자 또는 환자의 대리인에게 의학적 사실을 쉽고 정확하게 전달하여 그 결정이 환자에게 최선의 이익이 될 수 있도록 하여야 한다. 또한 의사는 보다 나은 의료에 대한 권고를 하여야 하며 환자가 여러 치료적 대안들 중에서 합리적으로 선택하도록 도와주어야 한다. 이러한 과정을 거쳐 환자의 동의를 얻는 것을 충분한 설명이 따른 환자의 동의(informed consent)라고 한다. 환자의 동의가 특정 의료 행위에 대한 환자의 자기 결정권을 행사하는 것이라면 사전의료의향서(advance directive)는 환자가 건강할 때 작성하여 보다 광범위한 환자의 자기 결정권 행사라 할 수 있다. Advance directive는 이전 대법원의 판결문에서는 "사전의료지시서"로, "호스피스 · 완화의료 및 임종과정에 있는 환자의 연명의료결정에 관한 법률"(이하 연명의료결정법)에서는 사전연명의료의향서로 기술되었다. 국내에서는 연명의료결정법에 근거하여 사전연명의료의향서와 말기와 임종기에서 작성할 수 있는 연명의료계획서(physician orders for life-sustaining treatment)는 법적 효력을 가지고 있다. 사전연명의료의향서는 환자가 건강할 때 작성한 것이므로 실제 적용하기 전에 환자의 의사를 반드시 재확인해야 한다. 사전연명의료의향서와 연명의료계획서는 환자 스스로 결정할 수 없는 상황에서 환자의 자율성을 보장하는 양식으로 의료현장에서 적용되고 있다.

2. 대리 결정

담당의사는 환자가 자신의 결정을 특정인에게 위임하거나 환자가 의사결정을 할 수 없는 의학적 상태일 때는 평소 환자의 가치관을 잘 이해하고 있는 법적 대리인과 진료과정을 협의하여 결정할 수 있다(surrogate decision, proxy decision). 우리 의료현장에서는 흔히 환자의 직계가족들이 대리결정을 하는 경우가 환자 본인이 스스로 결정하는 경우보다 흔하다. 담당의사는 환자와 대리인 사이에 이해상충이 있는지 확인하여야 하며 대리인이 환자의 상태에 대하여 충분히 납득할 수 있도록 설명하여야 한다. 대리인은 담당의사의 설명을 들은 후에 평소 환자의 가치관과 어떤 결정을 환자가 더 선호할 것인지 그리고 고통 및 죽음에 대한 환자의 평소 생각 등을 고려하여 결정하여야 한다. 만약 환자의 선호와 가치에 대한 판단을 하기 어려울 때는 환자에게 최선의 이익을 가져올 수 있는 결정을 대리인과 담당의료진이 상의하여 합의하여야 한다. 가족 구성원 간 가족과 의료진 간에 논란이 있을 경우는 병원윤리위원회(연명의료결정법에서는 "의료기관윤리위원회"로 기술되어 있음)에 자문을 구하여야 한다.

3. 심폐소생술의 거절

소생술포기는 사전의료의향서의 여러 사안들 중 국내 중환자실에서 가장 많이 적용되는 항목이다. 의료인들은 심장 또는 호흡이 정지된 환자들을 소생시키도록 노력해야만 하지만, 심폐소생술이 무익한 임상 상태이거나 환자의 소망 또는 최선의 이익에 반하는 상황일 때에는 예외로 한다. 심폐소생술의 거절(do-not attempt-resuscitation, DNAR)은 질병에 의한 자연스런 사망을 의사와 환자 및 그 가족들이 수용하는 것으로 사망에 이르는 불필요한 고통을 줄인다. 의사들은 심폐소생술에 대해 환자들의 결정을 존중해야 할 윤리적 의무가 있다. 의사는 생명과 삶의 질에 관한 자신의 개인적 가치 판단에 의거하여 심폐소생술에 관한 환자의 선호를 무시해서는 안 된다. 심폐소생술에 의해 환자의 생명을 연장시킨다 하여도 그 삶이 환자가 바라는 수준에 미치지 못할 것으로 예상되는 경우에는 환자 자신, 환자의 대리인, 혹은 담당 의사에 의해 심폐소생술의 거절이 토의되고 결정될 수 있다. 심폐소생술의 거절은 연명의료계획서의 중요한 항목이며 응급상황에서는 환자나 환자의 가족과의 협의에 의해 결정될 수 있고 이는 환자의 의무 기록에 남겨야 한다.

4. 치료의 무익성 논쟁

환자에게 도움이 되지 않는 치료는 의도했던 치료의 목표를 달성하지 못한 치료로 정의된다. 치료가 병태생리학적으로 유용한 효과가 없는 경우, 치료를 극대화하여도 치료효과가 없는 경우 및 이전에 동일한 치료법이 환자에게 적용되어 치료효과가 없음이 이미 관찰된 경우와 치료효과가 환자의 구체적으로 요구한 수준으로 도저히 달성할 수 없음이 분명한 경우 등이 이에 해당될 수 있다.

임상에서는 흔히 환자 혹은 그 대리인들이 더 이상의 치료가 치료에 의한 효과보다 부담이 훨씬 더 크다고 판단하여 무익한 치료로 단정한 경우에 의사가 동의하거나 반대하는 경우 혹은 그 반대의 경우에서 치료의 무익성 논쟁이 발생할 수 있다. 경우에 따라서는 치료비를 지불하는 의료보험공단에서 시행된 치료가 환자에게 도움이 되지 않았다고 판단하고 지불을 거절하는 경우도 발생한다. 의사가 판단할 때 명백히 환자에게 도움이 되지 않는 치료를 환자나 그 가족이 요구할 때 담당의사는 치료 요구를 거절할 수 있다. 다만 치료 거부는 공개적으로 진술되고 받아들일 만한 의학적 기준에 의거하여 정당화되어야 하며 불확실한 개념에 근거해서는 안 된다. 그리고 환자나 그 가족과 치료의 목표에 대하여 논의하여 상호 만족할 수 있는 치료를 하도록 노력하여야 한다. 지속적 식물상태의 환자는 특별한 이유가 없는 한 중환자실에서 치료하지 말고 다른 중환자들이 그 병상을 이용할 수 있도록 하여야 한다. 또한 장기 공여자가 아닌 경우의 뇌사자에게 치료 행위를 계속하는 것은 무익하다. 새로 개정된 연명의료결정법에서는 환자나 그 가족이 비록 임종과정에 있는 환자인 경우에도 환자 측의 의사에 반하여 담당의사가 일방적으로 연명의료를 중단하면 1년 이하의 징역 또는 1천만원 이하의 벌금을 받을 수 있다(연명의료결정접 제 40조). 이런 경우는 현재의 치료에 환자가 치료 반응이 없으며 임종에 이르는 시간만을 연장할 수 있음을 환자 측과 잘 상의하여 결정하여야 한다.

5. 제한된 중환자실 병상이나 생체 장기, 특수 장치의 배분

중환자실 병상이나 장기공여자로부터 획득한 장기나 인공호흡기 등과 같은 특수 치료장치는 흔히 부족하므로 그 배분(resource allocation, triage)에 관한 갈등이 발생한다. 제한된 의료자원을 환자들에게 할당 시는 의학적 필요성의 우선순위를 먼저 고려하여야 한다. 이러한 기준들에는 치료 효과의 가능성, 기저질환 등에 의한 예상 잔여 생존기간, 필요의 위급성, 삶의질 변화, 치료 효과의 지속, 환자의 뜻, 그리고 성공적 치료를 위해 필요한 자원들의 양 등이 포함되며, 그 외 자원을 요청한 순서(first come, first service)도 중요하다. 그러나 환자의 치료비 지불 능력, 연령, 사회적 가치, 예상되는 치료 장애, 질환에 대한 환자 책임, 과거에 의료자원을 사용했던 경력 등은 결정 변수로 고려되어서는 안 된다. 중환자실 병상 배정 시 사망이 임박하였거나 지속적 혼수상태의 환자들의 입실을 거절하는 것은 비윤리적인 행위가 아니지만, 그 판단이 독단적이지 않아야 한다. 그러므로 중환자실의 입실 순위 결정을 위한 중환자실 입실 기준과 입실의 우선권에 대한 규정이 각 병원에 마련되어 있어야 한다. 규정만으로 결정이 어려운 때는 치료 후 생존율이나 기능의 회복이 보다 더 좋을 것으로 예상되는 환자 우선 혹은 먼저 온 사람이 먼저 치료받는 접근법 등을 적용할 수 있다.

6. 환자의 이송

의사는 환자의 이익을 위하여 환자를 다른 의사나 병원으로 보낼 수 있다. 옮겨갈 경우 새로 담당할 의사 혹은 병원이 환자에게 필요한 서비스를 제공할 수 있는 병원으로 전원시켜야 한다. 환자나 그 가족이 요구하여 타병원으로 이송할 때에도 해당병원과 사전 협의를 하여 치료가 중단되지 않도록 하여야 하며 이송 간의 환자 상태를 가능한 최선으로 유지할 수 있도록 노력하여야 하고 또한 환자의 진료 자료를 이송 병원의 담당의료진에게 충분히 제공하여야 한다.

7. 이해상충의 관리

이해상충(conflict of interest)이란 특정 개인이나 집단에 대한 책무와 자기 이익이 충돌하는 것을 말한다. 제약 및 의료기기를 포함한 의료산업과 의료는 서로 밀접한 관계를 가지고 있어 의료산업체와 의료인 사이에 부적절한 이해상충이 발생할 가능성이 크다. 이행상충은 특정 기기나 약품의 선정과 사용, 연구, 자문, 강의 및 평생 교육이나 학계 전문가들이 만드는 진료지침 등 광범위하게 발생된다. 부적절한 이해상충의 발생은 의료의 핵심가치인 환자-의료인 및 사회-의료인 사이의 신뢰를 손상시킨다. 의료인들은 스스로 공적 신뢰(public trust)를 유지하고 의료전문가로서의 흠집이 생기기 않도록 잘 관리해야 한다. 또한 예상되는 이해상충은 기관이나 연관되는 이들에게 미리 알려서 문제점을 사전에 예방하도록 하여야 한다(공지성의 원칙).

8. 새로운 치료나 의료기술의 적용

의학 발전을 위하여 새로운 치료법이나 시술의 시도는 반드시 필요하지만, 의학적 유효성이 매우 불확실한 새로운 약제나 의료기기나 의료기술을 환자에게 적용할 때는 임상시험과정의 피험자 보호 수준의 절차를 거쳐야 한다. 환자의 상태가 절박하더라도 임상적 이익과 환자 안전의 문제 그리고 비용의 문제 등에 대한 검토 절차를 가능한 범위에서 하여야 한다. 상황이 급하여 병원의 정당한 절차 결정을 기다리기 어려운 경우에는 환자나 보호자에게 시도하고자 하는 의료행위의 목적, 예상되는 결과 및 연관된 문제점 등을 충분히 설명하고 설명을 이해하였는지 확인한 후 동의를 얻어야 한다.

9. 임상연구 윤리

의학의 발전을 위하여 지속적인 임상연구 또한 반드시 필요하다. 임상연구는 인간을 직접 대상으로 하여 시행되는 모든 의학연구를 말한다. 여기에는 특정 질병의 유병률, 발병 기전, 진단, 치료 및 특정 기기나 술기의 임상적용을 포함한다. 임상연구윤리의 핵심은 피험자의 안전과 보호이며 이를 위하여 모든 임상연구는 기관의 임상시험심사위원회(institutional review board)와 같은 공식 심의절차를 거쳐 수행되어야 하며 연구과정과 결과 보고에 이르기까지 임상시험심사위원회의 관장 하에 진행되어야 한다. 주 연구자는 연구비의 확보와 집행, 피험자 보호와 공동연구자 보호, 연구 과정과 결과 평가의 공정성, 연관된 이해상충의 관리, 부정적 결과에 대한 보고, 연구에 연관된 행정적 절차의 준수 및 임상 적용 시의 절차를 준수해야 하는 등 연구의 시작에서부터 종료에 이르는 전 과정을 잘 관리하여야 한다.

Ⅲ 치료 유보와 치료 중단

1. 우리나라 의료현장에서의 연명의료 현황

사회의 변화와 의료보험의 확대로 사망의 장소가 가정에서 병원으로 바뀌었다. 통계청 자료에 따르면 2013년 총 267,200명이 사망하였고 이 중 의료기관 사망이 71.6%를 차지하였으며 의료기관에서의 사망 비율은 매년 증가하고 있다. 이는 환자의 사망 과정에 의료인들이 깊이 관여하게 되었다는 것을 의미한다. 미국의 경우 사망의 20%가 이러한 생명연장치료술이 주로 수행되는 중환자실에서 일어나고 회복이 어려울 것으로 판단되는 환자들은 연명치료 지속에 대한 결정을 해야 할 경우가 많다. 유럽의 경우도 17개국을 대상으로 한 조사 보고에 따르면 중환자실에서 사망한 환자의 72.6%가 연명치료를 유보하거나 중단하였다. 2009년 7월 22일 12시 현재 시점에서 중환자실을 보유하고 있는 병원을 대상으로 한 국내조사(응답률 83.1%)에서 중환자실에서 연명치료 중인 환자는 1,555명으로 전체 입원환자의 1.64%이었으며 그 중 뇌사환자가 77명(5%) 그리고 3개월 이상 지속적 식물상태를 보이는 환자는 286명(18.4%)으로 적은 숫자가 아니었다.

전통적으로 의료현장에서 연명의료 지속여부는 가족과 담당의사의 협의로서 결정되어 왔으며, 이는 전 세계적인 현상이다. 과거 우리 사회에서는 의사의 만류에도 불구하고 가족들이나 환자가 치료를 중지하고 퇴원을 요구하면 의사들은 '의학적 권고에 반한 퇴원'으로 규정하고 그 요청을 수용하였으며 이에 대한 의료계가 합의한 지침은 없었다. 환자 부인의 요청에 따라 환자를 퇴원시켰던 의료진들이 살인 방조죄로 실형을 선고(대법원 2004. 6. 24. 선고 2002도995 판결, 서울고등법원 2002. 2. 7. 선고 98노1310 판결)받은 소위 '보라매 병원사건' 이후 의사들의 무익한 연명치료의 중지에 관한 지침을 대한의학회가 발표하였으나 의료계의 주목을 받지 못하였다. 의식 없이 장기간 인공호흡기치료 중인 한 환자의 가족들이 요청한 인공호흡기제거를 수용한 2009년 5월 21일 대법원의 판결(대판 2009다 17417)을 계기로 2009년에 10월 13일 대한의사협회에서 대한 의사협회, 대한의학회 그리고 병원협회가 합의한 연명치료중지 지침이 '연명치료 중지에 관한 지침 제정 특별 위원회'에 의해 발표되었다. 그러나 이 지침도 의료인들 사이 및 사회적 합의에는 이르지 못하여 연명치료의 유보나 중단 결정에 환자와 가족들뿐만 아니라 의료인들도 어려움을 겪고 있다. 실제 의료현장에서 연명의료에 관한 의료인과 이들 환자 가족 사이의 갈등은 흔히 일어난다. 이는 연명의료에 관한 결정에 관여되는 요소들이 많고 그 요소들에 대한 각자의 판단이 다를 수 있기 때문이다. 우선 환자의 회복 가능성에 대한 판단, 환자가 원하는 삶의질, 시행되고 있는 연명의료의 의미에 대한 가족들의 생각, 의료비 부담, 법적 환경, 불완전하게 생존된 후에 환자 간호의 어려움과 사회가 부담하는 의료 비용의 문제 외에도 해당 환자를 돌보는 의사의 가치관도 그 결정에 영향을 미칠 수 있다. 그러므로 사회와 의료인들이 합의한 연명의료 지침은 이들 환자들의 바람직한 삶의 마무리를 위하여 필요하다. 국내에서는 2018년 2월 이후 임상현장에 연명의료결정법이 적용되고 있다. 이 법의 취지는 "말기 및 임종과정에 있는 환자의 자기결정을 존중하고 최선의 이익을 보장"하는 데 있다.

2. 연명의료의 유보와 중단

연명의료는 환자의 주된 의학적 상태를 바꿀 수 없으면서 생명을 연장시키는 치료이다. 연명의료는 "심폐소생술, 혈액투석, 항암제, 인공호흡기, 체외생명유지술 , 수혈, 혈압상승제 그리고 그 밖에 담당의사가 환자의 최선의 이익을 보장하기 위해 유보나 중단할 필요가 있다고 의학적으로 판단되는 시술"(2019년 3월 27일 개정된 연명의료결정법)이며 수분, 산소 및 영양공급은 중단할 수 없도록 법에는 규정되어 있다.

여러 설문조사에서 50% 이상의 의사들이 그 차이가 있다고 생각하지만 연명의료의 유보(withholding)와 중단(withdrawing)하는 것 사이의 윤리적 차이는 없다. 중환자의 치료 수준 결정 시 가장 중요한 것은 환자에게 최선은 무엇인지를 생각해보는 것이며 가족이나 사회의 부담이 아니다. 치료의 중단에 관한 논의는 환자의 기저질환의 예후가 매우 불량하거나, 치료에 동반되어 환자에게 부가되는 신체적, 정신적 부담이 치료로 얻을 수 있는 효과보다 훨씬 더 클 때 및 회복된 후 환자의 삶의질을 환자가 받아들이지 못할 것으로 판단될 경우 등에서 환자나 그 대리인과 시작할 수 있다. 환자 삶의질은 환자의 평소 관심사와 가치에 의해 정의되어야 하며 생명 유지 치료의 지속 혹은 중단을 결정할 때 중요한 결정 인자로 고려되어야 한다. 생명유지 치료의 유보, 혹은 중단 결정 과정에서 의사는 환자 혹은 대리 결정권자에게 모든 관련된 의학정보를 제공하고 설명하여야 한다. 만약 환자의 가치와 선호에 대한 증거가 있을 때는 그 판단에 근거하여 의사들은 의료에 있어 죽어가는 환자의 고통을 덜어주고 존엄성과 자율성을 증진시킬 의무가 있으며 사망이 임박한 중환자의 모든 생명유지 치료를 중단하는 것은 비윤리적이지 않다. 집중 치료의 중지 후 의료인들은 사망에 이르기까지 환자의 고통을 완화시키기 위한 노력 등을 지속해야 한다. 치료 여부에 환자 혹은 그 대리인과 의료인 사이에 의견이 지속적으로 불일치할 경우이거나 만약 환자가 결정할 정신적 능력이 있어 치료를 계속 반대할 경우는, 비록 그 치료가 의학적으로 유효할 것으로 판단되는 경우에도 치료 행위가 유보되는 것은 윤리에 어긋나지 않는다. 만약 그 치료 행위가 환자의 생명에 직결되어 있으며 그를 충분히 설명한 후에도 환자가 치료를 거부하는 경우는 담당 의사는 그 원인을 찾으려고 노력하여야 하며 정신심리 전문가의 조언을 받도록 한다. 이때 환자가 동의할 수 있는 다른 대안(타 전문의에게 환자 이송)을 찾도록 한다(그림 6-1). 국내에서는 안락사나 의사조력자살은 허용되지 않는다.

임종과정에 있는 환자들 중 질병의 악화로 인하여 더 이상의 치료에 반응이 없고 자연사의 과정으로 진입한 환자의 경우는 그림 6-1 의 절차에 따라 결정하는 것을 추천한다. 다만 환자 측과 의료진간, 의료진 사이, 혹은 환자 가족들 사이에서 연명의료에 대한 이견이 있는 경우는 그림 6-2 절차에 따라 연명의료계획서를 작성하여 이행하거나 의료기관윤리위원회에 자문을 한다. 연명의료결정법이

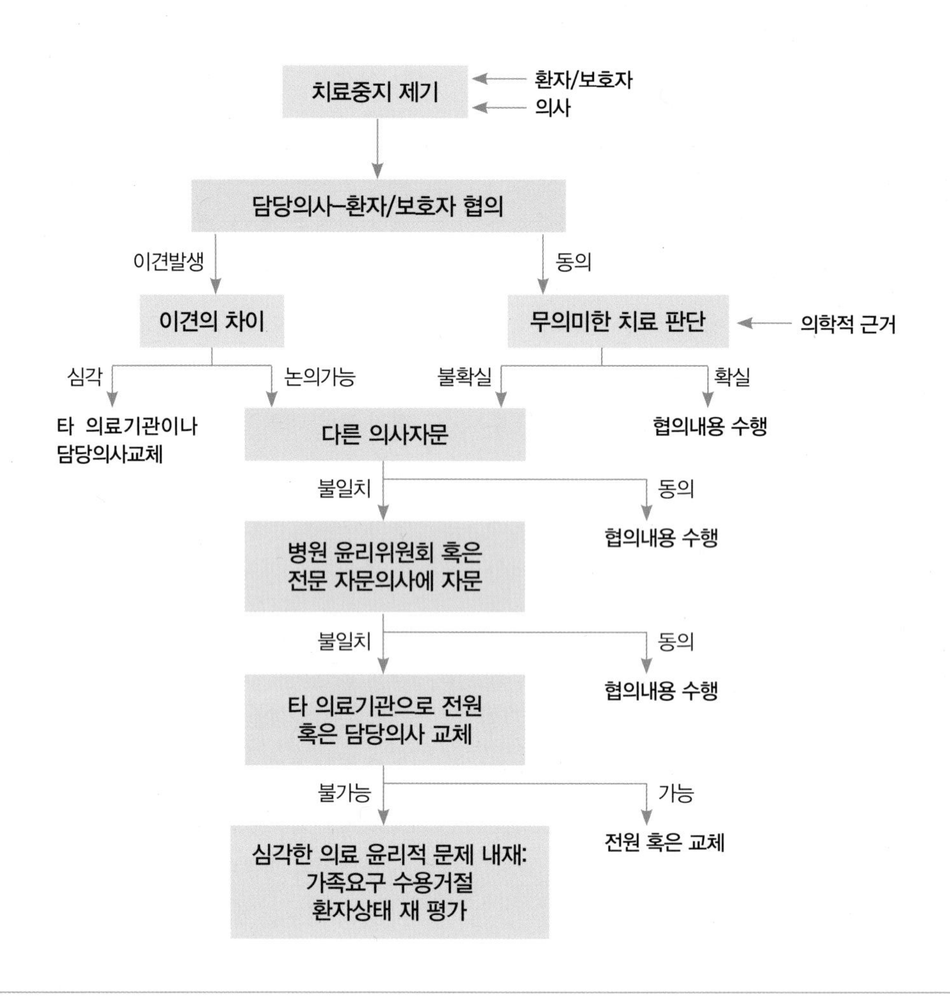

그림 6–1 연명치료 중지 결정과정

개정(2019년 3월 27일)되어 환자의 의사를 추정할 수 없는 경우는 기존 가족전원의 합의를 확인해야 하는 것에서 1촌 이내 직계 존비 속의 합의를 구하면 되나 아직 법정대리인에 의한 결정은 허용되지 않고 있다.

3. 영 유아와 소아에서의 치료의 유보나 중단

유교적 사회문화를 가진 우리나라는 영유아나 소아는 독립된 개인이라기보다 부모들에게 종속되어 있는 것으로 흔히 여겨진다. 영유아와 소아에서 시행되는 치료의 무익성에 대하여 의료진과 부모 모두 이견이 없고 윤리적 관점에서 타당하면 그 치료를 중단하여도 된다. 그러나 의료진과 환아의 부모가 의견이 다르면 흔히 필요한 치료 행위가 시행되지 못하거나 유보되는 등의 문제들이 생긴다. 우리의 경우 장애인에 대한 사회적 배려나 국가의 지원이 부족하고 신생아 외에는 국가로부터 의료비 보조가 없어 회복 가능성이 있는 영유아와 소아에서조차 치료의 무익성 논쟁이 일어나고 있다. 특히 선천성 기형이나 뇌손상을 가진 영아의 경우 현대의학의 치료로서 상당기간의 생존이 가능함에도 장애아가 우리 사회에서 살아가기 어려운 점 등의 이유로 환자의 부모들이 더 이상의 치료를 거절하는 경우가 드물지 않다. 자기 결정을 할 수 없는 영유아나 소아의 경우도 독립된 개체로서 환자의 대리인과 함께 환자에게 최선의 이익이 될 수 있는 결정을 하여야 한다. 그러

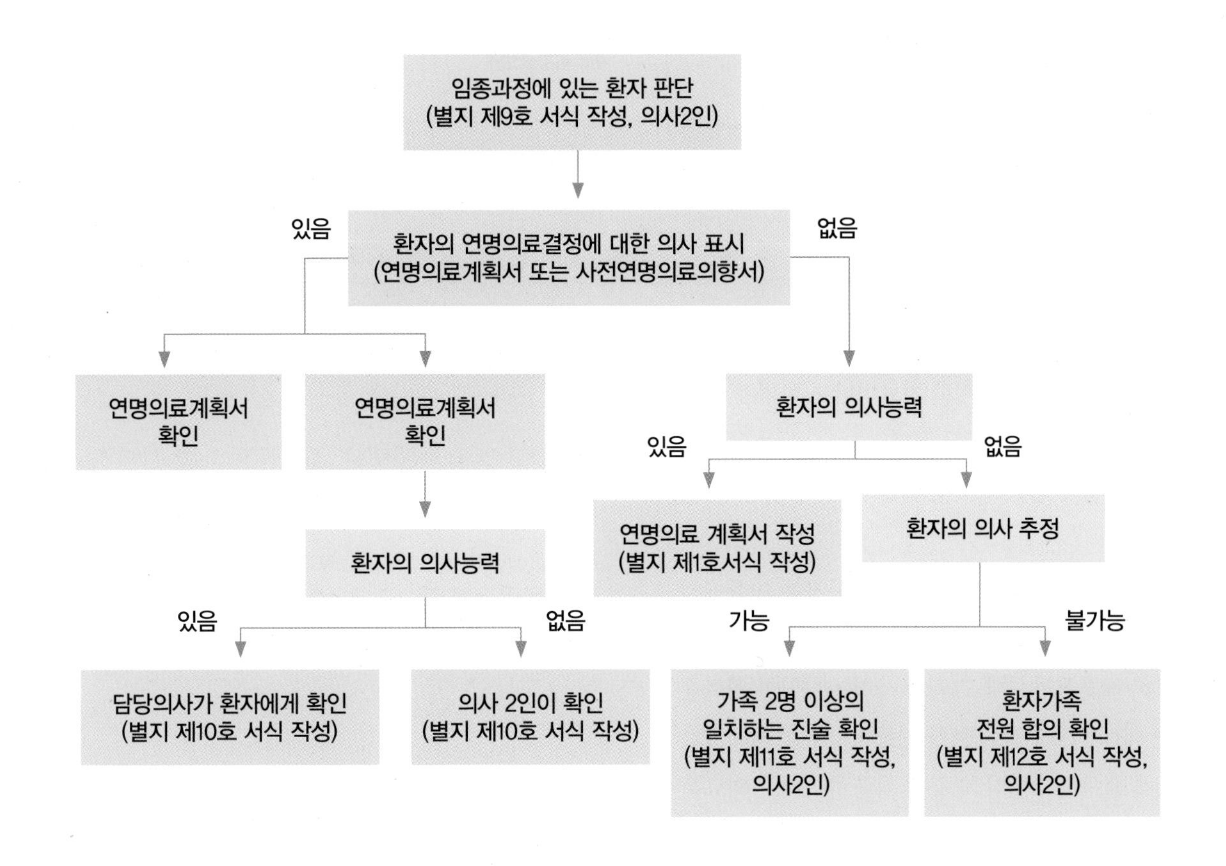

그림 6-2 연명의료결정법에 의한 임종과정에서 연명의료 중단

나 치료를 거절하는 부모를 설득하여 실제로 치료를 지속하기는 어려운 것이 의료현장의 어려움이다. 환자 부모와 환자 치료에 관하여 지속적으로 상담하여 해결을 모색하되 의견 차이가 너무 큰 경우에는 병원윤리위원회의 도움을 구하여야 한다.

IV 의료윤리 문제 접근법

의사들은 흔히 Beauchamp 및 Childress가 소개한 의료 윤리 4원칙, "자율성 존중의 원칙", "악행금지의 원칙", "선행의 원칙", "정의의 원칙"에 입각하여 의료현장에서 만나는 의료윤리 문제들을 해결하려고 한다. 그러나 의료현장에서 만나는 의료윤리 문제들은 흔히 이 4원칙들 간에 서로 충돌하는 경우가 많다. 다른 접근 방식으로 Josen, Siegler 및 Winslade가 1982년에 제안한 방법(The four quadrant approach, 그림 6-3)도 임상에 적용해 볼 수 있다. 이는 우선 연관된 의료행위가 환자에 합당한 것인지(medical indication), 해당 의료행위에 대한 환자의 선호(preference)는 어떤 것인지, 환자의 삶의질(quality of life)은 어떤 상황인지 그리고 연관된 문제의 맥락(medical context)이나 쟁점은 무엇인지를 단계적으로 살펴봄으로써 해결의 실마리를 찾아가는 접근법이다. 예를 들어 뇌출혈로 인한 말기환자에서 신부전이 발생 시 혈액투석을 할 것인지 여부에 대하여 우선 혈액투석이 의학적으로 필요한 상황인지(medical indication), 환자 혹은 그 대리인이 혈액투석을 원하는지(patient preference), 환자가 만약에 생존한다면 그 환자의 삶의질은 평소 환자가 원하던 것

Medical Indications	Pt's preference
QOL	Contextual factors

그림 6-3 4사분역 접근법 QOL: quality of life(삶의질)

이었는지(quality of life), 그리고 치료비나 치료와 관련된 고통의 문제나 혈액투석기 가용 문제(context) 등을 고려하여 환자나 가족들과 협의하여 결정하는 방식이다.

의료인들은 진료 중 마주친 의료윤리 문제를 대학에서 배운 지식과 개개인의 가치관 혹은 동료 의사의 의견을 참고하여 흔히 해결하여 왔다. 그러나 사회는 다양한 의료윤리 문제에 대해 의료인들이 보다 전문적이고 체계적으로 접근할 것을 요구하고 있다. 더구나 최근 증가하는 의료분쟁 등을 고려할 때 의료현장에서 경험하는 의료윤리 문제들은 전문의료윤리 상담자(ethic consultant)나 의료기관윤리위원회에 자문을 하여 도움을 받아야 한다.

참고문헌

1. Council on Ethical and Justice Affairs, American Medical Association: Ethical consideration in the allocation of organs and other scarce medical resources among patients. Arch Intern Med 1995;155:29-40.
2. Jonsen A, Siegler M, Winslade W. Clinical Ethics. New York:McGraw-Hill. 1982.
3. Phua J, Joynt GM, Nishimura M, et al. Withholding and withdrawal of life-sustaining treatments in intensive care units in Asia. JAMA Intern Med 2015;175:363-71.
4. Schneiderman LJ, Jecker NS, Jonsen AR. Medical futility. Its meaning and ethical implications. Ann Intern Med 1990;112:949-54.
5. Singer DE, Carr PL, Mulley AG, et al. Rationing intensive care. physician responses to a resource shortage. N Engl J Med 1983;309:1155-60.
6. Society of Critical Care Medicine Ethics Committee: Consensus statement on the triage of critically ill patients. JAMA 1994;271:1200-3.
7. Sprung CL, Cohen SL, Sjokvist P, et al. End-of-life practices in European intensive care units: the Ethicus Study. JAMA 2003;290:790-7.
8. Steinbrook R, Lo B. Artificial feeding-solid ground, not a slippery slope. N Engl J Med 1988;318:286-90.
9. Task Force on Ethics of the Society of Critical Care Medicine: Consensus report on the ethics of foregoing life-sustaining treatments in the critically ill. Crit Care Med 1990;18:1435-9.
10. The Ethics Committee of the Society of Critical Care Medicine: Consensus statement of the Society of Critical Care Medicines Ethics Committee regarding futile and other possibly inadvisable treatments. Crit Care Med 1997;25:887-91.
11. 강명신, 고윤석. 의사-제약산업체 상호작용에서의 이해상충 관리. 한국 의료윤리학회지 2011;14:361-71.
12. 강명신, 이윤성, 최보문 외. 새로운 의료시술의 도입과 임상적용시의 윤리절차. 한국의료윤리학회지 2013;16:92-116.
13. 고윤석, 허대석, 윤영호 외. 연명치료 중지에 관한 지침의 특징과 쟁점. 대한의사협회지 2011;54:747-57.
14. 생명윤리 및 안전에 관한 법률. 법률 제 7150호.

중환자의학

07

CRITICAL CARE MEDICINE

조기대응시스템

홍상범

I 조기대응시스템의 역사

조기대응시스템(rapid response system, RRS)이란 병동 입원 환자에게 예상하지 못했던 응급상황이 발생하거나, 급격히 상태가 악화되었을 때, 혹은 이와 유사 상황이 발생할 것으로 예상할 때 즉각적인 의학적 조치를 취하여 심정지, 악화, 사망을 예방하는 시스템을 말한다.

약 100,000명의 환자가 의료 과실로 사망한다고 추정한 미국 의학학술원의 보고서(To Err is Human, 1999)가 발간된 이후 환자 안전에 대한 사회적 관심이 모아졌고 개선을 위한 다양한 접근이 시도되었다. 미국에서는 2004년 미국의료질향상기구(Institute for Healthcare Improvement, IHI)를 조직하여 1년 6개월 간 3,100개 병원이 참여하여 환자 안전을 위한 치료 수칙들을 정하였으며, 이후 '10만 명 살리기 운동'을 벌였다. 이 캠페인에 참여한 병원 중 60%에서 일반병동에 있는 고위험군 환자를 빨리 발견하고 치료하는 시스템인 조기대응팀을 운영하였고, 그 결과 일반병실에서의 심정지 발생률은 50%, 일반병실에서 중환자실로의 이동비율은 58%, 사망률은 37% 감소하였다.

2000년경 호주와 미국 일부 병원에서 자발적으로 시작한 조기대응시스템은 현재 일부 국가주도 의료 체계 즉 캐나다, 호주, 영국 등에서 필수적인 요소로 자리 잡았고, 미국 전역, 유럽 및 아시아에서도 확산되었다. 조기대응시스템은 미국 전역에 걸쳐 약 3,700개 이상의 병원에서 시행하고 있으며 환자 안전인증 기관인 Joint Commission International은 조기대응시스템을 인증평가의 필수항목으로 정하였다.

II 왜 조기대응시스템이 필요한가?

병원에서 입원환자들을 치료하는 과정은 기술의 진보, 고령 환자의 증가, 다수의 동반 질환 때문에 더 복잡해지고 있다. 입원 이후 10-20%의 입원 환자에서 중대하면서도 예상치 못한 위험 상황이 발생하며, 사망률이 약 5-8%로 알려져 있는데, 이런 상황의 약 1/3은 예방이 가능하다. 심정지 환자는 미국 통계에서 의료비가 가장 많이 소모되는 환자군으로 사망률은 70-90%에 이른다. 여러 연구 결과를 보면 원내 심정지가 발생한 환자들의 2/3에서는 6-8시간 이전에 혈압, 심박수, 호흡수, 체온 및 의식 변화 등 활력징후의 생리학 이상이 기록되었다. 대부분 병원에는 심정지 또는 호흡정지 시 대처하는 팀이 있다. 그럼에도 불구하고 새로운 시스템이 필요한 이유는 무엇인가? 일반 병동 입원 환자 상태가 악화될 때 담당 간호사가 일차적으로 우선 인지하고 주로 저년차 전공의와 상의한다. 저년차 전공의는 고년차 전공의, 전문의, 중환자의학 전문의에게 보고하고, 보고 단계를 거칠 때마다 평가와 조치가 이루어지는데 시간이 소요된다.

또한 일반병동에서 사용 가능한 의료 장치는 제한되어 있어 진단 및 치료의 핵심이 되는 골든 타임을 놓칠 수 있다. 국제 패혈증 캠페인에서도 병원 방문 초기 3시간 내에 적절한 진단 및 치료를 강조하였다.

지속적 혈역학적 감시는 일반 병실에서는 불가능하며 중환자실에서만 가능하다. 일반병동은 상대적으로 안정 상태의 환자를 위한 시스템을 갖춘 곳이다. 환자에게 이상 징후가 발생하여도 의료진이 조기에 인지하기 어렵고, 인지가 되더라도 후속 조치는 의료진 개인의 경험, 병원의 환경, 시스템, 문화 등의 영향을 받는다. 또한 대부분의 수술이 낮 시간에 집중되게 되므로, 병동에 의사 인력이 부족할 수 있다.

조기대응팀은 병동 환자가 급격한 사망 등 위험 상황에 직면한 경우, 이런 위기 상황의 환자를 치료하도록 교육받고 훈련된 의사 및 간호사가 일반병동에서부터 적절한 수준의 대응을 시작한다. 외국의 조기대응팀에는 중환자의학을 전공한 전문의 및 중환자 치료 경험 많은 간호사들이 투입되어 병실 의료진과 같이 협동해서 진료를 하게 되므로, 사망률을 20%까지 낮춘다고 알려져 있다.

Ⅲ 조기대응시스템은 어떻게 작동하는가?

조기대응시스템에는 4가지 구성요소가 있다(그림 7-1).

1. 환자 급성악화 인지

환자 발생을 인지하는 첫 단계는 병동 의료진이 조기대응팀을 활성화하는 것이다. 방법은 위험 상황을 의미하는 생리학적 기준을 표시한 도움요청기준(표 7-1), 생리학적 지표들에 일정 가중치를 두어 점수를 합산하는 방식이 있다. 조기경보점수(modified early warning score, MEWS, 표

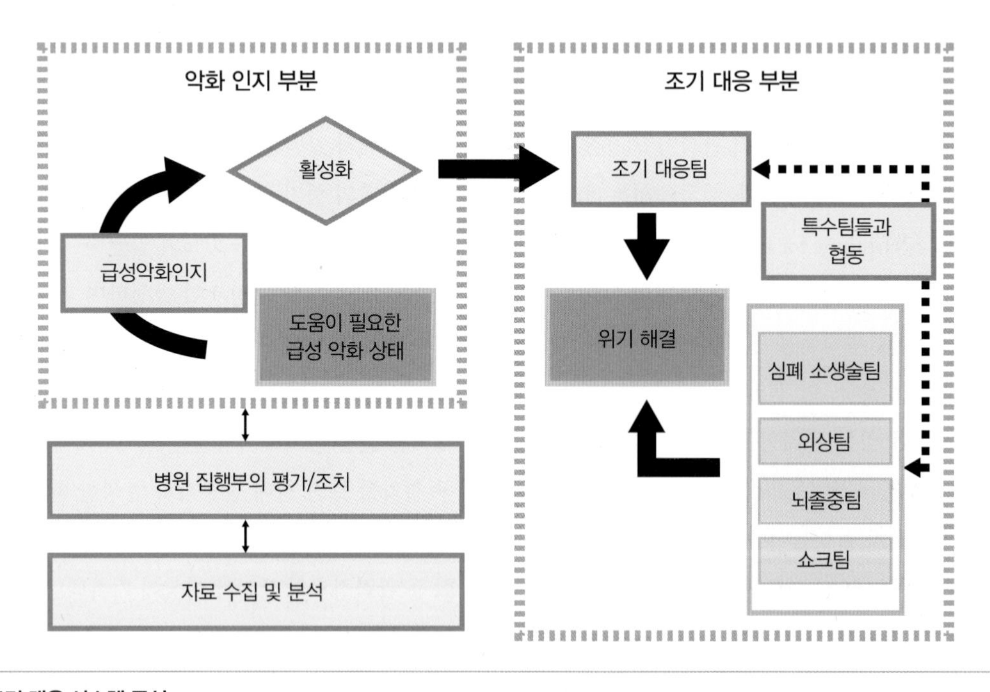

그림 7-1 조기 대응 시스템 구성

7-2) 3-4 점은 중등도 위험이며, 5점 이상은 고위험군에 해당된다. 조기경보점수를 사용할 때 민감도 및 특이도가 70-80% 정도로 알려져 있다. 최근에는 딥러닝 기술을 이용한 프로그램 개발 연구가 이루어지는 등 향후 발전 가능성이 높은 분야이다.

2. 조기 대응

구성 및 역할에 따라 조기대응팀(rapid response team, RRT), 응급진료팀(medical emergency team, MET), 중환자관리확장프로그램(critical care outreach, CCO), 중환자관리전환프로그램(critical care transit program) 등으로 불린다. 응급진료팀은 대부분 중환자 전담 의사 및 간호사가 같은 팀으로 동시에 활동하는 팀이고, 나머지는 간호사가 일차 대응을 하고 필요에 따라 의사가 협력하는 시스템이다. 대형 병원일수록 응급진료팀을 구성하고, 중소 병원의 경우는 조기대응팀이 적절할 수 있다. 중환자관리확장프로그램팀은 중환자관리 업무 외에 고위험군 환자를 미리 발견해서 위기 상황을 예방하는 조기대응 업무까지 확장하는 팀을 의미한다. 적절한 조기대응 업무를 위해서는 현장 검사 가능한 장치, 초음파, 환자 모니터, 기도 유지 장치 및 쇼크 환자 처치 장치 등이 필요하다.

표 7-1 도움 요청 기준

	급성 변화
기도	• 위험상태 • 협착음
호흡	• 호흡수 < 6 회/분 • 호흡수 > 30 회/분 • 산소포화도 < 90%
순환	• 맥박수 < 40 회/분 • 맥박수 > 140 회/분 • 수축기혈압 < 90 mmHg
신경	• 급성 의식 변화 • 경련
기타	• 담당 의료진의 급성 악화에 대한 걱정

3. 자료 수집, 환자 안전 및 질적 향상

세 번째 구성 요소로서, 자료를 모으고, 분석해서 예방 및 조기대응팀의 반응을 개선하는 요소이다.

4. 관리 및 교육

이 단계에서는 가용한 인력 및 장치들을 관리하고, 우수한 의사 및 간호사 확보와 장치 구입, 병원 전체 의사 및 간호사들에 대한 교육 등을 계획하고 실행한다.

표 7-2 수정 조기 경보 점수(Modified Early Warning Score) 예시

점 수	3	2	1	0	1	2	3
분당 호흡수	...	< 9	...	9–14	15–20	21–29	> 29
분당 맥박수	...	< 40	41–50	51–100	101–110	111–129	> 129
수축기혈압	< 70	71–80	81–100	101–199	...	> 199	...
체온	...	< 35	...	35–38.4	...	> 38.4	...
신경계	...	...	...	의식명료	소리에 반응	통증에 반응	무반응

Ⅳ 조기대응시스템의 임상적 근거

현재까지 많은 관찰연구에서 조기대응시스템을 병원에 도입 이후 병실 심정지 발생 빈도가 감소하였다. 연구에 따라서는 원내 사망률 감소, 중환자실 입실 감소, 및 중환자실 재입실 감소 등이 보고되었다.

호주에서 시행한 무작위 다기관 전향적 연구인 MERIT 연구 결과에서는 심정지 발생빈도 및 원내 사망률 등에 차이가 없었다. 그러나 영국에서 시행한 연구는 병원사망률이 유의하게 감소함을 보여주었다. 조기대응팀 효과에 대한 무작위 다기관 전향적 연구를 위해서는 A병원과 B병원의 사망률 등 병원 간 비교를 해야 되는데, 병원간 특성이 각각 다르므로, 이와 같은 연구는 매우 어렵다. 현재까지 대부분의 연구들은 단일 기관, 소규모 숫자의 관찰 연구라는 한계를 갖고 있다. 체계적 고찰/메타 분석 연구에서는 병실 심정지 빈도 감소를 보였다. 하지만 다른 지표에서는 상반된 결과를 보여주기도 했다.

최근 미국 워싱턴 주 10개 병원에서 시행된 관찰 연구에 따르면 조기대응시스템 도입 이후 병원 내 사망률이 약 24% 개선되는 효과를 보였다. 'MERIT' 연구를 발표했던 호주에서는 조기대응시스템에 의해 활성화된 환자들을 대상으로 10년 동안 다기관 관찰연구를 수행한 결과 조기대응시스템 연간 성화 건수는 꾸준히 증가하였고 이러한 조기대응시스템 활성화 환자들의 사망률은 약 25%, 전체 원내 사망자 중 약 20% 정도가 조기대응시스템 활성화 환자였다.

그 외 중환자실 입실 환자, 패혈증 환자 및, 심폐소생술 하지 않기("do-not-resuscitate") 환자들이나 암 환자 같이 특정 환자군을 대상으로 시행한 연구가 보고되고 있다. 국내에서도 조기대응팀에 대한 좋은 연구 결과들이 보고되고 있다.

Ⅴ 조기대응시스템의 성공 전략

미국의학교육원 홈페이지(www.ihi.org)에 있는 조기 대응팀 도입을 위한 참고 지침이 있다. 조기대응시스템을 도입할 때 여러 가지 문제들이 있으며, 잘 해결해야 좋은 효과를 거둘 수 있다.

다음은 고려해야 할 문제들이다.

① 병원 내 문화: 주치의와의 협력이 문제가 된다. 병실 의사 및 간호사가 조기 대응팀의 치료 계획에 관한 의견을 간섭이라고 생각할 수 있다.
② 전문의 진료체계의 속성: 자기 분야의 치료만 관여하고 그 외 문제들을 회피하려는 속성을 보인다.
③ 조기대응팀에 대한 신뢰 부족.
④ 인력, 장치, 시설 등의 부족.
⑤ 병원 문화를 변화시키고, 조기대응팀을 정착시키려는 헌신적인 의료진이 부족.
⑥ 조기대응팀 교육 및 훈련 담당자의 부족과 방법의 부재.

성공적인 조기대응시스템 도입을 위해 다음과 같은 전략이 요구된다.

① 병원 경영진 및 선배 의사들과 간호사들의 지지를 먼저 얻고 시작한다.
② 조기대응시스템의 역할을 환자의 일차적 치료보다는 신속한 이차적 치료 의견을 담당하는 것으로 규정하는 것이 바람직하다.
③ 환자가 악화되고 있는 상황에 대한 적절한 대처를 위해서는 적절한 인력과 장치가 필수적으로 갖추어져야 한다.
④ 적절한 조기대응시스템의 활성화 양("the dose of RRT activation", 1,000명의 입원환자 당 최소 25건 이상, 병원이 충분히 가동 중인 상황에서는 40건 이상)이 조기대응시스템의 성공에 중요하므로, 병동

의료진에 대한 지속적인 교육이 반드시 필요하다.

⑤ 시스템을 이끄는 팀 리더로서 의료진의 결정 및 판단이 중요하다. 중환자실 치료를 받아야 할 상황인지, 말기 또는 임종기 돌봄만을 유지해야 할 상황인지 등에 대해 적절한 결정을 내릴 수 있는 의료진이 필요하다.

⑥ 시뮬레이션 등의 좋은 수련 환경 유지 및 정기적인 조기대응시스템 내부 관리가 필요하다.

Ⅵ 국내 병원 현황

한국은 의료 시스템을 외국에 수출하고, 의료 관광을 홍보할 정도로 비약적 발전을 이루었지만 '환자 안전' 영역은 세계적 수준과 차이가 크다. OECD도 한국의 보건의료시스템은 환자의 안전을 보장하는 기전이 부족하고 환자 안전에 대한 국가적 프로그램을 구축해야 한다고 지적한 바 있다.

국내 조기대응시스템은 2008년도부터 도입되어 확산되기 시작하였다. 조기대응시스템을 시작한 병원 의료진들은 이런 시스템에 매우 만족하고 좋은 결과도 보고하였다. 모든 병실에 많은 의료인력의 배치가 힘든 우리나라 상황에서 평소에 중환자를 진료하지 않는 진료영역에서 환자가 갑자기 나빠질 때 조기대응팀은 가장 유용할 시스템 중의 하나이다. 하지만 이런 시스템 운영에 들어가는 인력이나 장치에 대한 보상과 보전이 전혀 이루어지고 있지 않아 병원 경영진은 좋은 시스템이라고 생각하면서도 선뜻 투자하지 못하고 있었다.

환자 안전에 대한 사회적 관심이 증가되면서 2019년 전국적인 조기대응시스템 시범 사업이 시행되었다. 현재 40개 이상의 병원이 참여하고 있다. 국내 조기대응시스템은 이제는 국내 확산 단계를 지나, 질적으로 발전된 성숙한 시스템이 되어야 한다. 중환자의학 전문의는 근무하는 병원에 적절한 환자 안전 시스템이 구현되도록 계속하여 고민하여야 한다.

참고문헌

1. ANZICS-CORE MET dose investigators: Mortality of rapid response team patients in Australia: a multicentre study. Crit Care Resusc 2013;15:273-8.
2. Bellomo R, Ackerman M, Bailey M, et al. A controlled trial of electronic automated advisory vital signs monitoring in general hospital wards. Crit Care Med 2012;40:2349-61.
3. Chan PS, Jain R, Nallmothu BK, et al. Rapid Response Teams: A Systematic Review and Metaanalysis. Arch Intern Med 2010;170:18-26.
4. Churpek MM, Yuen TC, Park SY, et al. Derivation of a cardiac arrest prediction model using ward vital signs. Crit Care Med 2012;40:2102-8.
5. Hillman K, Chen J, Cretikos M, et al. Introduction of the medical emergency team (MET) system: acluster-randomised controlled trial. Lancet 2005;365:2091-7.
6. Huh JW, Lim CM, Koh Y, et al. Activation of a medical emergency team using an electronic medical recording-based screening system. Crit Care Med 2014;42:801-8.
7. Jones Da, DeVita Ma, Bellomo R. Rapid-response teams. The New England journal of medicine 2011;365:139-46.
8. Kwak HJ, Yun I, Kim SH, et al. The extended rapid response system: 1-year experience in a university hospital. J Korean Med Sci 2014;29:423-30.
9. Mcgaughey J, Alderdice F, Fowler R, et al. Outreach and Early Warning Systems (EWS) for the prevention of Intensive Care admission and death of critically ill adult patients on general hospital wards (Review). 2009.
10. Salvatierra G, Bindler RC, Corbett C, et al. Rapid Response Team Implementation and In-Hospital Mortality. Crit Care Med 2014;42:2001-6.
11. Song JU, Suh GY, Park HY, et al. Early intervention on the outcomes in critically ill cancer patients admitted to intensive care units. Intensive Care Med 2012;38:1505-13.
12. Winters BD, Weaver SJ, Pfoh ER, et al. Annals of Internal Medicine Supplement Rapid-Response Systems as a Patient Safety Strategy 2013;158:417-26.

중환자의학

08

CRITICAL CARE MEDICINE

진통, 진정 및 섬망

손주태

중환자실내에서 치료받고 있는 많은 환자들이 여과되지 않는 소음, 빛 등의 유쾌하지 않은 환경에 계속적으로 노출되는 동시에 기계환기 및 침습적 치료, 간호수기, 외상 또는 동반질환에 의한 통증으로 고통받기도 한다. 심한 통증은 환자의 심혈관계 불안정, 호흡기계 및 면역계의 저하 등 여러 악영향을 미칠 수 있으며, 때로는 우발적인 기관 튜브의 발관 등과 같은 치명적인 결과를 초래하기도 한다. 따라서 효과적인 진통, 진정 상태를 유지하여 스트레스 반응을 감소시키고 환자에게 편안함을 제공하며 중증환자들이 적절한 치료를 받을 수 있는 조건을 제공하는 것은 중환자 진료에 꼭 필요한 과정이다.

섬망(delirium)은 여러 연구에서 중환자의 50%에서 80%까지 높은 발생률을 보이는 급성 뇌기능부전으로 중환자실 사망률, 병원재원일, 진료비용의 증가, 그리고 장기적으로 인지기능 장애를 초래하는 등 개인 및 사회에 많은 부정적 영향을 미친다. 이와 관련하여 중환자의 예후 및 섬망, 진정, 진통에 대한 체계적인 관리에 대한 관심은 높아지고 있으나 의료인의 실질적인 이행은 그에 못 미치고 있다.

이 장에서는 중환자실에서 일반적으로 적용될 수 있는 진통, 진정제, 그리고 섬망 치료에 대한 지침을 서술한다.

I 진통

The International Association for the Study of Pain (IASP) 에서는 통증을 실질적 혹은 잠재적 조직의 손상과 관련된 불유쾌한 감각적 혹은 감정적 경험이라 정의하였다. 개인이 경험에 대해 표현해야 한다는 통증의 주관적 특성과 함께 통증을 유발하는 원인이 체성, 내장성 그리고 신경인성 등으로 다양하다는 점은 통증의 조절(진통)을 매우 복잡하게 한다. 중환자가 겪을 수 있는 통증과 관련하여 통증의 감지, 정량화 그리고 치료에 대해 근래에 많은 연구와 관심이 있었지만 내-외과계 중환자실에서 치료를 받는 환자의 약 50% 이상이 아직도 심한 통증에 고통 받고 있고 특히나 기계환기의 도움을 받은 환자에서 약 80%가량이 기관내튜브로 인한 불편감 또는 통증을 입원 중 기억한다고 한다. 중환자실 퇴실환자의 약 44%가 6-12개월 후에도 만성통증을 호소한다고 하며, 이러한 조절되지 않은 통증은 외상 후 스트레스장애(posttraumatic stress disorder, PTSD)발생의 고위험인자가 된다.

중환자실 환자들은 일반적으로 기존 질환, 침습적 치료방법, 일반적 간호수기 혹은 외상 등 여러 요인들로 인하여 활동 시뿐만 아니라 안정 시에도 통증 및 신체의 불편함을 겪을 수 있다. 특히나 동맥혈카테터삽입, 흉관제거,

창상배액관제거, 체위바꾸기, 기관내관흡입 등의 중환자들에게 자주 시행될 수 있는 술기들은 심한 통증을 유발한다고 한다.

치료되지 않는 통증은 수면 부족, 탈진, 지남력 상실의 요인이 되며 중환자실 환자에서 종종 발생되는 격앙 상태도 부적절한 통증 완화가 그 원인이 될 수 있다. 지속되는 통증은 빈맥, 심근 산소소모량의 증가, 혈액응고 항진, 면역력 저하와 지속되는 이화작용 등의 스트레스 반응을 유발하며, 증가된 혈액 내 카테콜아민은 세동맥의 수축, 조직관류장애와 조직산소분압 감소를 초래한다. 또한 통증에 의해 유발되는 이화성 대사과다증은 고혈당, 지질분해, 근육 파괴를 일으켜서 이화성 자극을 더욱 활성화시키고, 동반된 저산소혈증과 함께 상처 회복지연 및 감염 위험 증가를 야기한다. 통증은 또한 자연살해세포(natural killer cell)의 활성을 억압하며, 세포독성T세포(cytotoxic T cell)와 호중성포식활성(neutrophil phagocytic activity)을 감소시킨다. 급성 통증은 만성, 지속적, 신경병적 통증의 최대 위험인자이다. 통증에 의한 기능적 제한에 해당하는 호흡의 장애 혹은 늦은 보행으로도 중환자 진료에서는 추가적인 사망률의 증가가 생기기도 한다.

프로토콜에 기반하여 통증조절 및 진정치료를 시행할 경우 통상적인 치료와 비교하여 병원감염의 빈도, 변비, 저혈압, 서맥 또는 아편유사제 사용 등의 증가 없이 진정제의 사용, 기계환기 적용기간, 중환자실 재원기간 및 환자가 겪고 있는 통증 등을 줄여줄 수 있다. 중환자실 환자의 통증조절은 진정치료 전에 시행되는 것이 적절하고, 규칙적인 통증의 평가에 의한 프로토콜 기반의 단계적 통증의 조절 및 진정치료가 추천되고 있다.

1. 통증의 평가

여러 연구들이 체계화되고 일관성 있는 통증의 평가 및 기술의 중요성을 지적하고 있는데, 통증을 지칭하는 가장 신뢰성 있고 적절한 방법은 환자 자신의 보고(self-report)이며 통증의 부위, 특징, 악화 혹은 경감시키는 요인과 통증의 정도 등도 고려되어야 한다. 통증 정도의 평가는 환자 자신이 보고하거나, 자신이 보고할 수 없는 경우에는 환자의 행동관찰에 의한 측정, 환자가족의 대신 보고법, 생리적 측정(생체활력징후의 관찰)법 등을 이용할 수 있다. 이중 환자 자신이 보고할 수 있는 경우 시각화된 0-10

표 8-1 행동 통증 척도(Behavioral pain scale, BPS)

항목	설명	점수
얼굴표정(Facial expression)	편함(relaxed)	1
	부분적 굳음(partially tightened)	2
	전체적 굳음(fully tightened)	3
	찡그림(grimacing)	4
상지(Upper limbs)	움직임 없음(no movement)	1
	부분적 구부림(partially bent)	2
	완전히 구부림, 손가락 구부림(fully bent, fingers flexed)	3
	변화 없이 수축됨(permanently retracted)	4
기계환기기 순응도(Compliance with ventilation)	기계환기기 순응(tolerating ventilator)	1
	기침, 그러나 순응(coughing, but tolerating ventilator)	2
	기계환기기 부적응(fighting ventilator)	3
	호흡조절 불가(unable to control ventilation)	4

표 8-2 Description of the Critical-Care Pain Observation Tool (CPOT)

항목	설명		점수
얼굴표정	근육 긴장이 없음	이완, 중립	0
	이마 찌푸림이 있음	긴장	1
	아마 찌푸림 및 꽉 닫힌 눈꺼풀	찡그린 표정	2
몸 움직임	움직임이 없음, 정상 위치	움직임이 없음, 정상 위치	0
	천천히 조심해서 움직이고, 통증 부위를 만진다, 움직여서 주의를 끈다.	보호	1
	튜브를 제거하려 하고, 직원과 싸우고, 일어 서고, 사지를 움직이고, 명령을 따르지 않고, 침대 밖으로 나오려고 한다.	불안/초조	2
근육긴장도: 환자가 쉬고 있거나 움직일 때 상지의 수동적 굴전(flexion)과 신전(extenion)에 의한 평가	수동적 움직임에 저항이 없음	이완	0
	수동적 움직임에 저항	긴장	1
	수동적 움직임에 강하게 저항하고 수동적 움직임을 할 수 없음	매우 긴장	2
기관튜브가 삽입된 환자의 인공호흡기에 대한 순응 또는 기관튜브가 제거된 환자의 소리	경보음이 울리지 않고 쉽게 환기됨	인공호흡기에 순응	0
	경보음이 자발적으로 멈춤	기침을 하나 참을 수 있음	1
	경보음이 자주 울리고, 환기가 되지 않음	인공호흡기에 순응하기 못함	2
	정상적으로 말함	정상적으로 말함	0
	한숨, 신음	한숨, 신음	1
	소리를 지르고, 흐느끼게 울고 있음	소리를 지르고, 흐느끼게 울고 있음	2
총점			0–8

Source: Gélinas C, Fillion L, Puntillo KA, Viens C, Fortier M. Validation of the critical-care pain observation tool in adult patients. American Journal of Critical Care. 2006;15(4):420-7.

numeric rating scale (NRS)의 방법이 가장 신뢰할 수 있는 방법이며, NRS은 0점에서 10점까지의 점수를 주고 환자가 자신의 통증에 해당하는 점수를 선택하는 것으로, 10점은 최악의 통증을 지칭하며 3점 이하면 적절한 통증 조절로 판단된다.

중환자들은 진정제나 마취제를 투여 받고 있는 경우가 종종 있고, 기계환기 치료를 받는 경우에는 통증의 정도에 대한 의사 표현을 할 수가 없다. 이러한 상황에서는 Behavioral Pain Scale (BPS, 표 8-1), Critical-Care Pain Observation Tool (CPOT, 표 8-2) 등이 가장 유의한 통증 평가 수단으로 이용될 수 있다. BPS는 3점(통증 없음)에서 12점(최고 통증)까지 있으며 3-5점이 적절한 통증관리범위이다. CPOT 항목별 0-2점을 부가하여 4항목으로 최고 8점까지 있으며 3점 이상의 경우를 유의미한 통증으로 한다.

환자 가족이 환자를 대신하여 통증의 평가에 참여하는 방법은 의료진이 평가하는 것보다는 환자 자신의 통증에 가까운 결과를 보인다고는 하나 환자 가족이 의료진의 역할을 대신하도록 하여서는 안 될 것이다.

생체활력징후들이(맥박수, 혈압, 호흡수, 산소포화도, 호기말이산화탄소 농도) 통증평가에 단일척도로 사용될 수는 없지만 BPS로 평가할 수 없는 무반응의 환자(Richmond Agitation-Sedation Scale, RASS ≤-4)에서는 맥박의 변이성이나 동시적 다른 생리적 변수(parameter)의 통합,

표 8-3 아편유사제의 약리학적 작용

약제	동등용량	작용발현시간(IV)	반감기	간헐정주용량	지속정주용량
펜타닐(Fentanyl)	100 μg	1-2분	2-4시간	0.35-0.5 μg/kg 0.5-1시간마다 정주	0.7-10 μg/kg/hr
하이드로모르폰 (Hydromorphone)	1.5 mg	5-15분	2-3시간	0.2-0.6 mg 1-2시간마다 정주	0.5-3 mg/hr
모르핀(Morphine)	10 mg	5-10분	3-4시간	2-4 mg 1-2시간마다 정주	2-30 mg/hr
레미펜타닐(Remifentanil)		1-3분	3-10분		부하용량 1.5 μg/kg 유지용량 0.5-15 μg/kg/hr

동공의 반사적 확장의 측정 등으로 통증 평가를 대신하게 할 방법에 대한 연구가 더 필요하겠다.

2. 통증의 치료

중환자에게 있어 적절한 환자 자세의 유지, 골절의 고정, 그리고 기관 내관이 당겨지는 것을 피하기 위한 기계환기기의 회로를 적절히 위치시키는 것과 같은 사려 깊은 방법들이 환자의 편안함을 유지하는 데에 중요하며, 선행진통(preemptive analgesia)을 위한 약물투여도 통증유발 진료행위에서 진통효과를 볼 수 있다. 비약물적 다른 치료법에 마사지, 음악요법, 한냉요법, 이완요법 등이 있으나 이러한 방법들에 대해서는 권고수준이 낮아 이 장에서는 약물요법을 중심으로 소개하고자 한다.

약물요법으로는 마약성 진통제로서 펜타닐, 하이드로모르폰, 메타돈, 모르핀, 레미펜타닐 등이 있으며(표 8-3), 메페리딘은 대사물질에 의한 신경 독작용의 위험이 있어 중환자실에서는 사용되지 않는다. 그 외에 비스테로이드성 소염진통제, 아세트아미노펜, 항경련제 등이 사용될 수 있다(표 8-4).

1) 마약성 진통제

마약성 진통제의 정맥투여는 중환자의 비신경병증성 통증 치료의 가장 중요한 치료법으로 여러 아형(μ, δ, κ)의 오피오이드 수용체에 작용하여 강한 진통의 효과를 나타내지만 기억상실의 효과는 없다. 마약성 진통제 중 펜타닐은 빠른 작용발현의 시간과 짧은 작용지속시간의 약리학적 성질을 가지고 있어 급성 통증 환자의 신속한 진통효과를 위하여 사용되나 반복 투여 시 약물의 체내 축적으로 작용지속시간의 연장을 초래할 수 있다. 모르핀은 히스타민 유리 및 혈관확장에 의한 저혈압을 초래할 수 있고 활동성 대사산물은 신부전 시 진정작용이 연장될 수 있다. 하이드로모르폰의 작용지속시간은 모르핀과 유사하나 임상적으로 의미 있는 활동성 대사산물이나 히스타민 유리가 없다. 모르핀과 하이드로모르폰은 작용시간이 길어 간헐적 투여방법으로 주로 사용한다. 레미펜타닐은 펜타닐의 4-anilidopiperidine 유도체인 초단기성 μ 수용체 작용제로서 강력한 진통효과를 나타내며, 기계환기 중인 중환자실 환자에서 적절한 진통, 진정 효과를 위하여 사용된다. 작용발현시간이 1분 이내로 매우 빠르며 투여 중단 후 작용지속시간 역시 3-10분 이내로 매우 짧아 지속정주요법으로 사용한다. 비특이적 혈액 및 조직 에스테라제에 의하여 비활성 대사물로 대사되며, 오랜 기간 사용에도 축적되지 않아 신경학적 검사를 위하여 약물투여를 중단하여야 하는 환자에게 도움이 된다. 하지만 역가가 높아 주의하지 않으면 용량의존성 저혈압 및 서맥이 흔히 발생하고, 작용시간이 짧아 중단 시 급격한 통증과 함께 교감신경의 활성이 발생할 수 있다는 점을 명심하여야 한다.

신부전이나 간부전과 같은 질환 상태는 마약성 진통제 및 이의 대사산물 제거율에 변화를 줄 수 있어 적정용량

설정과 약물효과 연장 위험성에 대해 주의가 필요하다. 고령 환자에서는 마약성 진통제의 투여량을 감소시켜야 한다. 마약성 진통제의 부작용은 중환자실 환자들에게 자주 발생하는데, 주의하여야 할 것으로는 호흡기계, 혈역학, 중추신경계, 위장관계의 부작용이 있다. 호흡억제는 자발호흡 상태나 부분 기계환기 보조 상태의 환자에서 특히 주의를 요한다. 저혈압은 혈류역학적으로 불안정한 환자, 혈량 감소상태, 교감신경계 기능이 항진되어 있는 환자 등에서 발생할 수 있다. 정상 혈량 상태의 환자에서 발생하는 마약성 진통제 유발 저혈압은 교감신경차단, 미주신경에 의하여 매개된 서맥, 그리고 코데인, 모르핀, 혹은 메페리딘 히스타민 유리 등으로 인해 초래될 수 있다.

마약성 진통제에 의한 의식수준의 저하는 중환자에서 임상적인 환자상태의 판단에 혼란을 초래할 수 있으며, 환각은 일부 환자에서 격앙상태를 조장할 수 있다. 중환자에서 위저류 및 장폐색증은 흔히 발생하며, 마약성 진통제에 의해서도 장운동의 저하가 발생할 수 있다. 설사제의 예방적 사용으로 변비를 최소화할 수 있으며, 위운동 저하 시는 장내 영양공급을 위하여 소장관 삽관을 필요로 할 수도 있다. 마약성 진통제는 외상성 뇌손상 환자에서 두개내압을 증가시킬 수 있다고 한다.

2) 마약성 진통제 투여법

통증의 예방은 이미 발생된 통증의 치료보다 더 효과적인 방법이다. 환자가 필요로 할 때에 약물을 투여하는 '필요 시(as needed) 투여'법이 환자 예후에 미치는 영향이 확실치는 않으나 처방된 용량보다 실제로 적은 양이 투여되기 쉽고, 통증 조절에 지연을 초래할 수 있다. 진통제는 지속 정주 혹은 계획되어 있는 일정한 시간 간격에 필요한 경우 추가 용량을 더하여 투여되어야 한다. 정맥주사는 근육주사에 비하여 환자가 편안함을 유지할 때까지 더 적은 용량으로 더 자주 투여하게 되며, 근육주사는 혈류역학적으로 불안정한 상태의 환자에서는 조직관류의 변화 및 흡수가 일정하지 않아 추천되지 않는다. 지속 정주 혹은 계획된 일정한 시간 간격 추가 투여방법도 예기치 않은 과량 투여에 의한 과진정 및 호흡저하, 장기간의 기관삽관을 야기할 수 있다. 계획적인 진정제와 진통제의 중단 및 환자의 재평가를 시행하여 기계환기의 적용기간과 중환자실 재실기간을 줄이는 'sedation vacation' 또는 'sedation holiday'를 시행하는 것이 중환자 진정 및 회복에 도움이 된다.

급박하게 중한 상태가 아닌 경우 자가통증조절법(patient-controlled analgesia, PCA)은 안정적인 체내 약물 농도, 양질의 진통, 더 얕은 진정상태, 마약성 진통제 소모량의 감소, 그리고 호흡기계 합병증들을 포함한 부작용의 감소 등의 효과를 가진다. PCA 사용 시 환자 선택이 중요하며 특히 환자의 인지능력, 혈류역학적 예비능력, 그리고 과거의 마약성 진통제 사용 경력 등을 주의 깊게 살펴야 한다.

펜타닐은 혈류역학적으로 안정적인 환자에서 장기간의 진통제가 요구되는 경우 경피첩포의 형태로 투여될 수 있다. 첩포는 일정하게 약물을 유리하나 약물의 체내흡수 정도는 투과성, 온도, 조직관류, 그리고 피부의 두께 등에 의해 변화되며, 최고 혈장 내 농도는 환자 간의 차이가 크다. 펜타닐 첩포는 최고 효과에 도달할 때까지 12-24시간이 소요되므로 급성 진통을 요하는 경우에는 추천되지 않으며, 첩포를 제거한 후 약효가 완전히 소실되기까지도 비슷한 시간이 소요된다. 돌발적인 통증은 단기간에 작용하는 약제들로 치료되어야 한다.

마약성 진통제를 중환자에게 시행되는 침습적 처치에 의한 통증을 조절하기 위해 사용하는 경우 환자 개인에게 유효한 최소 용량을 최고 효과처 농도 도달시간을 처치시행 때에 맞추어 투여하여 마약성 진통제에 의한 부작용을 최소화하여야 한다.

날록손과 같은 가역적 제제의 사용은 장기간에 걸쳐 진통제를 투여한 경우에는 추천되지 않는데, 그 이유는 금단증상을 유발할 수 있기 때문이며 오심, 심장 부하 및 부정맥의 원인이 될 수 있다. Nalbuphine, butorphanol, 그리고 buprenorphine과 같은 작용제-길항제 작용을 하는 진통제

표 8-4 비마약성 진통제의 약리학적 작용

약제	반감기	대사 경로	간헐정주용량	부작용
케타민(ketamine)	2-3시간	N-demethylation	부하용량 0.1-0.5 mg/kg 정주	환각, 기타 정신장애
			추가용량 0.05-0.4 mg/kg/hr	
아세타미노펜(acet-aminophen)	2시간	Glucuronidation, sulfonation	4시간마다 650 mg 정주부터 6시간마다 1,000 mg 정주까지 사용. 하루 최대 4 g 이내로 사용	간기능장애 시 금기
케토로락(ketorolac)	2.4-8.6시간	신장배출	근주나 정주로 30 mg 투여하고 6시간마다 15-30 mg 근주나 정주 5일까지. 하루 최대 120 g, 5일 동안.	
이브프로펜(Ibuprofen)	2.2-2.4시간	산화	6시간마다 30분 이상에 걸쳐서 400-800 mg 정주. 하루 최대: 3.2 g	
가바펜틴(gabapentin) 경구 투여	5-7시간	신장배출	최초 투여 시 경구로 100 mg 하루 세 번.	진정, 혼동, 현기증 실조
			하루 유지 용량 900-3,600 mg을 3번 나누어서 투여	신부전 시 용량 조정
카바마제핀(carbam-azepine) 경구 투여	최초 25-65시간, 이후 12-17시간	산화	최초 투여 시 경구로 50-100 mg 하루 2회 투여. 유지 용량 4시간에서 6시간 마다 100-200 mg 투여. 하루 최대 용량: 1,200 mg	안진, 현기증, 복시, 변덕, 기면

Ketorolac, ibuprofen 금지: 신부전, 위장관 출혈, 혈소판이상, 앤지오텐신 전환효소억제제 복용중, 울혈심부전, 간경화, 천식. 금기: 관상동맥우회술 시 진통목적사용

들도 금단증상을 유발할 수 있으므로 장기간의 마약성 진통제 사용 중에는 투여를 피하여야 한다.

3) 비마약성 진통제

비스테로이드성 항염증제(nonsteroidal antiinflammatory drug, NSAID)는 염증반응 단계에서 중요하게 작용하는 효소인 cyclooxygenase (COX)를 비선택적, 경쟁적으로 억제함으로써 진통효과를 낸다. NSAID는 위장관 출혈, 혈소판 억제로 인한 출혈, 신부전 또는 아스피린 알러지 환자에서 기관연축 등과 같은 심각한 부작용을 유발하기도 하며, 고령, 저혈량 또는 기존의 신부전 환자들은 NSAID 유발 신장기능 장애가 더 잘 발생한다. Ketorolac 5일 이상 장시간 투여는 신부전 위험성을 2배로 증가시킬 수 있으며 위장관 및 수술부위 출혈 발생의 위험을 증가시킬 수 있다. NSAID는 천식 및 아스피린 감수성이 있는 환자에서는 투여하지 않아야 한다.

체계적으로 연구되지는 않았지만, 중환자실에서 NSAID 투여는 마약성 진통제의 투여량을 감소시킨다. 경구용 약제형태로의 사용이 가능하고 ibuprofen과 naproxen은 액체 형태로 사용할 수 있으며 ketorolac은 대표적인 비경구적 NSAID로 사용되고 있다(표 8-4).

중환자에서의 더 선택적인 COX-2 억제제의 역할은 명확히 규명되어 있지는 않으나, COX-2 억제제에 의한 심혈관계 혈전 발생, 심근경색, 뇌경색 등의 발생이 보고어 사용에 주의가 필요하다. Ibuprofen과 ketorolac의 정맥주사는 주술기 관상동맥수술환자와 소화기계 출혈 혹은 천공이 있거나, 과거력이 있었던 환자에서는 사용하지 않는다.

아세트아미노펜은 중추신경계의 prostaglandin의 합성을 억제함으로써 진통효과를 나타내는 것으로 예상되며, 경증에서 중간 정도의 통증에 사용되는 진통제인데 마약성 진통제와의 병용 투여 시 더 많은 양의 마약성 진통제 단독 투여 시보다 더 큰 진통효과를 낸다. 중환자에서의 아세트아미노펜의 역할은 경한 통증이나 장기간 침상 안정 등으로 인한 불편함의 해소, 혹은 해열제로서 사용되고, 부작용의 발생이 적어 고위험 환자에서 다른 NSAIDs

를 대신하기도 한다. 간기능 저하나 영양실조로 인하여 glutathione 저장량이 감소되어 있는 환자들에게 간독성을 유발할 수 있는 용량의 사용을 피하여야 한다. 아세트아미노펜은 심한 음주 경력이 있는 환자나 영양상태가 불량한 환자에서는 1일 2 g 이하로 투여하여야 하며, 다른 환자들에서는 1일 4 g 이하로 투여한다.

Nefopam은 dopamine, noradrenaline, serotonin 재흡수를 저해하는 약제로 20 mg이 morphine 6 mg을 정주한 만큼의 강한 진통 효과를 내면서도 마약성 진통제의 오심, 소화기계운동장애, 환기구동장애 등의 부작용이 없고, 다른 NSAIDs의 혈액응고, 위점막, 신장기능, 간기능 이상 등은 발생하지 않는다. 하지만 녹내장, 경련 및 섬망 발생의 위험이 있어 마약성 진통제의 사용 시 보조제로 사용하는 것이 좋다.

신경학적 통증이 아닌 경우 마약성 진통제 정주가 초기 치료법이지만 비마약성 진통제의 병용투여로 마약성 진통제 사용량을 감소시키고 마약성 진통제와 관련된 부작용 발생을 감소시킨다. 특히 수술 환자에 있어 마약성 진통제의 부작용의 위험이 높은 경우 낮은 용량 ketamine 사용이 가능하다면 아편유사제 유발 통각과민증 발생의 위험도 낮출 수 있어 고려해 볼 수 있다. 신경학적 통증인 경우 gabapentin, carbamazepine, pregabalin 등이 마약성 진통제 정주와 함께 경구 투여되어야 한다. 외상성 늑골골절 환자의 경우 흉부경막외진통법이 고려될 수 있다.

Ⅱ 진정

중환자에게 진정제는 불안 및 기계환기에 의한 스트레스의 감소 및 격앙상태를 조절하기 위해 흔히 사용되지만, 진정제의 사용은 사망률을 증가시킬 수도 있으므로 진료의는 환자의 진정상태를 자주 확인하고 조절하여야 한다. 중환자들에서 불안의 원인은 다양하며 경보장치, 근무자 및 장치들로 인한 소음 환경하의 의사소통 불능, 실내조명, 부적절한 진통이나 빈번한 활력징후 측정, 체위변화, 운동제한, 실내온도 등으로 인한 자극 등이 그 요인이 될 수 있다. 수면부족 및 중환자실로 입실한 상황 자체가 환자의 불안을 증가시키기도 한다. 자주 환자에게 설명을 해주고, 편안함을 유지해주며, 적절한 진통, 정상 수면을 위한 쾌적한 환경을 제공하는 등 환자의 불안을 감소시키기 위한 노력들이 진정제의 사용 전에 시행되어야 한다. 일부 호흡부전 환자에서는 기계환기기의 적용을 위하여 진정제를 투여하기도 한다.

격앙상태는 전 연령층에서 발생할 수 있으며 중환자실 환자의 약 71%에서 발생한다. 원인은 불안, 섬망, 대사이상, 고온, 저산소증, 저혈압, 진정제 혹은 진통제의 사용, 패혈증, 알코올 금단, 장기간의 향정신성 약물의 사용 등으로 다양하다. 또한 불안을 가중시키는 환자 외적인 요소로 인하여 격앙상태가 증가하기도 한다. 환자가 불안이나 격앙상태를 보인다면 앞서 기술한 원인들을 확인하여 교정하여 주는 것이 급선무이다. 격앙상태는 기계환기기와의 부조화, 산소소모량의 증가에 의한 저산소증, 압력손상 또는 저혈압, 그리고 기구나 카테터들의 우발적 제거 및 병원감염 등을 초래할 수 있다. 진정제는 스트레스 반응을 감소시키고 일반적인 중환자실의 치료 수기를 편안하게 받아들일 수 있게 하기 때문에 환자의 안전성과 편안함을 유지하기 위한 진정제의 사용은 중환자실 진료에서 필수적인 요소라 할 수 있다.

급성 격앙상태의 원인으로 통증이 의심될 때에는 진통제 투여가 적절한 초기 치료 방법이다.

1. 진정 수준의 평가

많은 연구에서 깊은 진정보다 경한 수준의 진정(light sedation, 깨어 있고 간단한 명령에 반응)을 추천하고 있고 깊은 수준의 진정(deep sedation, 통증자극에 무반응)이 지속되는 경우, 예후가 좋지 않아 적응증에 해당하는 환자가 아닌 경우 시행하지 않도록 한다. 지속적으로 경한 수

표 8-5 Richmond Agitation-Sedation Scale

점수	상태	설명
+4	공격적	전적으로 공격적 혹은 파괴적: 의료인에 직접 위험
+3	심한 격앙	튜브, 카테터 잡아당기거나 제거하려 함, 혹은 공격적 행동
+2	격앙	흔한 목적없는 행동 혹은 환자-기계환기기 부조화
+1	편하지 않음	불안 혹은 걱정 그러나 행동이 과도하거나 과격하지는 않음
0		의식명료, 온화함
−1	졸음	의식 명료하지 않음, 그러나 시선 마주친 상태에서 음성에 10초 이상 깨어있음
−2	경한 진정	시선 마주친 상태에서 음성에 10초 이하 짧은 깨어남
−3	보통 진정	음성에 움직임 그러나 시선 마주침 없음
−4	깊은 진정	음성에 반응 없음, 그러나 육체적 자극에 움직임
−5	깨지 않음	음성 혹은 육체적 자극에 무반응

- Step 1 Observation: 간섭없이 환자관찰. 의식명료 시 점수 선택 0~+4점. 명료하지 않으면 Step 2.
- Step 2 Verbal stimulation: 큰 소리로 환자이름 부르고 관찰자를 보라고 시킴. 필요 시 한 번 더 반복. 소리에 환자 반응 시 점수 −1~ −3. 무반응 시 Step 3.
- Step 3 Physical stimulation: 환자어깨 흔듦. 무반응 시 흉골 강한 자극. 점수선택 −4~−5.

표 8-6 Riker Sedation Agitation Scale

점수	상태	설명
7	심각한 초조 (위협적 상태)	기관튜브를 당기고, 카테타를 제거하려고 하고, 침대 난간에 올라가고 직원을 때림
6	매우 초조	제한(limit)에 대하여 자주 말로 설명하였는데도 불구하고 조용하지 않고 물리적으로 억제(restraint)를 요구하고 기관튜브를 깨문다.
5	초조	불안하고 약간 초조해하고 일어나려고 하고 말로 설명 시 안정됨
4	조용하고 협조적	조용하고 쉽게 깨고 지시를 따름
3	진정	스스로 깨어나기 어려우나 말 또는 가벼운 자극 시 깨어남. 그러나 다시 곧 졸게 됨. 간단한 지시를 따름
2	매우 진정	물리적 자극에는 깨어나나 대화가 되지 않음. 자발적으로 움직일 수도 있음
1	깨어나지 못함	유해한 자극에도 반응이 없고 대화가 되지 않고 지시를 따르지 못함

Source: Riker RR, Fraser GL. Monitoring Sedation, Agitation, Analgesia, Neuromuscular Blockade, and Delirium in Adult ICU Patients. Seminars in Respiratory and Critical Care Medicine. 2001;22(02):189-98.

준의 진정을 유지하는 것과 매일 진정 중단을 시도하여 환자의 각성 및 기계환기 이탈을 도울 수 있는 Daily Sedative Interruption (DSI)은 모두 경한 수준의 진정을 유지할 수 있는 방법이다. 표준화된 진정수준평가방법의 사용, 진정제 사용 최소화 진정지침, 그리고 비벤조다이아제핀계 약제(프로포폴 또는 덱스메데토미딘)의 사용은 기계환기기 사용기간, 중환자실 체류기간과 병원 재원일수의 감소, 섬망과 장기적 인지장애의 빈도 감소 등 중환자의 치료결과를 향상시킨다.

진정 및 격앙상태 수준의 평가를 통하여 진정제 투여를 적정화시킬 수 있다. 이상적인 진정 척도는 산출 및 기록이 간편하고, 진정 혹은 격앙상태의 수준을 정확히 반영하며, 치료방법의 적정에 대한 지침이 될 수 있는 데이터를 제공할 수 있어야 한다. Richmond Agitation-Sedation Scale (RASS, 표 8-5)과 Riker Sedation Agitation Scale (SAS, 표 8-6)이 성인중환자실환자에서 진정의 질과 깊이를 평가할 수 있는 가장 적합한 도구로 알려져 있으며 경한 진정은 RASS score -1에서 -2이다.

한편 청각유발전위(auditory evoked potentials, AEPs), bispectral index (BIS), narcotrend index (NI), patient state index (PSI), state entropy (SE) 등 뇌 기능의 객관적 측정 방법은 의식이 있고, 마비가 없는 성인 중환자에서는 추천되지 않으며, 신경근차단제를 투여받고 있거나 깊은 진정에 의해 주관적 진정평가가 어려운 성인 중환자에서 보조 수단으로 이용될 수 있다. 그리고 뇌파 감시는 간질이 있거나 의심되는 성인 중환에서 발작 없는 간질 뇌파의 감시용 혹은 두개내압이 높은 성인 중환자에서 돌발파 억제를 위한 약제의 적정투여를 위하여 사용될 수 있다.

표 8-7 진정제의 약리학적 작용

약제	작용발현시간	반감기	활성대사산물	간헐정주용량	지속정주용량
미다졸람	2-5분	3-11시간	있음(진정상태 지연, 특히 신부전 시)	수분에 걸쳐서 0.01-0.05 mg/kg	0.02-0.1 mg/kg/hr
로라제팜	10-40분	8-15시간	없음	0.02-0.04 mg/kg (≤ 2 mg)	필요 시 2시간에서 6시간 마다 0.02-0.06 mg/kg 또는 0.01-0.1 mg/kg/hr(≤10 mg/hr)
디아제팜	2-5분	20-120시간 (대사물질은 120시간까지)	있음 (진정상태 지연)	5-10 mg	필요 시 30분에서 6시간마다 0.03-0.1 mg/kg
프로포폴	1-2분	단기간 사용: 3-12시간 장기간 사용: 50±18.6시간	없음	5분에 걸쳐서 5 μg/kg/min	5-50 μg/kg/min
덱스메데토미딘	5-10분	1.8-3.1시간	없음	10분에 걸쳐서 1 μg/kg	0.2-0.7 μg/kg/hr[a]

[a] 적응시 1.5 μg/kg/hr까지 증량 가능

2. 진정 요법

중환자 진정을 위하여 미다졸람, 프로포폴이 많이 사용되고 있으며 로라제팜 사용은 감소중이고 바르비투르산염, 디아제팜, 케타민은 잘 사용되지 않고 있다. 덱스메데토미딘은 중환자 진정을 위하여 최근 흔히 사용되고 있다(표 8-7). 특히 환기보조 중인 환자에서 프로포폴, 덱스메데토미딘 등의 비벤조다이아제핀계 진정제의 사용이 추천되는데, 벤조디아제핀을 기초로 하는 진정은 기계환기기 사용기간 및 중환자실 체류기간을 연장시킨다.

1) 벤조디아제핀

벤조디아제핀은 뇌의 γ-aminobutyric acid A ($GABA_A$) 수용체를 활성화시키는데 항불안, 기억상실, 진정, 수면, 그리고 항경련 효과가 있으며 진통효과는 없다. 주 적응증은 불안, 공황장애, 알코올금단, 수술전불안, 경련의 초기치료, 근경련, 불면증을 위한 짧은 복용 및 진정치료이다. 로라제팜은 미다졸람보다 역가가 강하고, 미다졸람과 디아제팜은 로라제팜보다 지방용해도가 더 높아 작용 발현시간이 더 빠르다. 벤조디아제핀의 진정효과는 노인에서 더 민감하다. 아편 유사제와 같은 심폐기능억제제와 병용하였을 때 저혈압이 발생할 수 있고, 벤조디아제핀 유발 심폐불안정은 기존 호흡부전이나 심혈관계 불안정성이 있는 중환에서 발생 가능성이 높아진다. 모든 벤조디아제핀은 간에서 대사되므로 간기능장애가 있거나 고령인 경우 제거율이 저하되며 로라제팜은 신부전에서도 제거반감기가 지연된다.

벤조디아제핀에 의한 진정의 회복지연은 장기간 투여에 의해 말초조직에 약물이 축적되어 있을 때 노인, 간기능장애, 신장기능장애에서 발생할 수 있다. 디아제팜은 말초조직에서의 포화 그리고 특히 신부전에서의 활성 대사산물의 축적에 의하여 작용지속시간이 지연될 수 있다. 로라제팜은 희석제로 propylene glycol을 포함하고 있는데 이는 중환자에서 독성효과를 낼 수 있고, propylene glycol 독성은 대사성 산증과 급성신장손상을 유발하며 중환에서 더 자주 발생한다. propylene glycol 독성은 로라제팜 투여 전 후 삼투압 차이가 10-12 mOsm/L 이상이면 유의한 propylene glycol의 축적을 의미한다.

미다졸람은 지방용해도가 높아 신속히 작용하여 정주 시 2-5분 내에 진정효과가 발생하며 심한 격앙상태나 공격적인 행동을 보이는 환자에서 시급한 진정을 위하여 자주 사용된다. 그러나 정상수면 형태를 유발하지 못하며, 지속적인 정맥투여는 약물의 조직내축적을 유발하여 과도한 진정을 발생시키므로 미다졸람 지속정주는 48시간 이내로 제한하는 것이 권장된다.

2) 프로포폴

프로포폴은 중추신경계의 $GABA_A$, glycine, nicotinic, M 1 muscarinic receptors에 작용하는 정맥 진정제로서 진정, 수면, 항불안, 기억상실, 항구토, 항경련 효과가 있으나 진통효과는 없다. 지방용해성이 높아 혈액뇌장벽을 신속히 통과하여 진정발현이 빠르며 신속한 재분포 및 높은 간청소율과 간외 청소율로 인하여 단기간 사용 후 진정효과는 신속히 소실된다. 이런 짧은 진정 효과로 인하여 프로포폴은 신경학적 검사를 위하여 자주 깨워야 할 때나 매일 각성시도 프로토콜 수행 시 유리하다. 여러 연구에서 기계환기를 하고 있는 중환자의 진정에서 프로포폴이 벤조다이아제핀보다 기관튜브의 발관을 일찍 할 수 있어 중환자 진정에 더 유리하다고 한다. 그러나 장기간의 프로포폴 투여는 말초조직 포화에 의하여 작용기간이 연장되기도 한다. 프로포폴을 사용하여 깊은 진정을 유도한 경우 대뇌의 당대사가 50% 정도 감소한다.

프로포폴은 용량에 비례하여 호흡억제 및 전신 혈관확장에 의한 저혈압을 유발하는데, 이러한 작용은 다른 진정, 진통제와 함께 투여될 때 더 잘 발생하며 기존 호흡 부전, 심혈관계 불안정 환자에서 더 호발한다. 다른 부작용으로 고중성지방혈증(hypertriglyceridemia), 급성 췌장염, 간대성근경련증(myoclonus) 등이 있다.

프로포폴은 계란의 lecithin과 콩기름을 포함하는 10% 지질 유탁액에 용해되는데 계란 혹은 콩 알레르기가 있는 환자에서 알레르기 반응을 유발할 수 있으며 일부 약제에 포함된 sulfate 보존제 또한 알레르기 반응을 유발할 수 있다.

프로포폴 투여 시 드물게 프로포폴주입증후군(propofol infusion syndrome, PRIS)이 발생하는데 대사성산증 악화, 고중성지방혈증, 저혈압, 부정맥을 초래하며 급성신장손상, 고칼륨혈증, 횡문근융해(rhabdomyolysis), 그리고 간기능장애 등이 발생될 수 있다. 발생기전으로 미토콘드리아 장애, 지방산 산화 장애 프로포폴 대사물 축적 등이 있다. PRIS는 높은 프로포폴 용량(> 70 μg/kg/min)의 장기 투여와 관련이 있으나 저용량 지속정주에서도 발생할 수 있다. PRIS의 발생률은 약 1%이며 사망률은 33%로 높으며 지속정주를 끊어도 초래될 수 있다. 일정하지 않은 발현양상, 진단 특이성 결핍, 흔치 않은 발생률이 생명의 위험을 초래하는 PRIS의 진단을 어렵게 하나 의심되는 경우 프로포폴의 지속정주를 끊는 것이 임상적으로 매우 중요하다.

3) 덱스메데토미딘

덱스메데토미딘은 선택적 α2-수용체 작용제로 진정, 진통, 마약성 진통제 사용량 감소 및 교감신경계 억제효과가 있으나 항경련 효과는 없다. 덱스메데토미딘은 호흡억제가 적고, EEG상 유도된 수면의 형태가 정상 생리적 수면과 유사하다. 약물 주입 중에도 각성이 쉽고 의사소통 및 명령복종이 가능한 협조적 진정을 유도할 수 있다는 점이 특징적이다. 작용발현시간은 지속정주 시 15분 이내이며 최고진정효과는 1시간 안에 유발된다. 부하용량을 투여하면 작용발현시간을 단축시킬 수 있으나 중환에서는 혈류역학적 불안정을 초래할 수 있다. 프로포폴과 비교하여 서맥이나 저혈압의 유발에 차이를 보이지는 않으며, 진정치료에 대한 임상적 결과에 있어서도 중요한 차이를 보이지 않으며, 덱스메데토미딘은 프로포폴과 함께 중환자 진정치료에 유용하지만, 깊은 수준의 진정이 필요한 경우 덱스메데토미딘 사용은 적절치 않다는 점은 명심해야 할 것이다.

덱스메데토미딘은 말초조직에서 신속히 재분포되고 간에서 대사되는데 간기능이 정상인 환자에서 제거반감기는 약 3시간이다. 중증 간기능부전 환자인 경우 덱스메데토미딘의 간 제거율이 저하되어 작용지속시간이 연장될 수 있으므로 투여용량을 감소시켜야 한다.

부작용으로는 저혈압, 서맥이 있으며 부하용량 투여 시 저혈압 혹은 고혈압을 유발할 수 있다. 덱스메데토미딘은 호흡충동에 의미 있는 영향이 없으며 따라서 기관삽관이 되지 않은 환자에서 사용할 수 있고 발관 후에도 지속정주할 수 있다. 하지만, 덱스메데토미딘은 구강인후의 근육 긴장도를 소실시켜 기관삽관이 되어 있지 않은 환자에서 기도막힘을 유발할 수 있으므로 저환기 및 저산소분압에 대한 지속적 호흡기계 감시가 필요하다.

덱스메데토미딘은 중환에서 아편유사제 사용량을 감소시킬 수 있으며 덱스메데토미딘 투여를 받는 중환자실 환자는 프로포폴이나 미다졸람 투여 환자에 비하여 섬망 발생률이 낮다.

Ⅲ 섬망

섬망의 병태생리적 기전은 아직 확실하지는 않지만 신경전달물질의 불균형, 여러 염증관련 인자, 산화적 대사의 불충분함, 중성아미노산의 축적 등으로 설명되기도 하며, 뇌기능장애의 급성 발현으로 나타나는 섬망은 주로 임상적 판단에 의해 진단된다. 섬망은 의식수준의 장애(주변환경에 대한 인식 명확성 감소) 그리고 인지장애(기억 감퇴, 지남력 장애, 언어 장애) 혹은 지각장애(환각, 망상)를 보인다. 이러한 장애는 짧은 기간(대개 수 시간에서 수일)에 급격히 나타나고 하루에도 증상의 정도가 변하는 변동성을 가진다. 병력이나 신체 진찰, 실험실 검사상 알 수 있는 이러한 장애에 관련된 원인을 확인함으로써 섬망의 임상적 진단을 내리게 된다. 섬망과 관련된 다른 증상에는 수면장애, 이상, 비정상인 정신운동활동, 감정 장애(공포, 불안, 분노, 우울, 무감동, 황홀감) 등이 있다.

섬망은 정신활동의 형태에 따라 격앙상태, 조용함 혹은 무기력, 혹은 두 유형 사이의 이동형이 있는데 격앙상태 섬망은 과도한 움직임, 환각, 망상과 연관되고 조용한 상태의 섬망은 혼동 및 진정 양상을 보이는 섬망의 형태이다. 약 43%의 많은 수의 섬망 환자가 조용한 상태의 섬망에 해당되며 실질적으로 예후는 더 좋지 않을 뿐만 아니라 임상의가 포착하기도 어렵다. 가장 많은 형태의 섬망은 두 유형간의 이동형이 55% 가량되며, 격앙상태의 섬망은 2% 미만으로 매우 적다.

섬망은 성인중환자실 기계환기 상태의 환자에서 82%까지 발생하기도 한다는 보고가 있어 중요한 문제로 대두되고 있는데 급성뇌기능장애를 보이는 섬망은 중환자실 환자의 사망률, 병원체재일, 의료비의 증가 및 치매와 유사한 상태를 보이는 장기적 인지장애 등 나쁜 결과를 초래하는 중요한 독립 예측인자이다. 특히 사망률에 대해서는 섬망의 발현기간이 하루 늘어나면 환자의 사망률 또한 10% 가량 증가한다고 한다. 하지만 중환자실 입실환자의 섬망에 대한 진료 이행률은 2-34% 정도로 낮게 보고되고 있으며, 중환자실내 섬망 환자를 진료하더라도 신뢰할 수 있는 평가체계를 적용하지 않는 경우가 11%가 넘는다고 한다. 중환자실에 근무하는 의료인이 섬망 환자를 인지하는 것이 낮은 경향이 있지만, 인증된 평가법을 이용하면 충분히 낮은 섬망 환자발생의 인지를 향상시킬 수 있다. 또한 섬망을 조기발견하고 빠르게 치료 된 경우는 섬망이 발생하지 않았던 경우와 같은 예후를 보인다고 하므로, 조기 진단 및 치료가 섬망환자에게 매우 중요하다. 섬망 발생의 중요 위험 인자로는 조절 가능한 요인으로 벤조다이아제핀의 사용, 수혈이 있고, 조절 불가능한 요인으로 고령, 치매, 혼수의 기왕력, 중환자실 입실 전 응급수술 혹은 수상, Acute Physiology and Chronic Health Evaluation (APACHE)과 ASA score의 증가 등이 있다. 기존의 고혈압, 신경질환에 의한 입원, 외상 및 향정신성 약물의 복용력 등도 섬망의 발생과 연관이 있다. 이러한 조절가능한 위험 인자에 대해서 의료인의 적극적 개입으로 섬망의 발생은 줄어들 수 있을 것이다(표 8-8).

섬망은 또한 패혈증에서 장기기능부전처럼 질환에 의

표 8-8 섬망의 선행요인과 자극인자

선행요인(predisposing factors)	자극요인(precipitating factors)
고령(>65), 남성 인지기능(치매, 기존의 인지장애, 섬망의 과거력, 우울증) 신체기능(기능적 의존, 낮은 운동능, 낙상의 과거력) 감각장애(시각, 청각 장애) 경구섭취저하(탈수, 저영양) 약물(여러 향정신약물 혹은 약물 복용, 알코올남용) 동반된 질환(중증의 질환, 만성 신 또는 간질환, 신경질환, 대사장애, 골절, 뇌일혈의 과거력, 말기질환, HIV감염)	약물(진정제, 마취제, 항콜린성제제, 여러약물복용, 알코올 또는 약물금단) 일차적 신경질환(뇌졸증[stroke, 특히 비우성대뇌반구], 뇌내출혈, 뇌수막염 또는 뇌염)) 동반된 질환(감염, 의원성합병증, 심한급성질환, 저산소증, 쇼크, 고열 또는 저체온, 빈혈, 탈수, 저영양증, 저알부민증, 대사성 이상) 수술(정형외과적 수술, 심장수술, 장시간의 심폐우회술, 비심장수술) 환경(중환자실 입실, 신체억압대 사용, 방관카테터, 여러시술의 적용, 통증, 환경적스트레스) 지속적 수면방해

Source: Inouye SK. Delirium in Older Persons. New England Journal of Medicine. 2006;354(11):1157-65.

해 발생되는 증후일 수 있는데, 이 경우 원인 치료가 섬망의 발생률, 중증도, 그리고 중환자실 체류기간을 줄이는데 필수적이며 이 외에 외인성(예, 진정제와 아편유사제 투여) 혹은 환경적(지속적인 억제대 적용이나 운동 제한) 요인들이 영향을 미친다.

중환자실환자에서 약제 금단이나 알코올 금단과 연관되어 섬망이 발생할 수 있는데 이는 보통 흥분 형태를 보인다. 금단 증후군은 1) 불법적으로 혹은 장기간 복용해온 약, 2) 중환자실에서 투여된 혹은 마약성 진통제, 3) 만성 알코올중독증 환자에서 갑작스러운 알코올 중단으로 발생할 수 있다.

중환자실에서 자주 사용되는 약제들 중 환자의 섬망과 격앙의 흥분에 관련이 있기도 하다(표 8-9).

표 8-9 섬망을 유발할 수 있는 약물들

알코올(금단)
항생제와 항바이러스제
진통제(특히 메페리딘)
항콜린제
항히스타민제
항경련제
항우울제
심혈관작용제
부신피질호르몬, 부신겉질호르몬제
도파민작용제
메토클로프로마이드
H_2 수용체 억제제(cimetidine, ranitidine)
저혈당제
진정제(벤조다이아제핀)
근이완제(baclofen, cyclobenzaprine)

Source: Hong J-H. Delirium in the Intensive Care Unit. Journal of Neurocritical Care. 2015;8(2):46-52.

장기간, 고용량의 마약성 진통제 혹은 진정제의 투여는 생리적 의존을 유발하며 급격한 투여중단은 금단 증후군의 원인이 된다. 급성 마약 금단의 증상으로는 발한, 털세움, 동공산대, 눈물, 콧물, 구토, 설사, 복부통증, 빈맥, 하품, 안절부절, 흥분, 근육통, 통증 감도 증가, 그리고 불안 등이 있으며 증상의 발현은 아편유사제 중단 후 12시간 이내에 발생할 수 있고 마약 길항제, 날록손, 또는 날부핀과 같은 혼합 작용제/길항제 등에 의해 촉진될 수 있다. 중환자실 환자에서 장기간의 벤조디아제핀 투여는 투약이 급속히 중단되었을 때 금단증상들을 유발할 수 있는데 여기에는 불안, 격앙, 떨림, 두통, 발한, 불면, 오심, 구토, 근육간대경련, 근육 경련, 과활동성 섬망, 그리고 발작 등이 있으며 벤조디아제핀 수용체 길항제인 플루마제닐에 의한 장기간 투여된 벤조디아제핀의 진정효과 역전도 벤조디아제핀 금단증상의 발현을 유발할 수 있다. 장기간 아편유사제 혹은 진정제 투여를 받은 환자는 약제 금단 위험성을 감소시키기 위하여 수일에 걸쳐 서서히 용량을 줄이면서 끊어야 한다. 알콜의존은 입원환자의 15-20%에서 발견되며 입원 환자의 8-31%에서, 특히 외과 혹은 외상 환자에

표 8-10 The Confusion Assessment Method for the Intensive Care Unit (CAM-ICU)

CAM-ICU 평가표

ID: ______________ 성명: ______________
ICU 입원일: ____________년 ____________ 월 ____________ 일
진단명: ______________________
평가일: ____________ 년 ____________ 월 ____________ 일
평가 시작 시각: ___________ 시 ___________ 분(오전, 오후)
평가 종료 시각: ___________ 시 ___________ 분

평가자: ______________ (인)

특성1: 급성으로 발생하였거나, 계속 변화하는 경과인가? **1A 또는 1B 항목에 대해 "예"이면 양성**	양성	음성
1A: 현재 의식 상태가 기존의 그것과 다른가? 1B: 환자의 의식 상태가 RASS, GCS 또는 이전의 섬망 평가에 따른 결과가 지난 24시간 동안 변화가 있는가?	예	아니오
특성2: 주의력 결핍. **2A 또는 2B 항목이 8점 미만일 때 양성임.** 글자를 통한 주의력 검사를 먼저 시행하고 환자가 이 검사를 수행할 수 있고 점수가 명확할 때에는 이 점수를 기록하고 특성 3으로 넘어간다. 환자가 글자를 통한 검사를 시행할 수 없거나 사용한 검사에서 점수가 명확하지 않은 경우에는 그림을 통한 주의력 검사를 시행하고 두 가지 검사를 모두 시행한 경우에는 그림으로 시행한 검사 점수를 기록한다.	양성	음성
2A: 글자를 이용한 주의력 검사: (시행 못한 경우 NT로 기록) 방법: 환자에게 "제가 지금부터 10개의 글자들을 순서대로 읽어드릴 것입니다. 이 중 '아'란 글자가 들리면 제 손을 꼭 쥐어서 알려주세요"라고 말하라. 다음 글자들을 일상적인 톤으로 읽어준다. 사 아 바 에 아 하 아 아 라 타 채점: "아"라고 했을 때 환자가 반응이 없거나 다른 글자에서 시험자의 손을 쥐었을 때 점수를 주지 않는다. 빠르게 반응한 각각의 점수를 더한다.	점수(10점 중)	______________
2B: 그림을 이용한 주의력 검사(시행 못한 경우 NT로 기록) 방법은 그림 테스트 부분에 있음.	점수(10점 중)	______________
특성3: 비체계적인 사고	양성	음성
점수가 4점 미만이면 양성		
3A: 예/아니오로 대답하세요 합산점수(3A+3B) ________ (총 5점) (A형 또는 B형 중 한 가지를 선택하여 사용. 매일 시행하게 되는 경우는 A형과 B형을 교대로 사용한다. 예를 들어 Day 1은 Set A, Day 2는 Set B, Day 3은 Set A 등의 방식으로.) Set A 1. 돌이 물 위에 뜰 수 있나요? 2. 바다에는 물고기가 사나요? 3. 1 kg이 2 kg 보다 무거운가요? 4. 못을 칠 때 망치를 쓸 수 있나요? Set B 1. 나뭇잎이 물 위에 뜰 수 있나요? 2. 바다에는 코끼리가 사나요? 3. 2 kg이 1 kg 보다 무거운가요? 4. 나무를 자르는데 망치를 쓸 수 있나요? 점수 ________________(각 각 정답을 맞출 때 1점씩 획득, 총 4점) **3B:따라하세요.** 환자에게 다음과 같이 말한다. "손가락을 이만큼 펴보세요(시험자는 환자 앞에서 두 손가락을 펴본다.)", "이제 다른 쪽 손으로 똑같이 해보세요"(손가락 숫자를 반복하지 않는다.) *만일 환자가 양 팔을 움직일 수 없다면 두 번째 질문은 "손가락을 하나 더 펴보세요"로 대체함. 점수 ______________ (두 가지 명령을 모두 성공적으로 수행하면 1점 획득)		
특성4: 의식 수준의 변화 RASS 점수가 0점 이외에는 모두 양성	양성	음성
최종 CAM-ICU(특성 1과 2, 그리고 특성 3 또는 4이 존재)	양성	음성

Ely EW et al. JAMA 2001;286:2703-10

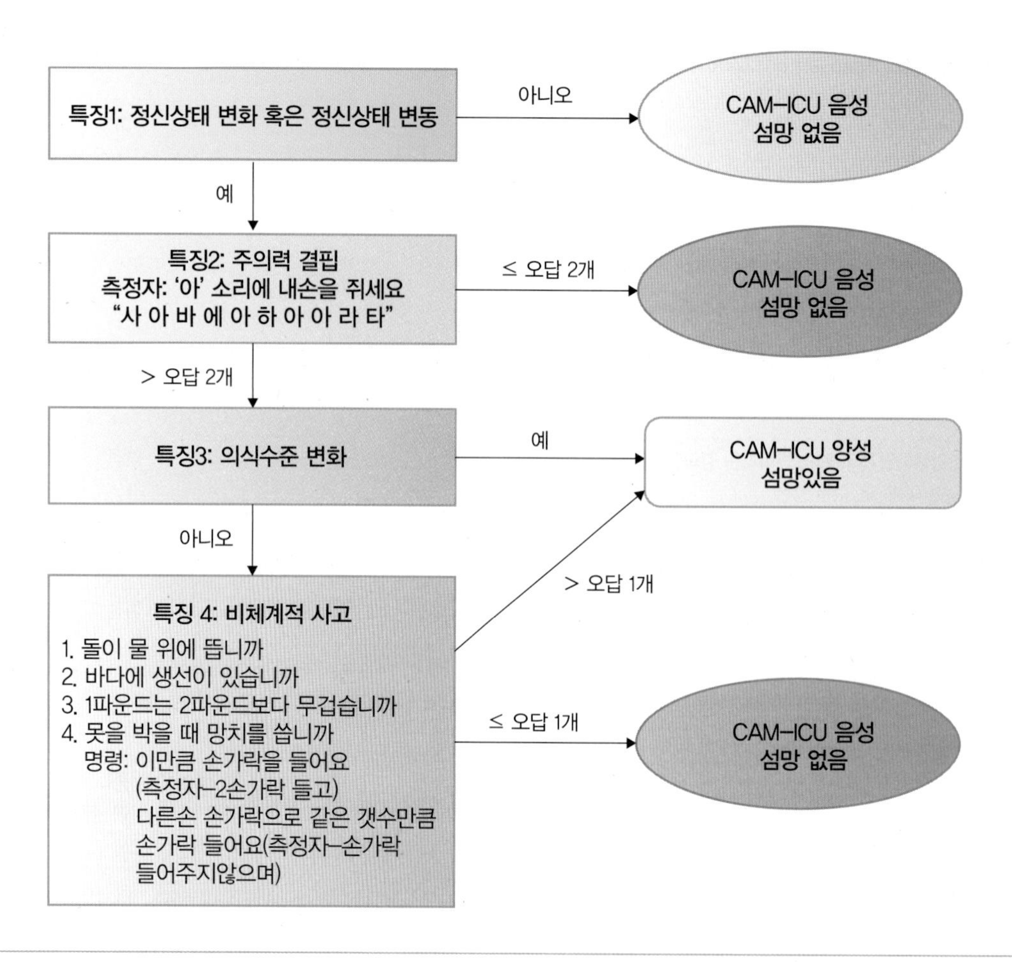

그림 8-1 CAM-ICU에 의한 섬망측정

서 알코올금단증후군이 발생되는데 신경학적 그리고 자율신경부전증상을 보이며, 입원한 알콜금단증후군 환자의 15%에서 전신강직간대발작을, 그리고 5%에서 진정섬망을 발생시킨다. 심한 알코올금단증후군 환자는 지연되는 기계환기기 의존성을 보이고 지속되는 섬망으로 인하여 중환자실 체재일이 증가한다. 치료로는 벤조디아제핀계열 약제가 사용된다.

섬망의 예방을 위한 할로페리돌, 비정형적 정신병치료제, 덱스메데토미딘, β-Hydroxy β-methylglutaryl-Coenzyme A (HMG-CoA) reductase inhibitor(예:statin) 또는 케타민 등의 사용은 도움이 되지 않는다고 한다. 또한 진단기준에는 미치지 못하는 섬망의 증상을 일부 보이는 환자에게 haloperidol 또는 비정형적 정신병치료제(atypical antipsychotics)를 사용하는 것이 섬망의 발생 및 환자의 예후에 별다른 도움이 되지 않는다.

1. 섬망의 평가

성인 중환자실 환자에서 섬망의 평가 감시가 추천되는데 가장 신뢰성 있는 평가 방법으로 Confusion Assessment Method for the ICU (CAM-ICU, 그림 8-1, 표 8-10)와 Intensive Care Delirium Screening Checklist (ICDSC, 표 8-11)가 추천되고 있으며 이에 의한 기본적인 섬망의 평가, 감시의 중요성이 강조되고 있다. CAM-ICU를 이용한 섬망의 평가를 위해서는 먼저 RASS 또는 Riker Sedation-Agitation Scale (SAS, 표 8-6) 를 이용한 의식수준을 확인

하여, RASS 에서 -4 보다 크거나, SAS 에서 2보다 큰 경우의 환자를 대상환자로 하여야 한다. 이후 1) 갑작스런 정신 상태의 변화 또는 변동, 2) 주의력 결핍, 3) 의식 수준의 변화, 4) 비체계적 사고 등 네 가지의 요건 중 1), 2) 두 요건의 증상을 보이고, 3) 혹은 4) 중 하나 이상의 증상이 동반되어야 한다. 24시간 동안 낮과 밤에 2회 이상 CAM-ICU를 통한 섬망을 확인하는 것이 이상적이다. CAM-ICU는 섬망 특성의 전반적인 면들을 포용하고 있으며 민감도 93-100%, 특이도 98-100%이고 말을 할 수 없는 상태에서도 평가 가능하고 기관내삽관, 치매, 심한 우울증 환자에서도 측정 가능하다.

ICDSC를 이용한 섬망의 평가는 DSM 진단기준에서 유래된 8가지의 요건을 24시간 동안 확인하여 4가지 이상의 경우를 섬망이라 할 수 있으며, 최초 유효성 검사에서 민감도 99%, 특이도 64%를 보였다.

CAM-ICU 및 ICDSC 모두 효과적인 섬망 환자의 선별에 충분하지만 어느 방법을 이용하던 중환자실 입실동안 계속적인 환자의 감시가 중요한 점이다.

2. 치료

1) 비약물적 예방 방법

약물적 방법에 의한 섬망의 예방은 효과가 크게 증명되지도 않았고, 부작용 발생의 위험이 있어 비약물적 예방 방법이 중환자실 환자의 섬망 발생의 감소에 도움이 된다. 환자의 기저질환 및 상태에 관련된 것은 조절이 쉽지 않지만 주변 환경 및 처치, 약물에 관련한 것은 충분한 관심을 가지고 노력한다면 조절 가능한 부분이 될 것이다. 하지만 단일 요법보다는 가능한 여러 요법을 즉, 수면의 질을 개선하고, 각성을 향상시키며, 신체억제를 줄이고, 시각·청각 장애를 줄여주는 방법 등을 적용하여 섬망을 감소시킨다. 여기에는 의료인에 의한 잦은 설명의(frequent orientation), 조기 운동, 낮에 등을 켜고 밤에 등을 끄는 수면 프로토콜, 안전하고 시기 적절한 신체억제 및 카테터의 제거, 그리고 필요 없는 소음의 최소화, 진정치료의 감소, 안경 혹은 보청기의 착용 등이 있다. 또한 Richmond AgitationSedation Scale (RASS)이 목표 수준보다 더 많은 진정제나 마약성 진통제의 투여를 감소시키고 적절한 진정수준을 결정하는 데 사용될 수 있다.

표 8-11 Intensive Care Delirium Screening Checklist (ICD-SC)

1. 의식 수준의 변화
2. 무관심
3. 지남력 장애
4. 환각, 망상 또는 정신병
5. 정신운동초조 또는 정신운동지연
6. 부적절한 언어 또는 부적절한 기분
7. 수면/각성 주기 장애
8. 증상 기복(symptom fluctuation)

Source: Bergeron N, Dubois M-J, Dumont M, Dial S, Skrobik Y. Intensive Care Delirium Screening Checklist: evaluation of a new screening tool. Intensive care medicine. 2001;27(5):859-64.

2) 약물적 방법

약물적 치료의 첫 단계는 환자의 현재 투여약제의 파악이며, 특히 벤조디아제핀은 성인중환자실 환자에서 섬망 발생의 위험인자이다. 환기보조중인 환자에서 진정을 위한 덱스메데토미딘 지속 정주는 벤조디아제핀 지속 정주에 비하여 섬망 발생률이 더 낮다.

정신병치료제로 정형적인 정신병치료제(할로페리돌)과 비정형적 정신병치료제(olanzapine, ziprasidone, risperidone, quetiapine)가 있다. 할로페리돌은 섬망 치료를 위하여 일반적으로 사용되어왔으나 2013년 미국 중환자의학회 지침은 중환자에서의 사용을 추천하지 않고 있으며, 비정형적 정신병치료제가 섬망의 기간을 단축시킨다고 하였다. 섬망환자에게 정형적, 비정형적인 정신병치료제를 섬망환자의 진단 시 관례적으로 처방하기보다는 섬망의 증상으로 인한 환자 본인 혹은 타인에게 피해가 우려될 때 가능한 짧은 기간 동안 투여하는 것을 권장하는데, 이는 향정신병 약제의 처방이 불필요하게 환자의 퇴원 후까지 계속되는 경우가 빈번하기 때문이다. 비정형적 정신병

치료제는 또한 피라미드바깥길증상(extrapyramidal symptoms) 부작용의 발생이 더 적어 선호되고 있다. 그러나 정신병치료제는 torsades de pointes의 위험성이 있는 환자(심전도상 QT 간격 연장, QT 간격을 연장시키는 약물 복용 환자, 부정맥의 과거력이 있는 환자)에서는 사용이 추천되지 않는다.

격앙으로 기계환기 이탈이나 튜브발관에 어려움이 있는 환자에 있어서는 덱스메데토미딘을 사용하는 것이 추천된다.

Ⅳ 통증, 격앙, 그리고 섬망의 치료

통증 평가와 진정 평가를 통하여 통증치료와 진정제-최소화 전략(daily interruption or light level of sedation)을 수행하고 섬망의 감시와 예방을 동반하는 프로토콜 수행이 과진정의 부작용을 피할 수 있는 최선의 전략이다. 프로토콜은 중환자실 간호사 및 다른 의료 인원들과 소통할 수 있어 환자의 적절한 통증 및 진정 치료 목표를 결정하는 데 도움이 되며 또한 각각의 치료 수단의 효과를 평가할 수 있다.

성인 중환자실에서 환기보조 받는 환자는 진통제를 먼저 투여하는 진통우선진정이 추천되는데, 진정제가 기본이 되는 진정 요법은 통증 및 불편함의 빈도가 높아 좋지 않은 결과를 초래한다. 진통우선진정은 기계환기 기간의 감소와 중환자실 체류기간을 감소시킨다. 작용시간이 짧고 쉽게 조절이 가능한 진통제는 신경학적 검사가 자주 필요한 경우 장점이 있다. 또한 중환자실 기계환기기 치료 중인 환자는 매일 각성시도 혹은 가능한 얕은 수준의 진정 요법이 추천된다.

섬망의 조기진단은 원인 파악 및 효과적인 섬망 치료 수행에 도움이 되며 이러한 섬망의 조기진단 및 치료는 환자의 의식상태를 유지시켜 기계환기기 이탈과 조기 활동에 큰 도움이 된다. 그러나 섬망은 의료진과 충분히 상호 행동, 교류할 수 있는 상태에서 평가될 수 있으므로 적절한 통증치료와 경한 진정수준은 이를 위한 필수 조건이다.

참고문헌

1. Devlin JW, Skrobik Y, Gélinas C, et al. Clinical practice guidelines for the prevention and management of pain, agitation/sedation, delirium, immobility, and sleep disruption in adult patients in the ICU. Crit Care Med 2018;46:e825–73.

2. Ely EW, Inouye SK, Bernard GR, et al. Delirium in mechanically ventilated patients: validity and reliability of the confusion assessment method for the intensive care unit (CAM-ICU). JAMA 2001;286:2703–10.

3. Gélinas C, Fillion L, Puntillo KA, et al. Validation of the criticalcare pain observation tool in adult patients. Am J Crit Care 2006;15:420–7.

4. Hayhurst CJ, Pandharipande PP, Hughes CG. Intensive care unit delirium: a review of diagnosis, prevention, and treatment. Anesthesiology 2016;125:1229–41.

5. Luetz A, Balzer F, Radtke FM, et al. Delirium, sedation and analgesia in the intensive care unit:a multinational, two-part survey among intensivists. PLoS ONE 2014;9:e110935.

6. Marra A, Ely EW, Pandharipande PP, et al. The ABCDEF bundle in critical care. Crit Care Clin 2017;33:225–43.

7. Oldham M, Pisani MA. Sedation in critically ill patients. Crit Care Clin 2015;31:563–87.

8. Page VJ, McAuley DF. Sedation/drugs used in intensive care sedation. Curr Opin Anaesthesiol 2015;28:139–44.

9. patient-based study. Anesthesiology 2007;106:687–95.

10. Payen J-F, Chanques GR, Mantz J, et al. Current practices in sedation and analgesia for mechanically ventilated critically ill patients: aprospective multicenter patient-based study. Anesthesiology 2007;106:687–95.

11. Rotondi AJ, Chelluri L, Sirio C, et al. Patients' recollections of stressful experiences while receiving prolonged mechanical ventilation in an intensive care unit. Crit Care Med 2002;30:746–52.

12. Shehabi Y, Chan L, Kadiman S, et al. Sedation depth and long-term mortality in mechanically ventilated critically ill adults: a prospective longitudinal multicentre cohort study. Intensive Care Med 2013;39:910–8.

중환자의학

09

CRITICAL CARE MEDICINE

중환자의 영양지원

박치민

영양지원(nutritional support)은 중환자치료에 있어 매우 중요한 분야 중 하나이며 현대 의학의 중요한 업적 중 하나로 그 중요성은 분명하게 정립되어 있다. 1968년 Dudrick 등에 의해 시작된 영양 지원은 유효성을 입증하는 시기를 지나 최근에는 영양 약리학(nutritional pharmacology)이라는 분야가 만들어질 정도로 각종 질환에 따라 차별화된 영양학적 접근의 필요성이 제시되는 수준에 이르고 있다.

중환자의 경우 기저질환으로 인해 입원 당시 이미 영양 상태가 불량한 경우가 많으며 또한 입원 후에도 염증과 스트레스 반응으로 인한 대사적 변화, 부족한 영양공급 등으로 인해 쉽게 영양불량 상태에 빠지게 된다. 이러한 영양불량은 장기 기능 저하, 면역력 감소, 상처회복 지연 등의 부정적인 임상 결과를 초래하게 된다. 또한 심한 체중 감소와 더불어 근육소실(sarcopenia), 신체 기능 저하 등으로 인해 회복 후에도 정상적인 생활을 하기 어려운 집중치료후증후군(post-intensive care syndrome, PICS)의 중요한 원인으로 작용할 수 있다. 그러나 중환자에서의 영양지원은 다양한 장기 기능의 저하와 혈역학적 변화 등으로 인해 적절한 영양지원을 하는 것이 쉽지 않으며 또한 잘못된 형태, 과도한 영양지원은 오히려 환자의 임상 결과에 악영향을 줄 수 있기 때문에 반드시 중환자에 맞는 적절한 영양지원을 하도록 노력하고 합병증을 초래하지 않도록 세심한 주의가 필요하다.

I 중환자의 대사적 변화에 대한 이해

중환자실에서 집중치료를 받는 환자에게 적절한 영양을 제공하기 위해서는 중증 질환을 동반한 중환자에서 특징적으로 보이는 대사적 변화에 대한 이해가 필수적이다.

중환자실에서 치료를 받는 환자에서 보이는 영양결핍은 정상인에서 금식, 단식에 의해 초래되는 영양결핍과는 다르다. 금식, 단식으로 인한 영양결핍이 필수 영양소의 체내 저장 부족 또는 섭취 부족 때문인 반면, 중증 질환을 동반한 중환자의 경우에는 변화된 체내 대사환경에 의해 초래되는 이상, 비정상인 영양소 대사과정이 주 원인이다. 그러므로 영양지원을 위하여 같은 종류 또는 같은 양의 영양소를 공급하더라도 중환자에서의 반응은 다르다는 점을 반드시 염두에 두어야 한다.

일반적으로 심한 대사적 스트레스 상황에서는 생존을 위하여 필요한 정상적인 대사적 항상성(metabolic homeostasis)을 유지하지 못하고, 많은 신경계, 호르몬, 세포질 유리칼슘 등 수많은 매개체의 복합적 상호작용의 결과로

표 9-1 스트레스 상황에서의 대사적 변화

대사		변화
휴식에너지소비량		증가
산소 소모량		증가
탄수화물대사	혈중 포도당 농도	증가
	포도당신합성	증가
	글리코겐분해	증가
	조직 포도당 산화	증가
지질대사	케톤합성	감소
	지질분해	증가
	조직 지질 산화	증가
단백질대사	총 합성	감소
	총 분해	증가
	간 단백질 합성	증가
	근육 단백질 합성	감소
	요소합성	증가

대사적 이상을 초래한다. 이러한 대사적 이상은 과대사(hypermetabolism), 과분해대사(hypercatabolism), 지속적인 근육소실, 고혈당증, 체액 축적 등으로 특징지어진다(표 9-1).

1. 탄수화물대사

포도당은 중추신경계, 골수, 적혈구, 손상 조직에서 주 에너지원으로 이용된다. 정상 성인에서 중추신경계의 기능이 유지되기 위해서는 최소 하루 100 g 정도의 포도당이 필요하며, 대사적 스트레스 상황에서는 분당 4-6 mg/kg의 포도당 산화가 일어난다. 심한 스트레스 상황에서 산화되는 포도당의 절반 정도는 포도당신합성(gluconeogenesis)에 의한 것이며, 과대사 상태인 경우 이러한 포도당신합성은 외부에서 공급하는 포도당에 의해 억제되지 않는다. 그럼에도 불구하고 대사적 스트레스 상태에서 포도당의 공급은 중요한데, 이는 포도당 이외에 다른 에너지원을 용이하게 이용하지 못하는 조직의 기능 보전과 단백질 합성을 촉진하는 인슐린의 분비를 자극하기 위함이다.

중증 질환을 동반한 중환자에서 특징적으로 보이는 포도당의 대사변화는 포도당 산화가 증가되어 있으나 코티솔, 카테콜아민, 글루카곤과 같은 스트레스 호르몬의 분비 증가로 인한 포도당신합성을 통한 체내 포도당 생성의 증가와 말초 조직의 인슐린에 대한 저항성이 동반되어 초래되는 고혈당증이다. 스트레스 상태에서 인슐린의 혈중 농도는 정상범위 또는 약간 상승되어 있으나 고혈당증을 방지할 수 있을 정도로 증가되지는 않는다. 이러한 고혈당증은 포도당을 주 에너지원으로 이용하는 중추신경계, 창상, 염증, 면역 세포들에 포도당 공급을 용이하게 하기 위한 반응으로 생각된다. 그러나 지속되는 고혈당증은 합병증의 원인이 되며 여러 연구를 통해 불량한 임상결과와 밀접한 연관이 있는 것으로 알려져 있으므로 중환자에서 영양지원 처방을 할 때 포도당은 총 에너지 소비량의 50-60% 정도를 공급하도록 하며 또한 투여 속도도 분당 5 mg/kg을 초과하지 않는 것이 바람직하다. 또한 고혈당증으로 인한 합병증을 피하기 위하여 주의 깊은 감시가 필요하며 필요 시 당질과 함께 인슐린을 공급하여 목표로 하는 혈당 내로 조절이 되도록 노력해야 한다.

2. 지질대사

대사적 스트레스 상태는 지질대사에도 변화를 초래한다. 지방산의 산화가 증가되며 혈중 리놀레산과 아라키돈산은 감소하고 올레산은 증가한다. 이는 증가된 지질분해에 의한 것으로 카테콜아민에 의한 베타-2 수용체에 대한 자극과 종양괴사인자 α (TNF-α), 인터루킨 1 (IL-1), 인터페론 알파(interferon-α) 등에 의해 지질분해가 증가하기 때문이다. 스트레스 상태에서는 휴식에너지소비량(resting energy expenditure)에 있어 지질산화에 의한 상대적 부분이 증가하며 포도당 산화에 의한 부분은 감소한다. 또한 중환자에서는 지질대사의 이상으로 금식, 단식 때보다 필수지방산 결핍 현상이 일찍 발생한다.

많은 제한점에도 불구하고 중환자에서 지질의 공급은 중요한데 이는 단백질 보존효과, 포도당 과다 투여 방지, 필수 지방산 공급 때문이다. 권장량은 총 에너지 소비량의 10-30% 정도이며 정맥영양지원의 경우 최소 3-5%는 필수 지방산으로 공급하여야 한다. 경장영양지원의 경우에는 환자의 지질 흡수 능력을 고려하여 결정한다. 또한 투여 속도는 시간당 0.1 g/kg을 초과하지 않도록 장시간에 걸쳐 투여하는 것이 바람직하다. 스트레스 상태에서 지질산화에 의한 에너지 이용이 증가한다는 점을 고려하면 에너지원으로서의 의미를 가지고 있으나 외부에서 공급하는 지질이 과연 효과적인 에너지 원인가에 대해서는 논란이 있다.

3. 단백질대사

중환자에서 나타나는 특징적인 단백질대사는 단백질합성을 초과하는 단백질분해로 인하여 음성질소평형(negative nitrogen balance)을 보이는 분해대사(catabolism)이다. 주로 근육 등의 단백질분해가 촉진되는데 질소손실의 정도는 스트레스의 정도에 비례하며 이는 환자의 회복을 지연시킨다. 최근 연구에서는 외상이나 패혈증 환자의 경우 중환자실 치료를 받는 동안 16%의 체내 단백질이 소모되는 것으로 보고하고 있다. 코티솔과 같은 스트레스 호르몬과 종양괴사인자 α, 인터루킨 1, 인터루킨 6, 감마 인터페론 등이 분해대사과정에 관여한다. 결과적으로 인슐린과 같은 합성 호르몬과 분해 호르몬 사이의 균형이 분해대사의 정도를 결정한다.

스트레스 상황에서 단백질 합성의 활성도는 신체 부위에 따라 다르다. 근육 단백질의 경우 이견이 존재하나 합성이 감소하는 것으로 알려져 있으며, 알부민, 프리알부민, 트랜스페린 같은 결합 단백질의 합성 역시 감소한다. 단백질의 소모는 주로 골격근에서 발생하며 그 외 호흡근이나 장에서도 발생하는 것으로 알려져 있으며 이 때의 아미노산은 주로 상처회복이나 염증 반응, 그리고 급성기단백질(acute-phase protein)의 합성에 사용되므로 간에서 합성되는 섬유소원, 보체(complement), 면역 글로불린, C-반응 단백 같은 급성기 단백질의 합성은 증가한다.

아미노산과 단백질은 영양지원 처방의 기본적인 구성성분으로 외부에서 아미노산이나 단백질을 공급하는 목적은 신체 단백질의 분해를 최소화하는 것이다. 그러나 스트레스 상황에서 외부에서 공급된 아미노산이나 단백질은 잘 이용되지 못하여 회복기에 이르기까지 음성 질소평형이 지속된다. 그러므로 최근 연구에서는 중환자의 초기 영양 치료는 환자에게 필요한 모든 열량이나 단백질을 공급하여 단백질 소모를 막고 영양불량을 해결하는 것을 목표로 하기 보다는, 빠른 경장영양 등과 같은 방법을 통한 면역 기능의 조절을 유도해 전신염증반응과 과대사를 감소시키는 것이 중요한 접근으로 생각되고 있다. 스트레스 상황에서 추천되는 단백질 공급량은 총 에너지소비량의 15-20% 정도로 하루 1.5-2.0 g/kg 정도이다.

Ⅱ 중환자의 영양상태 평가

영양지원의 시작은 영양 평가(nutritional screening)에서부터이다. 중환자에서 영양지원을 시작하기 전 시행하는 영양상태의 평가는 환자의 현재 영양상태와 추후 시행되는 영양지원의 효과를 판정하기 위하여 필요한 정보를 얻는 중요한 과정이다. 특히 과다한 영양지원이나 부족한 영양지원은 환자의 예후에 부정적인 영향을 초래하는 것으로 증명되어 있어 적절한 영양지원을 위해 영양상태의 평가를 통해 얻은 정보는 아주 중요하다.

영양 평가 후에는 자세한 영양 사정(nutritional assessment)을 해야 한다. 영양 사정이란 종합적인 평가를 통해 영양 불량의 정도를 평가하고 이를 통해 향후 영양 치료를 계획하고 예후를 예측하게 된다. 영양 사정은 다양한 환자 정보를 이용해야 하며 최근 체중의 변화, 의학적 소견, 과거력, 식이 정보, 신체 검진, 혈액검사 등을 종합적으로 이

표 9-2 체중 감소 정도의 분류

100% × 현재 체중/평상시 체중	100% × 현재 체중/이상 체중	분류
85-95%	80-90%	경도 체중 감소
75-84%	70-79%	중등도 체중 감소
< 75%	< 70%	중증도 체중 감소

용하게 된다. 일반적인 환자에서는 영양 사정을 위해 체중의 변화를 많이 이용하나 중환자의 경우 치료 초기 많은 양의 수액 치료를 받게 되어 체중의 변화로 영양 상태를 평가하기가 어렵다. 또한 알부민이나 프리알부민, 트렌스페린과 같은 생화학적 지표들도 전통적으로 영양 사정에 많이 이용되어 왔으나 이러한 생화학 지표들도 중환자에서는 영양 상태를 정확하게 반영하지 못하는 것으로 알려져 있다. 이는 염증 반응에 의한 급성기단백질의 변화나 간 기능 변화, 체액량의 변화 등에 의해 이러한 지표들이 영향을 많이 받기 때문이다. 그러므로 중환자의 영양 사정에서 가장 중요한 것은 가족이나 보호자를 통해 정확하고 자세한 병력이나 영양력에 대한 조사를 통해 종합적으로 평가 및 사정해야 하는 것이다. 다양한 영양 사정 도구가 사용되고 있으며 일반적으로 주관적 총괄 평가(subjective global assessment, SGA)가 널리 사용되고 있다. 객관적 접근으로 신체 계측법 등을 이용한 이학적 검사, 생화학적 검사 등이 있다. 그러나 중환자에 특성화된 사정 도구는 없으며 중환자의 여러 특성으로 사정하는 것이 쉽지 않아 각각의 환자에 맞는 다양한 정보를 수집하는 것이 가장 바람직한 평가 방법이다.

1. 과거력

과거력을 통해 얻을 수 있는 정보는 환자의 병력, 환자의 식습관, 평상시 체중과 최근의 체중 변화, 소화기계 증상, 활동 수준 등이다. 또한 신장과 현재 체중을 측정하고 이를 평상시 체중과 비교하여 체중 감소 정도에 대한 정보를 얻을 수 있다.

표 9-3 세계보건기구의 신체비만지수 분류

분류	신체비만지수(kg/m^2)
Class Ⅲ 비만	40 이상
Class Ⅱ 비만	35-39.9
Class Ⅰ 비만	30-34.9
과체중	25-29.9
정상	18.5-24.9
Class Ⅰ 영양실조	17-18.4
Class Ⅲ 영양실조	16-16.9
Class Ⅲ 영양실조	16 이하

2. 주관적총괄평가(Subjective global assessment)

주관적총괄평가는 영양상태 평가에 있어 임상에서 실용적이며 신뢰도가 있는 것으로 받아들여지고 있다. 체중 변화, 식습관 변화, 소화기계 증상, 신체 기능 상태, 질환 및 에너지 요구량, 이학적 검사 등을 평가하여 영양상태 양호, 중등도 영양결핍, 중증 영양결핍으로 판정한다. 반복적인 적용을 통해 평가법을 습득하면 90% 이상의 정확도를 보이는 것으로 알려져 있다.

3. 신체계측법

1) 체중 감소 정도

환자의 체중 감소 정도는 평상시 체중 또는 이상 체중(ideal body weight)과 현재 체중을 비교하여 체중 감소로 인한 저체중 상태를 평가할 수 있다(표 9-2). 이상 체중은 표를 이용하거나 계산식을 통하여 얻을 수 있는데 이는 중환자나 비만환자에서 부종 등에 의한 효과를 제외한 저지방 체중의 실제적 추정치이다.

남성: 이상체중(kg) = 50 + 2.7 × [(신장(cm) -150)/2.5]
여성: 이상체중(kg) = 45.5 + 2.3 × [(신장(cm) -150)/2.5]

2) 지방 축적분의 평가

지방 축적분을 평가하기 위한 신체계측법에는 삼두박근 피하두께(triceps skinfold thickness)나 신체비만지수(body mass index, BMI) 등이 있다.

삼두박근 피하두께는 삼두박근 주위의 피하두께를 측정하는 것으로 판정은 체중에 대한 지방 축적분의 추정치를 제시하는 표준준거표를 이용한다.

신체비만지수는 신체 지방을 추정하기 위하여 임상에서 가장 널리 쓰이는 방법으로 신장과 체중의 비로 계산한다(표 9-3).

신체비만지수 = 체중(kg)/신장(m)^2

3) 체단백질 축적분의 평가

체단백질 축적분을 평가하기 위해서는 상완근육둘레(mid arm circumference) 측정법을 이용하거나 악력기(hand-grip dynamometer)를 이용하여 근육의 기능을 평가한다.

4. 생화학적 검사

생화학적 검사는 주로 단백질 손실 상태를 평가하기 위하여 시행하는데 알부민, 프리알부민, 트랜스페린 등 혈장 단백질 농도를 측정하여 내장단백질의 양과 변화를 평가한다. 그러나 이러한 생화학 검사들은 염증 반응에 의한 급성기 단백질(acute phase protein)의 변화나 간 기능 변화, 체액량의 변화 등에 의해 이러한 지표들이 영향을 많이 받기 때문에 중환자에서는 영양 상태를 평가하는 데는 제한적이다.

1) 내장단백질의 평가

전통적으로 혈청 알부민 수치를 단백질 결손을 반영하는 중요한 금화적 지표(gold standard)로 사용하고 있다. 그러나 알부민은 체내 반감기가 2-3주로 만성적 영양상태는 잘 반영하나 급성단백질 결손을 반영하지 못한다는 제한점을 가지고 있다. 또한 혈중 알부민 농도는 영양학적 변화가 아닌 중환자에서 흔히 동반되는 혈장 용적의 변화, 간경변 또는 신장질환 등에 의해 변화하므로 평가에 사용할 때 주의가 필요하다.

트랜스페린은 체내 반감기가 4-10일로 알부민에 비하여 급성단백질 결손을 반영하는 데 유익하나 평가에 사용할 때 임신이나 철분 결핍 시에 증가한다는 점을 유념하여야 한다.

프리알부민(체내 반감기 2-3일)이나 레티놀결합단백질(체내 반감기 11시간) 등은 체내 반감기가 짧아 급변 단백질(rapid turn-over proteins)이라고 부르며, 영양 지원 후의 효과 판정에 유용하다. 그러나 평가에 사용할때 혈청 프리알부민 농도는 간기능 저하, 갑상선 기능항 진, 염증 질환 등이 있을 때 감소하며, 레티놀결합단백질은 비타민 A 농도, 탄수화물 투여, 신장 기능에 영향을 받는 다는 점을 고려하여야 한다.

2) 질소균형치(Nitrogen balance)

질소균형치는 영양지원을 받고 있는 환자에서 단백질 대사 상태를 평가하고 단백질 투여량을 조절하기 위하여 이용된다. 질소균형치는 질소 섭취와 질소 손실의 차이이다.

질소균형치 = 질소 섭취(g) - 질소 손실(g)
= (dietary protein/6.25)-([urine urea nitrogen/0.8]+4)

질소균형치에서 질소 1 g은 근육 30 g에 해당되며 질소균형치의 지속적인 평가는 장기간 영양지원을 받는 환자에서 유용하다. 일반적인 목표는 하루 2 g 양 값(positive value)의 질소균형치를 유지하는 것이다. 질소균형치 양 값은 체내 질소 축적, 단백질 합성증가와 합성대사, 동화(anabolism) 상태에 있음을 의미한다. 단백질의 질소 함량은 아미노산의 구성에 따라 차이가 있으나 일반적으로 단백질 100 g에 질소 16 g을 함유하는 것으로 계산하여 질소 1 g은 단백질 6.25 g을 의미한다. 그러므로 영양지원을 통하여 하루에 공급하는 질소의 양(단백질 공급양/6.25)이 질소 섭취가 된다. 신체에서 일어나는 질소 손실은 주로 소변을 통하여 요소(urea) 형태로 이루어지므로 24시간 소변의 요소량을 측정하여 질소 손실을 추정한다. 요소 1 g은 질소 467 mg에 해당한다. 여기에 소변 이외의 경로로 일어나는 질소 손실(하루 약 4 g)을 더하면 하루 질소 손실이 계산된다. 신장기능이 정상이거나 경도의 기능 부전을 가지고 있는 환자의 경우 일주일에 한 번 질소균형치를 측정하여 영양지원의 효과 판정에 사용하면 양 값의 질소균형치를 유지하면서 불필요한 단백질 과다 공급을 피할 수 있다.

3) 면역기능 검사

중환자에서 영양지원의 목표는 근육단백질 손실 방지, 상처치유 촉진 및 감염에 대한 저항력 증진이다. 즉 근육 및 면역기관의 기능적 유지와 회복이 중요하므로 영양지원의 효과 판정도 기능평가를 이용하는 것이 이상적이다. 영양결핍은 면역기능에 부정적인 영향을 미치기 때문에 면역기능을 평가하여 영양상태를 추정할 수 있다. 면역기능은 총 림프구수, 항원에 대한 지연성 피부반응 등을 이용하여 측정할 수 있는데 항원에 대한 지연성 피부반응의 경우 중환자실 환경에서 적용에 제한이 있어 간편하게 총 림프구수를 이용하여 면역기능을 추정한다. 일반적으로 총 림프구수가 1,200-1,800 cells/mm^3 범위인 경우 경도의 영양실조 상태, 900 cells/mm^{3}이하일 때 중증 영양 실조 상태로 평가한다.

5. 영양지원을 시행하는 동안 영양상태 평가

중환자에서 영양지원으로 인한 합병증을 최소화하고 영양지원의 이점을 얻기 위해서는 영양지원을 시행하면서 지속적인 영양상태 평가가 필요하다.

1) 비단백질 에너지원이 과다 또는 과소 공급되는지 여부를 지속적으로 평가하여야 한다. 일반적으로 전문학회에서 제시하고 있는 영양지원 지침서에 따라 영양지원을 시행하면 과다 또는 과소 공급에 의한 합병증을 피할 수 있다. 2013년 대한중환자의학회에서 발간한 "중환자의 영양지원 지침서"는 문헌적 근거를 바탕으로 만들어진 영양지침서로, 지속적인 영양상태 파악에 도움이 될 것이다.
2) 양성 질소균형을 유지하면서 단백질이 과다 공급되는지 여부를 평가하여야 한다. 일주일에 1회 정도 질소균형치를 측정하여 영양처방에 반영하면 과다한 단백질 공급을 피하면서 양성 질소균형을 유지할 수 있다.
3) 혈중 중성지방(triglyceride) 수치를 평가하여야 한다. 정확하게 어느 수치 이하로 혈중 중성지방 수치를 유지해야 하는가에 대해 정의하기는 어려우나 지속적으로 정맥을 통하여 지질 유탁액을 투여 받는 환자에서 일반적으로 500 mg/dL 이하를 유지하는 것이 바람직하다.
4) 프리알부민, 트랜스페린 같은 내장 단백질 수치를 일주일에 한 번 정도 측정하여 영양지원의 효과를 평가하여야 한다. 비록 내장 단백질 수치가 영양상태를 정확하게 반영하지는 못하나 영양지원의 효과를 판정하는 데 도움이 된다.
5) 수액과 전해질 상태를 평가하여야 한다. 특히 칼륨, 인산, 마그네슘, 칼슘 등의 혈중농도를 측정하고 정상 범위로 유지하여야 한다.
6) 비타민과 미량 원소 농도를 평가하여야 한다. 일상적인 측정은 불필요하나 결핍이 의심되는 경우 측정하여 교정하여야 한다.

7) 표준 생화학적 검사를 통한 간 기능을 일주일에 한 번 정도 시행하고 평가하여야 한다.

Ⅲ 에너지 요구량 계산

에너지 요구량을 계산하는 것은 중환자에서 영양상태 평가 후에 영양지원을 계획하는 첫 단계로서 이 과정을 통해 에너지 요구량을 추정한 후 계산된 요구량을 각각 단백질, 탄수화물, 지방으로 얼마만큼 공급할 것인가, 즉 목표 칼로리를 결정하므로 에너지 요구량의 계산은 영양지원에 있어 아주 중요한 과정이다. 영양공급량은 에너지 요구량과 더불어 환자의 임상 상태에 따라 결정이 되지만 가능한 요구량에 부족하거나 과도하지 않도록 결정해야 한다. 부족한 영양 공급은 면역 기능 감소와 상처 회복 지연, 장기 기증 저하와 관련되어 있으며 과도한 영양 공급 또한 고혈당이나 폐기능 저하, 간기능 저하 등 여러 대사적 합병증과 관련되어 있다. 그러므로 적절한 방법을 이용해 환자에게 맞는 정확한 목표 칼로리를 결정하는 것은 매우 중요하다.

임상에서 이용되고 있는 에너지 요구량을 계산하는 방법으로는 간접 열량계를 이용하는 방법과 계산식을 이용하는 방법이 있다. 일반적으로는 계산식을 이용하는 방법이 널리 사용되고 있으나 이 계산식에 의한 에너지요구량의 계산도 영양지원을 시작하기 위한 기초 자료일 뿐 절대적인 것은 아니다. 계산된 양을 기준으로 영양지원을 시작하여 지속적으로 영양상태 평가를 통해 에너지 공급량을 가감함으로 각 환자별 적정수준을 찾아가는 되먹이기식(feed-back system)과정이 적용되어야 한다. 중요한 것은 어떤 계산식을 이용하여 요구를 산출하느냐보다 영양지원 동안 지속적인 영양상태 평가를 통하여 영양 지원의 적절성을 조정해 가는 것이다.

1. 간접 열량측정법

이 방법은 체내 산소 소모량과 이산화탄소 생성량을 측정하여 에너지 요구량을 계산하는 방법으로 중환자에서 가장 정확하게 에너지 요구량을 계산할 수 있기 때문에 사용이 가능하다면 가장 우선적으로 권고하는 방식이다. 그러나 고가의 장치가 필요하고 장치의 적용이 까다롭고, 기술, 인력 등의 문제로 정기적으로 측정하는 데는 어려움이 있어 특수한 경우를 제외하고는 아직 국내 병원에서는 널리 쓰이지 않는다. 또한 아직 임상적 유용성이 증명되지 않았고 산소 요구도가 높거나 흉관을 가지고 있는 중환자에서는 정확한 측정이 어려울 수 있다.

2. 계산식을 이용한 방법

추정에너지요구량을 계산하기 위한 계산식은 200여 종에 이를 정도로 많이 개발되어 있으나 중환자실 환자에 적용하여 사용되고 있는 계산식은 Harris-Benedict 계산식, Ireton-Jones 계산식(IJEE), Penn State 계산식, 체중에 기초한 계산식 등이 임상에서 널리 이용되고 있다.

1) Harris-Benedict 계산식

성별과 키, 체중, 그리고 연령을 이용하여 기초 대사량(basal energy expenditure, BEE)을 계산한 후 환자의 활동량(activity factor)과 스트레스 정도(stress factor)를 곱하여 공급량을 결정한다.

Male: BEE = 66.5 + (13.75 x weight (kg)) + (5.003 x height (cm)) - (6.775 x age (years))

Female: BEE = 655.1 + (9.563 x weight (kg)) + (1.850 x height (cm)) - (4.676 x age (years))

이 때 중환자의 경우에는 반드시 중증도를 고려해야 하며 일반적으로 중증외상환자에서는 스트레스 정도를 1.3 정도, 심한 화상의 경우 1.9 정도까지 고려한다. 그러나 Harris-Benedict 계산식은 건강한 성인을 대상으로 한 연구를 통해 만들어진 방법으로 중증도가 높은 환자에서는 정확하지 않을 수 있으며 과도한 영양공급을 유발할 수 있어 주의해야 한다.

2) Ireton-Jones 계산식

1992년 중환자실에서 치료를 받는 환자의 추정 에너지요구량을 계산하기 위하여 개발된 계산식으로 체중, 연령, 성별, 손상 여부, 비만 여부, 인공호흡기 부착 여부 등을 고려하여 추정에너지요구량을 산출한다. 젊은 환자나 비만환자에서 비교적 정확한 추정에너지요구량을 산출할 수 있는 것으로 알려져 있으며, 1997년 재평가를 통해 개선된 계산식을 내놓았으나 1992년 계산식에 비해 과소추정의 경향이 있어 1992년 계산식이 추천된다. 계산식은 아래와 같다.

1992년 Ireton-Jones 계산식(1992년)
1,925 - [10 × 나이(년)] + [5 × 체중(kg)] + (남성인 경우: 281) + (손상이 존재하면: 292) + (화상환자의 경우: 851)

1997년 Ireton-Jones 계산식:
[5 × 체중(kg)] - [11 × 나이(년)] + (남성인 경우: 244) + (손상이 존재하면: 239) + (화상환자의 경우: 840) + 1,784

3) Penn State 계산식

1998년 중환자실에서 치료를 받는 환자의 추정에너지요구량을 계산하기 위하여 Harris Benedict 계산식을 바탕으로 분당호흡량, 24시간 체온을 보정하여 개발한 계산식으로 1998년 계산식과 2003년 계산식이 있다. 1998년 계산식은 기계적 환기보조를 받는 비만 중환자의 추정에너지요구량 계산에 유용하며, 2003년 계산식은 비만이 아닌 중환자의 추정에너지요구량 계산에 유용하다.

1998년 Penn State 계산식
(1.1 × Harris-Benedict 계산식에서 얻은 추정에너지요구량) + [140 × 지난 24시간 동안 최대 체온(℃)] + [32 × 분당호흡량(L/min)] - 5,340

2003년 Penn State 계산식:
(0.85 × Harris-Benedict 계산식에서 얻은 추정에너지요구량) + [140 × 지난 24시간 동안 최대 체온(℃)] + [33 × 분당호흡량(L/min)] - 6,433

4) 체중에 기초한 계산식

1997년 American College of Chest Physicians에 의해 개발된 계산식으로 중환자실 환자에서 평상시 체중당 25 kcal를 곱하여 하루 추정에너지요구량을 산출한다. 이 계산식은 추정에너지요구량의 대략적인 산출에 유용하게 사용할 수 있다. 이 계산식을 사용하여 에너지요구량을 추정하면 신체비만지수 25 kg/m^2 이상인 비만환자에서는 에너지원이 과다 공급될 우려가 있고 신체비만지수 16 kg/m^2 미만인 환자에서는 재급식 증후군(refeeding syndrome)의 위험이 있어 조정하여 에너지요구량을 산출하여야 한다(표 9-4).

표 9-4 체중에 기초한 계산식

체중에 기초한 계산식: 25 × weight (kg)
- 만일 신체비만지수가 16–25 kg/m^2이면 평상시 체중(usual body weight)
- 만일 신체비만지수가 25 kg/m^2 이상이면 이상체중(ideal body weight)
- 만일 신체비만지수가 16 kg/m^2 이하이면 초기 7–10일은 현재체중(actual body weight)으로 계산하고 이후 이상체중

이러한 방식은 간편함 때문에 실제 임상 현장에서 가장 많이 이용되고 있으며 실제 다른 계산식과 비교한 연구에서도 일부 환자군을 제외하고는 큰 차이를 보이지 않아 손쉽게 사용되고 있다. 실제 중환자의 경우 정확한 목표 에너지를 구하여 적용하는 것보다 급성기에는 과도한 에너지 공급을 피하는 것에 더 주의를 해야 하므로 적절한 몸무게를 이용한 계산식을 통해 시기별로 적당한 에너지 공급 목표를 정해야 한다. 유럽정맥경장영양학회(European Society for Parenteral and Enteral Nutrition, ESPEN) 가이드라인에는 간접열량계로 측정하지 못할 경우에는 계산

식을 적용하되 과거에는 급성기에는 20-25 kcal/kg/day를, 회복기에는 25-30 kcal/kg/day 권고하였다. 그러나 2018년 가이드라인에서는 계산식을 사용할 경우 계산된 에너지를 모두 공급하기 보다는 1주일 동안은 70% 이하의 저열량 영양공급을 권고하고 있다. 미국정맥경장영양학회(American Society for Parenteral and Enteral Nutrition, ASPEN) 2016년 가이드라인에는 간접열량계를 사용하지 못할 경우 계산식이나 체중에 기초한 계산식으로 25-30 kcal/kg/day 정도를 목표로 권고하고 있다.

5) 중환자에서의 저열량 공급

최근 실제 환자에게 필요한 에너지 보다 적게 공급하는 의도적 저열량 공급(permissive underfeeding 또는 hypocaloric feeding)에 대한 연구가 많이 시행되고 있다. 2012년 EDEN trial에서는 급성폐손상이 있는 환자에서 중환자실 입실 후 6일째까지 하루 480 kcal 정도의 적은 칼로리를 공급한 군이 필요 에너지를 모두 공급한 군과 임상적 차이를 보이지 않았다고 보고하였으며 2015년 Arabi 등이 발표한 연구에서도 입실 후 14일째까지 목표에너지의 40-60%만 공급한 군에서 임상 결과에 차이가 없거나 오히려 신대체요법을 적게 받은 결과를 발표하였다. 이러한 연구 결과를 바탕으로 2016년 ASPEN 가이드라인에서는 ARDS환자에서 1주일까지는 저열량 공급을 할 수 있다고 권고하였고 2015년 캐나다 가이드라인에서도 영양불량의 위험이 낮은 환자에서는 저열량 공급을 고려해야 한다고 권고하였다. 이러한 경향을 볼 때 일부 환자에서 저열량 공급도 가능할 것으로 보이나 반드시 영양상태가 불량한 환자에서는 시행하면 안되며 특히 전체 열량은 낮게 공급하더라도 단백질 에너지는 목표량에 맞게 공급해야 하며 7일 이내로만 하는 것이 중요하다.

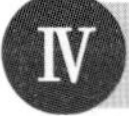

Ⅳ 영양소

1. 에너지원

체내에서 산화 과정을 통하여 에너지를 얻기 위해 사용하는 에너지원은 탄수화물, 지질, 단백질이다. 영양 지원을 위해 탄수화물(포도당), 지질, 단백질(아미노산)의 형태로 공급되는 에너지원 중에서 총 에너지소비량을 어느 비율의 탄수화물과 지질로 제공하는 것이 바람직한 가에 대해선 논란이 있지만 어떤 기질이 에너지원으로 다른 것보다 더 좋다는 명확한 근거는 아직 없다.

1) 단백질

단백질, 펩티드, 아미노산의 형태로 단백질을 공급하는 목적은 음성질소평형을 피하고 양성적 질소균형을 유지하여 체내 단백질 손실을 최소화하는 것이다. 중환자에 있어 단백질 요구량은 단백질 손실과 개개인의 요구량에 의존한다. 비록 식이 단백질이나 정맥으로 투여된 아미노산의 산화를 통하여 에너지를 생성하나 질소를 함유한 단백질 같은 기질을 에너지원으로 사용하는 것은 불필요한 대사적 질소 부담을 유발하므로 바람직하지 못하다. 특히 신부전이 있거나 간기능 저하가 있는 경우 문제가 된다. 그러나 투석을 피하기 위해 단백질 공급을 줄이는 것은 권고하고 있지 않으며 전체 에너지 공급은 저열량공급을 하더라도 단백질 에너지는 목표량에 맞게 공급해야 한다.

중환자에서 양성적 질소균형을 유지하는 데 필요한 하루 단백질의 양은 이상 체중 1 kg당 1-1.5 g으로 분해 대사가 왕성한 환자에서도 2 g을 초과하는 경우는 흔하지 않다. 2018년 ESPEN 가이드라인에서는 1.3 g/kg/day를 권고하고 있다. 그러나 아직 중환자에서 적절한 단백질 양에 대해서는 잘 알려져 있지 않으며 최근에는 체중 1 kg 당 1.5 g 이상으로 공급하는 연구가 많이 진행되고 있다. 또한 신대체요법을 받고 있는 환자의 경우 투석에 의하여 손실이 더욱 크므로 2.0-2.5 g/kg/day까지 공급을 권고하고 있다. 적절한 단백질 공급량을 결정하는 방법은 지속적으로 질소균형치를 계산하여 이에 따라 공급량을 가감하는 것이다. 경장영양법의 경우 많은 단백질의 공급이 필요할 때 단백질 함량이 높은 제품을 사용하거나 특별히 제조된 고

단백질 경장영양식을 이용, 또는 단백질을 첨가하는 방식으로 공급하면 되고 정맥영양법의 경우에는 에너지 질소 비율을 필요에 따라 조절하여 공급하면 된다.

2) 비단백질 에너지원

산출된 추정에너지요구량에서 단백질 공급량에 의해 생성되는 에너지를 제외한 양을 비단백질 에너지원으로 공급한다. 탄수화물과 지질에 의한 에너지 공급의 비율에 대해서는 논란이 있으나 일반적으로 비단백질 에너지원의 60-70%를 탄수화물, 30-40%를 지질로 공급한다.

2. 전해질, 비타민, 필수 미량원소

1) 전해질

경장영양지원을 시행할 때에는 경장영양식이 주요 전해질의 하루 요구량을 함유하고 있어 문제시되지 않으나 정맥영양지원을 시행할 때는 전해질 공급에 특별한 주의를 기울여야 한다. 특히 칼륨과 인산의 경우 합성대사, 동화에 중요한 역할을 하므로 규칙적인 전해질 검사를 통하여 전해질 불균형이 일어나지 않도록 적절하게 공급하여야 한다.

2) 비타민

경장영양식은 필수 비타민의 하루 요구량을 함유하고 있고 정맥영양지원을 시행할 때는 정맥영양액에 비타민을 첨가하여 비타민의 하루 요구량을 공급한다. 모든 비타민이 중요하나 중환자에서 티아민과 항산화 비타민(antioxidant vitamin)에 대해 관심을 기울일 필요가 있다.

티아민(thiamine, 비타민 B_1)은 탄수화물 대사의 필수 보조 인자인 티아민 피로인산염의 구성인자로 중환자에서는 분해대사 항진 상태 또는 이뇨제 투여로 인한 배설 증가 등의 원인으로 결핍이 흔히 발생한다. 또한 마그네슘은 티아민을 티아민 피로인산염으로 전환하는데 필수적인 전해질인데 중환자에서는 마그네슘 결핍이 흔하여 티아민 결핍이 기능적인 형태로 나타날 수 있다.

항산화 작용을 가진 비타민 C와 비타민 E는 체내에서 중요한 내인성 항산화제로 작용한다. 중환자에서 아직 항산화 비타민의 임상적 효과를 증명하는 연구 결과는 미미하지만 중증 상태에서는 이러한 비타민의 혈중농도가 급격히 감소되는 것으로 보고되고 있으며 산화물질로 인한 세포 손상이 다장기 기능 부전의 원인 인자라는 점을 고려한다면 중환자에서 영양 지원을 할 때 항산화 비타민의 충분한 공급은 중요하다.

3) 필수 미량원소

미량원소는 신체조직 1 g당 50 mcg 미만의 양이 존재하는 물질로 7가지의 미량원소들(chromium, copper, iodine, iron, manganese, selenium, zinc)이 결핍증상을 나타내는 필수 미량원소로 생각된다.

셀레늄은 중요한 내인성 항산화제 효소의 하나인 글루타티온 과산화 효소의 보조인자로 작용하는 내인성 항산화제이다. 급성 질환이 있을 때 셀레늄의 사용이 증가하여 1주 이내에 혈중 셀레늄 농도가 정상 이하로 감소할 수 있다. 중환자에서는 셀레늄 사용량의 증가와 셀레늄 공급 부족으로 셀레늄 결핍이 흔히 발생할 수 있다. 셀레늄 결핍은 혈장 셀레늄 양을 측정하여 알 수 있으며 정상범위는 89-113 mg/L이다.

V 영양지원 방법과 공급 시기의 결정

1. 영양공급 방법의 결정

중환자의 영양지원 방법에는 경장영양지원과 정맥영양지원이 있다. 오랜 기간 동안 두 방법이 가지는 이론상의 장·단점과 임상 결과를 근거로 방법의 우수성에 대해 많은 논란이 지속되어 왔다. 최근 근거중심의학의 중요성이 부각되고 임상 실험의 결과에 근거한 영양지원 지침서들이 제시되면서 영양지원 방법을 결정하는데 참고할 수

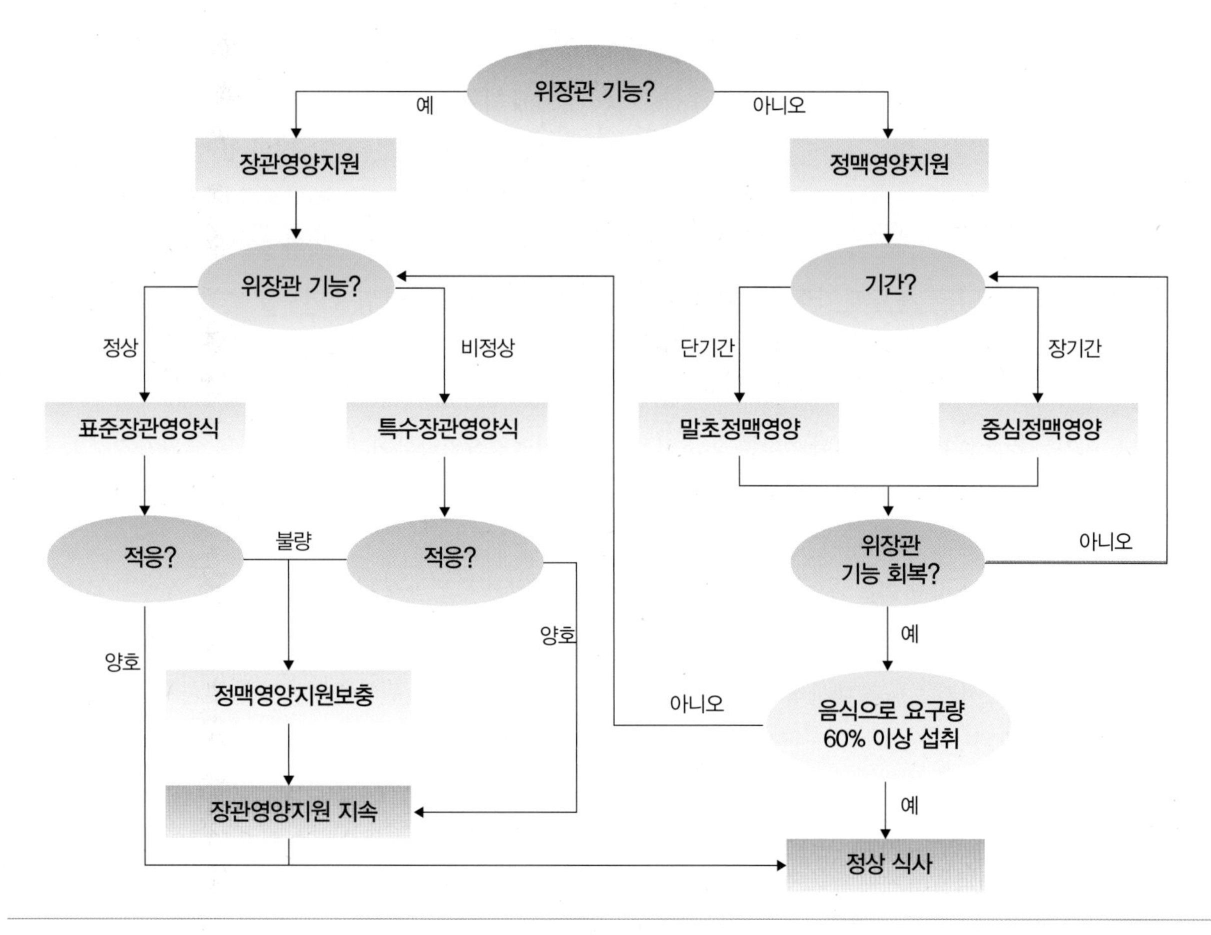

그림 9-1 영양지원방법의 선택

있는 기준이 마련되었다(그림 9-1).

경장영양은 정맥영양에 비하여 여러 가지 장점을 가지고 있다. 우선 위장관이라는 좀더 생리적인 경로를 통한 영양 공급을 하게 됨으로 대사적 합병증의 발생이 적으며 장을 이용함으로 인해 장점막 세포의 손상을 막고 방어 기능과 면역능력을 증가시킴에 따라 감염성 합병증의 발생을 감소시키는 것으로 알려져 있다. 또한 장점막의 방어 기능이 유지됨에 따라 세균의 독소 이동을 막아 패혈증 발생을 줄일 수 있다. 그 외 정맥영양에 비하여 비용이 낮으며 정맥관을 사용하지 않아도 되어 정맥관에 의한 합병증을 줄일 수 있다. 이러한 여러 이론적 배경을 바탕으로 경장영양과 정맥영양을 비교한 많은 연구와 여러 메타분석 결과에서 정맥영양에 비하여 경장영양을 시행한 환자에서 이환율과 감염성 합병증의 발생이 줄어들며 재원기간이 감소하는 것으로 보고하고 있으며 일부 외상 환자를 대상으로 한 무작위 배정 연구에서는 사망률도 감소하는 것으로 보고하고 있다. 이러한 연구 결과들을 바탕으로 모든 가이드라인에서 중증 환자에게 위장관 사용이 가능하다면 경장영양을 우선 고려할 것을 강하게 권고하고 있다. 그러므로 중환자가 입원하였을 경우 우선 장의 상태를 평가하여 장을 이용할 수 있다면 경장영양 공급을 우선 고려하며 장을 이용할 수 없는 상태로 경장영양이 일정기간 불가능하거나 또는 경장영양만으로 충분한 에너지를 공급하지 못하는 경우에는 정맥영양을 고려해야 한다. 2013년 대한중환자의학회의 중환자 영양지원 지침서에서도 영양지원이 필요한 중환자는 경장영양지원으로 가능한 한 빨리(중환자실 입실 24-48시간이내) 영양 지원을 시작할 것을 권고하고 있다.

2. 영양공급 시기의 결정

환자에게 영양 치료 계획을 세울 때 가장 중요한 것 중 하나가 언제 영양공급을 시작할 것 인가이다. 특히 중증 환자의 경우 영양 치료를 시작하는 시점이 임상 결과에 중요한 영향을 미치는 것으로 보고되고 있어 올바른 공급 시기를 결정해야 한다. 영양공급이 너무 늦어질 경우에는 누적된 에너지 부족이 증가함에 따라 근육 손실이나 면역 기능 장애가 심각해질 수 있으며 반대로 너무 빨리 공급되는 경우에는 오히려 염증 반응을 증가시키거나 스트레스 상황에서의 고혈당을 증가시키는 등의 대사적 변화로 인해 부정적인 영향을 미칠 수도 있다.

언제 영양 치료를 시작할 것인가를 결정할 때는 크게 두 가지 요소를 고려해야 한다. 첫째는 영양공급의 방법, 즉 경장영양인지, 정맥영양인지를 고려하고 둘째는 환자의 영양 상태를 고려해야 한다. 영양사정 결과 환자의 영양 상태가 좋지 않다고 판단된 경우에는 장관, 정맥 영양에 관계 없이 빠른 영양공급을 시작하는 것이 바람직하나 영양상태가 나쁘지 않은 경우에는 경장영양인지, 정맥 영양인지에 따라 공급 시기에 대한 의견이 다르다.

1) 조기 경장영양(Early Enteral Nutrition)

경장영양은 가능한 빨리 시작하는 조기 경장영양을 권고하고 있다. 조기 경장영양은 여러 연구를 통해 환자의 감염성 합병증의 발생과 패혈증의 발생을 감소시키며 사망률을 감소시키는 것으로 알려져 있다. 일반적으로 중환자에서 경장영양은 수액 소생술(fluid resuscitation)이 끝나고 혈역학적으로 안정적일 경우 바로 시작해야 하며 대부분 중환자실 입실 후 24-48시간 이내에 시작할 것을 권고하고 있다. 그러나 혈역학적으로 불안정한 상태이거나 고용량의 혈관수축제를 사용하고 많은 양의 수액치료 또는 대량수혈을 받는 환자에서는 경장영양이 위장관의 관류장애에 의한 허혈성 손상이나 재관류에 의한 손상 등의 합병증을 일으킬 수 있는 가능성이 있어 주의를 해야 한다. 그러므로 혈역학적으로 안정적이고 낮은 용량의 혈관수축제를 사용하는 경우는 경장영양의 시작이 가능하며 이 경우 허혈성 손상의 발생 여부를 잘 관찰하면서 진행해야 한다. 이러한 배경으로 미국정맥경장영양학회(American Society for Parenteral and Enteral Nutrition, ASPEN)나 유럽정맥경장영양학회, 그리고 캐나다 중환자영양 등 모든 가이드라인에서 조기경장영양공급을 강하게 권고하고 있다.

복부수술을 받은 중환자에서는 경장영양이 언제 가능한가에 대한 논의가 많다. 이에 대한 연구는 많이 이루어지지 않았으나 여러 원인에 의한 장천공 환자에서도 조기 경장영양이 가능하며 감염성 합병증 발생을 줄인다고 보고하고 있어 복부수술환자에서도 조기 경장영양의 가능성에 대하여 긍정적으로 생각할 수 있다. 그러나 다른 환자보다 주의 깊게 살펴야 하고 환자의 상태를 관찰하며 천천히 공급량을 증가시키는 것이 바람직할 것으로 생각된다.

2) 정맥영양의 시점

경장영양과 달리 정맥영양의 경우에는 48시간 이내에 조기에 시작하는 방법과 7일 이후에 시작하는 지연 공급 방법에 대하여 아직 많은 논란이 있다. Heyland 등의 메타분석에 따르면 중환자에서 정맥영양을 조기에 시작하는 군이 7일 이후에 시작하는 군에 비하여 합병증의 발생과 사망률이 증가한다고 보고하였으며 2011년에 발표된 EPaNIC 연구에서도 조기 정맥 영양을 시행한 군에서 오히려 생존 중환자실 퇴실률이 낮고 중환자실 재원 기간이나 감염률에서도 부정적인 결과를 보였음을 보고하였다. 이러한 배경으로 ASPEN 가이드라인에서는 환자의 영양상태가 괜찮다면 입실 후 7일 이후에 정맥영양을 시작할 것을 권고하고 있다. 그러나 이러한 연구들은 영양지원이 부족하거나 과도한 경우가 많고 이에 의한 고혈당 등의 부정적 영향이 있을 가능성이 높다는 분석으로 2009년 ESPEN 가이드라인에서는 경장영양과 마찬가지로 정맥영양도 조기에 시작할 것을 권고하고 있으며 2013년 Heidegger 등의 연구에서도 목표량을 정확히 설정하고 이상적으로 에너지를 공급했을 때 조기에 정맥 영양을 공급한 군이 오히려 감염률이 낮았다는 결과를 보고하였다. 이렇듯 정맥 영양의 시작 시점은 아직 논란이 많으며 어떤 시기가 더 좋다고 결론내리기는 어렵다. 그러나 최근 경향은 정맥영양공급의 경장영양공급에 비하여 다소 늦게 시작할 것을 권고하는 추세이며 이를 반영하듯 2018년 ESPEN 가이드라인에서도 정관영양이 불가능한 경우에는 3-7일 사이에 정관영양을 시작해야 한다고 권고안이 바뀌었다.

또 한 가지 중요한 것은 우선 환자의 영양상태를 정확히 사정하는 것으로, 영양 불량이 있을 경우에는 정맥영양도 조기에 시작해야 하며 만일 영양 상태가 정상이라면 환자의 상태에 따라 판단하되 위험성을 가지고 조기에 무리하게 할 필요는 없으며 또한 시작하더라도 과도한 에너지 공급에 주의하고 혈당 관리에 주의를 기울려야 한다.

VI 경장영양지원에서 영양지원 처방

경장영양식으로 개발되어 있는 제품은 세계적으로 아주 많으며 경장영양식을 처방하는 데 있어 고려해야 할 특성은 다음과 같다.

1. 에너지 밀도

경장영양식의 에너지 공급량은 주로 탄수화물 내용물에 따라서 결정된다. 대부분의 경장영양식은 1 mL당 1 kcal의 에너지를 제공하도록 제조되어 있으며 고에너지 함량 처방이 필요한 경우를 위하여 1 mL당 2 kcal의 에너지를 제공하는 제품들이 있다. 주로 폐질환처럼 수분공급량을 제한해야 하는 환자군에서 많이 사용하고 삼투압이 높기 때문에 설사와 같은 부작용이 발생하는지 잘 관찰해야 한다.

2. 삼투압

경장영양식의 삼투압을 결정하는 주요 영양소는 탄수화물로 280 mOsm/kg·H_2O에서 1,100 mOsm/kg·H_2O까지 다양하다. 탄수화물의 함량이 에너지 밀도와 삼투압을 결정하므로 결국 에너지 밀도가 높은 경장영양식이 삼투압도 높다. 삼투압이 높은 경장영양식을 주입하는 경우에는 위 분비물에 의한 희석 효과로 삼투압이 낮아지도록 반드시 위장 내로 주입하여야 한다.

3. 단백질

일반적으로 제품화되어있는 경장영양식은 1 L당 35-40 g의 단백질을 포함하고 있으며, 제품명에 HN (high nitrogen)이라는 접미사가 붙어있는 고단백질 제제의 경우 약 20% 정도 단백질 함량이 높다.

대부분의 경장영양식은 상부위장관에서 분해되어 아미노산으로 흡수되도록 단백질 형태로 조성되어 있으나, 장관 흡수 기능 장애가 있는 환자를 위하여 단백질 대신 펩티드 형태로 조성된 제품도 있다. 이러한 조성을 가진 경장영양식의 경우 장관에서 수분의 재흡수를 촉진시켜 설사가 심한 환자에서 긍정적인 효과를 기대할 수 있다.

4. 지질

대부분의 경장영양식은 총 에너지 공급량의 30%를 지질로 구성하고 있으며, 함유되어 있는 지질은 식물성 기름에서 얻은 긴 사슬 중성 지질이다. 이외에 특수한 목적으로 지질의 조성을 바꾸거나 함량을 높인 경장영양식이 있다.

오메가-3 지방산과 함께 여러 첨가제를 첨가하여 면역

기능의 강화를 통한 임상적 효과를 기대한 제품이 있는데 이런 경장영양식은 급성호흡곤란증후군 환자에서 긍정적인 임상효과가 있는 것으로 알려져 있다.

에너지원으로 탄수화물 대신 지질을 이용함으로써 폐기능부전이 있는 환자에서 이산화탄소 축적을 최소화할 목적으로 지질의 함량을 높인 제품이 있는데 이에 대한 임상적 효과는 아직 명확하게 증명되어 있지 않다.

5. 글루타민

글루타민은 장점막의 주요한 에너지원으로 평상시에는 필수아미노산이 아니지만 대사성 스트레스 상황에서는 빠르게 감소하여 체내 축적분이 고갈되므로 기능적 필수아미노산으로 생각하고 외부에서 보충해주는 것이 필요하다. 글루타민은 단백질을 구성하는 성분이기 때문에 모든 경장영양식에는 글루타민이 함유되어 있다. 그러나 추가의 글루타민의 공급이 필요한 경우에는 글루타민 강화 경장영양식을 처방하면 된다.

6. 식이섬유

섬유소는 인간의 소화 효소에 의해 분해되지 않는 식물성 물질들의 집단을 말하는데 장내 박테리아에 의해 분해되는 섬유소(셀룰로오스, 펙틴 등)와 분해되지 않는 섬유소(리그닌 등)로 분류할 수 있다. 장내 박테리아에 의해 분해되는 섬유소는 대장막의 에너지원으로 이용되며 위배출을 지연시키고 담즙과 결합하여 설사를 감소시킬 수 있다. 장내 박테리아에 의해 분해되지 않는 섬유소는 장내에서 삼투압에 의한 수분 흡수를 통하여 경장영양지원을 받는 환자에서 설사를 감소시키는 역할을 한다. 중환자에서는 장기능이 저하되어 있는 경우가 많아 우선 식이섬유가 적게 들어간 제품을 우선 사용하는 것이 도움이 된다.

7. 경장영양 공급 경로의 선택

경장영양을 공급하기 위해서 환자에게 맞는 적절한 경로를 선택해야 한다. 경로는 크게 위장관(gastric tube)과 소장관(jejunal tube)으로 나눌 수 있는데 어떤 종류의 영양관이 환자에게 더 도움이 되는지는 아직 명확하지 않으므로 각각의 환자 상태에 따라 적절한 영양관을 선택해야 한다.

1) 위장관(Gastric feeding tube)

위에 직접 영양액을 주입하며 가장 쉽게 적용할 수 있는 방법으로 많은 환자에게 사용되고 있다. 그러나 구토나 흡입의 위험성이 높으며 특히 중환자의 경우 위장관 배출지연(delayed gastric emptying)이 동반되어 있는 경우가 많아 위험성이 더 높으며 또한 순응도가 좋지 못하여 목표량만큼 진행이 안되거나 시간이 오래 걸리는 경우가 발생할 수 있다. 그러나 이러한 배출 지연이나 구토가 반드시 흡인성 폐렴의 발생과 연관된다는 증거는 없다.

2) 소장관(Small bowel feeding tube)

배출지연이나 흡입의 위험성이 높은 환자에서는 위를 지나 소장에 직접 영양액을 주입하는 소장관을 이용할 수 있다. 구토, 흡입 또는 많은 위잔여량(gastric residual volume)이 반복적으로 발생하는 고위험 환자에서는 소장관이 도움이 될 수 있다. 소장관을 넣기 위해 여러 방법을 사용할 수 있다. 침상에서 삽입할 수도 있으나 소장으로 넘어가는데 오래 걸리거나 실패율이 높으며 1-2%의 빈도로 기도로 삽입되는 위험성이 있다. 그러나 최근 여러 다양한 기술이 개발되어 침상에서 손쉽게 삽입할 수 있는 방법도 사용되고 있다. 가장 확실한 방법은 내시경을 이용하거나 투시조영 하에 삽입하는 방법이나 환자를 검사실로 이동해야 하고 시간이 소모되어 외상환자에게 어려울 수도 있다.

위장관과 소장관을 비교한 여러 연구가 있으나 아직 대규모 무작위 연구는 없어 명확이 어떤 경로가 더 좋다고 말하기는 어렵다. 다만 여러 연구를 분석해 볼 때 중환자에서 위장관에 비하여 소장관을 사용한 경우 폐렴의 발생이 감소하는 것으로 보고하고 있어 2015년 캐나다 중환자 영양가이드라인에서는 소장관 삽입이 가능한 기관에서는 소장관 사용을 우선시하고 삽입이 가능은 하나 어려움이 있는 경우에는 위장관을 우선시하되 경장영양이 계속 지연되거나 순응도가 낮은, 그리고 반복적인 구토나 흡입 등이 발생한 고 위험 환자에서는 선별적으로 소장관을 사용할 것을 권고하고 있다.

8. 경장영양 공급 방법의 선택

경장영양공급 시 간헐적 주입 또는 연속적 주입 방법을 이용한다. 간헐적 주입은 주입 방법이 간단하고 시간이 소모되지 않는 반면 단기간에 많은 양의 영양액이 들어가므로 흡인의 위험성이 더 높고 설사가 더 자주 발생한다. 그에 반해 연속적 주입은 펌프와 같은 추가 장치가 필요하고 시간이 오래 소모되지만 혈역학적으로 불안정하고 위장관 기능이 저하되어 있는 중환자에서는 더 안전한 공급법이 될 수 있다. 이러한 이유로 2018년 ESPEN 가이드라인에서도 중환자에서는 간헐적 주입보다는 연속적 주입을 사용할 것을 권고하고 있다.

Ⅶ 정맥영양지원에서 영양지원 처방

정맥영양지원은 정맥을 통하여 정맥영양액에 함유된 포도당, 지질, 아미노산 형태의 충분한 에너지원과 필요한 전해질, 비타민, 미량원소를 공급하는 영양지원방법이다. 정맥영양은 여러 임상 상황에서 유용하게 적용될 수 있으며 특히 장 기능장애로 경장영양을 하기 어려운 환자에서는 필수적인 영양공급 방법이다. 또한 경장영양만으로 충분한 에너지를 공급하지 못하는 경우에도 추가적인 영양공급을 할 수 있는 중요한 공급 방법이다.

정맥영양은 약 40여종의 여러 영양관련 요소를 포함하는 복합물이기 때문에 안정성이 매우 중요하다. 잘못 주입될 경우 여러 대사적 합병증을 동반할 수 있기 때문에 주의가 요구되며 특히 전해질 장애, 수분 과다, 과다영양공급 등을 주의해야 한다

1. 정맥영양액

1) 포도당 용액

정맥영양지원에서는 비단백질 에너지원의 대부분을 포도당으로 공급한다. 탈수 포도당의 경우 g당 4 kcal의 에너지를 생성하나 포도당 용액에 존재하는 포도당의 경우 g당 3.4 kcal의 에너지를 생성한다.

2) 아미노산 용액

정맥영양지원에 사용되는 아미노산 용액은 4-15%의 농도를 가지고 있으며 포도당 용액과 혼합 상태로 투여하여 하루 단백질 요구량을 공급한다. 표준 아미노산 용액은 약 50%의 필수아미노산과 다른 아미노산 50%로 구성되어 있다.

3) 지질 유탁액

정맥영양지원에 사용되는 지질 유탁액은 10, 20% 농도로 각각 1.1, 2.0 kcal/mL의 에너지를 공급한다. 지질 유탁액의 경우 포도당-아미노산 용액과 혼합하여 지속적으로 주입하거나 또는 다른 정맥 경로를 통하여 따로 투여한다. 감염의 위험성을 줄이기 위하여 지질 유탁액을 따로 투여하는 경우 12시간 이상 투여하지 않아야 한다. 심한 고지혈증이나 지질성 콩팥증을 가진 환자에서는 지질 유탁액을 주입해서는 안 된다. 또한 심한 간 질환, 간성 지방증, 고지혈증을 동반한 급성호흡기능상실, 급성호흡부전 환자에서 지질 유탁액을 주입할 때는 주의를 요한다. 중환자에서는 오메가 6가 포함된 지질 유탁액의 경우 염증 반응을 악화시킬 수 있어 가능한 오메가 3가 많이 포함된 지질 유탁액을 사용할 것을 권고하고 있다.

2. 에너지원의 부분 조성

에너지원으로 포도당과 지질을 공급할 때 유념해야 할 점은 먼저 포도당의 공급량으로, 대사적으로 포도당 산화의 최대 속도는 분당 5 mg/kg 정도이므로 주입용량이 하루에 7.2 g/kg를 초과하여서는 안 된다. 또한 필수 지방산 결핍을 피하기 위하여 비단백질 에너지원 공급량의 최소 3%는 지질(오메가-6 지방산인 리놀레산 2%, 오메가-3 지방산인 알파 리놀렌산 1%)로 공급하여야 한다. 포도당과 지질의 에너지원 부분 조성에 있어 당뇨가 있거나 인슐린 저항성이 있는 경우 지질의 구성을 높여 주입하여도 무방하다. 정맥영양지원 처방에서 지질의 양은 총 에너지소비량의 20-30%를 처방하는 것이 일반적인 기준이다. 특별한 경우 지질의 처방을 60%까지 증량할 수 있으나 지질 함량이 높을 경우 면역억제 효과가 나타날 수 있다. 하루 최대로 주입할 수 있는 지질 유탁 액의 양은 2.5 g/kg이나 지질 유탁액의 주입 속도가 시간당 0.11 g/kg을 초과하거나 주입량이 하루 1 g/kg(약 총 에너지소비량의 30%)을 초과하면 부작용이 나타날 우려가 있다. 필수 지방산 결핍을 예방하기 위해서는 1주에 한 번 20% 지질 유탁액 500 mL를 주입하여야 한다.

3. 정맥영양 공급방법의 선택

정맥영양을 위해서는 정맥관이 있어야 하며, 이는 말초정맥관과 중심정맥관으로 나눌 수 있다. 사용해야 하는 영양액의 농도나 삼투압, 열량, 공급 기간에 따라 어떤 종류의 정맥관을 사용할 것인가를 결정해야 한다. 높은 농도의 정맥영양을 말초에 잘못 주입하게 될 경우 쟁맥혈전이나 정맥염 등의 부작용이 발생할 수 있기 때문에 주의해야 한다.

중심정맥영양은 통상적으로 환자에게 필요한 모든 에너지를 정맥으로 공급하는 경우가 많아 완전비경구영양이라 여겨진다. 여러 영양소와 미량원소, 전해질 등이 균형 있게 포함되어 있으며 고장성이고 삼투압이 높기 때문에 혈액의 흐름이 빨라 희석이 될 수 있는 중심정맥을 통해서만 주입해야 한다. 고농도가 가능하기 때문에 제한된 수분을 공급해야 하는 경우에 유용할 수 있으며 보통 7일 이상 장기간 정맥영양을 공급받아야 하는 환자에서 많이 사용된다.

말초정맥영양은 성분은 비슷하나 낮은 삼투압이기 때문에 말초정맥 주입이 가능하다. 적절한 칼로리를 공급하기 위해서는 중심정맥영양에 비하여 많은 양이 수액이 포함되어야 하기 때문에 수분 제한이 필요한 환자에서는 적절하지 않다. 보통은 경, 중 정도의 영양불량 환자에서 경구섭취가 부족할 때 단기간의 정맥영양공급이 필요한 경우에 많이 사용된다. 보충적 정맥영양은 경장영양을 공급 중이나 여러 이유로 목표량에 도달하지 못할 경우 부족한 에너지를 정맥영양으로 공급하는 것을 말하며 경장영양 시작 후 5-7일 이후에도 목표량에 도달 못할 경우 고려해야 한다.

VIII 경장영양지원과 정맥영양지원의 합병증과 관리

1. 경장영양지원의 합병증

경장영양지원을 통해 영양지원을 하는 경우 발생할 수 있는 주요 합병증은 영양식주입 튜브의 막힘, 위 내용물의 기도로의 역류, 설사 등이다.

1) 경장영양관 관련 합병증

좁은 구멍을 가진 경장영양관은 경장영양식 주입에 따른 잔여물 축적으로 막힐 수 있다. 이러한 튜브의 막힘은 4시간마다 한번씩 30 mL의 물을 영양식주입 튜브를 통하여 통과시키는 방법으로 예방할 수 있다. 영양관 삽입 시에는 관이 식도에 머물러 있거나 또는 기관지로 들어가는 경우가 있어 삽입 후 위치를 정확하게 파악한 후에 공급을 시작해야 한다. 영양관을 오래 가지고 있는 경우에는 영양관에 의하여 식도나 위에 미란이나 궤양이 발생하여 위장관 출혈이 동반될 수 있다. 이를 예방하기 위해서는 재질이 더 부드러운 경장영양 전용관을 사용하는 것이 좋으며 일정 기간 이상 경장영양을 지속해야 한다면 위루(gastrostomy)나 소장루(jejunostomy)로 바꾸어 주는 것이 좋다.

2) 흡인과 위잔류량 측정

경장영양지원을 시행하는 동안 경장영양식의 역류는 많게는 약 80%의 환자들에서 일어난다고 보고되어 있다. 이러한 흡인은 영양식주입 튜브의 위치에 따른 차이는 없는 것으로 알려져 있으며 환자의 체위를 약 30-45도 정도 상체거상체위로 유지하여 역류에 의한 흡인을 감소시킬 수 있다. 위장관배출지연(delayed gastric emptying)이 있는 경우 흡인의 위험성이 높아 위장관을 이용하여 경장영양을 하는 환자에서는 위잔류량 측정을 주기적으로 시행한다. 통상적으로 4시간 간격으로 하거나 공급 후 일정 시간 후 측정하며 일정 수치 이상 높을 경우에는 공급을 중단하는 등의 조치를 취해야 한다. 통상적으로 위잔류량을 200-500 mL 까지는 허용해도 된다고 권고하고 있다. 그러나 2013년 Reignier 등의 연구에 따르면 위잔류량을 측정하지 않아도 폐렴이 증가하지 않으며 오히려 영양 공급이 더 잘 진행되는 것으로 보고하였다. 또한 위잔류량이 매우 낮음에도 구토와 흡입이 발생하는 경우를 자주 보게 된다. 그러므로 위잔류량은 경장영양 중단의 절대적인 기준이라기 보다는 참고치로 생각해야 하며 그 보다는 오히려 환자의 복부 상태나 증상 등을 종합적으로 관찰하여 판단하는 것이 더욱 중요하다.

위잔류량이 일정 수치 이상 높을 경우에는 위장관 배출지연이 있을 가능성이 높으므로 위장관 운동 촉진제를 투여하는 것이 도움이 될 수 있으며 장마비가 있거나 영양관의 문제가 동반되었을 수도 있으므로 원인을 찾아 해결하도록 노력해야 하며 특별한 이유 없이 계속 지속될 경우에는 경장영양을 중단하거나 또는 소장관을 삽입하여 공급하는 것을 고려해야 한다.

3) 설사와 변비

설사는 가장 흔한 합병증으로 경장영양지원을 받는 환자의 약 30%에서 발생한다. 원인으로는 경장영양식의 고삼투압, 영양식의 맛을 위하여 첨가한 솔비톨, 클로스트리듐에 의한 소장 결장염 등이다. 설사가 발생한 경우 복부 진찰과 더불어 대변 검사, 전해질 검사, Clostridium 감염 등에 대한 검사를 해야 하며 사용 중인 약물에 대하여도 살펴봐야 한다. 삼투성 설사인 경우에는 간헐적 주입 보다는 연속적 주입이 도움이 될 수 있으며 물을 첨가하여 삼투압을 낮추는 것도 도움이 된다. 설사가 지속되는 경우에는 주입량을 낮추고 식이섬유가 포함된 영양액으로 바꾸어 볼 수 있으며 지사제나 생균제(probiotics)가 도움이 될 수 있다.

변비는 매우 자주 발생하나 진단하지 못하는 경우가 많아 주의를 해야 한다. 통상적으로 주 2회 이하로 변을 볼 경우 의심해야 하며 외상 화자의 경우 비활동, 장운동의 감소, 수분 섭취 감소가 원인인 경우가 많다. 주기적으로 배변 횟수와 양상을 살펴봐야 하며 변비가 발생하였을 경우 수분 공급을 증가시키고 식이섬유를 제외하거나 또는 배변완화제를 사용하는 것이 도움이 될 수 있다.

2. 정맥영양지원의 합병증

정맥영양지원을 통해 영양지원을 하는 경우 발생할 수 있는 주요 합병증은 다음과 같다.

1) 영양액 주입을 위한 카테터에 관련된 합병증

정맥영양지원에 이용되는 영양액은 삼투압이 높기 때문에 주로 중심정맥에 거치된 카테터를 통하여 주입한다. 그러므로 중심정맥 카테터 거치에 따르는 모든 합병증이 발생할 수 있다.

2) 고혈당증

포도당 못 견딤(glucose intolerance)은 정맥영양지원의 가장 흔한 합병증의 하나이다. 이 문제는 비단백질 에너지원으로 공급되는 지질을 늘리고 포도당을 줄임으로써 감소시킬 수 있으나 지속적으로 고혈당증을 보이는 경우 영양액에 인슐린을 첨가한다.

3) 저인산혈증

포도당이 세포 내로 이동하면서 인산의 세포 내 이동이 증가하여 정맥영양지원을 받는 환자에서 저인산혈증이 발생하기 쉽다. 인산은 탄수화물 대사에 중요한 역할을 하는 티아민 피로인산염을 형성하는 데 필요하므로 주기적으로 혈중 인산 농도를 측정하여 보충해 주어야 한다.

4) 지방간

하루 총 에너지소비량을 초과하여 공급되는 포도당은 간에서 새로운 지방을 생성하는 데 사용되며 새로 생성된 지방은 간에 침윤되어 지방간을 초래한다. 이러한 과정을 통하여 형성된 지방간이 병적인 결과를 초래하는 지에 대해서는 아직 명확하게 밝혀져 있지 않다.

5) 고탄산혈증

이론적으로 비단백질 에너지원으로 탄수화물을 과도하게 투여하는 경우 호흡부전이 있는 환자에서 이산화탄소 축적을 가져올 수 있다. 이러한 이산화탄소 축적의 원인이 탄수화물의 높은 호흡지수에 기인한 것으로 생각되었으나 최근에는 탄수화물 과다 공급보다는 전체 에너지원 공급 과다에 의한 것으로 생각되고 있다.

6) 장점막 위축

장내에 식이물이 공급되지 않으면 장점막의 점진적인 위축과 함께 파괴가 일어난다. 이러한 장점막의 변화는 장내 병원균이 점막을 통해 체순환으로 들어가는 전이를 용이하게 하여 패혈증을 유발할 수 있다. 정맥영양 지원은 장의 공복 상태를 유지하여 장내 병원균의 전이를 용이하게 하는 환경을 조성한다. 위장관을 영양지원의 경로로 이용하는 경장영양지원이 중환자에서 정맥영양지원에 비하여 선호되는 주요한 이유 중 하나가 장점막 위축을 막을 수 있다는 점이다.

Ⅸ 중환자실에서의 영양집중치료팀

중환자는 질병에 따른 급격한 대사변화로 인한 영양 불량위험 상태에 있으므로 신중한 영양치료가 필요하다. 의사, 간호사, 약사, 영양사로 구성된 NST (Nutritional Support Team)는 다학제간 접근을 통해 질병의 경과에 따른 체계적인 영양치료 및 영양치료에 따른 합병증을 최소화하는 데 큰 도움을 주므로 긴밀한 협력이 필요하다. NST는 영양불량 환자 또는 영양치료가 필요한 환자에게 적절한 영양 지원을 하기 위한 다학제간 팀으로 의사, 간호사, 약사, 영양사 등으로 이루어져 있다. NST는 이러한 환자들에게 가장 효율적이고 안전한 영양치료를 제공함으로써 환자의 영양상태를 개선하고 이에 의한 합병증을 감소시켜 환자의 회복에 도움을 주는 것을 목적으로 한다. 다학제로 구성된 NST는 각 직종에 따른 역할이 구분되어 있다. 의사는 보통 팀의 리더 역할을 하며 치료를 받는 환자의 전반적인 임상상태와 질환을 파악하고 책임을 진다. 이러한 임상 상태에 따른 영양과 대사에 대한 정보를 제공한다. 간호사는 환자가 영양 지원을 받을 때 이에 대하여 현장에서 직접 실행하며 적응을 도와 합병증을 관찰하고 관리한다. 영양사는 통상적으로 환자의 영양상태를 정확히 평가, 사정하여 환자에게 필요한 영양공급량을 결정하고 경장영양에 대한 전반적인 적응도, 합병증, 영양액의 결정 등에 대한 관리를 한다. 약사는 통상적으로 정맥영양에 대한 전반적인 내용을 관리하며 공급량이나 공급방법, 정맥영양액의 선택 등에 대한 정보를 제공한다. 또한 약물과의 상호작용이나 각 영양소에 대한 자문을 한다. 이러한 직종간의 역할을 충실히 하고 더불어 환자의 영양이라는 큰 목표를 중심으로 서로 직종간의 의견을 잘 취합하고 논의하여 가장 바람직한 영양을 환자에게 제공하는 것이 NST의 가장 중요한 역할이다.

현재 국내에서도 NST의 중요성이 점차 높아짐에 따라 각 병원 별로 NST가 구성되고 있어 2005년도에 조사한 200병상 이상의 병원의 28% 가량만이 NST가 있었으나 2016년 기준으로 조사한 병원의 90%이상의 병원에서 NST가 활동을 하고 있었다. 또한 2014년부터 보건복지부에서는 집중영양치료(Therapy by Nutrition Support Team)의 새로운 수가를 고시하여 많은 병원에서 NST활동을 통해 영양치료를 받고 있어 더욱 국내 영양치료의 질이 상향되고 있다.

참고문헌

1. Chan S, McCowen KC, Blackburn GL. Nutrition management in the ICU. Chest 1999;115:145S-8S.
2. Debaveye Y, Van den Berghe G. Risks and benefits of nutritional support during critical illness. Annu Rev Nutr 2006;26:513-38.
3. Elia M, Dilva AD. Tight glucose control in intensive care units. an update with an emphasis on nutritional issues. Curr Opin Clin Nur Metab Care 2008;465-70.
4. Heidegger CP, Darmon P, Pichard C. Enteral vs. parenteral nutriton for the critically ill patient. a combined support should be preferred. Curr Opin Crit Care 2008;14:408-14.
5. Iapichino G, Radrizzani D, Giacomini M, et al. Metabolic treatment of critically ill patients. energy expenditure and energy supply. Minerva Anesthesiol 2006;72:559-65.
6. Maday KR. Energy estimation in the critically ill. A Literature Review. Universal J Clinical Med 2013;1:39-43.
7. Marino PL. The ICU Book. 3rd ed. Philadelphia: Lippincott Williams&Wilkins 2007;823-70.
8. McClave SA, Mattindale RG, Vanek VW, et al. Guidelines for the provision and assessment of nutrition support therapy in the adult critically ill patient. Society: Society of Critical Care Medicine and American Society for Parenteral and Enteral Nutrition. JPEN 2009;33:277-316.
9. McClave SA, Taylor BE, Martindale RG, et al. Guidelines for the Provision and Assessment of Nutrition Support Therapy in the Adult Critically Ill Patient. Society of Critical Care Medicine (SCCM) and American Society for Parenteral and Enteral Nutrition (A.S.P.E.N.). JPEN J Parenter Enteral Nutr 2016;40:159-211.
10. Oltermann MH. Nutrition support in the acutely ventilated patient. Respir Care Clin 2006;12:533-45.
11. Scurlock C, Mechanick JI. Early nutrition support in the intensive care units. a US perspective. Curr Opin Clin Nur Metab Care 2008;11:152-5.
12. Singer P, Blaser AR, Berger MM, et al. ESPEN guideline on clinical nutrition in the intensive care unit. Clin Nutr 2019;38:48-79.
13. Singer P, Shapiro H. Enteral omega-3 in acute respiratory distress syndrome. Curr Opin Clin Nur Metab Care 2009;12:123-8.
14. Walker RN, Heuberger RA. Predictive equations for energy needs for the critically ill. Respir Care 2009;54:509-21.
15. Weissman C. Nutrition in the intensive care unit. Crit Care

1999;3:R67-R75.

16. 대한중환자의학회. 중환자 영양지원 지침. 2013.

중환자의학

10

CRITICAL CARE MEDICINE

중환자실 약물요법

허진원

중환자치료에서 적절한 치료 용량과 투여 방법을 고려한 약물요법은 환자의 경과에 매우 중요하다. 다양한 약물들이 사용되기 때문에 약물 간의 상호 작용들을 고려해야 하고, 중환자의 경우 생리적 변화가 빠르게 이루어지고, 약물동력학적, 약력학적 변화가 정상인과 다르기 때문에, 중환자실의 임상의사는 이런 변화들을 고려하여 약물 용량을 결정해야 한다. 적절한 용량과 투여방법을 고려하지 않고 약물요법을 시행하면 치료실패나 약물독성을 초래하게 될 가능성이 높아지는데, 이는 중환자실에서 사용하는 대부분의 약물들의 투여 용량이나 투약요법들이 일반병실의 환자, 또는 정상 지원자를 대상으로 한 임상시험에서 얻어진 자료이기 때문이다.

이 장에서는 약물동력학, 약력학, 약물유전체학의 기본 개념을 알아보고, 중환자실 환자에게 약물 투여 시 고려해야 할 사항들을 파악하여 중환자실에서의 약물요법지침을 세우는 데 도움이 되고자 한다.

I 중환자에서의 약물동력학의 개념과 고려 사항

약물동력학(Pharmacokinetics, PK)은 용량과 농도와의 관계로, 단순하게 정의한다면 약물 투여 후 시간, 농도 곡선에 대한 수학적인 해석이다(그림 10-1). 약물동력학에서 주로 사용되는 지표들로, 약물이 투여된 이후 약물의 최고 농도(C_{mxa}), 최고 농도에 도달하는데 걸리는 시간(t_{max}), 다음 투여량을 투여하기 직전에 도달한 가장 낮은 약물 농도(C_{min}), 약물의 농도가 원래 농도의 절반으로 줄어는데 걸리는 시간인 제거반감기($t_{1/2}$) 등이 있다. 약물농도 곡선 하면적(area under the curve, AUC)는 단회 투여나 평형상태 이후 농도-시간 곡선의 적분값을 말하며 단위는 농도×시간(mg/L×h 또는 μg/mL×h)이다.

약물동력학은 흔히 체내에서 이루어지는 약물의 흡수(absorption), 분포(distribution), 대사(metabolism) 그리고 배출(excretion)의 과정으로 ADME으로 총칭되기도 한다(그림 10-2).

그림 10-2는 우리 몸이 약물에 무슨 일을 하는가를 나타낸 것이다. 약물을 경구로 투여할 경우 가장 먼저 위장관을 통하여 피 속으로 흡수가 될 것이다. 흡수가 빨리 될수록 약물의 혈중농도는 빨리 올라갈 것이다. 흡수 이후에 일어나는 과정은 분포와 제거이다. 분포는 피 속에 들어온 약물이 조직 및 세포로 이동하는 과정이다. 즉, 분포 자체에 의하여 약물의 농도가 감소한다. 혈액 순환을 통하여 분포와 동시에 제거도 일어난다. 제거에는 두 가지 과정이 있는데 하나는 약물이 변하지 않은 채 몸 밖으로 빠져나가

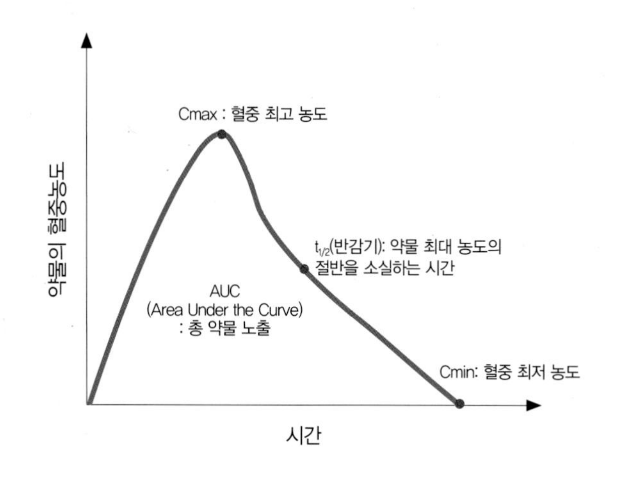

그림 10-1 시간에 따른 약물의 흡수와 제거

는 배설 과정이다. 대표적인 배설 기관은 신장 혹은 위장관이다. 또 다른 제거 기관 중에 대표적인 것은 간이다. 간에서는 약물이 생체 변환되어 전혀 다른 분자(즉, 대사체)로 바뀌는데, 이 과정에서도 약물 농도 감소가 초래된다. 흡수 이후 약물 농도를 감소시키는 과정은 분포와 제거가 있으며, 두 과정을 동시에 일컬어 배치라고 한다. 흡수를 정량화하는 약물동력학 모수는 생체이용률(bioavailability, F) 과 흡수속도상수(absorption rate constant, Ka)이다. 분포와 제거를 정량화하는 약물동력학 모수는 각각 분포용적(volume of distribution, Vd) 와 청소율(clearance, Cl) 이다. 생체이용률, 흡수속도상수, 분포용적, 청소율의 4가지 독립적 약물동력학적 모수를 일차 약물동력학 모수라고 한다. 반면에 제거속도상수(elimination rate constant, Ke), 반감기(half-life, $t_{1/2}$)는 일차모수로부터 계산되는 것이기 때문에 이차 약물동력학 모수라고 한다

각각의 단계를 살펴보면, 흡수는 투여 후 혈중에 도달하는 과정으로, 흡수의 정도는 투여량 중 전신 혈중으로 분포되는 분획으로 표시되고, 약물의 생체이용률이라고 정의된다. 대부분의 약물이 경구로 투여되면 장벽을 거쳐 혈액내에 들어가는데 흡수가 빠를수록 약물의 혈중농도가 빨리 올라간다. 중환자에서는 위장 내 산도의 변화, 장관벽의 부종 또는 위장운동의 정체, 경관식이 진행, 일차통과효과(first-pass metabolism) 등이 흡수에 영향을 줄 수 있다. 특히 디곡신, 시프로플록사신, 아미오다론, 와파린, 카바마제핀, 페니토인, 테오필린 같은 약물들은 경관 식이와 진행시 흡수가 떨어져, 약 복용 전후 최소 1-2시간 금식, 단식시간을 두고 경관 식이를 진행해야 한다. 또한 체내 관류가 떨어지거나, 혈역학적 불안정으로 혈압상승제를 사용하는 경우에는 위 또는 장으로의 혈류량이 변화하여 약물의 장내 흡수가 감소할 수 있다.

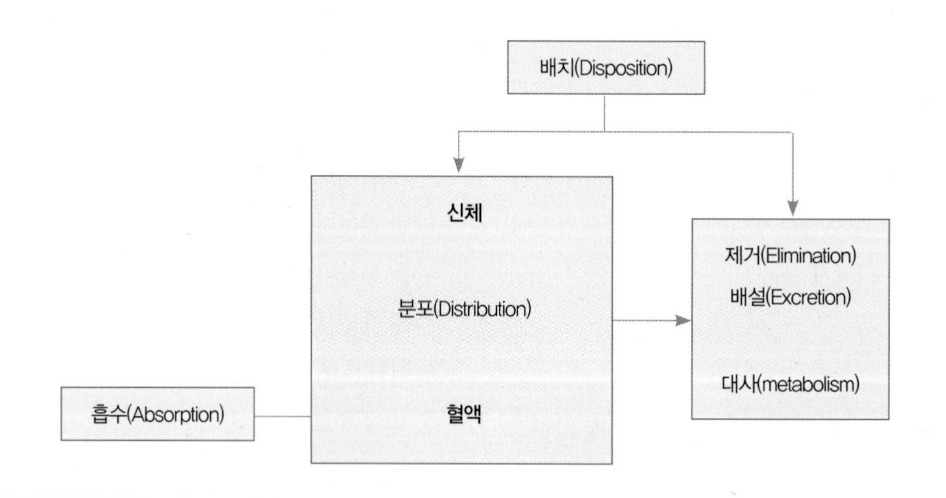

그림 10-2 흡수, 분포, 대사 배설관계

표 10-1 중환자 치료에 주로 사용되는 약물의 분포 특징

약물 특징	약물동력학 특징	약물	중환자에서 분포용적(Vd)의 변화
염기성	알파-1 산성당단백질에 결합	니카르디핀, 데메롤, 리도카인, 밀리논, 베라파밀, 아지스로마이신, 올란자핀, 카베디올, 페노바미탈, 펜타닐	알파-1 산성당단백질은 급성기반응물질로 스트레스 시에 증가하여 비결합분획(유리형)과 분포용적이 감소
산성	알부민에 결합	다이아제팜, 모르핀, 미다졸람, 발프로산, 세프트리악손, 아미오다론, 와파린, 페니토인, 프레드니솔론, 프로포폴	합성 감소와 이화작용으로 알부민 농도가 감소하여 비결합분획과 분포용적의 증가
친유성	조직 내 광범위 분포	아지스로마이신, 미다졸람, 펜타닐, 프로포폴, 플루로퀴놀론	조직관류와 상관없이 충분한 분포 용적 유지
친수성	일차적으로 혈장 내 분포, 낮은 분포 용적	답토마이신, 리네졸리드, 모르핀, 반코마이신, 베타 락탐, 아미노글리코사이드, 콜리스틴	수액공급과 조직관류의 감소로 분포 용적이 증가하고 혈중 내 농도 감소

급성기 환자들에서 혈역학적으로 안정될 때까지는 경구 복용보다는 정맥투여가 고려되고, 대체 주사제가 없어, 경구 복용을 해야 하는 약물은 흡수 정도를 예측할 수 없기 때문에 효능과 안정성에 대한 모니터링이 필요하다.

혈압상승제를 사용하거나 부종이 심한 중증 환자에서는 경구 복용뿐만 아니라 피하 흡수도 떨어질 수 있어 에녹사파린 같은 저분량헤파린 피하 주사 시 혈중농도가 매우 낮을 수 있다.

분포는 혈중 내 들어온 약물이 조직 및 세포 내로 이동하는 과정으로 혈중 내 단백결합능이 중요한 요소이다. 약물의 분포는 단백질이나 다른 거대분자들에 결합할 수 있는 약물의 친수성(hydrophilicity)과 산 해리 상수에 의해 좌우되고, 단백질에 결합되지 않은 약물 분획(유리형)들만 혈액 내에서 조직으로 확산되어 효과를 가지게 된다. 분포 자체에 의하여 약물의 농도가 감소한다. 분포용적(Vd)은 투여량을 C_0 (time=0에서의 가상적 농도)로 나누면 된다. 분포용적은 약물이 퍼지는 비생리학적 구획을 의미하는 수학적인 개념이다. 중환자에서는 결합 단백질 농도의 변화, 조직관류의 감소, 수액요법에 따른 전체 체액량이 증가할 수 있어, 약물의 분포용적(Vd)과 혈중 내 농도가 정상인과 비교 시 달라진다(표 10-1). 대부분의 약물은 혈관 내에서 빠져나가 신체조직에 분포하게 되며 이는 혈중농도보다 훨씬 높은 농도일 것이다. 지방조직을 잘 통과하지 못하는 친수성(hydrophilic) 약물은 혈장 내에 대부분 남아있게 되므로 낮은 분포용적(Vd < 0.6 L/kg)값을 갖게 되고, 반면에 순환혈관 내에서 쉽게 빠져나가는 지방친화력 약물은 상대적으로 높은 분포용적 값을 갖게 된다.

일반적으로 초기투여용량은 분포용적에 근거하여 결정되지만 유지용량은 청소율에 달려있다. 청소율이란 약물제거시스템에서의 총 신체의 활동을 나타내는 개념이지만 실제로는 간과 신장에서 대부분 일어난다. 혈액 순환을 통한 제거는 크게 두 가지 방식으로 이루어진다.

하나는 약물이 간에서 대사되어 전혀 다른 분자(즉, 대사체)로 바뀌는 과정이다. 간에서 이루어지는 약물의 대사성 청소율(hepatic clearance, Cl_h)은 간을 통한 혈류량(hepatic blood flow, Q)과 간 혈류에 대한 간에서 이루어지는 약물 제거율의 비율인 약물의 추출 비율(extraction efficiency, E_h)에 의해 결정된다. 간에서 약물의 추출 비율은 간 내 혈류량, 혈장단백질에 결합되지 않고 간 효소와 상호 작용할 수 있는 혈액 내 유리 약물 분획(f_u), 간효소가 약물을 대사하는 고유 제거율(intrinsic clearance, Cl_{int})에 의해 결정된다.

수식으로 표시하면,

$$Clh = Q \times Eh$$
$$= Q + [(fu \times Clint)/(Q + (fu \times Clint))]$$
$$= (Q + fu \times Clint)/(Q + (fu \times Clint)$$

심박출량이 감소하는 심인성 쇼크나 저혈량성 쇼크

표 10-2 중환자 치료에서 사용되는 약물의 간 내 추출비율

추출 비율	영향 인자	약물 종류
높은 추출 비율 (E_h > 0.6)	간 혈류 의존적($Cl_h \approx Q$)	니트로글리세린, 모르핀, 이소소르비드(ISDN), 펜타닐, 프로포폴
중간 추출 비율 (E_h = 0.3–0.6)		딜티아젬, 라니티딘, 리도카인, 아미오다론, 아자티오프린, 오메프라졸
낮은 추출 비율 (E_h < 0.3)	혈장 단백질의 변화와 간의 고유 제거율 의존적($Cl_h \approx f_u \times Cl_{int}$)	아목실린, 세프트리악손, 플루코나졸, 페노바비탈, 페니토인, 프레드니솔론, 와파린

간 청소율(hepatic clearance, Cl_h), 혈액 내 유리 약물 분획(f_u), 간 고유 제거율(intrinsic clearance, Cl_{int})

환자에서 간 혈류량이 감소되어, 효소 활성이 줄어들어 간의 고유 제거율이 감소할 수 있다. 간에서의 대사반응은 2가지 형태로 이루어지는데 1기 산화 반응(oxidative metabolism)과 2기 당화(glycosylation) 및 글루쿠로니화(glucuronidation)이다. 1기 산화 반응은 약물대사의 공통 경로인 cytochrome P-450 (CYP-450) 동종 효소들에 의해 유도되지만, 중환자에서는 간혈류량, 세포 내 산소분압, 보조인자 가용성 등의 감소로 인해 CYP-450 체계가 약화될 수 있다. 간혈류 내 저산소혈증은 간효소생성량과 생산된 효소의 효율을 모두 감소시킨다. CYP-450 체계에 의해 대사되는 약물을 사용할 때 함께 투여되는 약제와의 상호작용을 경계해야 한다. 케토코나졸, 에리스로마이신, 시메티딘 등의 약제는 CYP-450 효소를 억제하며, 페니토인, 페바비탈 등의 약제는 효소를 유도하여 다른 약제와의 상호작용을 나타낸다. 에리스로마이신은 CYP-450 체계 중 CYP3A4를 억제하여 메칠프레드니솔론, 사이클로스포린, 와파린 등의 청소율을 감소시킨다.

2기 반응은 상대적으로 산소의존도가 낮아, 저산소증 상태에서도 영향을 적게 받는다.

약물의 추출비율은 간을 한 번 통과 동안 제거된 약물의 분율에 따라 높은(E_h > 0.6), 중간(E_h = 0.3-0.6), 또는 낮은(E_h < 0.3)으로 분류될 수 있다(표 10-2).

다른 제거 방법은 몸 밖으로 빠져나가는 배설 과정이다. 대표적인 배설 기관은 신장 혹은 위장관, 호흡기이다. 신장은 급성기 동안 생리적 변화에 가장 영향을 많이 받는 장기로, 약물은 사구체여과율과 관 분비(tubular secretion)에 의해 제거된다. 중환자에서는 쇼크에 의한 신장혈류의 감소, 허혈 또는 약물독성에 의한 신장 손상, 그리고 면역학적인 손상에 의해 신장기능이 감소할 수 있다. 사구체여과율의 감소는 신장으로 배설되는 약제의 반감기를 증가시켜 약제나 대사물의 축적을 야기하게 된다. 신장으로 배설되는 약제의 대사물이 활성 대사산물일 때나 약제의 치료범위가 좁을 때 약물독성은 확연히 나타난다. 예를 들어, 신부전 환자에서는 미다졸람의 활성대사산물인 알파-하이드록시미다졸람이 축적되어 장기간 진정이 나타날 수 있는 것이다. 대부분의 급성신부전에서는 신장기능이 떨어지지만, 일부 중증 질환에서는 신장 청소율이 증가할 수 있다. 55세 이하의 젊은 환자, 외상 후 환자, 수술 후 환자, 패혈증, 혈액암 환자, 중증 화상 환자의 경우 적절한 소변량이 유지되고, 급성신부전의 증거가 없다면 오히려 신관류가 증가하여 신장으로 배출되는 약물들의 혈중 농도가 감소할 수 있다. 이런 소견은 베타 락탐, 아미노글리코사이드, 글리코펩타이드 계열의 항생제에서 관찰된다. 급성신부전에서 이상적인 약물 용량에 대해서는 잘 알려져 있지는 않지만 약물동력학의 관점에서 보자면 체액량의 증가로 초기투여용량을 결정하는 분포용적이 증가하기 때문에 친수성 약물들은 부하 용량을 정상 부하 용량의 25%-50% 정도까지 증량하고, 유지 용량은 정상 용량 범위 안에서 투여하는 것을 권하기도 한다. 신대체요법을 받는 신부전의 환자의 경우, 투석 기종, 혈액 흐름 속도, 투석

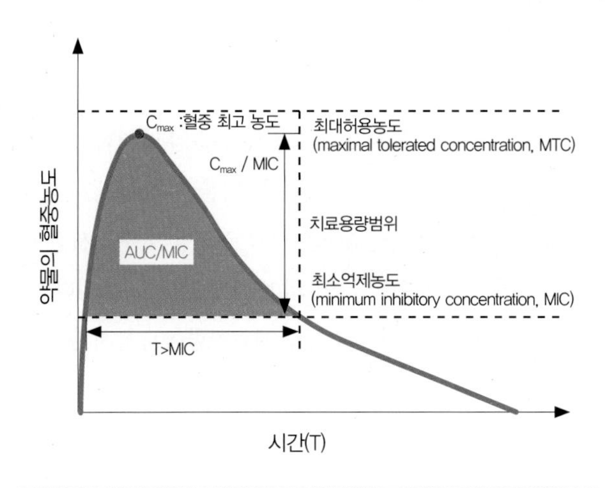

그림 10-3 약력학의 중요 지표들
T>MIC: 투여간격(dosing interval) 동안 최소억제농도 이상을 유지하는 시간

액 흐름 속도, 필터 사이즈에 따라 약물의 체외 제거율이 다르기 때문에, 자주 사용하는 약물들에 대해서는 적절한 용량 가이드라인을 마련해야 한다.

결론적으로 중환자에서 약물동력학은 예측하기가 어렵고, 약물의 혈중농도는 생리학적 변화와 약물의 특성 간의 상호 작용에 의해 결정된다. 의도한 약물의 효과를 얻기 위해서는 적절한 혈중농도에 도달하는 것이 중요하다.

II 중환자에서의 약력학의 개념 및 임상응용

약력학(pharmacodynamics, PD)은 약물이 신체에 미치는 생리학적, 생화학적 효과, 즉 약물에 대한 생체반응을 의미한다. 약물의 부작용을 최소화한 농도에서의 효과는 약물동력학과 약력학의 균형에서 이루어진다. 중환자 치료에서 약력학의 이해는 항생제의 치료 효과를 판단하는데 중요하다. 항생제는 일반적으로 농도의존형 살균제와 시간의존형 살균제로 분류된다. 농도의존형 항생제의 활성을 가장 근접하게 나타내주는 약력학 모수는 최소억제농도(minimum inhibitory concentration, MIC)에 대한 항생제의 최고혈중농도(C_{max}), 즉 C_{max}/MIC와 최소억제농도에 대한 24시간 동안의 곡선하면적(Area Under Curve, AUC), 즉 AUC/MIC이다. 곡선하면적/최소억제농도(AUC/MIC)는 억제곡선하면적이라고 불리기도 한다. 높은 곡선하면적은 높은 살균 작용률과 범위를 대변한다. 그래서 곡선하면적은 서로 다른 농도의존형 항생제의 투약요법을 비교할 때 효과를 예측하는 인자로 사용될 수 있다(그림 10-3).

농도의존형 항생제는 혈중농도가 최고농도로 오를 때 그 작용이 증가하는데 여기에는 아미노글리코시드, 플루오로퀴놀론 등이 해당된다. 반면 베타락탐과 같은 시간의존형 항생제는 시험관내 세균 감수성 검사에서 미생물의 번식을 억제할 수 있는 항생제의 최저 농도인 최소억제농도 이상이기만 하면 최고농도가 아니라도 일정한 살균 작용을 갖는다. 항생제 감수성이 강하다는 것은 표준용량의 항생제를 투여한 후 혈청농도가 적어도 최소억제농도의 4배 이상이 될 때를 의미한다. 따라서 시간의존형 항생제를 사용할 때 가장 중요한 것은 혈중농도가 최소억제농도 이상을 유지하도록 투약간격을 유지해 주는 것이다(표 10-3).

항생제의 약력학 적정화의 중요한 개념은 항생제투여후 효과(postantibiotics effect, PAE)이다. 항생제 투여후 효과는 약물의 농도가 최소억제농도이하로 떨어졌음에도 불구하고 지속적으로 세균의 증식을 억제하는 것을 일컫는다. 항생제투여 후 효과는 1940년대 그람양성균에 대한 페니실린에서 처음 기술되었으나 세포벽에 작용하는 베타락탐은 그람양성균에 대해서만 보통 정도의 항생제 투여후 효과를 보일 뿐 그람음성균에 대해서는 거의 보이지 않는다. 예외적으로 카바페넴은 녹농균(*P. aeruginosa*)에 대해 지속적인 항생제투여후 효과를 보인다. 아미노글리코시드, 플루오로퀴놀론계, 마크롤라이드 등의 단백질 합성억제를 기전으로 하는 항생제가 가장 탁월한 항생제 투여후 효과를 보인다. 혈중최고농도(C_{max})와 항생제 투여후 효과의 지속시간과의 관계덕분에 아미노글리코시드는 고농도, 긴 간격의 투약 전략을 따르게 되는 것이다. 이 경우에 혈중농도가 감지할 수 없을 정도로 감소한 이후에도 세균증식의 억제는 계속 나타난다.

중환자에서는 여러 가지 생리적 변화가 나타나기 때문에 항생제의 약물동력학이 변하여 평소 투여용량으로는 예상하는 약력학의 목표 지표에 도달하기 어려울 수 있다. 중환자를 대상으로 한 여러 연구에서 베타 락탐 계열의 항생제를 평소 용량대로 사용 시 목표 치료 농도나 시간에 도달하는 비율이 16-45%로 낮았다. 특히 베타 락탐 계열 항생제들은 대부분 신장에서 제거되기 때문에 중증 감염으로 인한 전신염증성 반응 시 신혈류가 증가하고 사구체여과율이 증가하여 항생제 농도가 감소할 수 있어, 적절한 약력학적 목표에 도달하기 위해 고용량의 항생제(예, 피페라실린 4 g 매 6시간마다, 세페핌 2 g 8시간마다, 메로페넴 1 g 8시간마다)를 투여하거나, 투여 시간을 늘이는 방법들이 사용되고 있다. 최근 중환자를 대상으로 한 연구에서 베타 락탐 항생제의 치료약물농도감시 시(therapeutic drug monitoring, TDM), 현재 통상으로 권유하는 지표보다 높은 수치인 100% T>MIC 에서 100% T>4MIC 사이를 유지 시 목표 약력학적 지표를 만족시켰다.

표 10-3 항생제에 따른 약력학적 목표

농도 의존형	목표점
아미노글리코사이드	C_{max}/MIC: 8–10, AUC/MIC > 70
메트로니다졸	
시간 의존형	
페니실린	40–50% T > MIC
세팔로스포린	60–100% T > MIC
카바페넴	50–75% T > MIC
농도 의존형과 시간 의존형	
플루오르퀴놀론	AUC/MIC > 125
반코마이신	AUC/MIC > 400
리네졸리드	AUC/MIC > 80–120
티게사이클린	AUC/MIC 13–18
답토마이신	AUC/MIC 38–171
콜리스틴	AUC/MIC 7–23
플루코나졸	AUC/MIC > 12

C_{max}/MIC: Cmax 값을 MIC 로 나눈 값(단위 없음)
T>MIC: 항정상태에서 24시간 동안 MIC 를 초과하는 농도의 누적%
AUC/MIC: AUC 를 MIC 로 나눈 값(단위 없음)
adapted by CCSAP 2016 Book 2

중환자에서 경증 환자보다 높은 수준의 약력학적 목표 지표에 도달하기 위해서, 사용하는 약물(특히 항생제의 경우)들에 대한 치료약물농도감시와 주입방법(주입시간 연장 또는 24시간 지속적 주입)의 변화를 고려할 수 있다. 하지만 임상에서는 항생제조차도 치료약물농도감시가 일부에서만 가능하고, 베타 락탐 계열의 항생제를 지속적으로 투여 시 간헐적 투여보다 치료 효과가 우월하다는 증거는 아직 부족하다.

Ⅲ 약물유전체학의 이해

약물유전체학(Pharmacogenomics, PGx)는 개인별로 신체대사 및 약물대사에 영향을 주는 선천적 유전자 다양성에 의한 약물동력학과 약력학의 균형의 변화를 의미한다. 약물유전체학에 대한 이해는 중증 환자에서 맞춤치료(personalized medicine)를 제공하는데 도움이 될 수 있다. 약물동력학, 약력학, 약물 유전체학의 관계는 중증 환자에서 급격한 생리학적 변화에 의해 변화된다. 현재까지는 목표로 하는 유전체의 신속 유전자 검사 패널이 상용화되지 못해서, 임상에서 유전자 변이 검사 시 결과를 아는 데까지 5-7일 정도 걸리는 제한점이 있다. 이 단락에서는 잘 알려진 약물대사에서 중요한 역할을 하는 CYP 450 효소의 유전적 다양성에 대해 기술하고자 한다.

체내에서 대부분의 약물은 주로 간에서 대사가 이루어지고, 이 중 75% 정도의 약물 대사에 CYP 450 효소가 중요하게 관여한다. CYP 효소의 표현형 변이는 poor metabolizer, intermediate metabolizer, extensive metabolizer, ultrarapid metabolizer 4가지 타입으로 분류할 수 있다. Extensive metabolizer는 가장 흔한 야생형(wild type)으로 정상적인 효소 활성도를 가지고 있다. 반면에 poor metabolizer는 2개의 기능이 없는 대립유전자(null allele)

가 존재하거나 전체 유전자의 소실로 나타나 효소 활성도가 감소되어 있다. 경피적 관상동맥 중재술 후 혈소판 응집을 막기 위해 사용되는 약물인 클로티도그렐은 경구 섭취 후 간에서 대사를 통해 활성 대사산물로 전환되기 때문에 유전적 다양성에 의한 CYP 효소 활성도가 떨어지면 약물의 효과도 감소한다. 침습성 진균 감염에 사용되는 보리코나졸도 CYP2C19에 의해 주로 대사되는 약물로, 좁은 치료약물농도와 비선형의 약물동력학을 가지고 있어서, CYP2C19 효소의 변이 존재 시 환자 간의 혈중농도의 차이가 클 수 있어 치료약물농도감시와 CYP 효소의 유전적 다양성 확인을 통해 적절한 치료 용량과 치료 효과를 기대할 수 있다(표 10-4).

Ⅳ 특수한 상황에서 약물의 용량고려

1. 환기기연관폐렴

환기기연관폐렴 환자의 항생제요법를 최적화하기 위해서는 몇 가지 서로 다른 인자들을 고려하여야 한다. 병원균이 분리된 경우에는 각각의 항생제의 최소억제농도를 구해야 하는데, 중환자 특이적인 약동, 약력학을 염두에 두고, 신장기능이나 간기능을 고려하여 투약용량을 결정해야 한다. 항생제가 얼마나 용이하게 폐로 침투할 수 있는지도 고려하여야 한다. 항생제의 폐 침투는 폐조직표본, 상피표면액, 폐포대식세포에서의 항생제 농도 측정이나 폐내 미세 투석법에 의해 알 수 있다. 많은 베타락탐 항생제는 폐에서 혈청 농도의 50% 이하로 나타나지만 플루오로퀴놀론이나 리네졸리드는 기관지 분비물에서 혈청농도보다 같거나 높게 나타난다. 아미노글리코시드나 반코마이신 같은 몇몇 항생제는 침투율이 매우 좋지 않아 이러한 항생제로 폐렴을 치료할 때는 보통보다 많은 양이 추천된다.

2. 수막염(Meningitis)

치료와 임상적인 효과에 영향을 미치는 인자로는 뇌척수액으로의 항생제 침투, 화농성 뇌척수액 내에서 항생제의 활동, 항생제 투여경로, 항생제가 살균제인지 정균제인지, 항생제의 균배양 검사상 감수성 등이 있겠다. 항생제의 침투에 있어서 수막염증의 정도가 환자관련인자로는 가장 중요하다. 덱사메타손 주입 등으로 염증을 감소시키는 과정들은 혈액뇌장벽을 통한 흡수율을 감소시킨다. 항생제 침투는 분자량이 작을수록, 전리율이 낮을수록, 지방친화력이 높을수록, 단백결합률이 낮을수록, 페니실린처럼 뇌척수액에서 능동수송체계에 의해 제거되지 않을 때 극대화된다. 항생제의 효과에 있어서 가장 중요한 것은 침투된 항생제의 분율보다는 뇌척수액 내에서의 농도와 최소억제농도와의 관계일 것이다. 베타락탐 항생제의 침투율은 10%를 넘지 않지만 많은 용량을 전신적으로 독성 없

표 10-4 중환자에게 자주 관찰되는 CYP 유전변이체

CYP 동종효소	흔한 기능변이체	발생빈도(동양인)	영향을 받는 약물들
CYP2D6	Poor	1–2	항정신병약, 카르베디롤, 코데인, 딜티아젬, 하이드로코티손, 트라마돌
	Intermediate	30	
	Ultrarapid	2	
CYP2C9	Poor	0–2	아미오다론, 클로피도그렐, 메트로니다졸, 판토프라졸, 발프로산, 보리코나졸
CYP2C19	Poor	14–46	클로피도그렐, 다이아제팜, 페노바르비탈, 페니토인, 프로프라놀롤, 양성자 펌프 억제제, 발프로산, 보리코나졸, 와파린
	Ultrarapid	매우 드뭄	

이 투여 가능하므로 뇌척수액 내에서 치료농도를 쉽게 얻을 수 있다.

또한 뇌척수액의 화농성 정도는 항생제 활동에 영향을 준다. 토끼모델의 실험에서 뇌척수액의 산성도 증가(젖산 축적의 결과)는 아미노글리코시드의 활동을 억제함이 보고되었다. 살균활동은 세균의 접종원 크기가 증가됨에 따라 항생제의 최소억제농도가 급격하게 증가되는 접종효과에 의해 변형될 수 있다. 또한 화농성 뇌척수액 내에서 함께 투여된 정균 항생제(bacteriostatic antibiotics)에 의해 살균 항생제(bactericidal antibiotics)의 작용이 길항될 수 있다.

3. 췌장염

췌장 관련 감염증에 대한 항생제요법는 항생제가 췌장 조직이나 도관에 얼마나 잘 침투할 수 있느냐에 달려있다. 췌장 조직 내에서 항생제 농도를 측정해 본 연구들에서 보면 항생제 침투에 상당한 변이가 있음을 알 수 있다. 임상시험의 방법론상의 문제나 임상 결과와의 관계입증 부재 등의 문제가 있기는 하지만 현재까지 알려진 바로 췌장 조직에 잘 침투하지 못하는 것으로 알려진 항생제로는 아미노글리코시드, 암피실린, 세파졸린, 세포탁심, 피페라실린, 반코마이신 등이 있고 췌장 조직 내에서 높은 농도를 보이며 살균작용을 가지는 항생제로는 플루오로퀴놀론(예, ciprofloxacin), 이미페넴, 메로펨, 메트로니다졸, 플루코나졸 등을 꼽을 수 있다.

V 투여경로에 따른 고려

중환자에서도 약제의 경구투여 방법이 유용하게 사용될 수 있겠지만 항상 가능하지 않을 수도 있다. 장간막 혈류량의 감소, 위장관 운동의 변화, 위산의 감소, 장관벽 부종 등의 생리학적 변화가 원인이 되어 위장관을 통한 약물의 흡수 속도와 흡수되는 양이 변화될 수 있다. 저혈압에 대한 혈역학 반응으로 장간막 혈류가 감소되므로 약물의 투여경로는 체순환에 직접 투여하는 것으로 제한될 수 밖에 없다. 간 혈류량은 "hepatic buffer"라는 반응 때문에 초기에는 잠시 동안 유지될 수 있으나 지속적인 저관류상태에서는 감소할 수밖에 없다. 간 혈류량의 감소는 간의 대사에도 제한을 주게 되어 큰 초회 통과 효과(first-pass effect)를 갖고 있는 약물들의 생체이용률을 증가시키는 결과를 초래한다. 이러한 교란효과의 총합은 매우 예측 불가

표 10-5 중환자실에서 주로 사용되는 약물의 추천 투여량

CYP 동종효소	영향을 받는 약물들
아미오다론(amiodarone)	부하용량으로: 15 mg/min for 10 min 유지용량: 1 mg/min for 6 hrs → 0.5 mg/min for 18 hrs
	유도용량: 5 mg/min for 1 hr 유지용량: 10–20 mg/kg/24 hrs
시사트라큐륨(Cisatracurium)	유도용량: 0.15–0.2 mg/kg 유지용량: 0.5–10 mcg/kg/min
딜티아젬 (Diltiazem)	부하용량: 0.25 mg/kg (over 2 min) 유지용량: 1–4 mcg/kg/min
에스몰롤(Esmolol)	유도용량: 0.25–0.5 mg/kg (over 1 min) 유지용량: 50–200 mcg/kg/min
펜토바르비탈(Pentobarbital)	유도용량: 개인별 유지용량: 1–3 mg/kg/hr

능해서 가끔은 오히려 생체이용률이 감소하게 되기도 한다.

중환자의 50-60%에서는 위배출 지연으로 인해 약물흡수가 지연되어 혈중 최고농도의 감소를 초래할 수 있다. 이러한 변화에도 불구하고 곡선하면적으로 계산된 약물에의 전체노출은 건강 지원자와 비교하여 크게 다르지 않다고 보고되었다. 소장의 운동성장애는 약물의 흡수를 느리게 한다. 그러나 푸로세미드나 암피실린처럼 원래 잘 흡수되지 않는 약물인 경우, 장관 내 체류 시간이 길어져 생체이용률이 오히려 증가되기도 한다.

중환자에서 경구투여 시 생체이용률을 예측하기가 어렵고 모니터 할 수 있는 유용한 방법이 없기 때문에 혈류역학적으로 불안정한 환자에게는 정맥투여 경로가 선호된다. 경구투여경로는 임상적으로 안정적이고 경관영양법이 가능한 환자에서만 고려해야 한다.

중환자에서는 대부분의 약물이 정맥투여되기 때문에 수액 용량을 고려하여 고농축 형태로 사용되는 경우가 많고, 필요 이상으로 농축할 경우 약물의 호환성이 달라질 수 있기 때문에 주의가 필요하다. 투약 오류를 줄이기 위해 표준화된 용량단위와 희석 수액의 정확한 처방이 이루어져야 한다(표 10-5).

Ⅵ 치료약물농도감시의 원리

현재 사용하고 있는 대부분 약물은 중환자가 아닌 경증환자나 건강한 정상인을 대상으로 한 연구에서 얻어진 자료를 기본으로 사용하게 되기 때문에, 중환자에서는 치료실패나 약물독성을 일으킬 가능성이 높아지게 된다. 이러한 상황에서 치료약물농도감시(TDM)는 중요한 역할을 할 수 있다. 간단히 말하자면 치료약물농도감시란 약물의 유효 농도 범위가 좁은 약물에 대하여 혈중의 약물 농도를 측정하여 치료농도를 유지하되, 독성을 최소화하기 위한 약물의 용량을 설정하는 과정이다. 모든 약에 대해 치료 약물농도감시가 적당한 것은 아니며 어떤 약제에 대해서 치료약물농도감시를 시행하기 전에 판별해야 할 인자가 있다.

치료약물농도감시가 가능하도록 하는 인자는 다음과 같다.

(1) 시간의 흐름에 따라 시행할 수 있는 정확하고 구체적인 분석법이 있어야 한다.
(2) 약물에 대한 적절한 약물동력학 자료가 있어야 하고 의미 있는 개체 간 변이가 존재한다.
(3) 치료효과와 독성효과 사이의 경계가 좁고 이는 혈중농도에 비례한다.
(4) 치료효과와 독성효과가 명백하게 구분된다.
(5) 시간에 따라 일정한 약물효과를 나타낸다.

혈중농도를 측정하기 위해서는 여러 요소들이 평가되어야 한다. 시간, 지속기간, 용량, 약물투여 경로 등을 포함하지만 여기에 국한되지는 않는다. 혈중농도 검사 이전 또는 이후에 추가 투약이 있었는지, 농도검사법은 유리약물만 반영하는지 전체 약물을 반영하는지, 환자는 다른 질환이 없는지, 현재 치료에 반응하고 있는지, 위해 반응은 없는지 등의 수많은 인자들을 고려해야 한다. 치료약물농도감시를 통해 얻어진 자료가 도움을 준다 할지라도 환자의 임상적인 결과와 반드시 비교해야 할 것이다. 이는 같은 혈중농도에서도 어떤 환자는 좋은 효과를 보여도 어떤 환자는 독성 반응을 보일 수 있기 때문이다.

일반적으로 좁은 치료영역을 가지고 있어서 독성반응을 보이기 쉬운 약물에 대해 치료약물농도감시를 이용한다. 약물의 혈중농도를 감시하는 적절한 시간은 혈중 농도가 사용된 약물과 환자의 임상양상에 가장 연관이 있을 때이다. 약물의 용량을 변경한 후 약물의 항정 상태(steady state)에서의 혈중농도를 예측하기 위해서는 일반적으로 약물 반감기의 4-5배의 시간이 경과된 시점에 확인하는 것이 추천된다.

중환자의 약물요법와 감시에 있어서 수많은 원칙과 이론이 있다. 임상의사는 중환자에서의 약물동력학, 약력학 변화에 익숙해져야 하는데 그 이유는 이러한 것들이 환자의 결과에 커다란 영향을 줄 수 있기 때문이다. 중환자실에는 간질환, 신장질환, 외상환자, 화상 환자 등 다양한 군의 환자들이 입원한다. 중환자실 담당의사는 각 환자들의 특성을 충분히 인지하고 환자에 따른 맞춤형 투약전략을 세워야 할 것이다. 필요한 경우 치료약물농도감시도 고려해야 할 것이다. 약물요법의 모든 원칙과 이론은 약물의 치료효과는 극대화하고 독성반응은 최소화하는 데 있다는 것을 다시 한 번 주지하는 바이다.

참고문헌

1. Abdul-Aziz MH, Lipman J, Robers JA. Identifying "at-risk" patients for sub-optimal beta-lactam exposure in critically ill patients with severe infections. Crit Care 2017;21:283.
2. Atkinson AJ Jr, Kushner W. Clinical Pharmacokinetics. Ann Rev Pharmacol Toxicol 1979;19:105-27.
3. Bodenham A, Shelly MP, Park GR. The altered pharmacokinetics and pharmacodynamics of drugs commonly used in critically ill patients. Clinical pharmacokinetics 1988;14:347-73.
4. Boucher BA, Wood GC, Swanson JM. Pharmacokinetic changes in critical illness. Crit Care Clin 2006;22:255-71.
5. Bradford LD. CYP2D6 allele frequency in European Caucasians, Asians, Africans and their descendants. Pharmacogenomics 2002;3:229-43.
6. DelcòF, Tchambaz L, Schlienger R, et al. Dose adjustment in patients with liver disease. Drug Saf 2005;28:529-45.
7. DeRyke CA, Nicolau DP. Is all free time above the minimum inhibitory concentration the same: implications for beta-lactam in vivo modelling. Int J Antimicrob Agents 2007;29:341-3.
8. Israili ZH, Dayton PG. Human alpha-1-glycoprotein and its interactions with drugs. Drug Metab Rev 2001;33:161-235.
9. Lam SW. Pharmacokinetics, pharmacodynamics, and Pharmacogrnomics. CCSAP 2016 Book 2 Medication Administration/Critical Care Research. American: College of Clinical Pharmacy. 2016;7-19.
10. Lourenço R. Enteral feeding: drug/nutrient interaction. Clin Nutr 2001;20:187-93.
11. Power BM, Forbes AM, van Heerden PV, et al. Pharmacokinetics of drugs used in critically ill adults. Clinical pharmacokinetics 1998;34:25-56.
12. Rodvold KA. Pharmacodynamics of antiinfective therapy: taking what we know to the patient's bedside. Pharmacotherapy 2001;21:319-30.
13. Schmidt T, Tauber MG. Pharmacodynamics of antibiotics in the therapy of meningitis: infection model observations. The Journal of antimicrobial chemotherapy 1993;31:61-70.
14. Spector R, Park GD, Johnson GF, et al. Therapeutic drug monitoring. Clinical pharmacology and therapeutics 1988;43:345-53.
15. Udy AA, Roberts JA, Boots RJ, et al. Augmented renal clearance: implications for antibacterial dosing in the critically ill. Clin Pharmacokinet 2010;49:1-16.

중환자의학

11

CRITICAL CARE MEDICINE

쇼크의 진단과 치료

나성원

쇼크(shock)는 순환 장애로 나타나는 임상적인 징후를 통칭하며 “심각한 순환 장애로 인해 조직으로 전달되는 산소량이 감소하여 발생하는 세포 및 조직의 산소 부족 상태”로 정의할 수 있다. 이는 단순히 조직관류 저하뿐만 아니라 세포/조직 수준에서 산소 소모량 증가 또는 부적절한 산소 이용과도 관련될 수 있다. 흔히 순환 장애로 인한 저혈압 상태를 쇼크와 동일시하는 경우가 많으나, 정상 혈압 상태에서도 쇼크는 일어날 수 있다.

중증도에 따라 쇼크전단계(preshock)/쇼크/장기 부전(end-organ dysfunction)으로 구분하거나 보상성(compensatory)/비보상성(non-compensatory)/비가역적(irreversible)으로 단계를 나누기도 한다. 위에서 구분된 바와 같이, 쇼크는 초기에는 적절한 치료로 회복이 가능하나, 치료가 지체될 경우 빠르게 비가역적인 단계로 접어들어 장기부전과 사망을 일으킬 수 있다. 따라서 쇼크 환자를 임상에서 만났을 경우, 진단을 위한 노력과 동시에 초기 치료가 즉시 시행되어야 심각한 합병증을 예방할 수 있다.

I 분류 및 역학

쇼크는 원인에 따라 크게 세 가지로 나눌 수 있다(표 11-1). 임상에서 가장 많이 볼 수 있는 저혈량(hypovolemic)쇼크는 순환혈액량의 감소로 인해 나타난다. 심박출량이 감소하며 이에 따른 보상 기전으로 빈맥이 나타나고 전신혈관 저항이 증가하게 된다. 저혈량쇼크는 원인에 따라 두 가지 범주로 나눌 수 있는데 출혈로 인한 경우(hemorrhage-induced)와 설사 및 구토, 화상 등으로 수액 부족

표 11-1 쇼크 분류에 따른 혈류역학적 특징

	전부하	심장 기능	후부하	조직관류
	중심정맥압 또는 폐모세혈관쐐기압	심박출량	전신혈관저항	혼합정맥혈 산소포화도
저혈량	↓	↓	↑	↓
심장성	↑	↓	↑	↓
분포성	↓ 또는 정상	↑	↓	↑

이 생기는 경우(fluid loss-induced)로 나눌 수 있다. 심장성쇼크는 심장 기능 이상으로 인해 나타나는데 심박출량을 유지하지 못하여 전부하(preload) 및 전신혈관저항이 증가한다. 심장성쇼크의 원인은 심근병(증)(myopathic), 부정맥(arrhythmic), 기계적(mechanical), 심장 외(extracardiac) 원인 등 4가지 범주로 구분한다. 폐색전증, 기흉, 심장 압전 등 심장 외 원인을 폐쇄성(obstructive) 쇼크로 따로 분류하기도 하는데 수술 또는 혈전용해제 등의 응급 치료를 요하는 경우가 대부분이다. 분포성(distributive) 쇼크는 패혈증이나 척수 손상 등이 일어났을 때 나타나는 전신혈관저항 감소가 주원인이며, 앞서 기술한 저혈량 및 심장성쇼크와는 달리 심박출량은 증가하게 되고 전부하는 감소 혹은 유지된다. 하지만 임상에서 만나는 많은 쇼크 환자들은 한 가지 양상으로만 나타나는 것은 아니다. 예를 들어 패혈성 쇼크 환자에서도 심할 경우 심장 기능이 저하되어 심장성쇼크가 동반되거나, 저혈량쇼크가 진행되어 비가역적인 단계에 접어들면 혈관이 확장되면서 분포쇼크 양상을 함께 보이는 등 복합적인 성질을 보일 수 있다(mixed shock). 전술한 세 가지 분류 외에도 신경성(neurogenic), 폐쇄성(obstructive) 등으로 세분하기도 하나 위의 세 가지 분류와 임상적으로 많이 겹치게 되므로 큰 의미는 없다고 하겠다.

일반적으로 중환자실에서 만나는 쇼크 환자 중 가장 높은 빈도를 차지하는 것이 패혈성쇼크로 알려져 있다. 1,679명의 중환자를 대상으로 쇼크 환자에서의 도파민과 노르에피네프린 치료 효과를 비교한 연구에서 패혈성쇼크는 62%로 가장 많았으며, 심장성쇼크와 저혈량쇼크는 각각 17% 및 16%로 비슷한 발생 빈도를 보였다. 하지만, 특정 중환자실이나 병동, 응급실에서 이 발생 비율은 얼마든지 달라질 수 있어, 외상 환자 위주의 중환자실이나 응급실의 경우 저혈량쇼크가 가장 빈번하게 나타날 수도 있다.

II 병태생리

순환 장애는 대순환(macro-circulation)과 미세순환(micro-circulation)으로 나누어 생각할 수 있는데 대순환에는 심장의 수축 기능 및 순환 혈액량, 혈관 긴장도(vaso-mortor tone)가, 미세 순환에는 혈관 투과도 및 혈액의 점도 등이 관여한다.

조직관류의 일반적인 지표로 혈압이 널리 쓰이며, 혈압은 심박출량과 전신혈관저항에 의해 좌우된다(혈압 = 심박출량×전신혈관저항, 그림 11-1). 심박출량은 심박수와 일회심박출량으로 구성되며(심박출량 = 심박수×일회심박출량), 일회심박출량은 전부하, 심근 수축력, 후부하에 의해 좌우된다. 전신혈관저항은 혈액의 점도, 혈관의 직경(수축도) 및 길이에 따라 변화한다.

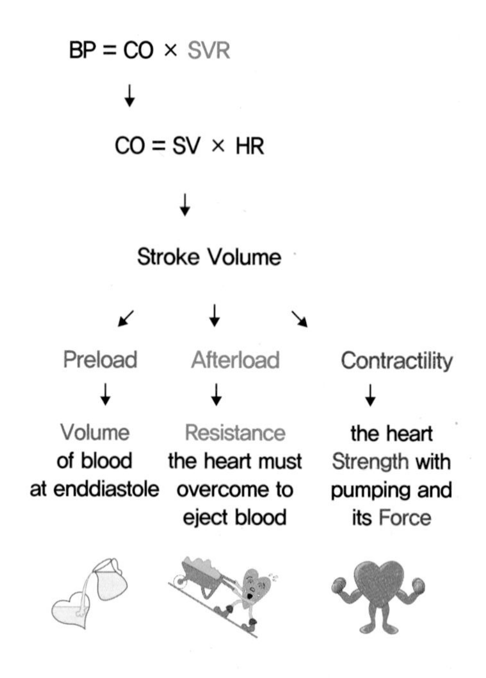

그림 11-1 쇼크의 생리

BP: 혈압, CO: 심박출량, SVR: 전신혈관저항, SV: 일회심박출량, HR: 심박수, Preload: 전부하, Afterload: 후부하, Contractility: 심근수축력

Ⅲ 쇼크의 증상 및 진단

쇼크 환자는 일반적으로 저혈압, 빈맥, 빈호흡, 대사성 산증, 핍뇨, 의식 저하 및 말초 온도 변화 등의 징후를 보인다. 이러한 증상은 진단에 있어 민감도나 특이도가 높지 않으나, 감별진단에 필요한 단서를 제공한다는 측면에서 중요하다.

쇼크로 의심되는 환자를 임상에서 만났을 때 기도 및 정맥 도관을 확보하고, 수액 투여를 시작함과 동시에 간략한 병력 청취, 신체검사를 통해 감별진단에 접근해야 한다. 쇼크의 신체검사 소견으로 점막이나 결막이 말라 있으며 심장성인 경우 목정맥의 확장 또는 심잡음 등이 중요한 단서가 된다. 그 외 전신을 검사하여 출혈이나 염증의 증거를 찾으려 노력해야 한다. 심전도 및 혈액검사를 조기에 시행하여, 쇼크의 원인을 감별하려는 노력이 필요한데, 일반적으로 혈중 젖산 및 심근 효소 수치, 동맥혈 가스검사, 신장 및 간 기능 검사, 전혈구 계산(complete blood count) 및 응고 검사 등을 시행하게 된다.

영상 진단으로 흉부 및 복부 X선 또는 CT 검사가 자주 사용되며, 필요할 경우 초음파가 심장 기능에 대한 정보를 제공하거나 저혈량에 대한 단서를 제공하여 감별진단에 도움이 될 수 있다.

Ⅳ 혈관작용약물 및 수축촉진제

혈관작용약물, 특히 혈관수축제(vasopressor)의 목적은 저혈압 혹은 쇼크 상태의 환자에서 조직 관류를 회복시켜주는 것이다. 혈관수축제는 말 그대로 혈관을 수축시켜 혈압을 올림으로써 조직 관류를 증가시키며 수축촉진제(inotrope)는 심근 수축을 증가시켜 심박출량을 유지함으로써 조직 관류에 기여한다. 하지만 대부분의 약물은 두 가지 성질을 동시에 가지고 있는 경우가 많다. 또한 혈관수축제는 정맥계의 탄성을 떨어뜨려 정맥 환류를 촉진함으로써 심박출량 증가에 기여한다.

1) 아드레날린 수용체(Adrenergic receptors)

심혈관에 작용하는 주요한 수용체로 α-1, β-1, β-2, 도파민 수용체가 있다.

(1) α-1 수용체: 주로 혈관에 존재하며 혈관수축을 일으킨다. 심장에도 존재하여 빈맥을 일으키나 임상적 의의는 적다.

(2) β-1 수용체: 심근에 존재하며 심근 수축력을 증가시키며 미약한 혈관수축 작용이 있다.

(3) β-2 수용체: 혈관에 존재하며 혈관확장을 일으킨다.

(4) 도파민 수용체: 신장, 위장관, 관상동맥, 뇌혈관 등에 존재하며 혈관 확장을 일으킨다.

2) 혈관수축제 및 강심제를 사용할 때 유의할 점

(1) 한 가지 약물이 여러 개의 수용체에 작용할 수 있다. 예) 도부타민: β-1 수용체에 작용하여 심박출량 증가/β-2 수용체에 작용하여 혈관확장

(2) 투여량에 따라 작용하는 수용체가 다를 수 있다. 예) 도파민

(3) 직접 작용과 반응을 구분해야 한다. 예) 노르에피네프린 자체는 β-1 수용체에 작용하여 빠른맥을 일으키지만 혈관 수축에 따른 혈압 상승에 대한 반응으로 심박수는 감소할 수 있다.

(4) 혈관 작용 약물은 가능한 한 중심정맥관으로 투여하고 혈관 작용 약물이 필요한 환자에서는 지속적 동맥압 감시를 하도록 한다.

(5) 노르에피네프린을 일차적으로 사용하며 도파민, 에피네프린, 페닐에프린, 바소프레신은 일차 약물로 충분한 효과를 얻지 못할 경우 추가해 볼 수 있다.

(6) 신장기능 보호를 위해 저용량의 도파민을 사용하는 것은 더 이상 추천되지 않는다.

3) 각론

(1) 노르에피네프린(0.02-3 μg/kg/min)

α 작용이 강하며 β 작용은 상대적으로 약하다. 패혈 쇼크에서 일차 치료약이다. 노르에피네프린은 패혈증과 패혈증이 아닌(뇌 외상) 환자에서 모두 혈관 수축을 일으키며 패혈증 환자에서는 신장기능에 긍정적인 효과가 있었으나 비 패혈증 환자에서는 그 같은 효과를 관찰할 수 없었다.

(2) 도파민(5-20 μg/kg/min)

노르에피네프린과 에피네프린의 전구물질로서 용량-반응 곡선을 보인다. 빈맥 또는 부정맥의 위험성이 적은 환자에서 선택적으로 사용해 볼 수 있다.

① 저용량(< 5 μg/kg/min): 도파민 수용체. 신장 및 위장관 혈관 확장.

② 중등도(5-10 μg/kg/min): β 수용체. 심근 수축력 증가.

③ 고용량(> 10 μg/kg/min): α 수용체. 전신혈관 수축.

이와 같은 직접 작용 외에도 노르에피네프린 분비를 증가시키는 작용도 한다.

(3) 에피네프린(0.01-0.1 μg/kg/min)

강한 α/β 작용 약물이지만 패혈증 환자에서 일차 약물로 쓰이지는 않는데, 동물 실험 등에서 위장관 혈류에 장애를 일으키며 젖산 생성이 증가됨이 보고되어 심정지 등의 상황에서 투여되는 것 외 혈압 상승 목적으로는 제한적으로 사용되고 있다.

(4) 바소프레신(0.01-0.04 U/min)

스트레스 호르몬의 하나로서 교감신경계, 레닌-앤지오텐신-알도스테론 계와 함께 급성저혈압에 반응하여 분비된다. 카테콜아민(catecholamine)에 반응하지 않는 쇼크 환자에서 산화질소의 작용을 억제하거나 다른 혈관 수축제의 작용을 강화하는 역할을 한다. 특히 패혈증 환자에서 상대적 결핍이 나타날 수 있다. 일차 약물 치료에 반응하지 않는 패혈쇼크 환자에서 다른 약물과 병용하여 저용량 투여가 권장된다.

(5) 페닐에프린(0.5-1 μg/kg of bolus, 0.25-1 μg/ kg/min)

강력한 α-1 효현제로서 고용량에서는 α-2, β 수용체에도 작용한다. 말초혈관을 수축시켜 전신혈관저항을 증가시킨다. 지속 주입 시 신 혈류 저하가 생길 수 있으며 빠른 내성(tachyphylaxis) 우려가 있다.

(6) 도부타민(1-20 μg/kg/min)

도부타민(dobutamine)은 심근 수축력을 증가시키고 말초 혈관을 확장시켜 심박출량 증가와 좌심실 충만압을 감소시킨다. β1과 β2 수용체에 작용하여 효과를 나타내는데, 도파민과 달리 도파민 수용체를 자극하지 않고 교감 신경 말단의 노르에피네프린 유리 효과가 없다. 도부타민은 정맥 주사 후 2분 이내에 효과가 나타나고 반감기는 2분 정도로 간에서 대사되어 신장으로 배설된다. 도부타민은 초기에 1-2 μg/kg/min 용량으로 시작하나, 10 μg/kg/min 이상의 고용량에서는 추가적인 효과가 크지 않고 부정맥, 저혈압 등을 유발할 수 있다.

(7) 포스포디에스터라제(phosphodiesterase) 억제제: 밀리논(50 μg/kg of bolus, 0.1-0.75 μg/kg/min)

밀리논은 포스포디에스터라제를 억제하여 심장과 말초 혈관 평활근에서 cAMP 분해를 막아 cAMP를 증가 시킨다. 도부타민과 유사하게 밀리논(milrinone)은 심근 수축력을 증가시키고 말초 혈관을 확장시킨다. 밀리논은 신장으로 배설되며 반감기는 2.5시간이나 지속적 혈액투석을 받는 심부전 환자에서 20시간까지도 길어질 수 있다. 초기에는 50 μg/kg을 10분에 걸쳐 천천히 투여하며 유지 용량은 0.1-0.75 μg/kg/min 이다. 밀리논은 도부타민보다 강력한 혈관 확장 효과가 있어 저혈압의 위험성이 있으며, 특히 앤지오텐신전환효소억제제를 복용중인 환자에서 주의하여야 한다.

(8) 디곡신

디곡신(digoxin)은 세포막의 $Na^+/-K^+$ pump 억제제로서 세포 내 Na^+농도를 증가시키는데, 이는 인근 세포 막의 $Na^+/-Ca^{2+}$ 교환을 활성화시켜 세포 내 Ca^{2+} 유입을 증가시키고 심근수축력을 증가시킨다. 경구 디곡신은 투여 30-120분, 정맥으로 투여된 디곡신은 투여 5-30분 사이에 효과가 나타나 약 6시간 후에 최대 효과를 보인다. 경구에서 정주로 변경할 경우 20-25% 감량해야 한다. 반감기는 약 35시간이며 신장으로 배설되므로 심부전이나 신부전 환자에서는 정상인의 용량보다 감량하는 것을 고려하여야 한다. 적응증으로는 심방세동 및 심부전에서 사용할 수 있다. 디곡신의 과량 복용 시 독작용이 나타날 수 있는데 오심, 구토, 두통, 무력감, 시야 장애, 실신, 부정맥(서맥, 완전방실차단, 돌발성 상심실성 빈맥, 심실빈맥 등) 등이 발생하는 경우가 많다. 디곡신 독작용의 위험 인자로 전해질 이상(혈중 칼륨이나 마그네슘의 저하, 혈중 칼슘 증가), 약물 병용(퀴니딘, 아미오다론, 베라파밀, 이뇨제, 에리트로마이신 등), 갑상선기능저하증, 저산소증, 신부전 등이 있다. 디곡신을 사용하지 않아야 하는 경우로는 WPW 증후군에 동반된 심방세동, 비후성 심근증, 대동맥판 협착증등이 있다. 혈중 디곡신 농도를 1.0 ng/mL 이하로 유지하는 것이 권장되며 노인, 신부전 환자, 체질량 지수가 적은 환자에서는 특히 유의하여야 한다. 권장 용량은 심방세동의 경우, 경구 0.125-0.25 mg/day, 또는 정맥투여 0.25 mg으로 최대 1.5 mg까지 투여한다.

참고문헌

1. Bellomo R, Chapman M, Finfer S, et al. Lowdose dopamine in patients with early renal dysfunction: a placebo-controlled randomised trial. Australian and New Zealand Intensive Care Society (ANZICS) Clinical Trials Group. Lancet 2000;356:2139-43.
2. Bond RF, Manley ES, Jr. Green HD. Cutaneous and skeletal muscle vascular responses to hemorrhage and irreversible shock. Am J Physiol 1967;212:488-97.
3. De Backer D, Biston P, Devriendt J, et al. Comparison of dopamine and norepinephrine in the treatment of shock. N Engl J Med 2010;362:779.
4. Holmes CL. Vasoactive drugs in the intensive care unit. Curr Opin Crit Care 2005;11:413-7.
5. Meier-Hellmann A, Reinhart K, Bredle DL, et al. Hannemann L: Epinephrine impairs splanchnic perfusion in septic shock. Crit Care Med 1997;25:399-404.
6. Myburgh. J. A., M. G. Mythen. Resuscitation fluids. N Engl J Med 2013;369:1243-51.
7. Sharshar T, Blanchard A, Paillard M, et al. Circulating vasopressin levels in septic shock. Crit Care Med 2003;31:1752-8.
8. Vincent. J. L., D. De Backer. Circulatory shock. N Engl J Med 2013;369:1726-34.
9. Wade CE, Kramer GC, Grady JJ, et al. Efficacy of hypertonic 7.5% saline and 6% dextran-70 in treating trauma: a meta-analysis of controlled clinical studies. Surgery 1997;122:609-16.
10. Yanagawa Y, Sakamoto T, Okada Y. Hypovolemic shock evaluated by sonographic measurement of the inferior vena cava during resuscitation in trauma patients. J Trauma 2007;63:1245-8.
11. Younes RN, Aun F, Accioly CQ, et al. Hypertonic solutions in the treatment of hypovolemic shock: a prospective, randomized study in patients admitted to the emergency room. Surgery 1992;111:380-5.

중환자의학

12

CRITICAL CARE MEDICINE

저혈량쇼크

정경원

I 소개 및 정의

흔히 쇼크의 정의를 질문할 때 혈압이 떨어지고 맥박이 빨라지는 등 생체 징후의 변화만을 언급하는 경우가 흔하다. 하지만 쇼크의 보다 정확한 정의는 혈압이 떨어지는 등의 이유로 조직에 적절한 관류가 되지 않는 것, 즉 근원적으로는 조직에 적절한 산소공급이 되지 않는 것을 의미한다. 이러한 쇼크의 원인 중에 가장 흔한 원인이 저혈량에 의한 것이다. 어떠한 이유에서건 저혈량에 의한 쇼크는 신체의 조직관류압을 떨어뜨리고 그 결과 조직에 적절한 관류가 되지 않아 장기부전증을 유발할 것이다. 저혈량쇼크를 쇼크의 원인별 분류 중 가장 중요하다고 언급하는 이유는 저혈량쇼크의 개념을 이해하는 것이 다른 원인에 의한 쇼크를 망라해서 가장 기본적이면서도 효과적인 치료의 시발점이 되기 때문이다. 탈수, 출혈 등으로 인해 발생한 저혈량증을 치료한 수액요법이 근대 의학의 발전 중 가장 눈부신 성과라고 해도 과언이 아닐 것이다.

II 원인

매년 전 세계적으로 중환자실 환자 약 500명당 한 예에서 저혈량쇼크가 발생하는 것으로 알려져 있다. 특히 저혈량쇼크는 소아에 있어서 가장 흔한 쇼크의 원인이며, 개발도상국가에서 설사병의 유행이 대표적인 예이다. 저혈량쇼크는 크게 두 가지로 나누어 혈관 내 혈액의 소실이나 세포외액(extracelluar fluid)의 소실에 의해 발생한다(표 12-1).

1. 혈액 소실(Blood loss)

혈액 소실로부터 발생하는 저혈량쇼크는 다른 말로 표현하면 출혈성 쇼크라고 할 수 있을 것이다. 가장 흔한 원인은 외상성 손상이며 그 외에 위장관 출혈, 수술 후 출혈, 산과적 출혈 등이 있다.

2. 세포외액의 소실(Extracellular fluid loss)

1) 위장관에서의 소실: 위장관에서의 세포외액 소실은 다양한 원인으로부터 기인할 수 있다. 위장관에서는 보통 하루 3-6 L의 수액이 분비되며 이 중 대부분이 재흡수되어 100-200 mL만이 대변으로 배설된다. 체액 소실은 보통 위장관에서 분비된 수액이 재흡수되지 못할 때 발생하게 되는데, 심한 구토, 설사, 장루

표 12-1 저혈량쇼크의 원인

혈액 소실	외상성 손상
	위장관 출혈
	수술후 출혈
	산과적 출혈
세포외액 소실	위장관에서의 소실
	신장에서의 소실
	피부에서의 소실
	제 3의 공간으로 축적

나 누공을 통한 배액 등으로부터 야기될 수 있다.

2) 신장에서의 소실: 신장에서 나트륨과 체액이 과하게 배설되면 저혈량쇼크를 유발할 수 있다. 건강한 정상 신장이라면 보통 섭취량에 맞게 나트륨과 물의 배설을 조절하기 마련이지만, 이뇨제의 과도한 사용이나 고혈당에 의한 삼투압성 이뇨작용 등은 신장에서 나트륨과 수액의 과도한 배출을 야기하여 저혈량쇼크를 발생시킬 수 있다.

3) 피부에서의 소실: 덥고 건조한 기후에서 사람의 피부는 시간당 1-2 L에 이르는 수액 소실을 가져올 수 있다. 화상이나 피부질환에 의해 보호막으로서의 역할을 상실한 피부의 경우 과도한 체액 소실이 발생할 수 있으며 저혈량쇼크로 이어질 수 있다.

4) 제3의 공간으로 축적: 앞서 언급한 장기들 이외의 공간으로 수액이 축적되는 것 또한 저혈량쇼크를 야기할 수 있다. 여기에는 장폐색, 췌장염, 주요 정맥계의 폐색, 심한 염증 반응들이 포함된다.

III 병태생리

저혈량쇼크는 체액의 용적(volume) 감소로부터 발생하는데 앞서 언급한 것처럼 혈액의 소실이나 세포외액의 소실에 의해 발생한다. 신체는 감소된 혈액량에 대한 보상작용으로 교감신경작용이 증가하여 심박수, 심근수축력이 상승하며 말초 혈관은 수축하게 된다. 그러나 이러한 보상작용이 어느 한계점을 넘어서면 혈압이 떨어지게 되고 장기 관류에 장애가 발생하며 장기부전으로 이어진다. 주의해야 할 점은 쇼크가 중증 단계로 진행되어 감에 따라 일정한 비율대로 혈압이 감소하거나 심박수가 증가하는 것이 아니기 때문에 예측이 쉽지 않다는 점이다. 출혈성 쇼

표 12-2 단계별 출혈에 따른 증상 및 징후

	단계 I	단계 II	단계 III	단계 IV
		(경증)	(중등도)	(중증)
대략적인 출혈량	<15%	15–30%	31–40%	>40%
분당 심박수	↔	↔/↑	↑	↑/↑↑
혈압	↔	↔	↔/↓	↓
맥압	↔	↓	↓	↓
분당 호흡수	↔	↔	↔/↑	↑
소변량	↔	↔	↑	↓↓
글라스고우혼수점수[a]	↔	↔	↓	↓
염기결손(Base deficit, mEq/L)	0 ~ –2	–2 ~ –6	–6 ~ –10	–10 이하
혈액제제 필요성	추적관찰	사용 가능	사용해야 함	대량수혈프로토콜 적용 필요

[a]Glasgow Coma Scale

크의 단계적 분류를 참고했을 때, 30% 미만의 혈액 소실이 발생할 때까지는 혈압이나 심박수에 전혀 변화가 없다가 30%을 초과하는 시점에 이르러서야 혈압, 맥박 등의 변화가 드러나기 시작한다(표 12-2). 신체가 가지고 있는 보상작용의 역치를 넘어서는 순간 혈압이 감소하고 심박수가 상승하는 등 소위 계단식으로 급격하게 증상이 나타나기 때문에 의료진들은 이러한 병태생리를 잘 파악하여 쇼크 발생에 대비해야 한다. 중환자실에 종사하는 의료진들은 혈압과 맥박의 변화가 두드러지기 전에 저혈량에 민감한 증상이나 징후들에 대한 면밀한 감시와 평가를 지속적으로 해야 하며 쇼크가 비가역적인 장기부전으로 이어지기 전에 이른 처치가 가능하도록 해야 한다.

주요 장기들에 적절한 관류를 유지하기 위한 동맥압을 확보하려면 심장으로부터 적절한 심박출량(cardiac output)이 유지되어야 한다. 심박출량은 심박수와 박출량(stroke volume)의 곱으로 이루어지는데(그림 12-1), 저혈량쇼크 환자에게서는 감소된 혈액량에 대한 보상작용으로 교감신경반사가 일어나 심박수가 증가하여 부족해진 심박출량을 올리려고 할 것이다. 하지만 고령환자들이 증가하는 최근의 의료환경에서 고혈압, 심부전 등의 치료를 위해 오랜 기간 베타차단제와 같은 약물을 복용하는 경우 이러한 보상작용이 둔감할 수 있음을 유념해야 한다. 심박수 증가가 결국 환자 측에서 결정되는 어찌할 수 없는 인자라면 의료진은 보다 쉽게 개입할 수 있는 나머지 요소인 박출량에 주목해야 할 것이다. 박출량은 기본적으로 전부하(preload), 심근수축력(myocardial contractility), 후부하(afterload)로 구성된다. 여기에서 전부하는 심장의 전(pre=before)에서 느끼는 부하 즉, 심장으로 돌아오는 정맥혈에 의해 결정되는 용적을 의미하며, 후부하는 심장의 후(after)에 걸리는 저항으로서 심장으로부터 나가는 대동맥부터 말초에 이르기까지 동맥벽의 수축력에 의해 발생하는 긴장도(tone)라고 할 수 있다.

우리 몸에 혈액순환의 종착지는 두 개의 신장이며 결국 주요 장기들에 적절한 관류가 이루어진다면 충분한 소변량으로 확인이 가능하다. 오래전부터 정상적인 신장 관류(renal perfusion)를 유지할 정도의 평균동맥압(mean arterial pressure)은 60 mmHg정도로 알려져 왔다. 평균동맥압을 "(2×이완기혈압+수축기압)/3"의 식에 의해 구해지는 것을 고려하면 심장으로 돌아오는 정맥혈을 순간적으로 증가시켜 심장으로 들어가는 전부하 즉, 이완기혈압을 상승시켜 주는 것이 가장 손쉽게 쇼크를 치료하는 첫 걸음이 될 것이다. 정맥순환량이 충분한 양에 도달한 것으로 판단

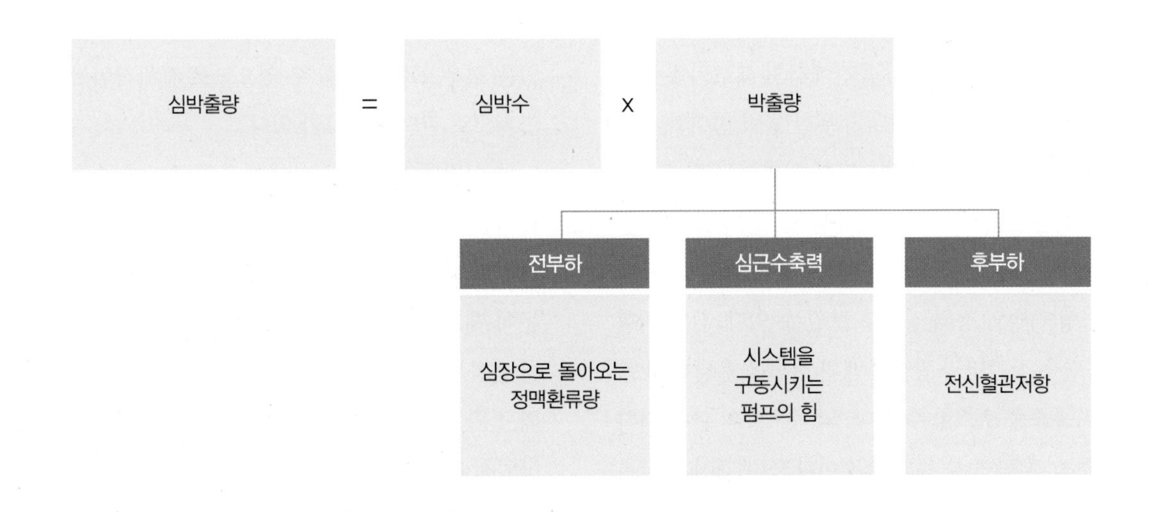

그림 12-1 저혈량쇼크의 병태생리 - 심박출량을 결정하는 인자들

한 뒤에도 심박출량이 부족하다면 강심제를 사용하여 심근수축력을 올리고 승압제를 사용하여 동맥벽의 수축력, 즉 후부하를 증가시키는 것이 추가되어야 할 것이다. 저혈량쇼크를 치료할 때 보통 수축기혈압에만 주목하는 기존의 관행에 머무르지 말고, 충분한 평균동맥압 유지를 위한 정맥용량(venous capacitance)을 채우기 위한 수액 주입이 선행되어야 한다. 최근에 발간된 패혈증 쇼크 치료 지침에서도 수액 투여의 종결점을 수축기혈압이 아닌 평균동맥압 65 mmHg으로 권하는 이유도 여기에 있을 것이다. 특히, 저혈량쇼크가 다른 종류의 쇼크(심인성, 신경성, 혹은 패혈증성 쇼크)에 비해 수액 주입만으로도 장기의 관류를 유지할 만한 혈압을 상대적으로 쉽게 회복시킬 수 있기 때문에 대부분의 치료지침에서 섣부른 승압제의 사용을 금하고 있다. 오히려 섣부른 승압제의 사용은 충분한 수액 주입을 막게 되고 쇼크 증상이 차폐(masking)되는 결과를 초래할 수 있다.

Ⅳ 평가

병력 청취와 신체검사로 종종 저혈량쇼크를 진단할 수 있다. 출혈성 쇼크의 경우 최근 외상 수상 병력을 물어야 한다. 출혈 이외의 수액 소실에 의한 저혈량쇼크의 경우 위장관, 신장, 피부 혹은 제3의 공간에서의 세포외액 소실을 야기할 만한 원인들을 가려내기 위한 병력 청취와 신체검사가 이어져야 한다. 저혈량쇼크를 의미하는 징후들로는 체액량 결손뿐만 아니라 전해질과 산-염기 불균형 등과도 연관되어 나타날 수 있다. 체액량 결손은 구갈, 근육경련, 기립성 저혈압 등의 징후를 보일 수 있다. 심한 저혈량쇼크의 경우 장간막과 관상동맥의 허혈을 유발하여 복부 및 흉부 통증을 호소할 수 있다. 뇌 쪽으로의 관류 저하는 불안, 초조, 혼란 등을 유발할 것이다. 신체검사가 다른 검사들에 비해 상대적으로 민감도와 특이도가 떨어지지만, 저혈량쇼크 존재 여부를 결정하는데 도움을 줄 수 있다. 체액량 부족을 시사하는 신체 소견은 마른 점막, 피부 긴장도(turgor)의 감소, 정맥 팽창의 감소 등이다. 빈맥과 저혈압, 소변량 감소가 함께 나타날 수 있다. 피부는 차고, 축축하고, 청색증을 보일 수 있다.

저혈량쇼크에서 다양한 이상, 비정상 검사실 소견이 나타날 것이다. 혈액요소질소(BUN)와 혈청 크레이티닌이 전신성 신부전(prerenal kidney failure)의 결과로서 상승할 수 있다. 고나트륨혈증 혹은 저나트륨혈증, 고칼륨혈증 혹은 저칼륨혈증 모두 발생할 수 있으며 혐기성 대사가 증가하여 젖산 수치가 상승할 수 있다. 하지만 산-염기 변화는 다양할 수 있는데 심한 위장관 체액 소실이 염기증을 유발할 수도 있기 때문이다. 출혈성 쇼크의 경우 헤마토크리트과 헤모글로빈이 크게 감소할 수 있으나 혈장량의 감소에 따라 혈액 농축이 발생하여 오히려 증가할 수 있기 때문에 해석에 주의를 요한다. 낮은 소변 나트륨 수치는 저혈량성 환자에게서 흔히 발견될 수 있는데, 세포 외 용적을 팽창시키기 위해 신장에서 나트륨과 물을 보존하려 하기 때문이다. 하지만, 심부전, 간경화, 신 증후군 등에서는 체내 수분이 정상용적(euvolemic) 상태임에도 소변으로 배출되는 나트륨 수치가 낮게 측정될 수 있기 때문에 판단에 주의를 요한다. 1% 미만의 FENa (Fractional excretion of natrium) 또한 용적 부족을 시사한다. 소변 삼투압이 상승하는 것도 저혈량증을 나타낸다. 하지만 신장의 농축기능에 문제가 있는 경우 또한 상승할 수 있으므로 전체적인 소견들을 종합적으로 판단할 필요가 있다.

중심정맥압이 용적 상태를 측정하는데 종종 사용된다. 하지만 수액 주입에 대한 반응성을 결정하는데 있어서 중심정맥압의 유용성에 대해서는 최근까지도 여러가지 의문이 제시되어 온 것이 사실이다. 인공호흡기 설정값, 흉벽 순응도, 우심부전 등이 용적 측정에 있어서 중심정맥압의 정확도에 영향을 줄 수 있다. 이러한 이유에서 다양한 상업적 제품들을 이용한 맥압변이(pulse pressure variation)의 측정이 수액 투여에 대한 반응성을 측정하는 대안으로서 제시되어 왔다. 하지만, 맥압변이는 자발호흡이나 부정맥이 없는 환자들에게서만 유효한 검사이기 때문에 적용에 한계가 있다. 또한 우심부전, 낮은 폐 혹은 흉벽 순응도, 높은 호흡수를 보이는 환자에게서 또한 정확도가 방해받을 수 있다.

맥압변이와 유사하게 호흡에 따른 하대정맥 직경의 변화를 측정하여 수액 투여에 대한 반응성을 측정하는 방법 또한 자발호흡이나 부정맥이 없는 환자에게만 유효한 방법이다. 초음파를 이용하여 수동적다리거상(passive leg raises)에 의한 심근수축력의 변화를 측정하는 것이 최근 용적 반응성에 대한 측정법으로 대두되고 있지만 이 역시 제한점들이 많아 널리 적용되지는 못하는 실정이다.

V 치료

외상학 분야의 발달에 힘입어 혈액소실에 의한 저혈량 쇼크 환자에게는 치료 전략은 비교적 간단해졌다. 즉, 출혈성 쇼크는 기존의 결정질(crystalloid) 수액 위주의 소생술에 비해 조기에 혈액제재를 적극적으로 투여하는 소위 "손상통제소생술(damage control resuscitation)"이 더 좋은 결과를 보여 표준적인 치료 방법으로 자리잡았다. 대량 수혈을 해야 할 경우에는 혈장: 혈소판: 농축적혈구 제재를 1:1:1 혹은 1:1:2로 균형을 맞춰 수혈하는 것이 더 좋은 지혈 결과를 낳는 것으로 밝혀졌다. 여기에 더해서 최근 대규모 연구에서 심각한 출혈을 보이는 외상환자에게 수상 후 3시간 이내에 항섬유소용해제(Anti-fibrinolytics)를 투여했을 때 출혈에 의한 사망률이 유효하게 감소하였음이 밝혀졌다.

체액 소실로 인한 저혈량쇼크의 경우 출혈성 쇼크에 비해 정확한 수액 소실 정도를 결정하기 어렵다. 현대의학이 많은 발전을 해 왔으나 아직도 의료진들은 체액량에 대한 정확한 측정에 어려움을 겪고 있다. 그래서 저혈량쇼크 환자에게서 수액 소실의 정도를 정확히 파악하고 그에 맞는 수액량을 주입하여 치료하기보다는 수액 투여를 시범적으로 해보고 그 뒤의 반응성을 확인하는 것이 치료의 시작점이 되고 있다. 쇼크 환자에게 처음에 어떤 수액을 얼마나 투여할 것인지에 대한 문제는 의학계의 오랜 숙제였다. 지금까지는 등장성 정질액, 결정질용액 2 L를 최대한 빠르게 덩이주사 하는 것이 일반적으로 받아들여지는 가이드라인이다. 심기능이 떨어져 있는 고령 환자의 경우보다 적은 양의 수액 투여를 시도해야 하겠지만 저혈량쇼크 환자에서 치료 반응이 좋지 않은 대부분의 경우는 부족한 수액 투여가 그 원인이 많다는 것을 염두해 두어야 한다.

결정질액의 경우 적은 양의 투여도 신체에 염증반응을 유발하고 과도한 투여 때는 각 장기들의 세포에 심한 부종을 일으켜 급성호흡곤란증후군, 폐부종, 복부 및 사지의 구획증후군 등의 합병증을 발생시킬 수 있다. 이러한 이유 때문에 외상으로 인한 출혈성 쇼크의 경우 최근의 외상전문처치술(Advanced Trauma Life Support, ATLS)에서 수액 투여에 대한 반응성을 보기 위한 첫 수액 투여 시도가 2 L에서 1 L로 바뀌었으며 더 빠른 혈액제재 사용을 강조하였다. 결정질액은 가장 좋은 선택지로서의 수액이 아니라 비용 대비 효과, 부작용 등의 측면에서 아직 이만한 대용물을 찾지 못해 사용하고 있다고 보아야 할 것이다.

한때 유행처럼 저혈량쇼크 환자에게 교질액(colloid)을 이용한 소생술을 시도하였다. 흔히 사용되는 교질용액에는 알부민이나 고팽창성 스타치(hyperoncotic starch)등이 있다. 하지만 최근의 연구 결과들을 종합해 보았을 때 소생술을 위해 알부민을 사용한 것은 치료 결과에 개선효과를 보여주지 못했고, 고팽창성 스타치의 경우 사망률과 신부전 발생률을 높이는 것으로 보고되었다. 특히 출혈성 쇼크의 경우 투여 초기에 교질액이 순간적인 용적 증가 효과에 비해 조직의 산소화에 대한 기여가 없고 희석성 혈액응고장애(dilutional coagulopathy)를 유발하여 득보다는 실이 많다는 판단이 지배적이다. 그 결과 외상전문처치술에서는 줄곧 교질액 사용을 권하지 않았다.

결국 심각한 용적 부족 상황에도 현재로서는 결정질 수액을 이용한 소생술이 선호된다. 정질액, 결정질용액의 종류는 환자의 혈액검사, 소생술에 필요한 추정 투여량, 산-염기 상태, 의사들 혹은 기관마다의 선호도에 의해 결정될 수 있다. 등장성식염수(isotonic saline, normal saline)가 혈장 내 농도에 비해 높은 염소를 함유하고 있기 때문에 과도한 투여는 과염소성산증(hyperchloremic acidosis)을 유발할 수 있는 것으로 알려져 있다. 이러한 산증이 실제로 치료 결과에 얼마나 악영향을 미치는가에 대해서는 논란이 있지만 이러한 점을 개선하고자 하트만 액(Hartmann's solution, lactated Ringer's)이 개발되어 사용되었다. 하지만 하트만 액 역시 여전히 산성을 띠고 있기 때문에 최근에는 젖산염 대신 글루콘산염과 아세트산염을 사용하여 완충 효과가 더해진 플라즈마 솔루션 에이(Plasma Solution A)와 같은 pH 7.4의 중성 용액이 선호되기도 한다. 이러한 수액들 종종 완충된(buffered) 혹은 균형 잡힌(balanced) 결정질 수액으로 불리기도 한다. 몇몇 연구에서 많은 양의 수액 투여가 필요한 환자에게서 과도한 염소 투여를 제한하고 균형 잡힌 결정질액을 사용하는 것이 신장손상을 적게 유발한다는 증거들을 제시했다.

저혈량쇼크 환자에게 있어서 굵은 직경의 말초 도관을 통해서 짧은 시간 내에 충분한 수액 공급이 가능하나, 수액 주입에 대한 반응이 미미한 경우에는 수액 주입에 대한 반응성을 측정하고 사용 가능성이 높아지는 혈역동학적 약제 투여 등을 위해서 이른 시기에 중심정맥관을 거치할 필요가 있다. 수액 공급의 결과는 혈압, 소변량, 의식 수준, 말초 부종 등을 확인함으로 모니터링할 수 있다. 수액 주입에 대한 반응성을 측정하기 위해서 앞서 언급한 초음파, 중심정맥압 측정, 맥압변이 등 다양한 방법들이 제시되고 있지만 아직까지도 시간당 소변량(hourly urine output)만큼 널리 적용될 만한 지표는 없다. 여러 연구자들이 혈청 내 젖산 농도, 산-염기상태(pH), 염기결손, 혼합정맥혈 산소포화도(mixed venous oxygen saturation, SvO_2) 등의 수치를 쇼크의 중증도에 대한 예측인자로 삼고 수액 주입에 대한 반응성을 측정하는 데에도 이용할 수 있음을 주장하였다.

환자가 자발호흡이 없는 인공호흡기 유지 상태에서라면 맥압변이, 하대정맥 직경의 호흡에 따른 변화 등을 측정하여 수액 주입의 지침으로 삼을 수 있겠지만, 그렇지 않을 경우에는 중심정맥관을 이용하여 수액 주입 전후의 중심정맥압과 혼합정맥혈 산소포화도 등을 측정하여 수액 투여에 대한 지표로 삼을 수 있을 것이다. 거기에 더해서 시간당 0.5 mL/kg 이상의 소변량 배출을 유지할 수 있는 최소한의 양과 속도로 수액을 투여함으로 심장이나 폐에 대한 부담은 줄이면서 신장으로의 관류를 유지하도록 하여 신부전 발생을 막아야 한다. 패혈증 쇼크 가이드라인과 유사하게 저혈량쇼크의 경우에도 주기적으로 젖산 농도, 염기 결손과 산-염기 변화를 측정하여 치료 방향의 지표로 참고할 수 있다.

결국 여러 방법들을 주어진 형편과 상황에 맞게 사용하면서 환자 곁에 가까이 다가가 더욱 집중적으로 감시하고 최대한의 정보들을 활용하는 것이 저혈량쇼크의 치료에 대한 최선의 전략이라고 할 수 있겠다. 다만, 저혈량쇼크를 치료할 때 "저혈량"이라는 단어에만 집중되어 수액 주입으로 혈압을 올리는 일에만 머물러서는 안 될 것이다. 쇼크의 정의와 병태생리를 생각하여 장기 부전을 막도록 조직 관류를 빠르게 회복시킬 수 있는 소생술을 시행하되, 저혈량의 원인이 될 만한 요소들을 면밀히 점검하여 찾아내고 그 원인을 해결하려는 노력이 동시에 신속하게 이루어져야 한다. 치료의 목적이 수액 공급을 통한 용적 증가가 아닌 조직 관류를 통한 장기 기능을 보존하는 것이 되어야 하며 원인을 해결하기 전까지는 완전한 치료에 도달할 수 없음을 항상 기억하여야 한다.

참고문헌

1. Andrew R, et al. Surviving Sepsis Campaign: International Guidelines for Management of Sepsis and Septic Shock: 2016. Critical Care Medicine 2017;45:486-552.

2. Annane D, Siami S, Jaber S, et al. CRISTAL Investigators. Effects of fluid resuscitation with colloids vs crystalloids on mortality in critically ill patients presenting with hypovolemic shock: the CRISTAL randomized trial. JAMA 2013;310:1809-17.

3. Bentzer P, Griesdale DE, Boyd J, et al. Will This Hemodynamically Unstable Patient Respond to a Bolus of Intravenous Fluids? JAMA 2016;316:1298-309.

4. Gayet-Ageron A, Prieto-Merino D, Ker K, et al. Antifibrinolytic Trials Collaboration. Effect of treatment delay on the effectiveness and safety of anti-fibrinolytics in acute severe haemorrhage: a meta-analysis of individual patient-level data from 40 138 bleeding patients. Lancet 2018;391:125-32.

5. Kalkwarf KJ, Cotton BA. Resuscitation for Hypovolemic Shock. Surg Clin North Am 2017;97:1307-21.

6. Paul L. The ICU Book (International Edition). 4th ed. Marino: Lippincott. SALT-ED Investigators. Balanced Crystalloids versus Saline in Non critically Ill Adults. N Engl J Med 2018;378:819-28.

7. Sharon Henry. ALTS Advanced Trauma Life Support (ATLS). 10th ed. America: American College of Surgeons.

8. Taghavi S, Askari R. Hypovolemic Shock. StatPearls[Internet].

9. Townsend Jr. Courtney M, Beauchamp MD, et al. Sabiston Textbook of Surgery: The Biological Basis of Modern Surgical Practice. 20th ed. Churchill and Livingstone: Elsevier.

10. Yunos NM, Bellomo R, Glassford N, et al. Chloride-liberal vs. chloride-restrictive intravenous fluid administration and acute kidney injury: an extended analysis. Intensive Care Med 2015;41:257-64.

11. Zarychanski R, Abou-Setta AM, Turgeon AF, et al. Association of hydroxyethyl starch administration with mortality and acute kidney injury in critically ill patients requiring volume resuscitation: a systematic review and meta-analysis. JAMA 2013;309:678-88.

중환자의학

13

CRITICAL CARE MEDICINE

패혈증과 패혈쇼크

이현정

I 역학

패혈증은 중환자 사망의 주요 원인 질환이며, 높은 사망률과 함께 많은 의료비용이 지출되는 질환이다. 세계적으로 패혈증의 발병률은 꾸준히 증가하고 있다. 1970년대 후반 패혈증 발생 환자는 한 해 약 164,000명으로 추정되었으나, 최근 10년간 패혈증 환자 발병률은 10만 명당 437명으로 입원 환자의 약 6 %를 차지하는 것으로 보고되었다. 노령인구의 증가, 면역억제요법, 다약제내성 감염의 증가 등 다양한 인자가 패혈증 발생의 위험인자로 생각되고 있다(표 13-1). 패혈증 환자의 60-85%가 65세 이상의 노인이며, 기대 여명의 증가와 더불어 패혈증의 발병률은 계속 증가추세에 있다. 과거 패혈증 환자의 병원 사망률은 5%에서 42.5%까지 보고되었으나, 최근 문헌에 따르면 패혈증의 경우 약 17%, 중증 패혈증의 경우 22%로 보고되었다.

II 정의

패혈증 관련 용어는 1992년 "American College of Chest Physician (ACCP)"과 "Society of Critical Care Medicine (SCCM)"에 의해 처음 정의되어 2001년 한차례 개정을 거쳐 최근까지 전신성염증반응증후군(Systemic Inflammatory Response Syndrome : 이상체온 > 38℃ 혹은 < 36℃, 맥박수 > 90회/분, 호흡수 > 20회/분 혹은 동맥혈 $PaCO_2$ < 32 mmHg, 백혈구 > 12,000/mm^3 이나 <

표 13-1 패혈증 위험인자

감염 호발 환경	· 환경적 요소(개인위생) · 장기의 감염 감수성 증가 · 호흡기감염(만성 폐쇄성 폐 질환, 기관지 확장증) · 피부감염(림프종, 궤양, 건선) · 이물질 삽입(도뇨관, 정맥관 유치) · 최근 외상, 수술 또는 침습적 시술
면역 체계 손상	· 당뇨병 · 선천성 면역 결핍 증후군 · HIV/AIDS · 호중구 감소증 · 비장 절제술 · 의원성(스테로이드, 화학 요법) · 기타 만성 질환
기존 장기 부전	· 생리적 비축량 감소로 인한 장기 부전 위험 증가(심부전, 만성 호흡기 질환, 만성신장질환)
고령 혹은 신생아	· 65세 이상, 신생아
다른 유전적요인	· 인종 · 성별(남성)
부적절한 감염치료	· 초기치료지연

4,000 mm³, 혹은 미성숙 백혈구 > 10% 중 2가지 이상의 증상이 있는 경우 진단)과 함께 의심되는 감염으로 정의되어왔다. 장기 기능 부전 및 체액 반응성에 기초하여 환자는 다시 패혈증, 중증 패혈증 또는 패혈쇼크로 분류되었다(Sepsis-2). 하지만 sepsis-2 정의는 염증반응에 지나치게 중점을 두고 있는 데다, 패혈증-중증패혈증-패혈쇼크를 하나의 연속선상에 있는 스펙트럼으로 간주한 오류가 있으며, 패혈증의 진단에 있어서 민감도는 높고 특이도는 낮아 패혈증의 여러 임상연구에서 보이는 발병률 및 사망률과도 불일치를 보여 개정의 필요성이 대두되었다.

2016년에 발표된 패혈증 및 패혈쇼크에 대한 제3차 국제 합의 정의(Sepsis-3)는 패혈증을 전염증반응기전 및 항염증반응기전을 포함한 염증 반응을 넘어서서 비면역계에도 중대한 변화가 초래되는 질환으로 인식했다. '중증 패혈증'이라는 용어를 삭제하고, 패혈증은 '감염에 대한 조절되지 않은 숙주 반응으로 인한 생명을 위협하는 기관 기능 장애'로 정의하고 패혈쇼크는 '심각한 순환 부전, 세포 및 대사 이상으로 인해 패혈증 단독보다 사망률이 더 높은 패혈증의 하위 집합' 이라고 정의했다.

Sepsis-3 가이드 라인은 패혈증을 'SOFA (Sequential Organ Failure Assessment) 점수로 측정된 장기기능장애를 동반한 감염'으로 정의했으며, SOFA점수의 매개변수 대부분이 중환자실(Intensive care unit, ICU) 수준의 모니터링을 필요로 하므로, 빠른 평가를 위해 quick SOFA (qSOFA) 점수를 제안하였다. 패혈쇼크는 '평균 동맥압을 65 mmHg 이상 유지하기 위해 혈관수축제가 필요하고 적절한 수액 투여 후에도 혈장 젖산 > 2 mmol/L인 경우'로 정의된다.

표 13-2 Sepsis-3 패혈증 정의

패혈증	qSOFA≥2 이면서 감염의 증거가 있는 경우
패혈쇼크	평균 동맥압을 65 mmHg 이상 유지하기 위해 혈관수축제가 필요하고 적절한 수액 투여 후에도 혈장 젖산 > 2 mmol/L인 경우'

표 13-3 Quick Sequential Organ Failure Analysis (qSOFA) score

qSOFA criteria: ≥ 2 아래 항목 중 2개 이상 만족하는 경우
· 호흡수 >22/분
· 의식수준의 변화
· 수축기혈압 <100 mmHg

Singer M, et al. The Third International Consensus Definitions for Sepsis and Septic Shock (Sepsis-3). JAMA.2016;315(8):80801-10810.

III 병태생리

패혈증은 감염에 대한 조절되지 않은 숙주 반응으로 발생하는 장기의 기능 장애를 수반하는 생리적, 병리적 및 생화학적 이상 증후군이라고 할 수 있다. 패혈증의 병태생리는 복잡하고 완전히 밝혀지지는 않았지만, 전염증반응기전(proinflammatory mechanism) 및 항염증반응기전(anti-inflammatory mechanism)을 포함한 세포 생물학, 생화학 및 면역학적 변화를 포함한다. 이러한 면역반응의 결과로 수반되는 심혈관, 신경 내분비, 대사 및 응고 시스템에 대한 영향으로 조직 저관류 및 미토콘드리아 기능 장애를 초래하여 그 결과로 장기기능 장애가 발생한다.

감염에 의한 면역반응은 먼저 병원체 감염부위의 선천적 면역체계(상피세포, 대식세포, 비만 세포, 림프구 등)가 순환계 면역세포들(호중구, NK 세포, 수지상 세포, 혈소판, 단핵구, 호산구 등)을 소환하게 된다. 이 세포들은 표면에 병원체 인식 수용체(pattern recognition receptors)를 갖고 있어 병원균의 침투를 인지하고, 병원균에 의해 생성되는 병원체 관련 분자 패턴(pathogen associated molecular pattern)에 결합하여 면역반응을 활성화시킨다. 또한 병원체 인식 수용체는 숙주에서 생성하는 손상 관련 입자 패턴(danger associated molecular patterns, DAMP)이라는 생체물질을 인지하고 이에 의해 활성화되기도 한다. 이들은 숙주의 염증반응을 활성화하여 염증유발 싸이토카인(proinflammatory cytokine), 케모카인(chemokines), 부착분자(adhesion molecules) 그리고 산화질소(nitric oxide)를 포함한 혈관작용물질(vasoactive substance)들을 유리한다. 부착분자는 감염 부위의 혈관 내피에서 발현되어 백혈구를 끌어당긴다. 다형핵백혈구(polymorphonuclear leukocytes, PMN)는 감염 부위의 혈관 내피에 응집하기 위해 자체 부착분자를 활성화하고 발현시킨다. PMN은 감염 부위로 이동하여 염증반응을 강화할 수 있는 중개자들을 분비한다. PMN은 대식세포(macrophage)들과 함께 병원균을 죽이고 감염된 조직의 부산물을 삼키게 된다. 이러한 과정은 전염증반응기전 및 항염증반응기전의 균형에 의해 조절되며, 면역 세포의 소환, 활성화 및 억제를 지시하게 된다. 감염체가 사라지게 되면, 염증반응이 줄어들고 항염증 매개자가 우세하게 되어 조직의 복구 과정이 시작된다. 패혈증은 전염증반응이 감염된 국소 조직을 벗어나 면역반응을 일으키는 것으로 전신성 염증반응 및 장기 부전을 초래하게 된다.

패혈증은 전염증반응기전과 항염증반응기전을 동시에 포함하지만, 임상양상은 일반적으로 두 단계, 즉, 과염증기(hyperinflammatory phase)에 이어 저염증기(hypo-inflammatory phase) 혹은 면역억제기(immunosuppressive phase)가 나타나는 형태로 발현된다. 면역억제기에는 장기부전과 보상성 항염증증후군[CARS (compensatory anti-inflammatory response syndrome)]이 특징적으로 나타난다. 하지만, 패혈증의 임상양상은 병원체 부하 및 독성, 환자의 특성 및 동반질환에 의해 결정된다.

과염증기는 종양괴사인자 알파(tumor necrosis factor alpha, TNFα), 인터페론 감마(interferon gamma), 그리고 인터루킨-1(interleukin-1)과 같은 세포질유리칼슘의 급격한 상승, 내독소, 그리고 보체 캐스캐이드의 활성화로 인해 전염증반응이 강화된다. 패혈증 초기 사망하는 대부분의 환자들의 경우 극심한 과염증시기와 그 결과로 야기된 장기 부전으로 인해 사망한다.

염증은 전염증반응의 소실보다는 항염증반응의 개시로 완화된다. 항염증반응은 항염증 매개체에 의해 야기된다. 항염증 세포질유리칼슘으로 인터루킨-1 수용체 길항제, 인터루킨-4, 인터루킨-6, 인터루킨-10 이 거론되지만 일부는 전염증 및 항염증효과를 둘 다 가지고 있으며 활성화되는 수용체에 따라 다른 효과를 나타낸다. 대부분의 처치들이 과염증기에 초점을 두고 있지만, 과염증기를 거쳐 저염증기의 형태를 나타내는 환자의 경우(면역억제 환자의 중첩감염) 치료적 대안으로 면역촉진요법이 고려되기도 한다.

패혈증에서 세포 손상의 결과로 장기부전이 발생한다. 조직허혈, 자가세포사멸, 세포독성손상 등이 기전으로 알려져 있다. 패혈증에 의한 소동맥, 모세혈관, 혹은 혈관내피세포의 손상으로 인한 대사항상성 조절 기능 파괴, 혈액응고 기능 장애로 인한 미세순환계병변, 적혈구의 변형능력 상실로 인한 모세혈관 폐색, 활성화된 호중구의 접착능 증가로 인한 활성산소 물질 유리와 혈관내피손상 악화 등이 조직허혈을 일으키는데 기여한다.

자가세포사멸은 염증반응에서 일어나는 정상적인 과정이지만, 패혈증에서는 전염증성 세포질유리칼슘에 의해 대식구 및 호중구의 자가세포사멸이 지연되어 과염증기의 지속 및 장기부전을 초래하는 반면, 임파구나 수지상세포의 자가세포사멸은 촉진되어 미생물 및 그 부산물의 제거 지연으로 중첩감염에 노출되게 한다. 패혈증은 미토콘드리아에서 nitric oxide, TNFα, 내독소, 항산화제의 결핍, 그리고 과량의 산소분압 등에 의해 호흡효소복합체의 억제, 산화손상, DNA손상을 일으켜 결과적으로 미토콘드리아 손상을 일으킨다. 미토콘드리아 손상은 패혈증에서 장기부전의 중요한 원인으로 간주되고 있다. 세포손상은 패혈증에서 전신의 다양한 장기의 부전을 초래하며 환자의 상태를 악화시키며, 이는 병원성 부하 및 독성, 숙주 유전자 특성 및 동반 질환에 의해 달라진다.

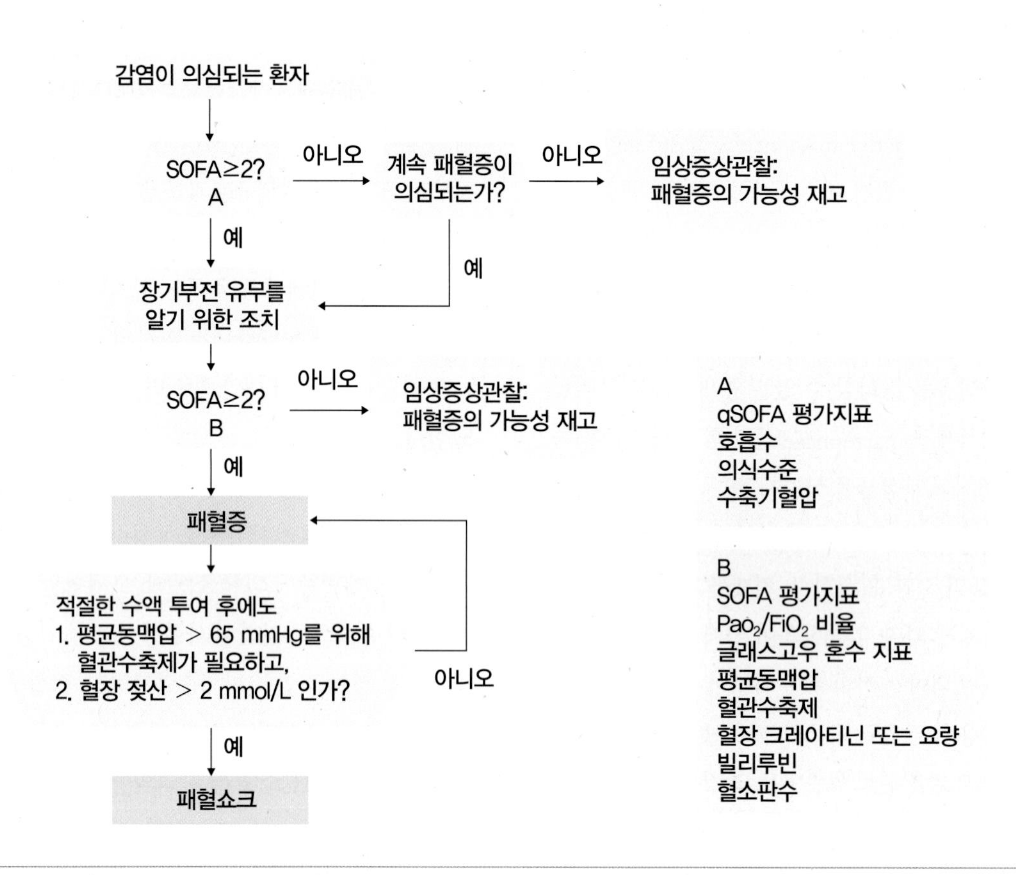

그림 13-1 패혈증과 패혈쇼크의 진단기준과 임상적 운용

감염이 발생시 장기부전이 확인되지 않은 경우 Sequential Organ Failure Assessment (SOFA) 점수는 0으로 간주한다. qSOFA (quick SOFA)

Ⅳ 임상 양상

패혈증의 임상양상은 최초 감염 부위, 원인 균주, 급성 장기 부전의 양상, 환자의 건강상태, 그리고 발병 후 치료가 시작된 시기까지의 기간에 영향을 받는다. 실제 패혈증의 진단 기준 이외에도 많은 징후들이 패혈증의 발생을 예고한다. 급성 장기부전은 호흡기와 심혈관계 계통에서 가장 흔히 발생한다.

호흡기계 부전은 급성호흡곤란증후군(acute respiratory distress syndrome, ARDS)의 형태로 나타나 저산소증과 양쪽 폐 침윤 소견을 나타낸다. 폐손상은 혈관내피세포 손상과 미세혈관순환의 변이로 인해 발생한다. 혈관투과성의 증가는 폐부종을 야기하고 나아가 호중구 결집을 야기한다. 폐부종은 환기관류 장애를 일으켜 저산소증과 폐유순도 감소를 야기한다.

심혈관계 부전의 경우 불응성 저혈압의 형태로 나타난다. 이는 혈관활성화 물질에 의해 산발적인 혈관확장, 혈관투과성의 증가, 항이뇨호르몬 분비의 감소(바소프레신 사용의 근거) 등으로 인해 발생한다고 알려져 있다. 적절한 수액 부하에도 불구하고 저혈압이나 젖산 농도의 상승은 지속된다. 이러한 경우 혈관수축제의 사용이 필요하며, 이후에도 흔히 심근 기능 이상이 동반된다. 혈액응고기능도 흔히 장애를 일으키는데 패혈증은 전응고 단계 및 파종성 혈관내응고증과 연관이 있다. 이는 염증이 조직인자(tissue factor) 증가와 피브린(fibrin) 제거를 감소시켜 과도한 피브린 축적을 야기하고, 동시에 항응고기전에는 장애를 일으키기 때문이다.

중추신경계 이상도 흔히 동반되는데, 가벼운 정도의 인

지기능 장애부터 고위 뇌기능 이상까지 다양한 형태로 패혈증 초기부터 동반될 수 있다. 염증 매개 물질에 의해 뇌신경 세포 신호체계와 대사과정에 변화가 초래되어 발생한다고 여겨진다. 뇌혈류의 자가조절 기능에도 장애가 발생하게 되어 뇌 모세혈관에 영향을 미쳐 혈관주위 부종, 출혈 및 허혈 모두 발생할 수 있다. 또한 혈액뇌장벽의 기능장애가 발생되어 백혈구 및 세포질유리칼슘, 독성매개자 등이 축적되고 신경전달물질의 변화가 초래된다.

뇌하수체 호르몬(성장 호르몬, ACTH, prolactin)의 박동성 분출(pulsatile release) 패턴이 둔화되고, cortisol의 일중 분비 변화도 소실된다. 압력반사 되먹이기 조절 기전(baroreflex feedback regulation)의 소실과 후방 뇌하수체에서의 바소프레신 생산 저하로 인해 패혈쇼크 환자에서 바소프레신 농도는 감소된 소견을 보인다. 부신 기능부전도 흔히 발생하지만, 통상적인 진단기준(혈장 cortisol 농도 <10 μg/dL 이거나 ACTH자극에 의해 9 μg/dL 이상 증가하지 않는 경우)으로 진단하기 어렵다. 패혈증에서의 뇌기능 이상의 정도는 패혈증의 중증도를 반영할 수 있다. 회복 후 대부분 뇌기능은 정상으로 돌아오지만 뇌증이 발생하는 경우 예후가 불량하다. 말초신경계의 다발신경병증(polyneuropathy), 근병증(myopathy) 등도 흔히 관찰되며, 이는 중환자실에 장기간 체류 환자에서 흔하다.

급성신장손상도 패혈증에 흔히 동반된다. 패혈증에서 실제 신관류량은 정상 혹은 증가된 경우도 흔하므로 저관류나 저산소증으로 신기능부전을 설명하기에는 충분하지 않다. 신 혈관 수축, 전염증 세포질유리칼슘의 유리, 신혈관에서 호중구의 활성화 등으로 인해 신피질에서 신수질로의 혈류 분포 장애가 원인으로 생각되고 있다. 주로 핍뇨나 혈장 크레아티닌 상승으로 나타난다.

패혈증은 간에서 간제거율에 장애를 일으킨다. 이로 인해 빌리루빈 제거 장애 및 담즙 정체가 발생하며 장과 문맥계로 들어가는 미생물과 부산물의 제거과정이 방해를 받아 결국 전신 순환계로 흘러 들어갈 수 있다.

위장관계의 경우 전염증 세포질유리칼슘의 영향으로 위장관내벽이 손상을 받아 자가소화과정을 야기하고 미생물 및 내독소가 전신순환계에 흘러가게 한다.

혈장 지질 및 콜레스테롤은 흔히 감소된다. 중증 패혈증 환자에서 혈중 젖산 농도 증가는 조직에서의 산소 이용 저하와 해당 작용(glycolysis)의 증가 및 간의 젖산 제거 작용 저하에 의해 발생한다. 혈관수축제를 투여하여 저혈압이 교정되어도 혈관수축과 이상, 비정상인 미세혈류로 조직 관류 저하가 지속되기 때문에 젖산 산증의 교정이 쉽지 않다.

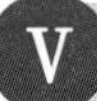

V 진단

패혈증의 진단은 임상 증상에 근거한다. 감염이 알려진 환자가 염증이나 장기 기능 장애의 전신 징후를 보일 때 패혈증이 의심된다. 현재 패혈증과 패혈증 쇼크를 진단하기 위해 주요 기관의 기능 장애를 평가할 수 있는 SOFA 점수를 사용하는 것이 권고되고 있다(표 3-5 참조). SOFA는 단순하며, 패혈증으로 인한 중요 장기의 기능부전을 평가할 수 있는 요소들로 구성되어 있다. 초기 SOFA 점수에 관계없이 첫 48시간이내에 SOFA 점수가 상승하는 경우 사망률은 최소 50%로 알려져 있다. 2016 년에는 qSOFA (quick SOFA)가 개발되어, 환자 침상 옆에서 관찰할 수 있는 임상증상으로 쉽고 빠르게 점수를 측정할 수 있다. 2개 이상의 항목이 충족되면 기존의 SOFA점수의 상승과 유사한 예후를 나타낸다.

패혈증 진단에서 혈액학, 생화학 및 미생물 검사는 필수적이다. 설명할 수 없는 전신 염증 징후가 있는 환자는 소변 검사 및 소변 배양(특히 카테터가 삽입된 환자), 혈액 배양 및 기타 의심되는 체액 배양을 포함한 병력, 신체 검사 등 감염 여부를 평가해야 한다. 패혈증의 외과적 또는 다른 원인이 의심되는 환자의 경우, 감염의 원인 병소를 찾기 위한 영상의학적 검사(초음파 검사, 컴퓨터단층촬영, 자기공명영상 등)를 시행하며 혈역학적으로 불안정한 환자의 경우 초음파 검사가 도움이 된다. 감염이 흔하게 발생하는 부위로는 호흡기, 요로, 복강, 연부조직, 소화기 등이며 원인 부위가 확인되지 않는 경우도 1/3에 이른다.

패혈증에서 검사실 검사는 패혈증의 진단, 다른 질환과의 감별, 장기의 기능 평가, 혈액 산소 공급 및 산-염기 균형을 평가하고 모니터링하는데 필요하다. 그러나, 패혈증을 배양검사를 근거로 확진을 내리는 것은 시간이 지체되므로, 조기 진단이 가능한 생물학적 표지자를 찾기 위해 많은 노력이 이루어지고 있다. 패혈증에서 전염증성 반응의 생물학적 표지자인 C- 반응성 단백질(C-reactive protein, CRP) 및 프로칼시토닌(procalcitonin, PCT)의 혈중 농도가 상승하지만 특이도는 낮다. 단독으로 사용하기는 어려우며, 임상적 평가 및 기타 실험실 결과를 참고하여 진단해야 한다. 장기부전을 평가하는 표지자로 lactate가 대표적이긴 하지만, 동정맥이산화탄소분압차(> 6 mmHg)의 측정도 장기부전을 진단하는데 민감도가 높다고 연구결과가 발표되고 있다. 그 외 아드레노메둘린(adrenomedullin), 세포유리 DNA (cell-free DNA), 단핵구에서 인체조직적합 항원 DR (HLA-DR) 발현 등이 패혈증을 진단하는 생물학적 표지자로서 시도되고 있지만 더 많은 연구가 필요하다.

Ⅵ 치료

일반적으로 패혈증 치료는 감염을 확인하는 것부터 시작한다. 하지만 무엇보다도 중요한 것은 자세한 병력 청취와 임상적인 자료, 검사실 자료 및 영상의학적 자료를 종합하여 빠른 시간에 패혈증을 진단하는 것이다. 패혈증의 사망률을 낮추기 위해 표준화된 치료지침이 중요시되고 있으며, 지침에 따른 적절한 약물 및 수액요법이 실제 패혈증 환자의 생존 및 예후를 향상시키고 있다. 미국과 유럽 등의 감염학회, 중환자의학회, 흉부 학회 등 관련 학회의 지원을 받아 결성된 International Surviving Sepsis Campaign Guideline Committee는 2004년 처음으로 중증 패혈증/패혈쇼크 환자의 치료 지침을 발간하였고 2008년, 2012년, 2016년 세 차례 개정하면서 패혈증/패혈쇼크의 치료는 어느 정도 정형화되었다.

Surviving Sepsis Campaign (SSC)에 수록된 치료의 주요 내용은 첫째, 초기소생(표 13-4), 둘째, 혈역학 보존치료와 보조요법(adjunctive therapy), 셋째, 기타 지지치료(supportive care)로 구분하여 기술되어 있다. 2018년에 SSC bundle update를 하면서 '1시간 bundle'이 도입되었다. 이 새로운 bundle은 이전에 발표된 3시간 및 6시간 bundle의 요소를 패혈증 환자의 즉각적인 치료에 통합하였다(표 13-6).

Bundle의 첫 번째 요소는 진단이다. 항생제 투여 전 젖산 농도를 측정하고 혈액 배양을 시행한다. Bundle의 나머지 부분은 초기 항균제 투여, 혈역학적 소생술 및 필요한 경우 혈관수축제 사용을 권고한다.

1. 항생제

패혈증에 있어서 항생제의 치료원칙은 조기에 효과적이고 광범위한 항생제를 사용하는 것이다. SSC는 중증 패혈증/패혈쇼크 환자에게는 진단 후 1시간 이내에 반드시 유효한 항생제를 정맥 내로 투여할 것을 권고하고 있다. 또한, 항생제 투여 전에 반드시 혈액을 포함한 적절한 검체에서 배양검사를 시행하여야 한다. 하지만 이로 인해서 항생제 투여 시작이 지연되어서는 안 된다. 가능한 원인균을 고려하여 광범위 항생제를 투여하되, 한 약제 혹은 두 개 이상의 항생제를 병합하여 투여한다. 원인균이 확인되고 항생제 감수성 결과가 확인되거나 임상증상의 호전이 확인되면 항생제의 범위를 좁히는 것이 필요하다. 경험적 항생제의 선택은 패혈증 환자의 사망률을 줄이는데 있어 중요하며 임상증상과 국소 항생제 내성 패턴을 고려하여 선택한다. 항생제를 선택 시 고려해야 하는 요소들은 (1) 해부학적 위치와 그에 따라 전형적인 병원체 및 병원체들

표 13-4 초기소생요법

시간
1. 패혈증/패혈쇼크는 응급상황이며 즉각적인 치료와 소생요법이 필요하다. 2. 패혈증에 의한 조직 저관류 시 3시간 이내 최소 30 mL/kg의 정질액 투여가 필요하다. 3. 초기 소생요법 후 추가 수액 투여는 혈역학적 평가를 통해 판단한다(혈역학적 평가는 심박수, 혈압, 동맥압 산소포화도, 호흡수, 체온, 요량 등과 침습적 혹은 비침습적 방법으로 측정된 모든 데이터를 통해 실시). 4. 임상적 소견으로 명확한 진단을 도출하지 못한다면 쇼크 종류를 감별하기 위해 추가로 혈역학 평가를 해야 한다. 5. 가능하다면 수액반응성을 예측하기 위해 정적 혈역학지수 보다는 동적 혈역학지수를 이용할 것을 추천한다. 6. 혈관수축제를 필요로 하는 패혈쇼크 환자의 초기 목표 평균동맥압은 65 mmHg이다. 7. 소생요법 시행 시 젖산 농도가 상승한 환자에서는 젖산 농도가 조직 저관류 표지자이므로 이를 정상화시키는 것을 목표로 한다.

표 13-5 초기소생요법(계속)

시간	소생술
첫 1시간 이내	젖산 농도 측정(초기 젖산농도가 > 2 mmol/L 일 경우 연속하여 추적관찰)
	항생제 사용 전 혈액배양 시행
	광범위항생제 투여
	저혈압 혹은 젖산농도 ≥ 4 mmol/L 인 경우 정질액 30 mL/kg 투여
	정질액 투여 중 혹은 투여 후 저혈압 지속 시, 평균동맥압 > 65 mmHg 유지하기 위해 혈관수축제 투여

의 특성 (2)지역 사회, 병원, 심지어 병원 병동 내 유행하는 병원체 (3)유행하는 병원체의 약제 저항성 (4)호중구 감소증, 비장 절제술, 통제되지 않은 HIV 감염 및 면역 글로불린, 보체 또는 백혈구 기능 또는 생산의 후천성 또는 선천성 결함과 같은 특정 면역 결함의 존재 등이다. 90일 이내 항생제를 사용한 경우, 5일 이상 입원한 경우, 신대체요법을 받고 있는 경우는 *P.aeruginos* 감염이나 그람 음성균의 감염을 고려해야 한다. 최근 MRSA 군집이 확인되었거나 감염이 있었던 경우, 피부나 정맥도관의 고름집, 농양이 발생한 경우, 급속히 진행하는 괴사성 폐렴의 경우는 MRSA감염을 의심해야 한다. 이식환자나 광범위 항생제를 오랫동안 사용한 경우, 면역이 억제된 경우는 VRE감염을 고려해야 한다. 중심정맥관이 삽입되어 있거나, 광범위 항생제를 사용하고 있는 경우, 총 정맥영양을 사용하거나, 투석하고 있는 경우, 괴사성 췌장염이 있는 경우, 면역억제제 사용한 경우에는 캔디다증을 고려해야 한다.

감염원인이 불명확하여 경험적 항생제를 사용하게 되는 경우, 이는 병원감염 균주를 대부분 치료할 수 있는 광범위 약제여야 한다. 가장 흔하게, 광범위 카바페넴(메로페넴, 이미페넴/실라스타틴, 또는 도리페넴) 혹은 광범위 페니실린/베타락탐제 조합(피페라실린/타조박탐 또는 티카르실린/클라불라네이트)의 사용이 권고된다. 하지만 다약제 내성이 있는 경우 여러 가지 3세대 혹은 4세대 세팔로스포린도 사용된다. MRSA의 위험이 있는 경우 경험적 vancomycin 투여가 추천된다. 인플루엔자(Influenza) 감염이 의심된다면 항바이러스 치료도 필요할 수 있다. 면역억제환자, 총정맥영향환자, 최근 개복수술을 시행한 환자에서는 경험적 항진균제의 사용도 정당하다.

감염원이 없는 중증 염증 상태(중증 췌장염, 화상)인 경우 지속적인 항생제의 사용은 권장되지 않는데, 이는 환자가 이후 항생제 내성 병원체에 감염되거나 약물 관련 부작용이 발생할 위험을 최소화하기 위함이다. 과거 괴사성 췌장염의 경우 항생제의 사용이 권장되었으나, 더 이상 권고되지 않는다.

패혈증 또는 패혈쇼크 환자에서 항생제 투여 시 약제의 약동학적/약력학적 기전 및 약물 특성에 근거하여 투여 전략을 최적화하는 것이 필요하다. 패혈증과 패혈쇼크 환자에게 항생제 최적의 투여량을 결정할 때는 전형적인 일반 감염 환자와는 다른 특징들을 고려해야 한다. 이들 환자들은 간 및 신장기능 장애의 빈도가 높고 면역계 기능이 저하되어 있고 약제 저항성 균주 감염이 호발한다. 뿐만 아니라, 초기에 적극적인 수액부하 처치로 인해 경험적 항생제 투여 시 대부분 약제의 약물분포용적이 커서 실제 패혈증 및 패혈쇼크 환자의 항생제 혈중농도는 최적치보다 낮은 경우가 빈번하다. 패혈증 및 패혈쇼크 시 충분히 고용량으로 항생제 투여를 시작하는 것이 매우 중요하다.

또한 항생제 투여 시 각 약물이 가지고 있는 약물 역동학을 고려하여 투약해야 한다(34장.약물요법 참고). 하지만 패혈증환자는 항생제의 약동학을 변화시킬 수 있는 다양한 생리적 변화가 수반된다. 불안정한 혈역학, 심박출량의 증가, 세포 외액의 증가로 인한 약물분포용적의 증가, 신 혈류와 간 혈류의 변화, 알부민 감소로 인한 약물결합반응의 변화, 패혈증 초기에 신 제거율의 변화로 인한 항생제의 혈중농도 감소 등이 초래되어 항생제 투여 전략이 쉽지 않다.

균혈증이나 패혈쇼크를 동반하지 않은 경우 및 호중구 감소 패혈증인 경우 일반적으로 항생제 병합투여요법은 추천되지 않지만, 병합요법을 시작한 경우 첫 몇 일 동안 임상증상의 호전여부를 지켜보고 중단한다.

항생제의 치료기간은 대부분의 경우 7-10일이며 임상적 호전이 느리거나 감염병소가 해결되지 못한 경우, 포도상구균과 바이러스 감염, 면역이 억제된 경우 더 길게 투여할 수 있다. 반대로 임상적 호전이 빠른 경우 더 짧게 투여할 수 있다.

항생제 투여량 감소를 위해 매일 환자를 평가해야 하며, 프로칼시토닌 검사는 항생제의 투약기간을 줄이고 중단하는 지침으로 사용될 수 있다.

2. 감염병소에 대한 처치

치료 시작 후 가능한 빨리 감염병소를 파악하고 적절한 조치를 취해야 한다. 패혈증에서 감염원이 될 수 있는 혈관내 장치들은 새로운 정맥도관을 거치 후 즉각 제거하는 것이 추천된다. 영상학적 진단을 통해 응급으로 조절을 요하는 괴사성 연부염이나 복막염, 담관염 등은 우선 배제되어야 하며, 감염병소는 패혈증 초기소생 후 최대한 빨리 제거되어야 한다. 배액이나 감염조직제거 등은 최소 침습 시술을 통하여 원인병소를 제거하고 지속적으로 관리한다.

3. 혈역학 보존치료와 보조요법

1) 수액 투여

혈역학적 치료는 초기 소생술에서 가장 중요한 치료 중의 하나이다. 우선적으로 정질액(crystalloid fluid) 투여가 권고된다. 패혈증에서 저혈압 소견을 보이면 첫 1시간 내에 정질액 30 mL/kg 투여가 추천된다. 플라스마라이트(plasmalyte)등과 같은 균형 정질액(balanced crystalloid solution)도 패혈증의 수액요법으로 추천되며, 이는 패혈증에서 사망률, 신대체요법의 사용, 지속적인 신장기능 저하의 위험을 줄인다고 보고되었다. 하지만 패혈증에서 초기 소생을 위해 추천되는 수액은 계속 논란이 되고 있다. 2004년 SAFE trial에서 알부민은 생리식염수와 비교 시 사망률은 차이가 없었으나 외상성 두부손상 환자에서 예후가 나쁜 것으로 보고되었다. 알부민의 사용은 의료비용을 증가시키고 뚜렷한 장점이 없어 SSC는 정질액의 사용을 우선적으로 권고하였다. 하지만 상당량의 수액 부하 후에 추가적인 혈관내 용적 유지를 위해서는 알부민의 사용도 추천된다. 하지만, 하이드록시에틸스타치(hydroxyethylstarches)와 같은 고분자 교질액은 더 이상 추천되지 않는다.

적정량의 수액 투여는 패혈증의 초기 소생에 반드시 필요하지만, 수액과부하는 사망률을 증가시키는 것으로 알려져 있어 주기적인 혈관 내 용적평가가 필요하다. 최근 SSC 지침서는 과거의 중심정맥압과 중심정맥 산소포화도를 대체할 혈관 내 용적평가 방법으로 수동적하지거상법(passive leg raising), 맥압변이도 및 초음파 검사 등의 동적 혈역학지수를 추천하고 있다. 이러한 용적평가도 중요하지만 조직관류에 대한 평가도 반드시 필요하다. 조직관류의 간접적인 지표로 혈장 젖산 측정이 이용된다. SSC는 초기 젖산 농도를 측정하고 상승되어 있다면 정상화될 때까지 주기적으로 감시하는 것을 추천하고 있다.

2) 혈관수축제

충분한 수액공급에도 불구하고 저혈압이 지속된다면 적절한 관류압 유지를 위해 혈관수축제가 사용된다. 혈관수축제의 투여 목표는 평균동맥압을 65 mmHg 이상 유지하는 것이다. 하지만 동맥경화증이 있거나 기존에 고혈압이 있던 환자에서는 평소 혈압을 고려하여 평균동맥압을 유지한다. 혈관수축제를 사용할 경우 일차적으로 노르에피네프린이 우선적으로 추천되고 있다. 노르에피네프린은 심박수와 일회박출량에 영향을 거의 미치지 않으며 혈관수축에 의해 평균동맥압을 상승시킨다. 패혈증에서 노르에피네프린의 보조제로 평균동맥압을 목표치로 끌어올리기 위해 에피네프린을 사용하거나, 노르에피네프린 사용량을 감소시킬 목적으로 바소프레신을 저용량(<0.03 U/min)으로 사용하는 것이 추천되고 있다. 저용량 바소프레신 또는 털리프레신(terlipressin)은 불응성 쇼크에 효과적인 약제이다. 바소프레신은 노르에피네프린의 사용량 감소효과가 있을 뿐 아니라, 카테콜라민 관련 부작용을 감소시키는 효과가 있다. 에피네프린은 장간막 혈관수축 및 젖산 제거를 저해하여 고젖산혈증을 유발한다. 도파민은 심박수와 일회박출량을 증가시켜 평균동맥압과 심박출량을 증가시키지만 부정맥을 유발하는 비율이 높기 때문에 빈맥의 가능성이 낮거나 서맥을 보이는 환자에서 제한적으로 사용할 수 있으나, 신장기능 보호의 목적으로 저용량 사용은 추천되지 않는다.

적정량의 수액요법 및 혈관수축제의 투여에도 불구하고 지속적인 저관류를 나타내는 환자에서는 도부타민의 사용이 추천된다. 도부타민은 베타 효현제로 심장의 수축력을 증가시키고, 심박출량을 증가시키므로 심근기능 저하나 심박출량이 저하된 패혈증 환자에서 유용하다. 또한 도부타민은 미세 순환에도 긍정적인 효과가 있어 충분한 수액 투여를 통해 적절한 평균동맥압을 유지하여도 조직의 저관류가 보일 경우 사용할 수 있다. 하지만, 패혈증 환자에서 도부타민을 사용하여 심박출량을 정상 이상으로 유지하는 것이 예후를 향상시키지 않는다.

이 외에도, 포스포디에스터레이즈 억제제(phosphodiesterase inhibitors), 밀리논(milrinone)은 세포내 고리모양 아데노신1인산(cyclic AMP)를 증가시켜 심장수축능을 향상시키는 것으로 알려져 있으나, 패혈쇼크에서의 효용은 더 많은 연구가 필요하다. 레보시멘단(Levosimendan)은 심근세포의 칼슘반응도를 높이고 아데노신1인산(ATP)-의존성 칼륨 채널을 열어주어 심장수축능 향상과 혈관 확장 효과를 나타낸다. 패혈증에서 칼슘 조절이상을 보이므로 시도되고 있지만 결과는 제한적이다.

4) 코르티코스테로이드

적절한 수액 투여 및 혈관 수축제로 혈역학적 안정성을 유지할 수 있다면 하이드로코르시손 투여는 추천되지 않는다. 적절한 치료에도 혈역학적 안정성이 유지되지 않는다면, 하이드로코르시손을 하루 200 mg 정맥투여하는 것이 추천된다.

하이드로코르시손을 투여하는데 있어 가장 중요한 것은 수액과 혈관수축제에 대한 패혈쇼크 환자의 반응성이다. 몇몇 연구 결과에서 정맥으로 하이드로코르시손을 투여한 환자들이 혈관 수축제를 중단하는 비율이 높고, 패혈쇼크 상태에서 벗어나는 기간이 짧고 생존율을 향상시켜 패혈쇼크 환자에서 저용량 코르티코스테로이드의 투여가 권고되었다. 하지만, 상반된 결과를 보고한 임상 연구들도 있어 패혈쇼크 환자에서 하이드로코르시손 사용은 논란의 여지가 있다. 코르티코스테로이드는 패혈증 환자에서 신경성병증, 고혈당, 림프구의 감소, 면역억제, 내장의 상피세포 감소 등을 발생시킬 뿐 아니라, 코르티코스테로이드의 면역억제 작용은 병원성 감염 및 상처 회복의 지연을 초래할 수 있기 때문이다. 스테로이드 치료의 병력이 있거나 부신기능장애가 있는 경우 코티코스테로이드의 사용의 적응증이 되지만, 실제 코티코스테로이드의 사용이 패혈증 환자에서 패혈쇼크로의 진행을 억제하는 효과가 있는지에 대해서는 검증된 바가 없다.

SSC는 코티코스테로이드의 사용과 관련하여 다음 사항을 권고하고 있다. 첫째, 적절한 수액 투여 및 혈관 수축제로 혈역학적 안정성을 유지할 수 있다면 하이드로코르시손을 투여하지 않는다. 그렇지 않은 경우 하이드로코르시손 하루 200 mg 정맥투여한다. 둘째, 하이드로코르시손을 투여해야 하는 환자의 경우 ACTH검사는 쇼크로부터의 회복을 예견하는 지표로 검증되지는 못하였으므로 ACTH 자극 검사를 시행하지 않는다. 셋째, 코르티코스테로이드는 패혈쇼크 환자에서 혈관수축제 사용이 더 이상 필요 없을 때 점차 용량을 감량하여 사용을 중단하여야 한다. 넷째, 코르티코스테로이드는 쇼크상태가 아닌 패혈증 환자에게는 투여되어서는 안 된다. 마지막으로, 하이드로코르시손 투여 시 연속 정주할 것을 권고하고 있으며, 이로써 간헐적으로 하이드로코르시손 반복 투여 시 발생하는 고혈당의 위험을 줄일 수 있다고 한다.

5) 혈액제제

2012년 SSC는 패혈증 환자에서 적혈구 수혈은 심근허혈, 심한 저산소혈증, 급성출혈, 혹은 관상동맥허혈 등의 위험인자가 없는 경우 혈색소 7.0 g/dL 미만일 때 시행하는 것이 권고된다. 또한 중증패혈증 환자에서 조혈인자(erythropoietin)의 사용은 추천되고 있지 않다.

응고장애를 교정하기 위한 신선냉동혈장의 투여는 추천되지 않으며, 지속적인 출혈이 있거나 출혈이 예상되는 침습적인 시술을 시행할 예정인 경우에만 투여한다.

패혈증 환자에서 혈소판 감소증은 혈소판 생성저하 및 혈소판 소모 증가로 인해 흔히 발생한다. 혈소판 투여는 혈소판수가 10,000/mm^3 이하인 경우에는 예방적으로 시행하며, 출혈위험이 높은 경우는 혈소판 수가 20,000/mm^3 이하인 경우에는 혈소판 수혈을 고려한다. 지속적인 출혈이 있거나 수술 혹은 침습적인 시술을 시행하는 환자에서는 혈소판을 50,000/mm^3 이상으로 유지하는 것이 추천된다. 하지만 혈소판 감소증의 원인, 혈소판 기능, 출혈의 위험성, 동반 질환의 유무 등도 충분히 고려해서 권고안을 따라야 한다.

6) 그 외 요법

패혈증 및 패혈쇼크 환자에서 정맥내로 면역 글로불린을 투여하는 것은 추천되고 있지 않다. 혈액 정제 요법 또한 권장되고 있지 않다. 최근 연구에서 패혈증 환자에게 세포질유리칼슘을 흡착하여 제거하는 요법을 결합한 혈장 여과법(coupled plasma filtration and adsorption, CPFA)을 시도한 환자와 표준치료를 시행한 환자를 비교한 연구가 시행되었으나 효과가 증명되지 못했다.

패혈증 및 패혈쇼크 치료에 안티트롬빈(antithrombin) 사용은 권장되지 않는다. 안티트롬빈은 혈장에서 순환하는 가장 풍부한 항응고제로, 패혈증 발병 시 안티트롬빈 혈장 활성도의 감소는 파종성혈관내응고 및 치명적인 예후를 초래한다고 알려져 있다. 하지만, 패혈증과 패혈쇼크를 가진 성인에서 고용량 안티트롬빈의 3상 임상 시험 결과 사망률에 차이가 없었으며, 오히려 출혈 위험성이 증가된다고 보고되었다. 트롬보모듈린(Thrombomodulin) 또는 헤파린 등의 항응고제 사용 또한 효과가 증명되지 못하여 추천되지 않는다.

4. 기계환기

2016 패혈증 SSC 진료지침 중 기계환기에 대한 부분은 이전 진료지침에서 변경되지 않았다. 2012년 개정되어 발간된 베를린정의를 사용하여 급성호흡곤란증후군을 구분하였다. 급성호흡곤란증후군은 PaO_2 /FiO_2에 따라 경증(PaO_2 /FiO_2 ≤ 300 mmHg), 중등증(PaO_2 /FiO_2 ≤ 200 mmHg), 그리고 중증(PaO_2 /FiO_2 ≤ 100 mmHg)으로 나뉘어지며 이러한 분류법은 사망률 및 기계환기 치료기간을 예측하는 데 유용하다. 다기관 연구에서 급성호흡곤란증후군 환자의 기계환기는 압력 및 용적 제한 전략을 추천하고 있다. 패혈증으로 인한 급성호흡곤란증후군 환자

에서 기계환기 시 일회호흡량은 6 mL/kg로 설정하며 고원압(plateau pressure)은 가능한 30 cmH_2O 이하가 되도록 한다. 후향적 연구에서 고원압(plateau pressure)을 30 cmH_2O이하로 유지하는 것이 사망률의 감소와 관계 있다는 보고가 있다. 1-2시간에 걸쳐 고원압(plateau pressure)이 30 cmH_2O 이하인지 확인하면서 일회호흡량을 6 mL/kg까지 줄이되, 고원압 30 cmH_2O 이하 유지가 어렵다면 일회호흡량을 4 mL/kg까지 줄여본다. 이 경우 호흡수를 분시호흡량 유지를 위하여 최대 35회/분까지 증가시켜야 한다. 이처럼 용적 및 압력 제한 환기법을 적용시키면 호흡수를 적용 가능한 범위에서 최대한 증가시켜도 고탄산혈증이 나타날 수 있지만, 두개내 고혈압이나 낫 모양 적혈구 빈혈증(sickle cell anemia)이 없다면 대부분의 환자들에게 적용 가능하다. 제한적으로 중탄산나트륨 또는 트로메타민(tromethamine, THAM) 정주도 일부 환자에서 고탄산혈증 허용(permissive hypercapnia)를 위해 사용될 수 있다. 급성호흡곤란증후군의 위험이 있는 기계환기 환자에서 고용적환기 및 고편평기압은 환자의 예후를 나쁘게 할 수 있으므로 반드시 피해야 한다. 기계환기 방식에서 특별히 권고되는 것은 없다.

패혈증으로 인해 초래된 중증 급성호흡곤란증후군 환자에서 폐포허탈을 방지하기 위하여 호기말양압이 권고되며, 패혈증으로 인한 중등도 혹은 중증 급성호흡곤란증후군 환자에서는 비교적 높은 압력의 호기말양압이 권고된다. 심각한 불응성 저산소혈증을 보이는 경우엔 폐포동원술을 시행한다. 패혈증으로 초래된 급성호흡곤란증후군 환자가 PaO_2/FiO_2 ratio ≤ 150 mmHg인 경우 엎드린 자세(prone positioning)가 추천된다.

5. 진정제 및 진통제

패혈증환자의 기계환기 중에 지속적 혹은 간헐적 정주로 진정제를 투여할 경우 최소한의 용량으로 투여하되, 중단할 시점을 정해두고 조절해야 한다. 얕은 진정 요법은 환자의 예후를 향상시킨다는 결과들이 보고되고 있다. 진정요법은 Richmond Agitation-Sedation Scale (RASS)나 Sedation-Agitation Scale (SAS) 지수를 이용하여 모니터하며, 비벤조다이아제핀계 약제를 사용하여 낮은 수준의 진정법을 사용하는 것이 추천된다. 통증은 Behavioral Pain Scale (BPS)과 Critical-Care Pain Observation Tool (CPOT) 등으로 감시하며, 비신경병증성 통증 조절의 경우 일차적인 치료로 opioid 정맥투여, 신경병증성 통증의 경우 가바펜틴(gabapentin)이나 카바마제핀(carbamazepine)을 추가로 투여한다. 섬망은 덱스메데토미딘(dexmedetomidine) 사용으로 진정효과와 함께 섬망발생 빈도를 줄일 수 있다 (제 8장 진통, 진정 및 섬망 참고).

6. 혈당

패혈증환자에서 혈당관리의 지침은 다음과 같다. 두 차례 이상 검사에서 잇따라 혈당이 180 mg/dL를 초과한다면 인슐린을 이용한 혈당조절을 시행하며 그 목표치는 180 mg/dL 이하로 한다. 혈당이 안정화되기 전까지는 1-2시간 간격으로, 안정화된 후에는 4시간 간격으로 혈당을 검사한다. 혈당을 180 mg/dL 이하로 조절하는 것이 추천된다. 모세혈관을 이용하여 혈당을 관찰할 경우 동맥혈이나 혈장 혈당치에 비해 부정확할 수 있으므로 해석에 주의가 필요하다. 여러 연구에서 모세혈관으로 채혈한 혈당이 동맥혈에 비해 수치가 낮게 나온다고 보고하였으며 FDA에서도 동맥혈로 채혈하여 혈당을 측정하는 것을 추천하고 있다. 환자에게 동맥관이 삽입되어 있다면 모세혈관 혈액의 혈당보다는 동맥혈의 혈당수치를 치료목표로 두는 것이 추천된다.

7. 신대체요법

중증패혈증과 함께 급성신장기능상실을 보이는 환자에서 지속적 신대체요법 또는 간헐적 투석법 모두 사용될 수 있으며 환자의 예후에 있어 차이를 보이지 않지만, 혈류역학적으로 불안정한 환자에서는 지속적 신대체요법을 통하여 더 효과적으로 체액균형을 유지할 수 있다. 지속적 신대체요법 시 용량은 환자의 예후에 있어 영향을 미치지는 못했지만, 대개의 경우 20-25 mL/kg/h의 용량으로 유지한다. 투석을 필요로 하는 다른 소견 없이 단지 크레아티닌의 상승 및 핍뇨 교정만을 위해 지속적 신대체요법을 시행하는 것은 추천되지 않는다.

8. 중탄산나트륨

조직관류감소로 인한 젖산혈증으로 pH가 7.15 이하인 경우를 제외하고는 혈관수축제요구량을 줄이거나 혈류역학적 안정을 위해 중탄산나트륨을 투여하지 않는다. 현재까지 중탄산나트륨이 환자의 예후에 미치는 영향에 대해 연구된 바가 없다.

9. 영양

경장영양공급이 가능한 패혈증 혹은 패혈쇼크 환자에게 경정맥영양공급을 단독 또는 병용 투여하는 것은 좋지 않다. 경장영양공급이 금기인 환자에서 첫 7일 이내에 경정맥영양법을 시행하는 것도 추천되지 않는데 이는 사망률을 유의하게 감소시키지는 않는 반면 감염의 위험과 의료비용을 증가시키기 때문이다. 하지만 경장영양공급이 가능하다면, 경장영양공급을 조기에 시작하는 것이 좋다. 패혈증 및 패혈쇼크 환자에서 경장영양의 조기 공급은 위장관의 구조를 보전하고 위장관 투과성 증가 억제, 염증 반응 억제 및 인슐린 저항성을 감소시킬 수 있는 대사 반응 조절 등 잠재적인 생리학적 이점이 있다. 초기에 칼로리요구량을 모두 공급하는 방법이나 저칼로리 영양공급 둘 다 적용가능하나, 경장영양공급을 견디지 못하는 패혈증 혹은 패혈쇼크 환자의 경우는 저칼로리 영양공급으로 시작해서 천천히 적정화하는 것이 필요하다. 위잔류용적측정(gastric residual volumes)는 흡인성 폐렴의 발생 가능성을 예측하는데 도움이 되기도 하지만, 실제 혈역학적으로 불안한 환자나 흡인의 위험성이 높은 환자에서는 측정 자체가 폐흡인의 위험성이 높아 모든 패혈증 환자에서 필수 모니터링 항목으로 추천되지는 않고 있다. 중환자실 환자의 경우 장관영양 불내성(feeding intolerance)이 흔히 발생하므로 위장관운동촉진제 즉, 메토클로프라미드(metoclopramide), 돔페리돈(domperidone), 그리고 에리스로마이신(erythromycin) 등을 사용할 수 있지만, 이러한 약제 대부분이 QT간격을 연장시키고 심실부정맥의 발생을 증가시키므로 각 약물의 약동학 및 약력학을 고려하여 사용하여야 한다. 몇몇 연구에서 omega-3 fatty acid의 면역강화효과 및 셀레늄의 항산화효과가 보고되어 arginine, glutamine, carnitine 등과 함께 패혈증에서 시도되었으나 이제는 추천되지 않는다.

참고문헌

1. Amato MB, Barbas CS, Medeiros DM, et al. Effect of a protective ventilation strategy on mortality in the acute respiratory distress syndrome. N Engl J Med 1998;338:347-4.

2. Amato MB, Meade MO, Slutsky AS, et al. Driving pressure and survival in the acute respiratory distress syndrome. N Engl J Med 2015;372:747-5.

3. Angus DC, van der Poll T. Severe sepsis and septic shock. N Engl J Med 2013;369:2063.

4. ARDS Definition Task Force, Ranieri VM, Rubenfeld GD, et al. Acute respiratory distress syndrome: the Berlin Definition. JAMA 2012;307:2526-3.

5. Bernard GR, Artigas A, Brigham KL, et al. The American-European consensus conference on ARDS. Definitions, mechanisms, relevant outcomes, and clinical-trial coordination. Am J Respir Crit Care Med 1994;149:818-4.

6. Casserly B, Phillips GS, Schorr C, et al. Lactate measurements in sepsis-induced tissue hypoperfusion: results from the Surviving Sepsis Campaign database. Crit Care Med 2015;43:567-3.

7. De Jong E, van Oers JA, Beishuizen A, et al. Efficacy and safety of procalcitonin guidance in reducing the duration of antibiotic treatment in critically ill patients: a randomised, controlled, openlabel trial. Lancet Infect Dis 2016;16:819-7.

8. Dellinger RP, Levy MM, Rhodes A, et al. Surviving Sepsis Campaign: international guidelines for management of severe sepsis and septic shock. Crit Care Med 2012;41:580-37.

9. Gattinoni L, Caironi P, Cressoni M, et al. Lung recruitment in patients with the acute respiratory distress syndrome. N Engl J Med 2006;354:1775-6.

10. Jimenez MF, Marshall JC. Source control in the management of sepsis. Intensive Care Med 2001;27:S49-2.

11. Levy B, Bollaert PE, Charpentier C, et al. Comparison of norepinephrine and dobutamine to epinephrine for hemodynamics, lactate metabolism, and gastric tonometric variables in septic shock: a prospective, randomized study. Intensive Care Med 1997;23:282.

12. Levy MM, Evans LE, Rhodes A. The surviving sepsis campaign bundle: 2018 update. Intensive care medicine 2018;44:925e8.

13. Levy MM, Rhodes A, Phillips GS, et al. Surviving Sepsis Campaign: association between performance metrics and outcomes in a 7.5-year study. Crit Care Med 2015;43:3-2.

14. Shankar-Hari M, Phillips GS, Levy ML, et al. Developing a new definition and assessing new clinical criteria for septic shock: for the third International Consensus Definitions for Sepsis and Septic Shock (Sepsis-3). JAMA 2016;315:775-7.

15. Vincent JL, de Mendonça A, Cantraine F, et al. Use of the SOFA score to assess the incidence of organ dysfunction/failure in intensive care units: results of a multicenter,prospective study. Working group on "sepsis-related problems" of the European Society of Intensive Care Medicine. Crit Care Med 1998;26:1793-800.

중환자의학

14

CRITICAL CARE MEDICINE

심부전 및 심장성쇼크

위 진

심부전은 호흡곤란, 발목부종, 피로감 등 전형적인 증상들이 특징인 임상 증후군으로, 심장의 구조적 및 기능적 이상으로 인한 경정맥압 상승, 폐수포음, 말초부종 등과 같은 징후들을 동반하기도 하며 이로 인해 안정 또는 부하시 심박출량 감소 및 심장내압 상승을 유발할 수 있다.

현재 심부전의 정의는 임상증상이 명백한 단계로 제한한다. 임상증상이 명백해지기 전에 무증상의 구조적 또는 기능적 심장 이상(수축기 또는 이완기 좌심실 기능장애)이 선행하기도 한다. 이러한 무증상의 심장이상은 불량한 예후와 관련이 있고 이 단계에서 치료를 시작하는 것이 무증상 수축기 좌심실 기능장애 상태에서 사망률을 감소시킬 수 있기 때문에 심부전 전단계를 인지하는 것이 중요하다.

심부전의 진단에서 기저 원인을 찾는 것이 가장 중요하다. 보통 수축기 또는 이완기 심실 기능장애를 일으키는 심근 이상이 원인인 경우가 많지만, 판막, 심막, 심내막, 심장박동 및 전도이상도 심부전을 유발할 수 있으며 이들 중 2개 이상의 원인이 동반되는 경우도 많다.

I 심부전의 분류

얼마의 기간 동안 심부전을 앓았던 경우 흔히 '만성심부전'이라고 한다. 일반적으로 심부전 환자를 치료해 적어도 1개월 이상 상태 변화가 없을 때 보통 '안정적'이라고 한다. 급성심부전은 심부전의 증상 또는 징후가 빠르게 발현하고 급속히 진행하는 경과를 보이는 상태를 말하며 다음과 같이 두 가지로 분류할 수 있다. 만성 안정적 심부전 상태에서 증상 또는 징후가 급격히 악화되는 경우 비보상성(decompensated) 급성심부전이라고 한다. 이에 반해 심부전이 처음 발현된 경우를 신생(de novo) 급성심부전이라고 하며 이는 급성심근경색의 결과로서 급속히 발현되거나 확장성 심근증에서처럼 진단이 명확해지기 전 몇 주에서 몇 달에 걸쳐 증상이 서서히 발현되는 경우도 있다. 급성심부전은 원발성 심장기능장애에 의해 발생하거나, 만성심부전을 가진 환자에서 흔히 발생하는 외적요인들에 의해 촉발될 수 있다.

급성 심근기능장애(허혈, 염증 또는 독성), 급성 판막기능부전, 심장눌림증(cardiac tamponade) 등은 급성심부전의 가장 흔한 급성 원발성 심장요인들이다. 만성심부전의 비보상성 악화는 특별한 요인 없이 발생할 수도 있지만, 대부분은 감염, 조절되지 않는 고혈압, 부정맥, 약물복용/식이요법 미준수 등과 같은 하나 이상의 요인과 함께 발생한다(표 14-1).

우리가 중환자실이나 응급실에서 마주치게 되는 환자들의 경우 대부분 급성심부전이므로 이 장에서는 급성심

표 14-1 급성심부전의 유발요인

급성심부전의 유발요인
급성관상동맥증후군
부정맥(빈맥 또는 서맥)
감염(폐렴, 감염성 심내막염, 패혈증 등)
과도한 혈압상승
약물복용/식이요법 미준수
약물(비스테로이드항염증제, 스테로이드, 수축감소제, 심장독성 항암제 등)
독성물질(알콜, 기분전환용 마약류)
폐색전증
만성폐쇄폐질환 악화
수술 및 수술합병증
교감신경 항진, 스트레스심근증
대사/호르몬 장애(갑상선 기능장애, 당뇨케톤산증, 부신 기능장애, 임신 및 주산기 관련 이상)
뇌혈관 손상
급성 구조적 손상: 급성관상동맥증후군에 의한 심근파열(심실외벽파열, 심실중격결손, 급성승모판폐쇄부전), 흉부외상 또는 심장 시술, 심내막염에 의한 급성 판막/인공판막 부전, 대동맥박리증 혹은 혈전증

부전에 초점을 맞춰 진단 및 치료에 대해 기술하고자 한다.

Ⅱ 급성심부전의 분류

급성심부전은 빠르게 발현하고 급속히 진행하여 악화되는 경과를 보이므로 사망률이 매우 높다. 따라서 신속한 치료를 위해 대개 입원치료를 필요로 하게 되며 특히 혈역학적 모니터링 및 전문적인 치료를 필요로 하는 경우가 많으므로 중환자실이 있는 전문 의료기관으로 이송하는 것이 바람직하다. 빠른 진단과 동시에 적절한 치료가 이루어졌을 때 환자의 증상을 조기에 호전시키고 안정화할 수 있다.

급성심부전의 분류 시 가장 유용한 방법은 환자가 호소하는 임상적 증상/징후를 기반으로 병력 청취, 신체 검진 등을 통해 평가하는 것이다. 울혈 여부는 흉부 방사선 사진 및 흉부 청진상 폐수포음, 심음 이상 등의 유무를 통해 확인하거나 경정맥 압력의 상승, 복수나 부종의 유무를 통해서도 평가할 수 있다. 조직관류 정도는 피부온도 저하, 소변량 감소, 의식 저하 등을 통해 평가할 수 있다. 이를 통해 울혈 여부 ('습(濕)' 혹은 '건(乾)'; wet vs. dry) 및 조직 관류저하 여부 ('온(溫)' 혹은 '냉(冷)'; warm vs. cold)의 조합에 따라 '온-건', '온-습', '냉-건', '냉-습' 의 4개 군으로 분류할 수 있으며 이 순서에 따라 불량한 예후를 보인다(그림 14-1). '온-건' 군은 조직관류 상태가 양호하고 울혈이 없는 보상성 상태(compensated state) 이며, '온-습' 군은 조직관류 상태는 양호하나 울혈이 있는 상태로 급성심부전 환자 중 가장 흔하다. '냉-건' 군은 조직관류가 저하되어 있으나 울혈은 없는 상태이며, '냉-습' 군은 조직관류가 저하되고 울혈도 있는 상태이다. 급성심부전 환자는 대부분의 경우 혈압이 유지되거나 상승되어 있다. 오직 일부(5-8%) 환자만 저혈압 상태(수축기혈압 <90 mmHg) 로 예후가 불량하며, 특히 관류저하가 동반되어 있는 경우 예후가 더욱 불량하다. 관류저하와 저혈압이 동의어는 아니지만, 관류저하는 종종 저혈압을 동반한다. 이와 같은 분류 방법은 초기 단계에서 치료 방향을 결정하고 환자의 예후를 예측하는데 도움이 된다.

Ⅲ 급성심부전의 진단 및 초기 예후 평가

정확한 진단을 내리고 그에 따른 적절한 치료를 시작하기 위해 급성심부전의 진단 과정은 가능한 빨리 시작되어야 한다. 이와 병행하여, 환자 상태에 대한 초기 평가 및 지속적인 감시를 통해 시급한 치료 또는 교정이 필요한, 생명을 위협하는 임상상태와 원인들을 즉시 파악해서 처치해야 한다(그림 14-2). 또한 급성심부전 진단 과정의 초기 단계에서 폐 감염, 심각한 빈혈, 급성신부전 등 환자의 증상 및 징후를 유발하는 심부전 이외의 원인들을 찾아 배제

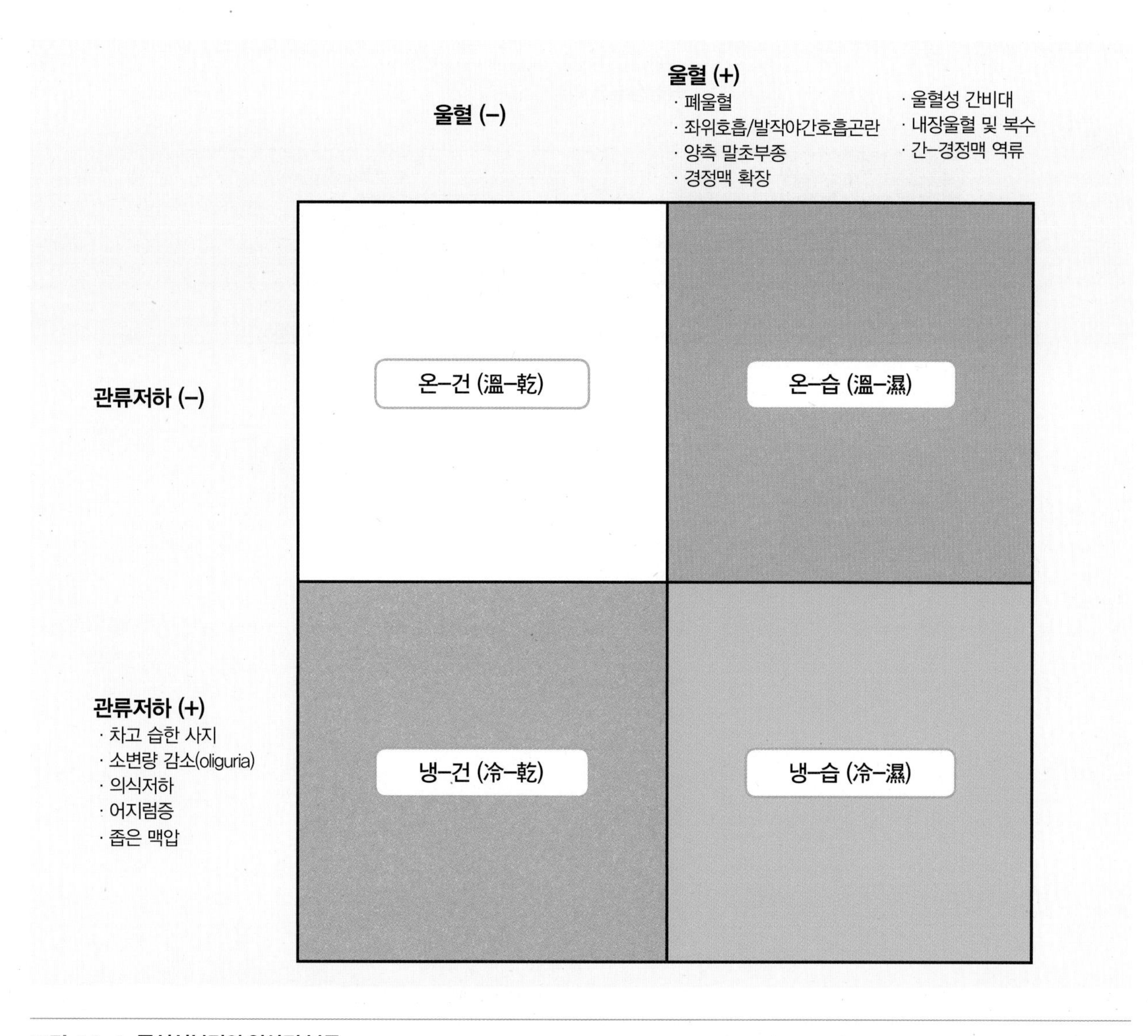

그림 14-1 급성심부전의 임상적 분류

하는 것이 필요하다.

급성심부전으로 진단되면 추가적 치료를 결정하기 위해 임상적 평가가 필수적이다. 급성심부전의 초기 진단은 증상, 이전 심혈관계 병력, 잠재적 심장/비심장성 유발인자 등에 대한 철저한 문진을 통해 시행되어야 한다. 일반적으로 급성심부전의 증상 및 징후는 폐울혈, 말초부종과 같은 체액 과부하나 말초조직 관류저하가 동반된 심박출량 감소를 반영한다.

하지만 환자의 증상 및 징후만으로는 진단에 충분치 않으므로 추가 검사들을 통해 세심한 임상평가를 수행할 필요가 있다. 철저한 신체검진 및 심전도, 흉부 방사선 사진, 특정 생화학적 지표를 포함한 검사실 혈액검사, 심초음파 등의 적절한 추가 검사들을 통해 울혈 및 조직 관류저하의 증상 및 징후를 확인해야 한다. 급성심부전 환자에서 관련 검사와 함께 조기에 적절한 치료를 시작하는 것이 매우 중요하다.

1. 신체검진

심장청진을 하여 수축기 및 이완기 심잡음 그리고 제

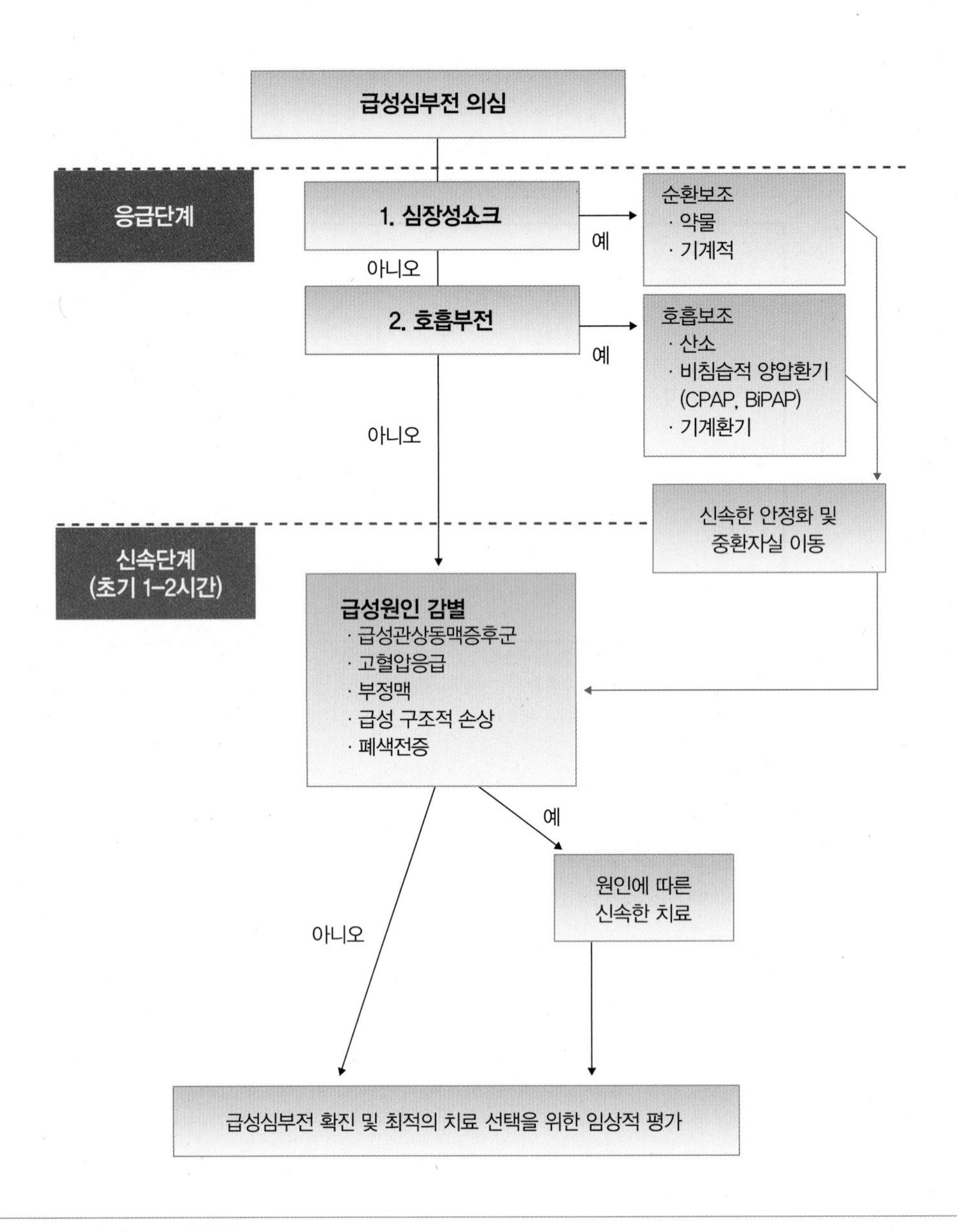

그림 14–2 급성심부전 환자의 초기 처치

3, 4 심음 유무를 평가한다. 급성기에는 승모판폐쇄부전이 매우 흔하다. 또한 심각한 대동맥판협착증 또는 폐쇄부전이 있는지 알아내는 것이 중요하다. 폐울혈이 있는 경우 양폐야 기저부에서 수포음이 흔히 청진되며 기관지 수축이 있는 경우에는 전폐야에서 들릴 수 있고 이는 좌심실 충만압 상승을 의미한다. 우심실 충만압은 경정맥충만을 평가하여 가늠할 수 있다. 만성심부전에서 급성 악화 시에는 늑막삼출이 흔하다.

2. 흉부 방사선 사진

급성심부전이 의심되는 경우 신속하게 흉부방사선사진을 시행해야 한다. 폐울혈, 흉막 삼출, 폐포 또는 폐간질부종, 심비대 등은 급성심부전의 가장 특징적인 소견들이다. 또한 흉부방사선사진은 폐렴 등 환자의 증상을 유발할 수 있는 비심장성 원인질환 감별에도 유용하다. 하지만 약 20%의 환자에서는 거의 정상 소견을 보일 수 있고, 누운 자세에서 시행 시 진단에 한계가 있다는 점 역시 고려해야 한다.

3. 심전도

심전도에서 심박수 및 전도상태를 확인하며 많은 경우 심부전의 원인도 추측할 수 있다. ST 분절 이상 및 Q파 유무를 보고 허혈상태 및 심근경색에 대한 정보를 얻을 수 있다. 또한, 심비대, 각차단(bundle branch block), 전기적 비동기화(electrical dyssynchrony), QT간격 연장, 부정맥 및 심근-심낭염에 대한 가능성도 고려해야 한다.

4. 동맥혈가스검사

동맥혈가스검사는 산소 분압, 이산화탄소분압 및 산-염기 균형을 평가할 수 있으며 중증 호흡부전을 보이는 모든 환자에서 시행하도록 한다. 조직관류가 나쁘거나 이산화탄소 저류에 의한 산성화 상태는 나쁜 예후와 관련이 있다. 비침습적인 방법으로 맥박산소측정법(pulse oximetry)를 흔히 사용하나 이산화탄소분압, 산-염기 상태에 대한 정보를 얻을 수 없으며 저심박출량 상태나 혈관이 수축되어 있는 쇼크 상태에서는 그 신뢰도가 떨어진다.

5. 검사실 혈액검사

초기 급성신손상 환자 평가에서 전혈구수, 나트륨, 칼륨, 요산, 포도당, 알부민, 간효소수치, 그리고 INR을 확인해야 한다. 급성심부전에서 낮은 혈청나트륨 농도, 높은 요산 수치 그리고 높은 크레아티닌 수치는 나쁜 예후를 시사한다. 급성심부전 환자들에서는 입원 기간 중 심근손상 지표인 트로포닌이 상승할 수 있다. 이는 심한 관상동맥 협착이나 급성관상동맥증후군 등에 의한 명확한 심근허혈이 없는 경우에도 급성심부전 진행 과정에서 비허혈성 심근 손상이 일어나는 것을 의미한다. 입원 당시 트로포닌이 상승한 급성심부전 환자들은 병원 내 및 퇴원 후 사망률이 증가한다고 보고되었으며, 치료 과정 중 트로포닌이 감소하는 경우는 지속적으로 상승된 경우에 비해 더 좋은 예후를 보인다고 알려져 있다.

나트륨이뇨펩티드(natriuretic peptides)는 급성호흡곤란의 비심장성 원인과 급성심부전을 감별진단하는데 매우 유용하며, 이는 박출률 저하 및 보존 심부전 모두 해당된다. 따라서 B-type natriuretic peptide (BNP), NT-proBNP (N-terminal proBNP) 등과 같은 혈장 나트륨이뇨펩티드 검사는 응급실이나 중환자실 등에서 급성호흡곤란을 호소하며 급성심부전이 의심되는 모든 환자들에게 시행되어야 한다. 나트륨이뇨펩티드는 음성예측도가 높기 때문에 급성호흡곤란을 호소하는 환자에서 정상수치(BNP <100 pg/mL, NT-proBNP <300 pg/mL)를 보이는 경우 급성심부전의 가능성은 낮다. 주의할 점은 고령, 허혈성 뇌졸중, 거미막밑출혈, 신장기능 또는 간기능장애, 만성폐쇄폐질환, 심한 감염, 빈혈, 심한 대사장애 등과 같은 비심장성 상황에서도 나트륨이뇨펩티드 수치가 상승할 수 있기 때문에 나트륨이뇨펩티드 수치 상승만으로 급성심부전을 진단해서는 안 되며 임상 양상과 기타 검사실 소견을 함께 고려해야 한다. 또한 비보상성 말기심부전, 일시적 폐부종, 급성우심실부전 등의 경우에는 나트륨이뇨펩티드 수치가 정상범위 내에 있을 수도 있다. 급성심부전 환자에서 입원 당시 높은 나트륨이뇨펩티드 수치는 병원 내 사망, 퇴원 후 재입원과 사망의 불량한 예측인자로 보고되었다. 또한 심부전 치료 후 퇴원 당시 높은 수치 역시 재입원과 사망의 불량한 예측인자로 확인되었다. 급성심부전 치료 과정에서 나트륨이뇨펩티드 수치가 감소하고 이러한 감소 정도는 임상 결과의 호전과 연관성이 있음이 알려져 있다.

6. 심초음파

심초음파는 안전하고 장치 이동이 용이해 환자 침상 옆

에서 바로 검사가 가능하면서 경제적인 장점을 가지고 있어 심부전이 의심되는 환자에서 우선적으로 선택되는 검사이다. 특히 심장성쇼크 등의 혈역학적 불안정 상태나 구조적 손상, 급성판막부전, 대동맥 박리 등의 급성 사망 가능성이 높은 구조적, 기능적 심장질환에서는 신속하게 시행되어야 한다. 도플러를 포함한 심초음파 검사는 급성심부전에서 기능적 구조적 변화를 평가하는데 필수불가결한 방법으로 가능한 한 빨리 시행하도록 한다. 검사 결과는 많은 경우 바로 치료계획에 반영된다. 심초음파 검사로 좌심실 및 우심실의 국소적 또는 전체적인 심장의 기능을 평가하게 되며, 이완기능, 판막 구조 및 기능, 심낭의 상태, 급성심근경색 합병증 그리고 비동시성 등을 평가한다. 심초음파 검사로 비침습적이며 반정량적인 방법으로 우심실과 좌심실의 충만압, 심박출량 그리고 폐동맥압을 측정하게 되며 치료계획에 도움을 줄 수 있다. 도플러를 포함한 심초음파로 침습적인 평가 및 감시를 피할 수 있으며 필요한 경우 반복하여 검사하게 된다.

Ⅳ 급성심부전의 치료

급성심부전이 의심되는 환자와 첫 접촉 시 가장 먼저 환자의 혈역학적 상태를 평가해 심장성쇼크 상태인 경우 곧바로 약물요법를 시작하고 반응이 없는 경우 기계순환보조를 시행해야 한다(그림 14-2). 이어 호흡상태를 평가해 호흡부전이 있는 경우 산소치료, 비침습적 양압환기 등을 시행하고 그럼에도 환기장애 지속 시 기계환기보조를 시행해야 한다. 심장성쇼크 또는 호흡부전이 있는 경우 신속한 교정이 필요하며 지체 없이 중환자실로 이동해 혈압, 심전도, 산소포화도, 소변량 등에 대한 지속적인 감시를 시행해야 한다. 혈역학적 상태 및 호흡상태가 모두 양호하거나 치료를 통해 안정화된 후엔 급성관상동맥증후군, 고혈압응급, 빈맥 또는 심한 서맥/전도장애, 급성 구조적 손상, 폐색전증 등과 같은 급성 악화원인을 파악해 신속히 원인에 따른 치료를 시작한다.

1. 급성관상동맥증후군

30장 '급성관상동맥증후군' 편 참조.

2. 고혈압응급 (Hypertensive emergency)

혈압이 빠른 속도로 과도하게 상승하는 상황에서 급성심부전이 발생할 수 있으며 주로 급성폐부종에 의한 증상으로 나타난다. 따라서 혈관확장제와 고리작용 이뇨제의 신속한 병용 정맥투여를 통해 즉각적인 혈압 감소 및 폐부종 치료를 시행해야 한다. 첫 수 시간 동안 초기 혈압의 25% 정도까지 적극적으로 혈압을 낮추고 이후로는 혈압을 모니터링하며 조심스럽게 치료를 지속한다.

3. 빈맥 또는 심한 서맥/전도장애

31장 '부정맥' 편 참조.

4. 급성 구조적 손상

급성 구조적 손상에는 급성관상동맥증후군에 의한 구조적 합병증인 심근파열(심실외벽파열, 심실중격결손, 급성승모판폐쇄부전), 흉부외상 또는 심장시술, 심내막염에 의한 급성판막부전, 대동맥박리나 혈전에 의한 합병증 등이 모두 포함된다. 심초음파가 진단 및 치료방향을 결정하는데 중요 역할을 한다. 많은 경우 환자가 혈역학적으로 불안정한 상태에 있으므로 순환보조와 함께 조기에 적극적인 수술 또는 시술적 교정이 필요하다.

5. 급성폐색전증

심한 급성폐색전증이 발생한 경우 종종 급성우심실부

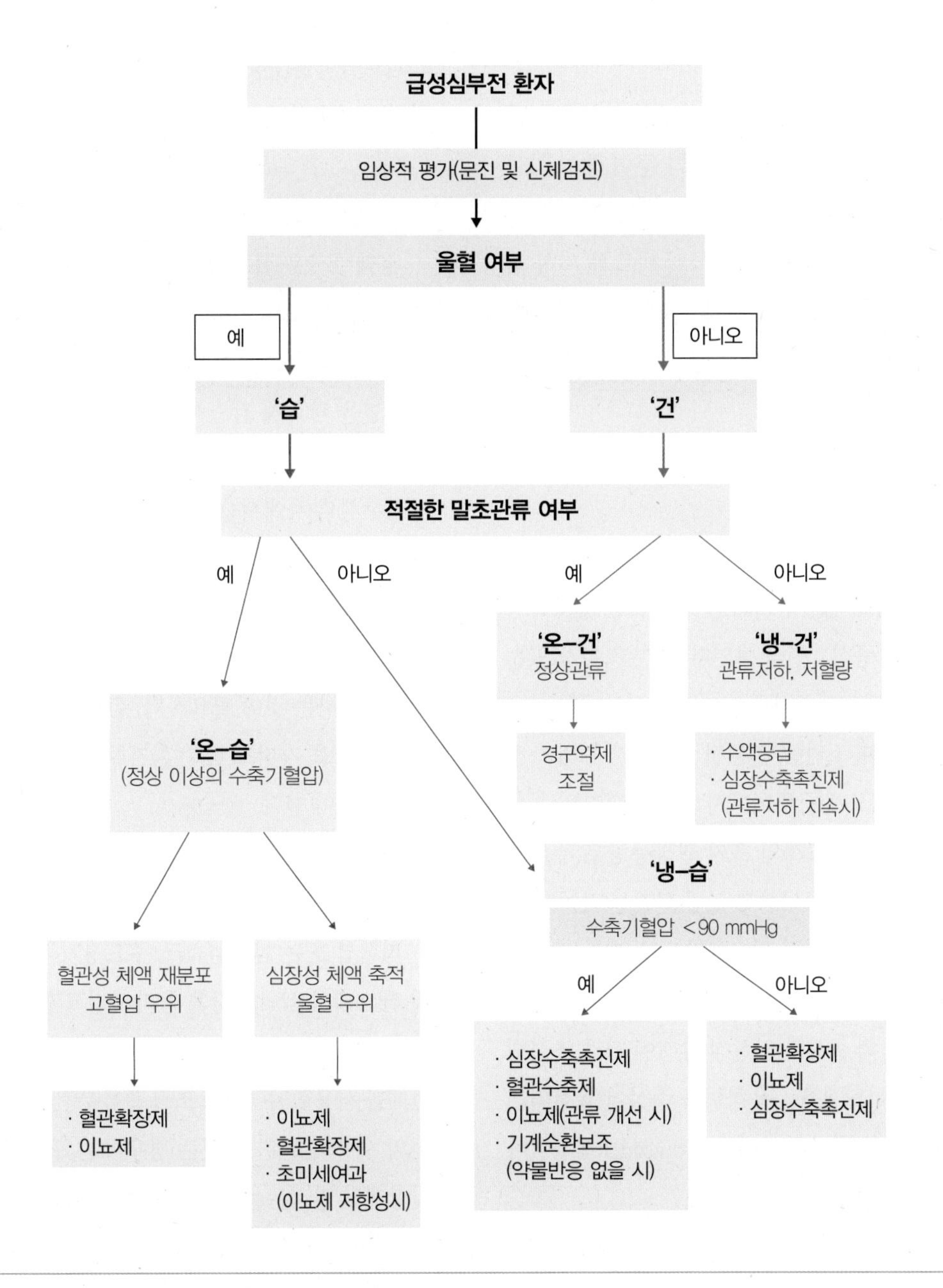

그림 14-3 급성심부전 환자의 임상적 분류에 따른 초기 치료

전이 나타나게 된다. 일반적으로 급성우심실부전이 발생하게 되면 폐동맥 혈류량이 감소하게 되고 좌심실로 유입되는 혈류량이 감소해 결과적으로 심박출량 감소로 이어지게 된다. 이로 인해 저혈압 및 심장성쇼크가 발생할 가능성이 높으므로 혈압유지를 위해 진단 초기에 충분한 수액공급이 필요하다. 이와 동시에 빠른 시간 내에 정맥 혈전용해제, 경피적 도관 중재시술, 수술적 색전제거 등을 통한 즉각적인 재관류 치료가 필요하다. 자세한 내용은 45장 '혈전증 및 폐색전증' 편 참조.

급성심부전 환자의 초기 치료는 위에서 이미 기술한 대로 울혈 여부 및 말초관류 여부에 따른 4가지 임상적 분류에 근거하여 진행한다(그림 14-3). 진단 초기부터 적극적으로 약물요법, 수액공급, 기계순환보조 등을 적절하게 시행해야 한다.

1) 약물요법

급성심부전 환자에서 약물요법의 일반적 원칙은 기존 심부전의 급성 악화인 경우, 지침에 따라 투여 중인 약물들은 환자가 혈역학적으로 불안정하거나 심각한 비보상성 상태가 아니라면 지속해야 한다. 특히 박출률 저하 심부전 환자들의 경우 앤지오텐신 전환효소억제제/앤지오텐신 수용체길항제와 베타차단제는 금기증이 아닌 한 지속적으로 유지해야 한다.

(1) 이뇨제

폐부종에 의해 호흡곤란을 호소하는 대부분의 환자들에게 정맥주사용 이뇨제를 투여하면 즉각적인 정맥확장 및 체액제거로 빠른 증상호전을 보인다. 수분 저류가 있는 환자에서 일차적으로 정맥주사용 고리작용 이뇨제를 사용하여야 하며 증상변화, 소변량, 전해질 및 신장기능의 측정이 필요하다. 경구 이뇨제를 투여받지 않았던 환자의 경우 정맥주사용 고리작용 이뇨제의 초기 권장용량은 푸로세미드 20-40 mg이며 이미 투여받고 있던 환자는 적어도 투여 중인 약제와 동등한 용량이 필요하다. 이뇨제를 간헐적으로 주사하거나 지속적으로 주입하는 것 모두 권고되며 용량과 기간은 환자의 증상과 임상적 상태에 따라 조절해야 한다. 고리작용 이뇨제를 사용하여도 증상이 호전되지 않는 저항성 말초부종의 경우 티아지드(thiazide) 계열이나 스피로놀락톤(spironolatone) 등 다른 계열의 이뇨제와 조합하여 사용하면 적절한 이뇨효과를 얻을 수 있다.

표 14-2 급성심부전 치료에 사용되는 정맥주사용 혈관확장제

종류	용량	주된 부작용
니트로글리세린	10-20 μg/min으로 시작 200 μg/min까지 증량	저혈압, 두통
질산 이소소르비드	1 mg/h로 시작 10 mg/h까지 증량	저혈압, 두통
니트로푸루시드	0.3 μg/kg/min으로 시작 5 μg/kg/min까지 증량	저혈압, 티오시안산염 독성
네시리타이드	2 μg/kg 정맥 일시 주사 + 0.01 μg/kg/min으로 지속투여	저혈압

(2) 혈관확장제

정맥주사용 혈관확장제는 나이트레이트, 니트로푸루시드, 네시리타이드 등이 있으며 주로 정맥확장 효과(일부 약물은 동맥확장도 함께)를 통해 심장의 전부하를 낮추어 폐울혈을 빠르게 감소시키는데 도움이 된다(표 14-2). 따라서 수축기혈압 >90 mmHg인 환자, 특히 고혈압성 급성심부전 환자에서는 증상 개선을 위해 사용하는 것이 도움이 될 수 있다. 하지만 급성심부전에서 저혈압은 높은 사망률과 관련이 있어 지나친 혈압감소는 주의해야 하므로 혈관확장제의 정맥주사 동안에는 증상과 혈압을 자주 모니터링하는 것이 필요하다. 심각한 승모판 또는 대동맥판 협착증을 가지고 있는 환자들에서 혈관확장제는 신중히 투여해야 한다.

(3) 심장심장수축촉진제 및 혈관수축제

저혈압 또는 심장성쇼크, 주요장기 관류부전 등이 동반된 환자에서 심박출량을 증가시키고 혈압을 상승시켜 조직관류를 증가시키기 위해 도부타민과 같은 심장수축촉진제를 사용할 수 있다. 조직 관류부전의 원인이 베타차단제의 사용과 관련이 있는 경우에는 포스포디에스테라제 길항제인 밀리논을 사용하는 것을 고려할 수 있다. 심장수축촉진제를 사용하는데도 불구하고 심장성쇼크가 지속되는 경우에는 혈압을 상승시키고 주요장기 관류를 증가시키기 위해 노르에피네프린이나 도파민과 같은 혈관수축제 사용을 고려할 수 있다(표 14-3).

심장수축촉진제 또는 혈관수축제는 다양한 종류의 빈맥성 부정맥이나 심근허혈을 유발해 사망률을 오히려 상승시킬 수 있으므로 반드시 지속적인 심전도 및 동맥혈압 감시하에서 적절한 용량만을 투여해야 한다. 또한 위에 기술한 적응증에 해당하지 않는 경우 급성심부전 환자에서 일상적으로 사용해서는 안 된다.

표 14-3 급성심부전 및 심장성쇼크에 사용되는 심장수축촉진제와 혈압상승제

약제	부하용량	주입속도	기대효과
도부타민	없음	2–20 µg/kg/min	베타수용체를 통한 심근수축력 증가
도파민	없음	< 3 µg/kg/min	신장혈관확장 효과
		3–5 µg/kg/min	베타수용체를 통한 심근수축력 증가
		> 5 µg/kg/min	베타수용체를 통한 심근수축력 증가 알파수용체를 통한 혈관수축
밀리논	10–20분에 걸쳐 25–75 µg/kg 주입	0.375–0.75 µg/kg/min	심박출량 및 심박수 증가 전신 및 폐혈관저항 감소
레보시멘단	10분에 걸쳐 12 µg/kg 주입	0.1 µg/kg/min 0.05로 감 소시키거나 0.2로 증가시 킬 수 있음	칼슘감수성을 높여 심근수축력 증가 ATP의존성 칼륨채널을 통한 혈관확정 효과
노르에피네프린	없음	0.2–1.0 µg/kg/min	혈관수축
에피네프린	심폐소생술 시 3–5분마다 1 mg 주사	0.05–0.5 µg/kg/min	혈관수축

(대한심부전학회 2017 급성심부전 진료지침 인용)

심장수축촉진제 및 혈관수축제 각 약물별 자세한 특징은 11장 '쇼크의 진단과 치료' 편을 참조.

(4) 부정맥약, 항부정맥제

심방세동이 동반된 급성심부전 환자가 혈역학적으로 불안정하거나 심각한 비보상성 상태에 있어 베타차단제 투여가 적절하지 못한 경우 디곡신이나 아미오다론을 사용할 수 있다. 단, 심방 또는 심실 빈맥성 부정맥 조절을 위해 아미오다론을 제외한 다른 부정맥약, 항부정맥제는 사용해서는 안 된다.

2) 기계보조 및 수술적 치료

(1) 초미세여과(Ultrafiltration)

급성심부전 환자에서 수분저류를 동반한 경우, 특히 이뇨제에 반응이 없거나 저항성을 보이는 경우 체내 과잉수분 감소와 울혈증상 개선을 위해 초미세여과를 고려할 수 있다.

(2) 대동맥내풍선펌프(Intra-aortic balloon pump)

심실중격결손, 급성승모판폐쇄부전 등과 같은 급성관상동맥증후군에 동반된 구조적 손상으로 인한 심장성쇼크 상태의 급성심부전 환자에서 대동맥내풍선펌프를 사용하는 것은 타당하다. 단, 심장성쇼크에서 대동맥내풍선펌프의 일괄적인 사용은 권장되지 않는다.

(3) 기계순환보조장치

최대 용량의 심장수축촉진제 및 혈관수축제 투여에도 불구하고 혈역학적으로 불안정한 급성비보상성심부전 환자나 자발순환회복이 되지 않는 급성심정지 환자 등에서 체외형 생명구조장치(extra corporeal life support, ECLS)를 사용하는 것은 타당하다. 좌우 양측 심부전이 있는 환자에서 약물요법에 불응하여 심장성쇼크로 진행되는 경우에도 체외형 생명구조장치를 사용할 수 있다. 혈역학적으로 불안정하고 타장기 손상이 의심되는 환자에서 심장이식이나 좌심실 보조장치 사용을 결정하기 전 경피적 심실보조기(percutaneous Ventricular Assist Device, pVAD)를 삽입하는 것을 고려할 수 있다. 체외형 생명구조장치 중 현재 임상에서 가장 많이 사용되고 있는 기계순환보조장치는 체외막산소공급장치(Extra Corporeal Membrane Oxygenation, ECMO)로서 빠른 시간 내에 수술실이나 검사실이 아닌 침상 옆에서도 삽입이 가능하고 심폐 동시보조가 가능하며 좌우 양측 심실보조가 가능하다는 장점이 있다.

체외막산소공급장치에 대한 보다 자세한 설명은 16장 '체외막산소공급' 편을 참조.

(4) 심장이식

심장이식은 약물요법에 불응하는 말기심부전 환자에서 가장 근본적인 치료이다. 만성심부전 상태에서 이식이 결정되는 경우가 일반적이지만, 급성심부전 및 심장성쇼크, 심정지로 단기 기계순환보조장치 삽입 후 심장기능이 회복되지 않아 기계순환보조장치 이탈이 어려운 일부 환자에서는 이식을 진행하기도 한다. 하지만 이 경우 심장이식 전 환자 상태의 충분한 평가가 이루어지지 못한 상태에서 심장이식수술이 진행되므로 이식 후 장기적인 예후가 좋지 않은 것으로 알려져 있어 심장이식에 대한 결정을 신중히 해야 한다.

V 심장성쇼크

심장성쇼크는 적절한 체액 상태에도 불구하고 관류저하 징후가 동반된 저혈압(수축기혈압 <90 mmHg) 상태로 정의된다. 심장성쇼크의 병적 시나리오는 저박출(low-output) 진행성 말기 만성심부전에서부터 ST-상승 심근경색을 비롯해 다양한 병인들에 의해 유발되는 급성신생 심장성쇼크에 이르기까지 다양하다. 모든 심장성쇼크 환자는 상시 심도자술이 가능하고 단기 기계순환보조가 가능한 중환자실을 갖춘 전문 의료기관으로 신속하게 이송하여 즉각적인 종합평가를 받아야 한다. 심장성쇼크가 의심되는 모든 환자는 심전도 및 심초음파 검사를 즉시 시행해야 하며, 침습적 동맥관을 통해 연속적인 혈압 및 심전도를 모니터링이 해야 한다. 급성관상동맥증후군과 동반된 심장성쇼크에서는 입원 후 2시간 이내에 즉각적인 관상동맥 조영술 및 필요 시 관상동맥 재관류술이 시행되어야 한다.

심장성쇼크의 치료는 심박출량 증가 및 혈압 상승을 통해 장기 관류를 개선하는 것이 목적이다. 심장성쇼크 환자에서도 혈량저하 상태가 동반될 수 있기 때문에 치료의 첫 단계로 혈량저하 상태를 감별하기 위해 명백한 체액 과부하의 징후가 없다면 식염수나 링거액 200 mL 정도를 15-30분 정도에 걸쳐 주입해 보는 것이 권장된다.

약물요법는 정맥투여 심장수축촉진제 및 혈압상승제로 구성되며 장기 관류와 혈역학적 변수들을 지속적으로 모니터링하면서 투여용량을 조절해야 한다. 심장수축촉진제는 심박출량을 증가시키기 위해 사용되며 아드레날린성 수축제인 도부타민이 가장 흔하게 사용된다. 이외에 레보시멘단 역시 혈압상승제와 병용하여 사용할 수 있으며 밀리논과 같은 포스포디에스터라제 억제제는 비허혈성 환자에서 또 다른 선택사항이 될 수 있다. 혈압상승제는 지속적인 관류저하 상태에서 혈압 유지를 위해 사용되며 도파민보다 노르에피네프린이 권장된다.

하지만 고용량의 심장수축촉진제 및 혈압상승제 투여에도 반응이 없는 불응성 심장성쇼크의 경우 약물의 용량을 더 올리거나 여러 약물을 병용하는 것보다 환자의 나이, 동반질환, 신경학적 상태 등을 고려해 조기에 체외막산소공급장치 등 단기 기계순환보조 요법을 시행할 수 있다. 심장성쇼크에서 대동맥내풍선펌프의 일괄적인 사용은 권장되지 않는다. 하지만 심실중격결손, 급성 승모판폐쇄부전 등 급성심근경색에 동반된 기계적 원인으로 인한 심장성쇼크에서 선택적으로 대동맥내풍선펌프를 사용하는 것은 타당하다.

참고문헌

1. Cohn JN, Franciosa JA, Francis GS, et al. Effect of short-term infusion of sodium nitroprusside on mortality rate in acute myocardial infarction complicated by left ventricular failure: results of a Veterans Administration cooperative study. N Engl J Med 1982;306:1129-35.

2. Cotter G, Metzkor E, Kaluski E, et al. Randomised trial of high-dose isosorbide dinitrate plus low-dose furosemide versus highdose furosemide plus lowdose isosorbide dinitrate in severe pulmonary oedema. Lancet 1998;351:389-93.

3. Felker GM, Lee KL, Bull DA, et al. Diuretic strategies in patients with acute decompensated heart failure. N Engl J Med 2011;364:797-805.

4. Filippatos G, Zannad F. An introduction to acute heart failure syndromes: definition and classification. Heart Fail Rev 2007;12:87-90.

5. Forrester JS, Diamond GA, Swan HJ. Correlative classification of clinical and hemodynamic function after acute myocardial infarction. Am J Cardiol 1977;39:137-45.

6. Hsu KH, Chi NH, Yu HY, et al. Extracorporeal membranous oxygenation support for acute fulminant myocarditis: analysis of a single center's experience. Eur J Cardiothorac Surg 2011;40:682-8.

7. Killip T 3rd, Kimball JT. Treatment of myocardial infarction in a coronary care unit. A two year experience with 250 patients. Am J Cardiol 1967;20:457-64.

8. McDonagh TA, Blue L, Clark AL, et al. European Society of Cardiology Heart Failure Association Standards for delivering heart failure care. Eur J Heart Fail 2011;13:235-41.

9. McMurray JJ, Adamopoulos S, Anker SD, et al. ESC guidelines of the diagnosis and treatment of acute and chronic heart failure 2012: the task Force for the diagnosis and Treatment of Acute and Chronic Heart Failure 2012 of the European Society of Cardiology. Developed in collaboration with the Heart Failure Association (HFA) of the ESC. Eur J Heart Fail 2012;14:803-69.

10. Nieminen MS, Brutsaert D, Dickstein K, et al. EuroHeart Failure Survey II (EHFS II):a survey on hospitalized acute heart failure patients: description of population. Eur Heart J 2006;27:2725-36.

11. Packer M, Coats AJ, Fowler MB, et al. Effect of carvedilol on survival in severe chronic heart failure. N Engl J Med 2001;344:1651-8.

12. Phillips CO, Wright SM, Kern DE, et al. Comprehensive discharge planning with postdischarge support for older patients with congestive heart failure: a meta-analysis. JAMA 2004;291:1358-67.

13. Pitt B, Poole-Wilson PA, Segal R, et al. Effect of losartan compared with captopril on mortality in patients with symptomatic heart failure: randomised trial the Losartan Heart Failure Survival Study ELITE II. Lancet 2000;355:1582-7.

14. Pitt B, Zannad F, Remme WJ, et al. The effect of spironolactone on morbidity and mortality in patients with severe heart failure. Randomized Aldactone Evaluation Study Investigators. N Engl J Med 1999;341:709-17.

15. Ponikowski P, Voors AA, Anker SD, et al. 2016 ESC Guidelines for the diagnosis and treatment of acute and chronic heart failure. Eur J Heart Fail 2016;37:2129-200.

16. The CONSENSUS Trial Study Group. Effects of enalapril on mortality in severe congestive heart failure. Results of the Cooperative North Scandinavian Enalapril Survival Study (CONSENSUS). N Engl J Med 1987;316:1429-35.

17. 대한심장학회 심부전연구회. 급성 심부전 진료지침 2017.

중환자의학

15

CRITICAL CARE MEDICINE

심폐소생술과 심정지 후 치료

김영민

심폐소생술 가이드라인은 2000년부터 매 5년마다 개정되어 왔는데 2015년부터는 새롭게 발표되는 중요한 과학적 근거가 임상에 적용되기까지의 시간을 단축하기 위해 지속적인 근거 평가 프로세스가 진행되면서 1년 주기로 국제소생술교류위원회(International Liaison Committee on Resuscitation, ILCOR)가 과학적 근거 및 치료 권고에 관한 합의문(Consensus on Science With Treatment Recommendation, CoSTR)을 발표하고 있으며, 이를 바탕으로 미국심장협회(American Heart Association, AHA)와 유럽소생술협의회(European Resuscitation Council, ERC)는 2017년, 2018년 추가로 개정된 가이드라인을 발표해 오고 있다. 이 장에서는 2015년 한국형 심폐소생술 가이드라인 가운데 생존 사슬과 성인 심폐소생술(기본소생술과 전문소생술)의 주요 핵심 내용을 의료인이 임상에서 실제 적용하는 데 유용한 치료 알고리즘을 중심으로 간략히 정리하였고, 최근 심폐소생술 가이드라인들에서 독립적인 장으로 분리되어 보다 강조되고 있는 심정지 후 치료 부분은 가이드라인의 권고 사항을 바탕으로 임상현장에서 적용할 수 있는 실질적인 내용을 추가하여 보다 자세하게 정리하였다. 더불어 2015년 이후 발표된 ILCOR CoSTR와 추가로 부분 개정된 AHA 및 ERC 가이드라인의 주요 변화 내용들, 그리고 향후 새로운 가이드라인에 영향을 줄 수 있는 주요한 대규모 임상시험 결과들을 반영하여 기술하였다.

I 생존 사슬

생존 사슬은 심정지 환자를 소생시키기 위해서는 필수적인 요소들이 사슬처럼 연속적으로 이어져야 한다는 개념으로 1991년 AHA가 성명서를 통해 4개의 사슬 개념을 처음으로 발표한 후 2005년 ERC가 수정된 4개의 사슬을 제시하였고, 2010년에 AHA가 '심정지 후 치료'를 다섯 번째 사슬로 추가하면서 변화되어 왔다. 2015년 AHA 가이드라인에서는 그동안 과학적 근거가 축적된 병원 내 심정지를 예방하기 위한 신속대응체계(rapid response system)의 중요성을 강조하기 위해 병원 내 심정지 생존 사슬이 병원 밖 심정지 생존 사슬과 별도로 새롭게 제시되었다. 2015년 한국형 심폐소생술 가이드라인에서는 AHA와는 달리 생존 사슬을 두 가지로 나누지 않고 하나의 사슬로 결정하였는데, 첫 번째 사슬은 심정지 예방과 조기 발견, 두 번째 사슬은 심정지가 의심되는 상황에서 신속한 신고, 세 번째 사슬은 목격자에 의한 신속한 심폐소생술, 네 번째 사슬은 심실세동이나 무맥성심실빈맥을 치료하기 위

119
심정지 예방과
조기발견
신속한 신고
신속한
심폐소생술
신속한
제세동
효과적
전문소생술과
심정지 후 치료

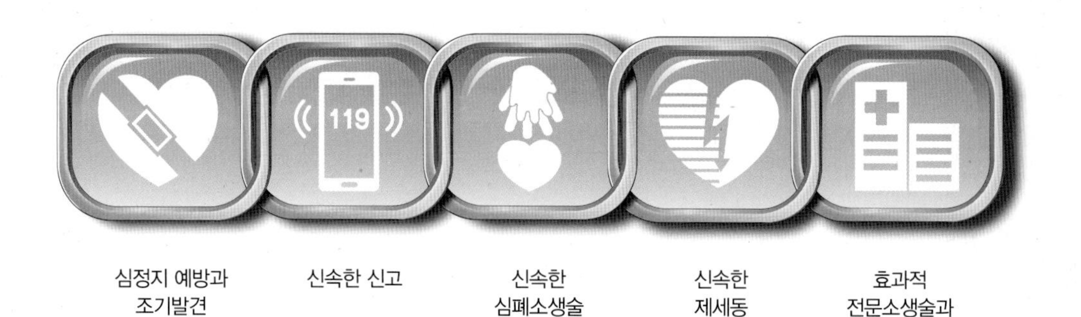

그림 15-1 생존 사슬

한 신속한 제세동, 그리고 마지막 다섯 번째 사슬은 효과적인 전문소생술과 심정지 후 치료이다(그림 15-1).

Ⅱ 성인 기본소생술

1. 심정지 의심 환자 발견 시 초기 행동

보건의료종사자는 반응이 없는 환자를 발견하면 즉시 119나 병원 내 전문소생술 팀과 같은 응급의료체계를 활성화시키면서 동시에 (자동)제세동기를 준비하거나 요청한다(그림 15-2). 이는 과거 가이드라인에서 심정지 유무를 확인 후 연락하도록 했던 것과는 변화된 것이다. 일단 이렇게 신속한 신고를 한 후에 호흡이 없거나 비정상 호흡이 있는지를 확인하면서 목동맥박을 동시에 촉지하여 심정지 유무를 판단하는데 이 과정이 10초 이상 소요되어서는 안 된다. 과거 가이드라인에 시행하던 "보고, 듣고, 그리고 느끼고"의 방법이 구조자마다 다양하게 적용되거나 응급의료체계를 활성화하는 시간을 지연될 가능성이 높아 바뀌게 되었다. 10초 이내에 정상적인 호흡과 목동맥박이 없으면 바로 가슴압박을 시작하고 (자동)제세동기가 도착하면 중단하고 제세동기를 우선적으로 사용한다.

2. 성인 기본소생술 순서

기본소생술은 인공호흡보다는 가슴압박부터 시작한다. 가슴압박은 거의 즉각적으로 시행될 수 있는 반면 기도 유지나 구강 인공호흡 또는 백마스크 인공호흡 과정은 모두 시간이 소요될 수 있기 때문이다. 따라서 심정지 초기 가장 중요한 가슴압박 시행이 지체되지 않도록 하기 위해 인공호흡 2회에 앞서 가슴 압박 30회를 시행하도록 하고 가슴압박과 인공호흡을 30:2로 반복하는데, 가슴압박에 소요되는 시간이 전체 소생술의 60% 이상이 되도록 가

표 15-1 성인 기본소생술 요약표(보건의료종사자)

치료	내용
심정지 인지	10초 이내에 맥박과 무호흡(또는 비정상 호흡)을 동시에 확인
응급의료체계연락	119 혹은 병원 내 전문소생술 팀 호출(전화 우선)
심폐소생술 순서	가슴압박-기도유지-인공호흡
가슴압박 위치	가슴뼈의 아래쪽 절반
가슴압박 속도	분당 100-120회
가슴압박 깊이	약 5 cm, 6 cm 미만
가슴이완	완전한 가슴이완
가슴압박의 중단	10초 이내로 최소화
기도 유지	머리를 젖히고 턱 들기
압박 대 환기 비	30:2

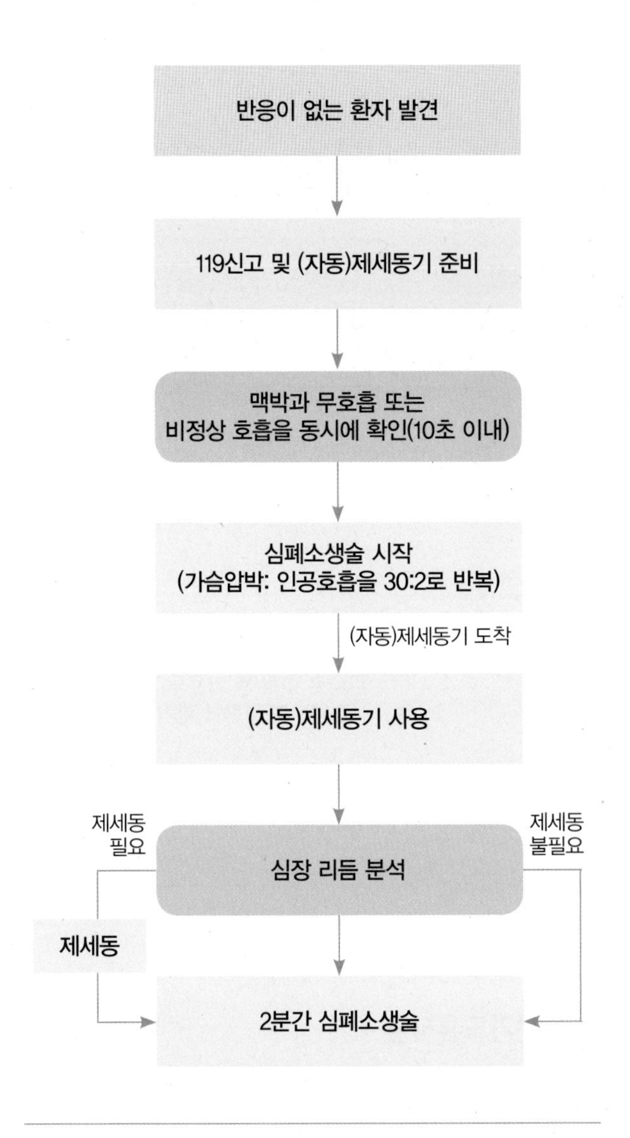

그림 15-2 성인 기본소생술 알고리즘(보건의료종사자)

슴압박의 중단을 최소화해야 한다(표 15-1).

3. 가슴압박

성인 심정지 환자에게 가슴압박을 시행할 때 손의 위치는 가슴뼈의 아래쪽 1/2에 손꿈치를 대고 약 5 cm 정도의 깊이와 분당 100-120회의 속도로 시행한다. 충분한 깊이의 가슴압박이 시행되지 않는 경우에는 적절한 혈류역학적 효과를 이룰 수 없으며, 가슴압박 깊이가 6 cm를 넘는 경우에는 합병증 발생의 가능성이 증가하므로 주의한다. 또한 분당 120회 이상의 속도로 시행할 경우 구조자가 빨리 지치게 되어 적절한 압박을 시행하지 못할 수 있어 속도는 분당 120회가 넘지 않도록 한다. 가슴압박 사이에 손은 가슴에 대고 있지 않도록 해서 완전한 가슴 이완이 되도록 시행한다. 가슴압박은 가능하다면 2분에 한 번씩(피로(증)에 따라 더 자주) 구조자를 변경한다.

4. 기도 유지 및 인공호흡

보건의료종사자는 일반적인 상황에서는 기도 유지를 위해 머리 젖히고 턱 들기 방법을 사용하고 경추 손상이 의심되는 환자에게는 턱 밀어올리기 방법으로 기도를 유지한다. 인공호흡은 가슴 상승이 보일 정도(성인에서 일회호흡량은 500-600 mL, 6-7 mL/kg)로 1초씩 2회의 호흡을 시행하는데 전문기도기가 삽입되지 않은 성인 심정지 환자에게 기본소생술을 시행할 때 두 번의 인공호흡은 10초 미만으로 시행하도록 한다.

Ⅲ 성인 전문소생술

1. 제세동

성인 병원 밖 심정지 환자에서 제세동을 시행하기 전에 일정기간 가슴압박을 먼저 시행하는 것은 더 이상 권고되지 않으며 따라서 제세동기가 도착하면 바로 제세동기 패들이나 패치를 환자에게 부착하여 리듬을 분석한다. 제세동기를 준비하는 동안에도 가슴압박은 중단하지 않고 시행해야 한다. 심전도 리듬 분석은 가슴압박을 멈춘 상태에서 시행하는데 리듬분석에서 제세동이 필요한 리듬이면 바로 제세동을 시행하고 제세동 후에는 즉각적인 가슴압박을 시행한다. 심장 전기쇼크 전후 가슴압박 중단을 최소화해야 하는데 특히 수동제세동을 시행할 때 제세동 전에

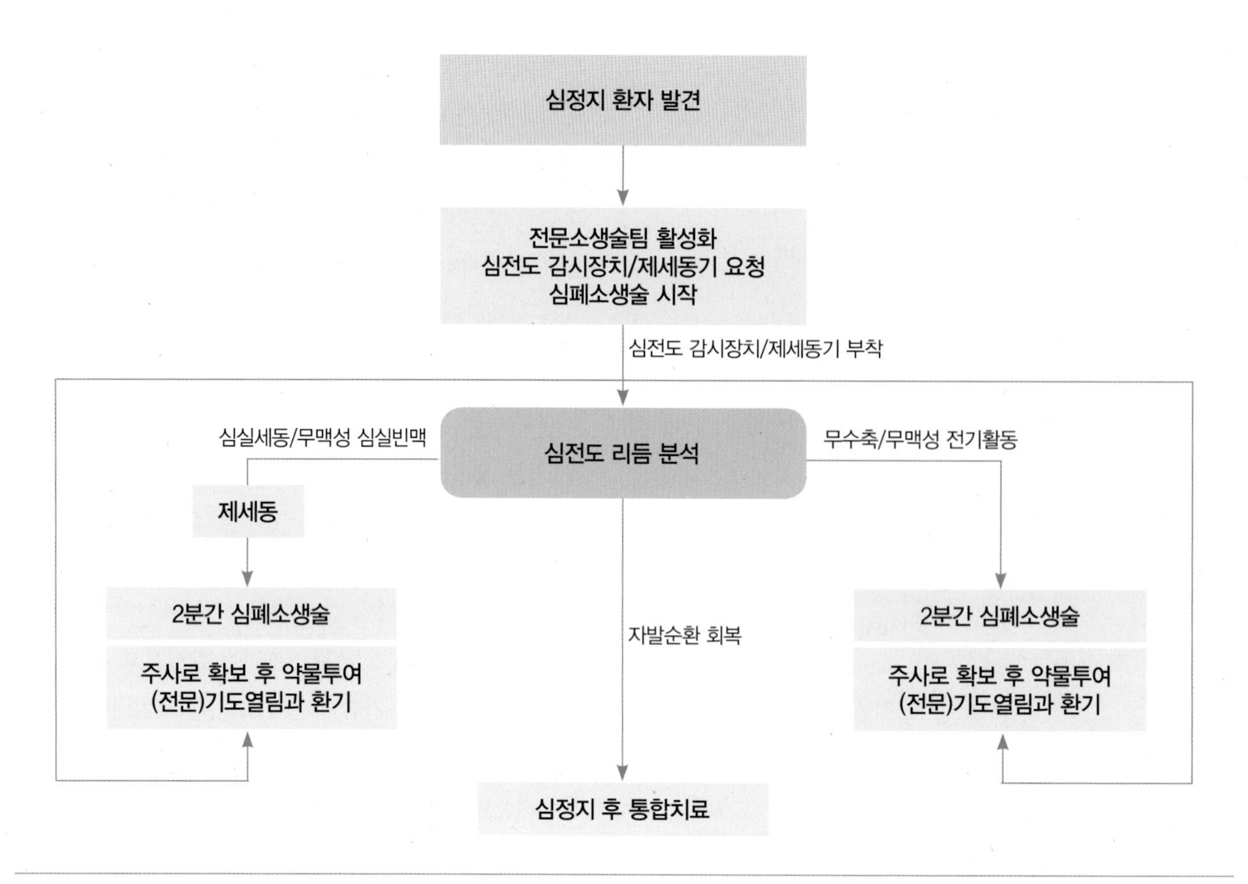

그림 15-3 성인 전문소생술 알고리즘

10초 이상 가슴압박이 중단되지 않도록 해야 한다. 심장리듬 평가를 위해 2분마다 가슴압박을 일시 중단한다(그림 15-3).

제세동기는 가능하다면 단상형(monophasic waveform)에 비해 이상형(biphasic waveform) 제세동기를 사용하도록 하는데 만약 이상형이 없는 경우 단상형을 사용할 수도 있다. 성인 심정지 환자에서 첫 번째 전기쇼크 에너지 용량은 제조회사의 지시 사항에 따르도록 하는데 일반적으로 초기 에너지는 단상형인 경우는 360 J를, 이상형인 경우는 120-200 J를 사용한다. 두 번 이상의 제세동을 연달아 시도하는 방법은 더 이상 권고되지 않으며 한 번 제세동하고 바로 이어 가슴압박을 시작하고 인공호흡과 30:2 비율로 2분 동안 시행한다. 첫 번째 제세동이 성공하지 못할 경우 만약 에너지를 올릴 수 있는 제세동기인 경우 다음 에너지는 이전보다 높일 수 있다.

2. 전문기도유지술

성인 심정지 환자에서 심폐소생술 동안 기도유지 및 환기를 위해 백마스크 또는 전문기도기를 사용할 수 있다. 전문기도유지술로는 성문 외 기도기 삽입 또는 기관내삽관이 권장되는데, 최근 보고된 병원 밖 심정지 환자들을 대상으로 한 두 개의 대규모 무작위 대조시험들의 결과를 근거로 삽관자의 경험이 부족해 삽관 성공률이 낮을 수 있는 병원 밖 상황에서는 성문 외 기도기 삽입이 권장된다. 심폐소생술을 시행하는 동안에는 이용 가능한 높은 농도의 산소를 투여하도록 하고 기관삽관 후 기관 튜브의 위치 확인을 위해서 호흡음 확인과 성문 직접 관찰 등의 임상적 평가와 더불어 가능하다면 파형 호기말이산화탄소 측정기를 사용하도록 한다. 파형 호기말이산화탄소 측정기는 삽관의 정확한 위치를 확인하고 감시할 수 있는 가장 신뢰

표 15-2 성인 전문소생술 요약표

치료		내용
심전도 리듬 분석		2분간 가슴압박 후 심전도 리듬 확인과 압박자 교대
제세동		이상파형 120-200 J(제조사 권장에너지), 단상파형 360 J 불응성 심실세동/무맥성심실빈맥 경우 최대 에너지까지 사용 가능
가슴압박		제세동 후 5초 이내 가슴압박 시작, 압박깊이-약 5 cm, 압박속도-분당 100-120회 호기말이산화탄소분압을 10 mmHg 이상 유지(특히, 기관삽관 직후와 심폐소생술 시작 후 20분 기준)
전문기도유지술과 인공호흡		전문기도유지술이 시행되기 전까지는 백-마스크 인공호흡, 성문외 기도기 삽입을 고려 전문기도기 삽관 후부터 분당 10회로 환기, 과환기 금지
약물 투여	모든 심정지	에피네프린: 3-5분(가슴압박 두 번 교대: 4분)마다 1 mg, 빠른 투여 바소프레신: 40 IU(첫 번째 혹은 두 번째 에피네프린의 대체 투여, 병원 내 심정지 치료과정에서 고려)
	지속되는 심실 세동/무맥성 심실빈맥	아미오다론: 3번째 제세동 후 300 mg 투여, 두 번째 150 mg 투여 리도카인: 아미오다론이 없는 경우에 사용 첫 용량 1-1.5 mg/kg, 추가 용량: 0.5-0.75 mg/kg
심정지 원인 조사 및 치료		저혈량혈증, 저산소증, 대사성산증, 저/고칼륨혈증, 저체온, 폐혈전색전증, 심근경색, 긴장성 기흉, 심장눌림증, 약물중독

할 수 있는 방법으로 소생술 동안 지속적인 파형을 관찰할 수 있다. 또한 파형 호기말이산화탄소 측정기는 가슴압박의 정확도 및 자발순환회복을 인지하는 생리학적 탐지기로 이용할 수도 있는데 기관삽관 직후와 소생술 20분 후 10 mmHg 이상의 호기말이산화탄소분압은 자발순환회복을 예측할 수 있는 인자로 볼 수 있다. 만약 파형 호기말이산화탄소측정기가 없는 경우에는 임상적 평가와 더불어 파형이 나타나지 않는 호기말이산화탄소 측정기나 식도삽관측정기 혹은 초음파를 대안으로 사용하도록 한다. 일단 전문기도기가 삽입되고 나면 성인 심정지 환자에게 지속적으로 가슴압박을 시행하고 그동안 환기는 압박과 관계없이 분당 10회로 시행하여 과환기를 피하도록 한다 (표 15-2).

3. 약물 투여

최근 보고된 병원 밖 심정지 환자를 대상으로 한 대규모 이중 맹검, 무작위비교시험 결과를 근거로 심정지 환자에서 표준 용량(1 mg)의 에피네프린을 3-5분(보통 가슴압박 2회 교대, 4분) 간격으로 정맥 혹은 골 내로 투여하는 것이 권고된다. 특히 초기 리듬이 제세동이 필요하지 않은 리듬을 가진 심정지 환자에게는 에피네프린을 가능한 빨리 투여하는 것이 권고되고, 초기 리듬이 제세동이 필요한 리듬인 경우에는 초기 제세동 시도가 성공적이지 않은 경우에 에피네프린을 사용하는 것이 제안된다. 고용량의 에피네프린이나 바소프레신의 통상적인 사용은 권고되지 않으나 바소프레신을 이미 사용해오고 있던 병원에서는 첫 번째 혹은 두 번째 에피네프린의 대체 약물로 정맥 혹은 골내 주사로 1회 투여할 수도 있다. 하지만 심정지 동안에 에피네프린의 표준 용량에 바소프레신을 혼합 추가하는 것은 권장되지 않으며 현재의 근거로는 병원 내 심정지 환자에 대한 스테로이드(methdylprednisolone), 바소프레신, 에피네프린의 병합요법의 사용을 권고하거나 금지할 수 없다. 아트로핀을 무수축이나 무맥성 심율동 리듬 환자의 치료에 통상적으로 사용하는 것은 더 이상 권고되지 않는다. 제세동에 반응하지 않는 심실세동 및 무맥성 심실빈맥에는 아미오다론 또는 리도카인을 투여할 수 있다. 하지만 이러한 환자에서 일상적인 마그네슘의 투여는 권고되지 않는다. 하지만 QT간격 연장과 연관된 염전성심실빈맥(torsades de pointes)에서는 마그네슘 투여를 고려해 볼 수도 있다.

4. 심정지 원인 조사 및 치료

전문소생술을 시행하는 동안 소생술 팀은 심정지의 원인들 중 가역적인 원인들(저혈량증, 저산소증, 대사성산증, 저/고칼륨혈증, 저체온, 폐색전증, 심근경색, 긴장성기흉, 심장눌림증, 약물중독 등)을 조사하고 치료하기 위해 노력해야 한다. 심폐소생술을 방해하지 않는 범위에서 심정지의 가역적 원인을 판단하기 위해 적절한 자격을 갖춘 시술자가 심초음파를 시행하는 것이 도움이 될 수도 있다. 폐색전증이 심정지 원인으로 진단된 경우 혈전용해제를 사용할 수 있다. 아편유사제 중독에 의한 호흡성 심정지에는 정맥, 근육, 피하, 골 내 혹은 코를 통해 날록손을 투여해야 한다.

5. 인공순환을 촉진하는 기구 및 장치

가슴압박 이완기에 기도를 통한 흡기를 차단하여 정맥환류량을 증가시키는 심폐소생음압기(impedance threshold device)를 이용한 소생술은 표준심폐소생술을 비교한 이중 맹검, 무작위비교시험에서 일차 결과변수(좋은 신경학적 예후로 생존 퇴원)뿐만 아니라 이차 결과변수들도 양 군 간에 차이가 없어 통상적인 사용이 권고되지 않는다. 또한 자동심폐소생술 장치들(mechanical compression devices)은 표준심폐소생술을 비교한 몇 개의 무작위비교시험들에서 자동심폐소생술 장치의 사용이 단기 생존율이나 생존퇴원율을 향상시키지 못하는 것으로 보고되어 표준심폐소생술의 대체방법으로 사용하는 것은 권장되지 않는다. 하지만 운행 중인 구급차, 혈관조영실, 장시간의 심폐소생술, 체외순환을 이용한 소생술 시행 등과 같이 일부 특수한 상황에서 고품질의 가슴압박이 어렵거나 구조자의 안전에 위협이 있는 경우 수동 가슴압박 대신 사용 시 도움이 될 수도 있다.

6. 체외순환을 이용한 심폐소생술

심폐소생술 중 적용하는 체외순환을 이용한 소생술은 주로 병원 내 심정지 환자나 소아에 대한 보고가 많았으나 최근에는 병원 밖 성인 심정지환자에 대한 보고들이 늘어나고 있고 일부 연구들에서 의미있는 이득을 보일 수 있는 것으로 보고되었다. 빠른 시간 내에 체외순환팀 활성화가 가능하고 경험이 충분한 병원에서는 초기 표준소생술에 반응이 없는 병원 밖 심정지 환자들에 대한 구조 치료로서 선택적으로 시행할 수 있다. 또한 경피적 관상동맥중재술 중 발생한 심정지에서 초기 처치가 실패한 경우 구명 치료로 체외순환을 이용한 심폐소생술이 이용될 수 있다.

Ⅳ 심정지 후 통합치료

1. 기도 확보 및 호흡유지

심정지로부터 자발순환이 회복된 후 의식이 없는 모든 환자는 기관내삽관 후 파형 호기말이산화탄소분압을 측정하여 삽관위치를 확인한 후 지속적으로 감시하면서 기계환기를 시행한다. 적절한 동맥혈산소포화도나 감시 장치가 부착되기 전까지는 이용 가능한 최대 농도의 산소를 공급한다. 일단 산소포화도 감시가 적용되면 흡입 산소의 농도는 동맥혈산소포화도가 94-98%로 유지되는 정도로 조절한다. 적정한 흡입산소 농도나 동맥혈산소포화도의 목표 범위를 정할 수 있는 결정적인 연구는 아직까지 없으므로 저산소혈증을 피하고 불필요한 산소 투여를 막기 위해 이러한 목표 범위가 권장된다. 동맥혈이산화탄소분압의 감소는 뇌혈류량을 감소시킬 수 있기 때문에 저탄산혈증을 초래하는 과환기는 추가적인 뇌허혈을 예방하기 위

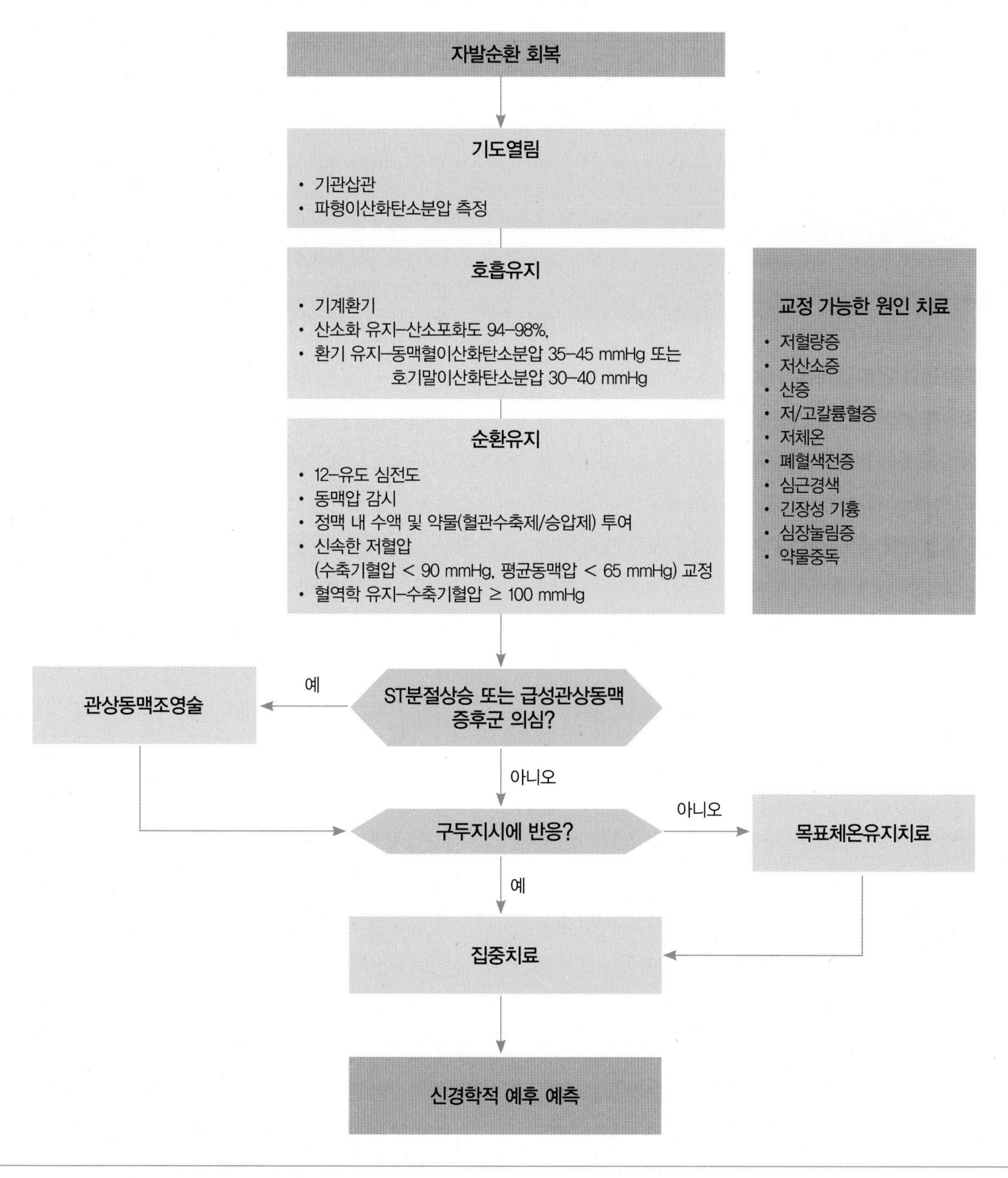

그림 15-4 성인 심정지 후 치료 알고리즘

해 피해야 한다. 하지만 고탄산혈증은 연구 결과들이 상충되어 보다 결정적인 연구가 필요한데 현재 경도 고탄산혈증과 정상탄산혈증을 비교하는 다기관 무작위비교시험이 진행 중이어서 그 결과가 기다려지고 있다. 따라서 현 시점에 호흡수는 분당 10-12회로 시작하여 정상 범위의 이산화탄소분압($PaCO_2$ 35-45 mmHg 혹은 호기말이산화탄소분압 30-40 mmHg)를 유지하도록 하는 것이 권장된다. 이러한 환자들에 대한 기계환기 전략에 관한 적합한 근거는 부족하므로 급성호흡곤란증후군 환자들에 관한 기계환기 전략에 관한 많은 연구결과를 바탕으로 기계호흡에 의한 폐손상을 최소화하고 폐허탈을 막기 위하여 일회호흡량은 6-8 mL/kg, 흡기고원압은 30 cmH_2O 이하로 유지하는 것이 권장된다.

2. 순환 유지

1) 혈류역학적 안정화

자발순환 회복 직후 심전도 감시와 함께 신속히 동맥관을 삽입하여 동맥압을 지속적으로 감시하는 것이 바람직하다. 만약 동맥관을 삽입할 수 없는 경우에는 혈류역학적으로 안정될 때까지 비침습적 혈압을 자주 측정한다. 금기증이 없는 경우에는 가능하다면 중심정맥관을 삽입하여 중심정맥압도 감시한다. 중심정맥관을 삽입할 수 없는 경우에는 목 정맥 관찰과 같은 임상소견과 함께 초음파를 이용하여 환자의 혈액량 상태를 추정한다. 수축기 혈압 90 mmHg 혹은 평균동맥압 65 mmHg 미만이면서 중심정맥압이 낮거나(<8 mmHg) 임상소견 및 초음파검사에서 혈액량(용적)이 부족한 경우에는 정질액을 주사하여 저혈압을 신속히 교정한다. 혈액량(용적)을 적정화하였음에도 불구하고 저혈압이 지속되는 경우에는 도파민(분당 5-10 μg/kg에서 20-50 μg/kg까지 증량 가능), 노르에피네프린(분당 0.1-1.0 μg/kg), 에피네프린(분당 0.1-0.5 μg/kg)과 같은 혈압상승제를 투여한다. 적정 혈압목표에 대해서는 아직까지 결정적인 연구가 부족한데 보다 높은 평균동맥압(85-100 mmHg)과 중심정맥 산소포화도(65-75%)을 함께 목표로 치료한 군과 기존의 평균동맥압 목표(>65 mmHg)만을 치료한 군을 비교한 무작위비교시험에서 뇌 산소화는 개선되었으나 뇌손상 정도나 신경학적 예후에 차이가 없어 추가적인 연구가 필요하다. 또한 최근 뇌 기능 감시 연구들이 활발히 진행되면서 하나의 혈역학적 목표를 정하는 것보다는 각 환자의 상태에 맞게 개별화된 혈역학적 목표를 찾아 치료하는 방향으로 개념이 변화되고 있다. 따라서 현시점에서는 기저질환과 개별 환자 상태를 고려해 치료하도록 하는데 수축기혈압이 90 mmHg 이하이거나 평균동맥압 65 mmHg 이하인 경우 신속히 교정하고 평균동맥압 혹은 수축기혈압은 다소 높게 유지하고 중심정맥 산소포화도는 65-75%로 유지하는 것이 권장된다. 소변량은 시간당 0.5 mL/kg 이상이 되도록 유지하고, 가능하다면 젖산 농도를 연속적으로 검사하여 감소 추이를 보면서 치료한다(그림 15-4).

2) 심정지 원인 조사 및 치료

전문소생술 동안과 마찬가지로 자발순환 회복 후에도 소생술 팀은 심정지의 원인들 중 가역적인 원인들(저혈량혈증, 저산소증, 대사성산증, 저/고칼륨혈증, 저체온, 폐색전증, 심근경색, 긴장성 기흉, 심장눌림증, 약물중독 등)을 조사하고 치료하기 위해 노력해야 한다. 초기에 환자가 불안정한 상태라면 심정지의 가역적 원인을 판단하기 위해 적절한 자격을 갖춘 시술자가 침상 심초음파를 시행하는 것이 도움이 될 수 있다.

(1) 조기 관상동맥 재관류

급성관상동맥증후군이 급성심장성심정지의 원인인 경우가 가장 많으므로 자발순환회복 직후 가능한 신속하게 12유도 심전도를 시행한다. ST분절상승이 관찰되는 경우 응급 관상동맥조영술 및 경피관상동맥중재술을 위해 가능한 빨리 심장내과에 협진을 의뢰한다. ST분절상승이 없더라도 심정지 전 가슴통증 호소 등 급성관상동맥증후군이 강력히 의심되는 경우에도 환자의 의식 유무와 상관없이 응급관상동맥조영술을 시행한다. 또한 심실세동/무맥성 심실빈맥에 의한 심정지가 반복되거나 심장성쇼크가 발생한 경우도 조기 응급관상동맥조영술의 적응증이 될 수 있다. 현재 자발순환 회복 후 ST분절상승이 관찰되지 않는 환자들을 대상으로 몇 개의 임상시험들이 진행 중이므로 그 결과에 따라 도움이 되는 환자군과 적정 시행 시간이 결정될 수 있을 것으로 기대된다. 관상동맥조영술 시행 동안에도 목표체온유지치료는 가능한 방법들을 이용해 시행하도록 한다.

(2) 폐색전증의 치료

폐색전증에 의한 심정지가 강력히 의심되는 경우 필요하다면 흉부 컴퓨터단층촬영을 시행한다. 폐색전증이 심정지 원인으로 밝혀진 경우 혈전용해제 투여, 수술적 또는 경피적 혈전제거술을 시행할 수 있다.

3. 신경학적 회복을 위한 치료

1) 체온 조절

(1) 고체온의 예방 및 치료

자발순환회복 후 첫 72시간 동안에는 적절한 중심체온 감시로 고체온을 예방하고 발생 시 해열제나 냉각방법들을 사용해 적극적으로 치료한다. 필요하면 예방적으로 아세트아미노펜을 비위관을 통해 6시간 간격으로 투여할 수도 있다. 고체온 발생 시 해열제를 덩이 주사하고 이용 가능한 냉각방법을 적용하여 적극적으로 조절한다.

(2) 목표체온유지치료

① 적응증과 금기증

초기 리듬에 상관없이 20분 이상 자발순환회복이 지속되는 심정지 환자 중 구두 지시에 의미 있는 반응을 보이지 않는 환자들은 목표체온유지치료의 적응증이 된다. 외상이나 중증 패혈증, 관상동맥연축 등으로 인한 심정지, 심정지 전 인지 혹은 신경학적 상태가 불량했던 경우나 임신부, 그리고 치료에 반응하지 않는 부정맥, 출혈이 동반된 경우, 혈전용해제 투여, 수액이나 약물에 반응하지 않는 쇼크 등이 동반된 환자는 상대적 금기증으로 담당의료진의 판단에 의해 목표체온유지치료 여부나 목표온도가 결정될 수 있다. 하지만 심정지 전 말기 질환을 가진 환자나 소생술 시도를 거부한 환자, 그리고 의식이 없는 다른 분명한 원인이 있는 경우는 목표체온유지치료의 적응증이 되지 않는다.

② 목표체온유지치료 방법

목표체온유지치료에 적응증이 되는 환자는 초기 중심체온을 측정하여 체온이 32℃ 미만인 경우수동적인 재가온으로 체온을 권장범위(32-36℃)내 목표온도까지 올린 후 적어도 24시간 일정하게 유지하고 서서히 재가온한다. 초기 체온이 32-36℃에 있는 경우는 적절한 냉각장치를 이용하여 목표온도로 유도하여 24시간 일정하게 유지한 후 서서히 재가온한다. 초기 체온이 36℃를 초과하는 경우는 여러 가지 냉각방법을 혼합하여 적극적으로 체온을 목표온도로 유도하고 24시간 일정하게 유지한 후 서서히 재가온한다. 정상 체온(36.5-37.5℃)에 도달한 후에도 지속적으로 혼수상태인 환자는 자발순환 회복 후 72시간까지는 정상 체온을 유지하도록 한다.

자발순환 회복 직후 목표체온유지치료 시작 전에 초기 신경학적 검사 및 초기 동맥혈 가스검사(가능하다면 전해질, 젖산, 포도당 수치를 포함)와 일반혈액검사, 혈액응고검사(심장 및 뇌 생물표지자 포함)를 시행한다. 초기 혈액, 소변, 객담 배양을 실시하면서 초기 이동형 흉부 방사선검사를 하고, 혈압이 안정화되면 뇌 컴퓨터 단층촬영을 시행하여 두개 내 출혈 및 뇌부종 동반 유무를 평가하고 도뇨관과 비위관을 삽입한다. 목표체온유지치료 동안에 가능하면 두 군데의 중심체온을 지속적으로 감시하는데 식도나 방광 체온이 심부체온을 잘 반영하므로 권장된다. 직장 체온은 빠른 저체온 유도나 재가온 시에 심부 체온과 온도 차이가 발생할 수 있으므로 이용 시 주의를 요한다.

다양한 냉각방법으로 경도 저체온(32-34℃)을 빠르게 유도하는 경우 동맥혈가스검사(가능하다면 전해질, 젖산, 포도당 수치를 포함)를 1시간마다 시행하여 산소화 및 환기 상태를 적정화하고, 전해질 변화(특히, 저칼륨혈증)를 감시한다. 초기 혈액검사에서 전해질(칼륨, 마그네슘, 인산, 이온화 칼슘) 수치를 확인한 후 정상범위 이하이면 교정을 시작한다. 저체온 유도 시 인체의 체온조절반응에 대비하기 위해 항경련 효과가 있는 진정제(미다졸람이나 로라제팜 혹은 프로포폴)와 진통제(펜타닐 혹은 레미펜타닐)를 먼저 일시 정맥주사 후 지속 정주한다. 냉정질액으로 저체온을 유도할 경우 몸떨림(shivering)이 발생될 수 있으므로 진정제와 진통제를 가능한 한 빨리 주고 폐부종 발생에 주의한다. 안정제와 진통제 투여 후에도 몸떨림이 지속되면 작용시간이 긴 신경근차단제(베큐로니움 혹은 팬크로니움)를 일시 정맥주사하고, 필요하다면 작용시간이 비교적 짧은 신경근차단제(로큐로니움 혹은 시사큐로니움)을 지속 정주한다. 만약 신경근차단제를 지속 정주하고자 할 경우는 지속적인 뇌파 감시를 시행해 비발작성 경련(non-convulsive seizure) 발생을 감시하도록 한다. 몸떨림 예방이나 조절을 위해 부스피론(30 mg 8시간 간격으로 비위관으로 투여), 메페리딘(25 mg 덩이 주사. 단, 신부전이나 핍뇨가 동반된 경우, 경련성 질환의 병력, MAO 길항제, 부스피론, 선택적세로토닌재흡수억제제 등을 복용중인 환자, 혹은 말기 임신부에게는 사용 금기), 마그네슘(2 g 점적 주사) 등을 사용할 수도 있다. 또한 동상을 예방하고 몸떨림 역치를 줄이기 위해 손과 발을 수건으로 감싸는 것도 도움이 될 수 있다. 스트레스성 궤양을 예방하기 위해 H_2 길항제를 점적 주사하고 위점막보호제(coating agent)를 6시간 간격으로 비위관으로 투여한다.

일단 중심 체온이 목표 온도에 도달하고 나면 적절한 냉각장치를 이용해 목표 온도를 일정하게 유지하기 위해 노력해야 하는데 경도 저체온을 적용하는 경우 동맥혈검사는 6시간 마다 시행하여 전해질 이상을 감시하고, 4시간마다 혈당을 측정하여 144-180 mg/dL 목표 범위로 유지한다. 또한 추적 혈액검사나 추적 12-유도 심전도와 추적 흉부 방사선 촬영 등을 일정 시간 간격으로 시행한다. 추적 균배양 검사는 보통 자발순환 회복 후 24시간, 48시간 째 시행한다. 재가온 시 동반될 수 있는 고칼륨혈증을 예방하기 위해 재가온 시작 전 8시간 전부터는 칼륨이 혼합된 수액은 투여를 중단한다. 경도 저체온 치료 기간 동안에는 장운동이 저하되게 되므로 금식, 단식한다. 저체온 치료 유도 및 유지 중 심한 진행성 출혈이 발생된 경우, 혈류역학적으로 불안정하고 지속되는 부정맥이 발생한 경우, 수액이나 약물에 반응하지 않는 쇼크 상태가 지속될 경우 목표 체온을 바꾸거나 정상체온으로 재가온을 시행하고 다른 부가적인 치료방법을 고려할 수 있다.

목표 온도에 도달한 시간으로부터 24시간 후에 재가온을 시작하는데 재가온 목표 속도는 시간당 0.25-0.5℃로 서서히 시행한다. 자동 되먹임 온도조절 장치가 있는 경우 재가온 모드로 전환하고 재가온 속도를 설정한다. 자동 되먹임 온도조절 장치가 없는 장치의 경우는 빠르게 재가온되지 않도록 온도 설정에 주의하고 자주 재설정한다. 경도 저체온을 유지한 경우에는 재가온 할 때 35℃까지는 사용하던 진정제 및 진통제 또는 신경근차단제를 유지하고 재가온 중 몸떨림이 발생하면 부스피론(30 mg 비위관으로 투여), 메페리딘(25 mg 덩이 주사), 베큐로니움(0.1 mg/kg 덩이 주사)을 사용할 수 있다. 만약 목표체온을 경도 저체온보다 높게 유지한 경우(34-36℃)에는 24시간 후에 신경근차단제 및 진정제를 끊고 서서히 재가온한다. 재가온 중에는 혈관확장에 의해 저혈압이 발생될 수 있으므로 활력징후의 변화를 잘 감시하고 매시간 기록한다. 또한 CO_2 생산량의 증가가 예상되므로 기계환기 설정을 적절히 변경할 필요가 있다.

재가온 동안에는 저체온 유도 때와 마찬가지로 동맥혈가스검사(가능하다면 전해질, 젖산 포함)를 1시간마다 시행하여 산소화 및 환기 상태를 적정화하고 재가온에 따른 전해질 변화(특히, 고칼륨혈증)도 감시한다. 또한 매시간 혈당을 측정하여 역시 144-180 mg/dL 목표 범위로 유지하는데 혈당이 144 mg/dL 이하로 떨어지면 인슐린 지속 투여는 중지한다.

경도 저체온 유지 후 재가온으로 체온이 35℃에 도달하면 신경근차단제를 먼저 중단하고 진정제와 진통제는 유지한다. 이어 36℃에 도달하면 안정제를 끊고 진통제는 줄이거나 유지한다. 만약 목표체온을 경도 저체온보다 높게 유지한 경우(34-36℃)에는 24시간 후에 신경근차단제를 먼저 끊고 36℃ 도달 후 안정제도 끊고 환자의 의식 상태나 움직임을 확인한다. 재가온 이후 정상 체온에 도달한 이후에도 매 1시간 간격으로 중심체온을 기록하고 자발순환 회복 후 72시간까지는 정상 체온을 유지하도록 한다. 자발순환 회복 후 48시간, 72시간째 추적 12-유도 심전도와 추적 흉부 방사선 촬영, 추적 혈액검사 및 추적 균배양 검사를 시행한다.

③ 목표체온유지치료 동안 중환자 간호 처치

소생술 직후 및 저체온 유도 단계에는 많은 처치가 동시에 시행되어야 하므로 많은 의료 인력과 물품, 약제가 필요하고 많은 처방이 구두로 지시될 수 있다. 따라서 전담 간호사를 배정하거나 전용 카트나 키트 및 기록지 등을 준비해 두고 또한 장치 배치를 정해둠으로써 효율적이고 전문적인 간호를 신속하게 제공할 수 있다. 구두 지시로 인한 안전사고 방지와 정확한 기록을 위하여 '구두 지시 기록지'를 활용할 수도 있다. 이러한 기록지에는 처방 시간 및 처방의, 물품 준비 상태, 수행 시간, 수행자, 처방 약물명 및 용량, 주입 속도 등을 기록할 수 있다. 자발순환회복 직후에는 초기 활력징후를 기록하고, 신경학적 평가를 시행한다.

경도 저체온 유도 동안에는 활력징후를 지속적으로 감시하고 1시간 간격으로 기록한다. 환자의 머리 쪽 침대를 30°정도 거상한 상태로 두부 위치를 중립으로 유지하고 의사의 지시에 따른 혈액검사 및 혈당검사를 시행하고 결과를 확인한 후 이상 시 주치의에게 보고한 후 필요한 중재를 시행하도록 한다. 목표체온유지치료가 결정되면 저체온 유도에 필요한 장치 및 물품과 약제를 신속히 준비한다. 인공호흡기의 가온가습기는 작동하지 않으며 이용 가능하다면 가습 필터(heat and moisture exchanger)를 적용한다. 혈관 내 냉각방법을 적용하는 경우에는 관리가 비교적 쉬워 의료진의 업무 부담이 줄어들 수 있으나 침습적인 처치에 의한 감염, 출혈, 정맥 혈전 등이 발생할 수 있으므로 주의 깊게 평가해야 한다. 표면 냉각방법을 적용하는 경우에는 접촉에 의한 피부 부작용이 생길 수 있으므로 적용 전에 피부 사정을 실시하고 2시간 간격으로 추적 평가한다. 또한 몸떨림 발생 여부를 주의 깊게 관찰하고 몸떨림 사정 시 필요하다면 침상 몸떨림 평가점수를 사용한다. 중심체온이 목표 범위에 잘 도달하지 않은 경우나 목표 범위 이하로 떨어진 경우 온도 감식자의 위치나 장치 설정의 이상 유무를 점검하고 이상이 없을 경우 시간당 소변량을 확인하고 주치의에게 보고하여 필요한 중재를 시행하도록 한다. 환자가 다른 장소로 이동될 경우에는 적절한 이송 점검표 혹은 인계장을 이용해 이송 인력 및 감시 장치를 점검하여 안전하게 이동하도록 한다.

일단 중심체온이 목표 온도에 도달하고 나면 지속적인 혈류역학적 감시와 중심 체온 감시를 시행하면서 일정하게 유지하도록 하는데 혈류역학적 지표들은 2시간마다 평가하고, 체위 변경과 피부 사정을 2시간마다 혹은 필요 시 더 자주 시행한다. 구강 간호도 8시간마다 시행한다.

재가온은 체온이 목표 온도에 도달 후 적어도 24시간이 지난 시점에 서서히 시작하는데 역시 주의 깊은 혈류역학적인 감시가 필요한데 혈류역학적 지표들은 1시간마다 사정한다. 인공호흡기의 가온가습기를 다시 작동한다. 혈관확장에 의한 저혈압 발생과 전해질 이상(특히 고칼륨혈증), 저혈당에 주의하고 이상 발견 시 주치의에게 보고하도록 한다. 재가온 동안 혹은 후에 발생하는 반동성 고체온에 주의해야 하는데 중심체온이 급격히 상승하는 경우 필요한 중재를 시행한다.

2) 혈당 조절

고혈당은 심정지로부터 소생된 환자들의 사망률과 나쁜 신경학적 예후와 연관되어 있는 것으로 알려져 있기 때문에 심정지 후 자발순환을 회복한 환자의 고혈당은 적절히 조절해야 한다. 심정지로부터 소생된 환자들의 혈당을 어느 정도로 조절해야 하는지에 대한 근거는 아직 불충분하지만 중환자를 대상으로 한 여러 연구에서 엄격한 혈당 조절 시 저혈당이 발생률이 높았던 것으로 나타나 144-

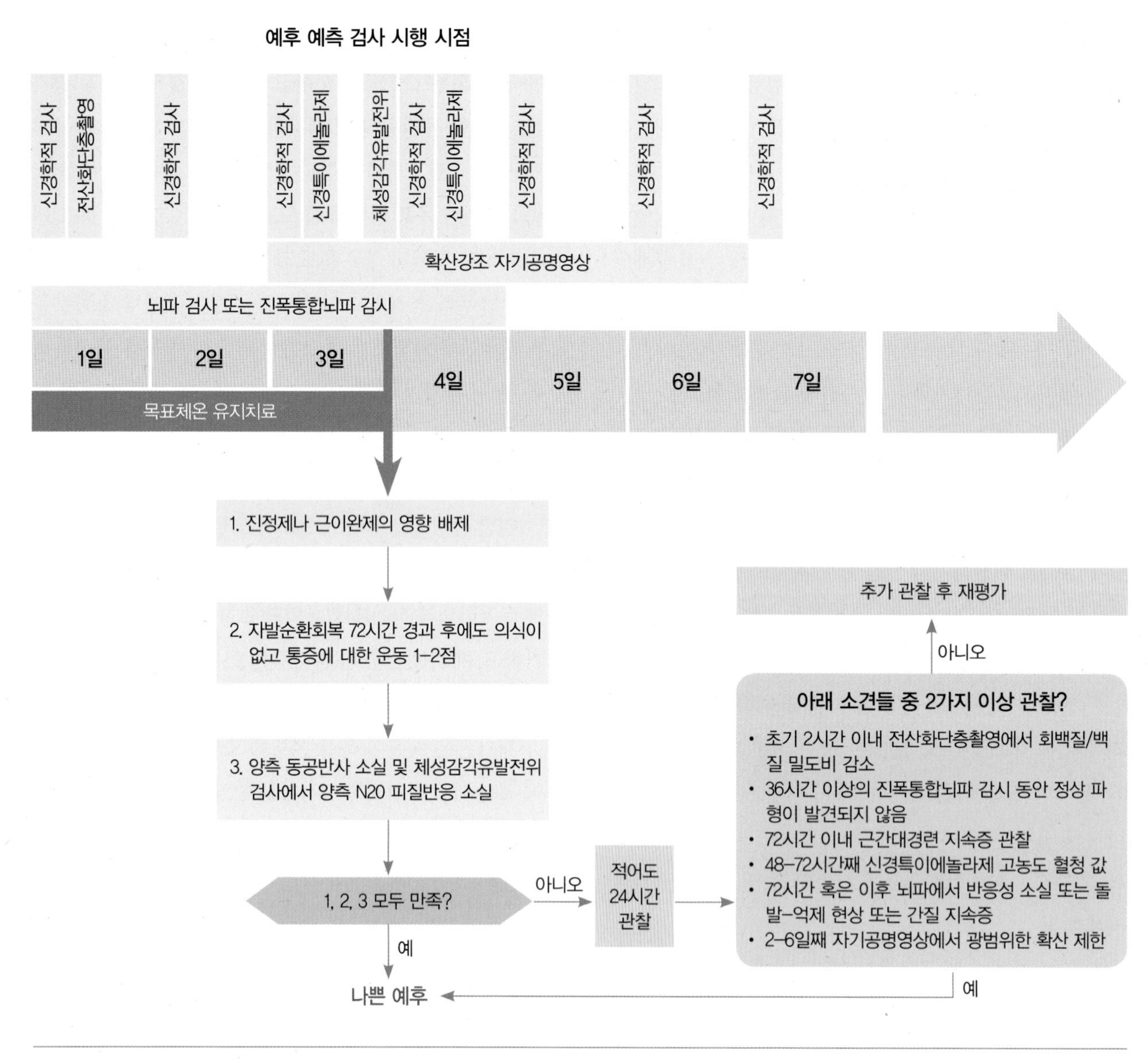

그림 15-5 신경학적 예후 예측 알고리즘

180 mg/dL가 목표 범위가 권장될 수 있다. 따라서 180 mg/dL 이상의 고혈당은 병원별 프로토콜에 따라 인슐린 점적주사로 치료하고, 저혈당(< 80 mg/dL)이 발생되지 않도록 하는데 만약 저혈당이 발생되면 즉시 포도당액으로 교정한다. 특히 목표 체온을 경도 저체온으로 유도하거나 재가온 할 때는 혈당 변화가 심하므로 가능한 1시간마다 혈당검사를 시행하는 것이 바람직하다. 경도(32-34℃) 저체온 유지나 초경도(36℃) 목표체온유지치료 동안에는 4시간마다 혈당검사를 시행한다.

3) 경련 조절

신경학적 검사는 주기적으로 시행하는데 특히 뇌간 반사가 회복되는지 확인한다. 경련이 발생하거나 의심될 경우 즉시 이동 뇌파 검사를 시행하여 경련파가 발생하고 있는지 확인하고 이용 가능하다면 목표체온유지치료 동안에는 지속적인 뇌파 감시를 시행한다. 경련조절을 위해 일반적으로 사용하는 항경련제들을 신속하게 주사하는데, 전신성 경련인 경우 벤조디아제팜, 페니토인, 발프로산, 프로로폴 또는 페노바비탈 등을 사용할 수 있으며 병합할 수도 있다. 근간대경련(myoclonus)이 동반된 경우에는 클로나제팜, 발프로산, 레비트리아세탐, 프로포폴 등을 사용할 수 있으며 병합할 수 있다. 벤조디아제핀계 약물은 덩이 주사 후 지속 정주할 수 있으며 목표체온유지치료 시행 중이면 사용하고 있던 용량을 증량시킬 수 있다. 대부분의 항경련제는 부하용량을 주사 후 유지용량으로 사용하는데 주기적으로 약물농도 감시가 필요하다. 경도 저체온 치료 동안 페니토인은 간에서 대사가 감소되어 혈중 약물농도가 증가될 수 있으므로 주의를 요한다. 심정지 후 근간대경련 지속상태(post-anoxic myoclonic status epilepticus)는 항경련제에 잘 반응하지 않을 수 있다. 목표체온유지치료 동안 신경근차단제 지속 정주 시 비발작성 경련이 동반될 수 있다는 것을 염두에 두고 동맥혈 검사나 활력징후의 변화(설명되지 않는 빈맥)가 있는지 주의 깊게 관찰한다.

4. 신경학적 예후 예측

신경학적 예후 예측은 적어도 자발순환회복 72시간 이후에 실시하도록 하는데 진정 또는 근 마비에 의한 영향이 의심될 때에는 보다 연장하여 시행해야 하고, 신경학적 진찰, 전기생리학 검사, 신경 영상 검사 및 생물학적 표지자 등 여러 가지 소견들을 종합하여 나쁜 예후를 신중하게 판단해야 한다. 최근 기존에 주관적인 판독으로 이루어지던 여러 예후 예측 검사 방법들이 정량적, 개관적으로 측정할 수 있는 방법들이 도입되면서 여러 가지 연구보고가 이어지고 있으나 아직은 결정적인 근거가 부족한 상황이다.

자발순환회복 직후 신경학적 검사를 먼저 시행하고 이어서 뇌 전산화단층촬영을 시행한다. 목표체온유지치료 동안에는 지속적 뇌파 감시나 뇌파 검사를 시행하고, 신경학적 검사는 매일 시행하도록 한다. 생물학적 지표자 중 비교적 근거가 많은 신경특이에놀라아제(neuron specific enolase)는 자발순환회복 후 48-72시간 사이에 시행하는 것이 권장되고, 체성감각전위유발검사(somatosensory evoked potential, SSEP)는 목표체온유지치료를 하지 않는 경우에는 적어도 24시간 이후, 목표체온유지치료를 하는 경우에는 72시간 이후에 시행하는 것이 권고된다. 확산강조 뇌 자기공명영상은 자발순환회복 후 2-6일 사이에 시행 하는 것이 권장된다(그림 15-5).

1) 목표체온유지치료를 시행 받지 않은 환자에서 나쁜 예후 예측

자발순환회복 후 72시간 또는 그 이후의 양측 동공반사 소실 또는 동공반사 소실과 각막반사 소실과 함께 자발순환회복 후 24시간 또는 그 이후의 체성감각전위유발검사에서 양측 N20 피질반응 소실 등의 소견이 관찰될 경우 나쁜 예후일 가능성이 높다. 통증에 대한 운동 반응의 소실 또는 신전은 단독으로 사용하지 않는 것이 바람직하고 아래 소견들은 다른 예후 인자들과 함께 고려하도록 한다.

- 자발순환회복 후 72시간 이내에 발생하는 근간대 경련 또는 근간대경련 지속증
- 자발순환회복 후 72시간 또는 그 이후 뇌파에서 돌발-억제현상(burst-suppression)
- 자발순환회복 후 48시간 이내 촬영한 뇌 컴퓨터 단층촬영상 현저히 감소된 회백질/백질 밀도 비나 2-6일에 촬영한 뇌 자기공명영상에서 광범위한 확산 제한
- 자발순환회복 후 24-72시간에 측정한 신경특이에놀라아제의 고농도 혈청 값

2) 목표체온유지치료를 시행 받은 환자에서 나쁜 예후 예측

자발순환회복 후 72시간 또는 그 이후의 양측 동공반사 소실 또는 동공반사 소실과 각막반사 소실과 함께 자발순환회복 후 72시간 또는 그 이후의 체성감각전위유발검사에서 양측 N20 피질반응 소실이 관찰될 경우 나쁜 예후일 가능성이 높다. 통증에 대한 운동반응의 소실 또는 신전,

근간대경련, 신경특이에놀라아제와 S-100B 혈청 값 등은 위양성율이 높아 단독으로는 사용하지 말아야 한다. 아래 소견들은 다른 예후 인자들과 함께 고려하도록 한다.

- 자발순환회복 후 72시간 이내에 발생하는 근간대 경련 지속증 - 자발순환회복 후 72시간 또는 그 이후 뇌파에서 외부자극에 대한 반응성 소실 - 재가온 후의 뇌파에서 돌발-억제현상, 간질지속증(status epilepticus) 관찰
- 36시간 이상의 진동통합뇌파(amplitude integrated EEG)감시 중에 정상 파형이 발견되지 않는 것 - 자발순환회복 후 2시간 이내 촬영한 뇌 컴퓨터단층촬영상 현저히 감소된 회백질/백질 밀도 비나 2-6일에 촬영한 뇌 자기공명영상에서 광범위한 확산 제한
- 자발순환회복 후 48-72시간에 측정한 신경특이에놀라아제의 고농도 혈청 값

5. 장기 기증

심폐소생술 후 자발순환회복이 된 환자 중 자발호흡이 없고, 인공호흡기로 호흡이 유지되며, 일산화탄소 중독, 대사성 장애, 자살 시도 등의 발생 원인으로 의학적 관찰이 필요한 경우가 아니며, 원인질환이 확실하고 치료될 가능성이 없는 뇌병변이 있음이 증명되거나, 7가지 뇌간 반사 중 5개 이상의 반사가 없는 경우 주치의는 장기 기증을 위한 뇌사추정자 신고를 해야 한다.

참고문헌

1. Callaway CW, Donnino MW, Fink EL, et al. Part 8: Post-Cardiac Arrest Care: 2015 American Heart Association Guidelines Update for Cardiopulmonary Resuscitation and Emergency Cardiovascular Care. Circulation 2015;132:S465-82.
2. Hwang SO, Chung SP, Song KJ, et al. Part 1. The update process and highlights: 2015 Korean Guidelines for Cardiopulmonary Resuscitation. Clin Exp Emerg Med 2016;3:1-9.
3. Kim YM, Park KN, Choi SP, et al. Part 4. Post-cardiac arrest care: 2015 Korean Guidelines for Cardiopulmonary Resuscitation. Clin Exp Emerg Med 2016;3:27-38.
4. Kleinman ME, Goldberger ZD, Rea T, et al. 2017 American Heart Association Focused Update on Adult Basic Life Support and Cardiopulmonary Resuscitation Quality: An Update to the American Heart Association Guidelines for Cardiopulmonary. Resuscitation and Emergency Cardiovascular Care. Circulation 2018;137:7-13.
5. Korean Hypothermia Network. Post-Cardiac Arrest Care Manual ver. 2.0. 2016.
6. Nolan JP, Soar J, Cariou A, et al. European Resuscitation Council and European Society of Intensive Care Medicine Guidelines for Post-resuscitation Care 2015: Section 5 of the European Resuscitation Council Guidelines for Resuscitation 2015. Resuscitation 2015;95:202-22.
7. Panchal AR, Berg KM, Kudenchuk PJ, et al. 2018 American Heart Association Focused Update on Advanced Cardiovascular Life Support Use of Antiarrhythmic Drugs During and Immediately After Cardiac Arrest: An Update to the American Heart Association Guidelines for Cardiopulmonary Resuscitation and Emergency Cardiovascular Care. Circulation 2018;138:740-9.
8. Perkins GD, Olasveengen TM, Maconochie I, et al. European Resuscitation. Council Guidelines for Resuscitation: 2017 Update. Resuscitation 2018;123:43-50.
9. Soar J, Perkins GD, Maconochie I, et al. European Resuscitation Council Guidelines for Resuscitation: 2018 Update - Antiarrhythmic drugs for cardiac arrest. Resuscitation 2019;134:99-103.
10. 박규남 등. 심정지 후 치료매뉴얼 개발 및 보급. 보건복지부. 2011.
11. 황성오 등. 심폐소생술 표준 가이드라인 개정. 질병관리본부. 2016

중환자의학

16

CRITICAL CARE MEDICINE

ECMO : 체외막산소공급장치

정재승

1953년 인공심폐기(Heart-Lung Machine)를 이용, 최초의 성공적인 심장수술 이후 체외순환 기술은 계속해서 발전해 오고 있다. 체외막산소공급장치(extracorporeal membrane oxygenation, ECMO)는 손상된 조직이 회복하는 동안 일반적으로 며칠에서 최대한 몇 달 정도 환자의 심폐 보조가 가능한 장치이다. 이 장치는 혈액을 몸 밖으로 빼내어 산소화를 시켜 다시 체내로 넣어주는 장치를 일컫는다. 주로 정맥혈을 빼내어 산소화시킨 후 동맥을 통해 다시 넣어 주거나(venoarterial [VA] support) 아니면 다시 정맥 시스템으로 넣어주게 된다(venovenous [VV] support). 다량의 혈액을 체외로 순환시키기 위해 매우 큰 캐뉼라를 사타구니, 목, 어깨, 심장 등에 삽입 혹은 연결하게 되며 막형산화기를 혈액이 통과하면서 산소화 뿐만 아니라 이산화탄소를 제거할 수도 있다. 소아 ECMO는 성인과 다른 면이 많아서 여기서는 성인 ECMO에 대해서만 기술할 예정이다.

I 분류

ECMO가 대표적으로 쓰이는 용어이지만 최근에는 ECLS (Extracorporeal Life Support: 체외형 생명보조장치)라는 용어가 좀 더 보편적이면서 이전의 ECMO 보다 더 넓은 범위로 쓰이고 있다. 여기에는 심장수술에 쓰이는 CBP (cardiopulmonary bypass : 인공심폐기)를 비롯하여 LVAD (left ventricular assist device: 좌심실 보조장치)와 같은 Mechanical circulatory support (MCS: 기계적 순환보조) 장치들을 모두 포함할 수도 있으나 여기에서는 이 두 가지는 제외하고 기술하려 한다.

ECLS는 아래의 그림 (그림 16-1)과 같이 ECMO와 $ECCO_2R$ (Extracorporeal CO_2 removal: 체외형 이산화탄소 제거장치)로 크게 나눌 수 있다. 보조방식에 따라 각각 VA (venoarterial), VV (venovenous), VVA (venovenoarterial), AV (arteriovenous) 등으로 나눌 수 있는데 일반적으로 앞에 있는 쪽이 유입(Drainage) 되는 쪽, 뒤에 있는 쪽이 유출(Outflow) 되는 쪽을 의미 한다.

$ECCO_2R$의 경우 AV는 무펌프(pumpless) 회로를 의미하며 동맥의 압력으로 유량이 유지되기 때문에 산소공급에는 제한이 있으나 이산화탄소 제거에는 충분하다. VV형은 그 원리나 형태가 ECMO와 크게 다르지 않고 다만 적은 유량으로 유지할 뿐이다(2 L/min 전후). ECMO 보조방식에 대한 설명은 적응증 관련 설명에서 자세히 다루도록 하겠다.

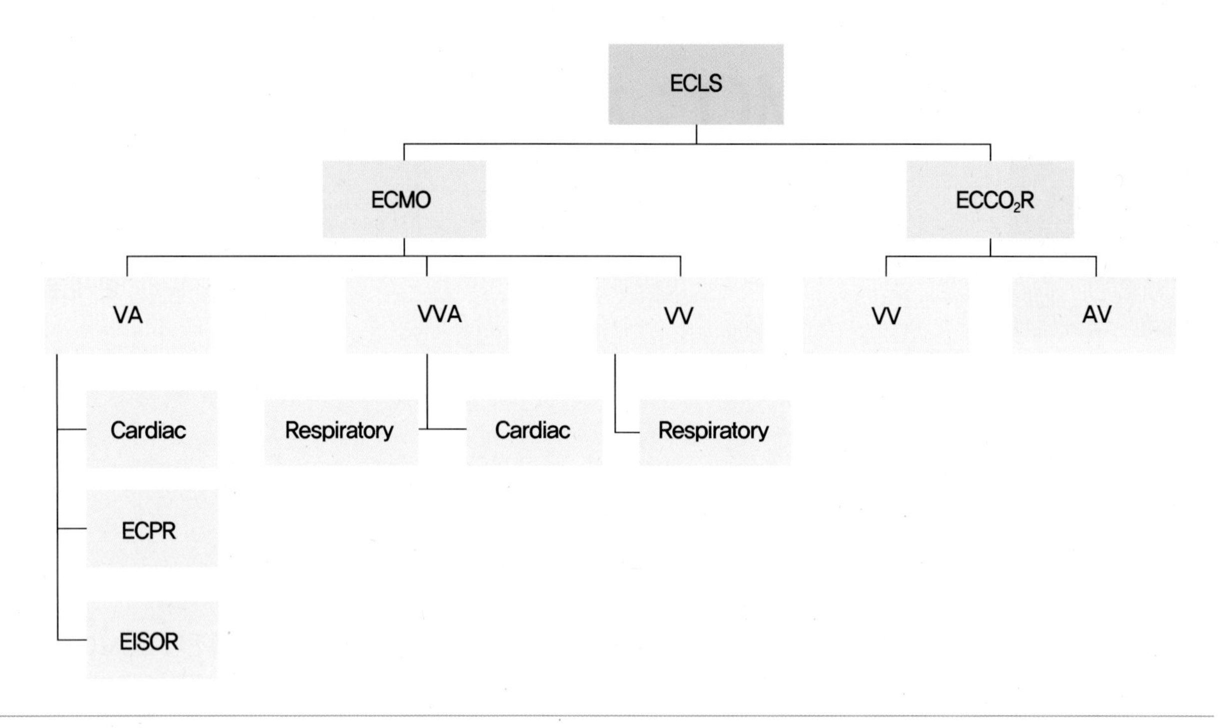

그림 16-1 체외형 생명구조장치(Extracoporeal Life Support, ECLS)의 분류
AV = arteriovenous, ECPR = extracorporeal cardiopulmonary resuscitation, EISOR = extracorporeal interval support for organ retrieval, VA = venoarterial, VV = venovenous, VVA = venovenoarterial

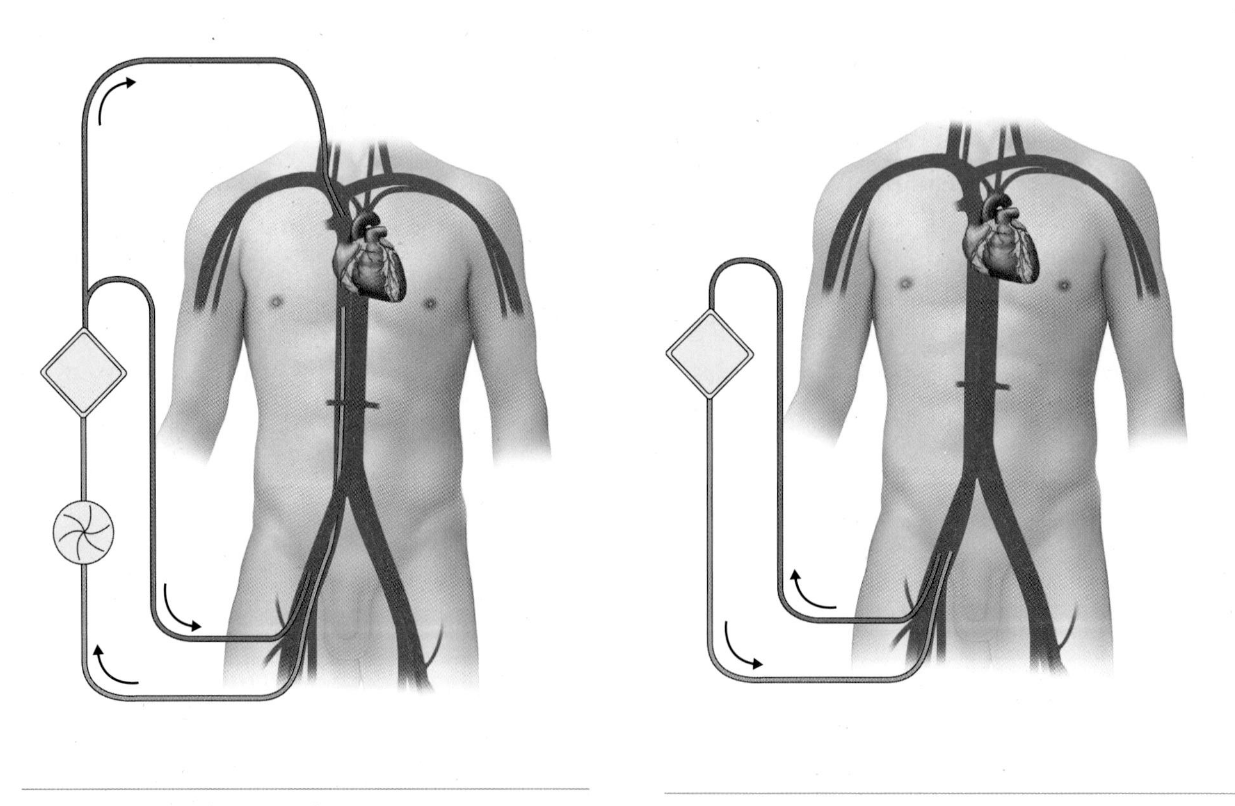

그림 16-2 동정맥형(venoarterial) ECMO

그림 16-3 정맥정맥형(venoveno) ECMO

표 16-1 동정맥형(Venoarterial, VA) ECMO의 적응증

심정지
1. 불응성 심정지(Refractory Cardiac arrest – extracorporeal cardiopulmonary resuscitation, ECPR)
심장성쇼크
1. 급성심근경색 2. 급성심부전(좌심실 또는 양심실) 3. 급성심근염 4. 급성심근증 – 스트레스 심근증 – 패혈 심근증 – 주산기 심근증 5. 만성심부전의 급성악화(Chronic Decompensated HF) 6. 심장이식, 좌심실 보조장치 및 결정 전 가교로서의 ECMO 7. 심장이식 후 이식편 부전 8. 급성대량폐색전에 의한 급성우심부전 9. 폐질환에 의한 우심부전의 악화 10. 선천성 심장병의 악화 11. 심독성 약의 과다복용 12. 불응성 심실부정맥(Refractory ventricular tachycardia) 13. 좌심실보조장치 운용중 우심부전 14. 인공심폐기 이탈 실패 – 심장수술후 증후군

Ⅱ ECMO 회로와 기술

ECMO 회로는 복잡한 인공심폐기에서 파생된 장치로서 비교적 간단히 구성된다. 액세스 및 반환에 필요한 혈관 캐뉼러, 혈액회로 튜브, 가스 교환에 필요한 막형 산화기(membrane oxygenator), 혈액을 통해 온도를 유지를 위한 체온 조절기(heat exchanger), 혈류량 측정을 위한 센서 그리고 순환을 유지하기 위한 혈액펌프로 구성된다.

그 외에 ECMO 회로에 추가될 수 있는 장치들은 유입, 유출 및 산화기 전후의 압력 측정 모니터, 산화기 전후의 산소포화도 측정을 통해 회로에 생기는 문제를 미리 확인할 수 있다. 일반적으로 유입 압력은 -100~200 mmHg, 유출 압력은 400 mmHg를 넘지 않아야 한다. 산화기 전 후의 압력차를 비교하여 그 차이가 100 mmHg를 넘는 경우는 산화기에 혈전이 생겼음을 의미하므로 즉시 교체가 필요하다.

Ⅲ 심장보조

정맥에서 혈액을 몸 밖으로 빼서 동맥으로 넣어주는 정맥-동맥 보조(VA support) 방식은 혈액이 정상적으로 거치는 경로(우심방-우심실-폐동맥-폐-폐정맥-좌심방-좌심실-대동맥)를 모두 우회하여 혈액을 동맥 안으로 넣어주게 됨으로써 심장 박출기능의 저하로 심장이 내보내지 못하고 정체되어 있는 혈액을 펌프를 통해 넣어 주므로 심장기능 이상에 의해 발생한 전신 혈액 순환의 문제를 해결하게 된다. VA ECMO는 기존의 치료(약물, 대동맥내 풍선펌프 등)에 반응하지 않는 심장성쇼크 시에 심장보조가 가능하다. 이 경우 ECMO는 충분한 혈류량을 제공함으로써 말단 장기 손상을 방지, 쇼크에 의한 추가적 심장손상 방지, 그리고 정확한 진단과 다음 치료를 결정할 때까지 장기손상을 막으면서 시간을 벌어주는 역할 또한 가능하며 가역적 원인을 가진 심부전에서 구조 요법으로 사용될 수도 있다.

VA ECMO 적용 목적으로 보면 1) Bridge to recovery: 근본적인 또는 보조적 치료법으로 심근이 회복할 때까지 일시적 순환보조를 하는 경우, 2) Bridge to decision: 심근의 치명적 손상 이후에 회복 가능성을 판단하거나 다음 단계의 치료를 결정하기 위해 순환보조를 하면서 일시적으로 심장의 역할을 보조하는 경우, 3) Bridge to bridge: 장기간 유지 가능한 좌심실 보조장치나 완전 인공심장 이식 수술 전까지 단기간 말단장기 관류를 유지하기 위한 경우, 그리고 4) Bridge to transplant: 심장이식 예정자로 심장이식 전까지 단기간 말단장기 관류를 유지하기 위한 경우로 나눌 수 있겠다.

이에 따른 VA ECMO의 적응증을 분류를 해보면 1) 고식적 심폐소생술에 반응하지 않는 심정지, 2) 심장성쇼크, 3) 불응성 심실 빈맥, 4) 좌심실 보조장치(Left ventricular assist device, LVAD) 사용 또는 급성호흡부전 증후군(Acute respiratory distress syndrome, ARDS) 치료 도중 발생한 우심실부전, 5) 심장수술 후 인공심폐기 이탈 실패로 나눌 수 있을 것이다. 이중 심정지에 적용한 VA ECMO에 대한 것은 뒤에 따로 설명할 것이다. 급성심근경색은 이전에 심장기능에 문제 없던 환자에게서 심장성 쇼크가 발생하는 가장 흔한 원인(약 70%)으로 알려져 있다. 급성심근염은 상대적으로 ECMO 적용 후 생존율이 높은 질환으로 대개의 경우 65% 이상의 생존율을 보고하고 있다. 최근 들어서 증가하고 있는 급성폐색전증도 동정맥 보조를 이용하여 좋은 생존율을 보이고 있다. 가장 오래전부터 동정맥 보조의 적응증이었던 심장수술 후 인공심폐기 이탈 실패(post cardiotomy syndrome)의 경우 ECMO는 심장기능이 회복할 때까지 적절한 보조가 가능하다. 최근에는 공여심장의 허혈시간이 길거나 폐동맥 고혈압 때문에 심장이식 수술 후 발생한 우심실 부전에 ECMO를 사용하여 좋은 결과들을 보고하고 있다. 하지만 패혈증에 대한 동정맥 보조는 성인환자에게는 패혈 심근증 등 심장기능이 저하되어 있는 경우를 제외하고는 아직 ECMO의 효과에 대한 증거가 부족하다.

VA ECMO의 금기증은 절대적인 것과 상대적인 것으로 나눌 수 있는데, 절대적인 금기증은 저산소성 뇌손상이나 전이성 암 같은 비가역적 심장 외 장기 부전이 있는 경우와 심장이식이나 장기간 LVAD의 적응증이 되지 않는 비가역적 심부전, 그리고 급성 대동맥 박리증이 이에 해당된다. 상대적인 금기증은 심한 응고장애가 있거나 진행성 간질환을 포함하는 항응고요법이 금기인 환자, 그리고 심한 말초혈관 질환이 있거나, 비만이 심한 경우와 같은 혈관 접근에 제한이 있는 환자가 해당된다.

Ⅳ 체외순환 심폐소생술

ECPR의 정의는 고식적인 심폐소생술로 자발순환회복이 되지 않거나 20분 이상 지속되지 못하고 반복적으로 심정지가 올 경우 ECMO를 삽입하는 것을 말한다. 최근의 여러 연구들을 통해 ECPR은 심정지 환자의 치료 성적을 향상시키는 방법으로 인정받기 시작하였고 회복 가능성이 있는 환자에게 선택적으로 사용하도록 권고되고 있다.

1. ECPR의 적응증

ECPR의 목적은 급성심정지 발생 후 심정지의 원인을 해결하고 추가적인 치료방법을 찾을 때까지 ECMO 장치를 이용해 혈액내 산소공급 및 조직관류를 유지시켜 궁극적으로 생명을 유지하는 것이다. 현재까지 전세계적으로 공통된 적응증은 없으나 여러 전문 단체(AHA, ELSO, United Kingdom resuscitation council 등)의 권고사항을 종합해 보면 원내 심정지의 경우 목격자가 있었고, 적절한 심폐소생술이 바로 적용되었으며 치료가 가능한 질환이 의심되는 상황 및 전문적인 ECMO 치료를 제공할 수 있는 기관에서 시행하는 것을 권고하고 있다. 원외 심정지의 경우 좀 더 제한적인 적응증을 적용하게 되며 여러 적응증

표 16-2 원외 심정지 ECPR의 적응증 및 금기증(권고사항)

적응증
1) 나이: 18–75세
2) 심장질환이 원인으로 의심되는 원외 심정지
3) 심정지 후 첫 확인 리듬이 VF/VT 인 경우
4) 목격된 심정지이면서 동시에 bystander CPR 시행
5) 심도자술이 가능한 응급실로의 이송시간이 30분 이하인 경우
금기증(응급실 도착 당시 한 가지 이상 해당시)
1) 호기말이산화탄소 end–tidal CO_2 < 10 mmHg,
2) PaO_2 < 50 mmHg,
3) lactic acid >18 mmol/L

표 16-3 생명징후(Sign of Life: SOL)

생명징후 1. 움직임(가장중요), 2. 호흡/헐떡거림(gasping), 3. 동공반응
위의 생명징후가 최소한 1개 있으면서 동시에 뇌기능이 잠재적으로 살아있다고 판단 되면 바로 ECPR 시행, 특히 전기적 제세동이 적응증이 되는 경우(shockable rhythm) 생명징후 (+) + VT/VF (+) → ECPR 시행 생명징후 (+) + PEA/무수축 → ECPR 고려 생명징후 (–) + VT/VF (+) → 생존율 4–5% 생명징후 (–) + VT/VF (–) → no ECPR

VF : ventricular fibrillation
VT: ventricular tachycardia
ECPR: extracorporeal cardiopulmonary resuscitation
PEA: pulseless electrical activity

들을 종합해 보면 다음의 표와 같은 기준을 제시해 볼 수 있다.

최근에는 생명징후(Sign of Life, SOL)이 중요한 판단의 근거가 된다는 보고들이 많고 실제 응급실 담당 의사의 ECPR 시행 판단에 중요한 역할을 하고 있다.

2. ECPR 치료결과에 영향을 주는 요인들

일반적으로는 심장질환이 원인이 있거나 심장수술 후 발생한 심정지의 경우 ECPR이 고식적 심폐소생술(conventional cardiopulmonary resuscitation, CCPR)보다 는 좋은 생존율을 보여주고 있다. 소화기계에 질환이 있던 환자는 다발성 장기부전을 대개 가지고 있기 때문에 안 좋은 결과를 보여주며 종양을 가지고 있거나 면역력이 떨어져 있던 환자들 또한 나쁜 결과를 보고하고 있다.

심정지 후 ECMO 시작까지의 시간은 가장 중요한 생존 요소라 할 수 있다. CCPR이 진행되는 시간(low flow time)이 길수록 생존율과 신경학적 결과는 치명적인 악영향을 미치게 되며 퇴원 후의 사망률도 높게 된다. 특히 CPR 도중에 캐뉼라 삽입을 위해 흉부압박을 잠깐씩 중단해야 하는데 이 횟수와 시간이 증가할수록 역시 급격히 생존율이 감소한다. 위에 언급한 소요 시간들을 줄이는 것이 ECPR 환자의 생존을 높이는데 가장 중요하면서도 우리의 노력으로 줄일 수 있는 요소이기도 하다. 따라서 ECPR이 필요한 환자가 발생했을 경우를 대비한 ECMO team 및 응급실 또는 중환자실 의료진의 반복된 훈련으로 빠른 시간 내에 안전하고 성공적으로 ECMO를 시작 할 수 있게 준비를 해야 한다. 종합하면 위에 언급된 여러 정보들을 토대로 ECPR에 적합한 환자인지, 그에 따라 ECPR을 진행할 것인지 말지를 빠른 시간 내에 정확한 판단을 하는 것이 성공적인 ECPR에서 가장 중요하다.

V 호흡보조

정맥혈을 산소화시킨 후 다시 정맥 내로 넣어주는 방식인 정맥-정맥 보조(VV support)는 혈액이 심장과 폐를 거치는 경로를 우회하지 않고 정상적인 경로를 거치도록 한다. 이 방식은 폐에서 주로 이루어지는 산소-이산화탄소 교환에만 작용하며 정맥-동맥 보조와 달리 전신 혈액 순환에는 영향을 미치지 않게 된다. VV support는 기계적 인공환기, Nitric Oxide 흡입 등 적극적 호흡기 치료에도 불구하고 가스교환이 제대로 이루어지지 않을 경우 전신적 산소공급과 이산화탄소 제거를 위해 사용할 수 있는 유일한 선택이라 할 수 있다. 이는 환기 요구를 줄이고 기계적 환기로 인한 폐손상을 줄여서 폐를 쉬게 함으로써 폐의 회복을 촉진시키는 것이다. 이런 이론적 유리함에도, 앞에도 언급했듯이 2009년 H1N1 인플루엔자가 창궐하기 전까지 성인 호흡기질환에서의 ECMO는 장점이 있다는 증거를 찾기 힘들어 많이 사용되지 않았었다. 1980년대까지는 호흡부전 시 대부분 VA support를 사용하였으나 현재는 대부분의 경우에서 호흡부전의 경우에는 VV support를 한다. 이는 동맥에 혈관 캐뉼러 삽관으로 발생할 수 있는 합병증의 위험을 줄이고 전신적인 박동형 혈류를 유지할 수 있기 때문이다.

2009년 발표된 CESAR trial에서는 2001년부터 2006년 사이에 단일 센터로 이송된 ARDS 환자에서 ECMO의 사용한 경우에서 생존율이 유의하게 높다는 것을 보고한 후 약 5배의 VV ECMO support가 증가하였다. 그러나 이 논문에서의 좋은 결과에도 불구하고 각각의 센터마다 균일하지 못한 결과 보고로 인해 급성호흡기능상실, 급성호흡부전 증후군에서 ECMO의 이점을 명확히 보여주지는 못하였다. 최근에 보고된 많은 연구들에서 성인 호흡부전 증후군의 ECMO 적용 시 생존율은 51-79%까지 보고하고 있다. 최근 발표된 EOLIA trial은 중증 ARDS환자에 대해 ECMO와 적극적인 고식적 치료(기계환기 포함)를 전향적 무작위 연구를 시행한 것이다. 일차 종결점(primary endpoint)은 두 그룹에서 통계적 차이를 보여주진 못했지만 조기 종료 기준에는 도달을 하였다. 대조군 중 28%의 환자가 교차(crossover)로 ECMO를 적용하였고 사망률에서 20%의 차이가 있다는 것을 보여주어 ECMO 치료가 중증 ARDS 환자에게 의미가 있다는 것을 밝혀냈다.

1. 정맥정맥 ECMO 시행 시 기계환기법 (Ventilator setting on VV ECMO)

VV ECMO 환자의 기계적 환기 설정은 인공 호흡기 관련 폐손상(ventilator-induced lung injury, VILI)을 최소화하기 위해 더 높은 수준의 폐보호 환기(ultraprotective lung ventilation)를 시행해야 한다. ARDS 환자에 대한 폐보호환기가 생존율을 증가시킨다는 것은 이미 분명히 밝혀졌지만 ECMO를 가지고 있는 ARDS에 대한 폐보호환기에 대한 증거는 아직은 분명하지는 않지만 많은 종설 논문과 ELSO guideline에서는 폐보호환기를 넘어서 ultraproective lung ventilation을 해야 한다는게 정설로 굳어져 있고 최근 발표된 무작위 연구에서 유의하게 폐의 압력 손상을 줄여준다는 결과를 보여주었다.

많은 논문에 의거 추천하는 기계환기 설정은 저산소증과 이산화탄소 정체(retention)를 만들지 않으면서 VILI를 피하기 위해서는 PPLAT (plateau pressure)를 낮게 유지 하기 위해(<25cmH_2O) 1회 호흡량(tidal volume, TV) 은 <4 mL/kg × PBW (predicted body weight, 예상체중) 정도만 유지하면서 폐포가 쪼그라드는 것과 과팽창을 막기 위한 적정 수준의 호기말양압(positive end-expiratory pressure, PEEP)을 유지(10-15 cmH_2O) 하는 것을 제안하고 있다.

표 16-4 정맥정맥형(Venovenous, VV) ECMO의 적응증

적응증
1. 고식적인 기계환기요법에 호전되지 않는 급성호흡기능상실, 급성호흡부전 증후군
2. 고탄산혈증호흡부전
3. 심한 기도막힘이 있는 예정된 기도수술
4. 응급 저산소혈증
- 심한 천식(기관지수축) - 익사 직전의 상태 - 심한 공기누출증후군(Severe air leak syndrome) - 폐이식을 위한 가교(Bridge to lung transplantation)
5. 폐이식을 위한 가교(Bridge to lung transplantation)

2. $ECCO_2R$ (Extracorporeal CO_2 removal: 체외형 이산화탄소 제거장치)

$ECCO_2R$는 VV ECMO의 변형된 형태로 혈액 내에서 산소 공급보다는 이산화탄소를 제거하는 것이 주목적이

표 16-5 급성호흡기능상실, 급성호흡부전증후군 환자에서 정맥정맥형 에크모와 기계환기 설정 제안

ECMO setting	1. Gas FiO_2: 1.0 2. Post-oxygenator $PO_2 \geq 200$ mmHg
Lung protective MV	1. Pressure control mode 2. $P_{PLAT} < 25cmH_2O$ 3. PEEP: 10-15 cmH_2O 4. RR: 10-12/min 5. Paralytic sedation
Therapeutic targets	1. $SaO_2 \geq 90\%$ or $PaO_2 \geq 60$ mmHg 2. pH ≥ 7.2

PEEP (positive end expiratory pressure) : 호기말양압
P_{PLAT} (plateau pressure)
RR (respiration rate)

다. 일반적인 ECMO 유량보다 훨씬 낮은 유량(약 0.5-1.5 L/min) 이면 대개는 충분하다. 산소화에는 문제가 없지만 폐에서 이산화탄소 제거율이 떨어지는 만성폐쇄성폐질환(chronic obstructive pulmonary disease, COPD)과 같은 고탄산혈증호흡부전(hypercapnic respiratory failure)이 적응증이다. 또한 ARDS 환자에게 시행하는 ultraprotective 기계환기 요법 시행 시 이산화탄소 제거를 위해 사용하기도 한다.

과거에는 VV ECMO를 사용하였으나 최근에는 AV 캐뉼레이션을 통해 펌프 없이 동맥압으로 목표 유량을 유지하는 이산화탄소 제거 장치를 사용한다. 이 경우는 최소 60 mm 정도의 동-정맥압 차이가 필요하기 때문에 심장기능이 정상이어야 한다.

VI ECMO 유지요법에서 중요한 것들

1. 수액 부하(Fluid overloading)

모든 ECMO 회로는 환자에게 사용하기 전에 시동(priming)이라는 과정이 반드시 필요한데 이는 새로운 ECMO 회로 제품을 개봉한 뒤 장치에 연결하고 나서 내부의 공기를 모두 없애고 결정질용액으로 채우는 것(약 500-700 mL)을 말한다. 따라서 ECMO가 시작되면서 혈액이 회로내로 들어오게 되면 자연스럽게 혈액은 이 결정질용액으로 인해 희석된다. 이로 인해 ECMO 환자들은 적정한 적혈구용적율을 유지하기 위한 수액 치료가 필요하게 되고 수혈량도 많아지게 되는 것이다. 또한 ECMO 시작 초기에 대개 대량의 수액주입이 필요하게 되는데 이는 항응고제 사용에 따른 출혈경향 증가, 특히 수술 후 또는 외상으로 인해 ECMO를 적용한 경우는 활동성 출혈이 많고 그 양 또한 많아 ECMO 혈류량 유지에 필요한 혈관내 혈액량 유지를 위해 많은 양의 수액을 추가하게 되며 이는 위에 언급한 혈액희석을 다시 악화시키고 이는 다시 모세혈관에서 수액이 조직으로 누출되어 조직에 부종을 일으켜서 혈관내 혈액량은 다시 부족해지는 악순환을 만들게 된다. 위에 언급한대로 ECMO 시작과 동시에 cytokine이 활성화되어 이 또한 패혈증과 비슷한 상태를 유발하여 모세혈관 수액 누출을 악화시키는 원인이 되기도 한다. 일반적으로 VV support 환자보다는 VA support 환자에서 수액 부하가 많은 것으로 알려져 있다. 수액은 소생 치료를 위해 가장 중요하고 효과적 치료임은 변함이 없지만 ECMO 환자에서는 ECMO를 막 시작한 초급성기를 제외하고 수액 부하를 줄이는 것이 생존율을 향상시킨다는 것을 많은 연구결과에서 보고하고 있다. 따라서 수액, 약물, ECMO 혈류량, 진정제의 적절한 관리를 통해 수액 투여를 최소화하여 부하가 걸리지 않도록 하는 게 환자 생존율을 높이는데 도움이 될 것이다.

2. 항응고제

ECMO 운용 도중에는 혈액이 외부 물질 표면과 접촉하면서 발생할 수 있는 혈전생성을 막기 위해 항응고제 투여가 필수적이다. 일반적으로 사용하는 항응고제는 unfractionated heparin (UFH, 이하 헤파린)이다. 다른 항응고제들보다 매우 저렴하고 대개의 경우는 그 효과가 투

여량에 비례하고 예측 가능하며 반감기가 비교적 짧고 급할 때 효과를 되돌릴 수 있는 protamin이라는 해독제가 있기 때문이다.

일반적으로 응고효과 및 환자 체내의 상태 확인을 위해 activated partial thromboplastin time (aPTT), prothrombin time/international normalized ratio (PT/INR), D-dimer, fibrinogen, complete blood count (CBC), activated clotting time (ACT)를 ECMO 시행 전에 확인을 하고 시행 후에는 ACT, aPTT 등으로 heparin 용량을 조절하면서 사용을 한다. 일반적인 항응고제 치료 범위는 ACT (150 - 180초), aPTT (50 - 70초) 각각 정상의 1.5배에서 2배를 유지하는 것으로 되어있다.

국내에서 사용할 수 있는 또 하나의 항응고제는 Nafamostat mesylate (NM, Futhan – SK 제약, Pandict – 녹십자) 으로 본래 CRRT (continuous renal replacement therapy) 치료 시에만 사용토록 허가받았었으나 염증반응 감소, 헤파린 대비 비슷한 항응고효과 등이 입증되어 최근 환자전액부담으로 ECMO 환자에 사용할 수 있도록 허가를 받았다. 반감기가 5-8분으로 매우 짧아 ECMO 회로에 직접 주입하는 것을 추천하고 ACT나 aPTT로 유지용량을 결정하는데 치료범위는 역시 헤파린과 같은 범위를 사용한다.

CRRT 없이 단독으로 사용하였을 경우는 일부의 경우에서 고칼륨혈증이 보고된 바 있어 반드시 CRRT와 동시에 사용하는 것을 추천한다.

Ⅶ ECMO 운용 시 발생할 수 있는 문제점 및 해결방법

ECMO를 운용 중에 발생할 수 있는 잠재적인 합병증 및 발생률은 표 16-6와 같다. ECMO 치료 시 이와 같이 많은 합병증이 발생할 수 있는 것은, 환자의 혈액이 유입되기 시작하면서 혈액과 이물질 접촉에 의한 보체 (complement)와 cytokine의 활성화와 같은 면역반응이 시작되기 때문에 이와 관련된 혈액응고, 출혈, 염증반응이 필수적으로 발생하게 되고, 빠른 속도로 회전하는 혈액펌프와 미세한 공간을 지나가야 하는 산화기가 있기 때문에 용혈이 발생할 가능성이 높기 때문이다. 합병증 중 ECMO 장치와 관련된 기계적 합병증들은 경험이 증가하고 팀이 잘 조직되어 있을수록 발생 가능성이 낮으며 기술적 발달에 따라 그 빈도수는 점차 줄어들고 있다. 예를 들면 헤파린 코팅 회로와 같은 기술 개발로 혈전의 위험

표 16-6 적응증에 따른 성인 ECMO 도중 발생하는 부작용

VV support	
기계적 펌프 고장	1.5 %
기계적 산화기 기능 부전	9.1 %
캐뉼라 부위 출혈	13.2 %
수술 부위 출혈	10.5 %
폐출혈	6.1 %
뇌출혈	3.9 %
뇌경색	2.0 %
신부전	9.3 %
고빌리루빈혈증 감염	8.7 %
	17.5 %
VA support	
기계적 펌프 고장	0.8 %
기계적 산화기 기능부전	6.6 %
캐뉼라 부위 출혈	18.5 %
수술 부위 출혈	20.2 %
폐출혈	3.1 %
뇌출혈	2.2 %
뇌경색	3.8 %
신부전	12.3 %
고빌리루빈혈증 감염	12.2 %
	13.0 %

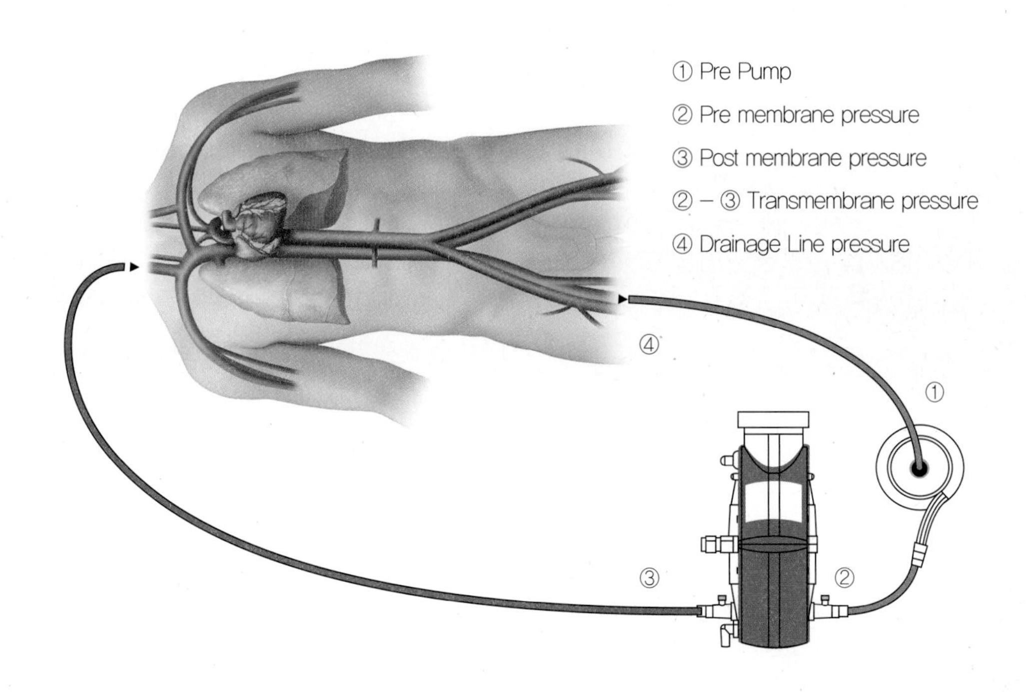

그림 16-4 압력측정 부위

위의 그림에 보는 것과 같이 각 부위별 압력을 측정하면 아래 표와 같이 그 증감에 따라 ECMO 회로 중 어디에 문제가 있어 혈류량 감소가 일어났는지 쉽게 파악이 가능하다.

이 감소하였고 사지 허혈을 막기 위해 원위부 관류(distal perfusion)법 등이 개발되어 기존의 발생하던 합병증 확률을 대폭 낮추었다. 또한 용혈이 적은 혈액펌프 개발 또한 환자의 합병증을 줄이는 데 큰 역할을 했다.

1. ECMO 혈류량 감소

ECMO 운용 중 가장 흔히 발생하는 문제 중 하나로 잘 유지되던 혈류량이 갑자기 감소하게 되었을 때 일반적으로는 혈관 내 혈액량 부족이 흔하고 이런 경우 빠른 속도로 수액을 주입하면 해결되는 경우가 많으나 반복될 경우는 반드시 다른 원인을 찾아야 한다. 이때 중요하고 유용한 방법이 ECMO 회로 각 부분에서 압력을 체크하는 것이다.

ECMO 혈류량에 갑자기 문제가 생겼을 때는 회로 각 부분 압력 측정과 더불어 위의 흐름도에 따라 접근을 하여

표 16-7 ECMO 회로의 기본 압력 분석표

Pre Pump	Pre Membrane	Post Membrane	Problem site
↔ or ↓	↑	↓	Oxygenator
↔ or ↓	↑	↑	Return tubing or Cannula
↑	↓	↓	Pump

문제를 찾아내어 해결을 할 수 있다. 펌프 전 압력이 상승했을 경우는 펌프 자체에 문제가 생겼다는 것으로 대개 펌프와 그 주변을 불빛을 비춰 보면 혈전을 발견할 수 있다.

산화기(membrane Oxygenator)에 문제가 생겼을 경우는 산화기 전후(pre membrane pressure – post membrane pressure) 압력차를 계산해 보면 된다. 각 제조사마다 정상범위가 조금씩 다르긴 하지만 일반적으로 50 mmHg 이하인 경우는 정상, 100 mmHg 이상인 경우는 내부에 혈전이

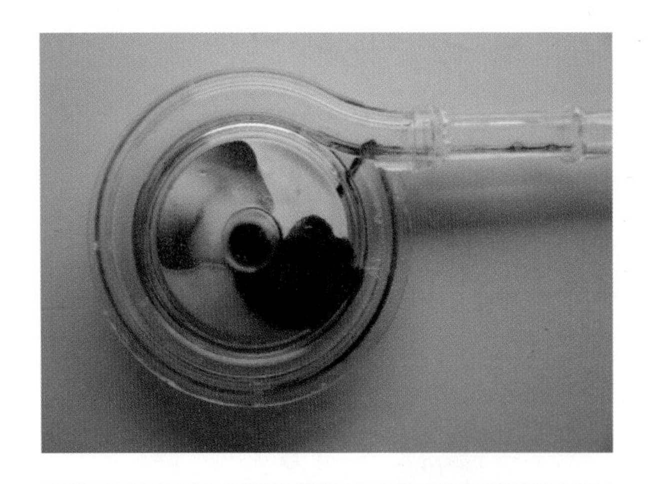

그림 16-5 혈액펌프에 발생한 혈전

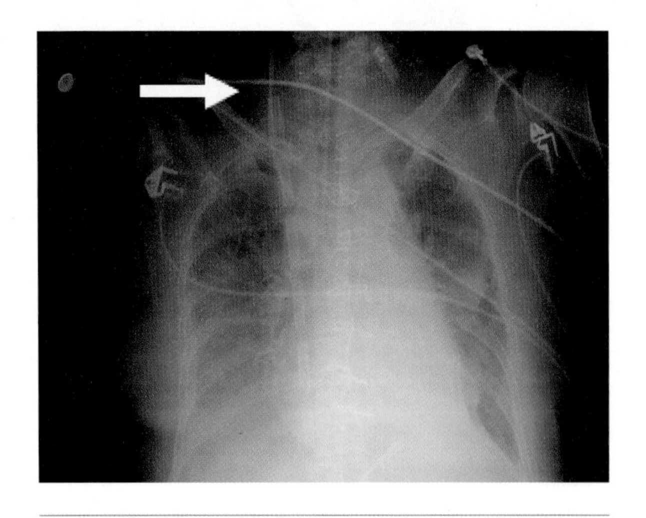

그림 16-6 잘못된 유입 캐뉼러 위치(white arrow: tip of cannula)

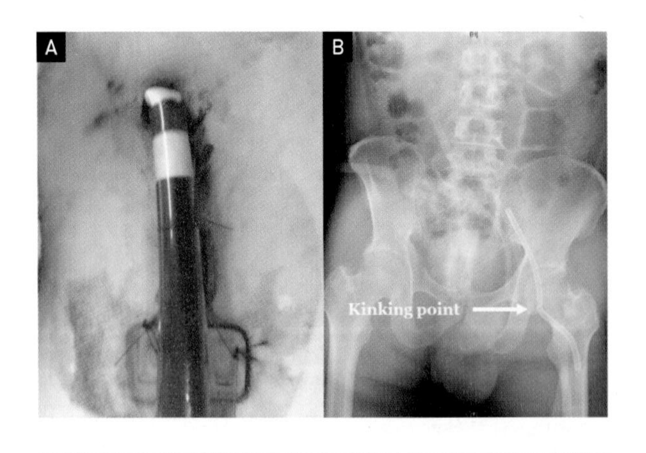

그림 16-7 A: Cannula kinking on skin, B: Cannula kinking in the hip joint level

생겼거나 산화기 기능이 망가진 것으로 판단을 해도 된다.

캐뉼라나 회로의 꺾임 및 문제 발생은 소독된 거즈를 벗겨내고 삽입부위를 직접 확인해야 하고 단순 X-ray를 통해서도 동시에 확인을 해야 한다. 회로의 꺾임은 삽입시 단단히 고정이 안 되어서 발생하는 경우가 많으므로 삽입 직후, 검사를 위한 이동 전후 반드시 전체 회로에 문제가 없는지를 확인해야 한다. 캐뉼라에 발생하는 문제는 최근에는 거의 꺾임방지가 되어있는 캐뉼라를 사용하기 때문에 많이 줄어들었으나 환자가 의식이 깨서 움직이거나 중환자실에서 욕창관리, 방사선 검사 등을 시행한 후에 문제가 발생할 수가 있다. 역시 1차적으로는 육안으로 확인이 중요한데, 특히 삽입부위 피부에서 꺾이는 경우(그림 16-7, A)가 많이 발생할 수 있고 해부학적 혈관 구조 때문에 겉에서는 괜찮아 보이나 단순 방사선 검사에서 이상이 확인되기도 한다(그림 16-7, B).

2. 좌심실 팽창(Left ventricular distension, LVD) – VA support

1) 병태생리

이 현상은 VA ECMO에서 발생하는 근본적인 문제이다. VA ECMO는 대개 체표면 면적을 고려하여 최대 혈류량을 보조하는 것이 원칙이다. 하지만 아무리 최대 혈류량을 ECMO가 보조한다고 해도 상대정맥, 하대정맥, Thebesian 정맥, 기관지 정맥 등에서 좌심방을 거쳐 좌심실로 유입되는 혈류는 계속 발생하기 때문에 좌심실 부전이 매우 심한 경우 심실은 거의 수축을 못해서 대동맥 판막을 열어서 혈액을 내보낼 정도의 심실기능조차 남아 있지 않은 경우에는 좌심실은 지속적으로 팽창할 수 밖에 없기 때문에 이와 같은 문제가 발생을 한다. 또한 최대 혈류량 유지시 대퇴동맥으로부터 반대방향으로 올라오는 높은 압력의 유입 혈류가 좌심실에서 박출하여 나가려는 혈류를 방해하기 때문에(afterload 증가) 좌심실은 더더욱 혈액을 내보낼 수 없고 좌심실 팽창은 더 심해지게 된다.

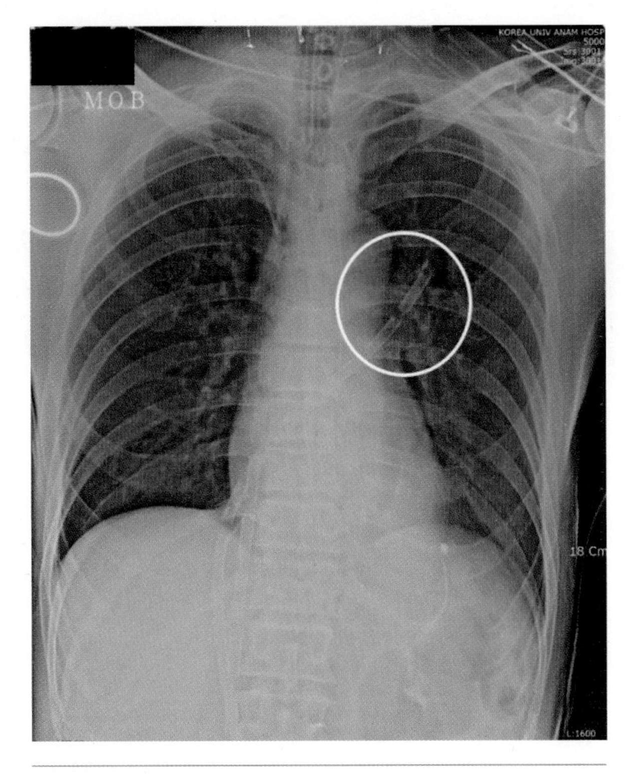

그림 16-8 캐뉼러가 심장중격을 넘어 좌측 상부 폐정맥 쪽으로 삽입되어 있다. (white circle: tip of cannula)

2) 진단

심초음파 상에서 대동맥 판막이 열리지 않고 'smoke like' effect를 보이는 것을 포함하여 혈압감시를 위한 동맥파에서 박동이 거의 없는 소견을 보이면서 중심정맥 포화도 45% 이하, 중심정맥압 20 mmHg 이상, 흡기시 IVC 확장 2.5 cm 이상, 호기시 IVC 다혈증(plethora) 양성, 폐동맥 쐐기압 25 mmHg 이상을 나타내면서 흉부 단순촬영에서 재분포(redistribution) 소견을 보일 때 심한 좌심실 팽창으로 정의할 수 있다. 이와 같은 소견이 보일 때는 즉시 좌심실 배기(LV venting)이 필요하다.

3) 치료 : LV Unloading – Venting

(1) 경피적 방법

① Atrial septostomy → Interatrial septal (IAS) puncture and ballooning

② Transpulmonic catheter

③ Transaortic catheter

④ Temporary axial flow pump

⑤ Ajunctive IABP (intra-aortic balloon pump)

⑥ Cannular insertion through Interatrial septum

⑥의 경우 많은 논문에서 그 효과를 증명하고는 있지만 아직 무작위 연구는 진행되지 않았다. 비교적 빨리 시행이 가능해서 현재 국내에서 가장 많이 쓰이고 있는 방법이다.

(2) 외과적 방법

가장 효과적인 방법이나 출혈이나 감염의 위험성이 높고 전신마취가 필요하다. 좌심실에 혈전형성은 효과적으로 막을 수 있으나 대동맥 판막이 열리지 않는 경우 발살바동(sinus of Valsalva)에 혈전생성 가능성은 증가한다.

① Left atrial (LA) or LV venting by full sternotomy

가장 효과적이고 정확한 위치에 삽입이 가능하지만 정중흉골절개에 따른 부작용(출혈, 감염) 위험성이 높기 때문에 심장수술후증후군(post cardiotomy syndrome) 환자에게 주로 적용되는 방법이다.

② Right anterolateral small thoracotomy → LA or Pulmonary artery (PA)

우측 네번째 또는 다섯번째 늑간을 절개하여 RUPV에 캐뉼러를 직접 삽입하는 방법으로 우심방에서 배액을 하여 액와동맥으로 유출캐뉼라를 삽입하는 방식의 central ECMO 수술에 주로 사용되는 방법이다.

③ Left anterolateral small thoracotomy → LV apex

정중흉골절개를 피하면서 좌심실 내 압력을 직접 낮출 수 있는 효과적인 방법이다. 하지만 venting 캐뉼러에서 배액되는 혈류량이 너무 많으면 대동맥 판막이 열리지 않아 발살바 동에 혈전이 생긴다. 대개 심장이식을 대기하는 VA ECMO 환자에게 효과적으로 사용될 수 있는 방법이다.

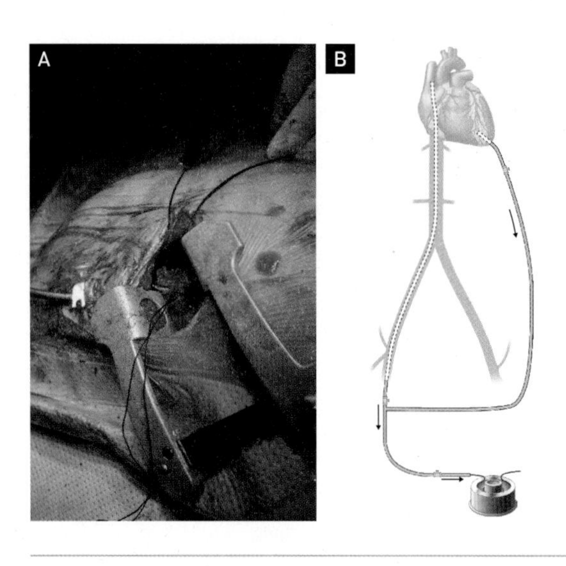

그림 16-9 A: 좌심실 첨부에 배기 캐뉼라를 삽입하는 장면, B: 배기 캐뉼라 삽입후 ECMO 연결

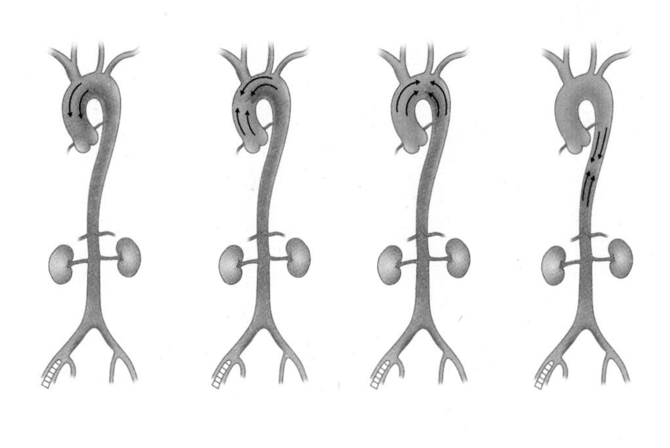

그림 16-10 VA ECMO에서 각기 다른 mixing zone.

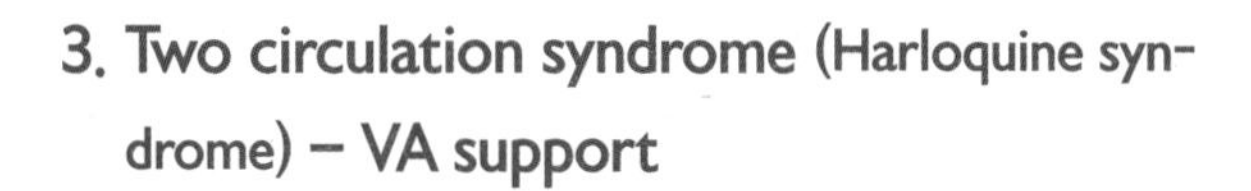

3. Two circulation syndrome (Harloquine syndrome) – VA support

VA ECMO에서 발생할 수 있는 현상으로 심장기능이 좋으나 폐기능이 나쁜 환자에게 나타날 수 있다. Differential hypoxia, 상체 청색증(upper body desaturation) 또는 blue head, red legs 현상이라고도 한다.

그림 16-10와 같이 VA ECMO에서는 ECMO 혈류량, 환자 심장의 심박출량, 수축촉진제나 혈압상승제의 사용 및 캐뉼라 위치에 따라 환자 심장에서 박출된 혈액과 ECMO에서 유출된 혈액이 만나는 지역(mixing zone)이 생기게 된다. 이에 따라 폐기능이 안 좋은 경우 뇌혈관이나 관상동맥이 지속적으로 산소량이 적은 혈액을 공급받게 되면 궁극적으로 뇌허혈이나 심근허혈이 발생하고 심근 회복에도 악영향을 끼치기 때문에 이를 빠른 시간에 해결하는 것이 중요하다.

치료 방법은 아래와 같다.

① 폐순환 혈류량을 줄이기 위해 ECMO로 배액되는 혈류량을 증가시키는 방법

② 폐기능 향상

③ VAV hybrid mode cannulation

가장 많이 쓰이는 방법으로 유출 캐뉼러를 Y 연결관을 이용 하나를 더 만들어 경정맥으로 높은 산소가 포함된 혈류를 보내어 VA support와 VV support를 동시에 할 수 있도록 하여 전신에 산소화된 혈액이 가게 하는 것이다.

4. 말초사지 허혈(Distal limb ischemia – VA support

말초 대퇴동맥에 굵은 캐뉼라를 삽입함으로써 발생하는 일종의 합병증이다. VA ECMO 환자 중 30-50% 까지 발생한다는 보고가 있다. 원인은 다양하지만 가장 흔한 것은 말초혈관 질환(peripheral arterial occlusive disease, PAOD)와 고용량의 혈관수축제 사용이다.

5. 재순환(Recirculation) – VV support

재순환은 VV ECMO를 적용할 때 피할 수 없는 현상이다. 이는 ECMO의 산화기를 통해 많은 양의 산소가 포함된 혈액이 우심방, 우심실을 통해 폐순환으로 넘어가지 못

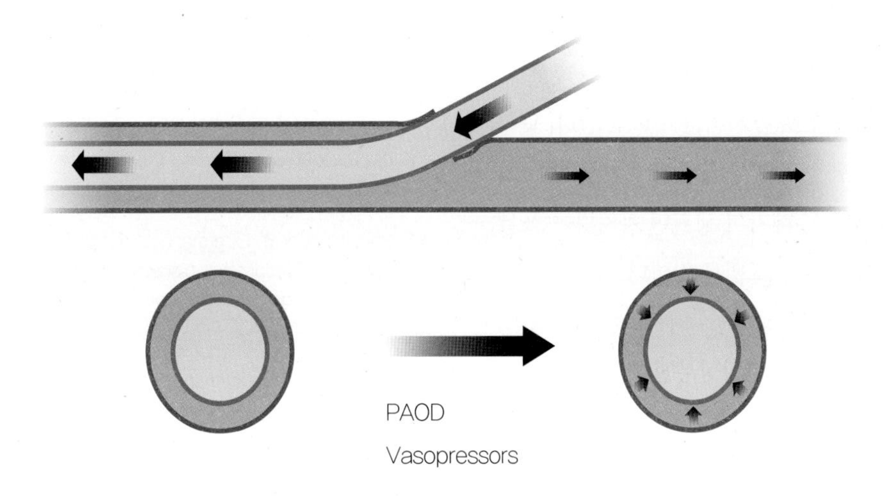

그림 16-11 동맥 캐뉼라 삽입 후 Distal limb ischemia가 발생할 수 있는 모식도

그림과 같이 캐뉼라 삽입 후 원위부로 가는 혈류량은 급격이 줄어들게 되고 말초혈관 질환이나 고용량의 혈관수축제를 사용하는 환자는 캐뉼라와 동맥사이의 공간이 적거나 없어지면서 원위부로 혈액 공급이 안 되는 현상이 발생하게 된다.

하고 그 일부가 다시 유입 캐뉼라를 통해 ECMO 회로로 돌아오는 것을 말한다. 폐기능이 매우 저하된 폐보조 VV ECMO 환자에서는 이 재순환을 최소화 시키는게 효과적인 체내 산소화를 위해 매우 중요하다. 재순환은 ECMO 혈류량, 혈류의 방향, 심박출량, 흉강내 또는 복강내 압력을 포함한 여러 요인의 영향을 받는다. 따라서 이를 줄이기 위한 많은 캐뉼라 삽입 방법이 제안되었으며 또한 새로 디자인된 캐뉼라(Avalon ELITE, MAQUET)들이 개발되었으나 아직 국내에는 도입이 안 되어 있고 최근 소아환자를 위한 것만 일단 먼저 수입을 위해 심의 중에 있다. VV ECMO 시작 후 혈류량은 충분히 괜찮은데 환자의 산소포화도가 충분히 오르지 않을 경우 가장 먼저 의심해 볼 수 있으며 유입 혈액과 유출 혈액의 가스분석을 통해 진단을 할 수 있다. 재순환율을 계산하는 공식은 아래와 같으며 이를 최소화하기 위해 심초음파나 단순 흉부 X-ray를 통해 위치를 조정하여 최상의 캐뉼라 위치를 찾아야 한다.

Recirculation rate (%) =
$(SpreO_2-SVO_2)/(SpostO_2-SVO_2)\times 100$

Ⅷ ECMO의 미래

향후 ECMO 장치들은 지금보다 훨씬 더 소형화, 단순화되고 내구성이 증가되면서 동시에 혈전, 용혈을 줄어드는 안전한 장치가 점점 더 개발될 것이다. 또한 LVAD를 비롯한 다양한 MCS 장치로 변환이 가능한 장치도 개발 중에 있다. 현재에도 이미 상용화되어 있으나 이런 장치들이 좀 더 손쉽게 앰블런스나 헬리콥터와 같은 항공기에 기본적으로 실리게 될 수도 있어 ECMO를 가지고 이동하는 게 자유로워질 것으로 예상된다. 중환자실의 환자들은 자유롭게 움직이면서 재활치료를 할 수 있게 될 것이며, 여러 자동 장치와 센서들로 좀 더 다루기 쉽고 안전한 장치 또한 빠른 시일 내에 우리가 만날 수 있을 것이다. 출혈과 혈전은 ECMO에서 뗄 수 없는 문제이지만 점차 치명적인 경우는 줄어들게 될 것이고 언젠가는 항응고제가 필요 없는 장치가 개발될지도 모른다. 현재 몇몇 센터에서 연구를 계속하고 있는 ECMO 기술을 이용한 인공태반, 인공자궁 또한 계속해서 발전해 나갈 것이다. 나아가서 장기부족 해결을 위한 체외순환 사후장기 기증

(extracorporeal donation after cardiac death, EDCD)이 현재보다 더 발전되고 확실한 형태로 자리를 잡을 것이며, 장기배양과 같은 방향으로도 발전이 진행되고 있다. 궁극적으로는 기증자에게서 받은 귀한 각각의 장기를 모아 저장을 해두었다가 필요한 수혜자가 생기면 가져다가 쓰는 장기은행이 만들어지게 될 수도 있을 것이다.

ECMO는 이제 중환자 치료에서 표준 요법이 되었다. 급성심부전, 보상하지 못하는 만성심부전 뿐만 아니라 급성 중증 호흡부전 그리고 심폐소생술 상황에서도 사용되고 있다. ECMO는 심장, 폐장이식과 같은 다른 치료를 위한 가교 역할 또한 수행하고 있다. 앞으로도 더욱 복잡하고 어려운 상황에서 ECMO는 쓰여질 것이고 다장기 보조를 위한 역할을 수행하게 될 것이다. 향후 생체조직, 기술적 진보와 함께 장치는 점점 더 발전할 것이고 지금까지 약 40년간 축적되어온 임상 경험들로 인해 합병증은 점차 줄어들고 생존율은 점차 높여가고 있다. 앞으로도 기존의 치료법으로 해결되지 않는, 중증이지만 가역적인, 심장, 폐를 비롯한 여러 장기의 부전증상을 해결하기 위해 많은 연구자들이 함께 소통하며 데이터를 모으고 연구를 해 나가야 할 것이다.

참고문헌

1. Abdelaziz Farhat, Cindy Darnell Bowens, Ravi Thiagarajan, et al. Extracorporeal Cardiopulmonary Resuscitation. Advances in Extracorporeal Membrane Oxygenation: Volume 3. 2019. InterchOpen.

2. Beiderlinden M, Eikermann M, Boes T, et al. Treatment of severe acute respiratory distress syndrome:role of extracorporeal gas exchange. Intensive Care Med 2006;32:1627-1.

3. Buscher H, Vukomanovic A, Benzimra M, et al. Blood and anticoagulation management in extracorporeal membrane oxygenation for surgical and nonsurgical patients: A single-center retrospective review. J Cardiothorac Vasc Anesth 2017;31:869-75.

4. Conrad S A, Broman L M, Taccone F S, et al. The extracorporeal life support organization Maastricht treaty for nomenclature in extracorporeal life support. A position paper of the extracorporeal life support organization. American journal of respiratory and critical care medicine 2018;198:447-51.

5. Conrad SJ, Bridges BC, Kalra Y, et al. Extracorporeal cardiopulmonary resuscitation among patients with structurally Normal hearts. ASAIO. American Society for Artificial Internal Organs 1992 2017;63:781-6.

6. Huang S C, Wu E T, Wang, C C, et al. Eleven years of experience with extracorporeal cardiopulmonary resuscitation for paediatric patients with inhospital cardiac arrest. Resuscitation 2012;83:710-4.

7. International summary report. Extracorporeal Life Support Organization 2019.

8. Jae Seung Jung. Extracorporeal Membrane Oxygenation: Past, Present and Future. Korean J Med 2015;88:651-7.

9. Kwak J, Majewski MB, Jellish WS. Extracorporeal Membrane Oxygenation: The New Jack of All Trades?. Journal of Cardiothoracic and Vascular Anesthesia 2019.

10. Meani P, Delnoij T, Raff G M, et al. Protracted aortic valve closure during peripheral veno-arterial extracorporeal life support: is intra-aortic balloon pump an effective solution?. Perfusion 2019;34:35-1.

11. Meani P, Gelsomino S, Natour E, et al. Modalities and effects of left ventricle unloading on extracorporeal life support: a review of the current literature. European journal of heart failure 2017;19:84-91.

12. Schmidt M, Bailey M, Kelly J, et al. Impact of fluid balance on outcome of adult patients treated with extracorporeal membrane oxygenation. Intensive care medicine 2014;40:1256-66.

13. Thiagarajan R R, Barbaro R P, Rycus P T, et al. Extracorpo real life support organization registry international report 2016.

ASAIO J 2017;63:60-7.

14. Truby L K, Takeda K, Mauro C, et al. Incidence and implications of left ventricular distention during venoarterial extracorporeal membrane oxygenation support. ASAIO Journal 2017;62:257-65.

15. Zhang Z, Gu W J, Chen K, et al. Mechanical ventilation during extracorporeal membrane oxygenation in patients with acute severe respiratory failure. Canadian respiratory journal 2017.

기도관리

장철호

I 기도관리의 준비

중환자는 심폐기능 등의 저하로 저산소증에 대응하기 어렵고, 이미 저산소증이 심한 상태에서 기관내삽관을 시행하는 경우가 많아, 여러 번의 기관내삽관 시도와 실패는 중환자들에서 더 위험하다. 따라서 중환자에게 기관내삽관을 하는 경우 응급상황이 아닌 준비된 상황에서 기관내삽관을 하도록 최대의 노력을 기울여야 하며, 기도유지 여부에 대해 지속적으로 모니터링을 하고, 빠른 상황 판단과 기도유지를 위한 전략을 준비하고 있어야 한다. 그리고 중환자관리 의사는 평상시에 다양한 상황에 따른 기도관리의 전략과 술기, 기구들에 익숙해져 있어야 한다.

1. 기도관리의 전략

1993년부터 미국과 유럽에서 어려운 기관내삽관에 대한 가이드라인을 제시하기 시작했고 이후로도 많은 논문과 의견들이 나오고 있다. 또한 어려운 기관내삽관에 대한 진료지침도 각 학회를 중심으로 만들어지고 수정되고 있다.

기도관리는 응급상황에서 시행하는 것보다 숙련된 인력과 충분한 장치를 준비한 뒤 기도관리 실패를 대비한 이차 계획을 즉시 시행할 수 있는 안정된 상황에서 하기 위한 최대한의 노력을 기울여야 한다. 응급상황에서도 최대한 준비된 상황과 유사하게 시행할 수 있도록 평소에 인력과 전략을 준비하고 훈련하여야 한다. 이 전략은 시행하는 각 중환자실에 따라 인력과 평상시의 교육내용, 장치 보유 현황에 따라 적절하게 전문가와 실무자가 상의하여 작성하고, 잘 볼 수 있는 곳에 계시하여 두는 것이 권장된다.

전략은 가능한 간단하면서 중환자실 의료진이 시행할 수 있는 능력과 현재 보유장치의 수준에서 작성되어야 한다. 그 예로 그림 17-1의 기도관리 전략의 예가 있는데 기도관리 가이드라인을 참고하여 각 병원의 실정에 맞게 병원별로 작성하는 것이 좋다고 여겨진다.

이는 지역별, 기관별, 중환자실 별로 다양한 상황들이 있으며, 숙달된 기도관리에 사용할 수 있는 장치가 다르기 때문이다. 기도관리 전략은 빠르고 쉽게 참고할 수 있도록 도표로 작성하는 것이 좋고, 실제 상황에서 시행 시 다르게 이루어진 부분이 있으면 추후에 의논하여 전략을 보완하여야 한다.

2. 기도관리의 교육

기도관리에 대하여 의료진은 최신의 기도관리 지침과 장치에 대한 사용법을 숙지하고 있어야 한다. 그리고 실제

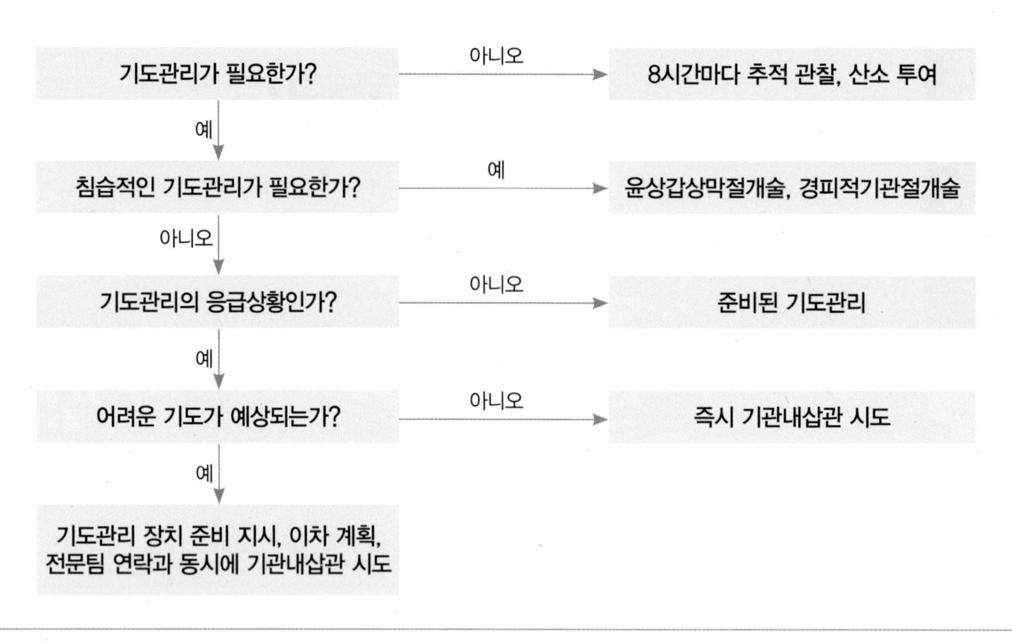

그림 17-1 기도관리 전략의 예

응급상황에서 성공적으로 환자를 치료하기 위해서는 평상 시 팀원들끼리 일관된 내용의 교육을 받고 서로 충분한 의견교환이 이루어져 있어야 하며, 충분한 예행연습이 정기적으로 시행되어야 한다.

II 기도관리

1. 어려운 기도의 예측

어려운 기관내삽관을 예상하는 것은 무척 중요하다. 예상치 못한 상황에서 응급상황에 직면하는 것보다 미리 예상하고 충분한 준비를 하고 있다면 어려운 기관내삽관에 슬기롭게 대처할 수 있을 것이다. 따라서, 마스크 환기가 어려울 수 있는지, 기관내삽관이 어려울 수 있는지, 수술적 기도관리의 어려움이 있을 수 있는지를 최대한 확인하는 과정을 가져야 하며 그에 따른 추가적 조치를 준비하고 있어야 한다.

1) 예상지표

어느 하나의 지표가 어려운 기관내삽관을 가장 정확하게 예상해 준다고 이야기하기는 어렵지만, 간단하고 편안하게 시행할 수 있는 예상지표를 기관내삽관 전에 평가해 보는 것은 유용하다. 그 중 간편하게 사용할 수 있는 지표를 예로 들면 Mallampati 분류, LEMON 분류 등이 있으며, 평상시에 기도관리에 앞서 확인하고 평가하는 습관을 들여야 한다.

(1) 과거력

과거력상 어려운 기관내삽관을 환자 또는 보호자가 이야기하거나 차트에 기록되어 있다면 어려운 기관내삽관을 예상하고 그에 따른 충분한 대비를 하여야 한다.

(2) Mallampati 분류

환자를 앉힌 상태에서 혀를 내밀게 하여 구인두의 구조물이 보이는 정도에 따라 네 군으로 분류하였다(그림 17-2). 1군은 연구개, 목구멍, 목젖, 지주가 보이는 경우이고, 2군은 연구개, 목구멍, 목젖이 보이는 경우이며, 3군은

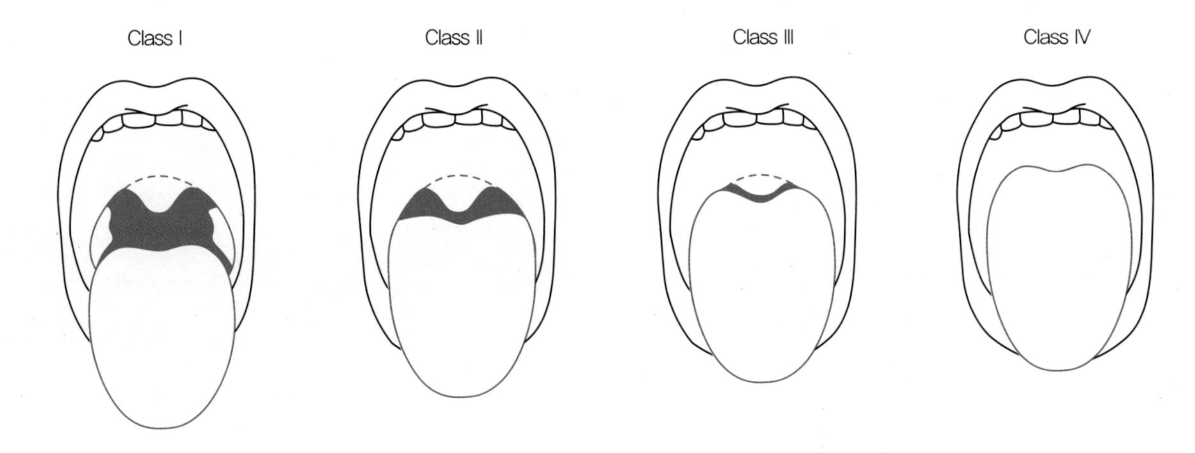

그림 17-2 Mallampati 분류법

표 17-1 기관내삽관에 대비한 보관장 목록

1	다양한 크기와 종류의 직접후두경(곡선형 날, 직선형 날)
2	다양한 크기와 종류의 기관튜브
3	기관튜브 유도자, 반경직성 삽관소침, 튜브교환기, 튜브를 유도할 수 있는 겸자
4	다양한 크기의 후두마스크와 상후두기도 유지기, 삽관용 후두마스크
5	광봉
6	삽관용 굴곡성 기관지경
7	역행성 삽관 기구
8	응급용 비침습적 기도유지기(제트 호흡기, 콤비튜브 등)
9	응급용 윤상갑상막 절개 기구
10	호기 이산화탄소 감지기

연구개와 목젖의 기저부만 보이고, 4군은 연구개도 안 보이는 경우이다. 이 중 3군과 4군은 기관내삽관이 어려울 수 있다.

2) 어려운 기관내삽관을 위한 장치

기관내삽관을 자주 시행하는 중환자실에서는 기관내삽관에 필요한 장치들과 어려운 기관내삽관에 대비한 장치들을 하나의 이동식 보관장에 비치하여 두고 어려운 기관내삽관이 예상되거나 기관내삽관이 어려울 시에는 즉시 보관장을 가져올 수 있도록 하는 것이 유용하다. 보관장에 비치하여 둘 수 있는 장치들은 표 17-1과 같다. 이 모든 것이 다 있어야 하는 것은 아니지만 여건이 되는 한 갖추고 있고 그 사용법을 평상시에 숙지하고 있는 것이 필요하다.

2. 전산소화 과정(Preoxygenation)

실제로 사용하지는 않더라도 기도관리에 앞서 실패 상황을 염두에 두고 충분한 기구를 준비하고 전략을 세워두는 것이 기도관리의 성공률을 높이고 합병증을 예방하는 데 있어 매우 중요하다. 그 대표적인 것이 전산소화과정이다. 기도관리를 위한 기관내삽관 등을 시행할 때 환자는 무호흡 상태이므로, 미리 전산소화를 최대한 이루어 두어야 한다. 기관튜브의 교체나 발관 시에도 이 전산소화의 원칙은 적용되어야 한다.

1) 안면마스크

안면마스크는 입과 코를 모두 덮어야 하고, 산소가 새지 않는지 확인하여야 한다. 또한, 안면마스크를 이용한 용수환기 시 환자의 환기가 정확하게 이루어지는 지 흉곽의 오르내림, 마스크의 습기, 환자의 피부와 입술 색, 청진 등을 통하여 확인하여야 한다. 안면마스크를 이용한 호흡이 잘 안될 경우 과도하게 마스크로 얼굴을 누르지 말고 구강 또는 비강 기도유지기를 병용하거나 보조자의 도움을 받는 것이 유리하다.

2) 구강 기도유지기

구강 기도유지기의 삽입은 혀에 의한 상부 기도막힘에 대처하는 가장 손쉽고 효과적인 방법이다. 하지만 삽입하는 과정에서 손상을 방지하기 위해 주의를 기울여야 하고 정확한 방법으로 삽입하여야 합병증을 예방할 수 있다(그림 17-3A).

3) 비강 기도유지기

구강 기도유지기와 유사하나 비강을 통하여 들어가는 부드러운 재질의 기도유지기이다. 코피가 발생하지 않도록 충분히 젤리를 발라 부드럽게 삽입하여야 한다(그림 17-3B).

4) 최근에는 고유량으로 산소를 줄 수 있는 장치

기도관리 시에 병용하여 사용하면 기도관리 시 저산소증의 위험도를 낮출 수 있다는 연구결과들이 발표되고 있으며 실제 임상에서 유용하게 사용되고 있다(그림 20-6).

3. 어려운 기도

1) 상후두기도유지기(Supraglottic airway)

후두마스크(그림 17-5)가 대표적인 장치이며 기관내삽관보다 덜 침습적인 기도유지 장치로 그 편리함과 쉬운 사용법으로 임상에서 가치를 인정받고 있을 뿐만 아니라, 기관내삽관이 어려운 경우 유용하게 사용할 수 있는 대체 장치이다. 하지만 기관내삽관보다 안정성에서 떨어져 기관내삽관의 모든 영역을 대체할 수는 없다. 최근에는 공기 주입이 필요없이 후두 입구에 밀착되는 I-gel 등의 장치도 많이 개발되어 있으며, 인체에 손상을 덜 주는 재질로 만들어져 가는 추세이다.

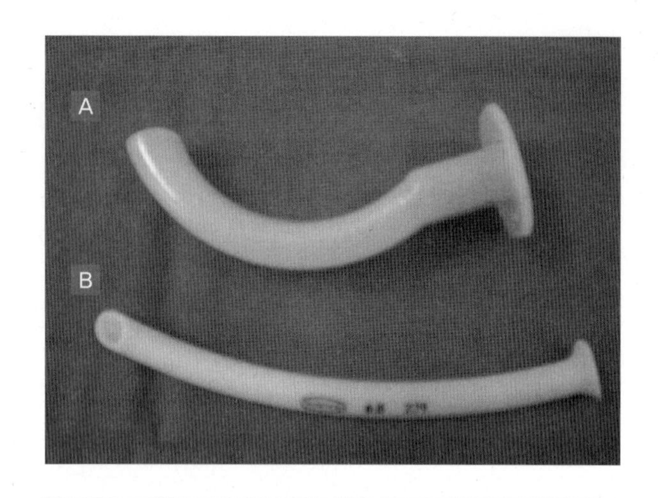

그림 17-3 구강 기도유지기와 비강 기도유지기
A: 구강 기도유지기, B: 비강 기도유지기

2) 기관내삽관

기관내삽관은 기도유지와 인공환기를 위한 가장 확실하고 안전한 방법이다. 기관내삽관을 위한 튜브는 일반적으로 사용하는 튜브 이외에도 철사가 들어있어 꺾여도 환기가 가능한 강화튜브, 일측폐환기가 가능한 이중기관튜브 등이 있으며 그 용도에 따라 선택적으로 사용되고 있다. 기관내관에는 커프가 있어 튜브의 옆으로 공기가 새는 것을 막아준다. 적절한 커프의 압력은 25-30 mmHg 정도로 과도한 커프의 압력에 의한 손상을 막기 위하여 압력측정기(그림 17-6)를 이용하여 적당한 압력인지 자주 측정하는 것도 중요하다.

기관내삽관의 적응증은 호흡부전에 의한 저산소 증(PaO_2 < 60 mmHg) 또는 고탄산증($PaCO_2$ > 50 mmHg), 기도의 흡인에 대한 반사 소실 등으로 다양하지만, 기관내삽관에 따른 합병증의 가능성이 있으므로 산소를 주는 것만으로 호전될 수 있는 경우에는 우선적으로 산소를 주고 후에 꼭 필요한 경우에만 충분한 준비를 갖추어서 기관내삽관을 시도하여야 한다.

(1) 입기관삽관

가장 일반적으로 많이 쓰이는 기관내삽관법이다. 환자

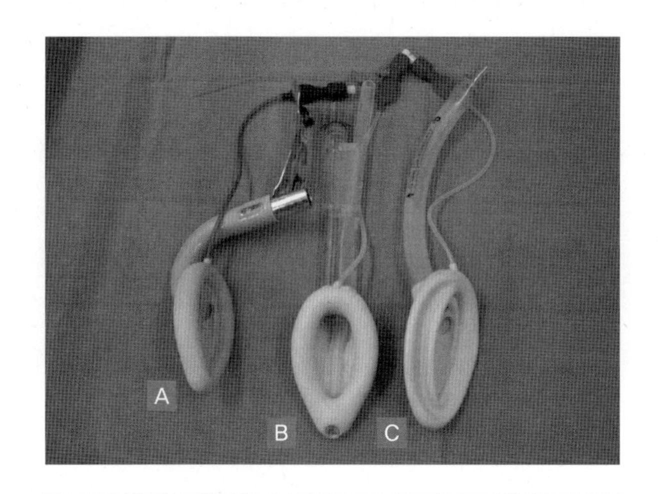

그림 17-4 후두마스크의 종류
A: 삽관용 후두마스크, B: Proseal 후두마스크, C: 후두마스크

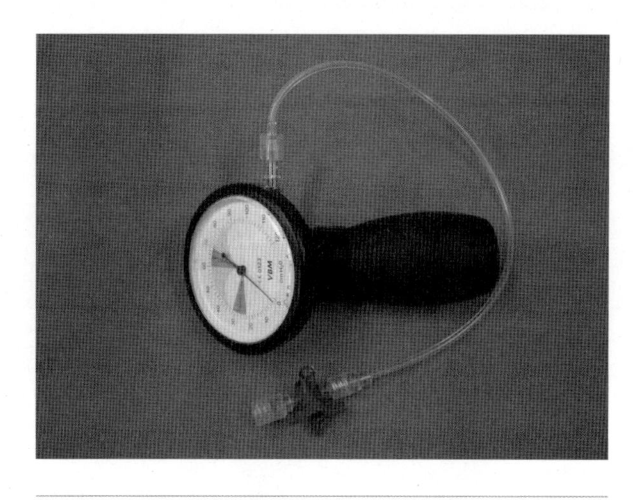

그림 17-5 커프 압력측정기

는 기도를 직선으로 유지하기 위해 냄새맡기자세를 취하게 한 후 직접후두경을 왼손으로 잡고 입속으로 전진시킨다. 곡선형날을 가진 직접후두경의 경우 후두개의 위쪽의 우묵한 곳에 위치시켜 전상방으로 들어올리고 직선형날을 가진 직접후두경의 경우는 후두개의 아래에 위치시켜 후두개를 같이 들어올린다. 소아에서 직선형날을 가진 후두경이 더 좋은 시야를 확보하는 데 도움이 되지만 서맥이나 후두개 손상이 발생할 위험성이 있다.

(2) 코기관내삽관

구강을 통한 기관내삽관이 일반적이지만 구강을 통한 방법이 불가능하거나 실패하였을 경우에 많이 사용된다. 비강을 통하여 튜브를 넣은 뒤 직접후두경을 이용하여 시야를 확보하고 겸자로 튜브를 유도하는 방법이 일반적이다. 비강 기관내삽관의 금기증은 심한 혈액응고장애가 있거나 혈액응고에 영향을 미치는 약물을 대용량으로 사용하는 경우, 기관내삽관에 영향을 주거나 받는 비강 질환이 있는 경우, 두개골 기저부의 골절이 있는 경우, 외상에 의하여 뇌척수액이 새는 경우 등이 있다.

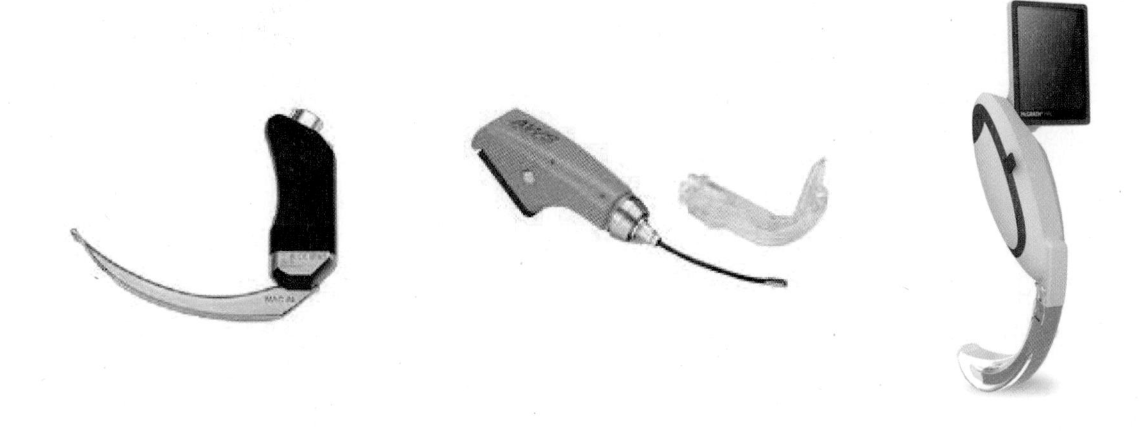

그림 17-6 비디오후두경

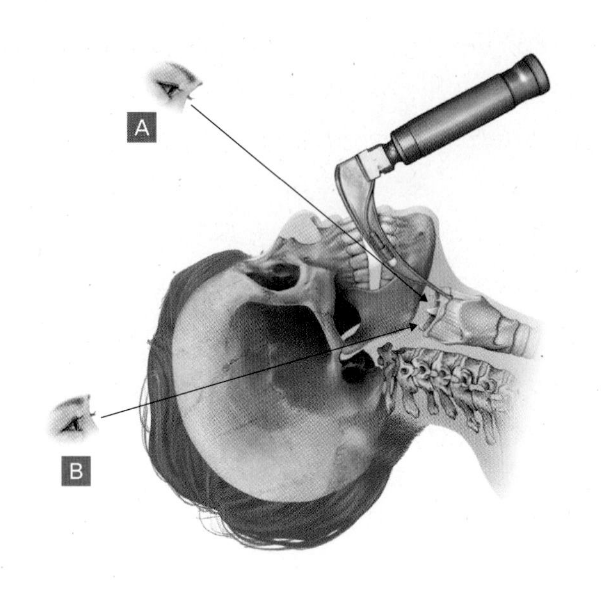

그림 17-7 어려운 기관내삽관을 위한 장치들의 원리

A 지점에서 보아 잘 안보이던 기도도 B의 지점에서 본다면 보일 수 있다. 광학기술의 발달로 기도를 보는 각도를 바꿀 수 있고 이를 응용한 장치가 굴곡성 기관지경, C-trach, Airtraq 등이다.

(3) 비디오후두경 삽관(Videolaryngoscope-assisted intubation)

최근에는 카메라를 이용하는 광학기술의 발달로 어려운 기관내삽관의 경우에도 시술자가 카메라와 모니터를 통해 성대를 볼 수 있어 기관내삽관이 가능하게 되었다. 다양한 종류의 비디오후두경이 있으며, 서로의 장단점이 있으니 비디오후두경을 필요로 하는 상황과 환자군, 비용 등을 고려하여 선택하면 될 것이다 (그림 17-7). 특히, 중환자실에서는 환자의 상태가 위중하여 저산소증의 발생 가능성이 크거나, 기관내삽관의 실패가 환자의 중증도에 영향을 크게 미칠 수 있는 경우 최초의 시도를 비디오후두경으로 시도하는 것도 고려해 보아야 한다. 비디오 후두경에 적용된 원리는 카메라로 그림 17-8과 같이 기도를 바라보는 각도를 A에서 B로 바꾸어 직접후두경 하에서 보이지 않던 기도를 볼 수 있게 한 것으로 대부분의 경우에서 전통적인 직접후두경보다 좋은 시야를 제공해 주고 있다.

(4) 굴곡기관지경을 이용한 기관내삽관술

상기도에서 환기에 문제를 일으키는 원인을 찾고 진단하고 치료하는 장치이고, 가격이 비싸고, 자유롭게 다루기에 많은 연습과 시간을 필요로 하는 장치이지만 어려운 기관내삽관에서 구강 또는 비강 양쪽으로 다 접근이 가능한 유용한 장치이다. 각성하 기관내삽관에서는 가장 먼저 첫 번째로 선택되는 장치이기도 하다. 최근에는 어려운 기관내삽관 상황에서 직접후두경이나 비디오후두경과 병행하여 성공 확률이 높다는 보고가 있어 유용성이 다시 주목받고 있다.

(5) 윤상갑상막절개술(Cricothyroidotomy)

피부와 윤상갑상막에 절개를 가하여 기도를 확보하는 술기이다. 완전한 기도막힘이 있거나 부적절한 환기가 되는 조건에서 주로 시행되며 최소한의 장치로 빠르게 시행할 수 있다는 장점이 있다. 일단 기도가 확보되면 양압환기가 가능하지만 장기간의 삽관이 필요하다면 준비를 갖춘 후에 기관절개술로 전환하는 것이 필요하다. 보통 12세 미만의 소아, 후두의 염증이나 외상, 종양의 절단 가능성이 있을 때에는 피하는 것이 좋다.

(6) 기관절개술(Tracheostomy)

기관절개술은 주로 환기에 장애가 있거나, 기계적 호흡부전, 상기도의 폐쇄 또는 보통 2주 이상의 장기간 삽관이 필요한 경우에 이루어지며, 응급상황에서는 윤상갑상막절개술이 기관절개술보다 우수한 면이 있으므로 윤상갑상막절개술이 더 선호되고 있다.

응급기관절개술을 하는 것이 꼭 필요한 상황이라면 경부 중앙의 윤상연골부터 하방으로 3~5 cm 수직 절개를 한다. 이때는 피대근이나 갑상선협부 등을 확인할 시간적 여유가 없으므로 왼손으로 갑상선협부를 아래쪽으로 박리하고 끌어내어 기관을 촉지한다. 연골의 절개 시에 윤상연골을 반드시 피하여 2~3번째의 기관연골을 절개하여야 한다.

(7) 경피적 기관절개술(Percutaneous tracheostomy)

기관을 천자하는 바늘, 캐뉼라, 유도선, 확장기 튜브 등의 기구로 구성된 세트로 되어 있다. 전통적인 기관절개술을 대신할 수 있는 방법으로 제시되고 있으며, 최소한의 침습적인 방법으로 수술시간이 짧고 출혈이 적으며 기관박리가 적어 창상에서 회복이 빠르다는 것이 장점이다. 하지만 잘못된 통로로 삽입이 되거나 확장기나 튜브에 의해 기도의 측벽이나 후벽이 천공되는 합병증이 있을 수 있다. 따라서 정확한 술기가 이루어지는 것을 기관지내시경이나 호기말이산화탄소 감시 등을 이용하여 확인하는 것이 추천된다.

4. 어려운 기관내삽관 환자의 튜브 교환과 발관

1) 튜브 교환

기도의 유지는 수시로 점검하고 이상 징후가 있으면 미리 원인과 대책을 준비하여 튜브의 교환이 응급상황에서 이루어지지 않도록 하여야 한다. 튜브는 직접후두경을 사용하여 교환하는 것이 가장 많이 사용하는 방법으로, 직접후두를 관찰하며 튜브를 교환할 수 있는 확실한 방법으로 알려져 있지만 실제로 중환자에서는 부종과 염증 등으로 어려운 경우가 많아 튜브교환 카테터나 내시경 등의 장치를 사용하는 것을 최근에는 권장하고 있다.

2) 발관

어려운 기관내삽관 환자였다면 발관 시에도 미리 준비된 전략이 있어야 한다. 이에 대한 근거 있는 논문은 아직 부족한 상태이지만, 환자의 질환의 종류와 심각한 정도, 의료진이 갖추고 있는 장치와 숙달 정도에 따라 적절한 전략을 세워야 한다. 그 전략은 다음과 같다.

① 기관내삽관을 유발했던 원인이 충분히 호전되어 있어야 한다.

② 발관 후 위험을 초래할 수 있는 임상적 요소들이 고려되어야 한다(이상, 비정상 정신상태 혹은 가스교환, 기도부종, 분비물제거 불능, 신경근 기능의 불완전 회복 등).

③ 발관이 실패하였을 경우에 대비한 기관내삽관이 준비되어 있어야 한다.

④ 발관이 실패하여 신속한 재삽관이 필요한 경우에는 이전의 삽관에서 유용하였던 방법과 더불어 그 방법이 실패하였을 경우에 고려하였던 전략들이 다시 준비되어 있어야 한다.

3) 기관내삽관 환자의 기록

기관내삽관이 어려웠던 환자는 그 상황을 정확하고 자세하게 의무기록에 남겨야 한다. 또한 환자를 돌보는 다른 의료진과 보호자에게도 알려 향후 다시 기관내삽관을 하는 상황에서 유용했던 방법을 알고 기관내삽관을 용이하게 할 수 있도록 하여야 한다. 여기서 마스크 호흡이 어려웠는지, 후두마스크 삽입이 어려웠는지, 기관내삽관이 어려웠는지를 자세히 기록해 주는 것이 권장된다. 또한 기관내삽관 이후에 자주 발생하는 합병증인 부종, 출혈, 기관지천공, 식도천공, 기흉, 폐흡인 등에 대하여 경각심을 가지고 의료진과 보호자와 환자에게 그 증상과 징후에 대하여 설명해 두어야 한다.

4) 호기말이산화탄소분압 모니터링

최근의 중환자실과 응급의학 영역의 기도관리에서 중점적으로 다루어지는 것이 호기말이산화탄소 모니터링이다. 기도관리의 성공 실패를 청진과 흉부 방사선 검사 등으로 판별하던 과거의 방식에서, 최근에는 좀 더 즉각적이고 확실한 호기말이산화탄소 모니터링을 시행하여 빠른 기관내삽관의 성공 여부 판정, 심폐소생술의 예후 예측, 마스크 환기의 적절성 평가 등을 할 수 있게 되었다. 따라서, 최근의 중환자실에서의 기도관리 가이드라인들은 호기말이산화탄소 모니터링을 권장하고 있다.

Ⅲ 기도관리 시 필요한 약제

기도관리에서 약제의 선택은 기관내삽관을 안전하게 시행하고, 합병증을 예방하기 위해 매우 중요하다. 무조건적으로 약제의 사용을 꺼리는 것은 기관내삽관의 실패율을 높이고, 혈압의 상승 등 부작용을 유발할 수 있다. 반면에 과도한 약제의 사용은 심혈관계나 호흡계에 영향을 주어 기관내삽관 시 위험을 가중시킬 수 있다. 따라서, 약물의 장단점을 잘 숙지하고 상황에 따른 적절한 약제와 용량을 선택하는 것은 무척 중요하다.

1. 정맥마취제

1) 바르비투르산염산염

가장 많이 사용되는 약물로 thiopental sodium이 대표적이다. 빠른 발현과 작용 시간이 짧은 장점이 있지만 혈압을 감소시키고 호흡을 억제하는 단점이 있다. 특히 유의할 것은 작용시간이 짧은 이유가 재분배에 의한 것이지 빠른 대사에 의한 것이 아니므로 반복 투여 시 체내에 축적이 일어난다는 것이다. 따라서 반복적인 사용을 피하여야 한다.

2) 벤조디아제핀

바르비투르산염산염보다는 적지만 심혈관계와 호흡억제가 있는 제재로 GABA수용체에 작용한다. Flumazenil이라는 길항제가 있어 과도한 용량을 사용하였을 때나 그 작용을 억제하여야 할 경우 길항시킬 수 있다는 장점이 있다.

3) 케타민

시상하부에서 해리를 일으키는 제재로 교감신경흥분제처럼 작용한다. 따라서 혈압을 상승시키고 심박수를 증가시켜 저혈압 등이 동반된 환자의 기도관리 시에 사용되기도 한다. 또한 호흡억제가 없고 기관지 확장 효과가 있는 장점도 있다. 하지만 기도분비물을 증가시키는 단점이 있다.

4) 프로포폴

GABA 수용체에 작용하는 유백색의 정맥주사제이다. 지방용해도가 커서 발현이 빠르고 제거율이 커서 빠른 회복이 가능하며, 오심이나 구토를 억제하는 장점도 있다. 하지만 심혈관계나 호흡계의 억제가 심하다는 단점이 있다.

5) 에토미데이트

심혈관계나 호흡계에 영향을 적게 주는 면이 이상적이나, 간대성근경련 등을 일으킬 수 있고, 장기간 사용 시 부신피질호르몬, 부신겉질호르몬 억제를 일으킬 수 있다는 단점이 있다.

2. 아편유사제

응급상황이 아니어서 약제를 준비할 시간이 있고, 약제의 사용이 가능한 환자상태라면 기도관리를 할 때 정맥마취제와 아편유사제 또는 신경근차단제까지 같이 병용하기도 한다. 하지만 아편유사제는 호흡억제와 흉벽의 과다굳음 등을 유발할 가능성은 있다.

3. 신경근차단제

신경근차단제는 여러가지 용도로 사용될 수 있지만 그중에서도 기도관리의 용이성을 위한 목적으로 사용된다. 신경근차단제는 탈분극성 신경근차단제와 비탈분극성 신경근차단제로 분류된다.

1) 탈분극성 신경근차단제

탈분극성 신경근차단제인 succinylcholine은 빠른 약효 발현시간과 짧은 약효 지속 시간의 장점을 가지지만, 고칼륨혈증을 유발할 가능성이 있거나 고칼륨혈증인 상태인 환자에서 사용을 피해야 하는 등 사용의 제한점이 있다.

2) 비탈분극성 신경근차단제

최근에는 비탈분극성 신경근차단제인 rocuronium이 고용량으로 사용했을 경우 succinylcholine에 필적하는 빠른 작용시간을 나타내게 되었고, rocuronium의 길항제인 sugammadex가 개발되어 즉각적인 길항도 가능 하게 되어 점차적으로 탈분극성 신경근차단제보다는 비탈분극성 신경근차단제가 사용되고 있다.

3) 신경근차단제의 사용 여부 결정

신경근차단제를 사용하는 것이 기관내삽관을 위한 좋은 환경을 제공해 주는 것은 사실이지만 어려운 기관내삽관의 상황에서 위험성이 커지는 것도 사실이다. 최근에는 rocuronium을 신경근차단제로 사용하고, 어려운 기관내삽관이라면 sugammadex로 길항시키는 방법을 사용할 수도 있다.

4. 국소마취제

의식이 있는 환자의 기도관리에서 국소마취제의 역할은 무척 중요하다. 특히 어려운 기도가 예상되어 의식이 있는 상태에서 굴곡성기관지경을 이용한 기관내삽관을 하는 경우 환자의 편안함을 유도하여 부드러운 술기가 이루어지도록 할 때 큰 도움이 된다.

주로 리도카인이 많이 사용되며 흡인, 분무 또는 주사로 사용된다. 주사는 상후두신경이나 구인두신경의 차단도 사용되지만, 후두의 감각차단을 위해서는 transtracheal block도 효과적이다. 또는 이 방법들을 병합하여 사용하는 것도 유용하다.

굴곡성기관지경을 사용할 때 사용되는 "spray as you go" 라는 방법은 굴곡성기관지경을 전진시키면서 지나가는 구조들에 국소마취제를 분무하면서 전진하는 것으로, 국소마취제를 분무할 때 환자가 기침을 할 수 있고 일정 시간씩 기다려야 하는 단점이 있지만 기침을 억제하기 위한 아편유사제와 병용하면 유용한 방법이다.

5. 기도 분비물 억제제

기도의 분비물을 줄여 기도관리 시 시야를 좋게 하기 위해 항콜린약물을 사용하는 것도 좋은 방법이다. 주로 atropine, glycopyrrolate 등이 사용되지만 심박수의 상승을 유발하므로 심장질환이 있는 환자에서 주의를 해야 한다.

참고문헌

1. American Society of Anesthesiologists Task Force on Management of the Difficult Airway. Practice guidelines for management of the difficult airway: an updated report by the American Society of Anesthesiologists Task Force on Management of the Difficult Airway. Anesthesiology 2003;98:1269-77.

2. Baraka AS, Taha SK, Aouad MT, et al. Preoxygenation: comparison of maximal breathing and tidal volume breathing technique. Anesthesiology 1999;91:612-6.

3. Bardell T, Drover JW. Recent developments in percutaneous tracheostomy. improving techniques and expanding roles. Curr Opin Crit Care 2005;11:326-32.

4. Brimacombe J, Keller C. The Proseal laryngeal mask airway. Anesthesiol Clin North America 2002;20:871-91.

5. Chandradeva K, Ghosh SM. Airway alert information following difficult intubations. Anaesthesia 2005;60:97.

6. el-Ganzouri AR, McCarthy RJ, Tuman KJ, et al. Preoperative airway assessment: predictive value of a multivariate risk index. Anesth Analg 1996;82:1197-204.

7. Frova G, Sorbello M. Algorithms for difficult airway management: a review. Minerva Anesthesiol 2009;75:201-9.

8. Henderson J, Popat M, Latto P, et al. Difficult Airway Society guidelines. Anaesthesia 2004;59:1242-3.

9. Henderson J. Airway management in the adult. 7th ed. Churchill and Livingstone: Elsevier. 2009;1573-610.

10. Hsiao J, Pacheco-Fowler V. Videos in clinical medicine. Cricothyroidotomy. N Engl J Med 2008;358:25.

11. Langeron O, Amour J, Vivien B, et al. Clinical review:management of difficult airways. Crit Care 2006;10:243-7.

12. Larsen PB, Hansen EG, Jacobsen LS, et al. Intubation condition after rocuronium or succinylcholine for rapid sequence induction with alfentanil and propofol in the emergency patient. Eur J Anaesthesiol 2005;22:748-53.

13. Mort TC. Continuous airway access for the difficult extubation: the efficacy of the airway exchange catheter. Anesth Analg 2007;105:1357-62.

14. Mort TC. Emergency tracheal intubation: complications associated with repeated laryngoscopic attempts. Anesth Analg 2004;99:607-13.

15. Rosenblatt WH. The Airway Approach Algorithm: a decision tree for organizing preoperative airway information. J Clin Anesth 2004;16:312-6.

중환자의학

18

CRITICAL CARE MEDICINE

중환자 모니터링

임춘학

임상의는 모니터링을 통하여 치료 중재를 조정하고, 이것의 효과를 지속적으로 측정할 수 있다. 이를 위해서는 모니터링 정보가 기술적, 생리학적 측면을 포함하여 정확하게 해석되어야 하며 환자의 근본 문제를 치료하기 위해 효과적인 임상 중재가 이루어져야 한다. 또한 감시와 관련한 위험을 인식하고 최소화해야 한다. 이 장에서는 여러 가지 감시 장치 중에서도 중환자실에서 필수적으로 요구되며 자주 사용되는 감시 장치 몇 가지만을 기술하였다.

I 혈압

혈압은 조직 관류의 원동력이며, 좌심실 후부하의 주요 결정인자이다. 동맥혈압(arterial blood pressure) 감시는 정확하고 신뢰할 수 있으며, 적시에 측정할 수 있어 중환자를 돌보는 데 중요하다. 동맥혈압은 침습적 및 비침습적 방법으로 측정할 수 있으나 측정오류를 일으킬 수 있다.

1. 간접측정

간접혈압측정은 팔 전체를 감싸 부풀릴 수 있는 탄성을 가진 커프와 이것을 부풀리기 위한 공모양의 고무와 커프 압력을 측정하기 위한 수은 압력계로 구성된 혈압측정장치(sphygmomanometry)를 이용하여 측정하는 방법이다.

혈압측정 커프의 기계적 변형에 의해 동맥 내에 발생하는 와류에 의해 발생하는 코로트코프음 청진으로 수축기와 이완기혈압을 측정할 수 있다. 수축기혈압은 첫 번째 코로트코프음이 출현한 시기로 알 수 있다. 음의 소실 또는 잘 들리지 않는다면 이완기혈압을 의미한다. 음의 차이를 발견하는 것은 주관적이며, 음의 전달 또는 청각장애 등에 따라 오차가 발생할 가능성도 높다. 또한 혈압측정 커프의 감압속도 또한 정확도에 영향을 미친다. 빠르게 커프의 공기를 빼는 경우 혈압이 낮게 측정이 된다. 특히 촉진과 청진의 기법은 박동성의 혈류를 필요로 하기 때문에 저혈류 상태에서는 믿을만하지 못하다. 평균혈압은 추정 방정식[평균동맥압=이완기혈압+1/3(수축기혈압-이완기혈압)]을 이용하여 계산할 수 있다. 미국심장학회는 간접혈압감시를 위한 공기주머니의 폭은 사지 둘레의 약 40%에 해당해야 한다고 추천하고 있다. 공기 주머니의 길이는 최소한 사지의 60%를 에워싸기에 충분해야 한다. 상지의 둘레에 따라 적절한 커프의 크기는 보통 성인에서 16×30 cm, 작은 성인에서 12×24 cm 정도이다.

만약 커프의 크기가 이상, 비정상으로 작다면 원래 혈압 보다 높게 나타나고, 이상, 비정상으로 크다면 원래보다 낮게 나타날 수 있으므로 적절한 사이즈를 선택해야 한

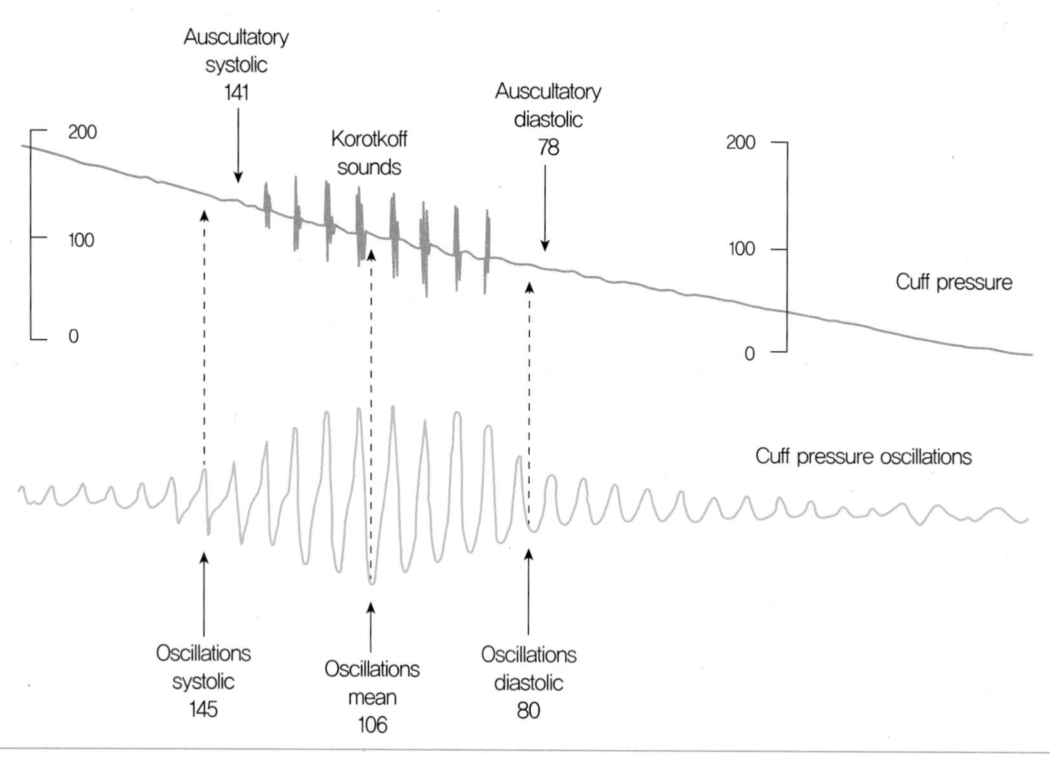

그림 18-1 비침습적 혈압측정에서 청진법은 수축기 및 이완기 압력은 각각 코로트코프음의 시작과 끝에 의해 결정되고, 전동 측정 기술을 사용한 경우에는 1차 측정변수는 평균 혈압이며 이는 커프 압력에서 최대 진동의 위치로 결정된다. 수축기 및 이완기 압력은 제작자의 알고리즘에 의해 결정된다.

다.

혈액학적으로 안정적인 환자에서 빈번한 혈압측정이 필요하거나 이송중인 환자에서 직접측정이 어려울 때, 또는 심한 화상에 의해 직접측정방법사용시 감염위험도가 높은 경우에 진동측정법(oscillometry) 또는 도플러(Doppler) 기술에 기반한 간헐적 자동혈압측정방법들이 큰 도움이 된다. 도플러혈압측정법은 커프의 공기를 빼는 동안 혈류의 회복을 감지하는 초음파 송수신기를 이용하여 도플러 이동을 탐지하는 방법에 기초하고 있다. 몇몇 기구들은 적혈구의 속도를 감시하거나, 폐색시킨 혈압측정대의 원위부 동맥벽의 움직임을 탐지하기도 한다. 이 기기들은 촉진 또는 청진에 의한 기술보다 민감하며, 말초맥박이 희미할 경우 임상에서 유용하게 사용된다. 일반적인 간접측정법으로 실패할 경우, 건전지에 의해 작동되는 장치가 혈압을 측정하는 데 도움이 된다.

진동측정법이 청진 또는 촉진에 의한 기법을 대치해 오고 있다. 표준 진동측정기는 혈압측정대의 공기를 빼는 동안 생기는 최대 진동의 위치를 보이는 커프 압력을 감지하여 평균혈압을 측정한다(그림 18-1). 대부분의 최신기기들은 이 방법을 사용하며, 실제로 임상에서 사용되는 많은 장치들 간에는 작동방법에 있어서 상당한 차이가 있다. 자동 진동측정법은 평균혈압과 이완기혈압 치에 있어서 직접적으로 얻어지는 동맥 내 측정법과 상당한 연관관계가 있다고 한다. 자동 진동측정 시에는 수축기혈압이 정상치보다 낮게 측정이 되는데, 직접 요골동맥혈압측정과 비교해 볼 때 평균오차는 6.9-8.9 mmHg로 되어 있다. 진동측정법은 호흡에 따른 심한 변화 시 움직임에 따른 허상을 줄이기 위해서 서서히 감압될 때 몇 개의 심장주기들을 조심스럽게 평가한다. 커프의 움직임 또는 일정하지 않은 맥박의 전달은 정확도에 영향을 미친다. 임상적으로 장시간 빈번하게 혈압을 측정할 필요가 있을 때에는 정기적으로 커프를 다른 부위로 옮기는 것이 바람직하다. 커프가 제대로 감압되지 않으면 정맥혈압이 증가하며, 커프의 바로 아래부위와 원위부에 혈전이 생겼다는 보고가 있다. 떨림(tremor)이나 전율(shivering)은 커프의 감압을 지연시키며, 감압의 주기를 연장시킨다. 승압주기를 연장시키는 구획 증후군이 발생할 수가 있으며, 자동으로 작동되는 혈압 커프를 사용하기 때문에 척골신경병증이 발생될 수도 있다. 둘러싼 커프를 척골고랑의 근위부에 거치시킬 때 척골 신경의 압박을 피할 수 있다. 정맥으로 약물을 투약하는 경로가 혈압측정부위와 같은 사지에 있을 경우 약물투약의 시간간격을 자동으로 변화시킬 수 있다. 사지에 부착한 혈압커프가 우심방 높이보다 위 또는 아래에 위치할 경우 정수압 오차가 발생할 수 있다. 커프가 심장의 수평면에서 벗어난 거리의 각 cm당 0.7 mmHg 를 더하거나 빼서 정수학적 편차를 교정할 수 있다.

2. 직접측정

말초동맥에 카테터를 거치하여 혈압을 직접 측정하는 방법은 혈역학적으로 불안정한 환자를 관리하는데 유용하다. 낮은 혈류 상태에서도 간접 측정 방법보다 정확하며, 빈번한 검사용 혈액 채취 시에도 용이하며, 비만하거나 사지에 화상을 입은 환자 등에서 간접적인 혈압측정이 불가능할 경우에도 혈압을 지속적으로 측정할 수 있다. 또한 특이한 동맥혈 파형의 형태학적 패턴을 감시함으로써 병리학적 상태를 진단하는 데 유용하게 사용될 수 있다(그림 18-2).

가장 많이 사용하는 동맥은 요골동맥으로 시술이 쉽고 합병증이 드물며 곁순환(collateral circulation)이 좋기 때문이다. 요골동맥 삽관술을 시도하기 전에 곁순환의 적정성을 평가하기 위해 변형된 알렌 검사(modified Allen's test)를 시행하기도 한다. 시술자가 환자의 요골동맥과 척골동맥(ulnar artery)을 동시에 누르면서 환자에게 손바닥이 창백하도록 주먹을 단단히 쥐라고 한 후 손목이 너무 젖혀지지 않게 손바닥을 펴도록 한다. 이 후 척골동맥 압박을 풀고 손바닥 색깔을 관찰하여 홍조가 회복되는 시간을 기록한다. 이 시간이 10초가 넘으면 변형된 알렌 검사 음성 소견으로 척골동맥을 통한 곁순환이 심각하게 감소됐다고 평가한다. 곁순환을 보다 정확하게 평가하기 위해서는 홍조의 색깔 변화를 눈으로 평가하는 것보다는 혈량측정법(plethysmography)이나 맥박산소측정기(pulse oximeter)로 측정하는 것이 도움이 되나, 알렌 검사의 예방적 효과가 명확하게 증명된 바는 없다.

직접 동맥압 감시의 경우, 심장의 박동으로 나오는 혈액의 에너지는 식염수를 채운 관을 지나 규소결정체를 전위시켜 전압변화로 변환시키는 압력변환기로 전달한다. 이들 전기적 신호는 증폭 여과되어 동맥혈압의 파형으로 표시된다. 동맥 내 혈압감시장치는 수액 움직임의 생리적 성질과 카테터-변화기(transducer)-증폭-장치의 성능에 근거하므로 잠재적으로 많은 오차들이 생길 수 있다.

직접동맥압 감시 장치는 공명 주파수(resonant frequency)와 충격완화 계수(damping coefficient)에 의해 역동성 반응(dynamic response)이 결정된다. 공명 주파수는 시스템에 자극이 주어지거나 불안정할 때 시스템에서 발생되는 진동의 고유 주파수이다. 말초동맥혈관의 생리학적 파형은 3-5 Hz의 기본 주파수를 나타내므로 동맥 감시 장치의 공명주파수는 20 Hz를 넘어야 울림(ringing), 초과 반응현상(overshoot)을 피할 수 있다. 수신되는 신호의 주파수가 시스템의 공명 주파수에 근접하게 되면, 고유 진동이 수신 신호에 더해지고 수신 신호를 증폭하게 되어 시스템의 충격완화를 줄이며(underdamping), 그 결과 검사 장치에 기록되는 수축기혈압은 실제의 동맥 내 압력을 과장해서 나타낸다. 이러한 과소충격완화반응은 부드럽거나 지나치게 긴 관을 사용하거나, 관 연결시 사용하는 마개(stopcock)에 의해, 빈맥 및 고심박출량 상태일 때 발생할 수 있다. 반대로 과도충격완화반응(overdamping)은 주로 관내 공기 방울에 의해 발생되는데 수축기 최고점이 감소하고 중복맥박패임(dicrotic notch)이 없어지며 맥압 폭이 좁아지지만 평균동맥압은 실제 압력치와 비교적 일치한

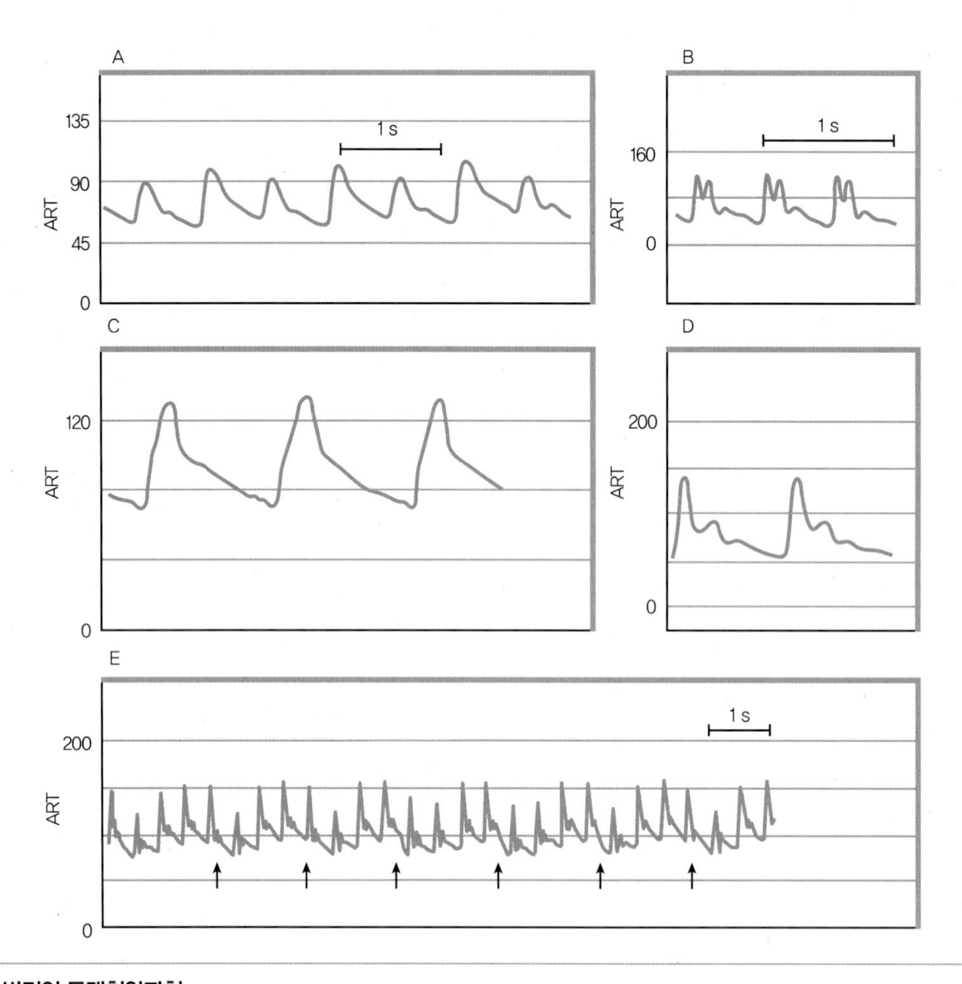

그림 18-2 병적인 동맥혈압파형

A. 교대맥박(pulsus alternans) : 교대로 높은 수축기 정점과 낮은 수축기 정점이 나타나며, 심한 심실 기능 저하의 경우와 관련됨. B. 이단맥(Pulsus bisferiens) : 이중의 수축기 정점, 낮은 이완기 압력, 넓은 맥압을 보이며, 심한 대동맥 역류 시에 보통 나타남. C. 소지맥(Pulsus parvus and tardus): 천천히 상승하는 수축기압과 지연된 수축기 정점을 보이는 것으로 대동맥협착증의 특징적 소견임. D. 돌기와 돔형 파형(spike and dome) : 비대성 폐쇄성 심근 병증의 특성으로 정상적인 수축기압 상승을 보이나 넓고 지연되어 나타나는 중복맥박패임(dicrotic notch) 및 길어진 수축기를 보임. E. 모순맥박(Pulsus paradoxus) : 호흡에 따른 수축기압의 변화가 과장되어 나타나는 경우로 흡기시 약해지고 호기시 강하게 나타나는 파형, 심장 눌림(cardiac tamponade)의 특징적 소견임(화살표는 자발호흡중 흡기의 시작을 가리킴).

다. 임상에서 사용되는 대부분의 기록 장치는 과소충격완화반응 시스템으로 공명 주파수가 12 Hz를 넘도록 제작되었다. 시스템의 공명 주파수를 충분히 높이기 위해서는 딱딱한, 짧은 길이의 압력관을 사용하고, 연결 마개 사용 개수를 제한하고, 관내 피덩이나 공기 방울이 없도록 주의를 기울여야 한다. 파형 왜곡 시 압력 감시 장치의 역동성 반응을 평가하기 위해 급속관류검사(fast-flush test)를 간단히 시행할 수 있다.

모든 침습성 압력 감시 시스템에서 압력 값을 0으로 하는 기준값이 반드시 설립되어야 한다. 최근의 컴퓨터 단층촬영 연구에 따르면 흉곽 높이를 3등분하였을 때 전흉부 표면에서 흉부 높이의 3 분의 1 지점이 우심방 위치를 잘 나타내며, 좌심방은 흉곽중간부분에서 가장 잘 반영된다고 한다. 각 환자마다 변환기 위치를 일관성있게 유지하여 압력 변화를 정확하게 감지하는 것이 매우 중요하다.

직접 동맥압 측정 시에는 감염, 공기색전증, 혈전, 말초부위의 허혈, 괴사 등을 야기시키므로 지속 관찰하여 너무 장기간 거치하지 말고 적절히 위치변경을 해주어야 한다.

Ⅱ 중심정맥압

중심정맥압은 상대정맥과 우심방의 접점에서 측정된 우심방압이며, 속목정맥(internal carotid vein), 바깥목정맥(external carotid vein) 또는 빗장밑정맥(subclavian vein)에 중심정맥도관(central venous catheter)을 삽입함으로써 측정할 수 있다.

1. 중심정맥도관 삽입

중심정맥도관은 폐동맥카테터 삽입, 경정맥 심조율(cardiac pacing), 일시적인 혈액투석, 약물 투여[심혈관계 약물, 항암제, 비경구고영양법(hyperalimentation), 말초혈관에 자극적인 약물], 공기색전 흡인 및 수액과 혈액요법의 경로로 이용할 수 있으며, 말초혈관 확보가 어렵거나 반복적인 정맥혈 채취가 요구되는 경우에도 도움이 된다. 카테터를 통과하는 유량은 카테터 내경 증가의 3배로 비례하여 증가하며, 길이가 길어질수록 변화의 1/10로 반비례하여 감소한다.

초음파를 이용하여 중심정맥도관을 삽입하는 것이 기존의 해부학적 위치를 지표로 한 시술에 비하여 합병증과 삽입까지 소요되는 시간을 크게 줄일 수 있다. 초음파기계의 선형 배열 탐색자(linear array prove)를 사용하여 천자할 혈관을 가로축으로 또는 세로축으로 관찰할 수 있는데 혈관의 가로축 영상은 주변 구조물과의 관계를 파악하는 데 도움이 되며, 세로축 영상을 보면서 바늘을 천자 시 바늘 끝과 축을 구분할 수 있고, 천자되는 모양을 제대로 관찰할 수 있다. 중심정맥을 천자 후, 셀딩거법(Seldinger technique)을 이용하여 카테터를 거치한다. 즉, 주사기 뒷부분의 구멍을 통해 유도 철사를 약 20 cm 지점까지 삽입한 후 주사기를 제거하거나, 처음부터 주사기를 제거하고 천자바늘의 뒷부분으로 유도철사를 삽입한다. 유도철사가 우심방에 닿으면 부정맥을 유발할 수 있으므로 너무 깊숙이 삽입하지 않도록 유의하면서 유도철사를 남겨둔 채로 바늘과 주사기를 조심해서 제거한다. 다음으로 확장기(dilator)를 유도철사를 따라 집어넣고 약 1 cm 정도 깊이로 조직(피부와 피하지방)을 확장시킨 후 확장기를 제거하고, 유도철사를 따라 카테터를 삽입한다. 이때 유도철사가 카테터와 함께 삽입되지 않도록, 유도철사의 뒷부분은 왼손으로 잡고 오른손으로 카테터를 밀어 넣어야 한다. 성인의 경우 14-15 cm 깊이로 삽입한다. 유도철사 제거 후 카테터를 통해 혈액이 역류되는 것을 확인한 뒤 수액을 연결한다. 유도철사를 제거할 때 공기 흡입을 막기 위해 카테터의 뒷부분은 환자의 심장보다 낮게 유지하는 것이 좋다. 삽입된 카테터의 바로 뒷부분에 고정장치를 끼우고 피부에 봉합한다.

2. 중심정맥압 파형

중심정맥압은 중환자실에서 중심정맥도관 삽입의 빈도가 높기 때문에, 환자의 혈관 내 용적상태에 따른 임상적인 판단을 보조하는 지표로써 광범위하게 사용되고 있다. 그러나 중심정맥압과 순환혈액량과는 서로 상관 관계가 떨어지고 용적 반응도(volume responsiveness)를 정확히 대변하지 못한다. 용적반응도는 수액의 변화에 따른 심장박출량이나 일회박출량의 증가를 의미하는데, 중심정맥압은 56%만 이를 정확하게 예측할 수 있다고 보고하고 있다. 중심정맥압은 상대정맥과 우심방의 접점에서 측정된 우심방압이다. 삼첨판막의 이상이 없다면 중심정맥압은 우심실 이완기말 압력과 같다. 중심 정맥압은 우심실 충만압의 측정에 사용되며 측정 시 압력변환기는 앙와위상태인 경우 우심방의 위치를 최대한 잘 나타내는, 전흉부표면 아래 흉곽높이의 1/3의 위치에 두는 것이 추천된다. 정상치는 0-5 mmHg이며 앉은 자세에서는 음압으로 나타날 수 있다. 중심정맥압이 0 mmHg으로 갈수록 저혈량증을 반영하고 반면 중심 정맥압이 25 mmHg는 반대를 의미하지만, 중환자에서는 중심정맥압에 영향을 주는 요인이 매우 다양하다. 혈액량, 혈관 긴장도, 우심실 기능 및 유순도

(compliance), 삼첨판막 질환, 심장 리듬, 흉강내 압력(기계호흡, 호기말양압, 가슴막 삼출, 폐기능 이상), 복강내압력(수술, 장부종, 복강내고혈압, 비만) 뿐만 아니라 환자체위도 영향을 준다. 이와 같은 다양한 생리적인 요인에 의해서 중심정맥압 단독의 절대적인 측정치보다 중심정맥압의 경향의 변화가 더 의미가 있다. 따라서 중심정맥압 단독으로 수액요법의 지표로 정해서는 안 되며, 환자의 병태생리와 추가적인 다른 혈류역학적 지표가 필요하다.

정상 파형은 세 개의 정점(a, c, v파)과 두 개의 하강(x, y)을 포함하며, 이들은 각각 우심방에서 혈액이 빠져나가고 밀려들어오기 때문이 발생하는 것이다. a 파는 우심방 수축을, x 하강은 우심방 이완을, c파는 우심실 수축 동안 우심방으로 삼첨판이 돌출되는 것을, y 하강은 심방에서 우심실로 혈액이 빠져나가 우심방이 빠르게 비워지는 것을 나타낸다(그림 18-3). 심방세동시 a파가 소실되고, 우심방을 비울 때 삼첨판협착증, 폐동맥협착증으로 인한 우심실비대, 폐동맥고혈압과 관련된 급성 또는 만성 폐질환의 경우와 같은 저항이 있으면 대형의 a파가 관찰된다. 우심실 탄성이 감소했을 때도 대형 a파가 나타날 수 있다. 삼첨판 역류 시에는 QRS 복합직후에 거대한 cv파가 발생한다. 삼첨판 협착 시에는 거대 a파와 감소된 y하강을 보인다.

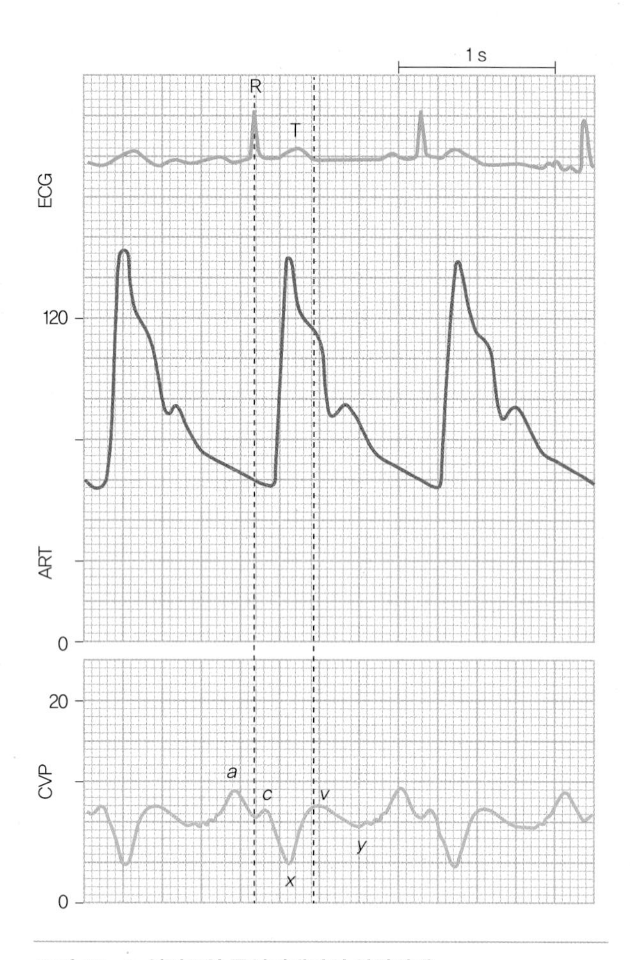

그림 18-3 심전도와 중심정맥파의 상관관계

Ⅲ 폐동맥압

폐동맥도관(pulmonary artery catheter)은 심장기능과 전신산소순환(systemic oxygen transport)에 대한 정보를 제공해줄 수 있는 다목적으로 사용되는 감시 장치이다. 1970년대에 소개된 이후 빠르게 일반화되었으며, 20세기 후반 중환자관리에서 중요한 요소가 되었다. 또한 아직까지 다른 어떠한 혈류역학적 감시장치도 폐동맥도관만큼 가장 정밀한 결과를 제공해주지 못한다. 그러나 여러 가지 연구에서 감시장치로써 폐동맥도관의 사용이 환자 생존률의 향상이나 중환자실 체류 기간 감소 등의 긍정적인 결과를 입증하지 못하고 있다.

폐동맥도관은 내경정맥(internal jugular vein)이나 쇄골하정맥(subclavian vein)에 거치하는 안내도관(introducer)을 통해 삽입하며, 폐동맥도관 끝부분의 풍선을 팽창시킨 후 정맥혈류의 흐름을 따라 도관을 우심방, 우심실을 통해 폐동맥 중 하나에 거치시킬 수 있다.

폐동맥쐐기압(pulmonary capillary wedge pressure, PCWP)은 박동성 압력이 사라질 때까지 폐동맥도관의 끝에 있는 풍선을 천천히 부풀리는 방법에 의해 얻어질 수 있다. 이때, 폐동맥의 이완기 압력과 폐동맥쐐기압은 같은 정도로 나타난다. 이런 상관관계는 폐동맥고혈압에서는 달라지는데, 이 경우 폐동맥쐐기압이 폐동맥 이완기 압력보다 낮아진다. 쐐기압은 폐동맥도관의 풍선이 부풀어져

표 18-1 혈류역학적 지표 공식, 정상범위 및 단위

공식	정상범위	단위
심박출량지수박출계수 = 심박출량/체표면적(CI = CO/BSA)	2.4–4	L/min/m^2
일회박출량지수 = 심박출량지수박출계수/심박수(SI = CI/HR)	20–40	mL/m^2
전신혈관저항지수=80×(평균동맥압 - 중심정맥압)/심장박출계수 [SVRI = (MAP - CVP)/CI]	25–30	Wood units mmHg/L/min/m^2 or (×80) dynes×sec^{-1}×cm^{-5}/m^2
폐혈관저항지수=80×(폐동맥압 - 폐동맥압)/심장박출계수 [PVRI = (PAP - PAWP)/CI]	1–2	Wood units mmHg/L/min/m^2 or (×80) dynes×sec^{-1}×cm^{-5}/m^2
좌심실박출작업지수 = (평균동맥압 - 폐동맥쐐기압)×박출량지수×0.136 LVSWI = (MAP - PAWP)×SI×0.136	40–60	g×m/m^2
우심실박출작업지수 = (폐동맥압 - 중심정맥압)×박출량지수×0.136 [RVSWI = (PA - CVP)×SI×0.136]	4–8	g×m/m^2
산소운반량=심장박출계수×1.3×혈색소×동맥산소포화도 [DO_2 = CI×(1.3×Hb×SaO_2)]	520–570	mL/min/m^2
산소섭취량 = 심장박출계수×1.3×(동맥혈산소포화도 - 정맥혈산소포화도) [VO_2 = CI×1.3×Hb×(SaO_2 - SvO_2)]	110–160	mL/min/m^2
산소추출률 = 산소섭취량 / 산소운반량×100 O_2ER = VO_2/DO_2×100	23–30	%

혈류가 없어지면(Q=0) 폐동맥도관의 끝과 좌심방 사이의 혈액이 같은 한 통이 되며 폐동맥도관의 쐐기압은 폐모세혈관압(Pc)과 좌심방압(PLA)과 동일해진다. 요약하면 만약 Q=0이면 Pw=Pc=PLA 가 되며, 승모판이 정상적이라면 좌심방압은 좌심실의 이완기말압과 동일해진다. 따라서 승모판질환이 없다면 쐐기압은 좌심실 충만압을 의미할 수 있다. 폐동맥압 측정 시 압력 변환기는 앙와위상태인 경우 좌심방의 위치를 최대한 나타내는, 전흉부표면아래 흉곽높이의 1/2의 위치에 두는 것이 추천된다. 폐동맥압(수축기압/이완기압)의 정상치는 15-30/6-15 mmHg이며 폐모세혈관쐐기압의 정상치는 6-12 mmHg로 중심정맥압보다 약간 높다.

쐐기압을 확대해보면 우측심장의 정맥압과 유사한 특징적인 형태를 나타낸다. a 파는 좌심방 수축을, c 파는 승모판이 닫히면서, v 파는 승모판이 닫힌 상태에서 좌심실의 수축에 의해서 발생된다. 이 같은 형태는 구분하기가 힘들지만 승모판역류가 있는 환자에서 현저한 v파를 쉽게 관찰할 수 있다.

폐동맥쐐기압은 폐모세혈관압이 폐포압보다 큰 경우에만 좌심방압을 반영할 수 있다. 폐포압이 폐모세혈관압보다 큰 경우 쐐기압은 폐포압을 반영하게 된다. 모세혈관압은 폐동맥도관의 끝이 좌심방보다 아래 위치하거나 앙와위에서 좌심방보다 뒤에 위치할 때 폐포압보다 크게 나타나며, 대부분의 폐동맥도관은 자연스럽게 혈류량이 가장 큰 폐의 의존적 위치(dependent position)에 진입하게 된다. 폐동맥쐐기압에 대한 호흡의 영향은 폐포압이 모세혈관압보다 큰 경우 발생한다. 따라서 이 경우 폐동맥쐐기압은 폐포압이 최대한 대기압과 유사한 호기 말에 측정되어야 한다.

폐동맥쐐기압은 모세혈관 정수압으로 종종 오인된

다. 쐐기압은 혈류가 없을 때 측정한 값이며, 풍선의 공기를 빼고 혈류가 존재하게 되면 폐모세혈관압(Pc)이 좌심방압(PLA)보다 커져 이 차이는 혈류량(Q)과 폐정맥저항에 영향을 받게 된다. 폐동맥쐐기압과 폐모세혈관압의 차이는 저산소혈증(hypoxemia), 내독소혈증(endotoxemia), 급성호흡기능상실, 급성호흡부전증후군(acute repiratory distress syndrome) 등 폐정맥저항의 증가가 발생된 중환자에서 증가한다.

1. 혈류역학적 변수들

폐동맥도관으로부터 얻은 측정치에 의하여 여러가지 변수를 산출할 수 있다(표 18-1).

1) 심장박출계수

열희석법에 의한 심박출량(cardiac output, CO)은 1분 동안의 심박출량의 평균값이다. 정상치는 4-6 L/min이다. 이 값을 체표면적(body surface area, BSA)로 나눈 수치가 심장박출계수라 불린다. 정상성인에서 심장박출계수(cardiac index, CI)는 심장박출량의 약 60 %정도이다.

2) 박출량지수

일회박출량은 심장이 한 번 수축할 때 박출되는 혈액량이다. 이는 1분간 박출되는 혈액량의 평균값이며 심장박출량을 심박수로 나눈 값이다. 심장박출량 대신 심장박출계수가 적용되면 박출량지수(stroke index)가 된다.

3) 전신혈관저항지수

전신순환저항은 여러 가지 원인에 의해 정량적으로 측정하기 어렵다. 대신 전신혈관저항은 전신압력과 혈류와의 관계의 전반적인 측정이며 대동맥에서 우심방까지의 압력차와 비례하고 심장박출계수에 반비례한다. 전신혈관저항지수(systemic vascular resistance index)는 Wood units ($mmHg/L/min/m^2$)으로 표현되고, 이는 80을 곱하여 좀더 일반적인 저항단위인($dynes \times sec^{-1} \times cm^{-5}/m^2$)로 표현될 수 있다.

4) 폐혈관저항지수

폐혈관저항은 폐의 압력과 혈류의 관계에 대한 전반적인 측정이다. 폐혈관저항지수(pulmonary vascular resistance index)는 폐동맥과 좌심방 사이의 압력의 차이를 심장박출계수로 나눈 값이다.

5) 산소운반량

산소운반량(oxygen delivery, DO_2)은 분당 산소가 모세혈관에 전달되는 양을 말하며, 심장박출계수와 동맥혈산소함유량(arterial oxygen content, CaO_2)로 산출된다. 단위는 $mL/min/m^2$ 이다.

$$DO_2 = CI \times CaO_2$$

$$CaO_2 = 1.3 \times Hb \times SaO_2$$

$$DO_2 = CI \times (1.3 \times Hb \times SaO_2)$$

6) 산소섭취량

산소섭취량(oxygen uptake, VO_2)은 산소소모량으로 불리기도 하며, 분당 전신모세관에서 조직으로 산소가 섭취되는 양이다. 산소섭취량은 심장박출량(혹은 심장박출계수)와 동맥혈과 정맥혈 산소함유량(CvO_2)의 차이로 계산된다. 이때 정맥혈은 폐동맥의 혼합정맥혈을 의미한다. VO_2가 이상, 비정상으로 낮은 경우($< 100\ mL/min/m^2$) 산소대사장애를 의미한다.

$$VO_2 = CI \times (CaO_2 - CvO_2)$$

$$VO_2 = CI \times 1.3 \times Hb \times (SaO_2 - SvO_2)$$

7) 산소추출률

산소추출률(oxygen extraction ratio, O_2 ER)은 전신 모세혈관에 운반된 산소량과 섭취된 산소량의 백분율이다. 정상치는 약 25% 정도이며, 이는 운반된 산소의 25% 정도가 조직에서 섭취됨을 의미한다.

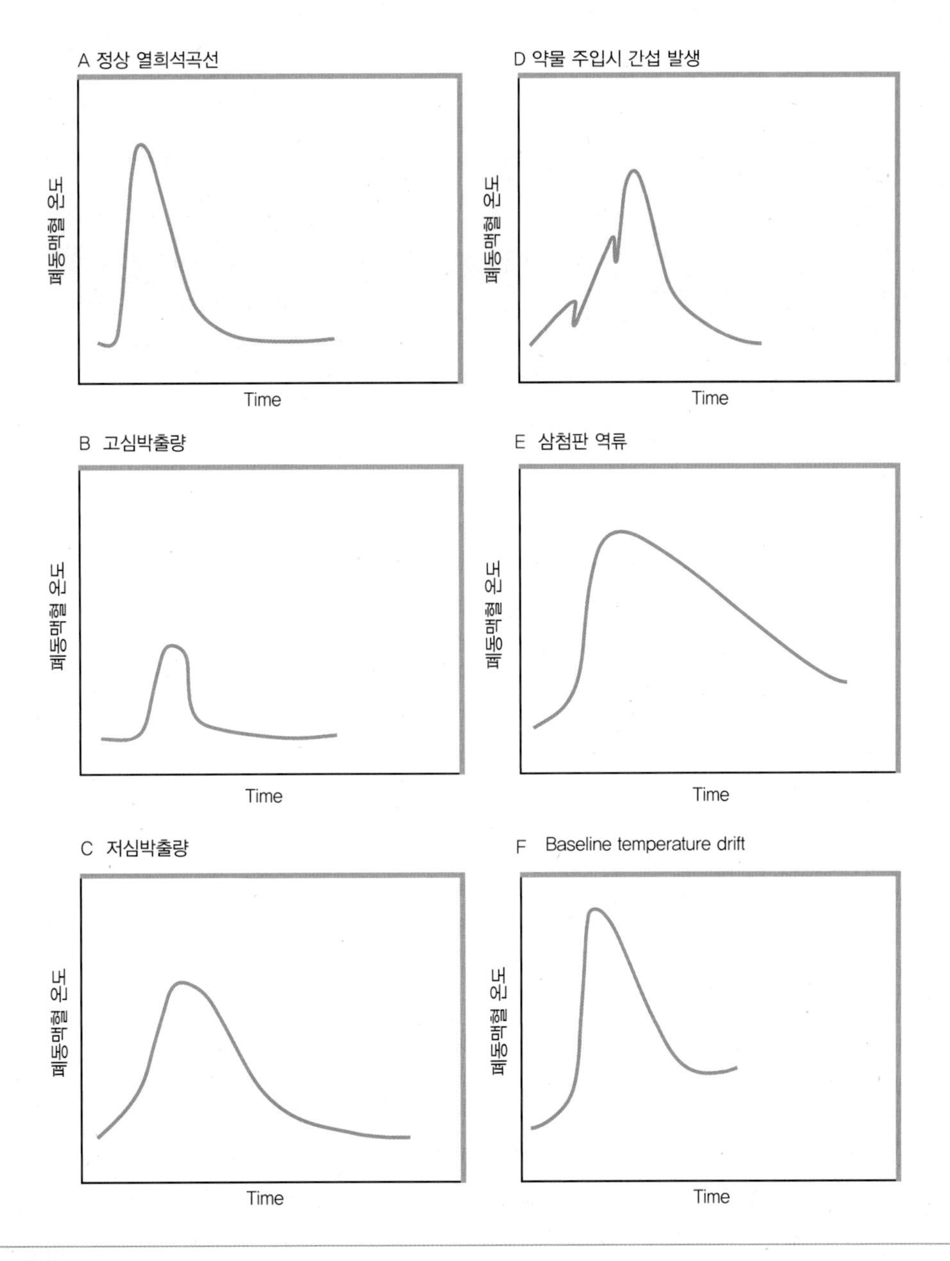

그림 18-4 열희석곡선

차가운 식염수를 주입 후 폐 동맥(PA) 카테터의 끝에 있는 온도측정계로부터 열희석곡선이 기록된다. 주입액의 온도는 일반적으로 체온보다 낮으므로 y축을 따라 온도가 감소되는 파형을 보인다. 파형 A-C에서 보여주듯이 심장박출량은 곡선 아래 면적과 반비례한다. 곡선 D는 매끄럽지 않은 주입의 효과를 나타낸다. 삼첨판 역류(곡선 E)에서 우심실 안에서 주입액의 불완전한 혼합과 우심방과 우심실 사이의 재순환으로 열희석곡선의 하강 사지가 왜곡되어 일반적으로 곡선 아래 영역이 증가하고 심장박출량이 과소 평가된다. 곡선 F는 심폐우회술 시 관찰된다(eg, following cardiopulmonary bypass).

2. 심장박출량의 측정

심장박출량은 심장 전부하, 후부하, 수축력 및 심장 박동수에 의해 결정된다. 따라서, CO는 순환 상태에 대한 주요한 지표이다. 심장박출량과 다른 혈역학 측정을 이용하여 혈관저항, 조직으로의 산소 전달 및 산소 소비 등 다양한 유용한 매개 변수를 유도할 수 있다. 폐동맥카테터를 사용하는 열희석 심장박출량(thermodilution cardiac output, TDCO)는 일반적으로 임상 의학과 연구 모두에서 가장 중요한 표준으로 간주되지만, Fick 방법과 비교한 연구에서는 좋은 일치를 나타내지 못했다. 중환자관리를 위해 심박출량을 감시할 때 심박출량의 절대적 수치보다 심박출량의 변화가 더 중요하며, 산소 공급과 수요 측면에서 심박출량의 적절성을 평가하는 것이 중요하다.

1) 열희석 심장박출량

이 측정은 지표 희석 원리를 기반으로 하며, 일정한 양의 지시액(indicator)이 순환부에 주입되고 그 농도가 하류 측에서 시간에 따라 측정된다. 열희석 심장박출량 측정의 경우, 특정 온도를 가지는 주입액(thermal bolus)이 지시액으로 사용되며, 우측심장의 혈액과 혼합되고 폐동맥으로 유입된 후 PAC 도관의 팁에서 4 cm 떨어진 부위에 통합된 서미스터(thermistor)가 시간에 따른 폐 동맥혈 온도 변화를 측정한다. 곡선 아래 부분은 폐동맥 유속과 반비례하며 폐동맥 유속은 심장 내 단락이 없으면 심장박출량과 같다. 심장박출량은 변형된 Stewart-Hamilton 방정식을 사용하여 계산된다.

실제 임상에서 10 mL의 상온의 식염수 또는 5% 포도당(D5W; 소아에서 0.15 mL / kg)는 폐동맥카테터의 근위부를 통해 상대정맥(superior vena cava, SVC) 또는 우심방으로 신속하고 균일하게 주입된다. 주입되는 액체의 온도는 주사기를 재가온하는 영향을 배제하기 위해 주입되는 시점에서 측정해야 한다. 심장박출량 측정은 연속적으로 측정하는 것을 권장하고, 2-3 회 연속 측정의 결과는 평균화되며 10%를 초과하는 측정값은 삭제한다. 연속측정이 아닌 두 시점 간에 심장박출량의 최소 15%의 변화를 보일 때 임상적으로 유의하다고 간주된다.

폐동맥혈 온도뿐 아니라 우심실 및 좌심실 부하도 호흡주기에 상당히 달라진다. 따라서 심장박출량 측정을 흡기말 또는 호기말에 측정하면 측정 변동을 줄일 수 있고 재현성을 높일 수 있지만, 호흡주기 전체에 걸쳐 수행되는 여러 측정의 평균을 계산하는 것이 더 신뢰성 있는 심장박출량 측정값을 얻을 수 있다.

열희석 심장박출량 측정 중 기술 오류는 일반적이며 인식되지 않을 수 있다. 폐동맥 혈액 온도 곡선을 실시간으로 표시하는 것은 잘못된 측정을 식별하는 데 도움이 된다(그림 18-4). 삼천판 역류의 경우 정확한 열희석 심장박출량 측정에 심각한 오류를 일으킨다. 삼첨판 역류 시 주입된 냉수액이 대정맥으로 되돌아가 폐동맥의 온도가 덜 떨어짐으로 인해 정점이 낮게 나타나고, 대정맥으로 되돌아갔던 냉수액이 폐동맥으로 늦게 돌아오기 때문에 냉수액 유실시간이 연장되어 저심장박출량으로 잘못 측정될 수 있다. 중증 환자에서 높은 수준의 PEEP을 동반한 양압 환기 시에도 삼첨판 역류를 유도하거나 악화시킬 수 있기 때문에, 열희석 심장박출량 측정 시 오류를 일으킬 수 있다. 심장 내 션트가 있는 경우 우심실과 좌심실의 부하가 다르게 나타나므로 열희석 심장박출량 측정에 오류가 발생한다. 재순환(좌우 션트) 또는 주입액이 서미스터를 우회하는(우좌 션트)경우에, 저박출량 상태임에도 불구하고 주사액의 느린 통과로 인한 과도한 열 손실로 인해 실제 심장박출량이 과대 평가될 수 있다.

Ⅳ 기타 심박출량 측정법

1. 경폐 열희석 심장박출량(Transpulmonary thermodilution Cardiac Output, TDCO)

폐동맥카테터를 사용하는 열희석 심장박출량의 대안으로, 경폐 열희석 기술은 중심정맥 카테터를 통해 주입액을 투여 후 전신 순환(대퇴부 또는 액와 동맥)의 혈액 온도 변화를 측정하는 특수 서미스터 팁 동맥 카테터를 사용한다. 표준 열희석 심장박출량 측정과는 달리, 이 측정방법은 정맥주사에서 전신 동맥 탐지로 이동해야 하는 긴 경로로 인해 높은 열잡음(thermal noise)과 열 손실로 인해 차가운 주사액 주입을 필요로 한다. 이 측정은 열희석 심장박출량과 달리 측정시간이 길어 호흡주기와 관련하여 영향을 받지 않는다. 심장 수술 후 환자나 중환자에서 이 측정 방법은 표준 열희석 심장박출량과 잘 일치하지만 열희석 심장박출량에 비해 약 0.3-0.5 L / min 정도 더 높게 나타나는데, 이는 아마도 폐를 통과하는 동안 열의 손실을 반영하기 때문으로 보인다. 이 방법은 CO 측정 이외에도 심장의 전부하를 반영하는 이완기말 용적[GEDV]과 폐부종의 척도로서 이용되는 혈관외폐수(extravascular lung water, EVLW)와 같은 용적 측정이 가능하고, 심장 수축력의 척도로서의 심장 기능 지수(caridac function index, CFI)을 제공한다.

2. 리튬 희석 심장박출량 (Lithium Dilution Cardiac Output)

또 다른 지시 희석 기술은 정맥내로 주입된 이온화 리튬을 지시자로 사용하는 것이며, 리튬에 예민한 전극이 있는 전극을 잇는 표준 동맥관에서 혈액을 뽑아서 지시자 희석 곡선을 얻는다. 경폐 열희석 측정과 같이 심장박출량이 여러 호흡주기에 걸쳐 측정되기 때문에 호흡의 영향을 배제할 수 있다. 이 측정 기술의 또 다른 장점은 리튬 표시기의 주입을 중심정맥 도관이 아닌 말초 정맥을 통해 수행될 수 있다는 것이다. 수술 후 중환자실에 있는 환자를 대상으로 한 여러 연구에서도 TDCO과 좋은 일치도를 보여주지만, 0.2-0.5 L/min만큼 TDCO를 과소평가하는 경향이 있다. 리튬 희석 기술에는 몇 가지 한계가 있다. 리튬에 알레르기가 있거나 리튬을 받는 환자에게 이 측정 방법을 사용할 수 없고 비탈분극 근이완제와 리튬 전극이 간섭을 일으킬 수 있으므로 비탈분극성 근이완제를 투여 후 15-30분 정도 기다린 후 CO를 측정할 수 있다.

3. 이산화탄소 재순환 심장박출량(Partial Carbon Dioxide Rebreating Cardiac Output)

이 비침습적 방법은 Fick 원리를 변형하여 기계환기 환자에서 CO 측정하는데 사용된다.

부분 재호흡 방법에서, 기준점과 짧은 재호흡 기간 동안 이산화탄소 생산 및 호기말이산화탄소를 측정하여 폐모세관 혈류량을 계산할 수 있다. 호기 가스를 인공호흡기 회로와 연결된 루프를 통해 간헐적으로 우회시킴으로써 재호흡을 이루어지며. 이 기술은 침습적인 혈관 도관이 필요하지 않고 일반적으로 기관 삽관과 기계적 환기 환자에서 사용될 수 있다. 일산화탄소 측정으로 재순환 기간이 자동으로 반복되어 반 연속적으로 CO를 측정한다. 이 기술의 주요한 이론적 단점은 가스 교환에 참여하는 혈액만 측정하고 션트된 혈액은 배제한다는 것이다. 그래서 FiO_2와 동맥혈산소분압 혹은 포화도를 이용하여 션트 비율을 추정한 후 이산화탄소 재순환 측정법을 보정할 수 있다. 각 재순환 측정 기간 동안 이산화탄소 동맥 분압이 2-5 mmHg정도 증가하기 때문에 두개내압이 증가된 신경외과 환자에서는 상대적으로 사용이 금기시된다.

4. 도플러초음파(Esophageal Doppler)

도플러초음파는 외상환자, 중환자실, 수술 중 혹은 수술 후 관리에 사용되고 있다. 도플러초음파를 이용한 심박출량의 측정은 하행 대동 맥의 혈류 속도를 측정함으로써 이루어진다. 방법은 탐침자(doppler probe)를 식도에 거치 후 적절한 신호가 나타나는 위치를 찾아 이동시키며, 보통 대동맥과 식도가 나란히 주행하는, 치아로부터 30-40 cm 위치에 거치시킨다. 이때 최적의 신호를 찾을 때까지 탐침 자의 위치를 정하는 것이 중요하다. 혈류속도는 반사된 음파 주파수의 변화에 의해 측정되고, 일회박출량은 속도시간정수(velocity time integral, TVI)와 대동맥단면적(aortic cross sectional area)의 곱으로 계산된다. 일회박출량

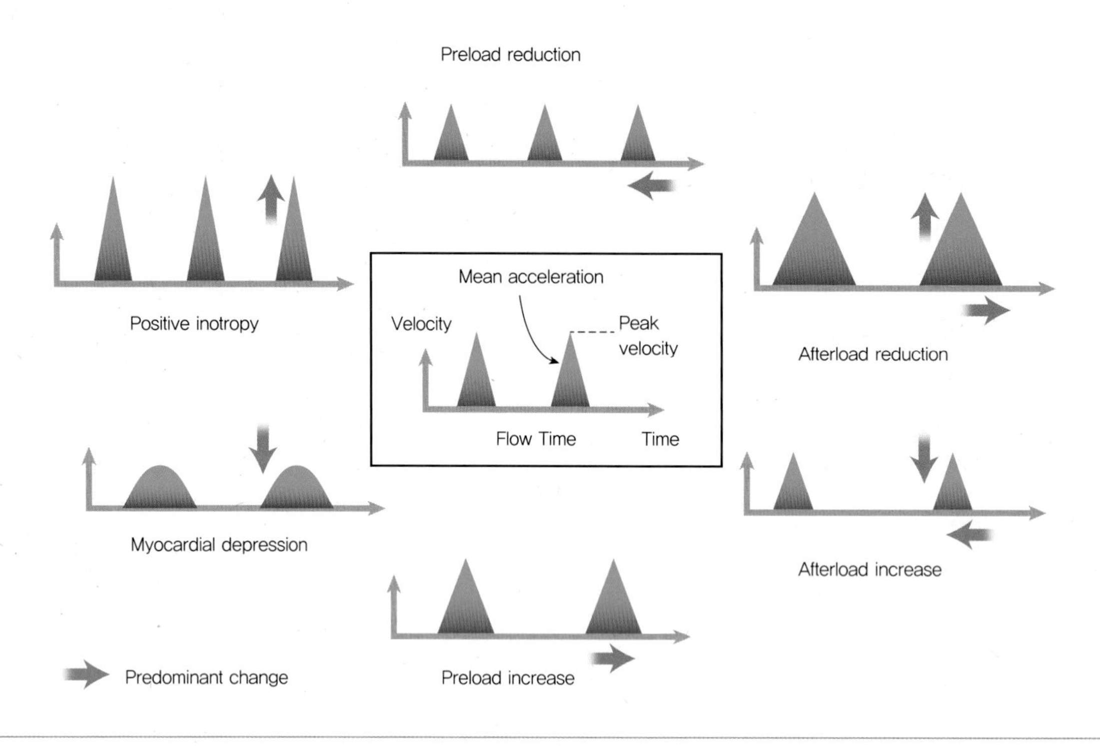

그림 18-5 식도 도플러 심박출량 모니터링

하행대동맥 혈류의 스펙트럴 도플러 추이를 보는 것으로 속도와 시간의 파형이 전부하(주로 systolic flow time corrected for heart rate [FTc]에 영향을 미침, 수축력(주로 peak velocity와 mean acceleration에 영향을 미침), 후부하(주로 FTc, mean acceleration, and peak flow velocity에 영향을 미침)의 변화로 달라진다. 전부하 감소(Preload reduction), 심근 기능 저하(Myocardial depression), 전부하 증가(Preload increase), 수축력증가(Positive inotropy), 속도(Velocity), 정점 속도(Peak velocity), 시간(Time), 혈류 시간(Flow time). 평균 가속(Mean accelation), 화살표, 주요 변화를 표시. [Modified with permission from Singer M. Esophageal Doppler monitoring of aortic blood flow: Beat-by-beat cardiac output monitoring. Int Anesthesiol Clin. 1993 Summer;31(3):99-125.]

이 측정되면 심장박출량은 일회박출량×심박수로 계산된다. 또한 도플러초음파를 이용하여 전부하를 나타내는 보정된 흐름시간(corrected flow time, FTc)을 측정할 수 있다. 보정된 흐름시간은 심박수로 보정된 수축기흐름시간(systolic flow time)이며 정상범위는 330-360 msec이다. 파형높이의 최대속도는 수축력을 의미하고 정상속도는 나이에 따라 감소한다(그림 18-5). 또한 도플러초음파는 실시간으로 심박출량과 일회박출량을 측정함으로써 환자의 용적반응도를 확인할 수 있다. 만약 수액부하나 수동적하지거상(passive leg raise maneuver)을 시행하여 심박출량이나 일회박출량이 15% 이상 증가하면 환자는 용적반응도가 있음을 의미한다. 심박출량이나 일회박출량의 변화가 10% 이하인 경우 환자는 용적에 반응하지 않고, Flank Starling curve의 평평한 부분에 위치함을 의미한다. 도플러 초음파는 결과분석이 쉽고 거치가 용이한 장점이 있으며 응고병(증)이 있는 환자에서도 안전하게 사용할 수 있으나 정맥류가 있는 환자에서는 상대적 금기이며 진정상태이거나 기계호흡을 시행 받는 환자로 사용이 제한된다.

5. 동맥박윤곽분석(Arterial pulse contour analysis)

동맥박윤곽분석은 동맥 압력 파형 아래 영역으로부터 일회심박출량을 계산한다. 큰 동맥에서 측정된 압력 파형은 심장 수축에 의해 생성된 전방 압력 파와 동맥 분기점 및 동맥-동맥 관절 접합부에서 반사된 후방 압력파의 조합으로 생긴다. 반사된 파형의 크기는 동맥 저항 및 순응도의 변화에 영향을 받으며 계산 알고리즘에서 고려되어야 한다. 정상심전도를 유지하고 충분한 일회호흡량을 제공받는 기계호흡을 시행 받는 환자에서 시행할 경우 맥압변이(pulse pressure variation, PPV), 일회박출량변이(stroke volume variation, SVV)와 같은 유용한 정보를 제공할 수 있으며, 이를 통해 환자의 용적반응도를 확인할 수 있다. 맥압변이와 일회박출량 변이가 10-12% 이상인 경우 환자가 용적에 반응함을 매우 높은 민감도와 특이도로 예측할 수 있다. 현재 사용되는 감시장치에는 PiCCO (Pulsion Medical System, Munich, Germany), PulseCO (LiDCO Ltd, Cambridge, UK) 와 Flo Trac/Vigileo (Edwards Life-Sciences, Irvine, CA, USA)가 있으며, 말초의 맥박을 이용하여 대동맥압 파형을 추출하는 데는 종류에 따라 다음과 같은 보정과정이 필요하다. PiCCO는 열희석법을, Pulse-CO는 리튬을 지시자로 사용하는 반면, Flo Trac/Vigileo는 희석방법을 사용하지 않는다. 맥박외형 분석은 동맥도관이 필요하며, PiCCO와 PulseCO에서는 교정을 위해 중심정맥도관이 필요하다. 각각의 감시장치들은 대동맥 임피던스, 동맥 유순도, 전신 혈관저항을 계산하기 위해 서로 다른 압력과 유량의 수학적 모델을 사용하고 있다. 맥압파형분석에 의해 얻어진 심박출량은 혈관저항과 같은 동적 변화에 의해서 오류가 생길 수 있으므로 PiCCO 와 PulseCO는 8시간마다 교정을 시행하는 것을 권고하고 있으며, Flo Trac/Vigileo은 교정이 필요하지는 않으나 패혈증과 같이 말초저항이 감소되어 있는 환자에서는 믿을만한 값을 제공받기 어렵다. 또한 대동맥 폐쇄부전, 대동맥류, 충격완화된 파형(dampened waveform) 또한 측정값에 영향을 줄 수 있다.

6. 흉곽전기생체임피던스 (Thoracic electrical bioimpedance)

흉곽전기생체임피던스는 낮은 크기의 전류를 적용하여 시간에 따라 전기저항의 변화로부터 일회박출량을 산출하는 방법이다. 6개의 전극이 사용되고 2개는 상흉부 혹은 목 부위에 다른 4개는 하부에 부착한다. 전기 전류는 대동맥 혈류의 낮은 저항의 경로를 따라 이동한다. 이때 좌측심장이 수축할 때 대동맥 혈액량이 변화하여 임피던스가 감소하게 된다. 주변 조직 체액량이 임피던스 측정에 중요한 역할을 한다. 대동맥혈류 계산에 주변 조직 체액량의 변화와 호흡에 의한 폐혈액량의 변화를 적용한다. 이와 같은 방법은 폐부종, 폐삼출, 전신 부종과 같은 조직 체액량의 급격한 변화에 민감하다.

V 산소측정법

원자와 분자들은 빛의 특정한 파장을 흡수하는데 Lambert-Beer 법칙에 따르면 빛이 매질을 통과해 오는 파장을 흡수할 때에는 파장이 이동한 거리와 해당 물질의 농도와 관련이 있다. 이 원리를 적용하여 헤모글로빈이 파장을 흡수하는 정도를 알 수 있는 장치가 산소측정법(oximetry)이며 이를 이용해 임상에서 다양한 부위의 산소포화도(SpO_2)를 알 수 있다.

헤모글로빈은 산화헤모글로빈(oxygenated hemoglobin, HbO_2), 환원헤모글로빈(deoxygenated hemoglobin, Hb), 메트헤모글로빈(methemoglobin, metHb), 일산화탄소-헤모글로빈(carboxyhemoglobin, COHb)의 형태로 존재할 수 있다. 각각의 형태마다 흡수하는 파장의 특성이 다른데 헤모글로빈은 산화헤모글로빈보다 적색 가시광선(660 nm)을 더 잘 흡수하며 반대로 산화헤모글로빈은 헤모글로빈보다 적외선(940 nm)을 더 잘 흡수한다. 이 특성에 따라 다시 반사된 적색 가시광선과 적외선을 이용하면 헤모글로빈과 산화헤모글로빈의 비율을 알 수 있고 이를 통해 SpO_2를 계산한다.

$$SpO_2 = \frac{HbO_2}{HbO_2 + Hb} \times 100$$

1. 맥박산소측정법

맥박산소측정법(pulse oximetry)은 맥박수와 산소포화도(SpO_2)를 비침습적이며 연속적으로 측정 가능하다. 산소포화도는 환자에게 투입되는 산소량과의 관계를 유추하여 해석하여야 하며 어떤 상황에서든 산소포화도 90% 이하는 확실한 저산소증이라 간주하고 적극적으로 원인을 찾아야 한다.

맥박산소측정기는 귀, 손가락, 발가락, 이마 등에 사용할 수 있다. 측정장소에 따라서 다른 결과를 보이는데 실제 동맥혈산소포화도(SaO_2)의 변화에 따른 산소포화도(SpO_2)의 반영은 중심에서 측정할수록 빠르다. 즉 귀나 이마에서 측정한 값보다 손가락이나 발가락에서 측정한 값은 그 변화가 느리다. 또한 손가락과 발가락은 귀나 이마에 비해 혈관수축에 더 영향을 많이 받는다. 이마에 붙이는 맥박산소측정기는 혈관의 분포가 많은 눈썹 바로 위에 부착한다. 이마에 붙이는 측정기가 손가락이나 발가락에 붙이는 측정기와 다른 점은 측정기를 손가락에 한 바퀴 돌려 부착하여 관통하는 파장의 비율을 측정하는 것과 다르게 일직선으로 부착하여 반향파를 측정한다는 것이다.

그러나, 기술적인 문제로 인하여 허상(artifact)에 의해 제대로 측정이 되지 않을 수 있다. 이에는 여러 원인이 있는데 환경광(ambient light), 낮은 관류(low perfusion), 환자의 움직임에 의한 정맥혈의 박동, 혈액 내 다른 빛 흡수물질(정맥조영제, 일산화탄소-헤모글로빈, 메트헤모글로빈 등)이다.

일반적인 맥박산소측정기는 일산화탄소-헤모글로빈과 메트헤모글로빈, 산화헤모글로빈을 구분하지 못한다. 이들은 정상인에서 총 헤모글로빈의 5% 이내로 존재한다. 만약 이들이 증가하게 되면 SaO_2는 산화헤모글로빈의 감소에 의해 감소하게 된다. 하지만 맥박산소측 정기로 측정하는 SpO_2는 영향을 받지 않아 SaO_2보다 높게 측정된다. 따라서 일산화탄소-헤모글로빈과 메트헤 모글로빈의 증가가 의심되면 8가지의 파장을 이용하는 방법인 동맥혈가스분석를 통해 SaO_2 를 측정하여야 한다.

손톱이나 피부에 착색이 되어있다면 산소포화도에 영향을 줄 수 있는데 어두운 색깔의 매니큐어는 약 2% 의 오차를 보이게 할 수 있으며 특히 동맥혈산소포화도가 70-80%인 상황에서 어두운 색의 피부는 SpO_2와 SaO_2 사이에서 10%의 오차를 보인다. 또한 임상에서 사용되는 여러가지 조영제들도 영향을 미친다. 정맥 내로 주사되는 메틸렌블루는 670 nm의 파장을 최대로 흡수하는 능력을 갖기 때문에 이를 사용할 시 SpO_2는 실제보다 낮게 측정된다. 인도사이아닌그린(indocyanine green)과 인디고카민(indigo carmine)도 실제보다 SpO_2를 낮게 나오게 하며 그 영향은 곧 회복된다. 저체온 환자에서는 양질의 신호를 얻을 수 없어 정확한 수치를 얻지 못할 수 있고 이는 저체온에 의한 혈관수축에 의한 것이다.

2. 정맥 산소포화도 측정법

정맥 산소포화도 측정법(venous oximetry)은 산소 측정기가 부착된 카테터를 상대정맥(supra vena cana, SVC)이나 폐동맥에 삽입해 정맥 산소포화도(폐동맥에서 측정되는 SvO_2, SVC에서 측정되는 $ScvO_2$)를 측정할 수 있는 장치이다. 정상 정맥 산소포화도는 SvO_2는 65% 이상, $ScvO_2$는 70% 이상이다. 측정되는 정맥 산소포화도는 산소 운반량과 산소소모량에 영향을 받는다.

정맥 산소포화도가 정상값보다 낮아진 상태라면 산소운반량이 감소하였거나 산소소모량이 증가한 상황 중 하나가 원인일 것이다. 산소운반량이 감소한 경우는 심박출량의 감소, 빈혈, 저산소혈증 등이 있을 것이고 산소소모량이 증가하는 경우는 고체온 등 대사활동이 많아진 경우이다.

반면에, 정상보다 높은 80% 이상의 정맥산소포화도는 심장 수술 후 또는 패혈증, 특히 젖산염 수치가 증가된 환자에서 나쁜 결과와 관련이 있다. 정상보다 높은 정맥산소포화도는 국소 조직 저관류를 일으키는 동정맥션트를 시사할 수 있다.

3. 근적외분광분석법

근적외분광분석법(near infrared spectroscopy, NIRS)도 또한 비침습적으로 정맥 산소포화도를 측정하는 기기이다. 이 또한 산화헤모글로빈과 헤모글로빈의 파장을 흡수하는 특성을 이용하는 것인데 기존의 맥박 산소측정기에서 맥박의 요소는 제외되었다. 측정을 원하는 부위에 산화헤모글로빈과 헤모글로빈에 특징적인 파장을 내보내는 광원이 부착된 장치를 피부에 붙이고, 조직을 통과한 파장을 광검출기에서 검출한다. 이렇게 검출된 조직 산소포화도(tissue O_2 saturation, StO_2)는 조직 내의 동맥, 정맥, 모세혈관의 모든 산소포화도를 포함한다. 하지만 70-75%의 혈액이 정맥 내에 존재하기 때문에 StO_2는 조직의 정맥 산소포화도로 생각할 수 있으며 SvO_2, $ScvO_2$와 같이 산소운반량과 소모량에 따라 수치는 변화한다. 대표적인 예가 이마에 부착해 뇌의 산소포화도를 반영하는 대뇌산소측정법(cerebral oximetry)이다.

VI 호기말이산화탄소분압측정기

호기말이산화탄소분압측정기(capnometer)는 폐포환기를 평가하는 데 유용한 동맥혈이산화탄소분압($PaCO_2$)을 비침습적으로 측정하기 위해 사용하는 방법으로 지속적으로 호기말이산화탄소분압(end tidal PCO_2, $EtCO_2$)을 감시하여 이의 파형 및 수치를 통해 이산화탄소(CO_2) 생성, 순환상태 및 폐포환기 상태의 적절함을 알 수 있다(그림 18-6).

호기말 가스를 측정하는 위치에 따라 main stream capnometer와 side stream capnometer로 분류할 수 있다. Side stream 방법은 임상에서 흔히 사용하는 방법으로 분당 50-250회의 가스채취를 한다. 이 방법의 단점으로는 가스

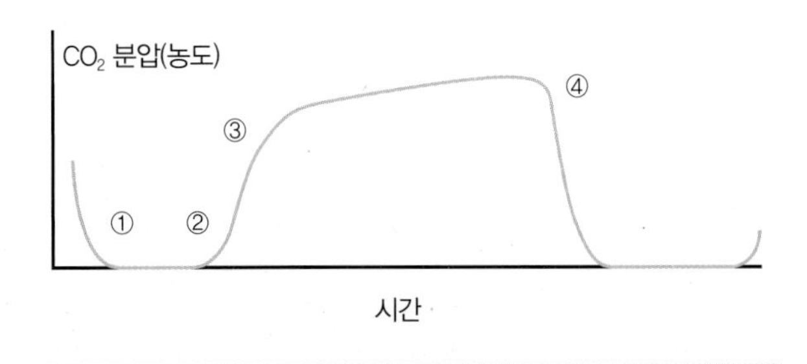

그림 18-6 정상 capnogram의 4상

①-② 기저선, ③ 호기상승, ④ 호기말, ④-① 흡기하강

채취 시각과 실제측정시간 사이에 차이가 있으며 부위와 측정기 사이에 수증기가 많이 생길 수 있다. Main stream 방법은 호흡회로에 직접 장치를 부착하는 것으로써 환자에게서 나오는 모든 가스가 장치를 통과하게 된다. 앞선 side stream의 단점은 없으나 측정기가 무겁고 부피가 커서 사강(dead space)을 증가시키고 기관내튜브의 고정을 힘들게 한다. 또한 환자는 기도 삽관 상태이거나 얼굴에 밀착된 마스크를 사용한 상태에서 측정이 가능하다.

측정하는 방법에 따라 적외선 흡수방법(infrared absorbance), 질량분광법(mass spectometry)이 있다. 적외선흡수방법은 이산화탄소가 적외선 중 4280 nm의 파장을 가장 많이 흡수하는 성질을 이용한 것인데 흡수되고 나머지 통과된 광선을 참조광(reference beam)의 강도와 비교하여 이산화탄소의 분압을 측정하는 것이다. 질량 분광계측기는 전자선(electron beam)을 이용한다. 실제 수술 방에서나 중환자실에서 자주 쓰이는 방법은 질량 분광계측기로 이 방법은 마취가스들의 부분 분압을 지속적으로 측정할 수 있고 구동상태를 더 쉽게 평가할 수 있다.

흡기부터 호기까지 모두 네 가지 위상으로 구분하여 분석한다(그림 18-3). 평가는 수치와 파형 모양으로 하는데 연속적이고 안정적인 호기말이산화탄소분압 파형은 폐포환기가 적절하게 이루어지고 있다는 것을 확실하게 보여주는 하나의 지표가 될 수 있다. 또한 기관 튜브가 기도 내로 정확하게 삽입되었는지를 확인할 수 있는 필수적인 감시방법이기도 하다.

호기말이산화탄소분압이 상승하는 경우, 파형에서 제 2상이 느린 속도로 급경사를 이루며 상승하는 것은 급성 기도막힘을 의미하고 정상적인 형태의 파형을 보이면서 수치가 상승하는 것은 폐포의 환기 저하 또는 고열과 같은 CO_2 생성의 증가를 의미한다. 또한 호기말이산화탄소분압파형이 기준선까지 떨어지지 않고 선위에서 시작하거나 끝나면 호기밸브의 이상을 의심할 수 있다. 일시적인 호기말이산화탄소분압의 상승은 중탄산염을 투약한 경우에 자주 관찰된다. 호기말이산화탄소분압이 감소하는 것은 공기색전증, 심박출량 및혈압의 하강 등으로 인해 폐순환이 감소하여 폐포의 사강이 증가해 호기가스가 희석되어 나타난다. 또 갑작스럽게 수치가 0이 되고 파형이 사라지면 표본 채취선의 파열이나 단절을 의심해 보아야 한다. 호기말이산화탄소분압 파형에서 정점(plateau)에 1-2개의 틈(cleft)이 생기는 것은 기계환기를 시행하고 있는 환자에서 호기 중에 자발호흡이 발생하였을 때 나타날 수 있다.

이론적으로는 동맥혈이산화탄소분압은 폐포이산화탄소분압(P_ACO_2)과 같고 폐포이산화탄소분압은 호기말이산화탄소분압과 같으므로 동맥혈이산화탄소분압은 호기말이산화탄소분압과 같아야 하나 정상적인 경우에도 2-5 mmHg 이하의 차이를 보인다. 이는 정상 해부학적으로 폐의 부위에 따라 환기-관류 불균형이 있으며 우-좌션트가 존재하기 때문이다.

만약 호기말이산화탄소분압이 동맥혈이산화탄소분압보다 5-10 mmHg 이상의 차이를 보이는 경우에는 폐포사강이 증가하여 동맥혈이산화탄소분압을 제대로 반영하지 못하는 것이며 이때 호기말이산화탄소분압은 실제보다 더 낮게 측정된다. 또한 side stream 방식의 경우 가스채취속도도 측정값에 영향을 주는데 가스채취 속도가 빠르면 정확도가 높아지지만 기도의 가스속도보다 더 빠르게 되면 신선가스가 유입되어 실제 폐포이산화탄소분압보다 낮게 측정된다. 소아의 경우에도 빠른 호흡수로 인해 호기말이산화탄소분압이 폐포이산화탄소분압을 반영하지 못해 차이가 날 수 있다.

심폐소생술 중 효과적인 순환의 평가로 호기말이산화탄소분압을 이용할 수 있는데 심박출량이 충분하지 않으면 흔히 10 mmHg 이하로 낮아지나 만일 심박출량이 증가하면 보다 더 많은 폐포에서 가스교환이 이루어지기 때문에 호기말이산화탄소분압이 20 mmHg 이상으로 높아지며 심폐소생술이 성공적으로 이루어져서 순환이 완전히 회복되면 호기말이산화탄소분압이 40 mmHg 이상으로 상승하게 된다. 따라서 소생술을 시행하는 동안에 측정한 호기말이산화탄소분압은 심박출량, 관상관류압(coronary perfusion pressure), 소생술을 시작한 시기 및 소생 가능성 등과 같은 상관관계가 있기 때문에 환자의 예후를 평가하는 데에도 큰 도움이 된다.

Ⅶ 용적 상태 평가

수액 공급의 목적은 효과적인 혈관내 용적 유지 및 조직 관류 및 세포 산소화의 최적화에 있다.

수액 투여로 일회박출량과 심박출량이 증가되어야 하고, 조직 관류가 되어야 하지만 과도한 수액 투여로 인해 폐 및 장 부종, 폐심장증(cor pulmonale)의 악화, 혈액 희석 및 기능성 빈혈, 식염수 투여로 인한 과염소성 산증 및 응고 이상을 초래할 수 있으며, 이로 인해 이환률과 사망률이 증가된다. 외상, 허혈/재관류 손상, 패혈증으로 인한 염증 반응은 혈관 투과성을 높이고 혈관 내 체액의 감소가 가속화된다. 수액 투여가 불충분할 경우 먼저 중요장기가 아닌 장기의 관류에 손상을 주나 심한 경우, 모든 조직에 산소전달에 장애를 일으켜 결국 쇼크 상태를 초래한다. 그러므로, 중환자 관리에서 수액요법의 중요한 관건은 수액 투여로 심박출량의 증가를 보일 환자를 식별하는 것이다.

1. 정지압(Static pressure) 측정의 유용성

중심정맥압이나 폐동맥폐쇄압과 같은 정지압 측정은 수액 투여를 결정하기 위한 심장의 전부하의 지표로 전통적으로 사용되어 왔다. 그러나 혈관 내 혈액량, 이완기 심실 부피와 심장 충전 압력 간에는 복잡하고 여러 요소가 복합적으로 작용한다.

특히, 심장의 압력-용적 관의 관계에 비선형 특성, 환자 위치, 말초 정맥 긴장도, 대정맥 환류, 폐혈관 저항, 흉벽 및 복부 순응도, 심낭 및 흉강내 압력 및 혈관 활성 약물 등은 정지압에 영향을 미친다.

실제로, 건강한 지원자에서도 중심정맥압 또는 폐동맥쐐기압이 전부하나 심박출량 간의 예측 가능한 관계는 입증되지 않았다. 12 건의 연구를 비판적으로 검토한 결과, 중심정맥압 또는 폐동맥쐐기압 측정으로 심박출량의 증가를 보일 환자를 식별하지 못했으며, 최근 메타 분석은 중심정맥압 값과 일회박출량 간에 유의한 관계가 없음이 보고되었다.

그러나 고위험군환자에서 수액 투여 시 폐동맥폐쇄압을 감시하는 것은 폐부종의 발생과 관련된 정지압을 반영한다는 점에서 유용하다.

2. 용적 지수(Volumetric indices)의 유용성

정지압 측정의 대안으로 우심실 혹은 좌심실 이완기말 용적과 같은 용적 지수가 제안되었고, 흉강내압이 상승된 기관내삽관 환자에서 유용할 수 있다.

심장 초음파를 사용하여 심장의 전부하를 측정하기 위한 여러 심장 내 용적 및 여러 매개변수를 측정하고 도출할 수 있다. 심실 내 이완기말 영역은 2차원 변수이지만 직접적으로 측정된 압력 변수보다 전부하를 측정하기 위한 더 좋은 변수로 보인다. 불구하고 건강한 자원 봉사자에서 심 초음파 용적 지수는 용적 증가에 대한 반응과 상관 관계가 있었지만, 수액에 반응하는 사람과 반응하지 않는 사람을 구별하는 임계 값은 확인할 수 없었다. 한편, 심초음파 이미지 처리, 측정, 적절한 환자 자세를 취하는 문제, 초음파 교육 여건, 장치 비용 및 가용성 등으로 인해 임상적 유용성이 제한되고 있다.

3. 호흡 변이에 기반한 동적 지수 (Respiratory Variation-Based Dynamic Indices)

정지압이 혈관 내 용적 평가 및 소생술을 위한 가이드로서 부적합하여 보다 신뢰성이 높고 사용 가능한 것으로 입증된 다양한 동적 측정법이 연구되고 개발되었다. 이는 흉강내 압력이 환기로 인해 주기적으로 변화되고, 좌심실의 전부하가 변하는데 기반을 둔 방법이다. 용적 반응형 환자의 경우 환자의 일회박출량 및 혈압의 주기적 변화가 더욱 두드러지게 나타난다.

1) 수축기압 변이(Systolic Pressure Variation, SPV)

수축기 압력 변화는 흡기와 흡기로 이루어지는 전 호흡 주기 동안 나타나는 수축기 압력 피크의 차를 측정한다. 수축기압 변이는 두 가지 특징적인 요소가 있는데, 양압 흡기 직후에 초기 2-4 mmHg(△up)의 수축기압의 증가가 나타나는데 이는 양압 흡기로 인해 흉곽내압이 증가하여 폐정맥혈이 좌심실로 유입이 되며 좌심실의 후부하가 감소되고 결론적으로 좌심실의 전부하와 박출량이 증가한다. 동시에 우측 심장에는 반대의 효과가 나타나는데, 흉곽 내 압력의 증가로 인해 정맥 환류가 감소하여 우심실의 박출량이 감소된다. 두 번째 요소인 △Down은 약 5-6 mmHg의 혈압 감소로 표현되는데 이는 몇 번의 심장 박동 후에 감소된 우심실 혈액이 폐순환을 통해 들어오고 결과적으로 좌심실 전부하가 감소되어 나타나는 것이다. 동시에 호기로 인한 흉곽내압의 급격한 감소가 되는 경우에는 폐정맥으로 혈액의 수동적인 충전이 이루어지고 이로 인해 우심실의 박출을 증가시키나 좌심실의 전부하는 감소하게 된다(그림 18-7).

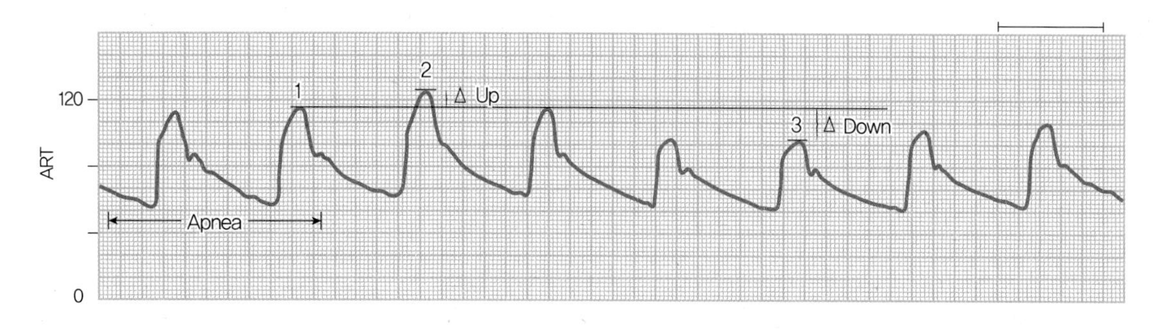

그림 18-7 수축기압 변이(SPV)

무호흡기간대비 증가(△Up) 및 감소(△Down)값이 표시되어 있다. △Up 이 10 mmHg, △Down 이 15 mmHg이면 수축기변이는 25 mmHg가 된다.

10 mmHg이상의 SPV의 증가가 보일 때 저혈량 상태임을 나타내고 수액 주입 시 반응을 보인다는 것을 예측할 수 있다. △Down 요소가 전체 SPV보다는 수액 반응도를 더 정확하게 나타낼 수 있다. 특히 좌심실 기능이 좋지 않은 환자에서 좌심실의 전부하와 후부하의 변화가 과장되게 나타나고 이로 인해 높은 △Up과 부적절하게 높은 SPV을 나타낸다. 임상연구에서는 수축기변이가 5 mmHg 이상의 환자가 수액반응성이 더 좋은 것으로 나타났고, 이러한 반응성 환자에서 △Down 수치가 클수록 수액 주입 후에 이완기말 용적과 일회 박출량이 더 증가하였다.

2) 맥압 변이(Pulse Pressure Variation, PPV)

맥박 압력 변화는 단일 기계적 호흡동안에 최대 맥압과 최소 맥압의 차이를 그 두 값의 평균으로 나눈 값으로 정의된다(그림 18-8). 맥압 변이는 이완기혈압 및 말초 혈관 유순도에 덜 의존하기 때문에 단순한 SPV보다 더 정확할 수 있다. 그러나 맥압 변이도 수축기압변이처럼 △Up과 △Down에 의해 영향을 받고 고혈량이나 심한 심부전 상황에서 오도할 수 있음에도 불구하고 최근 메타 분석에서 PPV값이 12.5% 이상을 보일 경우 다른 동적 변수들보다 수액 반응도를 잘 분별하는 것으로 나타났다.

3) 일회박출량 변이(Stroke Volume Variation, SVV)

박출량 변이는 동맥압파형에 기반한 박출량 감시에서 계산되어지는데, 단일 기계호흡동안 최대 박출량과 최소 박출량의 차이를 평균 박출량으로 나눈 것으로 백분율로 표시된다(그림 18-9). 일회박출량 변이가 10 %를 초과하면 신경외과적 또는 심장수술을받는 환자의 수액 반응성을 예측하는 것으로 밝혀졌다. 이와 관련된 동적 지수로는 도플러초음파을 이용하여 환자의 하행대동맥에서 호흡주기와 관련하여 측정된 최대 혈류 속도의 변이가 18 이상이거나 심초음파를 이용한 대동맥에서의 최대 혈류 속도의 변이가 12% 이상일 때 수액반응성이 있다고 예측할 수 있다.

4) 체적변동측정과 관련한 지수 (Plethysmography-Derived Indices)

완전한 비침습적 방법으로 측정되는 동적 지수로서 호흡변화에 따른 맥박산소측정기의 체적변동측정 신호의 진폭의 변화를 사용한다. 체적변동측정법은 센서 아래 조직에 함유된 혈관 내 혈액량의 변화를 측정한다. 동맥 펄스가 이러한 변화에 가장 큰 영향을 주지만 혈관 톤, 움직임 및 온도를 포함한 생리적, 환경 영향을 받는다. 일반적으로 체적변동측정에서 13-14%의 변이를 보일 때 수액반응성을 예측할 수 있으며, 수술 전후 젖산 농도를 감소시키는 목표 지향 연구에서 유용한 것으로 나타났다. 체적

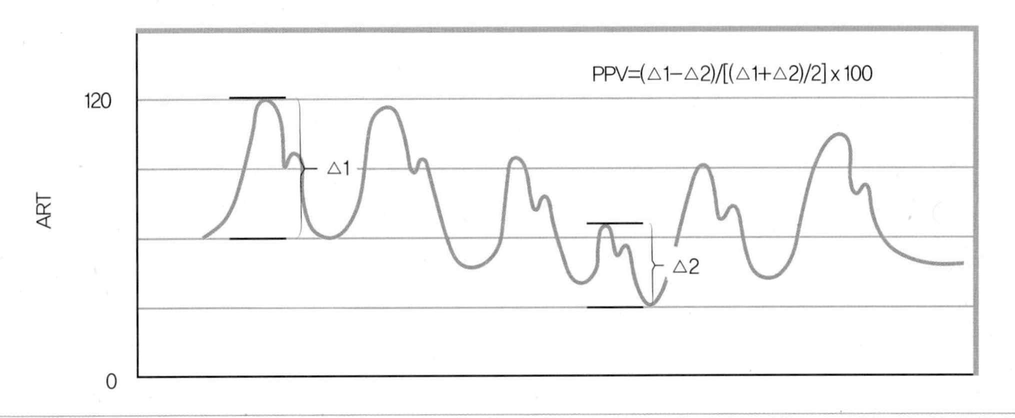

그림 18-8 맥압 변이

최대 맥압이 약 60 mmHg이고 최소 맥압이 30 mmHg이면 맥압 변이는 [(60−30 mmHg/45 mmHg) x 100=66%)가 된다. 이 값은 두 수치의 평균인 45 mmHg의 12% 이상으로 저혈량증과 수액반응성을 보일 가능성이 높다.

변동측정을 사용하여 수액 반응도를 평가할 때, 호흡 변이를 감지하기 위해 자동 게인과 표준 임상 모니터링 시스템으로 통합시키는 센터링 기능을 비활성화하는 것이 중요하다.

5) 대정맥 직경 변화(Vena Cava Diameter Change)

호흡으로 대정맥 직경이 변화되는 것은 심초음파를 사용하여 호흡을 측정할 수 있지만 해석하는 것이 다소 복잡하고 측정 방법에 따라 크게 달라진다.

저혈량 상태의 환자가 기계환기를 할 경우, 흡기 시 흉막강의 증가로 인해 상대정맥이 거의 허탈이 된다. 대조적으로, 하대정맥은 양압 흡기 동안 직경이 증가되는데 이러한 반응의 크기가 수액반응성의 정도와 관련된다. 흡기로 유발된 하대정맥 직경이 18 % 이상 증가 시 수액반응성을 나타낸다.

자발적 호흡 중에 하대정맥은 허탈되는 경향이 있다. 흡기 중 혹은 40% 이상 하대정맥이 허탈되는 [하대정맥의 최대 직경과 최소 직경 사이의 차이를 최대 직경으로 나눈 비율(백분율로 표시)로 정의] 경우는 저혈량 상태로 수액반응성이 있음을 나타낸다. 일반적으로 허탈 정도와 지름을 함께 측정하여 우심방압력을 평가하기도 한다. 흡기 시 하대정맥 허탈이 직경 21 mm 이하이고, > 50 % 흡기 허탈 정도를 나타낼 때 5 mmHg 미만의 우심방압력, 흡기 시 IVC 직경이 21 mm 이상이고 허탈 정도가 <50 % 일 경우 높은 우심방압력(10-20 mmHg)이 예상된다. 한편 높은 허탈 정도는 특히 호흡곤란 환자에서 과도한 흉막강 내 음압에 의해서도 발생할 수 있다. 하대정맥을 측정하는데 어려운 경우는 비만으로 인해 이미지 획득이 어렵고, 열악한 음향 창, 환자 자세, 수술 부위 또는 드레싱, 또는 복강 내 압력이 증가되어 있는 경우 등이 있다. 상대정맥 측정 시에는 식도심초음파가 필요하므로 깨어 있고 자발적으로 호흡하는 환자에게는 적합하지 않다.

6) 동적 지수의 한계점

동적 전부하 지수는 사용이 간단하고 최소 침습적이며 많은 임상 환경에서 수액 부하에 대한 CO 반응을 안정적으로 예측할 수 있다. 그러나, 하대정맥 직경과 허탈 정도를 측정하는 것 외에, 이런 측정치는 자발호흡하는 환자에게는 유효하지 않다. 실제로, 예측 정확도를 최적화하려면 환자가 기관 삽관이 되어 있어야 하고 일정한 일회호흡량을 얻기 위해 강제 기계환기를 받고 있어야 한다.

임상연구에 의하면 유용한 동적 지표를 얻기 위해서는 현재 권장되는 임상 지침보다 큰 8 mL/kg 이상의 일회 호흡량을 사용하여야 한다. 흉벽 순응도가 감소된 환자, 열

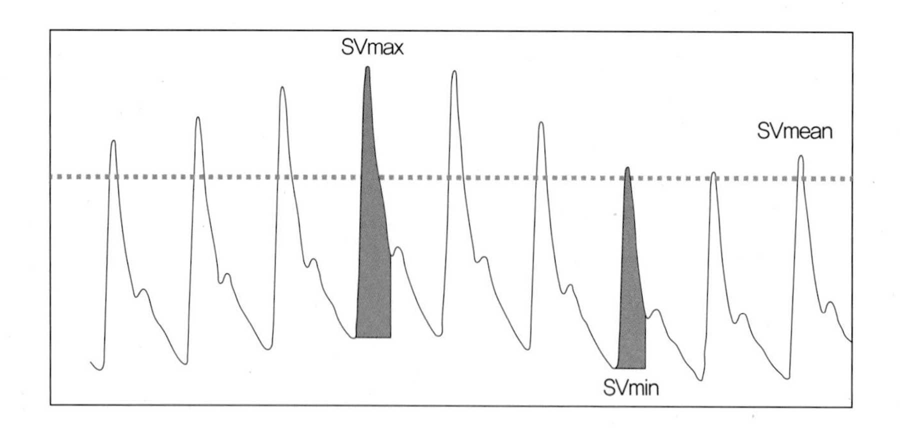

그림 18-9 일회박출량 변이

Stroke Volume Variation (SVV) = 100 x (SVmax - SVmin) / mean (SV)

린 가슴, 폐고혈압, 또는 복압이 증가된 다양한 임상 환경에서는 동적 지표 값이 정확하지 않을 수 있다. 또한 심실세동과 같이 명백한 부정맥을 보일 경우, 이완기 충만 시간이 일정하지 않아 심박수마다 심한 변이가 발생되어 동적 지수가 유용하지 못하다.

4. 수동적하지거상검사 (Passive leg raise test, PLR)

수동으로 다리를 거상하는 방법은 일시적으로 다리에 있는 약 300 mL의 혈액을 중앙 순환으로 자동 유입되게 하여 전부하 의존 환자에서 심박출량을 증가시킨다. 이 검사를 시행하는 방법은 환자의 상체가 약 45° 정도 앉혀 상체의 혈액이 다리 쪽으로 가게 한 후, 앙와위 상태를 취하면서 바로 두 다리를 45° 각도로 올린다(그림 18-9). 이때 전부하 의존하여 심박출량 증가를 보이는 환자에서, 대동맥 혈류의 증가가 몇 초 후에 시작되며 약 1분 후에 최대로 증가된다. 약 350명의 환자를 포함하는 9개의 연구에 대한 최근의 메타 분석에 따르면 PLR으로 인해 10 %에서 15 %의 변화를 보일 경우 수액 반응성이 좋을 것으로 예측하는데 90 %의 민감도와 특이성을 나타낸다고 한다. 호흡 변화에 기반한 동적 지수와는 달리, PLR 검사는 자발호흡을 하는 환자나 부정맥이 있는 환자에서 유용하게 사용될 수 있다. 그러나 이 검사는 두개내압을 증가시킬 수 있으며, 환자 다리에 탄력 스타킹을 사용한 경우에 민감도가 떨어질 수 있다. 동적 지표로 수액 반응성을 보일 환자를 식별하는 것은 정적 측정 방법보다 우수한 것으로 보인다. 동적 변수는 특정 시점에서의 수액 반응성을 나타내는 것이며, 이는 Frank-Starling 곡선에서 환자의 상대적 위치를 나타내며 그 자체가 심장 전부하에 대한 예측자가 아니다. 저혈량 환자인데도 불구하고 우심실 혹은 좌심실 부전이나 정맥이나 동맥 유순도에 따라 수액 투여에 반응을 보이지 않을 수 있다. 비슷하게, 전부하는 전혀 변화하지 않았는데 수축력 변화로, 혹은 전부하의 약간의 변화와 혈액희석으로 인해 후부하가 감소되어 수액반응성을 나타낼 수 있다. 단순히 수액반응성을 보인다고 해서 수액 투여가 필요한 것은 아니다.

실제로, 수액반응성은 심장 생리학의 정상적인 특성이다. 임상에서 중요한 질문은 환자가 수액 반응성을 보이는지 여부가 아니라 조직 저관류가 존재하는지 여부이며, 조직 저관류를 보이는 경우에 수액 반응성이 고려되어야 된다.

A

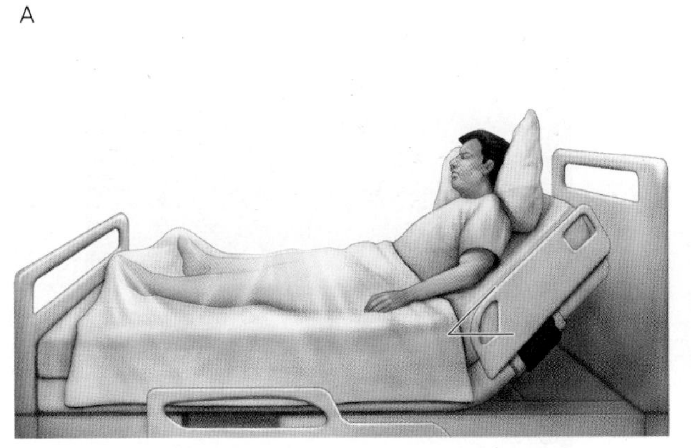

B

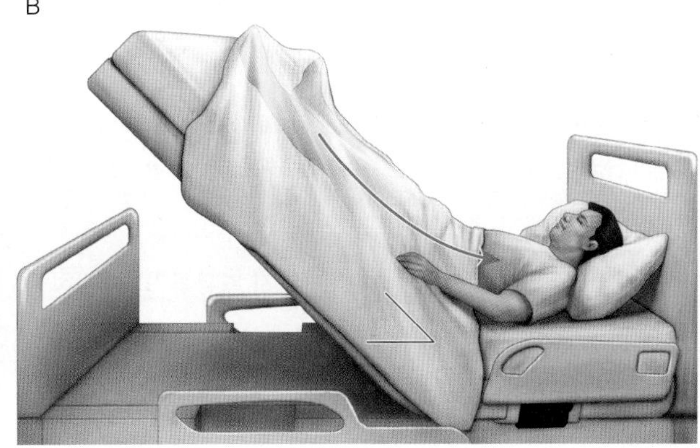

그림 18-10 수동 다리 거상법

A. 혈액이 하체로 모이게 한다. B. 하체에 있는 혈액이 중심부로 이동하게 한다.

Ⅷ 조직관류 평가

중환자에서 혈역학 관리를 하는 주요 목표는 장기에 적절한 관류를 유지하는 것이다. 조직 저관류는 쇼크를 정의하는 특징이지만 다른 임상 증후나 증상이 나타나기 전부터 오랫동안 발생될 수 있다. 의식수준이나 소변량, 심박수, 모세혈관 충전, 피부 온도 및 색의 변화와 같은 다양한 전통적 임상 지표가 조직 관류의 적절성을 판단하는 데 사용된다. 그러나 이러한 지표는 주관적이고, 부정확하며, 신뢰성이 떨어질 수 있다. 조직관류를 평가하는데 이용되는 대사와 관련된 지표로는 염기 과잉, 혈중 젖산 농도 및 정맥산소포화도와 같은 전신적 상태를 반영하는 측정방법이 있고 뇌산소측정법 및 위 안압계와 같은 국소 조직관류를 측정하는 방법이 있다.

혈액에서 높은 젖산염 농도와 대사성 산증을 보일 경우, 조직 허혈을 유발하는 저관류 상태와 이로 인한 혐기성 대사가 있음을 시사한다. 실제로, 많은 연구에서 일련의 젖산염 및 염기 결핍을 측정함으로써 예후를 판단하는데 도움이 되고, 젖산염 수치를 치료 방향을 정하는 가이드로 유용하게 사용하였다. 그러나 젖산염은 저관류 상태가 아닌데도 스트레스로 인해 카테콜아민이 증가하고 신진 대사가 증가하여 수치가 증가할 수 있고, 사지 허혈, 장간막 혈전증과 같은 고립된 장기 손상의 경우에도 증가 할 수 있다. 높은 젖산 혈증과 대사성 산증, 두 경우에 다양한 병인이 있기 때문에 젖산산증은 각각의 수치보다 저관류를 더 잘 반영할 수 있다.

혈액에서 산소 전달이 감소된 경우 조직에서 산소 추출율을 증가시켜 이를 보상 할 수 있기 때문에 정맥 산소 포화도가 30 %에서 40 %로 감소하기 전까지는 혐기성 대사는 일반적으로 발생하지 않는다. 따라서 폐동맥혈에서 혼합정맥 산소포화도를 측정하거나 중심정맥혈에서 정맥산소포화도를 측정하는 것은 조직 허혈이 발생하기 전에 상대적 조직 저관류나 산소 결핍을 조기 발견하는데 도움이 될 수 있다.

정맥혈과 동맥혈에서의 이산화탄소분압의 차이, $P(v-a)CO_2$는 산소 소비에 영향을 받기 때문에 혐기성 대사의 지표가 아니지만 말초조직에서 폐로 이산화탄소를 운반하기에 전신혈류량이 충분한지 여부를 나타낼 수 있으므로 심장박출의 적절성의 지표로 제시되고 있다. 심한 패혈증 쇼크 환자를 대상으로 한 연구에서 정맥혈과 동맥혈에서의 이산화탄소분압의 차와 동맥혈과 정맥혈에서의 산소 함량의 차의 비율, $P(v-a)CO_2/C(a-v)O_2$ 은 젖산염보다 더 혐기성 대사를 반영하는 지표로 이용될 수 있는 반면, 중심정맥 산소포화도는 전신의 조직저산소증을 반영하지 못했다고 보고하였다. 또한 $P(v\text{-}a)CO_2/C(a\text{-}v)O_2$가 ≥1.68 mmHg/mL일 때 수액 반응성에 대해 90%의 민감도와 100% 특이도를 보인다고 하였다.

요약하면, 고전적인 혈역학 검사와 상대적으로 쉽게 측정될 수 있는 대사 관련 지표를 함께 사용함으로써 체계적인 혈역학감시가 가능하며, 이로써 조직 저관류 및 적절한 조치가 이루어졌는지 조기에 감지할 수 있다.

Ⅸ 두개내압 감시장치

두개내구획은 4가지의 구성요소로 이루어져 있다. 세포(신경원신경교세포 등), 수액(세포 내 및 세포 외), 뇌척수액(cerebrospinal fluid, CSF) 및 혈액이며 이에 의해서 두개내압(intracranial pressure, ICP)이 결정된다. 두개내 공간은 한정된 공간이기 때문에 출혈이나 종양 등으로 용적이 증가하는 상황이 발생하면 초기에는 혈액과 뇌척수액의 재분포에 의한 보상기전으로 두개내압이 증가하지 않게 된다. 하지만 이후 더 증가하게 되면 급격한 두개내압의

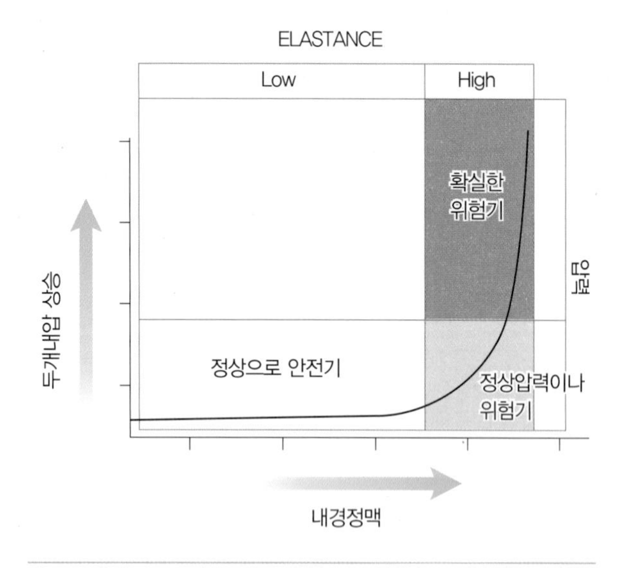

그림 18-11 각 시기의 탄성곡선

A. 낮은 압력과 낮은 탄성, B. 낮은 압력과 높은 탄성, C. 높은 압력과 높은 탄성

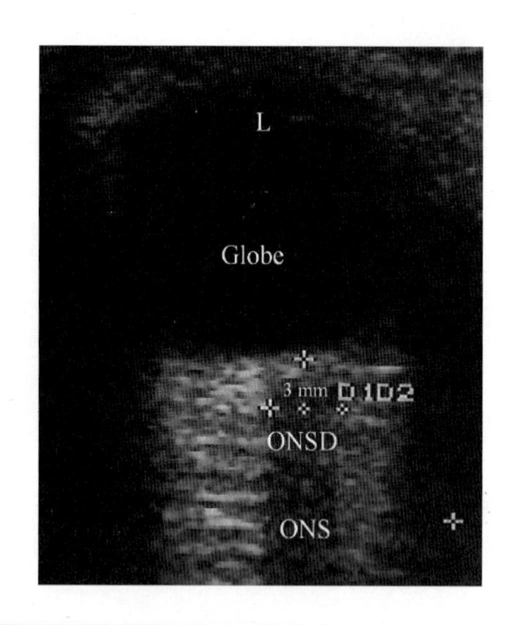

그림 15-5 시신경과 시신경막의 초음파 소견

ONS: optic nerve sheath, ONSD: optic nerve sheath diameter

상승으로 뇌조직의 헤르니아나 뇌조직의 기계적 손상이 발생할 수 있다(그림 18-11). 또한 뇌관류압(cerebral perfusion pressure, CPP)은 평균동맥압에서 두개내압을 뺀 것으로(CPP=MAP-ICP) 과도한 두개내압의 상승은 뇌관류압의 감소에 의한 허혈성 손상을 유발한다. 정상 두개내압은 15 mmHg 미만이며 증가된 두개내압은 20 mmHg를 넘는 경우이다.

두개내압이 외상이나 병소에 의해서 상승하게 되면 다양한 임상증상을 나타내게 된다. 두통, 구역 및 구토, 시야의 흐림, 기면(somnolence), 유두부종(papilledema), 안구운동마비(oculomotor palsy) 또는 외전신경 마비(abducens palsy)이며, 더 심해지면 의식수준의 저하와 호흡정지가 발생한다.

1. 두개내압의 감시 방법

1) 비침습적 방법

컴퓨터단층촬영술나 자기공명촬영술(magnetic resonance imaging, MRI)에서 정중선의 변위(midline shift), 뇌

바닥수조(basal cistern)의 폐색, 대뇌고랑(sulcus)의 소실, 부종 등은 두개내압의 증가를 의미한다. 또 초음파를 이용한 시신경막의 직경(optic nerve sheath diameter)의 측정을 통해서도 두개내압의 상승을 쉽고 빠르게 판단할 수 있다. 환자는 앙와위 자세에서 눈을 감는다. 눈꺼풀 위에 무균상태의 젤을 바르고 7.5 MHz 이상의 선형탐색 자를 이용해 부드럽게 시신경을 찾는다(그림 18-12). 시신경막은 시신경유두(optic disc) 뒤에서 저에코성(hypoechoic)으로 보이며 시신경막의 직경은 시신경유두의 3 mm 뒤에서 측정한다. 정상 성인의 경우 시신경막의 직경이 5 mm 이하이다. 두개내압이 20 mmHg 이상인 경우 시신경막의 직경이 5 mm 이상으로 측정되고 두개내압이 상승하면 시신경막의 직경도 늘어나게 된다. 이 방법에 의해 지금까지 특별히 보고된 합병증은 없으나 장시간 사용할 경우 탐색자에서 나오는 열에 의해 눈 주위의 연부조직이 화상을 입을 가능성이 있다. 이런 비침습적인 방법들은 특별한 합병증없이 측정할 수 있다는 장점이 있지만 침습적 방법들에 비해 정확도가 떨어진다.

2) 침습적 방법

정확한 값을 측정하기 위한 가장 좋은 방법은 뇌실질 내에 탐색자를 넣어 직접 두개내압을 측정하는 것이다. 그 외 뇌실내, 경막외, 경막하, 지주막하 공간에 카테터를 넣어 압력변환기를 통해 두개내압을 측정할 수 도 있다. 이런 침습적인 방법들을 위해서는 무균상태를 유지해야 하고 환자의 응고상태가 정상이어야 하며 숙련된 의사가 시행하여야 한다. 또한 출혈이나 감염과 같은 합병증을 유발할 수 있다.

참고문헌

1. Amy J. The ICU Book. 4th ed. Philadelphia: Lippincott Williams&Wilkins. 2014;65-72.
2. David J Sturgess. Oh's Intensive Care Manual. 7th ed. Churcill and Livingstone: Elsevier. 2013;122-37.
3. Erwin Schrodinger. The ICU Book. 4th ed. Philadelphia: Lippincott Williams & Wilkins. 2014;157-9.
4. Fergus Macartney. The ICU Book. 4th ed. Philadelphia: Lippincott Williams & Wilkins. 2014;135-49.
5. Irwin RS, Rippe JM. Irwin & Rippe's Intensive Care Medicine. 7th ed. New York: Wolters Kluwer. 2011;229-34.
6. Kim SH, Lilot M, Sidhu KS, et al. Accuracy and precision of continuous noninvasive arterial pressure monitoring compared with invasive arterial pressure: a systematic review and meta-analysis. Anesthesiology 2014;120:1080-97.
7. Kovacs G, Avian A, Olschewski A, et al. Zero reference level for right heart catheterisation. Eur Respir J 2013;42:1586-94.
8. Magder S. Hemodynamic monitoring in the mechanically ventilated patient. Curr Opin Crit Care 2011;17:36-42.
9. Maissan IM, Dirven PJ, Haitsma IK, et al. Ultrasonographic measured optic nerve sheath diameter as an accurate and quick monitor for changes in intracranial pressure. J Neurosurg 2015;8:1-5.
10. Mallat J, Lemyze M, Meddour M, et al. Ratios of central venous-to-arterial carbon dioxide content or tension to arteriovenous oxygen content are better markers of global anaerobic metabolism than lactate in septic shock patients. Ann Intensive Care 2016;6:10.
11. Marin Kollef, Warren Isakow. The Washington Manual of Critical Care. 2nd ed. Philadelphia: Lippincott Williams & Wilkins. 2012;616-29.
12. Marino. Marino's The ICU book. 4th ed. Philadelphia: Lippincott Williams & Wilkins. 2013;118, 123-34, 410-23.
13. MORETTI R, PIZZI B. Ultrasonography of the optic nerve in neurocritically ill patients. Acta Anaesthesiol Scand 2011;55:644-52.
14. Saugel B, Cecconi M, Wagner JY, et al. Noninvasive continuous cardiac output monitoring in perioperative and in tensive care medicine. Br J Anaesth 2015;114:562-75.
15. Shahar Bar-Yosef, Rebecca AS, Jonathan BM. Hemodynamic Monitoring. 3rd ed. Philadelphia: McGraw Hill Education. 2018;360-81.

중환자의학

19

CRITICAL CARE MEDICINE

중환자실에서의 초음파 이용

하영록

2015년에 프랑스, 스위스, 그리고 벨기에의 초음파 검사가 가능한 142개의 중환자실에서 하루 동안의 현장초음파 또는 표적초음파(point-of-care or focused ultrasound, POCUS or FOCUS)의 사용을 분석한 전향적 다기관 연구에 의하면, 하루 동안 총 1,954명 중의 36%의 환자에게 1,073번의 현장초음파가 시행되었고 심초음파, 폐초음파, 경두개 도플러의 순으로 많이 시행되었다(각각 51%, 17%, 16%). 현장초음파가 진단과 치료에 미치는 영향은 각각 84%, 69%나 되었다고 보고하였다. 불안정한 혈류역학, 응급 상황, 경흉부 심초음파, 그리고 경험있는 중환자 의사의 존재가 진단 또는 치료에 대한 현장초음파의 영향력을 증가시키는 독립인자들인 것으로 나타났다. 불안정한 혈류역학적 상황에서 치료자의 의사결정을 위한 심장초음파의 사용이 절반 정도를 차지하였으며, 폐초음파의 활용도 활성화되고 있음을 알 수 있다.

2019년 7월부터 응급중환자를 대상으로 하는 표적 초음파 검사들을 '응급중환자초음파'라는 용어로 정의하여 의료보험 급여 대상에 포함되기 시작하였다. 응급중환자초음파는 두경부, 심장, 흉부(심장 제외), 복부 골반(비뇨기 포함), 생식기, 사지 중의 1 부위 또는 2 부위 이상을 스캔하여 급성 병변의 판정, 치료 방침 결정, 처치나 시술의 보조 등을 목적으로 하는 '단일표적초음파'와 심정지, 흉복부골반외상, 호흡부전, 순환부전, 흉통의 원인 감별이나 모니터링에 국한하여 흉부, 심장, 복부 골반(하대정맥, 복강 등)을 필수로 검사해야 하는 '복합표적초음파'로 크게 나뉘어진다. 복합표적초음파는 최근에 그 중요성과 효율성이 입증되고 있고, 전세계적으로 응급중환자 영역에서 광범위하게 사용되고 있는 '다장기표적초음파(Multi-Organ POCUS)'와 동일한 개념의 검사 방법이라 할 수 있다.

본 챕터에서는 복합표적초음파의 적응증 중에서, 호흡부전과 순환부전에 초점을 맞추어서 폐초음파, 심장초음파 및 복부초음파(하대정맥, 복강 등) 등 다장기표적초음파검사를 이용한 접근 방법을 차근차근 기술하고자 한다. 순환부전과 호흡부전은 서로 명확하게 구별되지 않는 경우가 적지 않고 또한 서로 공존하기도 한다. 심장과 폐 및 혈관은 서로 긴밀하게 연관되어 있기 때문이다. 이들은 서로 영향을 주어서 생리적 해부학적 변화를 야기하므로 다장기표적초음파로 장기별로 획득한 정보들을 통합하여 침상 옆에서 의사결정을 내리고 신속하게 치료를 시작하며, 그 효과를 유사한 방법으로 모니터링하는 것은 중환자 본인들 뿐 아니라 담당 의사에게도 매우 효율적으로 도움이 되는 신형 무기라고 생각된다.

다장기표적초음파에서 어떤 장기를 먼저 검사하는가에 대하여, 응급중환자학회(society of emergency and

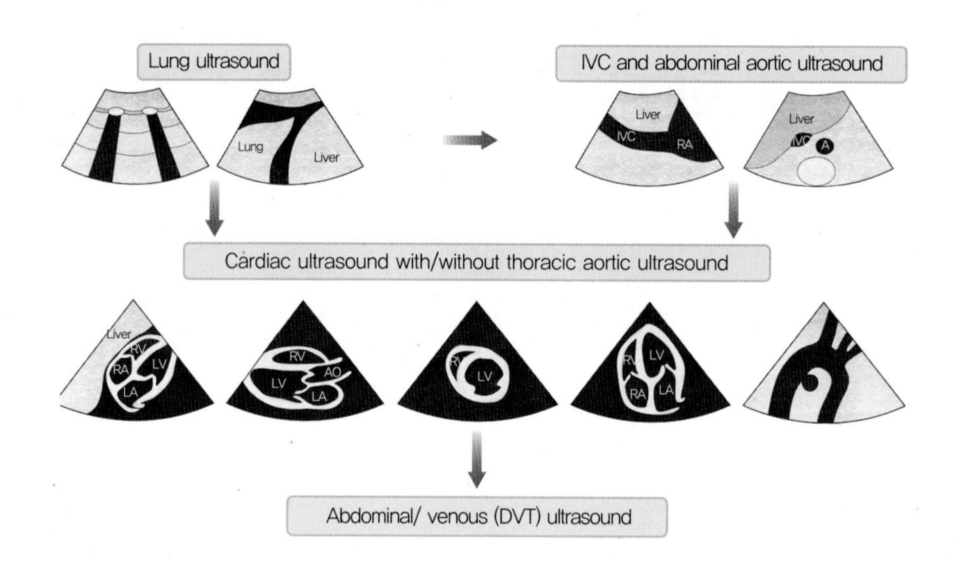

그림 19-1 다장기표적초음파의 스캔 순서

critical care imaging)에서는 폐초음파 - 하대정맥 및 복부대동맥 - 심장(+/- 흉부대동맥) - 복부(+/- 심부정맥) 순으로 다장기표적초음파 검사를 하도록 권장하고 있다(그림 19-1).

본 단원에서는 다장기표적초음파의 첫 번째에 해당하는 폐초음파 검사에 대하여 자세히 기술하고 더불어 그 외의 표적초음파들과의 통합적인 사용에 대한 제안도 하고자 한다.

I 호흡부전 감별진단 및 감시

1. 배경

유럽 중환자실에서 선도적으로 시작하였고 현재는 세계적으로 널리 사용되고 있는 폐초음파는 폐렴, 기흉, 흉막삼출 및 폐부종 등을 진단하는 데에 매우 유용하다는 것이 증명된 검사방법이다. 임상의사가 빠르고 안전하게(이동형 흉부방사선촬영을 기다리거나 중환자를 먼 곳으로 이송해야 하는 위험없이) 의사결정을 내릴 수 있고, 방사선 노출의 위험을 최소화할 수 있게 해준다. 2012년에 다양한 폐 병리들에 대한 초음파적 정의를 표준화하기 위하여, 현장 폐초음파를 위한 증거 중심의 지침이 처음으로 발표되었다.

2. 탐촉자 선택, 초음파 장치, 및 스캔 방법

1) 탐촉자 선택

폐초음파 검사는 선형(주로 혈관 확보나 신경차단에 사용됨), 위상차 배열(phased array, 심장용), 또는 곡선형(복부용) 세 가지 타입의 탐촉자 모두 사용 가능하다. 선형 탐촉자는 높은 주파수(7.5-10 MHz)를 이용하므로 흉벽, 흉막 및 각 늑간 공간 등 표면 해부학 구조를 분석하기에 알맞지만, 폐의 심부 구조를 관찰할 수 없다. 이를 위해서는 심장용 또는 복부용 탐촉자를 이용해야 한다.

2) 영상 기법

사용 전에, 오염과 원내감염의 확산을 막기 위하여, 기계와 탐촉자 모두를 철저하게 소독해야 하고 필요 시에 탐촉자에 무균 커버를 사용하도록 한다. 환자는 일반적으로

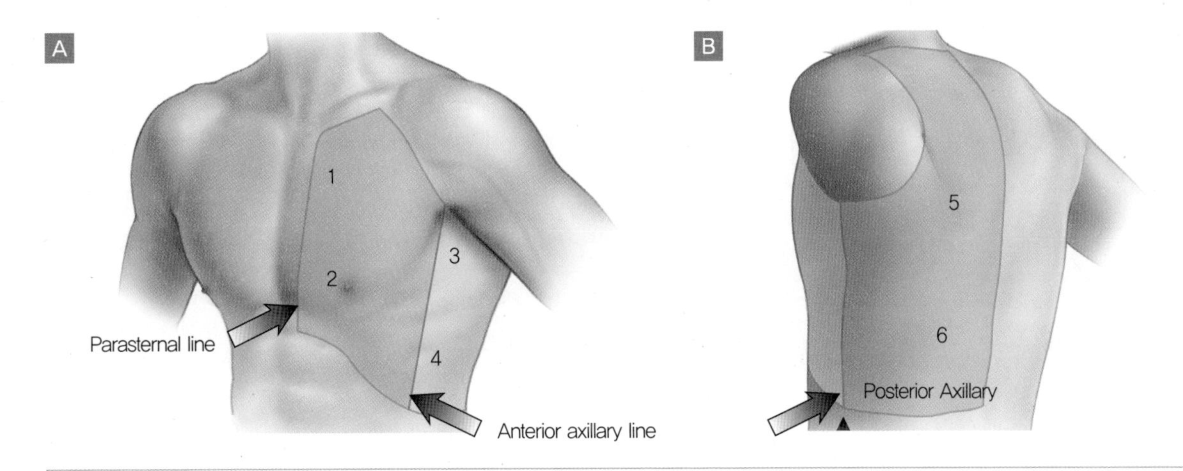

그림 19-2 폐초음파의 12영역 구분
전-측흉부의 경계는 전액와선이고 측-후흉부의 경계는 후액와선이 된다.

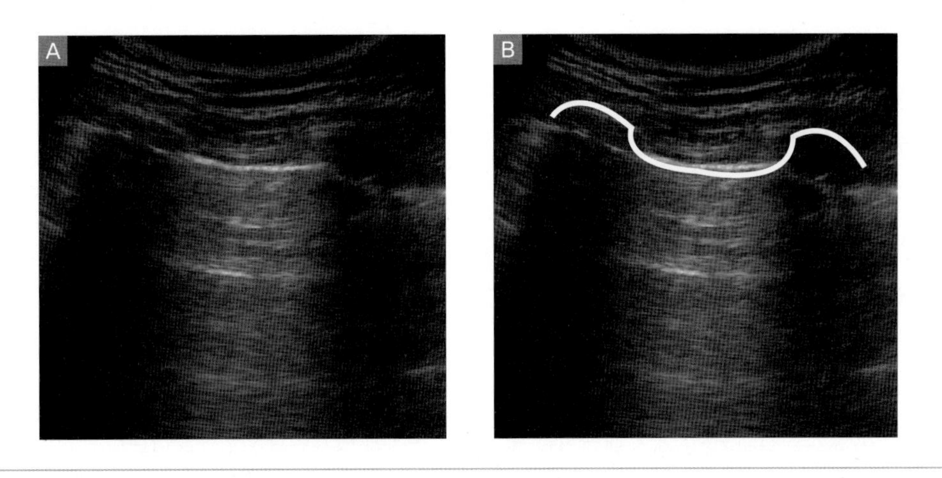

그림 19-3 박쥐 징후
A. 정상 폐의 종축 단면도. B. 늑간의 상부 늑골-흉막선-하부 늑골을 잇는 선이 마치 박쥐가 날개를 편 모양이라 해서 '박쥐 징후'라고 부른다. 흉막선을 확인할 수 있도록 도와주는 징후이다.

앙와위 자세에서 검사를 받게 된다. 집중치료 상황에서는 후흉부 검사가 어렵지만, 전흉부와 측흉부는 흉골과 전후 액와선을 이용하여 구분할 수 있고 각각을 상하로 이분하여 양측으로 총 8개의 영역으로 나누어 검사할 수 있다. 후흉부까지 포함하면 총 12개의 영역이 된다(그림 19-2).

폐초음파 검사는 표적 폐초음파와 포괄적인 폐초음파 검사로 나눌 수 있다. 신속한 감별진단을 위해서는 표적 폐초음파를 선호하고, 치료 효과의 모니터링을 위해서는 포괄적인 폐초음파를 이용하는 것이 좋다. 표적 폐초음파 중에서 가장 단순한 프로토콜은 Lichtenstein의 BLUE (Bedside Lung Ultrasound in Emergency) 프로토콜이다.

우선적으로 종단면 검사를 권장한다. 이때에 초음파 탐촉자를 피부와 수직으로 위치하여 스캔해야 적절한 영상을 얻을 수 있다. 종단면 스캔에서 두 늑골의 0.5 cm 정도 아래에 고에코의 수평선이 흉막선(pleural line)인데, 두 늑골과 흉막선이 만드는 모양이 날개를 편 박쥐와 유사하다 하여 "박쥐 징후"라고 한다. 폐초음파 검사에서 제일 먼저 확인해야 할 구조가 바로 흉막선이다. 이 박쥐 징후를 이용하여 흉막선의 위치를 정확하게 확인할 수 있다(그림 19-3). 박쥐 징후를 이용하여 흉막선이 확인되면, 폐초음파 영상은 세 구역으로 나누어 판독하도록 한다. 1) 흉벽, 2) 흉막선, 3) 흉막하 공간. 각 구역에서 관찰해야 할 정상 및 비정상 소견들을 아래 표에 정리하였다(표 19-1).

3. 폐초음파 해부학

정상적으로 폐 실질은 대부분이 공기로 채워 있기 때문에 소리저항(acoustic impedance)이 매우 낮아서 초음파 영상에 감지되지 않는다. 하지만 폐 질환이 발병하면 폐의 공기-액체 비율이 변하게 된다. 이러한 변화는 특별한 초음파 패턴이나 이상, 비정상인 허상들을 발생시켜서 흉막삼출, 기흉, 폐렴 및 폐포-간질 증후군(alveolar-interstitial syndrome, AIS) 등의 다양한 질환들을 진단할 수 있도록 해준다.

1) 폐 미끄럼 현상(Lung sliding)

폐는 늑간 공간에서 관찰될 수 있다. 늑간 공간에서 흉막선은 피하조직 아래로 약 0.5-2 cm에 위치해 있으며 강한 고에코의 수평선 모양으로 관찰된다. 정상 폐에서는 내장 쪽 흉막이 호흡에 따라 움직이는 "폐 미끄럼 현상"을 확인할 수 있다.

2) A-선(A-lines)

A-선은 건강한 폐에서 관찰되는 고에코의 수평 허상들을 가리키며, 흉막선에 의해 발생되는 반복허상이다. 문제는 기흉 환자의 폐초음파에서도 관찰된다는 것인데, 기흉에서는 폐 미끄럼 현상이 소실되므로 구분할 수 있다. 또한 M-mode에서 건강한 폐는 기흉과 달리 "해안 징후(seashore sign)"가 관찰된다. 움직임이 없는 흉벽은 잔잔한 파도를 연상케 하고, 폐 실질 부위는 모래 사장과 같이 보여서 해안 징후라고 한다(그림 19-4).

표 19-1 폐초음파의 판독

위치	정상 소견	비정상 소견
흉벽	저에코의 늑간근, 고에코의 늑골 및 그 후방의 음향음영	피하기종
흉막선	폐 미끄럼 현상 폐 맥박(lung pulse)	Lung point 흉막선 병적인 변화 • 불규칙 • 비후 • 분절화
흉막하 공간	A-선들* 한 늑간 공간에 2개 이하의 B-선	3개 이상의 B-선들 폐포경화(consolidation) 흉막삼출

* A-선들은 기흉에서도 관찰될 수 있다. 그러나 이 경우에서는 폐 미끄럼 현상이 소실된다.

3) B-선(B-lines, 그림 19-5)

B-선은 다음과 같은 특징들을 가지고 있다.

- 수직의 혜성꼬리 허상이다.
- 흉막선에서 발생한다.
- 잘 구분된다.
- 고에코이다.
- 희미해지지 않고 길게 뻗어간다.
- A-선을 지운다.
- 폐 미끄럼과 함께 움직인다.

한 늑간 공간에서 두 개 이하의 B-선은 임상적 의미가 없으며, 3개 이상의 B-선을 병리적인 것으로 해석한다. 그러나 정상 폐에서도 체위의존적인 후흉부에서 병리적 B-선들이 관찰될 수 있다.

4. 임상 상태

1) 기흉

기흉은 외상 유무와 상관없이 발생할 수 있다. 대량 기흉은, 특히 혈류역학적 장애를 야기하는 경우에, 응급 치료가 필요하다. 흉부방사선사진은 기흉 진단에 있어서 외상이나 중환자 환경에서의 민감도가 매우 낮다(36-48%). 컴퓨터 촬영이 기흉 진단에 있어서 절대 표준 검사이기는

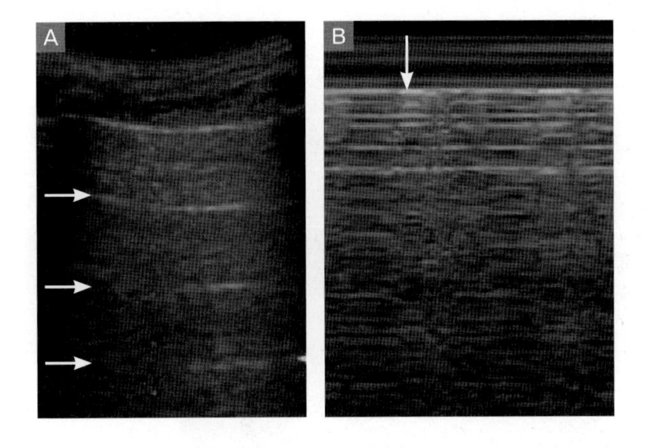

그림 19-4 A-lines

A) A-선은 건강한 폐에서 관찰되는 수평 허상들(화살표)이며, 흉막선에 의해 발생되는 반복허상이다. B) 흉막선(화살표) 위의 움직임이 없는 흉벽은 잔잔한 파도를, 아래의 움직이는 폐실질은 모래사장을 연상하게 하여 해안 징후(sea-shore sign)이라 한다.

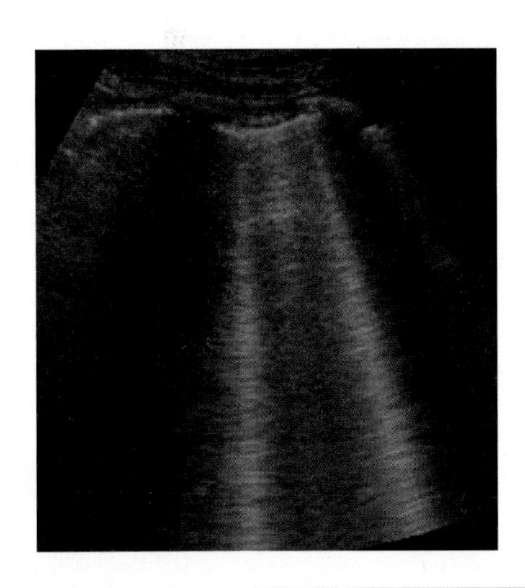

그림 19-5 B-lines

B-line은 흉막선에서 시작하는 고에코의 수직 허상으로 움직임을 보인다. 이와 같이 3개 이상의 B-lines의 경우 병리적으로 판단한다.

하지만, 시간 소모가 크고 환자를 이송해야만 하는 위험을 감수해야 한다.

최근 연구들에 의하면 침상 폐초음파가 컴퓨터 촬영의 기흉 진단에 대한 민감도에 비견될 만큼 높다는 것이 밝혀짐으로써, 혈류역학적으로 불안정하거나 인공호흡기 치료를 받고 있는 환자에서 기흉이 의심되는 경우에 매우 이상적으로 사용될 수 있음을 알게 되었다. 한편 여러 가지의 폐초음파 소견들이 기흉을 배제하는 것에 사용될 수 있다. 폐 미끄럼 현상의 존재가 기흉에 대한 음성예측도가 거의 99%이다. B-선이 존재하는 것 역시 음성예측도 98-100%로 기흉을 배제할 수 있다. 기흉이 존재하면, M-모드에서 "성층권 징후"가 관찰될 것이다. "Lung point"는 기흉 부위와 그 바로 옆의 정상 흉막선과의 경계 부위를 말하며, 기흉 진단에 있어서 가장 특이도가 높은 징후이다. 마지막으로 "폐 맥박(lung pulse)"의 소실도 기흉을 배제할 수 있는 징후이다. 폐 미끄럼 현상의 소실과 A-선 징후를 조합하면, 기흉 진단에 대한 민감도가 95%이고 특이도가 94%이었다.

2) 폐포-간질 증후군(Alveolar-interstitial syndrome, AIS)

폐포-간질 증후군은 폐초음파에서 유사한 소견을 보이는 질환 군으로, 여러가지 원인의 폐부종, 간질성 폐렴, 폐섬유증 등이 포함된다. 폐의 공기-액체 비율이 정상 폐에 비하여 액체 쪽으로 기울어짐으로써 그에 합당한 허상이 발현된다. 심인성 폐부종이 가장 흔한 예이며, 초음파에서 다발성 B-선들이 관찰된다.

폐포-간질 증후군의 진단을 위해서는 양측 전측흉부의 여덟 영역을 모두 검사해야 한다. 세 개 이상의 B-선이 한 늑간 공간에 관찰되는 경우를 B-선 양성이라 한다. 한쪽에서 두 개 이상의 영역에서 B-선 양성 소견이 양측 모두에서 관찰되는 것이 초음파적 폐포-간질 증후군의 정의이다.

폐초음파의 폐부종 진단 능력을 PiCCO system (Pulse index Contour Continuous Cardiac Output, Pulsion Medical Systems, Germany)으로 계산한 extra-vascular lung water (EVLW)와 폐동맥도자를 이용한 쐐기압과 비교한 연구에 의하면, 비록 20명의 환자만을 대상으로 하였지만, B-선 점수와 EVLW (r=0.42) 및 폐동맥도자 쐐기압 (r=0.48) 사이에 양성 선형 상관성(linear correlation)이 존재하였다.

폐초음파는 다양한 중증도의 폐울혈/폐부종 환자에서

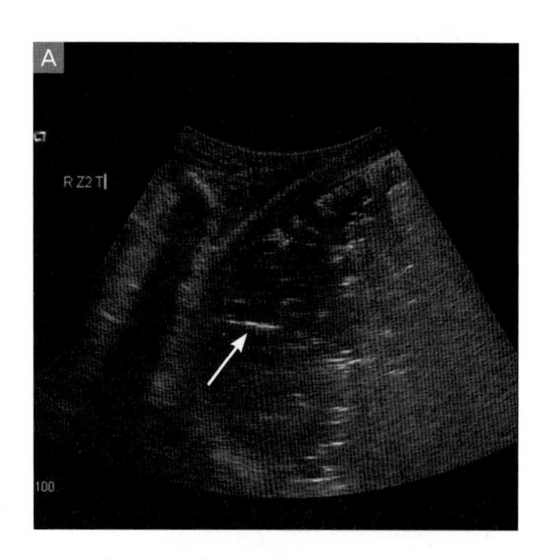

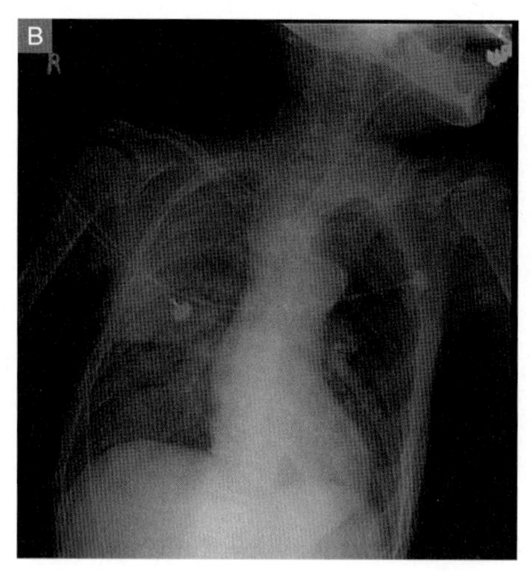

그림 19-6 폐 경화(consolidation)
우상엽 폐렴 환자의 폐초음파 소견. 저에코의 조직모양의 병변이 관찰되며, 병변 내에 점상 또는 선상의 고에코 '공기 기관지조영상(화살표)'이 관찰된다.

치료 효과를 감시 및 평가하기 위해서도 이용될 수 있다. 폐부종을 동반한 심부전의 급성 악화상태에 대한 치료 효과 판정과 신부전 환자의 혈액투석 후의 폐울혈 호전 양상을 B-선의 총수 또는 점수를 감시함으로써 판단할 수 있다.

다장기 표적초음파 개념으로 보면, 이러한 양측성 광범위 폐포-간질 패턴을 보이는 호흡부전 환자에게는 반드시 심장 및 혈관초음파 검사를 이어서 추가 검사를 하는 것이 좋다. 왜냐하면, 폐부종의 원인이 심인성인지 또는 비심인성(급성호흡곤란증후군 등)에 의한 것인지 추가적으로 감별하는 데에 도움이 되기 때문이다. 더 나아가 심인성 폐부종이 의심된다면, 원발 심장성 병인에 대한 추가적인 정보도 얻을 수 있으므로 최적의 치료 결정을 신속하게 할 수 있다.

3) 폐렴/폐 경화(Pneumonia/Lung consolidation)

폐 경화는 초음파에서 흉막선 아래 영역에 저에코의 조직 모양(tissue-like)의 병변으로 관찰된다. 다른 초음파 소견으로는 공기 기관지조영상(air bronchogram, 그림 19-6), 국소적 B-선들, 경화 부위 내의 혈관 패턴 등이 있다.

65명의 중환자실 환자를 대상으로 시행한 전향적 연구에서, 컴퓨터 촬영에서의 폐포 경화소견을 절대표준으로 하였을 때에, 초음파의 폐렴에 대한 민감도, 특이도가 각각 90%, 98%이었다. 응급센터에서 폐렴의 징후와 증상을 동반한 환자들을 대상으로 한 다른 연구에서, 모든 환자에게 흉부방사선촬영과 폐초음파를 시행한 후에 흉부방사선촬영이 음성인 경우 컴퓨터 촬영으로 확인한 결과, 총 49명 중에 32명이 폐렴으로 최종 진단되었고, 이 중에 31명이 폐초음파로(96.8%), 24명이 흉부방사선촬영으로(75%) 진단되었다.

4) 흉막삼출

(1) 흉막삼출액의 진단

폐초음파는 그 유용성이 검증된 흉막삼출 진단 도구이다. 탐촉자를 중간-후액와선을 따라 측흉부에 적용하여 횡경막과 함께 간이나 비장을 확인하고 횡격막 상부에서 흉막삼출을 감지할 수 있다. "사인곡선 징후"는 M-모드에서 호흡주기에 따라서 흉막간 거리가 규칙적으로 변하는 것을 의미하며, 흉막삼출의 지표로 사용된다(그림 19-7).

외상 환경에서는 신속하게 혈흉을 진단하는 도구로 사

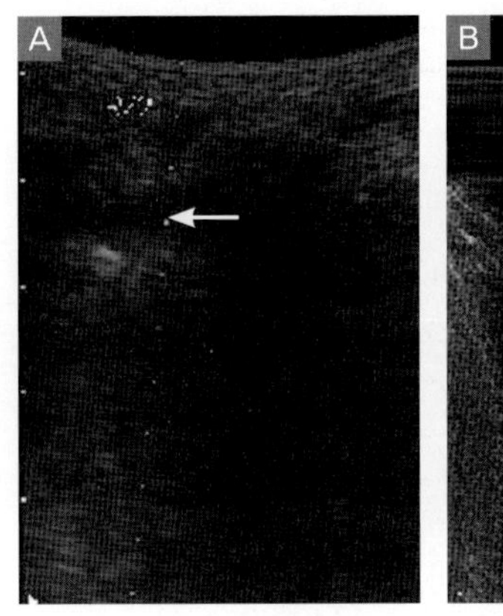

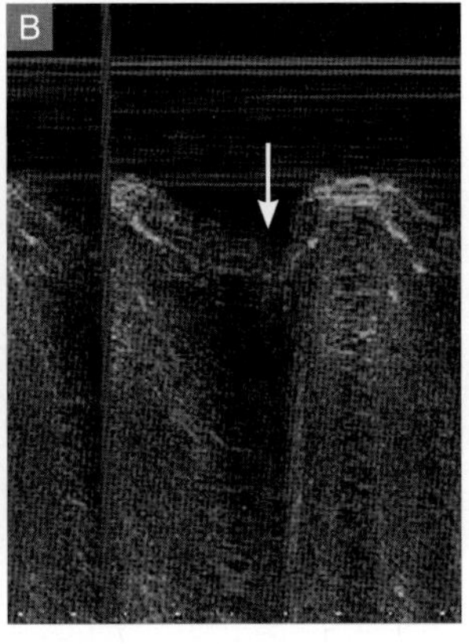

그림 19-7 사인곡선 징후

A) 소량의 무에코성 흉막삼출이 이면성 초음파 영상에서 관찰된다. B) M-모드에서 호흡주기에 따라 흉막간 거리가 규칙적으로 변하는 것을 확인할 수 있다.

용되는데, 61명의 외상 환자를 대상으로 FAST 검사와 함께 측흉부 검사를 첨가하였을 때에 혈흉 진단에 대한 민감도, 특이도는 각각 92%, 100%이었다.

(2) 흉막삼출액의 정량

인공호흡기 치료를 받고 있는 흉막삼출 환자 81명을 대상으로 초음파를 이용하여 흉막삼출액 정량을 시도한 연구에서, 환자의 상체를 15도 정도 올린 상태로 폐 기저부에서 몸의 축에 수직으로 횡단면 스캔을 하여 최장 흉막간 거리(Sep)를 측정하고 흉막천자 후에 얻은 삼출액의 양(V)과의 상관성을 확인하였다. Sep과 V 사이에 유의한 양성 상관성이 발견되었다($r=0.72$, $r^2=0.52$). Sep을 이용하여 흉막삼출 정량을 위한 단순화된 공식이 다음과 같이 유도되었다.

$V = 20 \times Sep\ (mm)$

V의 평균 예측 에러는 158.4 ± 160.5 mL 이었다.

5) 급성호흡곤란증후군/급성폐손상(Acute respiratory distress syndrome/Acute lung injury, ARDS/ALI)

흉부방사선촬영에서 ARDS는 폐포-간질 증후군(심인성 폐부종, 폐섬유증 등)과 유사하게 보이며, 폐초음파 소견도 유사한 소견을 보인다. 18명의 ALI/ARDS 미국-유럽 합의 진단 기준에 맞는 18명의 환자와 40명의 급성폐부종 환자들의 폐초음파 소견을 비교한 최근 논문에서, ALI/ ARDS는 B-선들이 없는 영역의 존재하지만, 심인성 폐부종은 B-선들이 고루 분산되어 있는 형태이었다.

ALI/ARDS 환자는 후흉부에 전형적인 공기 기관지조영 상이 동반된 폐경화(consolidation) 소견이 더 많으며, 흉막선의 미끄럼 현상 저하되고 두께가 두꺼워지고 거친 모양을 보인다.

최근 발간된 폐초음파 지침서에는 ARDS의 특징적인 초음파 소견을 다음과 같이 정리하였다.

- 전흉부의 흉막하 경화(subpleural consolidation)
- 저하되거나 소실된 폐 미끄럼 현상
- 부분적으로 정상 폐 소견 영역의 존재(spared areas of normal parenchyma)
- 흉막선 이상소견
- B-선들의 분포가 균일하지 않음.

5. BLUE PROTOCOL (Bedside Lung Ultrasound in Emergency)

Lichtenstein과 Meziere가 2008년에 발표한 폐초음파 위주의 알고리즘으로서, 급성호흡기능상실, 급성호흡부전으로 중환자실에 입실한 환자들의 질병 범주를 이를 이용하여 구분한 다음 최종 진단명과 비교한 논문이다. 전흉부의 두 지점과(upper BLUE and lower BLUE point) 후흉부의 한 지점(PLAPS point, Posterolateral alveolar and/or pleural syndrome)을 양측으로 여섯 지점을 검사하여, A-선, B-선, 폐 미끄럼 현상, 폐 경화 유무를 분석한다. 급성호흡기능상실, 급성호흡부전 환자에서 전흉부 소견이 A-profile인 경우에는 양측 하지에서 심부정맥혈전증 검사를 추가한다(그림 19-8).

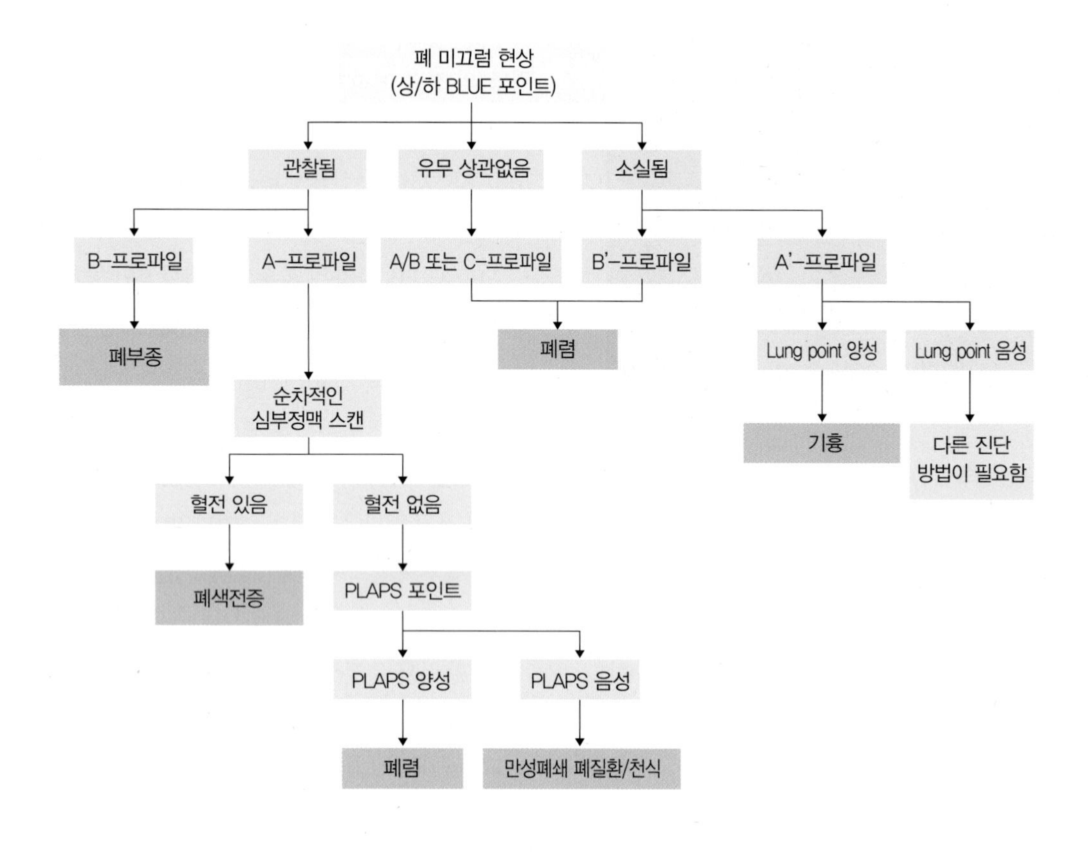

그림 19-8 BLUE-protocol

만성폐쇄성폐질환의 악화나 천식 발작과 같은 기도 질환에서는 대부분이 정상 폐 패턴인, A-선 패턴 소견을 보인다(nude profile, 민감도 89%, 특이도 97%). 광범위하게 전흉부에 다발성 B-선들이 폐 미끄럼 현상을 동반하는 경우는 폐부종 환자에서 관찰된다(B-profile, 민감도 97%, 특이도 95%). 정상 폐 소견과 함께 하지의 심부정맥혈전증이 발견되면 폐색전증을 시사한다(A-profile with DVT, 민감도 81%, 특이도 99%). 전흉부에서 폐 미끄럼 현상의 소실과 A-선 징후가 관찰되고 lung point까지 확인이 되면 기흉을 의미한다(A-profile with lung point, 민감도 81%, 특이도 100%). 전후흉부의 폐 경화, 전흉부의 비대칭적인 간질 패턴, 전흉부의 폐 미끄럼 현상이 소실된 양측 B-선 패턴, 또는 A-선 패턴이면서 심부정맥혈전증이 없으면서 양성 PLAPS이면 폐렴을 시사한다(C-profile, A/B-profile, B-profile, or A-V-PLAPS profile, 민감도 89%, 특이도 94%). "측후흉부의 폐포 그리고/또는 흉막 증후군(postero-lateral alveolar and/or pleural syndrome, PLAPS)"은 BLUE 프로토콜의 알고리즘에서 사용되는 독특한 용어로서, 앙와위 환자에서 가능한 후흉부 쪽으로 탐촉자를 적용하여(검사 측 팔을 반대편 어깨 쪽으로 내회전시켜서 후흉부 쪽을 노출시키는 방법, lateralizing maneuver) 얻은 초음파 소견에서 폐포 경화나 흉막삼출이 관찰되면 양성이다. 양성 PLAPS는 폐렴을 의미한다. 이러한 패턴을 이용한 알고리즘으로 연구대상의 90.5%에서 최종진단명과 일치하였음을 보고하였다.

이 연구에서 감안해야 할 점은 41명의 환자들이 여러 가지 이유로 연구에서 배제되었다는 것이다. 진단명이 하나로 결정되지 않은 경우, 최종 진단을 얻지 못한 경우, 간질성 폐질환이나 대량 흉막삼출과 같이 드문 원인들은 배제되었다.

6. 다장기표적초음파검사에서의 폐초음파

다장기표적초음파검사의 첫 단추에 해당하는 폐초음파의 검사 소견에 따라 BLUE 프로토콜과 같이 크게 분류한 후에 심혈관 초음파 등을 시행하는 방법을 소개하자면, 다음과 같다. 1) 광범위 간질성 패턴(diffuse interstitial pattern), 2) 정상 폐 패턴(normal lung pattern), 3) 그 외의 폐초음파 소견들을 모두 포함하는 비간질성 및 비정상 패턴(abnormal and non-diffuse interstitial pattern)으로 대분류를 하고 임상 양상을 감안하여 다른 장기 초음파를 추가하여 감별진단을 하도록 한다. 여기에서 광범위 간질성 페턴인 경우에는 대부분이 폐부종이기 때문에 심혈관초음파 검사가 필수적일 것이다. 비간질성 및 비정상 패턴에는 기흉, 국소 간질성 패턴, 폐경화, 흉막삼출 등이 포함되므로 임상적으로 필요한 경우에만 기타 장기 초음파를 시행하여도 된다.

Ⅱ 순환부전의 감별진단 및 감시

1. 배경

전통적으로 임상의사들은 쇼크를 네 개의 범주로 구분하여 접근해왔다(11장 참고).

신속하게 중환자의 쇼크 유형을 결정하고 적절한 소생술을 곧바로 시작하는 것은 사망률을 낮출 수 있는 결정적인 인자이다. 초음파 검사가 쇼크 환자를 해부학적으로, 생리학적으로 신속하게 평가할 수 있는 유용한 도구임이 인정받게 되면서 여러 장기들을 스캔하여 얻은 지식을 통합하여 의사결정을 하는 다장기표적초음파 소생 프로토콜들이 제안되었다.

여기에서 주로 설명할 RUSH (Rapid Ultrasound in Shock) 프로토콜은 기억하기 쉬운 통합적인 소생 초음파 프로토콜로서, 쇼크의 원인을 신속하게 확인하고 목표로

표 19-2 표적 심초음파 - 적응증

심장 외상: FAST (Focused assessment with sonography in trauma)
심정지
저혈압/쇼크
호흡곤란
흉통

ACEP/ASE 표적 심초음파 합의 지침

표 19-3 표적 심초음파 - 핵심 임상적 목표

심장막삼출 및 심낭압전의 평가
전반적인 심장 수축기 기능 평가
저명한 우심실/좌심실의 확장
혈관 내 용적의 평가
심장막천자 유도
경정맥 심박동기 철사 확인

ACEP/ASE 표적 심초음파 합의 지침

표 19-4 표적 심초음파 - 고급 초음파 검사의 목표

심장 내 종괴
심장 내 혈전증
국소벽운동장애
심내막염
대동맥박리

ACEP/ASE 표적 심초음파 합의 지침

잡은 치료 효과의 감시까지 할 수 있다.

2010년에 American Society of Echocardiography (ASE)와 ACEP이 공동으로 응급 상황에 한정된 심초음파의 적응증을 정의하였고, 이를 위한 표적 심초음파의 사용 지침을 마련하였다. 이들의 적응증과 목표는 RUSH 검사의 핵심 검사 항목들을 모두 포함하고 있다(표 19-2,3,4).

RUSH 검사는 환자 생리적인 상태를 세 가지 요소로 나누어 평가하는 방법을 권장한다. 단순화하여, "pump", "tank", 그리고 "pipes"로 구분하여 접근하는 것이다.

2. 순환부전 환자 평가를 위한 중환자 초음파의 첫 번째 요소: Pump

심장의 기능이 어떠한가? (그림 19-11) 쇼크 환자를 치료하는 임상 의사는 펌프의 기능 평가부터 시작하는 것이 좋다. 특히 다음 사항들을 목표로 표적 심장초음파 검사를 하도록 한다.

첫째, 좌심실 수축력의 정도가 어떠한가?

둘째, 심장막삼출(pericardial effusion) 및 심낭압전(cardiac tamponade)이 있는가?

셋째, 우심실의 확장이 있는가?

1) 심장초음파 검사

전통적으로 세 곳의 초음파 창(window)을 이용하여 흉골연, 흉골하, 그리고 심첨 단면도를 얻는다. 응급 중환자 상황에서는 흉골하 – 심첨 – 흉골연 단면도 순서로 심장초음파를 시행하는 방법이 권장된다(그림 19-12).

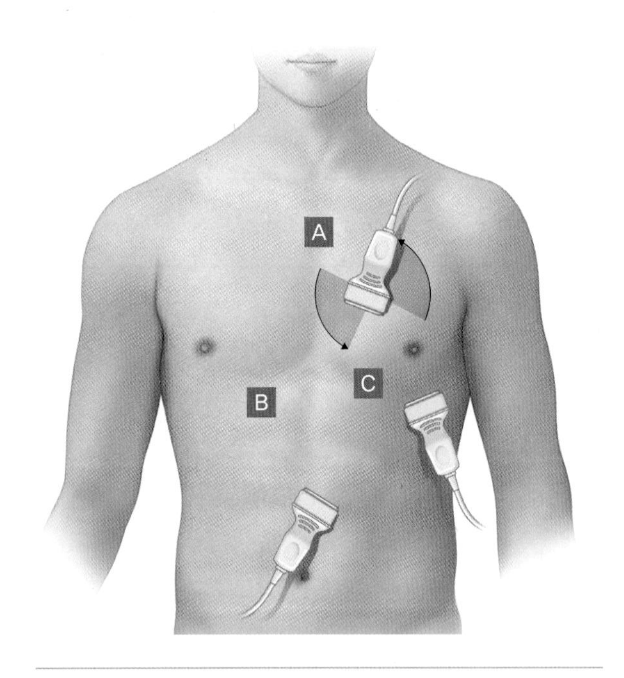

그림 19-9 RUSH (Rapid Ultrasound in Shock) – PUMP

탐촉자 위치 A. 흉골연 장축 및 단축 단면도, 탐촉자 위치 B. 흉골하 단면도, 탐촉자 위치 C. 심첨 단면도

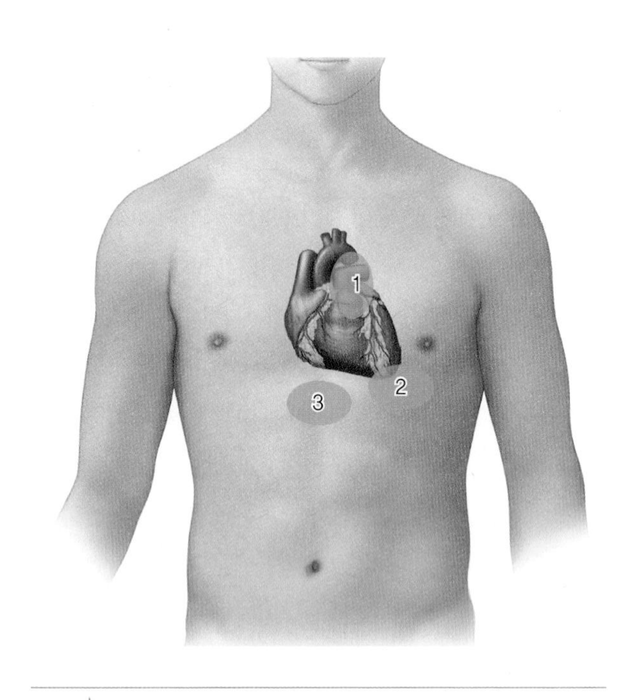

그림 19-10 심초음파 창(window)

1. 흉골연 창, 2. 심첨부 창, 3. 흉골하 창

2) 첫 번째 요소, 펌프의 제1단계 – 심장의 수축력이 어떠한가?

(1) 좌심실 수축력의 대략적인 정성 평가(Qualitative evaluation)

좌심실 벽의 운동을 보고 이완기에서 수축기로의 용적 변화를 추정하여 수축력의 정성 평가를 시도하는 방법이다. 수축능력이 떨어진 심실은 크기가 확장된 소견도 관찰될 수 있다. 이러한 수축능력 평가를 대략적으로 정상, 경도-중등도 감소, 또는 심각한 감소로 범주화할 수 있다. 마지막 네 번째 범주는 심한 저혈량증이나 분포쇼크(distributive shock) 상태에서 흔하게 관찰되는, 과운동성(hyperdynamic) 범주이다(만성 심질환 및 패혈성 심근병(증)이 없는 경우). 좌우 심실의 내벽이 수축기에 거의 접촉할 정도로 과하게 수축하는 소견이 관찰된다.

쇼크 환자에서 과운동성 좌심실 소견이 관찰되면 복부 초음파를 추가하여 검사하는 것이 권장된다. 출혈성 쇼크의 원인이나 증거 및 감염의 원인에 대한 정보를 얻을 수 있기 때문이다.

(2) 좌심실 수축력의 반-정량 평가 방법 (Semi-quantitative means)

① Fractional shortening

M-모드는 심장주기 전체에 걸쳐서 좌심실 벽의 운동을 세밀하게 묘사해준다. 흉골연 장축 단면에서 M-모드의 커서를 좌심실의 중간 부분, 즉 승모판 말단의 바깥 쪽에 위치시킨다. 그 결과로 발생한 흔적을 이용해서 시간에 따른 챔버 직경의 이차원적 길이 측정을 할 수 있다. 분획단축(fractional shortening)은 다음과 같은 공식으로 계산된다.

(EDD-ESD) / EDD × 100

EDD = the end-diastolic diameter,

ESD = the end-systolic diameter

일반적으로 분획단축이 30% 이상이면 정상 구혈률(ejection fraction)을 예측할 수 있다(국소심근벽운동장애가 없다는 전제가 있어야 함). 일반적으로 심초음파기계에 내장되어 있는 소프트웨어가 분획단축 및 구혈률을 계산해서 제시해준다.

② E-point septal separation (EPSS)

흉골연 장축 단면에서 승모판 전방 첨판의 움직임이 좌심실 수축력 평가에 이용될 수 있다. 조기 이완기에서 승모판 전방 첨판이 최대로 열리면서 심실중격에 가장 근접하게 된다. 조기 이완기에 승모판이 최대로 개방된 것이 M-모드에 기록된 곳을 E-point라고 한다.

E-point에서 심실중격 사이의 거리를 EPSS라 한다. 이를 측정하기 위해서는 전방 승모판 첨판의 말단에 M-모드 커서를 위치시켜야 한다. 정상에서는 EPSS가 7 mm 미만으로, 조기 이완기 충만 동안에 거의 심실중격에 맞닿을 정도이다. 좌심실의 수축력이 감소함에 따라 승모판을 통하는 이완기 혈류가 감소할 것이므로, 승모판의 개방 위치도 중격에서 비교적 멀어지게 되고 그에 상응하여 EPSS도 증가하게 된다(그림 19-11).

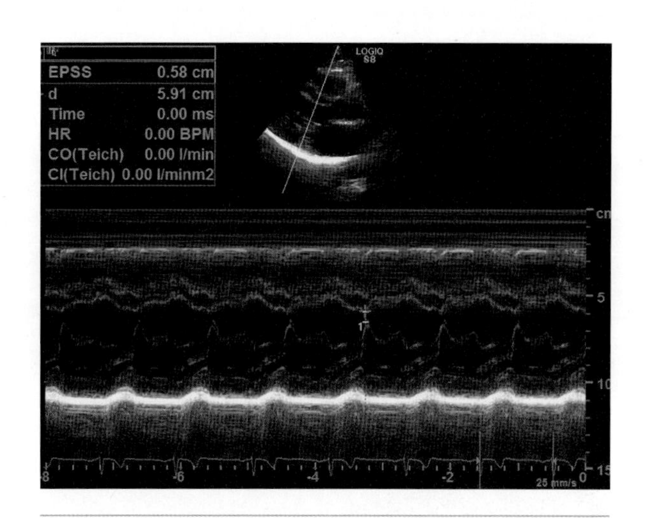

그림 19-11 EPSS (E-point septal separation)
조기 이완기에 최대로 개방된 승모판의 위치가 M-모드에 기록된 곳(E-point)에서 심실중격까지의 거리. 정상 EPSS < 7 mm.

3) 첫 번째 요소의 제2단계 - 심장막삼출 및 심낭압전이 존재하는가?

(1) 병태생리

발표된 연구들에 의하면, 심장막삼출은 급성호흡곤란, 호흡부전, 쇼크, 및 심정지 환자에서 비교적 흔하게 발견된다고 한다. 심장막삼출로 인해 심낭 내의 압력이 급성으로 증가하게 되면 이완기에 심장 충만이 감소하여 혈류역학이 불안정해질 수 있다. 급성심장막삼출은 50 cc 만으로도 심낭압전을 야기할 수 있다. 특히 이러한 병리는 외상 환자의 갑작스런 악화 원인 중의 하나이다.

(2) 심장막삼출액 진단에 이용되는 심초음파 음향창

① 흉골연 장축 단면도

- 삼출액의 크기와 위치: 작은 양의 삼출은 심장 뒤쪽으로 보이는 얇은 층으로 관찰되며, 양이 증가함에 따라 심장을 둘러쌓는 형식으로 전방의 심장막 공간으로 이동하게 된다. 대부분은 심장막 공간에서 자유롭게

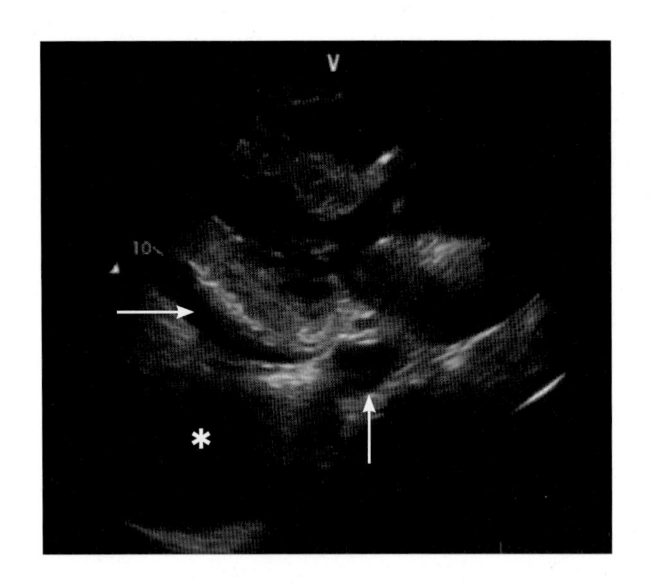

그림 19-12 심장막삼출과 흉막삼출

흉골연 장축 단면도에서 심장막삼출이(수평 화살표) 대동맥(수직 화살표) 앞쪽에 관찰되며, 좌측 흉막삼출이(*) 대동맥 뒤쪽에서 관찰된다.

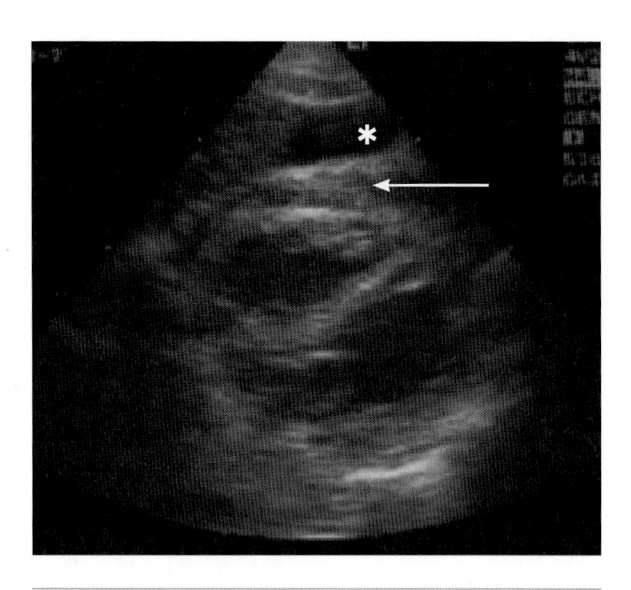

그림 19-13 복수와 심장막삼출

흉골하 단면도. 복수(*)는 간을 둘러싸고 있으며, 심장막삼출은(화살표) 심장을 둘러싸고 있는 모양이다.

움직이는 삼출액이지만, 가끔 방형성(loculated) 삼출액도 존재할 수 있다. 일반적으로 방형성삼출액은 심장수술 이후 또는 염증성 환경에서 발생한다.

- 심장막삼출액과 흉막삼출액의 감별: 심장막삼출액 진단에 가장 중요한 해부학적 기준은 하행흉부 대동맥과 후방 심장막(심장 후면의 벽쪽 심장막)이다. 하행대동맥은 좌심방 바로 뒤에 원형으로 관찰된다. 후방 심장막은 하행대동맥의 바로 앞으로 길게 보이는 고에코성 구조물이다. 우선 초음파 영상의 깊이를 조정하여 하행동맥과 후방 심장 막이 화면의 아래쪽에 잘 보이도록 한다. 심장막삼출액은 하행대동맥 앞쪽에 그리고 후방 심장막 위쪽으로 고여 있게 된다. 하지만 흉막삼출액은 하행대동맥의 뒤쪽에 그리고 후방 심장막의 아래쪽에 위치하게 된다(그림 19-12). 확진을 위해서 탐촉자를 후외측 흉벽으로 옮겨서 관찰하면, 횡격막 위에 고여있는 흉막삼출액을 확인할 수 있다.

② 흉골하 단면도

- 삼출액의 크기와 위치: 흉골하 단면도는 심장의 아래에서 스캔하므로, 중력에 의해 아래쪽에 고이게 된 작은 양의 삼출액도 탐촉자와 근접하여 잘 관찰된다. 특히 환자가 상체를 세운 상태이면 더욱 저명하게 된다. 삼출액의 양이 많아지면 심장을 둘러싸면서 퍼지게 된다.
- 심장막삼출과 복수의 감별: 복수는 탐촉자와 더욱 가까이 그리고 심장막 공간의 바깥 부분에 위치하고, 복강내에서 간을 둘러싸고 있는 모양으로 관찰된다. 반면에 심장막삼출은 탐촉자와 근접한 심장막의 뒤쪽에 위치하고 심낭 내에서 심장을 둘러싸고 있는 모양으로 관찰된다(그림 19-13).

(3) 심초음파를 이용한 심낭압전의 진단

① 초음파 소견

심장초음파의 가장 중요한 소견은 우심실의 이완기 허탈(diastolic collapse) 이다. 이 소견의 민감도는 60-90% 정도이고, 특이도는 85-100%로 높다(그림 19-14).

심낭압전에서의 우심실의 이완기 허탈 소견은 심실벽

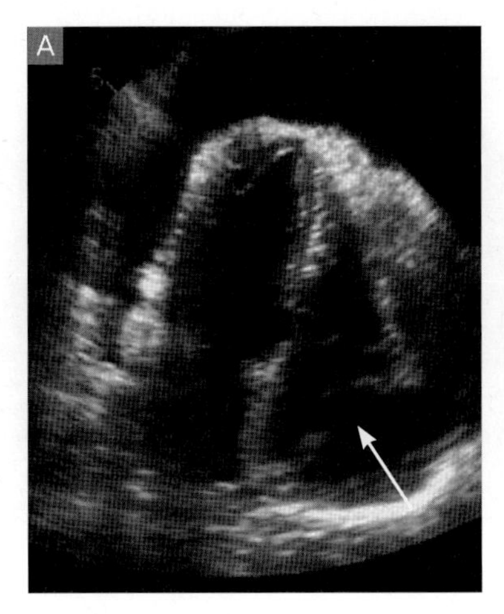

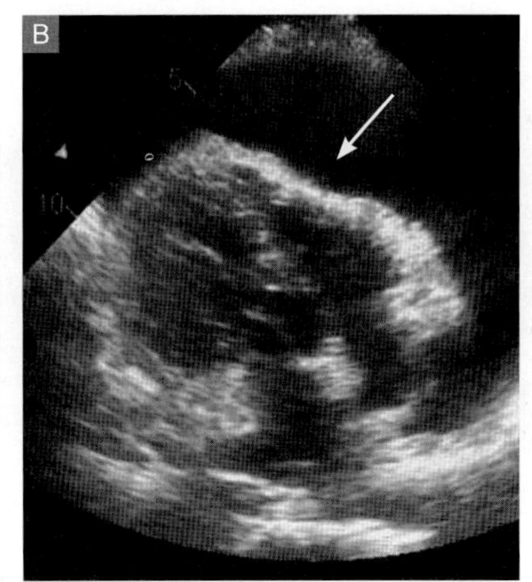

그림 19-14 심낭압전
A. 수축기 우심방 허탈, B. 이완기 우심실 허탈

이 살짝 안으로 굴절되는 것부터, 심해지면 우심실의 위축이 전체 이완기에서 지속되는 형태로도 관찰될 수 있다. 예외적으로 알아두어야 할 것은 폐동맥고혈압이 있는 환자에서는 우심장의 이완기 허탈이 늦게 나타날 수 있다는 것이다.

우심방의 허탈 소견은 이완기 후반에서 수축기까지 지속되며, 심낭압전에 대한 매우 민감한 지표이다. 민감도는 82%이고 특이도는 대략 50%이다.

② 심낭압전의 확인을 위한 고급 방법

심낭압전에서 우심장의 이완기 압박을 입증하는 몇 가지 고급 방법들이 있다. 첫째는 초음파에 연결된 심전도 유도를 부착하여, 초음파 영상과 전기적 심장주기를 동시에 기록하는 것이다. QRS 직후부터 수축기이고, 이완기는 심장주기의 후반부에 해당한다. 정지된 동영상을 천천히 스크롤하면서 심전도 주기와 초음파 영상을 동시에 관찰하면, 우심실과 우심방의 수축기와 이완기 움직임을 구분하여 평가할 수 있다. 우심방의 허탈이 심방수축 직후부터 QRS 이후 초기 수축기까지 관찰되면, 심낭압전을 의심할 수 있다. 우심실의 이완기 허탈은 심낭압전이 더 진행되면 관찰될 것이다.

하대정맥의 평가 또한 심낭압전 생리를 확인하기 위한 방법이다. 호흡성 위축 소견이 없는, 확장된 하대정맥(또는 하대정맥 다혈증) 소견이 동반되면 압전을 의미한다.

도플러초음파 검사를 이용하면 가장 민감하게 심낭 압전을 평가할 수 있다. 삼첨판이나 승모판을 통하는 혈류 속도의 호흡에 따른 변화량이 증가되는 것을 간헐파 도플러를 이용하여 확인할 수 있다. 정상인에서 흡기 때 삼첨판을 통하는 혈류 속도는 증가하고, 승모판을 통하는 혈류 속도는 감소하는데, 혈류 속도의 변동이 삼첨판에서 25%, 승모판에서 15% 이상이면 비정상으로 간주한다(그림 19-15).

③ 초음파 유도 심장막천자

심낭압전에 의한 쇼크의 경우는 일반적으로 응급 심장막천자가 필요하다. 고전적으로 흉골하 경로를 통한 심장막천자가 권유되었지만, Mayo 클리닉에서 시행되었던 1,127회의 심장막천자 시술들을 고찰해본 결과, 환자의 80%에서 심첨부를 통한 경로가 더 적합하다는 것이 밝혀졌다. 간이 중간에 위치하기 때문에 환자의 20% 에서만 흉골하 경로가 선택되었다. 초음파를 이용하여 심장막천자 바늘과 유도철사를 심낭 안으로 정확하게 유도할 수 있

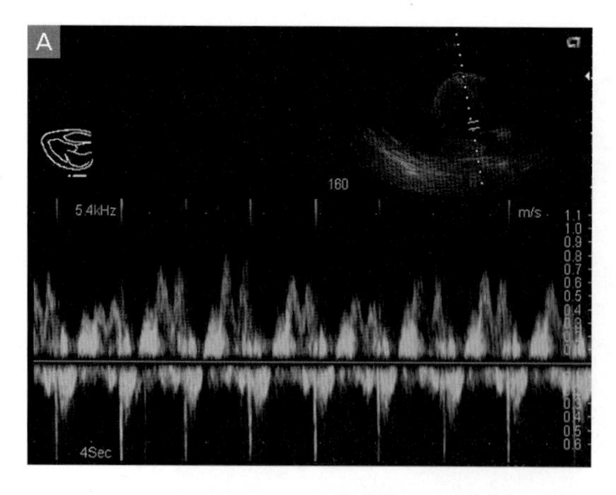

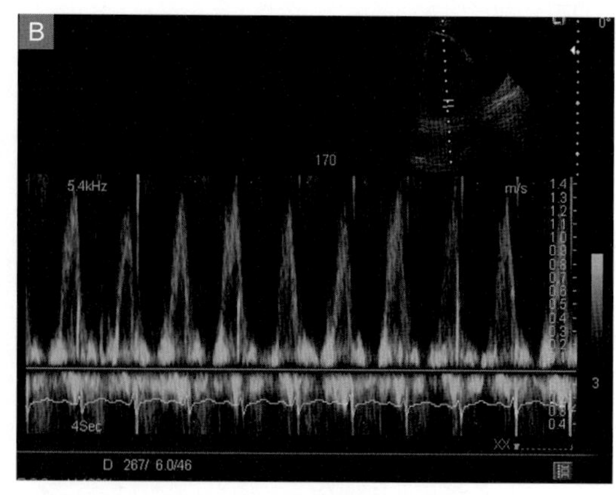

그림 19-15 심낭압전

A. 승모판 혈류속도의 호흡성 변화량의 증가, B. 심장막 천자 후에 증가된 승모판 유입 혈류

다. 부가적으로 진탕시킨 식염수(agitated saline)를 초음파 조영제처럼 이용하여 바늘이 심낭 내로 적절하게 거치되었는지를 확인할 수 있다.

4) 첫 번째 요소의 제3단계 – 우심실확장이 관찰되는가? 폐색전증이 의심되는가?

(1) 근거

컴퓨터촬영이 폐색전증의 표준 진단 도구라면, 표적 심장초음파는 이 질환의 심각한 합병증 중의 하나인 우심실 과도긴장(right ventricle strain)을 확인해 줄 수 있는 진단 도구이다. 이 소견이 양성이면 더욱 불량한 예후와 더욱 즉각적인 치료의 필요하다는 것을 의미한다. 분류되지 않는 쇼크 환자의 표적 심초음파에서 우심실확장이 관찰되면, 폐색전증을 의심할 수 있고, 시기적절한 진단과 치료가 이루어질 수 있다.

(2) 폐색전증과 심초음파에 관한 문헌

기존의 연구들은 폐색전증의 진단에서 심초음파의 유용성을 평가함에 있어서 급성 과도긴장에 의한 우심실확장을 찾기 위한 도구로서의 역할에 집중하였다. 모든 폐색전증 환자의 진단에 대한 심초음파의 민감도는 그리 높지 않았다. 그러므로 심초음파가 폐색전증을(특히 혈류역학적으로 안정된 경우) 배제할 수 있는 도구로 사용될 수는 없다. 하지만 저혈압이면서 혈전색전성 질환이 의심되는 상황에서는, 우심실 확장 소견이 높은 특이도 및 양성예측도를 보이기 때문에, 그 진단적 가치가 높아질 수 있다.

폐색전증 환자의 전통적인 치료는 항응고치료가 주된 것이었으나, 최근 치료지침에서는 중증 폐색전증의 경우 항응고 및 혈전용해치료를 함께 적용하는 것을 권장하고 있다. 급성우심실확장과 함께 저혈압, 중증 호흡곤란, 또는 의식변화의 임상 증상 및 징후가 동반되는 경우가 그 적응증이 된다.

(3) 혈류역학적으로 유의한 폐색전증의 심초음파 소견

① 흉골연 단면도

좌심실과 우심실의 상대적인 크기를 평가한다. 정상 비율은 0.6:1이고 1:1보다 커진 경우를 우심실확장이 명확하다고 할 수 있다. 이와 함께 심실중격이 우심실에서 좌심실 쪽으로 편향 운동을 보이면, 중증 폐색전증에서 관찰될 수 있는 우심실 과도긴장이 있다는 것을 의미한다. 급성 우심실과도긴장에서는 일반적으로 우심실 벽의 두께가 정상이지만, 반대로 오래 지속된 폐동맥 고혈압 상태에 의한 만성 폐동맥 과도긴장에서는 보상성 우심실 비대

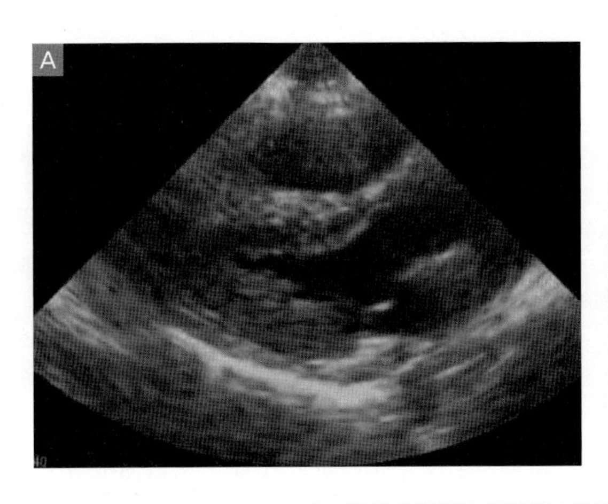

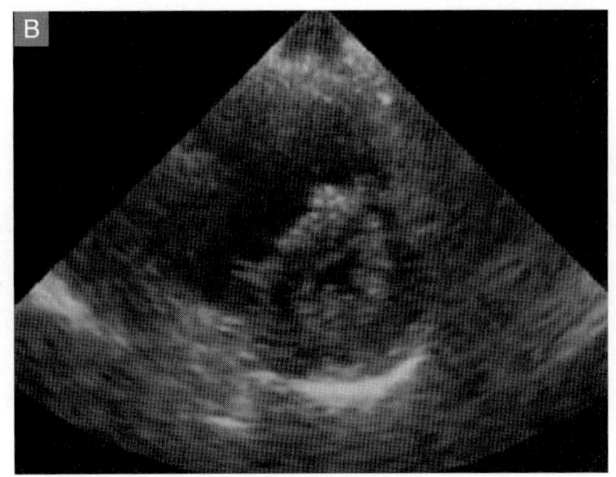

그림 19-16 폐색전증

A. 흉골연장축단면. 우심실 확장으로 원형으로 관찰되며 심실중격이 좌심실을 압박하는 모양이 관찰된다. B. 흉골연단축단면도. D모양의 좌심실이 관찰된다.

가 동반되어, 우심실 벽 두께가 5 mm보다 더 두꺼워진다. 이 소견을 이용하여 급성과 만성 우심실 확장을 구분할 수 있다. 흉골연 단축 단면도에서, 우측 압력이 높아짐으로써 심실중격이 우측에서 좌측으로 휘어지는, D-징후 또는 D 모양의 좌심실 형태가 관찰될 수 있다(그림 19-16).

② 흉골하 및 심첨 단면도

흉골하 단면도 또한 우심실 과도긴장의 진단에 사용될 수 있다. 하지만 초음파 빔의 방향을 잘 조절하여 우심실 크기가 과소평가가 되지 않도록 조심해야 한다. 가능한 삼첨판과 승모판이 모두 잘 관찰되는 최적의 4방 단면도를 얻은 후에 평가해야 한다. 심첨 4방 단면도는 우심실 확장과 심실중격 편향을 판단하기에 매우 훌륭한 단면도이다. 우심실 확장 이외에 심장 내에서 혈전이 관찰되기도 한다(그림 19-17).

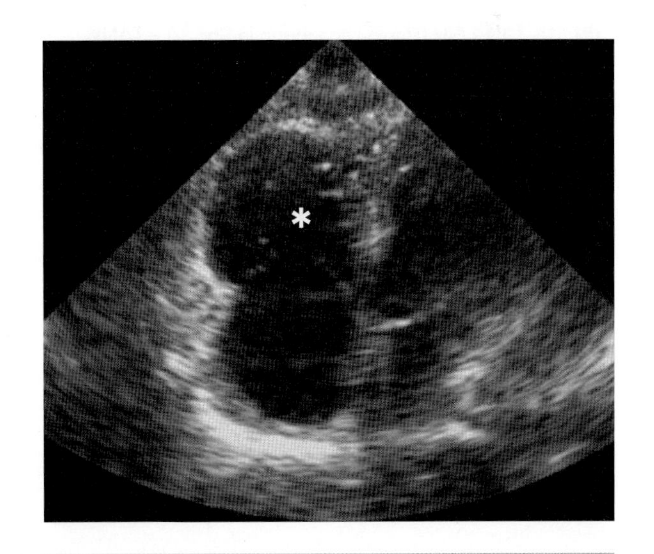

그림 19-17 폐색전증

심첨 사방 단면도, 좌심실 크기와 비교하여 우심실(*)의 확장 소견이 저명하다. 우심실 확장은 좌심실 크기의 0.6 배 이상인 경우이다.

5) 첫 번째 요소의 제4단계 - 쇼크의 원인이 심장차단 (heart block) 때문인가?

- 초음파 유도 경정맥 심박조율기 거치

서맥으로 인한 펌프 부전으로 심인성 쇼크가 발생한 경우, 약물에 반응이 없으면, 즉각적인 경정맥 심박동기의 삽입이 요구된다. 경정맥 심박동기 삽입을 위한 초음파 유도는 흉골하 또는 심첨부 초음파창에서 가능하다. 박동기 철사가 우심방에서 삼첨판을 통해서 우심실로 진입하는 것이 관찰되어야 한다. 철사가 전기적으로 활동성인 우심실 중격에 접촉이 되고 기계적으로 포획(capture)이 잘 되는 것을 초음파로 확인한다.

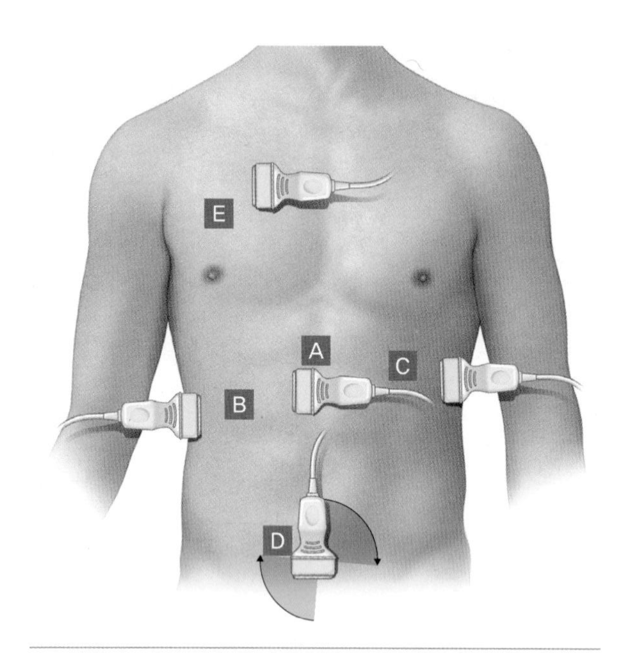

그림 19-18 RUSH (Rapid Ultrasound in Shock) - TANK
탐촉자의 위치. A. 하대정맥 단면, B. FAST 우상복부 단면, C. FAST 좌상복부 단면, D. FAST 골반 단면, E. 폐초음파

3. 순환부전 환자 평가를 위한 중환자 초음파의 두 번째 요소: Tank

정맥 내 유효용적 상태에 대한 평가(그림 19-18) RUSH 프로토콜의 두 번째 요소는 "tank", 즉 정맥 내의 유효용적 상태를 결정하는 것으로, 심장 정보와 함께 분석하여 중환자의 수액요법을 위한 결정적인 정보를 얻을 수 있는 단계이다. 다음의 세 가지로 구성된다. (1)"Tank fullness", (2) "Tank leakiness", (3) "Tank compromise".

1) 용적 상태가 적절한가? - fullness of tank

(1) 용적 상태 평가: 하대정맥

심장 평가 및 수축력 정량화 이후에는 중심정맥압 또는 "fullness of tank"를 평가해야 한다. 일반적으로 하대정맥이 이에 대한 정보 제공자 역할을 한다.

- 환자 자세: 앙와위에서 하대정맥을 가장 잘 관찰할 수 있다.
- 초음파 해부학: 현재의 권장되는 하대정맥 크기 측정 장소는 간정맥이 합류하는 곳 바로 아랫부분이다. 이 곳의 대략 우심방과 하대정맥의 접합부에서 2 cm 떨어진 곳이다. 우선적으로 단축면으로 하대정맥을 원형 구조로 관찰하는 것이 권장된다. 그 후에 탐촉자를 회전하여 하대정맥을 장축으로 관찰하도록 해서 측정의 정확성을 확보하도록 한다(그림 19-19).
- 하대정맥 초음파를 이용한 용적상태 평가: 환자의 혈관 내 용적의 비침습적 예측은 하대정맥 크기와 함께 호흡성 변화 모두 검사함으로써 얻을 수 있다. 하대정맥의 평가는 심장의 수축력을 판단한 후에 함으로써, 두 정보를 합쳐서 더욱 정확한 용적평가를 하도록 한다. 환자의 호흡에 따라 하대 정맥은 흡기 시에 정상적으로 작아지고, 강한 흡기나 코로 훌쩍이면(sniffing) 호흡성 변화가 더 심해진다. M-모드를 사용하여 단축과 장축면 모두에 적용하면 하대정맥 크기의 역동적인 변화를 잘 기록할 수 있다. 이전의 연구들은 환자의 하대 정맥의 크기 및 호흡성 변화가 동시에 측정된 중심정맥압과 관련성이 있음을 보고하였다. 쇼크 환자에게 수액 치료를 하는 동안에 그 반응을 평가하기 위해서 하대정맥과/또는 내경정맥의 크기와 호흡성 변화를 지속적으로 추적할 수도 있다. 수액을 지속 주입해야 하는가 혹은 혈관수축제를 시작해야 할 것인가에 대한 임상적 판단은 "fullness of tank" 정보를 이용하여 결정하도록 한다.

ASE의 최근 가이드라인에서는 하대정맥의 크기와 호흡성 변화를 이용하여 중심정맥압의 구체적인 값을 제시하였다(표 19-5).

2) 용적 누출이 있는가? - leakiness of the tank

환자의 혈관 내 용적 상태가 결정되었으면, 다음 단계는 "leakiness of the tank"에 대한 평가 차례이다. 평가는 E-FAST 검사로 시작하도록 한다. 전통적인 FAST 검사가 복강과 골반강 내의 액체 집적(fluid collection)을 확인하는

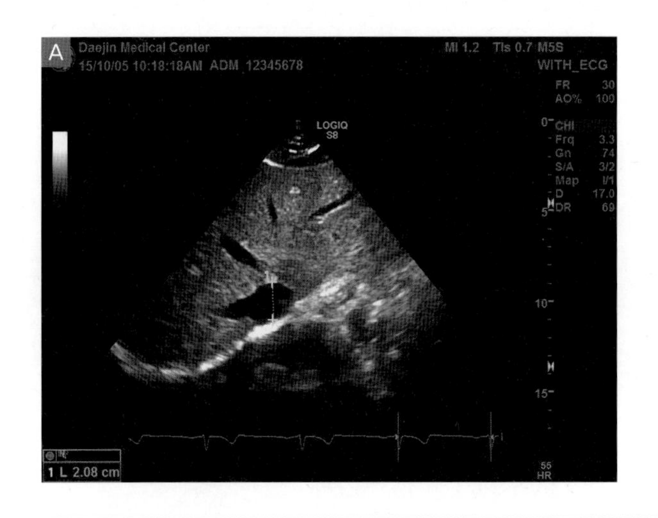

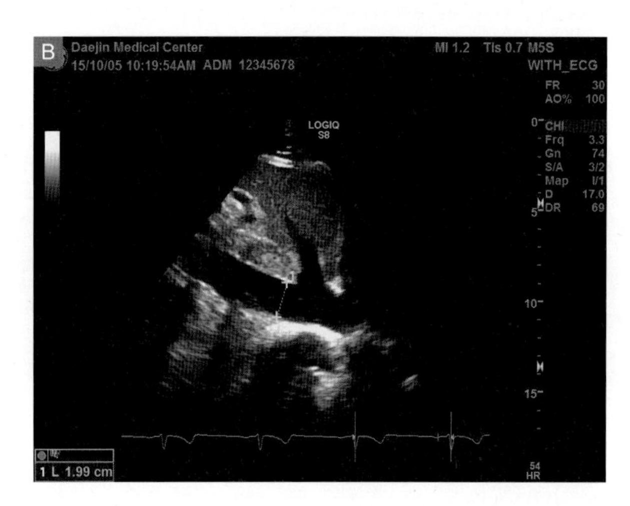

그림 19-19 하대정맥

A) 단축면, B) 장축면

표 19-5 하대정맥 직경 크기 및 허탈 정도와 중심정맥압의 연관성(ACE guideline)

하대정맥 직경 < 2.1 ㎝, 허탈 정도(sniffing) > 50%	정상 중심정맥압. 3 mmHg (0–5 mmHg) (건강한 성인에서는 정상이고 중환자에서는 낮은 것으로 간주한다.)
하대정맥 직경 > 2.1 ㎝, 허탈 정도(sniffing) < 50%	높은 중심정맥압. 15 mmHg (10–20 mmHg)
위의 두 경우에 해당하지 않는 경우는 중간 정도의 중심정맥압인 8 mmHg를 사용할 수 있다.	

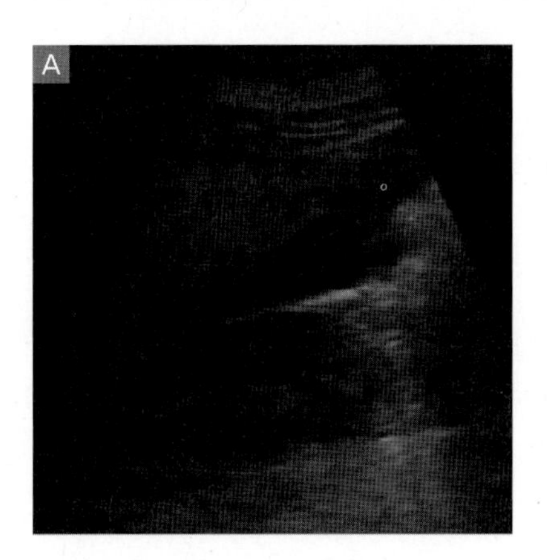

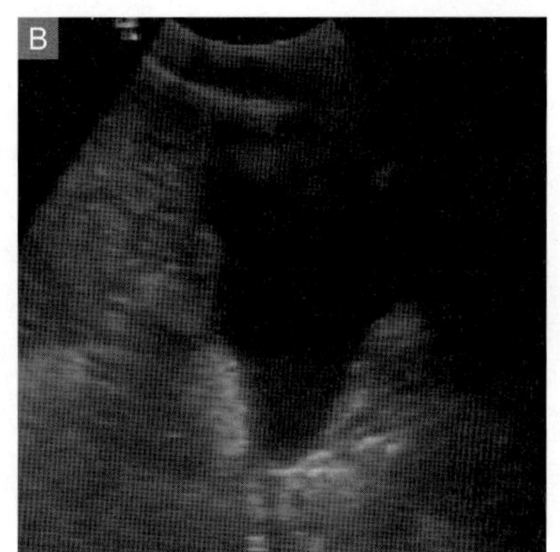

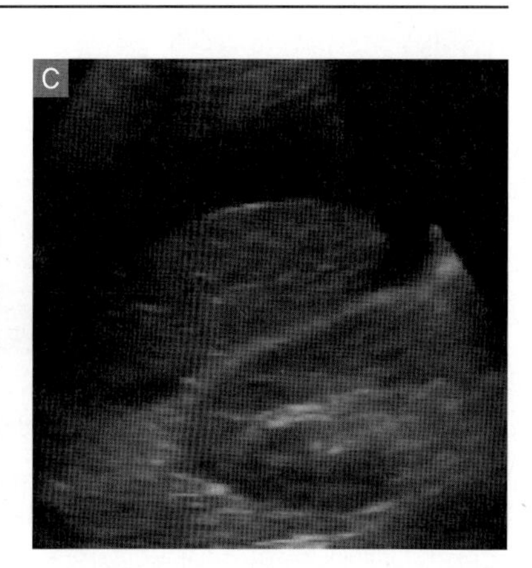

그림 19-20 FAST - 혈복강

A) 간과 신장 사이의 복막삼출, B) 골반강 내의 복막삼출, C) 좌 횡격막 아래에 고인 복막삼출

것이라면(그림 19-20), E-FAST 검사는 흉강내의 액체 및 공기(기흉)까지 포함하여 검사하는 방법이다.

흉막삼출이나 혈흉(임상 시나리오에 따라서)은 표준 우상복부 및 좌상복부 단면도에서 탐촉자를 횡격막의 상부를 조준하여 확인할 수 있다(그림19-21). 외상에 의해 혈흉이나 혈복강이 발생하면 “hole in the tank”로 인해 저혈량성 쇼크가 유발된다. 이와 함께 과운동성의 심장과 납작해진 하대정맥 소견이 동반될 수 있다. 반대로 흉막삼출

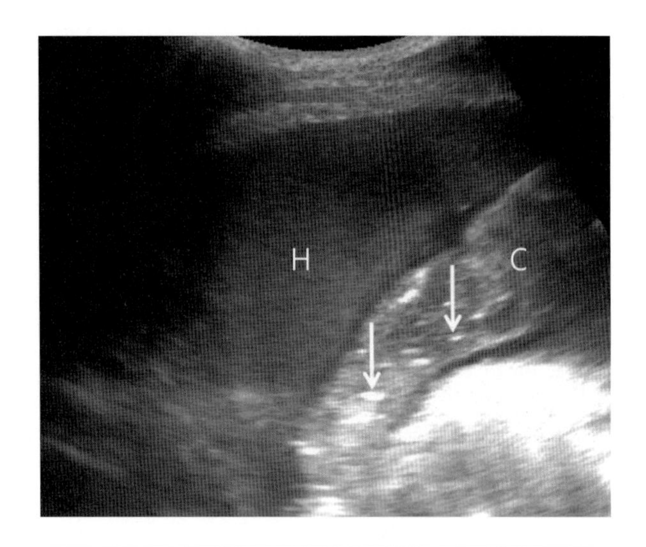

그림 19-21 혈흉

혈흉(H)은 에코성의 흉막삼출액으로 관찰될 수 있다. 대량혈흉에 의해서 압박성 무기폐(C)가 관찰되며, 내부의 고에코성 점들은 잔존해 있는 공기기관지조영상(화살표)을 나타낸다.

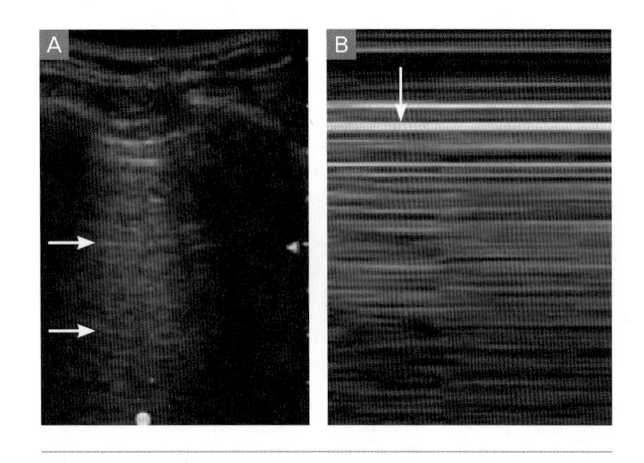

그림 19-22 기흉 - 성층권 징후(stratosphere sign)

A) 실시간 영상에서는 폐 미끄럼 현상의 소실되고 A-선들은(화살표) 관찰된다. B) M-모드에서 관찰되는 성층권 징후. 흉막선 위와 아래에 모두 움직임이 전혀 없음을 나타낸다. 즉 장쪽 흉막이 관찰되지 않는 기흉을 의미한다.

과 복수를 유발하는 내과적 상황은 흔히 "tank overload"의 결과일 수 있다. 심부전, 신부전, 혹은 간부전이 있는 경우에 발생한다. 마지막으로 폐초음파는 폐부종을 빠르게 진단할 수 있는데, 흔히 폐 실질의 체액 축적으로 인한 "tank overload" 및 "tank leakiness" 두 가지 모두를 의미하는 징후이다. 탐촉자를 흉부에 적용하여 B-lines 징후를 찾는다.

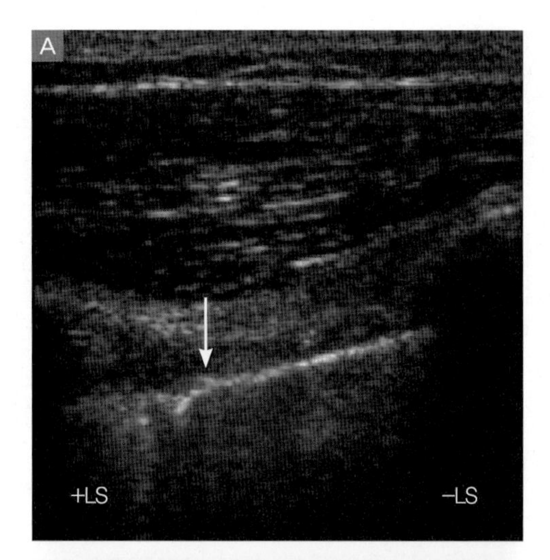

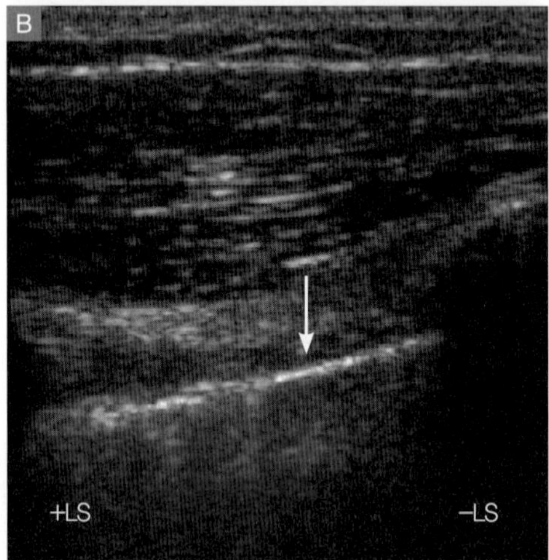

그림 19-23 기흉 - lung point

실시간 영상에서 호흡 주기에 따라 흉막선의 미끄럼 현상이 부분적으로 나타나는 곳을 의미한다. 화살표는 장쪽 흉막과 공기(기흉)의 경계선을 가리킨다.
+ LS: 폐 미끄럼 현상 존재부위, - LS: 폐 미끄럼 현상 소실 부위.

앙와위 환자에서는 측흉부가 더 체위의존구역이기 때문에, 민감도를 높이기 위해서 전흉부와 측흉부 모두를 검사하도록 한다.

3) 용적 압박 소견이 있는가? - tank compromise

Tank 평가의 세 번째 단계는 "tank compromise" 소견의 유무를 찾는 것이다. 긴장성 기흉은 상대정맥과 하대정맥으로부터 심장으로의 정맥환류가 심각하게 제한됨으로써 저혈압이 유발되는 것이다. 탐촉자를 전흉부의 환자의 현 자세에서 최상부에 해당하는 늑간 공간에 적용한다. 정상 폐에서는 환자 호흡에 따라 폐 미끄럼 현상이 관찰된다.

기흉에서는 흉강내에 공기가 모여서 벽쪽 및 내장쪽 흉막의 정상적인 접촉 상태가 깨져 분리된다. 초음파에서는 내장쪽 흉막이 공기에 의해 가려져 보이지 않게 되므로 정상적인 폐 미끄럼 현상이 관찰되지 않는다. 단 하나의, 움직임이 없는 벽쪽 흉막만 관찰되고 반복허상의 결과로 수평 허상인 A-선들만 관찰된다. M-모드 초음파를 이용하면 기흉에서는 "성층권 징후" 또는 "바코드 징후"가 나타난다(그림 19-22).

기흉 환자에서 분리된 두 흉막이 폐의 다시 맞닿게 되는 이행 부위가 있어서, 소실되었던 폐 미끄럼 현상이 호흡에 따라 화면 한 쪽에서 다시 관찰되기 시작하는 곳을 찾을 수 있다. 이곳이 "lung point"로서 기흉을 확진할 수 있는 징후이다. 탐촉자를 폐 미끄럼 현상이 소실된 전흉부에 측흉부 쪽으로 조금씩 이동하면서 이 징후를 찾도록 한다(그림 19-23). 기흉의 크기가 커질수록 lung point는 더 후흉부 쪽으로 이동할 것이며, 심지어는 관찰이 불가능할 수도 있다. 쇼크 환자에서 초음파로 기흉이 확인되면, lung point를 찾기 위한 노력보다는 바늘이나 흉관을 이용한 감압술을 먼저 시행해야 한다.

4. 순환 부전 환자 평가를 위한 중환자 초음파의 세 번째 요소: Pipe

주요 동맥과 정맥의 구조에 문제는 없는가? (그림 19-24) RUSH 검사의 마지막인 세 번째 요소는 "pipe", 즉 주요 동맥과 정맥 구조를 검사하는 것이다.

첫째, 순환계 중에서 동맥계를 평가한다. 복부 대동 맥류 파열이나 대동맥 박리는 침상 초음파로 정확하게 진단 가능한 쇼크의 원인들이다.

복부 대동맥류는 복부 대동맥 직경이 3 cm 보다 큰 것으로 진단 가능하다. 복부 대동맥류는 대부분 후복막 공간

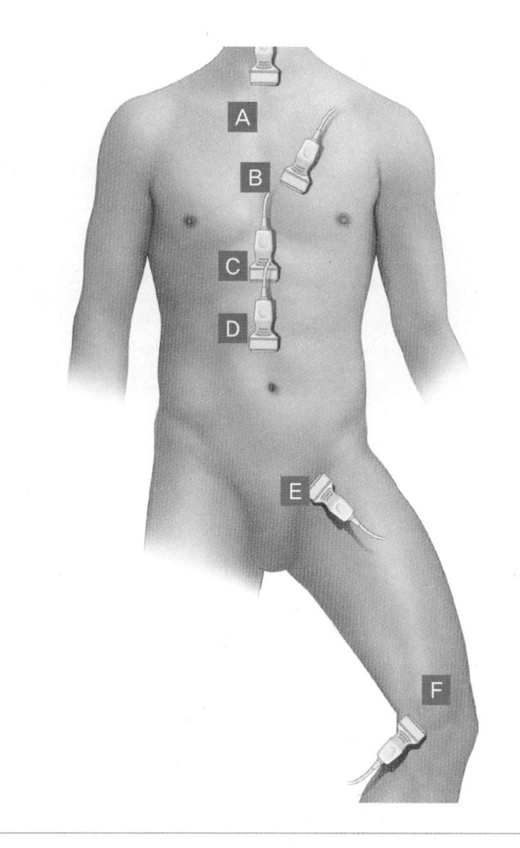

그림 19-24 RUSH (Rapid Ultrasound in Shock) - PIPE
탐촉자 위치 A) 흉골상 단면 - 대동맥, B) 흉골연 단면-대동맥, C) 흉골하 단면 - 대동맥, D) 배꼽 위 단면 - 대동맥, E) 대퇴부 단면 - 대퇴정맥혈전증, F) 슬와부 단면 - 슬와정맥혈전증.

으로 파열되기 때문에 실제 파열된 곳을 관찰하기는 힘들다. 복부 대동맥류가 관찰되는 환자가 쇼크 상태이고 임상적으로 파열이 의심되면, 즉각적인 외과 협의 진료를 해야 한다. 흉부에서 대동맥 뿌리의 확장이(대동맥판의 바로 원위부에서 측정) 3.8 cm를 초과하는 소견이 근위(Stanford class A) 흉부 대동맥 박리에서 관찰될 수 있다. 동시에 내막판(intimal flap)이 관찰되면 대동맥 박리를 확진할 수 있다(그림 19-25).

주요 정맥 구조의 평가는 심초음파에서 우심실 확장이 확인되고 쇼크의 원인이 혈전색전성인 것이 의심될 때에 시행한다. 이러한 시나리오에서는 하지에서 심부정맥혈전증을 찾기 위한 초음파 검사를 해야 한다. 대부분의 혈전이 주로 위치하는 근위 대퇴정맥과 슬와정맥 부분만을 목표로 검사하는 '제한된 하지 압박 심부정맥혈전증 검사

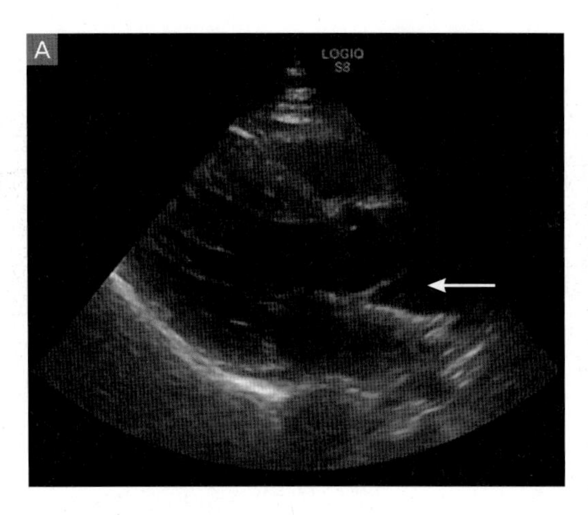

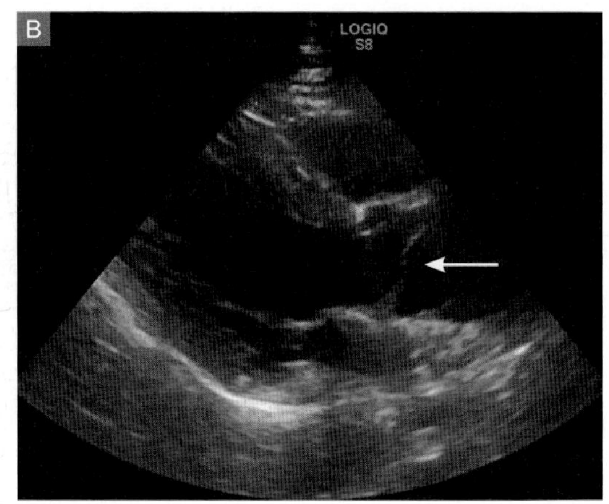

그림 19-25 대동맥박리-Stanford type A

근위 흉부대동맥 부위에 흐느적거리는 내막판이 관찰된다(화살표).

표 19-6 RUSH를 이용한 쇼크 유형의 진단

	저혈량성	심인성	폐쇄성	분포성
PUMP	과운동성 심장 작은 심장크기	저운동성 심장 확장된 심장크기	심장막삼출 우심실 긴장 과운동성 심장	과운동성 심장(조기 패혈증) 저운동성 심장(후기 패혈증)
TANK	얇은 하대정맥 얇은 내경정맥 복강삼출 흉막삼출	확장된 하대정맥 확장된 내경정맥 B-lines 흉막삼출 복수	확장된 하대정맥 확장된 내경정맥 폐 미끄럼 현상 소실(기흉)	정상/작은 하대정맥 정상/작은 내경정맥 흉막삼출(농흉) 복막삼출(복막염)
PIPES	복부대동맥류 대동맥박리	정상	심부정맥혈전증	정상

(limited compression DVT examination)'를 할 수 있다. 대퇴정맥 또는 슬와정맥이 탐촉자에 의해 완전히 압박되지 않는 징후로 혈전증을 진단한다.

5. 순환부전 환자의 중환자 초음파 소견을 통합하여 행동에 옮기기

RUSH 프로토콜(pump, tank, and pipe)은 생리적인 체계로 구성되어 있고 기억하기 쉬운 중환자의 소생 치료 접근 방법으로 고안되었다. 또한 RUSH 프로토콜은 환자의 임상적 상황에 따라 가장 적합한 요소들을 골라서 편의적으로 검사를 시행할 수 있도록 되어있다. 전체 프로토콜은 광범위하고 여러 가지의 초음파 검사들을 적용하고 있지만, 임상의사들은 일반적으로 심장, 하대정맥 그리고/또는 내경정맥의 평가부터 시작하도록 권장한다. 그 다음에 임상적 의심에 근거하여 부가적인 검사를 재단하여 RUSH를 활용하도록 한다.

하지만, 본 장 초반에 권유한 바와 같이 폐초음파부터 시작하는 것이 효과적이다. 크게 세 가지 패턴으로 폐초음파 소견을 나누어서, 1) 광범위 간질성 패턴(diffuse interstitial pattern)인 경우에는 심인성 쇼크의 가능성을 먼저 염두에 두어야 하고, 2) 정상 폐 패턴(normal lung pattern)인 경우에는 긴장성 기흉을 제외한 폐쇄성 쇼크나 저혈량성 쇼크를 먼저 염두에 두는 것이 효율적이다. 표 19-6은 RUSH 검사가 중환자의 쇼크 유형을 진단하는 데에 어떻게 도움이 될 수 있는가를 보여준다.

치료에 대한 반응 역시 RUSH 검사를 반복함으로써 평가 가능하다. 시간에 따른 심장의 기능과 크기 및 하대정맥과 내경정맥의 호흡성 변화를 모니터하면서 수액 치료에 대한 반응 평가나 혈관수축제 시작의 필요성을 평가할 수 있다.

참고문헌

1. Agricola E, Bove T, Oppizzi M, et al. Ultrasound comet-tail images": a marker of pulmonary edema: a comparative study with wedge pressure and extravascular lung water. Chest 2005;127:1690-5.

2. Ahn JH, Jeon J, Toh HC, et al. SEARCH 8Es: A novel point of care ultrasound protocol for patients with chest pain, dyspnea or symptomatic hypotension in the emergency department. PLoS One 2017;12:e0174581.

3. Balik M, Plasil P, Waldauf P, et al. Ultrasound estimation of volume of pleural fluid in mechanically ventilated patients. Intensive Care Med 2006;32:318-21.

4. Copetti R, Soldati G, Copetti P. Chest sonography: a useful tool to differentiate acute cardiogenic pulmonary edema from acute respiratory distress syndrome. Cardiovasc Ultrasound 2008;6:16.

5. Jaff MR, McMurtry MS, Archer SL, et al. Management of massive and submassive pulmonary embolism, iliofemoral deep vein thrombosis, and chronic thromboembolic pulmonary hypertension: a scientific statement from the American Heart Association. Circulation 2011;123:1788-830.

6. Kirkpatrick AW, Sirois M, Laupland KB, et al. Hand-held thoracic sonography for detecting posttraumatic neumothoraces: the Extended Focused Assessment with Sonography for Trauma (EFAST). J Trauma 2004;57:288-95.

7. Lichtenstein DA, Lascols N, Meziere G, et al. Ultrasound diagnosis of alveolar consolidation in the critically ill. Intensive Care Med 2004;30:276-81.

8. Lichtenstein DA, Meziere GA. Relevance of lung ultrasound in the diagnosis of acute respiratory failure: the BLUE protocol. Chest 2008;134:117-25.

9. Mayo PH, Beaulieu Y, Doelken P, et al. American College of Chest Physicians/La Societe de Reanimation de Langue Francaise statement on competence in critical care ultrasonography. Chest 2009;135:1050-60.

10. Parlamento S1, Copetti R, Di Bartolomeo S. Evaluation of lung ultrasound for the diagnosis of pneumonia in the ED. Am J Emerg Med 2009;27:379-84.

11. Perera P, Mailhot T, Riley D, et al. The RUSH exam: Rapid Ultrasound in SHock in the evaluation of the critically ill. Ultrasound Clin 2012;7:255-78.

12. Rudski LG, Lai WW, Afilalo J, et al. Guidelines for the echocardiographic assessment of the right heart in adults: a report from the American Society of Echocardiography endorsed by the European Association of Echocardiography, a registered branch of the European Society of Cardiology, and the Ca-

nadian Society of Echocardiography. J Am Soc Echocardiogr 2010;23:685-713.

13. Tsang TS, Enriquez-Sarano M, Freeman WK, et al. Consecutive 1127 therapeutic echocardiographically guided pericardiocenteses: clinical profile, practice patterns, and outcomes spanning 21 years. Mayo Clin Proc 2002;77:429-36.

14. Volpicelli G, Elbarbary M, Blaivas M, et al. International evidencebased recommendations for point-of-care lung ultrasound. Intensive Care Med 2012;38:577-91.

15. Zieleskiewicz L, Muller L, Lakhal K, et al. Point-of-care ultrasound in intensive care units: assessment of 1073 procedures in a multicentric, prospective, observational study. Intensive Care Med 2015;41:1638-47.

중환자의학

20

CRITICAL CARE MEDICINE

산소요법

손장원

산소는 18세기 이후 정확한 의학적 작용기전이 알려지기 전부터 천식, 결핵을 포함한 여러 호흡기 질환자에게 투여되어 왔고, 현재는 입원 환자뿐만 아니라 재택 산소 치료를 포함하여 광범위하게 사용되고 있다. 산소는 우리 몸(세포)의 에너지 대사 과정 중에 필수적인 역할을 담당하지만 강력한 산화 작용으로 대부분의 물질(분자)를 파괴하는 기본 성질이 있고 독성 산소화 물질을 만들어 내어 세포 손상을 야기하게 되므로 조직 산소화의 관점에서 적절하게 투여하여야 한다. 산소도 하나의 약으로 인식하여 적응증, 작용 기전, 용량, 용법, 부작용을 정확히 이해하는 것이 필요하다.

이 장에서는 대기로부터 세포까지 산소가 전달되는 생리적 과정을 이해하고, 저산소혈증을 초래하는 병리기전을 이해하며, 산소 투여 장치 및 산소 투여에 따른 독성 등을 살펴보고자 한다.

I 산소의 역할과 필요성

1. 산소와 세포의 에너지 대사

산소는 우리 몸에서 몇 가지 중요한 물질을 합성하는 생화학 대사에 관여한다(prostaglandin 합성 등). 하지만 가장 중요하고 산소가 많이 필요한 과정은 미토콘드리아(mitochondria)에 있는 전자전달 산화효소(electron transfer oxidase) 시스템을 통한 adenosine triphosphate (ATP) 생산이다. 세포의 기본적인 에너지 연료인 포도당은 피루브산(pyruvate)으로 대사되는 과정에서 2분자의 ATP를 생산한다. 산소가 없는 상태에서 피루브산은 더 이상 ATP를 생산하지 못하고 많은 화학적 에너지를 젖산(lactate) 상태로 저장한다. 산소가 있는 경우 피루브산은 크렙스 회로(Kreb's cycle)를 통해 6분자의 이산화탄소(CO_2), 6분자의 물(H_2O), 36분자의 ATP를 생산한다. 이 ATP 생산과정에서 나오는 수소원자와 반응하는 대사 물질은 산소가 유일하며, 산소가 없으면 미토콘드리아에서 일어나는 ATP 생산은 진행되지 않는다. 즉, 산소의 유무에 따라 ATP 생산량은 2:38 로 큰 차이가 있다. 산소 공급이 중지되면 세포 수준에서 정상적인 에너지 생산 및 대사 과정은 3분 정도 밖에 지속되지 않는다. 따라서 지속적이고 안정적인 산소의 공급은 생명 유지에 필수적이다.

2. 호흡과 폐까지 산소 이동

산소는 전체 공기의 20% 정도를 차지하므로 대기 중

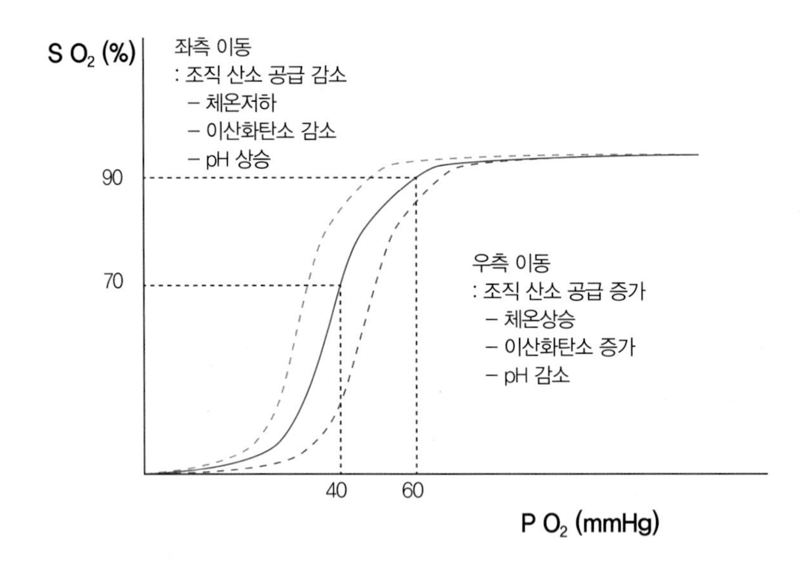

그림 20-1 산소-혈색소 해리곡선

산소분압은 약 150 mmHg이 된다(1기압 760 mmHg 중 수증기압(40 mmHg정도)을 뺀 공기압의 20%).

공기를 흡입하면 상부 기도 사강(dead space)에 있는 이산화탄소와 폐포로 계속 확산되는 이산화탄소의 분압 및 기도에서 추가적으로 더해진 수증기압으로 인해 산소의 분압은 감소하게 되어 폐포에 도달하는 최종 산소분압은 100 mmHg가 된다(폐포 내 산소분압(PAO_2) = 150 - 1.25 × $PaCO_2$). 폐 모세혈관의 가스분압과 폐포 내 가스분압의 차이에 의해 산소는 폐포에서 혈관으로, 이산화탄소는 혈관에서 폐포로 이동한다.

폐포와 폐 모세혈관 사이를 호흡막이라고 하며, 여기에는 계면 활성제(surfactant), 폐포상피, 상피세포 바닥막, 기저막, 간질(interstitium), 모세혈관 바닥막, 기저막 및 모세혈관 내피세포가 포함되나 전체 두께는 매우 얇아서 평균 60 ㎛ 정도이고 산소 혹은 이산화탄소가 확산하는데 큰 장애가 되지는 않는다.

폐포와 동맥혈 내의 산소분압차($A\text{-}aDO_2$)는 10 mmHg 정도이고 젊고 건강하면 차이가 줄어들고 나이가 들면 차이가 커진다.

3. 환기 자극과 산소

호흡 환기의 궁극적 목표는 조직 내 산소, 이산화탄소 및 수소이온 농도(pH)를 일정하게 유지하는 것이고, 이들 물질의 농도 변화에 반응하여 호흡(환기)이 조절된다. 혈액 내 이산화탄소와 수소이온 농도의 증가는 호흡중추에 직접 작용하며, 산소는 경동맥소체와 대동맥소체 내에 있는 화학 수용체를 통해 간접적으로 호흡중추를 자극한다. 이산화탄소 농도의 변화가 가장 강력하고 민감한 호흡중추 자극물질이다.

혈중 이산화탄소분압이 35-75 mmHg사이에서는 이들 수치와 환기량 사이에 직접적인 상관관계를 보이고 있으며 이산화탄소분압은 일정하게 유지된다. 혈중 산소 농도의 변화는 이산화탄소보다는 예민하지 못하여 100-70 mmHg 사이에서 환기량은 큰 차이가 없으며 혈색소-산소 완충계의 작용으로 조직으로 전달되는 산소량도 변화가 없다. 혈중 산소분압이 60 mmHg로 낮아지면 폐 환기는 2배 정도 증가한다.

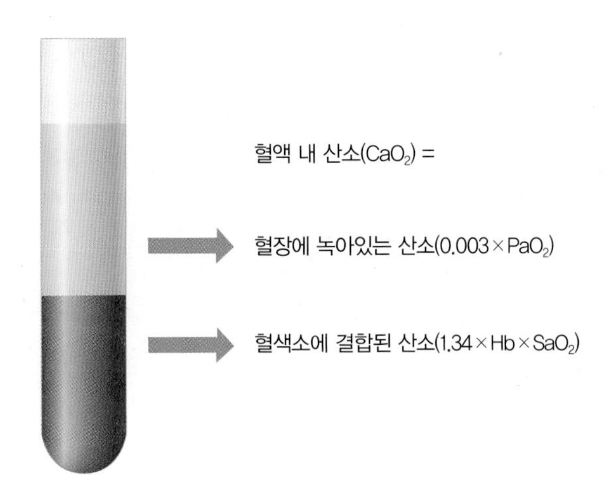

그림 20-2 혈액 내 산소 총량

4. 혈색소-산소 완충계(Hemoglobin-oxygen buffer system)

산소 운반과정에서 혈색소는 산소요구량이 증가하거나 흡입 산소량이 감소하여도 필요한 산소를 안정적으로 공급하는 완충작용의 핵심적 역할을 한다. 조직의 대사 속도가 증가하여 산소의 소모가 많아지면(격렬한 운동 등) 간질액의 산소분압은 정상 수준인 40 mmHg에서 15 mmHg까지 낮아질 수 있고 산소는 혈색소에서 대량으로 유리되어 혈액에서 조직으로 3배 이상 더 많이 전달된다. 또한 흡입 산소 농도가 감소될 경우에도 산소분압이 60 mmHg까지는 혈색소의 산소포화도 비율이 완만하게 감소하여 포화도 90% 수준을 유지한다. 이 경우에 조직으로 안정적인 산소 전달이 유지된다(그림 20-1). 혈색소 주변 액체의 산소분압과 혈색소의 산소포화도의 관계를 보여주는 산소-혈색소 해리곡선은 여러 인자들에 의해 이동하게 된다. 산소 해리곡선이 우측으로 이동하면 동일한 산소분압 하에서 혈색소의 포화도는 감소하게 되는데, 이 경우 산소분압이 높은 폐에서는 산소포화도의 감소폭이 적어 동맥혈의 산소량은 거의 변화가 없으나 조직액의 산소분압인 40 mmHg 근처에서는 혈색소의 산소포화도가 매우 감소하여 많은 양의 산소가 혈색소에서 유리되어 조직에 전달되게 된다. 산소-혈색소 해리곡선을 우측으로 이동시키는 인자는 대체로 조직 대사율이 증가된 상황을 반영하는 경우로, 체온 상승, 이산화탄소 증가, 혈중pH 감소, 2, 3-biphosphoglycerate (BPG, 대사 과정에서 나오는 혈중 인산화합물) 증가 등이다.

5. 조직 산소화와 저산소증(Hypoxia)

산소를 공급하는 궁극적인 목표는 조직에 필요한 산소를 공급하는 것(tissue oxygenation)이다. 산소는 물에 쉽게 녹지 않고 몸속에 녹아 있는 산소의 양도 제한적이므로 산소를 많이 운반하기 위해서 혈색소(헤모글로빈, hemoglobin)가 필요하다. 혈액에 포함된 산소(CaO_2)는 혈장에 녹아 있는 것과 혈색소에 결합된 것으로 나누어 생각 할 수 있다. 혈장에 녹아 있는 산소는 산소분압 100 mmHg 일 때 0.3 vol% ($0.003 \times PaO_2$)로 전체 혈액 내 산소의 2% 이하이다. 대부분의 산소는 혈색소와 결합하여 조직에 전달된다($1.34 \times Hb \times SaO_2$). 혈액 100 mL에 포함된 산소의 양, 즉 동맥혈산소함유량은 다음과 같이 계산할 수 있다(그림 20-2).

동맥혈산소함유량(arterial oxygen content, CaO_2)(mL) = $(1.34 \times Hb \times SaO_2) + (0.003 \times PaO_2)$

혈액을 통해 조직으로 전달되는 산소공급량은 다음의 식으로 계산할 수 있다.

산소공급량(oxygen delivery, DO_2) = 심박출량(cardiac output) $\times$ CaO_2

그러므로 조직으로 산소를 전달하는 여러 변수 중 혈액 내 산소분압(PaO_2)만을 고려하면 안되며 심장기능 및 혈색소 농도를 항상 확인해야 한다. 조직에 산소가 부족한 경우를 저산소증(hypoxia)라 하고 동맥혈 내 산소가 낮게 포함된 경우를 저산소혈증(hypoxemia)라 한다. 대부분 비슷한 의미로 쓰이는 경우가 있으나 산소 공급량 공식을 고려하면 의학적인 의미가 상당히 다른 것을 알 수 있다. 산소 분자는 혈색소의 햄부분과 느슨하고 가역적인 결합을 한다. 산소분압이 높으면 혈색소와 산소가 잘 결합하고, 주변 산소분압이 낮으면 혈색소에서 산소가 잘 분리된다. 혈색소(hemoglobin)의 산소 포화도(SO_2,%)는 산소분압과 직선 관계가 아니고 S자 형태의 곡선 관계를 보인다. 산소분압 70 mmHg이상에서는 포화도가 90% 이상으로 평평한(비교적 일정한) 상태이고 50 mmHg 이하에는 포화도가 급격히 감소한다. 이는 산소가 풍부한 폐에서 산소 포화를 쉽게 하고 상대적으로 산소가 부족하기 쉬운 조직에서는 산소 분리를 쉽게 하는 이점이 있다. 말초 조직에 도달한 혈액의 산소는 중심 동맥혈의 산소 양을 거의 보존하고 있다. 조직 세포를 둘러싸고 있는 간질액의 산소분압은 평균 40 mmHg로 혈액과 간질액 사이의 높은 분압차로 인해 산소는 조직으로 신속히 확산해 들어간다. 모세혈관과 세포사이의 거리가 멀어지면 확산되어 들어가는 산소의 농도도 거리에 비례해서 떨어지게 되므로 세포내의 산소분압은 40 mmHg에서 5 mmHg 사이이며, 평균 23 mmHg 정도이나. 세포 내에서 일어나는 대사과정을 정상적으로 유지하는데 필요한 산소분압은 1-3 mmHg에 불과하여 세포 내 산소분압의 차이가 비교적 크게 나더라도 적절한 수준 이상을 유지하게 되며, 상당히 큰 안전계수(safety factor)를 가지고 있다.

조직의 대사과정에서 생성된 이산화탄소도 말초 혈액과 간질액의 이산화탄소분압차에 의해 혈관내로 확산이 된다. 이산화탄소의 확산 속도는 산소의 20배로 매우 크므로 분압차가 크지 않아도 잘 제거된다.

조직산소화를 직접 측정하는 것은 실제 임상에서는 불가능하다. 따라서 저산소증 유무는 환자의 증상 변화 혹은 간접 지표 검사로 추정해야 한다. 저산소증에 의한 증상은 각 장기의 기능 부전으로 나타나며 매우 비특이적이어서 변화를 주의해서 관찰해야 한다. 주증상은 전신 무력감, 호흡곤란, 빈호흡, 심박수 증가, 두통, 의식저하 등이다. 간접적인 검사 지표는 혈중 젖산 증가, 정맥혈 산소포화도(mixed venous blood oxygen saturation, SvO_2) 감소 등이다. 조직에 산소공급량이 감소하면 모세혈관에서 산소 추출율을 높여서 조직에서의 산소소비량에 잘 맞추려고 한다. 하지만 모세혈관에서의 산소 추출율이 과도하게 높아지면 정맥혈 산소분압이 감소하게 되어 전체적인 동맥혈 산소화는 나빠지게 된다.

조직에 산소가 충분히 공급되어도 조직과 세포자체에서 산소를 정상적으로 이용할 수 없는 경우에도 기능적으로 저산소증과 동일한 상태가 된다. 조직이 산소를 충분히 이용하지 못하는 원인은 시안화물(cyanide)중독이다. 시안화물은 시토크롬 산화효소(cytochrome oxidase)의 작용을 완전히 억제하여 산소가 충분히 있어도 세포가 전혀 이용할 수 없는 상태가 된다. 비타민 B 결핍의 경우에도 산소 이용과 이산화탄소생성 과정에 이상이 초래된다.

6. 저산소혈증(Hypoxemia)

혈액의 저산소혈증이 조직의 저산소증과 동의어는 아니지만 밀접한 관계가 있고, 저산소혈증의 측정이 쉽기 때

표 20-1 저산소혈증의 원인

원인	대표 질환	산소 투여 후 반응
폐포 저환기	신경-근육 질환, 만성폐쇄성폐질환	산소분압 증가. 환기량 감소 위험
확산 장애	간질성폐질환, 폐부종	중등도 산소분압 증가
환기/관류 불균형	만성폐쇄성폐질환	중등도 산소분압 증가
션트	중증 급성호흡곤란증후군, 심방중격결손	불충분한 반응

문에 임상적으로 저산소혈증을 확인하는 것이 매우 중요하다.

질병에 의한 저산소혈증이 발생하는 기전은 폐포 저환기(alveolar hypoventilation), 환기/관류 불일치(ventilation/perfusion imbalance), 확산장애(diffusion defect), 정동맥 션트(right-to-left shunt)이다. 폐포 저환기는 대사 요구량에 못 미치는 환기로 적절한 산소가 공급되지 못하고 이산화탄소의 과도한 증가를 초래한다. 폐포 내 가스의 이산화탄소분압 증가와 산소분압 감소가 있어도 폐 자체의 호흡막을 통한 가스 확산은 정상이므로 폐포와 동맥혈 사이의 산소분압차(A-aDO_2)는 정상이다. 중환자실 환자에서는 과도한 안정제 및 근이완제 사용, 장기간의 인공호흡기 사용으로 인한 호흡근육의 약화 혹은 전해질 불균형으로 인한 신경-근육 작용의 이상으로 폐포 저환기가 흔히 나타날 수 있다. 이 경우에 산소 공급을 늘리면 폐포에 도달하는 산소량은 증가되어 저산소혈증이 개선되나 이산화탄소의 배출에는 효과가 없다. 환기/관류 불일치는 가스 교환이 일어나는 여러 호흡단위(respiratory unit) 각각의 환기 정도와 관류 정도가 달라서 비효율적 호흡상태가 저산소증을 일으키는 것을 말한다. 호흡단위는 해부학적으로 종말세기관지(terminal bronchiol), 폐포관(alveolar duct) 및 폐포(alveoli)를 말한다. 정상적인 상태에서 폐 상부는 환기량도 적고 관류도 잘 되지 않는 반면 폐 하부는 환기량도 많고 혈액의 흐름도 많다(환기/관류 일치). 그러나 광범위한 소기도와 폐실질의 병변으로 환기와 관류의 상대적 비율이 서로 맞지 않으면 비 효율적 호흡으로 저산소혈증이 초래된다. 만성폐쇄성폐질환이 대표적인 환기/관류 불균형 사례를 보여준다. 폐실질에 폐기종 변화와 세기관지 폐쇄가 나타나는데 작은 기도의 폐쇄로 폐포 환기가 감소하여 환기/관류비가 0에 가까워진다(생리적 션트, physiologic shunt). 폐포벽 파괴로 폐기종이 생긴 부위에서는 환기는 이루어지나 혈류는 감소하여 생리적 사강(physiologic dead space)이 된다. 따라서 정상 환기/관류가 되지 않는 부위가 많아질수록 폐의 효율이 감소하고 정상의 1/10까지 기능이 감소한다. 대부분의 폐질환에서 이 환기/관류 불균형이 야기되며 중환자실에서는 폐렴, 염증성 폐손상(급성호흡곤란증후군), 폐쇄성 폐질환, 폐부종, 폐색전증 등에서 볼 수 있다. 이 경우에는 폐포 산소분압과 동맥혈 산소분압 차이가 증가되어 있으며, 산소 공급을 늘리면 저산소증이 비교적 잘 개선된다. 확산장애는 폐포-모세혈관 사이의 병적 상태로 가스 확산이 저하될 때 저산소증이 생기는 경우이며 일반적으로 간질성폐질환에서 흔히 나타나지만 중환자실 환자는 폐부종으로 인한 간질액 증가가 가장 흔한 원인이다. 안정 시에는 저산소혈증이 심하지 않더라도 혈류의 이동 속도가 증가(심장 박동 증가)하면 가스가 충분히 확산되기 전에 혈액이 호흡단위를 통과하게 되어 저산소혈증이 심해진다. 이 경우에도 산소 공급 증가로 저산소혈증의 개선을 볼 수 있다. 동정맥션트는 심장의 기형이나 폐 실질의 광범위한 병변으로 정맥혈이 가스교환을 하지 못하고 그대로 전신 혈류로 이동할 때 심한 저산소증을 나타내는 경우이고, 중환자실에서는 심한 폐렴 혹은 급성호흡곤란 증후군(ARDS) 환자에서 볼 수 있다. 산소치료의 효과는 병변의 크기에 따라 다르며, 심한 경우 산소를 투여해도 저산소증이 교정되지 않는다(표 20-1).

Ⅱ 산소 투여 방법

1. 산소 치료 지침

산소요법은 오래전부터 동맥혈산소분압 60 mmHg 미만 혹은 산소포화도 90% 미만의 저산소증을 보이는 급성기 내과 환자에서 핵심적인 초기 치료방법으로 자리매김해 왔다. 하지만 다양한 개별 환자 조건에서 적절한 산소요법의 적용에 대해서는 여전히 확실한 근거가 부족하다. 최적의 산소포화도 기준은 산소포화도 100%가 아닌 것은 명확한 듯하나, 근거에 입각한 적정수준을 제시하는 것이 필요하다. 산소치료와 관련하여 국내 임상진료지침은 현재 발표된 것이 없고, 2002년 미국호흡치료학회에서 처음 정리된 이후 가장 최근에는 2018년 영국의학회지(British Medical Journal)에서 내과적 급성 환자에 대해 산소포화도(SpO_2) 기준 산소치료를 시작하는 하한선 및 상한선을 제시하고 있다. 이 권고 내용은 2018년에 발표된 급성기 환자 16,000여 명을 대상으로 한 메타분석 결과를 근거로 두고 있는데, 발표된 메타분석에서 패혈증, 외상, 심근경색, 뇌졸중, 중환자, 심장 마비 및 응급 수술을 받은 환자에서 제한없이 산소 투여를 하는 것이 보존적 산소 투여 전략 에 비해 병원 내 사망률, 30일 사망률 및 최장 추적 사망률을 모두 증가시키는 결과를 보여주었음을 근거로 삼고 있다. 이외에도 이 지침은 적정 수준의 산소 포화도를 넘는 불필요한 산소요법은 다양한 급성기 환자군에서 임상결과를 개선하지 못하고 경우에 따라서는 오히려 사망률을 증가시킬 수도 있다는 여러 연구내용들을 추가하여 급성기 내과 환자에서 산소치료의 지침을 보다 이해하기 쉽게 도식화하여 정리된 내용을 보여주고 있다. 이전의 임상진료지침에서는 대부분 산소포화도 94-98% 수준을 제시하였으나 최근 지침은 산소포화도 기준 96% 이하를 상한선으로 일부 수정해서 권고하고 있고, 그 대상으로는 급성기 내과 환자뿐만 아니라 외과적 중환자로 포함한다. 다만 100% 산소포화도를 권고하는 제외 대상으로는 일산화탄소 중독, 군집 두통, 겸상적혈구빈혈, 기흉 등을 추가적으로 명시하고 있다. 또한 급성기 뇌졸중 및 심근경색 환자의 경우는 근거 수준에서는 다소 차이가 있으나 하한선 90%까지도 산소 투여 없이 지켜볼 것으로 권고하고 있고 저산소혈증이 있어 산소를 투여하는 경우에도 산소포화도 93% 미만을 반드시 지키도록 권고하였다. 고이산화탄소혈증이 동반된 호흡부전 환자에서는 산소포화도 기준을 88-92% 정도로 보다 낮게 권고하고 있으며 이에 해당되는 질환으로는 만성폐쇄성폐질환, 수면무호흡증, 비만-저환기증후군, 신경-근육질환, 안정제 중독 등이다(표 20-2).

표 20-2 각 질환별 권고 산소 포화도(2018년 British Medical Journal 권고 지침)

산소 포화도 권고 수치	해당 질환
100%	일산화탄소 중독, 군집 두통, 기흉
96% 이하	일반적 성인 급성 내과계 질환, 외과계 중환자
92–90% (절대 93% 미만 유지)	급성 뇌경색, 급성 심근경색
88–92%	만성폐쇄성폐질환, 신경–근육 질환, 수면 무호흡증

2. 산소 투여 방법

산소 투여 방법은 저유량 장치(low flow system)와 고유량 장치(high flow system)로 분류할 수 있다. 이는 단순히 공급되는 산소의 양이 많고 적음을 의미하는 것이 아니라, 일정한 산소분압을 가진 공기가 충분한 유량으로 전달되어 호흡이 이루어지는 동안에 대기가 섞여 들어가지 않는 경우를 고유량 장치라 하고, 호흡양상에 따라 대기가 섞여 들어가 일정한 산소분압의 유지를 확보할 수 없으면 저유량 장치라 한다. 저유량 장치에는 비카뉼라(nasal cannulae)가 대표적이며 산소주머니장치가 있는 장치는 전형적인 안면마스크와 산소주머니가 달려있는 산소 마스크가 있다. 고유량 장치에는 대기가 빨려 들어가는 장치와 고유량

표 20-3 산소 투여장치에 따른 특징

방법 혹은 장치	산소유량	산소주머니 용적	FiO_2	
			범위	고정 혹은 가변성
저유량 비카눌라	1–6 L/분	—	24–40%	가변적
안면마스크	5–10 L/분	100–200 mL	35–50%	가변적
부분비재호흡마스크	> 10 L/분	600–1000 mL	40–70%	가변적
비재호흡마스크	> 10 L/분	600–1000 mL	60–80%	가변적
공기혼입마스크	> 60 L/분	100–200 mL	24–50%	고정
고유량 비카눌라	≤ 40 L/분	—	21–100%	가변적

의 산소를 가온 가습하여 비카눌라로 투여하는 장치(high flow nasal cannulae)가 있다. 각 산소 투여 장치의특징은 (a) FiO_2 가 어떻게 결정되는지, (b) FiO_2를 어느 정도까지 올릴 수 있는 지, (c) FiO_2가 고정되는지 혹은 변하는지, (d) 환자에게 맞는 최적의 방법은 어떤 방법인지에 따라 구별된다(표 20-3).

1) 저유량 비카눌라

가장 기본적인 저유량 산소 투여 장치는 비카눌라 혹은 비카테터라 하는 장치인데 비인두로 분당 약 1-6 L 의 유량으로 산소를 투여하게 된다. 안정상태에서 정상 흡기 유량은 분당 약 15 L이므로 환자의 흡기유량의 극히 일부만 차지하게 된다. 나머지 대부분은 대기이므로 고농도의 흡입산소 농도를 얻지는 못한다. 표에서 보여주듯이 안정상태에서 얻을 수 있는 FiO_2는 분당 1 L의 산소유량에서 24%, 분당 6 L의 산소 유량에서 40%까지 올릴 수 있으나 고정적인 것은 아니다.

급성호흡기능상실, 급성호흡부전 환자에서 최고흡기 유량은 분당 30-120 L까지 증가되어 있는데 저유량 비카눌라를 통한 산소 투여는 극히 일부분의 흡기유량을 담당하는 것이 된다. 따라서 호흡보조의 필요성이 높은 환자에서는 적당하지 않은 방법이다. 하지만 이 장치는 사용하기 간단하고 환자가 식사를 할 수 있고 또 대화할 수 있는 등의 환자 순응도가 높은 장점이 있는 반면 호흡보조의 의존성이 높은 환자에서 원하는 높은 농도의 흡입산소 분당 농도를 얻지 못하는 큰 단점이 있다.

2) 단순 안면마스크(Simple face mask)

단순 안면마스크는 마스크 내에 100-200 mL 정도의 용적이 있으므로 주머니 장치라 할 수 있는데 보통 분당 5-10 L의 유량으로 산소를 공급한다. 마스크 내에 차게 되는 호기를 적절히 제거하기 위해서는 최소 분당 5 L의 유량이 필요하다. 마스크의 옆면에 있는 호기구로 흡기 시에 대기가 유입된다. 이 장치로는 최대 흡입산소농도를 60%까지 올릴 수 있다. 이 장치는 저유량 비카눌라보다 흡입산소농도를 조금 더 높게 유지할 수 있는 장점이 있지만 환자의 호흡 요구량에 따라 흡입산소농도는 변화하며 저유량 비카눌라보다는 좀 더 행동에 제한적이고 구강 급식도 제한이 된다.

3) 저장기 부착 산소마스크(Reservoir mask)

단순 안면마스크에 보유주머니가 달린 것으로 주머니 크기에 따라 산소저장 용적은 600-1000 mL 정도이다. 보유 주머니가 잘 부풀려 있으면 환자의 호기 시 주머니에 저장된 산소가 먼저 흡입되게 되는 구조인데 부분 재호흡과 비재호흡으로 나누어진다.

(1) 부분 재호흡 산소마스크

이 장치는 호기 초반에 분출되는 호기가스를 산소주머니로 모이게 고안된 것으로 호기가 진행되면서 호기유량

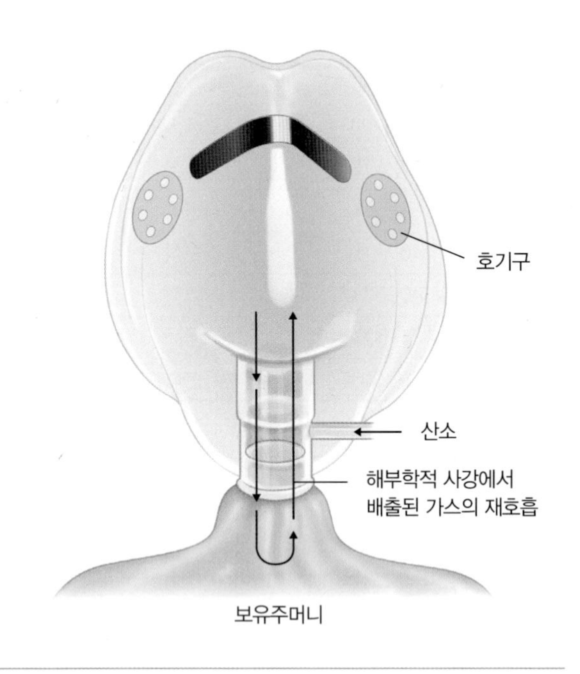

그림 20-3 부분재호흡 산소마스크

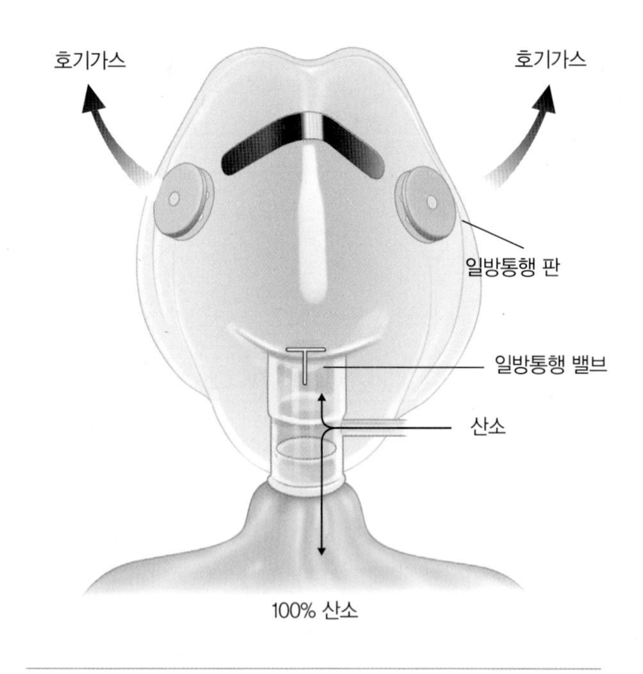

그림 20-4 비재호흡마스크

이 감소하게 되면 공급되는 산소 유량이 호기유량을 넘어서서 더 이상 호기가스가 산소주머니로 들어오지 못하게 된다. 먼저 분출되는 호기가스는 해부학적 사강에 차 있던 가스로 산소함량이 높고 이산화 탄소는 거의 제거된 가스로 구성되게 된다. 환자는 흡기 시에 마스크의 호기구로 유입된 대기 가스를 일부 흡입 하지만 산소마스크 내의 산소함량이 높은 가스의 압력이 더 높게 유지되어 있으므로 주로 흡입하는 가스는 산소 주머니 내에 있는 산소함량이 높은 가스가 차지하게 되어 FiO_2를 70%까지 얻을 수 있게 된다(그림 20-3).

(2) 비재호흡 산소마스크

이 장치는 마스크의 호기구에 호기를 내보내고 흡기 시에 대기의 유입을 막는 막이 달려 있어 일방향 공기 흐름을 유지하고 있고 또 산소주머니와 마스크 사이에 단방향 밸브가 장치되어 있어 산소주머니 내의 산소함량이 높은 공기만 흡입하고 호기는 산소주머니로 유입되지 않게 고안되어 있다(그림 20-4). 따라서 이론적으로는 흡입산소농도 100%를 이룰 수 있지만 실제로는 마스크가 안면에 완전히 밀착이 되지 않으므로 약 80%에 가깝게 FiO_2를 얻을 수 있다.

4) 공기포착장치

공물집, 수포착장치는 일정한 흡입산소농도 공급이 유지되는 고유량산소 공급장치이다. 그림 20-4에서 보듯이 공물집, 수포착장치는 산소 유입구 쪽이 좁아져 있어서 산소가 좁아진 부위를 통과할 때 빠른 속도의 가스 흐름이 유발되어 점성 드래그(viscous drag)라고 하는 전단력(shearing force)이 발생하게 된다. 이 힘으로 공기 포착구를 통해서 대기가 유입되게 된다. 따라서 산소 유입구를 통해서 지나가는 산소의 유량이 많을수록 포착되어 함께 유입되는 공기의 양도 많아지게 된다. 이렇게 하여 흡입산소농도를 일정하게 유지할 수 있게 하는 데 이 장치로 유발되는 공기유량은 60 L가 넘게 되어 대부분의 호흡 곤란 상태에서도 흡기유량 이상의 유량이 안정적으로 공급되게 된다. 흡입산소농도는 공물집, 수포착구의 크기에 따라 달라

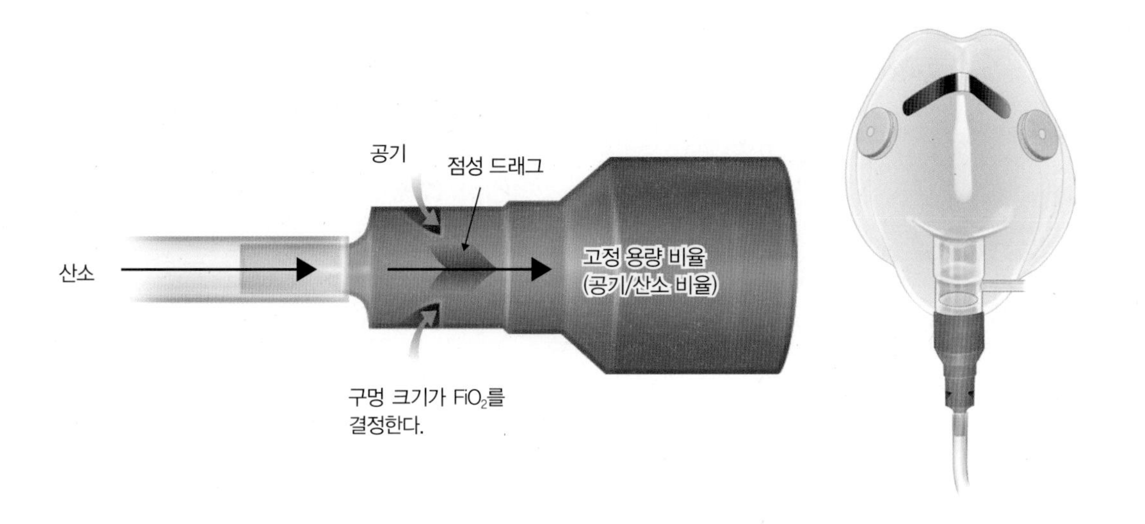

그림 20-5 벤튜리 마스크

지게 되며 약 24-50%의 범위로 유지할 수 있게 된다. 이러한 공기 포착 장치는 일정한 FiO_2를 공급함으로써 만성 이산화탄소 정체가 있는 환자에서 예기치 않게 갑자기 높은 흡입산소농도가 투여되어 동맥혈이산화탄소분압 증가를 줄이는 장점을 가지고 있으나, 50% 이상의 높은 농도의 산소를 투여하지 못하는 단점이 있다.

참고로 공기가 혼합되는 기전은 소위 jet mixing이라고 하는 벤튜리(Venturi) 효과에 의한 것이다. 따라서 이 마스크를 벤튜리 마스크라 부르기도 한다(그림 20-5).

5) 고유량비강캐뉼라 산소 투여

고유량의 가온 가습된 산소를 고정된 분율을 유지하면서도 비강으로 전달이 가능하다는 이유로 최근 임상 현장에서 사용 빈도가 빠르게 증가하고 있는 산소 공급장치다. 즉 산소를 체온과 같은 온도로 가온하고 또 가습장치로 충분히 가습하여(99%) 산소 유량을 분당 40-60 L로 비강을 통해서 공급하는데, 넓은 비강 카뉼라로 불편감 없이 또 점막 건조 유발없이 투여하는 장치이다(그림 20-6). 고유량비강 캐뉼라 산소요법은 사강 환기를 줄이고 폐포 환기를 유도하면서 후비인두에도 양압을 줄 수 있다는 부가적인 효과가 있음이 알려져 있다. 현재까지 시판되는 제품으로 유량은 분당 1-60 L, FiO_2 21-100%, 흡입 가스의 온도는 보통 37℃로 조절할 수 있도록 개발되어 있다. 임상적 유용성에 대해 많은 연구가 이루어지고 있는데, 기존의 마스크를 사용하였을 때보다 호흡수를 떨어뜨리고 호흡 곤란이 호전 되는 등의 효과와 함께, PaO_2 / FiO_2 비율이 호전되는 결과를 보아 가스교환도 개선시키는 데 더 이점이 있는 것으로 연구가 되고 있다. 가스교환의 개선은 폐포를 허탈 시키는 것을 방지하기 위해 호기말양압을 거치하는 것과 같이 고유량 카뉼라가 비인두에 양압(높지는 않음)을 유지하게 하는 기전으로 설명하고 있다. 특히 환자의 75%에서 기관 내 삽관이나 인공호흡기의 거치를 피할 수 있었다는 보고가 있었고 2015년 발표된 연구에서는 P/F ratio 200 이하의 중증 저산소성 급성호흡기능상실, 급성호흡부전 환자에서 기도삽관의 빈도를 줄여주고 90일 사망률에서 이득이 있음이 발표된 바 있었다. 아직 이 장치로 인한 큰 단점은 발견되지 않고 있다. 2017년 유럽 호흡기학회와 미국 흉부학회에서 공동으로 발표한 비침습적 양압 환기에 관한 임상진료지침에서 고유량비강캐뉼라를 비침습적 양압 환기의 하나의 방법으로 간주하고 고유량비강캐뉼라 산소요

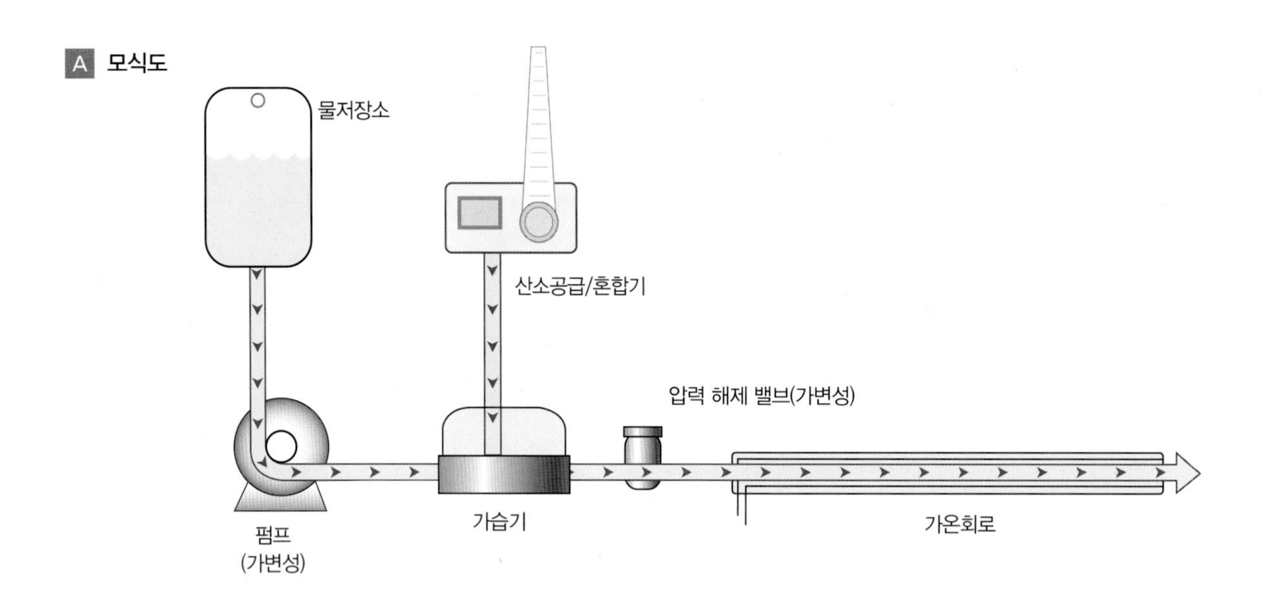

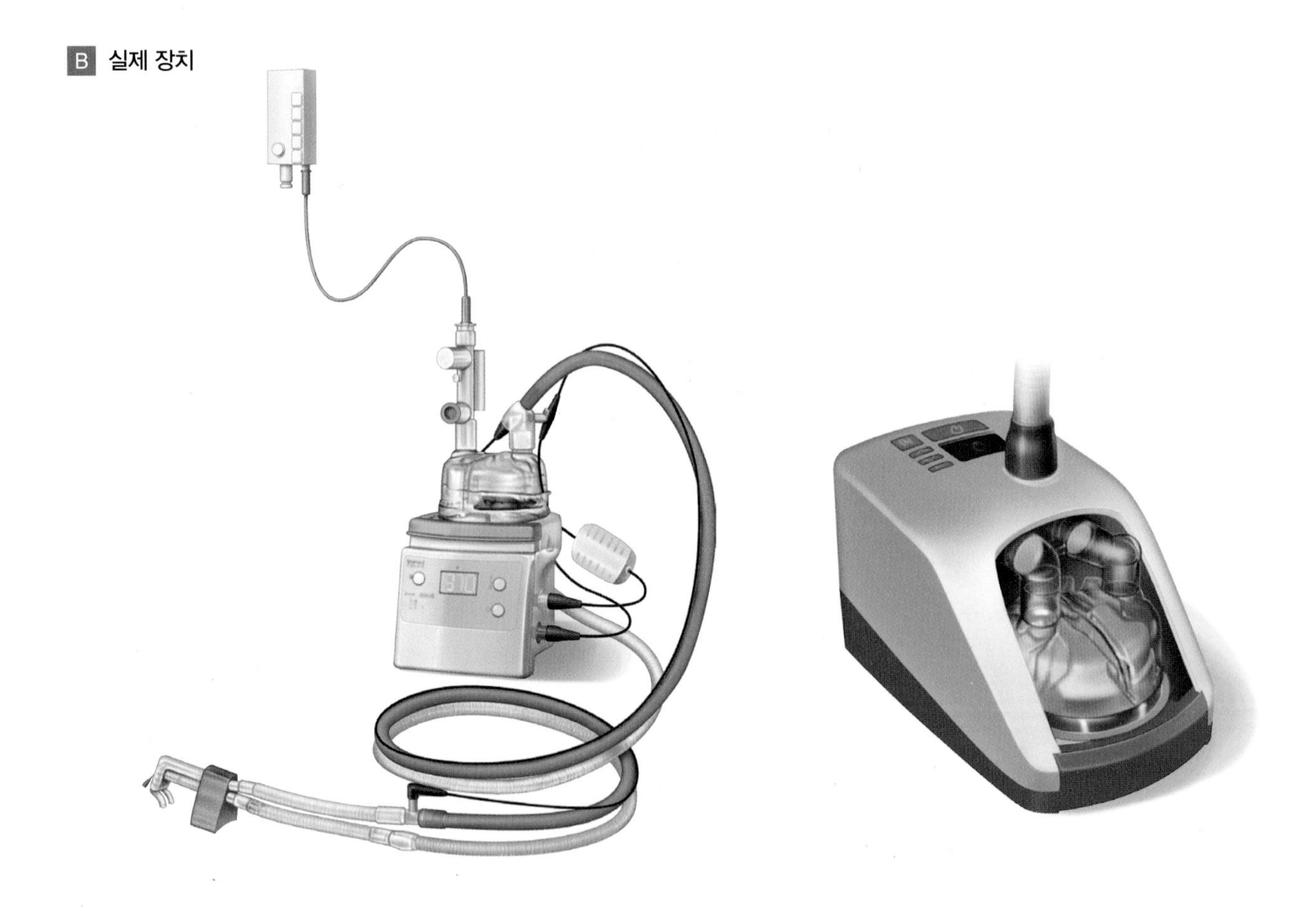

그림 20-6 고유량 비카뉼라 산소 투여

법의 근거를 제시하고 있으며, 실제 임상에서는 급성저산소혈증, 호흡부전증, 발관 후 호흡곤란, 기관지내시경 등의 시술 도중 산소 보조 요법, 말기 환자에서의 산소 보조 요법 등에 사용 중이다.

6) 고압산소치료

고압산소치료란 고농도의 산소를 높은 압력으로 환자에게 투여하는 치료법으로, 100% 산소와 최소 1.4기압 이상의 압력을 사용한다. 중환자실에서 흔히 시행하는 치료방법은 아니지만 최근 일산화탄소 중독 환자 치료에 사용이 늘면서 사회적 관심이 늘고 있다. 혈액을 통해 운반되는 대부분의 산소는 산소-혈색소 결합 형태로 운반된다. 정상 기압에서 혈장 용존 산소는 단지 100 mL의 혈액 중 0.3 mL (0.3 vol%)이나, 혈색소에 결합된 산소는 20 mL이다. 기압을 3기압으로 올리면 PaO_2는 2,200 mmHg에 달하며 이때 혈장 용존 산소량은 5.4 vol%로써 정상 0.3 vol%의 18배 정도까지 증가하게 된다. 그러므로 이렇게 높아진 산소분압은 헤모글로빈이 완전히 없어도 혈장에 녹아있는 산소만으로 기초대사기능을 지속적으로 유지시킬 수 있는 산소를 조직에 공급할 수 있다. 고압산소는 잠수병, 연부 조직 괴사, 공기 색전증 치료에 사용되며, 일산화탄소 중독 치료에도 사용된다. 일산화탄소는 헤모글로빈과의 결합력이 산소의 250배나 강하기 때문에 아무리 산소분압을 높여도 헤모글로빈이 산소 운반작용을 하지 못하며, 일산화탄소 분압이 0.6 mmHg를 넘으면 치명적이다. 높은 기압에서 산소를 공급하면 혈장 산소분압이 증가하여 조직에 산소를 공급하고 일산화탄소의 체외 배출을 촉진한다. 일산화탄소의 반감기는 대기 호흡상태에서는 6시간, 100% 산소 투여 중에는 1시간, 3기압의 100% 산소공급 하에서는 20분이다. 일산화탄소 중독에 대한 고압산소치료는 초기 45분 동안 3기압으로 100% 산소를 투여하고, 이어서 2기압으로 2시간 혹은 일산화탄소헤모글로빈이 10% 미만으로 떨어질 때까지 산소를 투여한다. 고압산소의 부작용은 산소유리기 증가로 인한 조직손상 특히 뇌증상(경련)을 일으키는 산소독성이 발생할 수 있다. 그러나 3기압을 넘지 않고 120분 이하로 고압산소치료를 시행한다면, 산소독성은 잘 발생하지 않는다. 또한 고압산소치료 30분마다 산소공급을 5분 동안 중단한다면 산소독성을 상당히 예방할 수 있다. 이같은 이유로 대부분의 고압산소치료에서는 산소공급 기간을 20-30분 정도로 하고, 반드시 그 이후에는 5-10분 정도 산소공급을 중단하게 된다.

Ⅲ 산소 독성과 부작용

산소는 기본적으로 모든 유기 분자를 산화하고 파괴하는 역할을 하고 성분을 변화시키는 성질이 있다. 산소대사물질은 산소 자체보다 더 해로운 독성물질이 된다. 일반적으로 산소는 중환자에게 에너지 생산을 증가시켜 괴사를 막고 세포상해로부터 세포를 보호하는 것으로 생각하기 쉽지만 생리적 수준을 초과하는 산소는 활성 산소의 형성을 증가시켜 항산화 효소의 환원 능력을 압도함으로써 오히려 조직손상은 물론 세포의 죽음까지도 유도할 수 있다.

1. 산소대사

산소는 최종적으로 미토콘드리아 내의 ATP 생산과정에서 전자전달에 의해 충분히 환원되어 대부분 2분자의 H_2O(공식 1)가 되며, 일부분의 산소는 하나 또는 두 개의 전자 환원에 의해 O_2^- (공식 2), 와 H_2O_2 (공식 3)로 변화된다.

$O2 + 4e^- + 4H^- \rightarrow 2H_2O$ (공식 1)

$O_2 + e^- \rightarrow O_2^-$ (공식 2)

$O_2^- + e^- + {}_2H^+ \rightarrow H_2O_2$ (공식 3)

즉 위의 식에서 나타난 대로 산소 대사의 중간 산물로 초과산화물 라디칼(superoxide radical), 수소과산화물(hydrogen radical) 및 히드록실 라디칼(hydroxyl radical)이 생성이 되는데 다음과 같은 특징을 가진다.

- 산소대사 중간 산물들은 세포막 지질, 세포질 단백과 핵산 DNA 같은 세포 내의 필수 기관에 손상을 입히거나 파괴하는 산화제로 작용한다.
- 수소산화물이나 하이드록실 라디칼들은 자유 라디칼로써 매우 높은 반응성을 가지고 있다.
- 산소대사산물에 의한 손상은 자유라디칼이 연쇄반응을 일으켜 손상을 증폭시키는 결과를 초래한다. 자유라디칼이 비라디칼과 반응을 하면 비라디칼은 전자를 잃어버리면서 자유라디칼로 변하게 된다. 즉 연쇄반응이 유도되어 조직손상이 확대된다.
- 수소과산화물은 자유라디칼은 아니고 산소대사산물 중 가장 반응성이 낮다. 이 낮은 반응성으로 자유롭게 온몸을 떠다니면서 산화-염증 반응을 증폭시킨다.

1) 호중구의 활성

산소대사산물은 염증반응에서 중요한 역할을 한다. 호중구가 활성화되면서 세포 내 산소 소모량을 심각하게 50배까지 증가시키는데 이를 호흡터짐(respiratory burst)이라 하고 ATP를 많이 생산하는 것이 아니라 독성산소대사물질을 많이 만들어서 세포질 내의 축적한다. 호중구 내의 산소대사로 강한 미생물 살균작용을 가진 차아염소산염(hypochlorite)을 만들어내게 된다. 호중구가 감염부위에 도달하면 과립을 터뜨려 저장되어 있던 산소대사산물을 방출시켜 침입 병균들을 파괴한다. 하지만 적절하게 항산화물질로 방어하지 않으면 이런 산소대사산물이 숙주의 조직에도 손상을 입히게 된다.

2. 항산화물질의 보호작용

과산화물질에 의한 손상은 내인성 항산화물질에 의해 적절히 억제된다. 정상적으로는 95%이상의 산소가 완전히 물로 환원되고 3-5%의 산소대사산물이 산화제로 형성이 되지만 항산화물질이 결핍된 상태에서는 이러한 독성 산물이 더 만들어질 수 있다. 산화 손상은 산화제와 항산화제와의 균형에 의해 그 정도가 결정된다. 산화작용이 항산화제의 중화 능력을 뛰어넘어 활성화될 때에는 과도한 혹은 중화되지 않은 산화제가 조직을 손상시킨다. 조직이나 세포 내에서 항산화작용을 하는 물질은 초과산화물 디스뮤타제(superoxide dismutase, SOD), 글루타티온(glutathion), N-acetylcysteine, 셀레니움(selenium), 비타민 C, 비타민E, 세룰로플라스민(caeruloplasmin)과 트랜스페린(transferrin) 등이 알려져 있다.

3. 폐 산소 독성

산소 독성에 민감한 조직 중 가장 중요한 것은 폐이며, 경우에 따라서는 환기/관류 불일치를 증가시키거나 폐포 내 대식세포 기능을 손상시킬 수 있다. 폐산소독성은 염증성 폐손상으로 설명되는데 흡입 산소농도가 60% 이상인 환자에서 잘 일어난다. 하지만 이러한 설명은 쥐를 이용한 실험의 결과를 바탕으로 한 것이며, 종에 따른 차이를 고려하지 않아 인간에게 직접 적용하는 데는 한계가 있다. 인간에서의 연구는 많지 않으며 정확한 연구도 현실적으로 어렵다. 인간을 대상으로 100%의 산소를 6시간에서 12시간 정도 투여한 후 기관 및 소기관지염이 유발되고 흡수성 무기폐로 인한 폐용적의 감소가 초래되었다는 보고가 있다. 또한 비록 5명에게 적용된 연구이긴 하지만, 더 장시간 산소를 투여하였을 때 비가역적인 혼수에 빠졌다는 연구도 있다.

이전의 동물실험 등을 근거로 폐손상을 초래하는 흡입 산소 농도는 60%로 정하였지만, 이는 산소독성의 위험에 대응하는 내인성 항산화물질의 개개인의 차이를 간과한 결정이다. 폐에서 항산화물질의 축적이 결핍되어 있는 경우라면 흡입산소농도가 60% 이하에서도 폐손상은 일어날 것이다. 중환자실 입실 환자들에서 종종 항산화물질의 결핍을 보기 때문에 중증 질환자에서 흡입산소농도를 높여서 투여하는 것은 항상 산소의 독성에 노출되는 것임을 인지하여야 한다. 따라서, 가장 좋은 치료지침은 흡입산소 농도를 환자가 견딜 수 있는 최저의 상태로 유지를 해야 한다는 것이다. 임상적으로 폐산소 독성을 측정할 수는 없지만 중증 환자에서 항산화물질이 결핍되어 있는 것을 감안하면 폐산소독성을 줄이기 위한 방안으로 항산화제를 추가로 투여해 볼 만하다고 할 수 있다. 이러한 근거는 많지는 않으나 외상환자에게 고용량의 비타민 C와 비타민 E 및 셀레늄을 같이 7일간 투여한 뒤 호흡부전이나 인공호흡기 거치빈도가 현저히 줄어들었다는 보고는 있다. 이러한 항산화제의 투여는 혈중 셀레니움 농도를 측정하여 조절할 수도 있고 폐산소독성이 생길 가능성이 많은 환자에서 정례적으로 투여를 하는 방안도 고려할 수 있다. 그렇지만 아직 임상적 유용성이 확립되지는 않았다.

4. 산소 투여에 의한 이산화탄소 저류

혈중 이산화탄소 농도가 높은 환자에게(특히 COPD) 고농도 산소 투여로 이산화탄소가 더 증가하는 경우가 있다. 이산화탄소는 확산 속도가 산소의 20배 정도이고 강력한 호흡중추 자극을 하므로 이산화탄소 농도가 증가하는 경우는 드물다. 그러나 저환기 상태가 유지되거나 심한 환기/관류 불균형이 있으면 환자의 호흡 노력에도 불구하고 이산화탄소가 증가한다. 이산화탄소는 뇌혈관 확장을 유발하여 뇌압을 상승시키고 80 mmHg 이상으로 증가하면 정상적인 뇌기능이 저하되어 도리어 환기가 더 줄어드는 악순환이 생기게 된다.

고농도 산소 투여로 호흡 중추 억제가 일어난다고 알려진 적이 있으나 가장 주된 기전은 환기/관류 불균형이 더욱 악화되어 생긴 것이다. 환기가 저하된 부위에 수축 되어 있던 폐혈관이 산소 공급에 의해 열려 관류가 증가하게 되면 환기/관류 불균형이 심해지고 가스교환의 효율이 감소하게 된다.

산소의 증가가 직접적인 호흡중추를 억제하는 위험은 크지 않다. 그러나 기전에 관계없이 과도한 산소 투여로 인한 이산화탄소 저류는 위험하며 저산소증 치료에 도움이 되지 않으므로 산소 투여 시에 혈중 산소 포화도 수치의 상한선을 엄격하게 유지해야 한다.

참고문헌

1. Chu DK, Kim LH, Young PJ, et al. Mortality and morbidity in acutely ill adults treated with liberal versus conservative oxygen therapy (IOTA): a systematic review and meta-analysis. Lancet 2018;391:1693–705.

2. Comhair SA, Erzurum SC. Antioxidant responses to oxidant-mediated lung diseases. Am J Physiol Lung Cell Mol Physiol 2002;283:L246–55.

3. Frat JP, Thille AW, Mercat A, et al. High-flow oxygen through nasal cannula in acute hypoxemic respiratory failure. N Engl J Med 2015;372:2185–96.

4. Frei DR, Young PJ. Oxygen therapy in acute resuscitation. Curr Opin Crit Care 2018;24:506–11.

5. Giladi AM, Dossett LA, Fleming SB, et al. High-dose antioxidant administration is associated with a reduction in post-injury complications in critically ill trauma patients. Injury 2011;42:78–82.

6. Gomersall CD, Joynt GM, Freebairn RC, et al. Oxygen therapy for hypercapnic patients with chronic obstructive pulmonary disease and acute re-spiratory failure: a randomized, controlled pilot study. Crit Care Med 2002;30:113–6.

7. Mayfield S, Jauncey-Cooke J, Hough JL, et al. High-flow nasal cannula therapy for respiratory support in children. Cochrane Database Syst Rev 2014;3:CD009850.

8. O'Driscoll BR, Howard LS, Earis J, et al. BTS guideline for oxygen use in adults in healthcare and emergency settings. Thorax 2017;72:ii1–ii90.

9. Rhodes A, Evans LE, Alhazzani W, et al. Surviving Sepsis Campaign: International Guidelines for Management of Sepsis and Septic Shock: 2016. Intensive Care Med 2017;43:304–77.

10. Siemieniuk RAC, Chu DK, Kim LH, et al. Oxygen therapy for acutely ill medical patients: a clinical practice guideline. BMJ 2018;363:k4169.

중환자의학

21

CRITICAL CARE MEDICINE

기계환기

임채만

기계환기의 목표는 호흡부전을 일으킨 주 질환이 호전될 때까지 생명유지에 필요한 가스교환을 유지하는 것이며 동시에 이 과정에서 생길 수 있는 기계환기 관련 합병증을 최소화하는 것이다.

I 기계환기 구동 양식

1. 통제변수에 따른 분류

기계환기는 기본적으로 양압을 발생시켜 가스용적을 폐 내로 이동시키는 과정이며, 통제변수에 따라 용적통제환기와 압력조절환기 두 가지 방법이 있다.

1) 용적조절환기

압력조절환기(volume-controlled ventilation, VCV)는 흡기 목표가 일회호흡량이다. 환자의 기도저항과 폐 순응도에 관계없이 일정한 일회호흡량을 제공하는 장점이 있으나, 기도저항이 증가하거나 폐 순응도가 감소한 경우 기도내 압력이 높아진다. 용적조절환기를 달성하는 유량 방식에는 고정, 가속, 감속, 사인식(sine flow) 등이 있으며 이 중 고정식이 가장 흔히 쓰인다(그림 21-1).

2) 압력조절환기

압력조절환기(pressure-controlled ventilation, PCV)는 흡기 목표가 기도압이다. 이 방식에서는 기도 압력을 설정치만큼 올려야 하기 때문에 기계에서 발생되는 유량은 흡기 초에 높다. 흡기가 시작되어 기도 압력이 증가됨에 따라 기계에서 제공하는 유량이 감속(deceleration)된다. 이 방식에서는 환자의 기도저항 및 폐 순응도에 따라 일회호흡량이 변동된다. 용적조절환기에 비해 흡기 초 폐의 팽창이 더 빠르고 흡기말 유량은 낮아 시간상수가 다른 폐

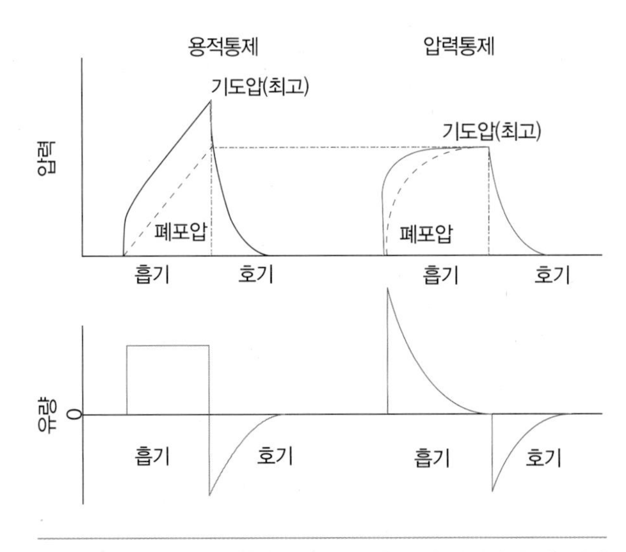

그림 21-1 용적조절환기와 압력조절환기의 압력과 유량-시간 곡선의 모형적 개념

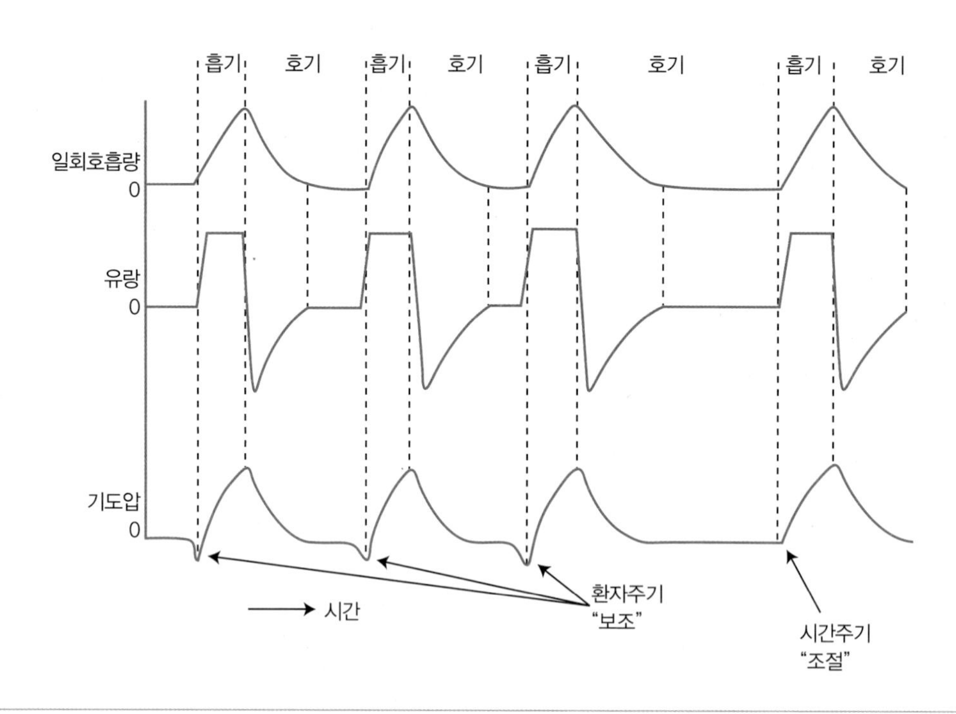

그림 21-2 환자유발/기계필수환기의 개념

포 사이의 가스 재분포 및 이에 따른 가스 교환상의 장점이 있다. 초기 유량이 높아 용적조절환기보다 일반적으로 유량 요구량이 증가된 호흡부전 상태에서 환자의 호흡곤란이 덜 할 수 있다. 시간상수가 길지 않은 경우라면 흡기말에 공기유량이 없으므로 흡기말기도압은 최고폐포압과 일치한다(그림 21-1).

압력조절환기는 기관내관 주위로 누출이 있을 때 용적통제환기에 비해 일회호흡량을 보장하는데 더 유리하다. 압력조절환기에서 역비율환기(inverse ratio ventilation, IRV)를 적용하는 것이 용이하다. 역비율환기는 흡기:호기 시간 비율을 1:1 보다 크게 하는 것으로 흡기시간이 길어짐에 따라 국소적 가스 분포를 균등화하고 평균 기도압이 높아져 폐용적을 증가시키는 효과가 있다.

3) 용적조절환기와 압력조절환기의 임상 이용

임상에서 다양한 환기 방식이 이용되고 있지만 한 가지 방법이 다른 방법에 대해 확실하게 우월하다는 근거는 아직 없다. 임상 종사자 자신에게 익숙한 방식을 쓰는 것이 권고된다.

만성폐쇄폐질환 환자에서는 압력조절환기가 용적통제환기에 비해 저환기에 대한 위험은 있지만 폐 압력손상은 감소시킬 수 있다. 용적조절환기 적용 시 가스 걸림(gas trapping)이 발생하고 폐 순응도 한계를 넘으면 압력이 대폭 증가할 수 있다. 가스걸림은 다음 호흡 시작 전에 폐포를 비울 수 있는 충분한 호기 시간이 안 되거나 역비율 환기에서와 같이 호기시간이 짧을 때 발생하며 천식이나 만성폐쇄폐질환 등 기도폐쇄 질환 환자에서 잘 생긴다. 가스걸림이 진행하면 폐포과팽창이 되고 내인성 호기말양압을 일으킨다.

4) 이중조절환기(Dual control ventilation)

이중조절환기(dual control ventilation)는 용적통제환기, 압력조절환기 두 방식의 장점을 얻고자 하는 기계환기이다. 여기에는 압력과 용적의 절충이 한 호흡 내에 이루

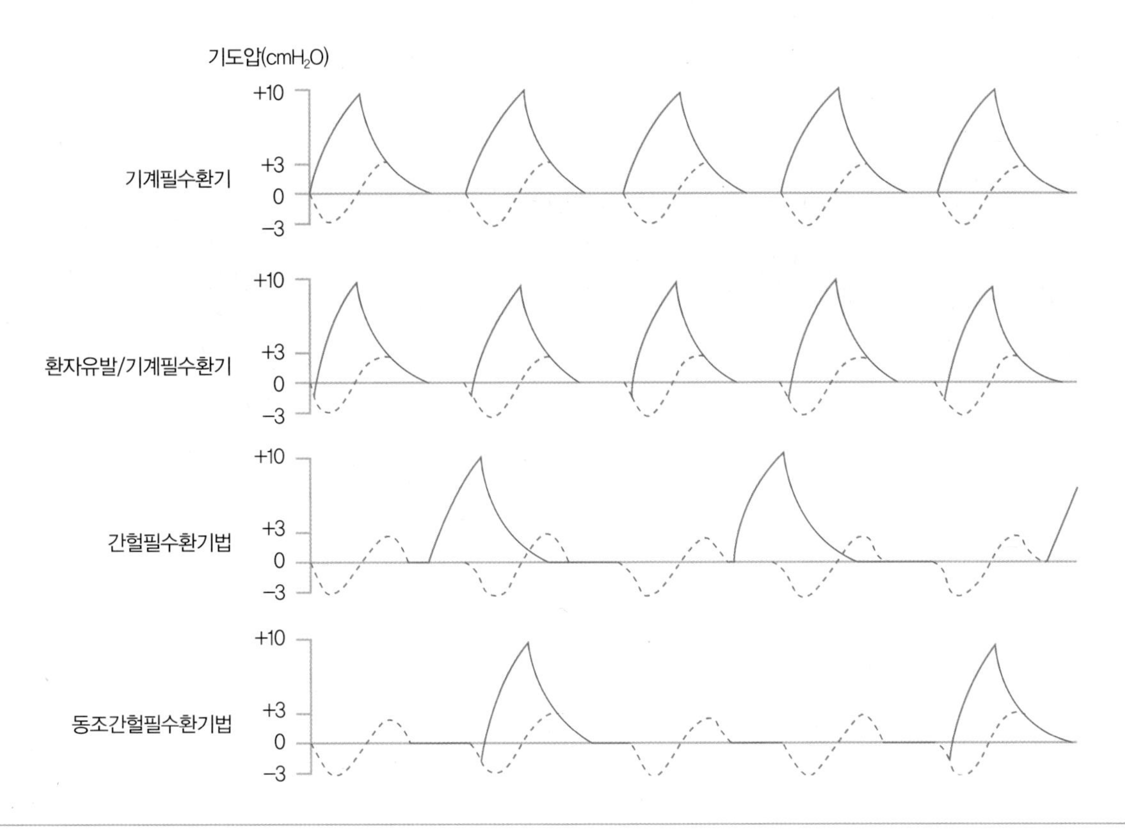

그림 21-3 용적조절환기동안 각 환기법과 기도압 곡선

어지는 방식(용적보장압력보조[volume-assured pressure support])과 압력증가(pressure augmentation)가 전 호흡의 결과에 따라 다음 호흡에서 이루어지는 방식(압력조절용적통제환기[pressure-regulated volume control, PRVC])이 있다.

2. 위상변수에 따른 분류

위상변수는 기계환기의 시작, 유지, 종료에 관여하는 요소들로 유발 변수(호기에서 흡기로의 전환), 제한 변수(흡기기), 주기 변수(흡기에서 호기로 전환)로 나뉜다.

1) 기계필수환기

기계필수환기(controlled mandatory ventilation, CMV)는 환자의 흡기 노력에 관계없이 기계환기기에 설정된 시간 간격에 따라 강제적으로 환기가 시작되는 방법이며 용적통제, 압력조절환기 두 방식에서 모두 사용 가능하다. 신경근차단제 사용, 호흡중추 마비, 호흡근 마비 상태에서는 이 방식을 채택해야 한다.

2) 환자유발/기계필수환기

환자유발/기계필수환기(assisted/controlled mandatory ventilation, A/CMV)는 환자의 흡기 노력 후에 기계환기가 시작되는 방법이다. 환자의 흡기 노력을 인식하기 위해 압력 역치 또는 유량 역치를 설정해야 한다. 환자의 흡기 노력이 없거나 불충분한 경우에는 설정된 호흡수만큼 흡기가 이루어지게 된다(그림 21-2).

3) 간헐필수환기/동조간헐필수환기

간헐필수환기(intermittent mandatory ventilation, IMV)

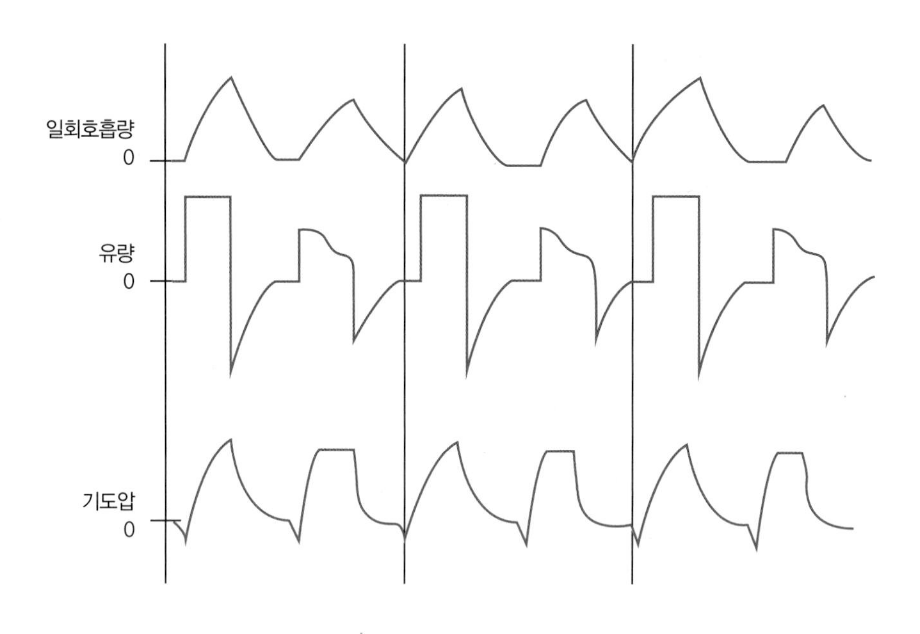

그림 21-4 동조간헐필수환기에 압력보조환기 추가시 곡선

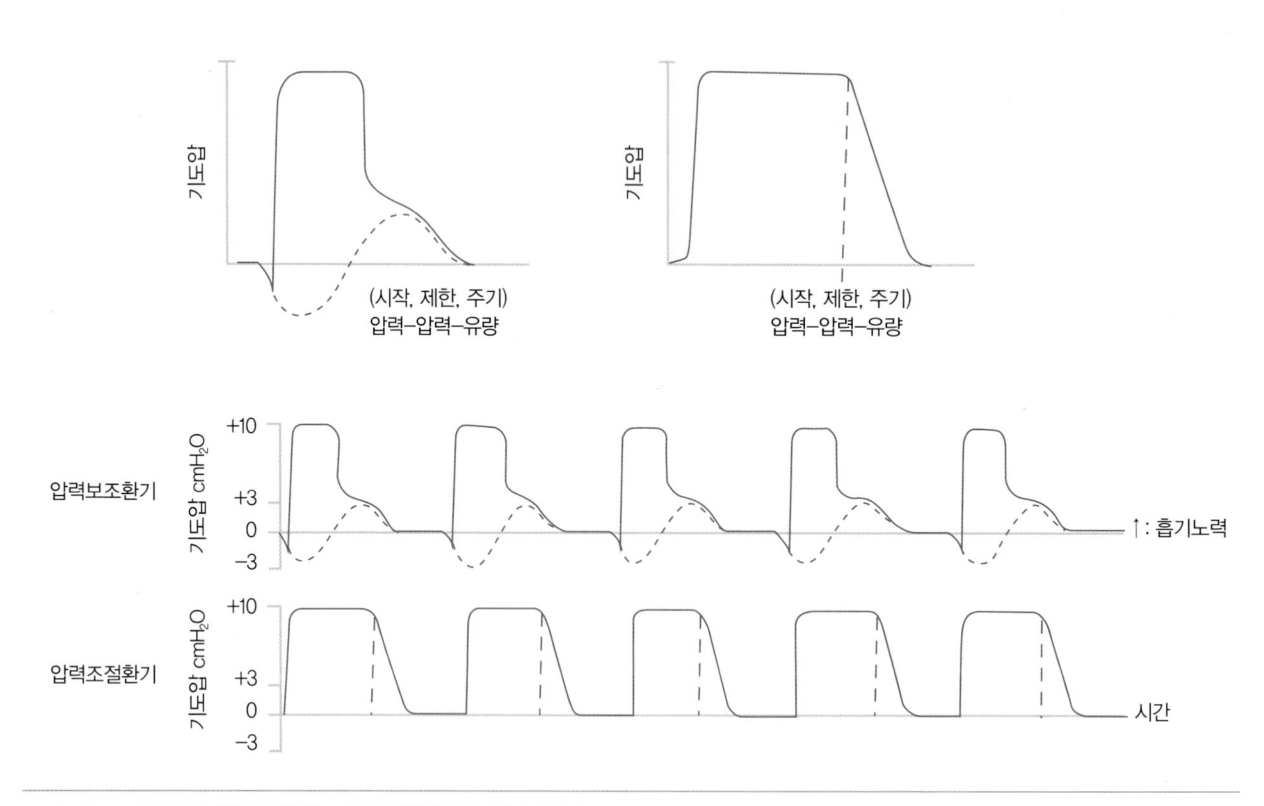

그림 21-5 압력보조환기와 압력조절환기의 기도압 곡선의 비교

는 기계에 의한 일정한 호흡수의 환기 보조가 있고 그 사이에 환자 자발호흡이 허용되는 환기방법이다. 동조간헐필수환기(synchronized intermittent mandatory ventilation, SIMV)는 IMV로 제공되는 기계환기가 환자의 흡기 노력에 맞추도록 하는 환기양식이다(그림 21-3). 기계환기 사이에 허용되는 자발호흡으로 인하여 간헐필수환기/동조간헐필수환기는 기계필수환기에 비해 심장박출량의 감소, 혈압의 저하나 호흡성 알칼리증이 적다. 그러나 설정된 필수 호흡수가 너무 적고 환자 자발호흡이 감소하면 분시 환기량이 적어지고 반대로 환자의 흡기 노력이 너무 잦으면 호흡일(work of breathing)이 증가될 수 있다. 호흡근이 충분하게 회복되지 않은 환자에서는 호흡근 피로를 초래하고 기계환기 이탈을 어렵게 할 수 있다. 필수환기 사이에 생기는 환자의 자발호흡을 돕기 위해 압력보조환기를 추가할 수 있다(그림 21-4).

4) 압력보조환기

압력보조환기(pressure support ventilation, PSV)는 환자의 호흡중추와 호흡근의 활동을 돕는 역할을 하는 환기로 환기의 시작과 종료가 환자의 호흡중추에 의존되어 있다. 호흡중추나 호흡근 상태가 불량하면 기계호흡이 이루어지지 않으므로 무호흡 상황에 대처하기 위해 뒷받침환기(backup ventilation)를 설정해야 한다. 흡기 압력을 설정하는 것은 압력조절환기 때와 같지만, 기계에 설정된 압력에 더하여 환자 본인의 음압이 더해지므로 압력조절환기에 비해 분시환기량의 변동이 크다(그림 21-5).

압력보조환기에서 흡기에서 호기로의 전환은 일반적으로 흡기 유량이 최고치의 25% 이하가 될 때로 정해져 있다(그림 21-6). 만성폐쇄폐질환과 같이 흡기 최고 유량이 낮아 호기 시점 달성이 어려운 경우 환자-기계환기기 부조화가 생길 수 있다. 이런 경우에 대응하기 위해 호기 유발 역치를 변경시킬 수 있는 기종도 있다.

압력보조환기 시 과도한 압력보조는 호흡근 위축 유발, 기계환기 기간의 장기화를 유발할 수 있다. 반대로 너무 낮은 압력보조는 호흡일 증가를 초래하여 이 역시 호흡근 피로, 기계환기 유발 합병증의 요인이 되므로 적정한 압력보조치를 설정하는 것이 중요하다. 폐보호전략의 개념에 따라 예측 체중 1 kg 당 6-8 mL을 달성하는 압력보조치를 최대압력보조(PSVmax)라 하며, PSVmax로부터 보조 호흡근 움직임, 호흡수, 일회호흡량 등을 모니터하면서 환자 상태 호전에 따라 압력보조를 점차 줄이면 된다.

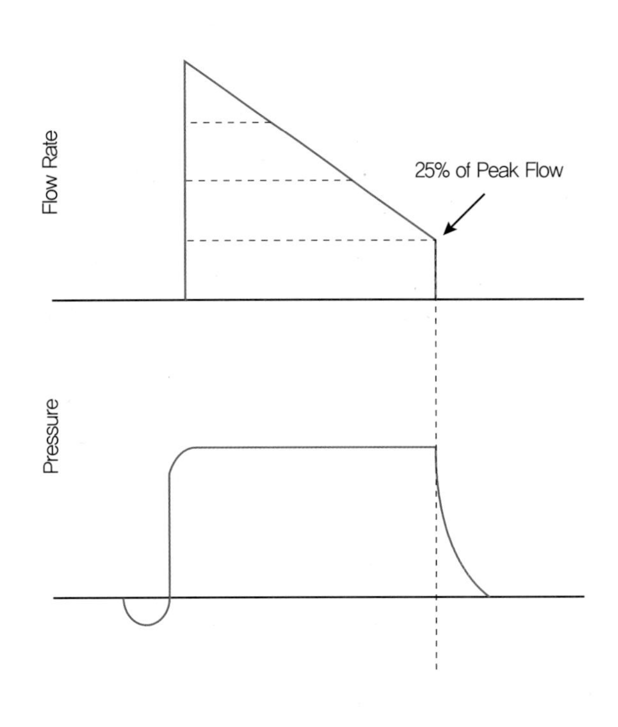

그림 21-6 압력보조환기 시 흡기 동안의 압력과 유량 곡선

3. 호기말양압

1) 호흡계 기능에 대한 작용

기계환기 중인 환자에서 호기말양압(positive end expiratory pressure, PEEP)을 사용하면 기도압 기저치가 올라가는 것으로 이에 따라 최고폐포압과 평균기도압이 높아진다(그림 21-7). 최고폐포압 증가는 호흡기계 측면에서 동맥혈산소화를 호전시키는 반면, 폐포과팽창을 일으킨다. 호기말양압에 의한 평균기도압 증가는 심박출량

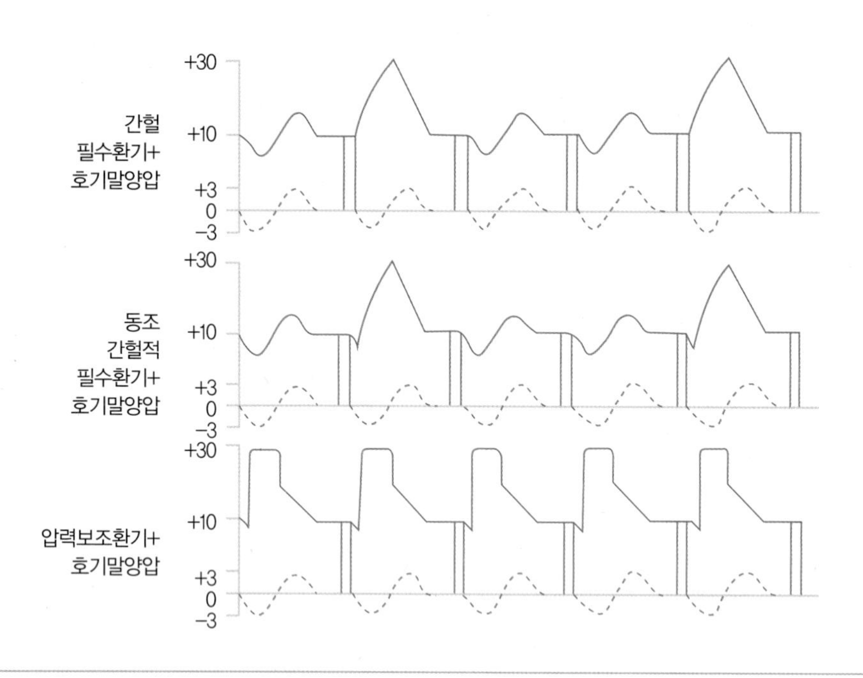

그림 21-7 각 환기방법에 호기말양압 추가 시의 기도압 곡선

에 대한 호기말양압 효과를 결정한다. 호기말양압 5-10 cmH_2O는 폐포허탈을 예방하며 이보다 높은 수준의 호기말양압은 허탈된 말단 기도의 재개방을 유도할 수 있다. 이러한 현상을 폐포동원이라 하며 이는 가스교환이 가능한 폐포 면적을 증가시킨다. 호기말양압으로 얻는 폐포동원 효과의 반대 급부로 정상 폐 부위의 과팽창을 일으켜 환기기유발폐손상(ventilator-induced lung injury)을 일으킬 수 있다. 동원 가능한 폐 용적이 환자마다 다르고 한 환자에서도 병의 시기마다 다르므로 호기말양압의 효과는 일률적으로 예측할 수 없다. 폐포동원 여부는 호기말양압 변경에 따른 폐유순도 변화 및 동맥혈산소분압/흡입산소분율 비율 변화 등을 통해 간접적으로 추정할 수 있다. 즉, 호기말양압 추가로 폐포동원이 증진되면 폐유순도는 증가할 것이고 정상폐에서 과팽창을 일으키면 폐유순도는 감소할 것이다. 동맥혈산소분압/흡입산소분율 비율의 경우 호기말양압이 폐포동원을 조장할 때는 동맥혈산소분압/흡입산소분율 비율이 증가할 것이고, 폐포동원이 일어나지 않으면 이 비율에 변화가 없거나 오히려 감소한다.

2) 심혈관계 기능에 대한 작용

호기말양압은 심기능이 정상인 경우, 복귀정맥혈 감소, 심실 순응도 감소, 우심실 후부하 증가를 초래하여 심박출량이 감소하게 되며, 이 효과는 환자가 혈량 저하 상태에 있을 때는 더욱 현저하다. 또한 호기말양압으로 인해 심실 중격 모양의 변형이 초래되고, 좌심실의 유순도를 제한하게 되어 좌심실의 확장기말 압력이 저하되고 일회박출량도 저하된다. 심기능이 정상인 경우와 달리, 좌심실 기능이 저하된 환자에서는 흉강내압의 증가로 좌심실 후부하가 감소하기 때문에 오히려 심박출량이 증가되기도 한다. 호기말양압이 동맥혈산소화를 호전시키는 효과가 있지만, 심박출량 감소로 조직 산소운반량을 감소시키기 때문에, 폐포동원으로 얻어지는 호기말양압의 장점이 상쇄될 수 있다. 따라서 동맥혈산소화 증가와 함께 조직으로 최대 산소 운반량을 제공할 수 있는 수준의 호기말양압을 적절 또는 최상 호기말양압이라 하며 동맥혈가스분석 검사와 폐동맥카테타를 이용한 심박출량 측정을 통하여 찾아낼 수 있다.

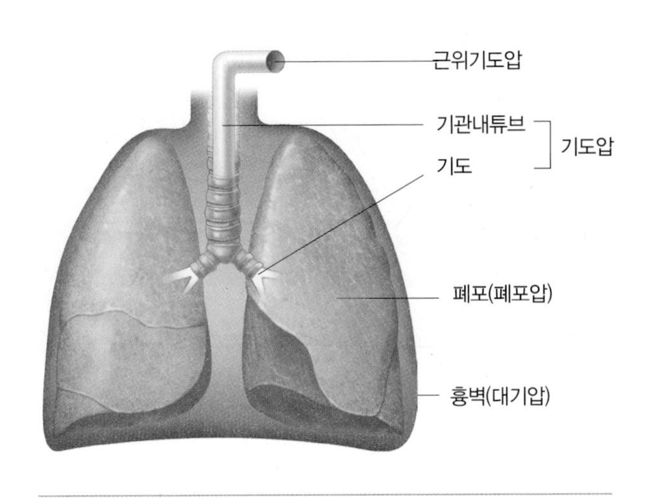

그림 21-8 호흡장기의 구성

기관내삽관과 함께 환기보조 동안 폐와 흉벽으로 구성된 호흡계는 폐쇄 기관이다.

3) 지속기도양압

자발호흡환자에게 호기말양압을 제공하는 것으로 환기는 환자의 호흡중추와 호흡근에 의존된다. 환기보조로부터 이탈 시에 단독으로 또는 압력보조와 병용하여 사용된다. 지속기도양압은 기관내삽관 없이 마스크를 인터페이스로 하는 비침습양압환기에도 활용된다.

4. 새로운 환기방법

환자의 호흡기능 회복에 따라 자동으로 자발호흡법으로 전환되거나 기계환기 치료 기간 중 폐보호환기전략을 보장하는 기법 등 새로운 환기방법들이 개발되고 있다. 폐쇄고리환기(closed loop ventilation)는 환자로부터의 되먹임 신호를 통해 일정한 압력 및 용적을 유지하는 방식의 환기이다. 이들 피드백 조절의 예로 비례조절환기 및 신경조절환기보조 방법 등이 있다.

1) 비례조절환기(Proportional assist ventilation, PAV)

용적, 또는 압력조절환기, 압력보조환기 등 고전적인 환기는 기계의 보조가 환자의 흡기 노력 또는 흡기 요구와 무관하다. 이와 달리 PAV는 압력 보조의 정도를 환자의 흡기 요구에 상응하도록 고안된 환기이다. 환자의 호흡근에 의해 발생하는 순간 유량과 용적 변화를 측정하여 한 호흡 내에 설정된 배율만큼 압력보조가 일어난다. 따라서, 고식적인 압력보조에서는 매 환기 시 제공되는 압력보조가 같은 값이지만 PAV에서는 환자의 변동되는 흡기 요구에 따라 매 호흡의 압력보조치가 달라진다.

2) 신경조절환기보조(Neurally adjusted ventilatory assist, NAVA)

흡기 근육, 특히 횡격막의 전기적인 신호를 감지하여 신호 강도가 설정된 치에 도달할 때 기계환기가 유발된다. 횡격막의 전기 신호는 위에 거치시킨 전극이 내장된 튜브를 이용하여 식도-위 경계부에서 감지한다. 횡격막 활동을 감지하여 환기가 시작되기 때문에 이론적으로는 환자-기계환기기 부조화를 줄일 수 있고 호기말양압, 공기 누출 등의 호흡기계 이상이 있어도 영향을 덜 받을 수 있다.

Ⅱ 양압환기의 생리학적 효과

1. 폐에 대한 효과

1) 근위기도압

양압환기 동안 기관내튜브 또는 기계환기기 위치에서 모니터 되는 압력으로 폐포에 형성되는 압력과는 다른 개념이다(그림 21-8).

2) 흡기말압력과 호기말압력

고정 유량 방식으로 이루어지는 용적조절환기는 설정 용적에 도달할 때까지 기도압력이 완만하게 상승하며 형성된 최고기도압은 폐와 흉벽의 저항력(resistive force)과 탄성력(elastic force)을 합친 압력을 반영한다. 고원압(plateau pressure)은 기체유통이 없는 흡기말 상태의 압력

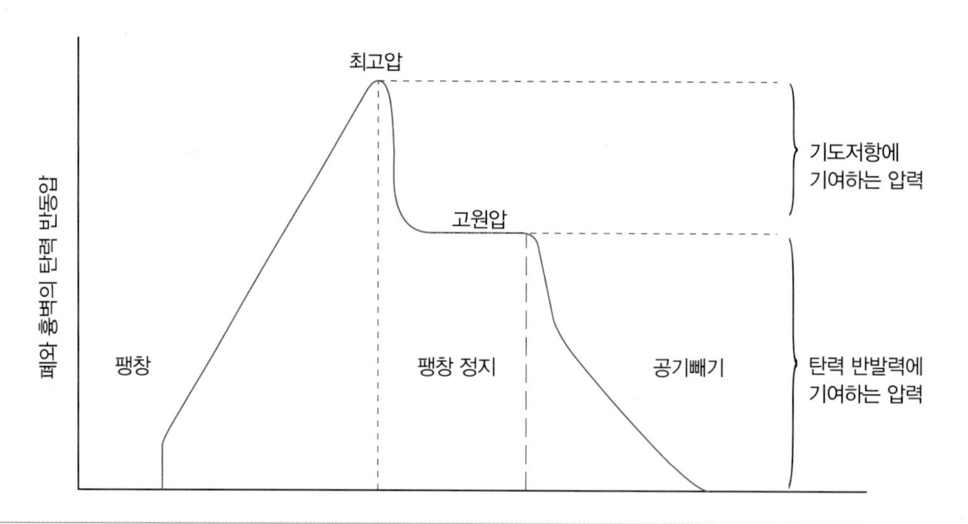

그림 21-9 고정 유량 방식의 용적조절환기에서의 기도 압력들의 생리학적 개념

이며, 고원압과 호기말양압과 차이는 폐와 흉벽의 탄성 반동력에 해당하는 압력이다. 그리고 최고흡기압과 고원압 차이는 기도 유량에 대한 저항에 해당하는 압력을 나타낸다(그림 21-9).

압력조절환기에서 흡기말에 기체유통이 없다면 그때의 기도압력은 최고폐포압과 동일하다. 따라서 이 방식에서도 흡기말 기도압과 호기말양압 간의 차이는 폐와 흉벽의 탄성력을 의미한다. 호기말압력은 폐포 위치에서 최소이며, 정상 상황에서는 호기말양압은 0 (zero end-expiratory pressure, ZEEP)이다. 평균기도압은 환기 전 주기 동안의 기도압의 평균이며, 환기기 내부에서 계산되어 표시된다.

3) 흉부 순응도(용적변화/압력변화)

순응도는 탄성의 역비이며, 환기보조 동안 측정하는 순응도는 흉부 전체의 순응도로서 폐와 흉벽을 포함한다. 용적통제환기 동안 흉부 정적 순응도는 일회호흡량을 흡기압력 차(고원압-호기말양압)로 나누어 얻어진다. 정상 폐의 경우 60-100 mL/cmH_2O이다. 동적 순응도는 일회호흡량을 최고흡기압과 호기말양압 차이로 나누어 계산하며 기체유통이 있을 때의 압력들이므로 기도저항이 포함된 값이다(그림 21-10). 압력조절환기를 채택하고 있는 경우 흡기말에 기체유통이 없으면 정적 순응도는 계산이 가능하다.

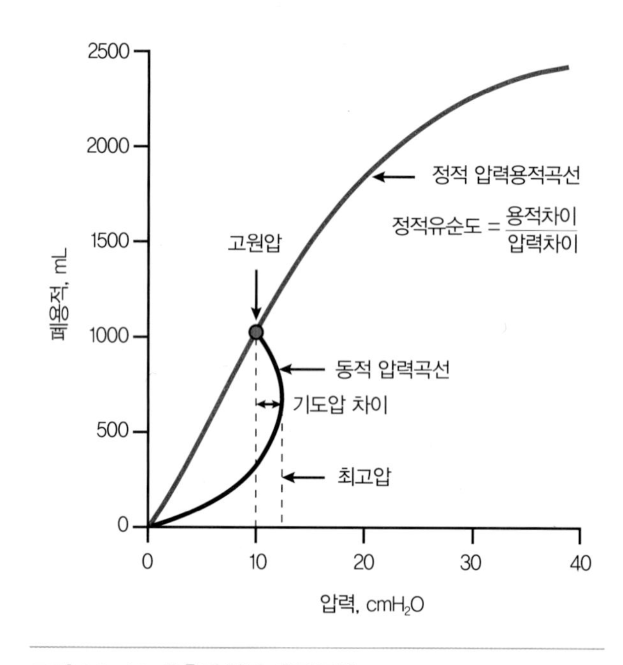

그림 21-10 호흡계 압력-용적곡선

4) 압력용적곡선

압력용적곡선은 압력 변화에 따른 용적 변화를 보여주

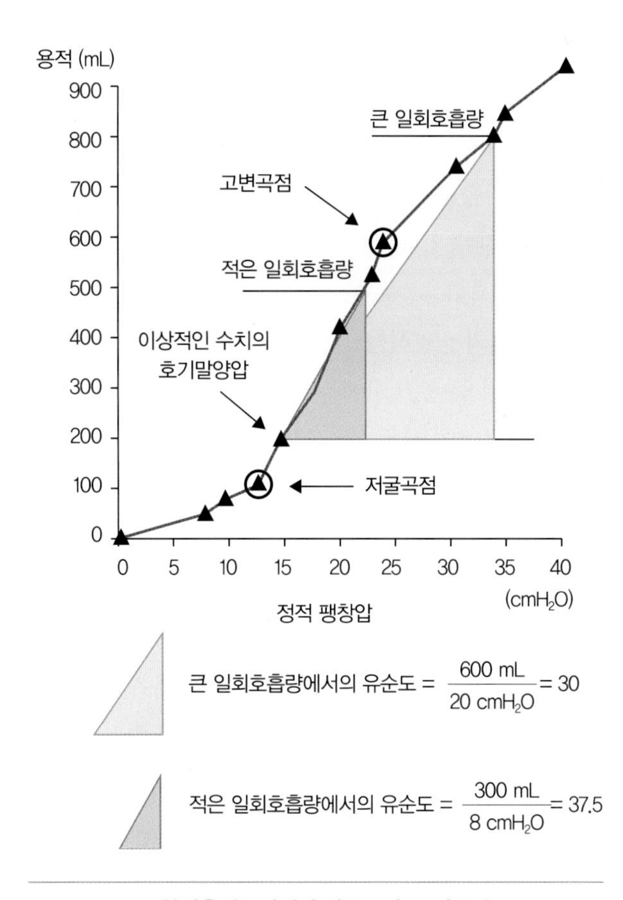

그림 21-11 압력용적곡선에서 저굴곡점, 고변곡점

며, 흡기는 기능잔기용량에서 시작하고 미리 설정한 요소(용적 또는 압력)에 도달 시에 멈추고 호기를 거쳐 기능잔기용량으로 되돌아온다. 호기말양압 적용 시에 압력용적곡선은 호기말양압 수치만큼 오른쪽으로 이동한다. 굴곡점은 곡선의 모양이 변하는 점으로 저굴곡점은 많은 폐포들이 개방되는 시점의 압력이며, 고변곡점은 폐포의 과팽창이 발생하는 지점이다. 저굴곡점과 고변곡점은 급성호흡곤란증후군 환자에서 호기말양압 설정을 위한 지표로 사용되기도 한다(그림 21-11).

5) 기도저항

공기흐름에 대한 기도저항은 흡기 또는 호기동안 측정할 수 있으며, 호기 시 기도저항이 소기도의 저항에 대한 정보를 더 많이 제공한다. 용적조절환기에서와 같이 흡기 유량이 일정해야 저항을 정할 수 있으며, 이런 경우 흡기 저항은 폐와 흉부의 저항력을 극복하기 위한 압력차이(최고압-고원압)를 흡기유량으로 나눈 값이다.

2. 심혈관계에 대한 효과

심박출량에 대한 양압환기의 효과는 심실 전부하와 후부하에 미치는 영향들의 총합에 의하며, 이는 심기능, 혈관내 용적 및 흉곽내압에 의해 결정된다. 정상 심기능 환자에서는 양압환기에 의한 후부하 감소보다 전부하 감소가 심기능에 더 큰 영향을 미치므로 심박출량이 감소하는 경우가 많다. 반면 중증 심부전 환자에서는 이미 혈관 내 용적이 충분히 채워진 상태이기 때문에 양압환기로 흉곽내압이 증가하면 전부하 감소의 영향보다는 후부하 감소의 영향을 더 많이 받는다. 따라서 심부전 환자에서는 양압환기가 좌심실 기능을 향상시키고 심박출량을 증가시키는 효과를 가져올 수 있다.

Ⅲ 환기기유발폐손상

기계환기 자체가 호흡기계의 물리적 및 화학적 염증 반응을 유발하고 악화시킬 수 있으며 환기기유발폐손상(ventilator-induced lung injury, VILI)이라 한다. 폐포 과팽창으로 인한 신전손상, 손상된 폐포에서의 반복된 허탈-팽창에 의한 전단력 등이 손상의 주요한 기전이다.

1. 발생 기전

1) 용적손상

임상에서 양압환기를 사용하기 시작했던 초기에는 환기 및 산소화를 위해 생리적인 정상 일회호흡량(체중 1 kg 당 5-7 mL) 보다 많은 일회호흡량을 사용하였다. 처음에는 양압환기 동안 고 팽창압이 폐손상을 일으켜 압력손상을 일으킨다고 알려졌으나(barotrauma), 고용적이 팽창압보다 더 손상을 일으킨다고 알려져 용적손상(volutrauma)이라는 개념이 생겼다. 환기기유발폐손상에서 폐손상의 특성은 수분성 폐부종이 아니라 폐포의 과잉확장, 폐포-모세혈관 경계면 파괴로 인한 폐의 염증성 침윤으로 병리학적으로 급성호흡곤란증후군과 비슷하다. 환기보조로 인한 팽창은 정상 폐 부위에 더 많이 가해지므로, 폐렴 및 급성호흡곤란증후군 같은 침윤성 폐 질환에서 정상폐포의 용적손상을 일으킨다. 전통적으로 사용하던 고용적 일회호흡량 환기로 발생하는 폐손상 위험이 보고되면서, 급성호흡곤란증후군 환자에서는 저용적 일회호흡량이 폐보호 환기의 전략으로 확립되었다.

2) 무기폐손상

환기보조 동안 폐부종 또는 급성호흡곤란증후군 환자의 소기도는 호기 말에 허탈 경향이 높다. 소기도의 반복적인 개방과 폐쇄는 기도 상피세포 손상을 가져오며, 이를 무기폐손상(atelectrauma)이라 한다. 이런 상황에서 호기말양압은 소기도 개방 유지와 폐포허탈을 막는 일종의 스텐트 역할을 함으로써 손상을 줄일 수 있다.

3) 생물손상

생물손상(biotrauma)은 양압환기에 의해 염증성 세포질유리칼슘 분비가 유발되어 생기는 손상으로 폐뿐 아니라 다른 장기에 영향을 미친다. 이로써, 기계환기 자체가 패혈증에서와 같은 다장기 부전증의 원인이 될 수도 있다.

4) 압력손상

압력 손상(barotrauma)은 양압환기로 소기도 및 폐포가 파열되어 공기누출이 생기는 현상이다. 이로써, 기계환기 중에 공기가슴증, 종격동기종, 피부밑공기증, 또는 공기배증 등이 생길 수 있다.

5) 심장-폐의 상호작용

기계환기 중 흡기 시에는 우심실이 팽창된 폐에 의해 눌리게 되고 호기 시에는 우심실이 채워지게 되어 폐 모세혈관의 내피세포에 신전손상을 유발하게 되며 이는 폐부종을 악화시키는 기전이 될 수 있다.

6) 환자 자발호흡에 의한 폐손상

중증 급성 폐손상 환자에서 자발호흡은 가스교환 관점에서 권장되어왔다. 그러나 환자의 자발호흡은 물리적인 관점에서는 환기기유발폐손상을 악화시키는 요인이 될 수 있다. 중력의존부에 폐손상이 많은 상태에서 환자의 자발호흡으로 흉강내 음압이 되면 취약한 부위의 개방-허탈 현상이 심해질 수 있다. 이에 더하여 음압에 의해 복귀정맥혈이 증가되면 폐혈관 압력의 상승으로 인해 폐부종도 악화될 수 있다.

2. 폐 보호 환기전략

기계환기 폐손상을 줄이기 위한 기계환기 방법으로 폐보호 환기전략(lung protective ventilation)이 제시되고 있다. 폐보호 환기 전략이란 저호흡량 환기(low tidal volume) 및 낮은 최고흡기압을 근간으로 하는데, 급성호흡곤란증후군 환자의 경우 예측 몸무게 kg 당 4-8 mL의 저호흡량 환기, 그리고 고원압이 30 cmH_2O 미만이 되도록 하는 것이 권장된다. 중증 급성호흡곤란 증후군인 경우 선별적으로 폐포 재개방 및 폐포 개방 상태 유지를 위해 상대적으로 높은 호기말양압을 채택할 수 있다. 폐포 재개방 및 개방상태 유지는 폐단락을 감소시키고 폐 순응도 호전, 환기의 국소적 비균질(regional heterogeneity) 감소, 전단 손상 감소 등을 유도한다. 급성호흡곤란증후군 환자에서 최대 순응도 호전을 일으키는 적절한 호기말양압치를 찾아야 하는데 임상에서 달성하기가 쉽지 않으며 대신 급성호흡곤란증후군 네트워크에서 제공하는 표를 참고할 수 있다 (표 21-1). 저용적 일회호흡량 환기와 흡기압 제한 전략은 고탄산증을 일으킬 수 있으므로 뇌압 상승이나 심한 산증이 있는 환자에서는 주의해야 한다.

폐보호환기로 권고되는 전략을 정리하면 아래와 같다.

① 일회호흡량: 예측체중 1 kg 당 8 mL로 환기보조 시작하며 점차 줄여 예측체중 1 kg 당 6 mL로 유지한다.
② 고원압: 최고폐포압력을 반영하는 것으로 30 cmH_2O 이상의 고원압은 과도한 폐포압을 의미하므로 그 이상이 되지 않도록 한다.
③ 최소 호기말양압: 5 cmH_2O이며 이는 호기말에 소기도 허탈을 예방하기 위함이다.
④ 허용적 고탄산혈증: 저용적 일회호흡량 환기동안 동맥혈 pH 7.3 이하로 감소하지 않으면, 동맥혈 이산화탄소압 증가는 허용하는 전략이다.

Ⅳ 기계환기보조 시작과 유지

1. 환기보조 시작

1) 1차 설정

양압환기보조는 기관내삽관과 함께 시작된다. 기관내삽관 시 대부분 진정, 진통제와 신경근차단제를 투여하기 때문에 기계환기 초기에는 호흡노력이 전혀 없거나 감소된 상태에 적합한 환기를 설정해야 한다. 특히 혈류량 감소상태 환자에서는 환기보조 시작과 동시에 혈압이 저하될 수 있으므로 수액 투여 등으로 대응해야 한다.

(1) 환기 양식

용적조절환기와 압력통제환기 중에서 사용자 및 병원이 익숙한 방법을 선택한다.

(2) 일회호흡량

일반적으로 예측체중 1 kg 당 6-8 mL로 조절하고 최고흡기압 또는 고원압이 30 cmH_2O를 넘지 않도록 한다.

(3) 보조-조절 호흡

기관내삽관 직후 환자 호흡노력이 전혀 없거나 감소된 상태에서는 통제조절환기를 택해야 한다.

(4) 흡입산소분율

처음에는 100% 산소농도 설정하고 이후 동맥혈 가스분석 결과에 따라 동맥혈산소분압 75-90 mmHg, 산소 포화도 90-94%, 또는 흡입산소분율 0.4를 목표로 하여 조절한다. 흡입산소분율을 낮추기 어려우면 일차적으로 호기말양압 사용을 고려해야 한다.

(5) 유발

환자의 호흡 시도에 대한 기계환기기 감지는 압력 또는 유량 유발에 의하며, 압력 유발은 보통 -1 또는 -2 cmH_2O로 설정한다. 유량 유발은 기종마다 방식이 다르며 보통 3-5 L/min로 설정한다.

(6) 유량

용적조절환기의 경우 환자 호흡이 안정적이면 50 L/min으로 설정하며, 흡기호기비율을 1:2로 한다.

(7) 호흡수

연령, 기저 폐 상태, 급성 질환의 특성 등에 따라 다르며, 호흡곤란증세가 있거나 분당 환기량이 10 L 이상

표 21-1 흡입산소분율(FiO_2)과 호기말양압(PEEP)

FIO_2	0.3	0.4	0.4	0.5	0.5	0.6	0.7	0.7	0.7	0.8	0.9	0.9	0.9	1.0	1.0	1.0	1.0
PEEP	5	5	8	8	10	10	10	12	14	14	14	16	18	18	20	22	24

으로 환기 요구량이 높은 경우를 제외하고는 성인에서 15-18회/분으로 설정한다.

(8) 호기말양압

비적응증이 없는 경우 호기말양압은 처음 5 cmH_2O로 시작하며 급성폐손상이나 급성호흡곤란증후군 환자에서는 좀 더 높은 수치가 요구된다.

2) 2차 조정

산소포화도는 90-95% 정도가 적절하며 혈류역학 상태가 안정되어 있으면 폐허탈 방지 및 폐산소화 호전을 위하여 호기말양압을 추가할 수 있다.

만성적인 이산화탄소분압 증가와 호흡성 산증이 있는 경우 이산화탄소분압을 정상으로 교정하면 대사성 알칼리혈증이 유도되어 심혈관계 및 신경계 기능에 부작용을 유발할 수 있으므로 이산화탄소분압보다는 pH를 기준으로 조절하는 것이 바람직하다.

2. 환기보조 중의 감시

환기보조 동안 최고흡기압 상승과 호기말 일회호흡량이 감소하면서 불포화반응이 발생하거나 감염이 발생하면 다음 같은 과정으로 그 원인을 찾고 해결하도록 한다.

(1) 최고흡기압이 상승하면 우선 환기보조에서 환자를 분리하고 100% 산소로 수기 환기시킨다.

① 백(bag)으로 수기환기 결과, 저항이 느껴지지 않으면 환기기와 다시 연결하고 환기방법을 변경하여 환자-기계환기기 부조화의 원인을 찾아 교정한다.

② 수기 환기 결과, 흡기 저항이 느껴지는 경우 기관지 연축, 기관내관 폐쇄 및 우 기관지 삽관 유무, 기흉 등 원인을 찾는다.

(2) 호기 시 일회호흡량 및 분당호흡량이 감소하면 인공기도 또는 기계환기 회로 누출이나 기관지 가슴 막샛길 가능성을 고려한다.

(3) 환기기연관폐렴을 예방하기 위하여 구강내 소독, 침상머리 45도 이상 올리기, 매일 깨우고 자발호흡시키기로 이탈의 최적 시점을 찾아야 한다. 심부정맥혈전증 및 위궤양 예방 등을 포함한 묶음 전략을 수행한다.

V 환기보조에서의 이탈

환기보조호흡에서 자발호흡으로 전환하는 과정을 이탈이라 하며, 기계환기 치료 환자의 50% 가량에서는 짧은 기간 내에 이탈이 가능하나 일부 환자에서는 일주일 또는 더 이상 걸리기도 한다. 이탈은 환기보조가 더 이상 필요하지 않은 상태와 기관내삽관 튜브를 제거하는 발관의 두 과정으로 이루어진다.

1. 이탈시기

감염, 기도 손상과 같은 환기보조로 인한 부작용들을 피하기 위해서는 환자가 혈역학적으로 안정되고 자발호흡과 기도 방어가 가능한 상태에 도달하면 빠른 시간 안에 이탈되도록 유도하는 것이 매우 중요하다.

이탈 시도의 조건은 우선 호흡부전을 유발한 원인 질환이 치료되었고 새로운 질환이 발생하지 않아야 한다. 혈압 상승제와 진정제 투여가 중단되거나 투여량이 낮은 수준이며 의식이 회복되어 협조적인 상태가 되어야 한다. 가능하면 매일 환자를 깨워 자발호흡능력과 이탈 가능성을 평가하며, 흡입산소율 0.4-0.5, 호기말양압 5 cmH_2O 이하 상태에서, 산소포화도 90% 정도 유지되고, 패혈증이나 전해질 및 대사 이상 등도 교정되어 있어야 한다.

임상의들은 이 시기를 결정하기 위하여 환자의 기본 건강과 호흡계 기능을 확인하고, 병태생리를 이해하고, 이탈 후 환자가 적절한 산소화, 환기 및 기도보호를 유지할 수 있는 상태인지를 평가한다. 환자마다 환자 고유의 폐 또는 폐외 요인을 감안하여 환기보조 이탈의 방식이나 속도를 정해야 하며, 이는 프로토콜 적용만으로는 어렵고 숙련과 경험을 필요로 한다.

2. 이탈 지표

자발호흡시도(spontaneous breathing trial, SBT)는 환자의 기계환기 이탈 가능성을 평가하는 것이며 산소를 제공할 수 있는 T-자 관 적용이 고전적인 방법이지만 지속양압환기, 튜브 저항 상쇄를 위한 낮은 수준의 압력보조 등의 방법이 있다. 자발호흡시도의 시간은 적어도 30분 이상으로 하되 120분을 넘지 않는 것을 권장하고 있으며 자발호흡의 성공기준으로는 호흡수 <35회/분, 심박수 < 140회/분 또는 심박수의 변이 20% 미만, 동맥혈산소포화도 90% 이상 또는 산소분압 60 mmHg 이상, 수축기혈압이 80 mmHg 이상 180 mmHg 미만이면서 부호흡근의 사용, 역설 운동, 식은땀, 불안 등이 없을 때이다.

이외에도 이탈 가능성을 평가하는데 있어 빠르고 얕은 호흡지수(rapid shallow breathing index, RSBI)가 있다. 이는 호흡수를 일회호흡량으로 나눈 값으로 비교적 측정이 쉬운 지표 중 하나이며, 이전 보고들에 따르면 RSBI 가 105미만일 때 이탈의 성공률이 높은 것으로 알려져 있다. 또한 초음파를 사용하여 횡격막의 기능을 평가하는 것이 기계환기 이탈을 예측하는데 도움이 된다.

3. 이탈 방법

환기보조 이탈 시 시행하는 자발호흡시도는 환기기 회로를 이용하는 압력보조환기 또는 환기보조를 중지하고 T-자 관을 이용한 방법 등이 이용되고 있다. 기관내삽관 자체가 호흡근에 저항력을 부여하므로 이 저항력을 상쇄하기 위하여 압력보조환기 5-8 cmH_2O 사용이 이론적으로 타당하나 두 방법 사이에 결과의 큰 차이는 없다.

환자들에서 진정제 투여를 중지하여 각성을 매일 유도하면 환기보조기간과 중환자실 재원기간을 단축시킬 수 있으나 이를 시행하기 위해서는 인력 구조가 뒷받침이 되어야 한다.

4. 이탈 실패 환자에 대한 접근

이탈 성공이란 환기보조를 끝내고 환자가 주관적으로 편안하고 안정된 활력징후, 그리고 산소농도 50% 이하에서 저산소혈증과 호흡성 산증이 없는 상태로 정의한다. 이탈 실패 시에는 빈호흡, 빈맥, 고혈압, 의식 변화, 주관적인 호흡곤란 등 임상 증세가 발생한다.

환기보조 받는 환자 중에서 환기보조 적용 시 원인 호전, 심혈관계 안정 및 호흡노력, 기침 반사, 연하 기능 등 적절한 신경계 기능 유지와 적절한 산소화 유지 및 호흡역학 유지 등 일반적인 이탈 지표가 충족되어도 이탈 실패로 이어지는 경우가 있다.

여기에는 중환자실 재원 동안 기동 제한으로 골격근량 감소와 근력 저하, 장기간 환기보조로 횡격막 약화 등이 중요한 원인이 된다. 만성폐쇄성 및 제한성 폐질환, 흉벽 질환, 신경근 질환 등 호흡관련 질환이나 비만이나 심장수술 후 심부전 질환 환자들은 이탈 실패로 장기간 환기보조가 필요할 수 있다. 이탈이 어려운 호흡부전 환자는 가정용 기계환기기로 전환하여 환기 보조를 지속하는 경우가 있다.

5. 발관

임상의들은 환기보조 종료와 발관의 두 임상 상황을 감별하여야 한다. 기관내관은 환기보조 목적 외에도 기침 반사와 기도 보호 기전이 약화된 경우 기도 보호와 기관 내 분비물 제거 목적으로 유지되어야 하는 경우가 있다. 발관 후 협착음이나 후두 연축이 발생할 수 있고, 발관 후 환자의 자발호흡에 의한 흉강내압 동요로 복귀정맥혈 및 좌심실 과부하 증가로 폐부종이 발생할 수 있다. 이탈 실패와 재삽관 위험은 환기보조 자체로 인한 위험 못지 않으므로 발관 시에는 재삽관에 대한 대비를 하고, 경험이 많은 의료진이 상주하는 낮 시간에 발관하는 것이 권장된다.

6. 기관지창냄술

중환자실 환자에서 장기간 인공 기도 확보를 위하여 흔하게 시행되며 시행 시기에 대한 의견은 다양하나 일반적으로 2주 시점에 고려한다. 수술 전후에 발생하는 부작용과 장기적으로 기도 손상과 시술에 따른 비용 문제가 있지만 경구 기관내삽관을 장기간 거치하는 경우와 비교하면 기관지 절개로 많은 생리학적 이점을 얻을 수 있다.

참고문헌

1. Amato MB, Barbas DM, Medeiro RB, et al. Effect of a protective ventilation strategy on mortality in the acute respiratory distress syndrome. New Engl J Med 1998;338:347–54.
2. Beitler JR, Sarge T, Banner–Goodspeed VM, et al. Effect of Titrating Positive End–Expiratory Pressure (PEEP) With an Esophageal Pressure – uided Strategy vs an Empirical High PEEP–FIO2 Strategy on Death and Days Free From Mechanical Ventilation Among Patients With Acute Respiratory Distress Syndrome A Randomized Clinical Trial. JAMA 2019;321:846–57.
3. Eva Tenza–ozano, Ana Llamas–lvarez, Enrique Jaimez–avarro, et al. Lung and diaphragm ultrasound as predictors of success in weaning from mechanical ventilation. Crit Ultrasound J 2018;10:12.
4. Fan E, Brodie D, Slutsky AS. Acute Respiratory Distress Syndrome Advances in Diagnosis and Treatment. JAMA 2018;319:698–710.
5. Gattinoni L, Pesenti A, Bombino M, et al. Relationship between lung computed tomographic density, gas exchange and PEEP in acute respiratory failure. Anesthesiology 1988;69:824–32.
6. Girard TD, Kress JP, Fuchs BD, et al. Efficacy and safety of a paired sedation and ventilator weaning protocol for mechanically ventilated patients in intensive care (Awakening and Breathing Controlled trial), a randomized controlled trial. Lancet 2008;371:126–34.
7. Grace MP, Greenbaum DM. Cardiac performance in response to PEEP in patients with cardiac dysfunction. Crit Care Med 1982;10:358–60.
8. Kim WY, Suh HJ, Hong SB, et al. Diaphragm dysfunction assessed by ultrasonography: Influence on weaning from mechanical ventilation. Crit Care Med 2011;39:2627–30.
9. Luecke T, Pelosi P. Clinical review: Positive end–expiratory pressure and cardiac output. Critical Care 2005;9:607–21.
10. MacIntyre NR, Cook DJ, Ely Jr EW, et al. Evidence–based guidelines for weaning and discontinuing ventilatory support: a collective task force facilitated by the American College of Chest Physicians; the American Association for Respiratory Care; and the American College of Critical Care Medicine. Chest 2001;120:375–95.
11. Navalesi P, Costa R. New modes of mechanical ventilation: proportional assist ventilation, neurally adjusted ventilatory assist, and fractal ventilation. Curr Opin Crit Care 9:51 – 8.
12. Schwaiberger D, Pickerodt PA, Pomprapa A, et al. Closed–loop mechanical ventilation for lung injury: a novel physiological–feedback mode following the principles of the open lung concept. J Clin Monit Comput 2018;32:493 – 502.

13. Slutsky AS, Ranieri VM. Ventilator-Induced Lung Injury. N Engl J Med 2013;369:2126-36.

14. Yang KL, Tobin MJ. A prospective study predicting the outcome of trials of weaning from mechanical ventilation. New Engl J Med 1991;324:1445-50.

중환자의학

22

CRITICAL CARE MEDICINE

비침습양압환기

김석찬

일반적으로 기계호흡은 기관삽관을 통한 침습적 방법으로 시행됨으로써 이와 연관된 여러 가지 합병증과 환자의 불편함을 야기한다. 기계호흡의 다른 방법으로 비침습기계호흡(noninvasive mechanical ventilation)이 있으며 현재 가장 널리 사용되고 있는 비침습양압환기(noninvasive positive pressure ventilation, NPPV)에 대해 기술하고자 한다.

이러한 비침습환기법은 환자의 상기도를 직접 관통하지 않고 호흡이 이루어진다. 그러므로 후두의 기능에 장애를 주지 않으며, 환자의 연하기능, 기침과 발성을 유지하면서 환자의 호흡노력을 보조해주고, 가스교환을 호전시킬 수 있으며, 그 외에도 침습적 환기치료에서 수반되는 여러 가지 부작용을 회피할 수 있다는 장점이 있다. 이런 이유로 1990년대부터 다양한 호흡부전상태의 치료에 적용되고 있다. 만성 및 급성호흡기능상실, 급성호흡부전에서 비침습양압환기를 적용할 수 있으나, 호흡부전의 원인질환에 따른 효과차이가 있다는 것을 잘 인식하여 실제 적용에 있어서는 신중한 판단과 지속적인 감시가 필수적이다.

비침습양압환기의 목표는 다음과 같다(표 22-1).

표 22-1 비침습양압환기의 목표

급성기
1. 증상완화
2. 호흡일 감소
3. 가스교환 호전
4. 환자의 편안함 증진
5. 환자-인공호흡기 동조성 향상
6. 침습적 기계환기의 합병증 최소화
7. 기관삽관 회피
만성기
1. 수면의 질 개선
2. 삶의질 개선
3. 장기기능의 개선
4. 수명연장

I 비침습양압환기의 인공호흡 기전

기도양압치료는 정해진 양의 흡기량을 공급함으로써(volume controlled ventilation, VCV) 또는 직접 기도양압을 가함으로써(pressure controlled ventilation, PCV) 얻을 수 있다. 직접 양압을 가하는 방법은 크게 네 가지로 구분할 수 있는데 1) 흡기기도양압(inspiratory positive airway pressure, IPAP), 2) 호기기도양압(expiratory positive airway pressure, EPAP), 3) IPAP과 EPAP를 동일한 정도로 가하는 방법인 지속기도양압(continuous positive airway pressure, CPAP), 4) IPAP를 EPAP보다 높게 설정하는 이중레벨기도양압(bilevel positive airway pressure, BiPAP) 등이 있다.

이론적으로 비침습양압환기는 기관삽관이나 기관절개튜브(tracheostomy tube)를 이용하는 경우와 유사한 방법으로 적용이 가능하지만 실제로는 각각의 환자의 인공호흡치료의 상황이 다르고 대상환자가 좀더 광범위하며, 비침습양압환기에 사용할 수 있는 기계의 종류가 제한되어 있다. 또한 비침습양압환기 치료 중 공기 누출이 불가피하게 나타남을 고려해야 한다. 비침습양압환기는 환자가 쉬는 모든 호흡에 대하여 보조를 해주는 보조환기(assist ventilation)의 개념이며 드물게는 조절환기(controlled ventilation)가 사용되는 경우도 있다.

비침습양압환기에는 두 가지 형태의 기계호흡을 사용하는데, 용적목표호흡(volume targeted breath)과 압력목표호흡(pressure targeted breath)의 두 가지이다.

용적목표호흡을 사용하는 경우에는 설정된 최고유속과 유량곡선에 의해서 고정된 흡기시간 동안 기계호흡에 의해서 정해진 일환기량이 환자에게 전달된다. 구모델의 용적환기기 일부에서는 비침습양압환기에서 직면하게 되는 외부의 저항을 이겨내기에 충분한 동력이 부족한 경우, 흡기유량을 유지하기 위하여 부적절하게 긴 흡기시간을 필요로 하게 되기 때문에 실제로 사용이 불가능한 경우도 있다. 요즘 사용되는 대부분의 용적 환기기에서는 최대유속의 적절한 조절을 통하여 문제해결이 가능할 수 있지만, 누출이 있는 경우에는 환자에게 전달되는 환기량이 부족하게 된다는 약점이 있다.

압력목표호흡을 사용하는 경우에는 설정된 기도압력이 전달되는데, 환자의 유발에 의해 시작되며, 정해진 시간이 되면 끝나거나, 환자의 흡기노력이 끝난 상태로 간주되는 미리 정해진 유량이하로 저하되는 경우에 종료된다(pressure support ventilation, PSV). 어떤 경우든 압력이 급격히 상승하는 경우에는 환기보조가 종료된다.

표 22-2 비침습적양압환기의 방식

비침습적양압환기의 방식
용적기계환기(Volume mechanical ventilation) • 일환기량 250–500 mL (4–8 mL/kg) • 기도압력은 변동있음
압력기계환기(Pressure mechanical ventilation) • 압력보조 또는 압력조절 8–20 cmH_2O • 호기말양압 0–6 cmH_2O • 환기량은 변동있음
이중레벨 양압환기 • 흡기 시 양압 6–14 cmH_2O 호기시 양압 3–5 cmH_2O • 환기량은 변동있음
지속양압환기(CPAP) • 5–12 cmH_2O의 지속적 양압 • 환기량은 변동있음
비례보조환기(Proportional assist ventilation) • 유량은 저항에 따라 변동있음 • 환기량은 폐순응도에 따라 변동있음

비침습양압환기에서는 압력목표호흡을 사용하는 것이 용적목표호흡을 사용하는 것보다 유리한 이유가 몇 가지 있다. 1) 누출이 있는 경우에도 미리 설정된 압력을 계속 유지함으로써 적절한 흡기용적을 전달할 수 있으며, 2) 압력이 마스크에만 전달되므로 압력에 의한 부작용의 가능성이 줄어든다. 3) 일반적으로 환자-기계환기기 동조(patient-ventilator synchrony)가 효과적이며, 4) 압력보조환기(PSV)와 호기말양압(positive end expiratory pressure, PEEP)을 적절히 사용함으로써 호흡일을 효과적으로 감소시킬 수 있다.

비침습양압환기의 방식을 요약하면 다음과 같다(표 22-2).

1. 용적조절환기 방식

용적조절환기 방식(volume controlled ventilation mode)은 급성호흡기능상실, 급성호흡부전과 자가 기계호흡에서 효과적으로 사용된다. 비침습양압환기에서 사용할 때는 대개 누출을 보상하기 위하여 보통보다는 높은 일회호

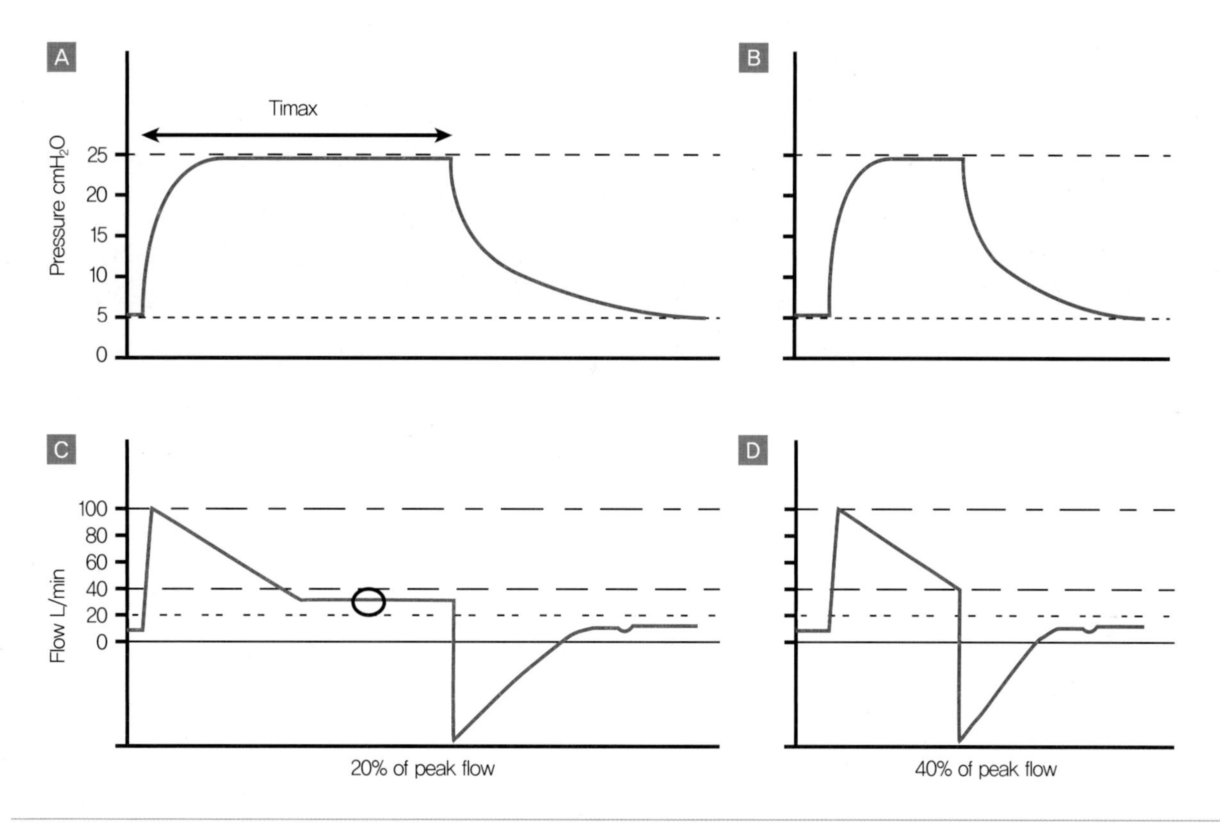

그림 22-1 비침습양압환기 치료 시 발생하는 누출에 대한 대처방안

PSV+PEEP 설정으로 비침습양압환기 시행 중에, 누출로 인해, 비정상으로 오래 지속되는 흡기가 최대흡기시간에 도달해서만 중단되는 경우(a, c)에, 호기유량민감도설정을 증가시켜서 누출이 있더라도 인공환기가 적절히 중단되도록 하는 설정을 보여주는 압력 및 유량곡선(b, d). 원으로 표시된 선이 흡기 시의 누출 유량곡선

흡량(12-15 mL/Kg)을 적용하는 것이 좋다. 침습 기계환기에서는 최대유속과 흡기시간의 설정이 환자의 호흡곤란과 호흡일에 미치는 중요성을 강조하면서도, 비침습양압환기에서는 이에 대한 적절한 주의가 기울여지지 않는 경우가 많다. 비침습양압환기에서는 최대유속과 흡기시간의 설정에 의해서 마스크에서의 최대압력의 변화가 더욱 심하게 나타난다. 환자의 편의를 위해서는 높은 최대유속이 필요하지만, 그 결과로 마스크에서의 최대압력과 누출이 증가하게 된다.

2. 압력목표환기 방식

압력목표환기 방식(pressure targeted ventilation mode)은 압력보조환기와 호기말양압을 병합하여 적용하는 것으로 비침습양압환기에서 가장 널리 사용되고 있는 방법이다.

여러가지 작은 터빈 형태의 인공호흡기들이 비침습양압환기에 적합한 형태로 사용되고 있으며, 대개는 압력보조를 제공하고 있다. 일반적으로 사용할 수 있는 압력은 8-12 cmH_2O 정도이다. 급성호흡기능상실, 급성호흡부전증후군에서는 8-12 cmH_2O 정도의 압력보조는 폐포환기를 호전 시키기에는 부족한 것으로 알려져 있다.

압력보조환기는 여러 가지 압력조절방식으로 사용이 가능하다. 압력보조의 증가율을 너무 느리게 설정하면, 압력보조가 너무 천천히 시행됨으로써 적절한 보조호흡을 제공하지 못하게 되며 따라서 호흡일이 증가한다. 그러나 압력보조의 크기 증가를 너무 빠르게 설정하면 호흡보조가 너무 빨리 종료됨으로써 일회호흡량이 적게 전달되는 문제가 나타나므로 적절한 압력보조율을 설정하는 것이 중요하다.

압력보조환기에서 직면하게 되는 특이한 문제는 누출이 있는 상태에서 어떻게 적절히 호흡을 종료시키느냐 하는 점이다. 압력보조환기에서는 흡기노력의 끝을 감지하여 흡기보조를 중단시키기 위하여 인공호흡기 내의 유량이 미리 설정된 범위까지 감소되기를 기다린다. 누출이 있는 경우에는(흔히 높은 마스크 압력이 동반됨), 누출이 앞에서 언급한 인공호흡기 내의 유량보다 높게 유지되기 때문에 흡기보조가 종료되지 않고 계속되며, 결국에는 최대흡기시간 제한이나 최대호기량 제한에 의해서 종료되게 된다. 이런 상황은 비침습양압환기에서 흔히 일어날 수 있는 일로서 환자의 인공호흡기 순응도에 큰 영향을 미치게 된다.

이러한 경우에는 마스크를 조절하여 누출을 줄이는 방법을 우선 시도할 수 있지만 효과가 없는 경우에는 몇 가지 해결방법이 있다.

하나는 호기유량민감도 설정(expiratory flow sensitivity setting)을 최대유속의 30-40% 이상으로 설정하면 누출이 있음에도 불구하고 적절히 흡기보조를 종료시킬 수 있다. 다른 방법은 압력보조환기 동안의 흡기시간을 1초 정도로 제한하거나 기계유발 압력조절환기(assisted pressure control ventilation)로 변경하는 것이다. 그 외에 압력보조 설정 자체를 낮게 설정하여 누출을 줄임으로써 해결하는 방법도 있지만 압력보조의 양을 감소시켜야 하기 때문에 제한이 따를 수도 있다(그림 22-1).

3. 비례보조환기

비례보조환기(proportional assist ventilation, PAV)에서는 환자가 호흡의 전 과정을 스스로 조절하기 때문에 용적, 압력, 호흡수의 설정이 필요 없다. 비례보조환기에서는 환자에 의해서 만들어지는 유량와 용적, 즉 환기노력을 기계가 감지하여 즉각적으로 이를 증폭시켜 주는 역할을 한다. 이러한 보조환기의 종료는 환자가 만들어내는 유량과 용적에 의해 결정된다. 가장 중요한 문제는 환자의 환기노력을 증폭시켜주는 정도(gain)를 적절히 조절하여, 과도한 용적과 압력의 발생을 방지하여 환자의 불편함을 야기하지 않도록 하는 것이다. 비례보조환기의 장점은 환자의 호흡양상의 즉각적인 변동과 시간경과에 따른 호흡요구량에 따라 적절히 조절될 수 있다는 점이다.

그러나 비침습양압환기에서는 두 가지 이유로 비례보조환기 사용에 주의하여야 한다. 첫째로 비례보조환기를 조절하기 위해서는 환자의 호흡역학을 측정할 수 있어야 하는데 비침습양압환기에서는 이러한 측정이 어렵다. 둘째로는 누출이 있을 때 비례보조환기에서는 이를 환자의 환기노력으로 간주하여 현저하게 적은 환기보조만을 제공하는 경우가 생길 수 있다. 따라서 임상적인 경험과 적절한 모니터가 필수적이다.

4. 비침습양압환기의 유발

비침습양압환기에서 사용되는 일차적인 방식은 보조환기 방식(assisted ventilation mode)이므로 사용되는 인공호흡기는 흡기노력의 시작을 감지할 수 있어야 한다. 이러한 작용이 인공호흡기의 유발(trigger)기능이다. 유발기능에는 유량유발(flow-triggering)과 압력유발(pressure-triggering)이 있는데 침습기계환기 중인 환자들의 경우 유량유발방식이 압력유발방식 보다 환자의 노력이 덜 필요한 것으로 알려져 있고, 비침습양압환기에서는 더욱 그러하다.

비침습양압환기의 유발설정에서 누출은 특별한 문제를 일으킬 수 있으며, 유발방식에 따라 다른 결과를 야기할 수 있다(그림 22-2). 호기말양압을 사용하고 있는 경우에 압력유발에서는 누출에 의해 압력의 감소가 나타나서 호기말양압의 유지가 일시적으로 되지 않으면

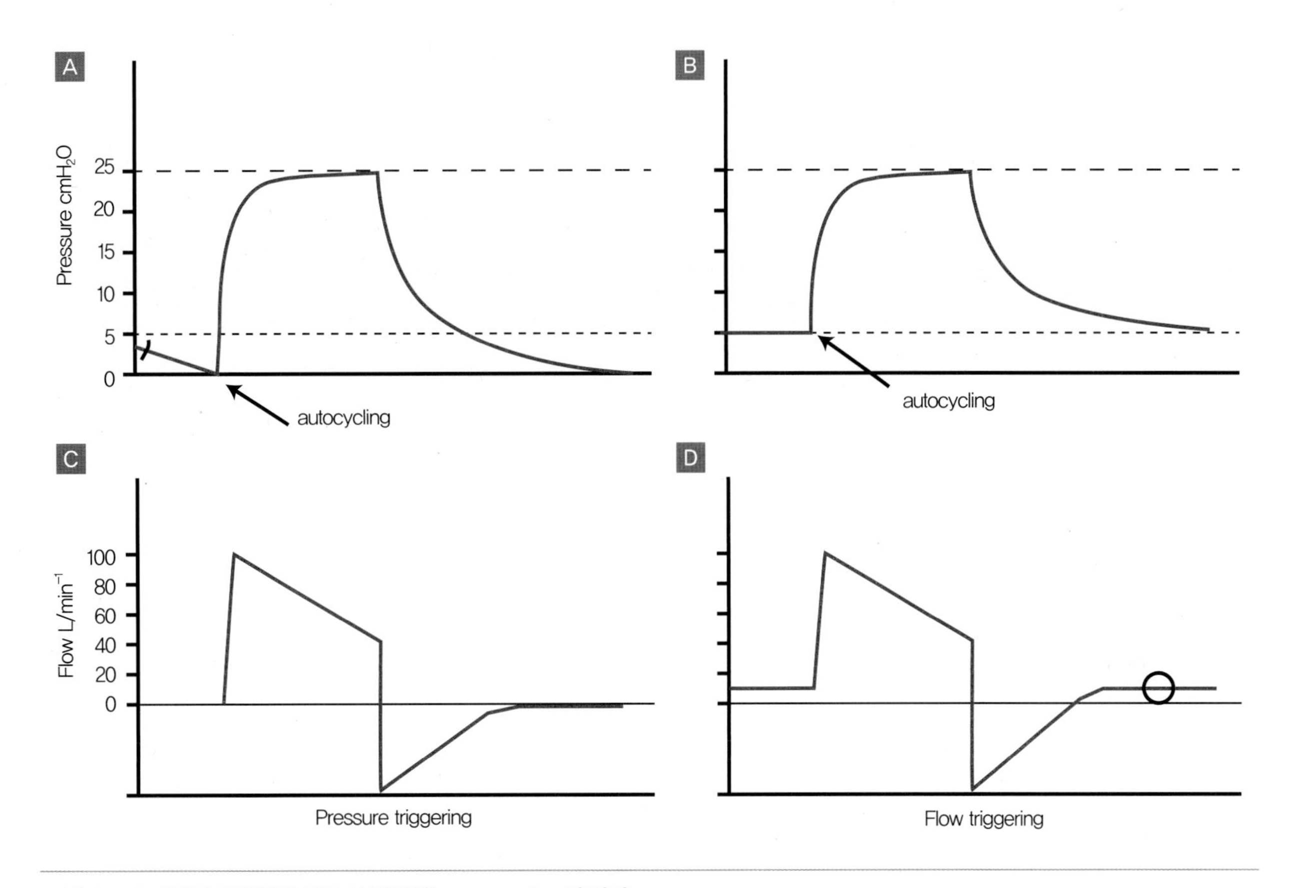

그림 22-2 비침습양압환기 치료 시 발생하는 autocycling의 기전

PSV+PEEP모드의 NPPV치료중, 압력유발 방식(a, c)과 유량유발방식(b, d)에 따라서 발생하는 autocycling을 보여주는 압력, 유량곡선

서 autocycling이 일어나며, 압력유발 민감도를 조절하면 autocycling은 막을 수 있지만 누출로 인한 호기말양압의 변동은 막을 수가 없다. 그러나 같은 상황에서 유량유발을 사용하고 있는 경우에는 누출에 의해 autocycling이 일어나는 경우에도 설정된 호기말양압은 유지되고 있으며, 유량유발 민감도의 조절로 autocycling을 방지할 수 있는 장점이 있다. 이러한 현상은 임상적으로는 쉽게 알아차리지는 못하지만 심각한 문제를 야기할 수도 있다.

5. 비침습양압환기에서의 호기말양압

호기말양압은 저산소 호흡부전에서 산소공급을 호전시키고 폐용적을 증가시킬 목적으로 사용되어 왔으나, 최근에는 만성폐쇄폐질환과 수면무호흡증후군에서 자가호기말양압(auto-positive end expirating pressure, auto-PEEP)을 상쇄시키거나 기도를 유지시킬 목적으로도 사용되고 있다. 또 다른 사용 이유는 비침습양압환기 용도로 사용되는 소형의 터빈 인공호흡기에서 충분한 호기 유량을 유지시킴으로써 호기 회로의 공기를 효과적으로 씻어내기 위한 목적도 있다. 호기말양압이 낮게 유지되는 경우에는 호기밸브가 없는 형태의 인공호흡기에서는 이산화탄소 재호흡이 야기될 수 있는 것으로 알려져 있다.

호기말양압적용의 가장 중요한 목적은 유발 시에 자가호기말양압을 극복하기 위해 필요한 환자의 노력을 최소화하는 것이다. 부연하면 자가호기말양압이 존재하는 경우에서 호기말양압의 사용으로 인해 인공호흡기가 환자의 흡기시도를 좀 더 짧은 시간 내에 감지함으로써 환자의 노력을 40-60% 정도 감소시킬 수 있다고 한다.

가능하면 실제 자가호기말양압을 측정하여 사용하는 것이 좋지만 실제로 비침습양압환기에서 측정하기는 어렵기 때문에 일반적으로 5 cmH_2O 미만의 호기말양압이 권장되고 있는데 그 이유는 만성폐쇄폐질환 환자에서의 자가호기말양압은 대개 0-5 cmH_2O 정도의 범위를 벗어나지 않는 것으로 알려져 있으며, 호기말양압을 과다하게 사용할수록 누출, autocycling과 환자-기계환기기 부조화의 가능성이 증가하기 때문이다.

Ⅱ 비침습양압환기의 적응증

1. 만성폐쇄폐질환의 급성악화

만성폐쇄폐질환의 급성악화 시 기존의 치료에 비침습양압환기를 추가로 적용하는 경우 호흡일의 감소, 가스교환 호전, 사망률 및 기관삽관율의 감소 등의 효과가 알려져 있다.

2. 급성폐부종

심장성폐부종 환자에서 호흡일의 증가는 폐유순도의 감소와 기도저항의 증가로 인한 것이다. 폐유순도의 감소는 가스교환을 악화시킨다. 늑막의 음압이 크게 변동함으로써 좌심실의 후부하가 증가한다. 따라서 심박출률이 감소하고 호흡근육으로의 산소공급이 감소하는 악순환을 야기시킨다. 비침습양압환기와 호기기도양압의 가장 중요한 혈류역학적 효과는 정맥환류를 감소시키는 것이다. 정상심장에서는 정맥환류의 감소로 인해 좌심실 전부하와 심박출률이 감소하는 효과를 보이지만, 심부전증에서는 심박출률을 증가시킬 수 있다.

이중기도양압환기(bilevel positive airway pressure, BiPAP)도 심장성폐부종 환자에서 시도되고 있는데 여러 연구들에서 효과를 보였지만, BiPAP군에서 지속기도양압(CPAP)군에 비해 급성심근경색의 빈도가 높은 것으로 보고되어(BiPAP 71%, CPAP 31%), 환자의 순응도와 사용의 편의를 고려하여 CPAP이 좀 더 선호되고 있는 추세이다.

3. 수술 후 발생한 호흡부전

흉부와 복부의 수술 후에 폐기능 및 동맥혈산소분압 등이 상당히 감소될 수 있으며, 이는 비침습양압환기의 적용으로 회복이 가능하다. 일부 연구에서 수술 후 발생한 저산소혈증호흡부전 환자를 대상으로 BiPAP, 호기말기도양압, 흡기말기도양압을 사용하여 1시간 내에 동맥혈산소분압의 호전 및 호흡수의 감소효과를 보였으며, 적용시간은 2시간에서 6일 정도를 사용하여 기관삽관을 피할 수 있었던 경우가 80% 정도에 이르는 좋은 효과를 보고하였다.

전향적 연구로서 폐절제술을 받은 19명의 저산소혈증 호흡부전 환자를 대상으로 BiPAP과 일반적인 치료를 적용 하여 비교한 결과 비침습양압환기군에서 동맥혈산소분압이 개선되었고 사강호흡률이 유의하게 감소하였다.

4. 외상환자의 호흡부전

외상환자에서는 폐용적, 폐유순도의 감소 및 제한성 환기장애 등의 호흡기합병증의 빈도가 높다. 침습적 기계환기를 시행하고 있던 외상환자들에서 침습적 기계환기를 계속하는 경우와 마스크를 이용한 BiPAP을 적용한 경우에 가스교환과 호흡패턴의 호전에 차이가 없으나, 비침습양압환기를 시행한 경우에는 40%의 환자에서 다시 기관삽관이 필요하였으며, 다시 기관삽관을 시행한 환자에서는 침습적 기계환기를 계속 시행하여도 사망률이 높다는 보고가 있어 비침습양압환기의 적용에 신중을 기하는 것이 권장된다.

표 22-3 비침습양압환기의 성공예측인자

비침습양압환기의 성공예측인자
젊은 나이
질환중등도가 낮은 경우(APACHE score)
치료에 협조가 가능한 경우; 신경학적 상태가 좋은 경우
인공호흡기의 작동에 잘 적응할 수 있는 경우
공기누출이 적은 경우, 치아상태가 적절하여 공기누출의 가능성이 적을 경우
과도하지 않은 고이산화탄소혈증인 경우($PaCO_2$ > 45 mmHg, < 92 mmHg)
과도하지 않은 산증(pH <7.35, > 7.10)
환기시작 2시간 내에 동맥혈가스검사, 심박수, 호흡수가 호전되는 경우

표 22-4 비침습양압환기의 금기증

비침습양압환기의 금기증
안면부 손상/화상
안면, 상기도, 상부위장관 수술 최근 시행
상기도의 고정형 폐쇄
기도보호가 불가능한 경우
생명을 위협하는 심한 저산소증
혈류역학적 불안정상태
중증 동반질환상태
의식저하상태
의식착란/초조상태
구토
장관폐색
다량의 호흡기분비물이 있는 경우
치료되지 않은 기흉

표 22-5 비침습양압환기의 중지기준

비침습양압환기의 중지기준
기관삽관 필요 시
심폐정지
혼미상태
기도분비물 배출 불가능 시
기도보호가 필요할 시
치료에도 불구하고 가스교환 및 호흡곤란 호전없을 때
혈류역학적 불안정성, 심실허혈 또는 심실성 부정맥 발생 시
마스크를 견디지 못할 때
저산소증으로 초조상태에 있는 환자에서 치료 시작 후 30분 내 의식상태 호전이 없을 때

5. 중증 지역사회 폐렴의 호흡부전

중환자실 입원을 요하는 중증 지역사회폐렴 환자의 사망률은 22-54%에 달하며, 저산소혈증호흡부전이 발생하여 기계환기를 받아야 하는 경우는 58-87%에 이른다. 이런 경우에 비침습양압환기의 효과에 대해서는 여러 상반된 결과가 발표되고 있다. 최근의 다기관 무작위 배정 연구에서 저산소혈증호흡부전을 동반한 심한 지역사회폐렴 환자들을 대상으로 하여 비침습양압환기와 일반적인 내과치료의 효과를 비교하였다. 이 연구에서 비침습양압환기는 안전하고, 환자의 순응도도 좋았으며, 호흡수의 감소 및 기관삽관의 빈도를 일반적인 치료에 비해 유의하게 줄일 수 있었고(21% vs 50%, p=0.03), 중환자실 입원기간도 단축이 가능하였다(1.8±0.7 vs 6±1.8일, p=0.04). 추가분석에서 비침습양압환기는 특히 만성폐쇄폐질환 환자에서 발생한 지역사회폐렴에서 좋은 효과를 보였다.

그러므로 경증의 지역사회폐렴 환자에서, 기관삽관을 피할 수 있는 효과적인 방법이고, 특히 만성폐쇄폐질환이 있던 환자에서 발생한 지역사회폐렴에 효과적이며, 기도분비물의 제거가 쉬운 환자들에서 적용할 경우 효과를 볼 수 있을 가능성이 있다고 여겨지고 있다.

6. 급성호흡곤란증후군

급성호흡곤란증후군에서 비침습양압환기를 적용한 연구는 드물다. Antonelli 등은 무작위 배정 연구에서 급성호흡곤란증후군 환자 중 초기에 비침습양압환기를 시도했던 치료군에서 기관삽관의 비율이 40%였고, 사망률이 35%였다는 결과를 보고하였다. 따라서 혈역학이 안정되어 있고 감시가 가능하며 기관삽관을 신속히 시행할 수 있는 제한된 환자에서는 비침습양압환기를 시도해 볼 수 있

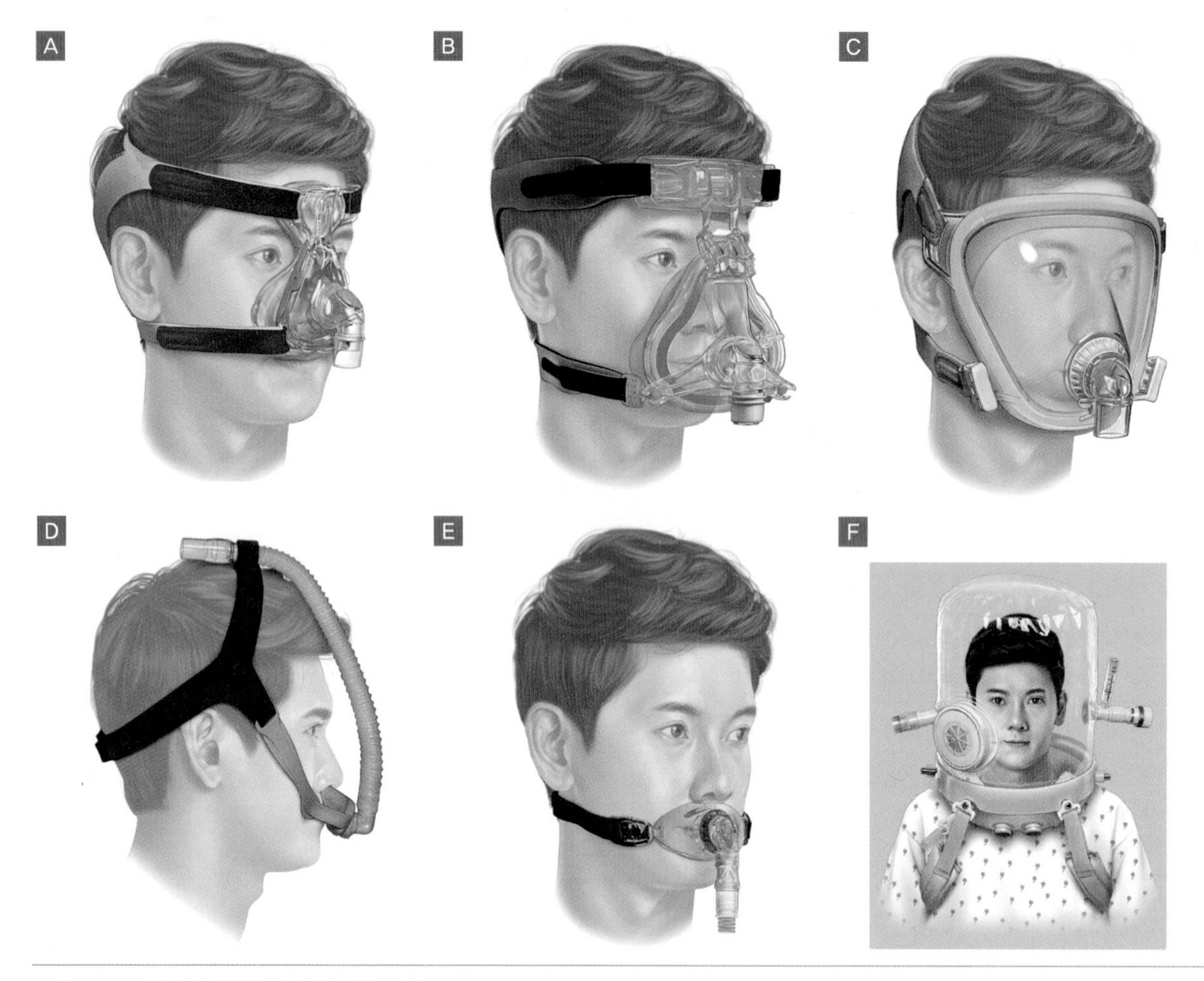

그림 22-3 비침습양압환기에 사용하는 마스크

A) 비강 마스크, B) 구비강 마스크, C) 전체 얼굴 마스크, D) 비강 필로우, E) 마우스피스, F) 헬멧형

으나 그 외의 경우, 특히 심한 급성호흡기능상실, 급성호흡부전에서는 초기부터 침습적 기계환기치료를 시작하는 것이 안전하다.

Ⅲ 비침습양압환기법의 성공예측인자, 금기증 및 중단기준

비침습양압환기에 대한 연구결과들은 거의 대부분 비침습양압환기의 사용 편의성이나, 적응증, 효과에 대하여 치우쳐 있고, 비침습양압환기 적용의 실패를 예견할 수 있는 예측인자에 대한 연구는 별로 없으나, 만성폐쇄폐질환 환자를 대상으로 한 연구들을 종합하면, 심한 동반질환이 있는 경우, 환자가 불안해하거나 급성뇌증이 있는 경우, 비침습양압환기 적용 후에도 가스교환의 호전이 없는 경우, 기도분비물이 과다한 경우 및 누출이 심한 경우에 비침습양압환기 사용을 피하는 것이 좋으며, 특히 혈역학 소견이 불안정한 경우, 또는 혼수나 연하장애로 인해 기관삽관이 필요한 경우는 사용하지 않는 것이 좋다.

심한 저산소증이 있거나(PaO_2/FiO_2 ratio가 60이하), 표준체중보다 2배 이상의 심한 비만, 불안정협심증, 급성심근경색 등의 환자에서 사용할 때는 경험이 풍부한 경우에

표 22-6 비강 및 구비강 마스크의 장점 및 단점

마스크형태	장점	단점
비강마스크	• 흡인위험 감소 • 분비물 배출 용이 • 폐쇄공포증 위험성 낮음 • 발성 용이 • 구강 섭취 가능 • 마스크 조절 용이 • 생리학적 사강 적음	• 구강 통한 공기누출 • 비강 통한 저항증가 • 비강 폐쇄 시 효율감소 • 비강 자극 및 분비증가 • 구강 건조
구비강마스크	• 구강 공기누출 감소 • 급성기에 구강 호흡을 주로하고 있는 환자에서 효과적	• 생리적 사강 증가 • 폐쇄공포증 유발 • 흡인위험 증가 • 발성 및 구강 섭취 어려움 • 기계환기기 작동 이상 시 질식위험

표 22-7 비침습양압환기 개시 프로토콜

1. 적절한 모니터가 가능한 장소에서 시작한다.
2. 환자는 침대나 의자에서 상체를 30도 이상 거상시킨 상태로 시작한다.
3. 마스크를 선택하고 환자에게 잘 맞는지 착용시켜 본다.
4. 적절한 비침습적 양압환기 장치를 선택하여 준비한다.
5. 헤드기어를 환자에게 씌우고, 끈의 장력을 적절히 조절한다(손가락 1–2개 들어갈 수 있을 정도의 장력으로 맞춘다).
6. 마스크에 기계환기기를 연결하고 작동을 시작한다.
7. 처음에는 자가 유발 방식의 낮은 압력 또는 용적보조로 시작한다(압력보조의 경우 흡기압력 8–12 cmH_2O 및 호기압력 3–5 cmH_2O로 시작하고, 용적보조인 경우 10 mL/kg으로 시작한다).
8. 점진적으로 흡기압력(10–20 cmH_2O) 또는 용적보조(10–15 mL/kg)를 증가시켜 호흡곤란, 빠른 호흡수, 환자–기계환기기 동조가 호전되는지 관찰한다.
9. 산소포화도가 90% 이상 유지될 수 있도록 필요 시에는 산소를 투여한다.
10. 공기누출 여부를 확인하고 끈의 장력을 필요 시 조절한다.
11. 필요 시 가습장치를 추가한다.
12. 초조해하는 환자는 약간의 진정치료를 고려한다.
13. 환자를 격려해주면서, 자주 상태를 점검하고 필요한 조정을 한다.
14. 1–2시간 내에 동맥혈가스검사를 시행하고 추후에는 필요한 간격으로 검사를 시행하면서 관찰한다.

만 조심스럽게 사용하는 것이 좋다.

일반적인 비침습양압환기의 성공예측인자(표 22-3), 금기증(표 22-4), 중지 기준(표 22-5)을 감안하여 사용하는 것이 중요하다.

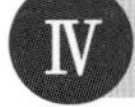

Ⅳ 비침습양압환기의 실제적용

1. 비침습양압환기에 사용되는 마스크

환자에게 사용되는 마스크는 비강마스크나 구비강마스크가 가장 많이 사용되며 그 외 콧속에 끼우는 비강 필

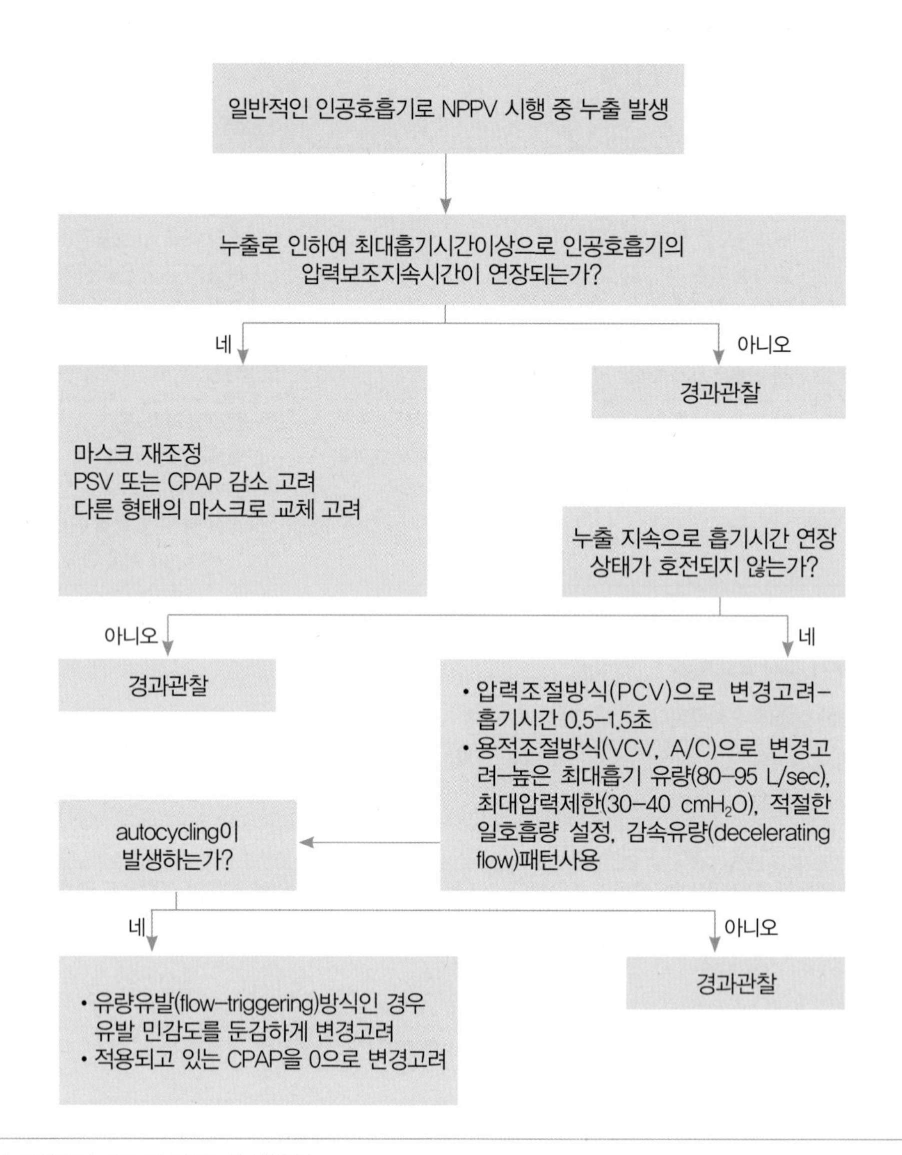

그림 22-4 비침습양압환기 적용 시 공기누출 대응법

로우(nasal pillow), 입에 무는 형태의 마우스피스 및 헬멧형이 있다(그림 22-3). 비침습양압환기를 적용할 때 가장 많이 사용되는 마스크는 비강마스크와 구비강마스크이며 그 장단점은 표 22-6에 기술되어 있다.

2. 비침습양압환기의 실제 적용순서

비침습양압환기를 실제 환자에 적용 시에는 적절한 절차를 거쳐서 적용하고 문제가 발생하는지 주의 깊게 평가를 시행하여야 한다(표 22-7).

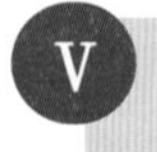

V 비침습양압환기법의 합병증과 이에 대한 대처법

비침습 양압환기의 실패율은 7-42%로 보고되고 있으며, 그 원인은 임상적 악화, 마스크 적응실패, 공기누출 및 비동조 등이다. 비침습 환기법의 가장 중요한 합병증인 누출에 대한 대책은 그림 22-4에 요약되어 있다. 최근에는 마스크의 향상과 새로운 환기기의 도입으로 마스크 착용감, 공기누출 대처 및 환자와 환기기 간의 동조 등이 향상되고 있어 향후 비침습 환기법의 임상성공률이 호전될 것으로 예측된다.

참고문헌

1. Antonelli M, Conti G, Bufi M, et al. Noninvasive ventilation for treatment of acute respiratory failure in patients undergoing solid organ transplantation:a randomized trial. JAMA 2000;283:235-41.
2. Antonelli M, Conti G, Rocco M, et al. A Comparison of Noninvasive Positive-Pressure Ventilation and Conventional Mechanical Ventilation in Patients With Acute Respiratory Failure. N Engl J Med 1998;339:429-35.
3. Aslanian P, El Atrous S, Isabey D, et al. Effects of Flow Triggering on Breathing Effort During Partial Ventilatory Support. Am J Respir Crit Care Med 1998;157:135-43.
4. Brochard L, Isabey D, Piquet J, et al. Reversal of acute exacerbations of chronic obstructive lung disease by inspiratory assistance with a face mask. N Engl J Med 1990;323:1523-30.
5. Confalonieri M, Potena A, Carbone G, et al. Acute respiratory failure in patients with severe community-acquired pneumonia. A prospective randomized evaluation of noninvasive ventilation. Am J Respir Crit Care Med 1999;160:1585-91.
6. Covelli HD, Weled BJ, Beekman JF. Efficacy of continuous positive airway pressure administered by face mask. Chest 1982;81:147-50.
7. Ferguson GT, Gilmartin M. CO2 rebreathing during BiPAP ventilatory assistance. Am J Respir Crit Care Med 1995;151:1126-35.
8. Girault C, Richard JC, Chevron V, et al. Comparative physiologic effects of noninvasive assist-control and pressure support ventilation in acute hypercapnic respiratory failure. Chest 1997;111:1639-48.
9. Jounieaux V, Aubert G, Dury M, et al. Effects of nasal positive-pressure hyperventilation on the glottis in normal sleeping subjects. J Appl Physiol 1995;79:186-93.
10. Lofaso F, Aslanian P, Richard JC, et al. Expiratory valves used for home devices: experimental and clinical comparison. Eur Respir J 1998;11:1382-8.
11. Meduri GU, Fox RC, Abou-Shala N, et al. Noninvasive mechanical ventilation via face mask in patients with acute respiratory failure who refused endotracheal intubation. Crit Care Med 1994;22:1584-90.
12. Meecham Jones DJ, Paul EA, Jones PW, et al. Nasal pressure support ventilation plus oxygen compared with oxygen therapy alone in hypercapnic COPD. Am J Respir Crit Care Med 1995;152:538-44.
13. Mehta S, Jay GD, Woolard RH, et al. Randomized, prospective trial of bilevel versus continuous positive airway pressure in acute pulmonary edema. Crit Care Med 1997;25:620-8.

14. Patrick W, Webster K, Ludwig L, et al. Noninvasive positivepressure ventilation in acute respiratory distress without prior chronic respiratory failure. Am J Respir Crit Care Med 1996;153:1005-11.

15. Petrof BJ, Legaré M, Goldberg P, et al. Continuous positive airway pressure reduces work of breathing and dyspnea during weaning from mechanical ventilation in severe chronic obstructive pulmonary disease. Am Rev Respir Dis 1990;141:281-9.

중환자의학

23

CRITICAL CARE MEDICINE

기계환기 감시

김제형

I 신체 평가

기계환기 시 비대칭적 흉부 운동은(좌 혹은 우측 주기관지로의) 기관지 삽관(bronchial intubation), 기흉, 무기폐 등에서 관찰될 수 있다. 역설적 흉부 운동(paradoxical chest motion)은 동요가슴(frail chest)이나 호흡근 부전에서 발생하고, 흉부의 뒤당김(retraction)은 흡기 유속이나 유발 민감도(trigger sensitivity)의 부적절 또는 기도막힘에 의해서 발생한다. 기계환기기 설정이 적절하지 않거나, 환자가 진정이나 진통을 필요로 하는 경우에는 환자-기계환기기 부조화가 발생할 수 있다. 환자의 호흡수가 유발 빈도(trigger rate)보다 높을 경우에는 내인성호기말양압(intrinsic positive end-expiratory pressure, intrinsic PEEP)의 발생을 의심해야 한다. 기관 위치의 촉진은 기흉의 진단에 도움이 되며, 비빔소리(crepitation)는 피부밑공기증(subcutaneous emphysema)의 발생을 의미한다. 타진에서 일측성 과공명은 기흉을, 청진에서 일측성 호흡음의 감소는 기관지 삽관, 기흉, 무기폐 및 흉수를 의미한다. 기관 위에서 흡기말에 끼익하는 공기가 새는 소리는 인공기도 커프의 공기 부족으로 인한 가스 누출(leak)이 있을 때 들린다.

II 기계환기기 알람

기계환기기는 공압시스템과 전자기계시스템에 의해 작동되며, 오작동에 대한 알람 기능이 내장되어 있다. 기계환기기의 작동 오류는 매우 심각한 합병증을 유발하거나 치명적일 수 있으므로, 즉각적인 인지가 필요하며, 기계환기기를 교체해야 하는 경우도 있다. 기계환기기 자체의 문제가 아닌 환자 혹은 환자와 기계환기기 간의 문제에 의해서 발생하는 알람은 의료진이 설정할 수 있다.

1. 고기도내압 또는 저기도내압 알람

고기도내압 알람은 써킷 또는 기도저항의 증가 및 폐탄성의 감소로 일회호흡량에 의한 압력이 설정된 기준를 초과할 때 발생한다. 기도내압 증가는 기관내관의 꼬임, 환자가 기관내관을 깨물거나 기도 내 분비물의 증가, 기관지 경련 등에 의한 기도내 압력의 상승 등으로 발생한다. 써킷에 응축수가 고이거나 환자-기계환기기 부조화에 의해서도 기도내압이 상승할 수 있다. 긴장기흉, 심한 폐부종, 기관지 삽관, 환자의 기계환기기에 대한 저항 등으로 인해 호흡기계 탄성이 감소되는 경우에도 고기도내압 알람이 발생할 수 있다.

저기도내압 알람은 기도 내 압력이 설정된 기준 아래로 감소할 때 발생한다. 써킷의 분리, 인공기도 커프와 기관 내벽 사이의 누출, 써킷의 누출, 배출 밸브의 결함 등으로 발생할 수 있으며, 기계환기기에서 공급되는 가스의 최고 유량이 불충분할 경우, 환자의 흡기노력을 기계환기기가 적절히 인식하지 못하거나 환자-기계환기기 부조화 등에 의해서 발생할 수 있다.

2. 고호흡수 또는 저호흡수 알람

환자의 호흡수 증가는 기계환기기의 고장이나 가스 누출 등으로 인해 호흡보조가 적절하지 않을 때 발생한다. 저산소혈증과 고탄산혈증 또는 대사성 산증에서 호흡수가 증가할 수 있으며, 통증이나 불안, 호흡근의 피로에 의해서 증가할 수 있다. 기계환기기에서 환자의 자발호흡 시작을 인식하는 유발 민감도가 낮을 경우에도 호흡수가 증가할 수 있다. 환자의 중추신경계 이상은 고호흡이나 저호흡을 유발할 수 있으며, 자발호흡이 없거나 과도하게 진정된 경우에도 저호흡수 알람이 발생할 수 있다.

3. 일회호흡량 알람

저호흡량 알람은 인공기도 커프와 기관 내벽 사이에서 가스의 누출이 있을 때 흔하게 발생한다. 흉관이 삽입되어 있을 경우, 흉관을 통한 공기의 누출로 인해 저호흡량 알람이 발생할 수 있다. 자발호흡이 허용되는 기계환기양식에서 환자의 호흡이 빠르고 얕거나 일회호흡량이 적은 경우에도 발생할 수 있다. 압력조절환기에서는 환자의 폐탄성도가 감소할 경우에는 저호흡량 알람이, 폐탄성도가 증가할 경우 고호흡량 알람이 발생할 수 있다.

4. 뒷받침무호흡 알람

고장으로 기계환기기가 작동하지 않을 때 활성화되는 안전장치이며, 정해진 시간 이상 환자의 무호흡이 발생할 경우 활성화된다.

Ⅲ 폐 및 흉벽 역학의 감시

1. 호흡기계 순응도

기계환기 중 호흡기계 순응도 감시는 폐의 과다굳음 정도를 측정하는 데 있어서 중요하다. 자발호흡이 없는 수동적 기계환기 양식이 적용된 환자에서 흡기말중지조작(end-inspiratory hold maneuver)으로 측정할 수 있으며, 정상은 60-100 mL/cmH_2O이다. 폐렴, 폐부종, 폐섬유화를 동반한 만성폐질환 등의 폐실질 질환에서 감소되며, 무기폐, 폐부종, 급성호흡곤란증후군, 긴장성 기흉 등의 급성 상태에서 급격히 감소된다. 급성호흡곤란증후군에서는 25-30 mL/cmH_2O 미만으로 감소할 수 있다.

2. 흉벽 유순도

흉벽 또는 복부 병리가 기계환기 중의 압력-용적 관계에 영향을 미칠 수 있다. 흉수나 복수는 기계환기 중의 환자들에서 기도압력를 증가시킬 수 있다. 기도압력의 증가로 폐손상의 위험이 높은 환자들에서 흉벽 유순도는 식도나 방광의 압력을 통해서 측정하거나 감시할 수 있다.

3. 저항

기계환기 중의 환자에서 기도, 폐, 흉벽 및 총 호흡기계 저항을 계산할 수 있다. 기도저항의 증가는 적은 직경의 인공기도, 인공기도의 폐쇄 및 깨묾, 기관지연축, 기도 점막 부종, 기도 분비물의 증가, 기도폐쇄 및 흡기 유속의 증가 등에서 발생할 수 있다. 기도저항은 기관지확장제, 기도 분비물의 흡인, 흡기 유속의 감소 등으로 낮출 수 있다.

4. 최고기도압(Peak airway pressure) 및 고원압(Plateau pressure)

최고기도압력은 기계환기 중에 기도에 형성되는 최고 압력으로, 50-60 cmH_2O 보다 높을 경우 압력손상의 위험이 증가하고 저혈압이 발생할 수 있다. 최고기도압력의 증가는 폐 및 흉벽 유순도의 감소로 저항이 증가해서 발생한다. 고원압은 흡기말 압력으로 기계환기로 인한 폐손상을 예방하기 위해 30 cmH_2O가 넘지 않도록 한다(21장, 그림 21-9 참조).

5. 내인호기말양압(Intrinsic PEEP) 및 자가호기말양압(Auto-PEEP)

호기말양압은 호기말에 기도에 유지되는 압력으로, 기계환기기에서 설정된 외인호기말양압(extrinsic PEEP)보다 높은 폐포 압력을 내인호기말양압 또는 자가호기말양압이라고 한다. 폐쇄성 기도질환으로 기계환기 중인 환자에서는 폐포의 비균질한 호기로 인해 내인호기말양압이 상대적으로 낮은 분당환기량에서도 발생할 수 있으며, 급성호흡곤란증후군 환자에서는 높은 분당환기량에서 흔하게 발생한다. 내인호기말양압은 평균 폐포압력을 상승시켜 혈역학적 부작용과 압력손상을 유발할 수 있다. 또한, 유발 민감도에 영향을 미쳐 유발실패를 초래할 수 있다. 내인호기말양압은 기계환기기 파형에서 호기말에도 유량이 지속될 경우에 의심할 수 있으며, 호기말중지조작(end-expiratory hold maneuver)을 이용해서 측정할 수 있다.

6. 평균기도압(Mean airway pressure)

평균기도압은 전체 환기 주기 동안의 평균 기도 압력으로, 관류(perfusion)가 적절한 상황에서 산소섭취(oxygenation)와 상관이 있는 평균 폐용적과 연관되어 있다. 평균기도압이 증가하면, 동맥혈내 산소분압이 개선되지만, 정맥 환류(venous return)가 감소로 혈압이 떨어질 수 있다. 평균기도압은 일회호흡량, 분당 호흡수, 흡기호기비율, 호기말양압 등에 의해 영향을 받으며, 이들을 조정함으로써 변화시킬 수 있다.

7. 구동압(Driving pressure)

구동압은 일회환기량을 기능성폐용적으로 보정한 것으로, 고원압과 외인호기말양압의 차이이다(plateau pressure-extrinsic PEEP). 내인호기말양압이 형성되어 있을 경우에는, 고원압과 총 호기말양압(total PEEP=extrinsic PEEP+intrinsic PEEP)의 차이이다. 급성호흡곤란증후군 환자에서 구동압의 증가가 환자의 사망률과 연관이 있어, 15 cmH_2O 이상 넘지 않도록 감시하는 것이 중요하다.

Ⅳ 기계환기기 파형 감시

1. 유발 부조화

1) 유발실패

환자의 흡기 시도 노력 감지는 설정한 유량이나 압력에 근거한다. 유발실패(missed trigger)는 환자의 흡기 시도가 기계환기기에 의해 감지되지 못하는 것으로, 자발호흡을 허용하는 기계환기 양식에서 관찰할 수 있다. 유발 민감도가 부적절한 경우, 호흡근 약화, 호흡구동(respiratory drive) 약화, 폐의 동적과팽창(dynamic hyperinflation) 등에 의해 발생할 수 있다. 유발실패는 호기기류 파형 또는 기도압력 파형을 관찰함으로써 파악할 수 있으며, 호기기류 파형에서 더 잘 관찰된다.

호기기류 파형에서 위로 향하는 굴곡(positive deflection)이 일어나지만 기계환기기에 의한 호흡이 발생하지 않을 때 알 수 있다(그림 23-1). 내인호기말양압이 발생한 상황에서는 환자의 흡기 노력이 내인호기말양압에

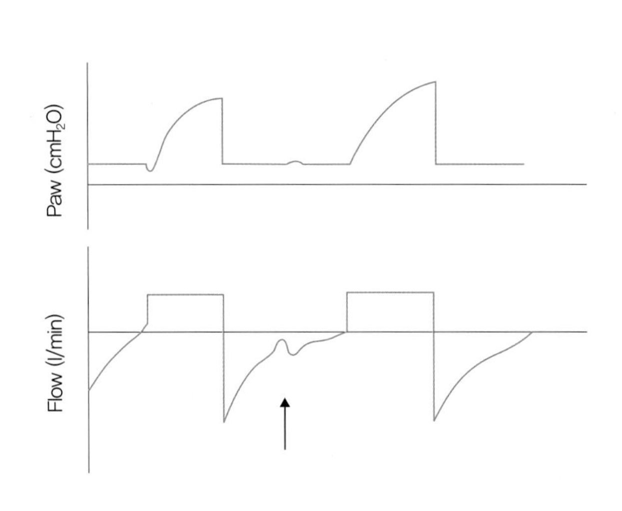

그림 23-1 SIMV동안 유량과 압력 파형

화살표: 환자의 흡기 시도가 있으나 기계환기기에 의해 감지되지 못해 기계호흡이 일어나지 않는 경우

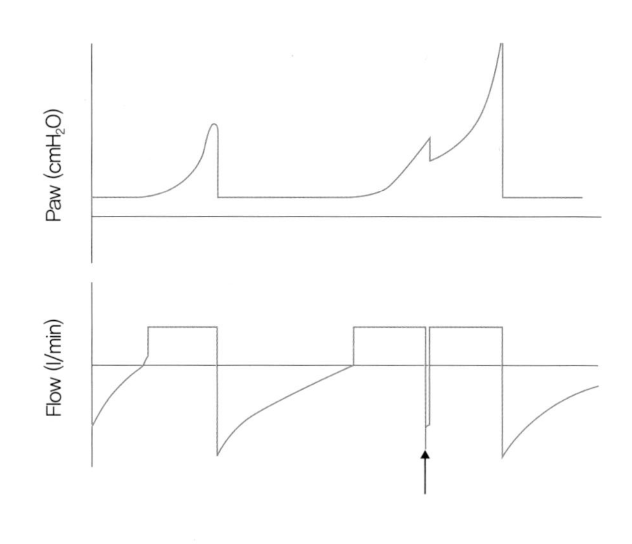

그림 23-2 흡기유량이 부족하여 발생하는 이중 유발

설정된 유량이 부족한 경우 이중 유발을 유발할 수 있으며 압력 곡선이 오목하게 증가한다. 이중 유발에 의해 두 번째 호흡이 일어나고 최고기도압과 호흡량의 증가를 일으켜 압력손상 또는 용적손상을 일으킬 수 있다. 화살표: 이중유발

의해 발생하는 압력를 추가로 극복해야 해서 유발실패가 자주 발생할 수 있으며, 이 경우 환자의 호흡일이 현저히 증가한다. 만성폐쇄폐질환 환자에서 내인호기말양압은 유발실패의 흔한 원인이며, 유발 민감도를 최고로 증가시켜도 해결되지 않는 경우가 많다. 이 경우 외인호기말양압을 적용하여 호흡회로와 환자의 폐내 압력차이를 감소시켜 유발실패를 줄일 수 있는데, 유발실패가 현저히 감소될 때까지 호기말양압을 점진적으로 증가시키는 방법을 시도할 수 있다. 만성폐쇄폐질환에서 일회호흡량 증가는 폐의 동적과팽창과 내인호기말양압을 증가시켜 유발 부조화를 증가시킬 수 있다.

2) 이중유발

이중유발(double-triggering)은 기계환기기에 의해 제공된 일회호흡량의 호기가 완전히 끝나기 전에 환자의 흡기 노력에 의해 두 번째 호흡이 발생하는 것으로, 환자의 호흡조절중추에서 유도되는 흡기시간보다 기계환기기의 흡기시간이 짧을 때 발생한다(그림 23-2). 두 번째 공급된 호흡은 최고기도압을 증가시켜, 폐의 압력손상 또는 용적손상을 일으킬 수 있다. 환자의 흡기 요구나 노력이 설정된 가스 용적이나 유량을 초과할 때 발생하며, 임상적으로 설정된 일회호흡량이 적고 기계환기기의 흡기시간이 짧을 때, 또는 흡기 유량이 적을 때 발생할 수 있다. 한숨(sigh), 기침과 관련된 호흡 노력 때도 발생할 수 있는데, 임상적으로 큰 문제가 되지 않으나, 일시적으로 기계환기기 호흡회로와 환자를 분리시킴으로써 해결할 수 있다. 하지만 설정된 유량이나 용적이 적을 경우는 위에서 언급한 합병증이 발생 가능하므로 즉각적인 조치가 필요하다.

3) 자가유발

자가유발(auto-triggering)은 기계환기기에서 설정된 호흡수나 환자의 흡기노력과 상관없이 흡기가 발생하는 경우이다. 기계환기기 호흡회로에서의 가스 누출 및 물 고임, 커프 또는 삽입된 흉관으로의 가스 누출, 심인성 진동(cardiogenic oscillation), 유발민감도가 너무 민감한 경우에 발생할 수 있다. 심인성 진동에 의한 자가유발은 심장의 일회 박출량이 크고 정상호흡역학을 가진 환자에서 발생

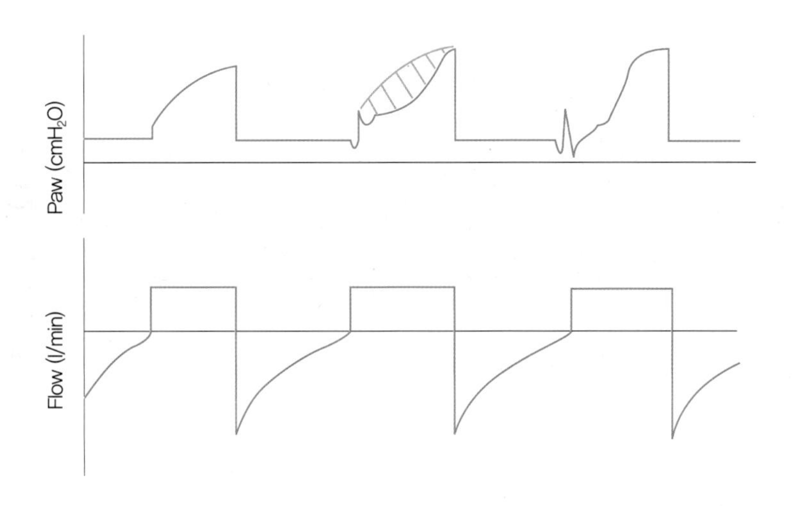

그림 23-3 호흡요구량에 따른 기도압 파형

유량이 고정된 용적조절환기 방식에서 환자의 요구량보다 흡기유량이 부족할 경우 기도압 파형에서 기도압 증가가 오목하게 증가한다(두 번째와 세 번째 호흡). 빗금 부분은 환자가 감당하는 압력-시간일(pressure-time product)을 나타낸다.

할 수 있으며, 유량유발(flow-triggering)에서 더 잘 발생한다. 자가유발은 호흡성 알칼리증과 내인호기말양압을 악화시킬 수 있다. 임상적으로 자가유발이 의심될 경우에는 호흡회로를 분리한 후, 환자의 실제 호흡수를 관찰하는 것이 도움이 될 수 있다. 유발민감도가 과도하게 둔감하도록 설정된 경우에는 기계환기기 호흡 유발이 어렵고 환자의 호흡일을 증가시킨다.

2. 유량 부조화

유량 부조화(flow asynchrony)는 기계환기기의 유량이 환자의 흡기 유량을 충족시키지 못하는 경우에 발생한다. 유량이 고정되는 용적조절환기 방식과 유량이 변화하는 압력조절환기 방식으로 나누어 고려해 볼 수 있다.

1) 용적조절환기 방식

유량이 고정되는 용적조절환기에서 흡기 유량이 환자의 요구량보다 부족할 경우 발생하며, 호흡일을 증가시키고 불편감을 준다. 파형에서는 환자 기도압의 증가가 오목하게 나타난다(그림 23-3). 환자의 호흡요구량을 증가시키는 발열, 통증, 불안, 산증 등을 교정해야 하고, 흡기 유속(inspiratory flow rate)를 증가시켜 파형이 완전 수동호흡(passive ventilation) 파형과 유사하게 변화하는지 확인하고 환자가 편안한지 관찰해야 한다. 흡기유량이 과도한 경우에는 압력-시간곡선이 빠르게 최고기도압에 도달한다.

2) 압력조절환기 방식

압력조절환기에서 흡기유속은 고정되지 않고 설정한 흡기압, 환자의 흡기노력, 호흡기계의 탄성과 저항에 따라 변화한다. 유량 부조화와 관련된 설정변수는 최고흡기유속 또는 설정한 흡기압에 도달하는 시간을 결정하는 증가시간(rise time)이다. 호흡 요구가 큰 환자에서는 빠른 초기 유량이 환자와 기계환기기와의 조화에 유리하고, 호흡 요구가 매우 약한 환자에서는 증가시간을 느리게 하는 것이 조화에 유리하다. 증가시간이 너무 빠른 경우 기도압력-시간곡선에서 오버슛(overshoot)이 나타나며, 환자에게 불편감을 주고 압력증가 혹은 유량종료기준(flow termination)에 빠르게 도달하여 발생하는 조기호흡종료가 나타날 수 있다.

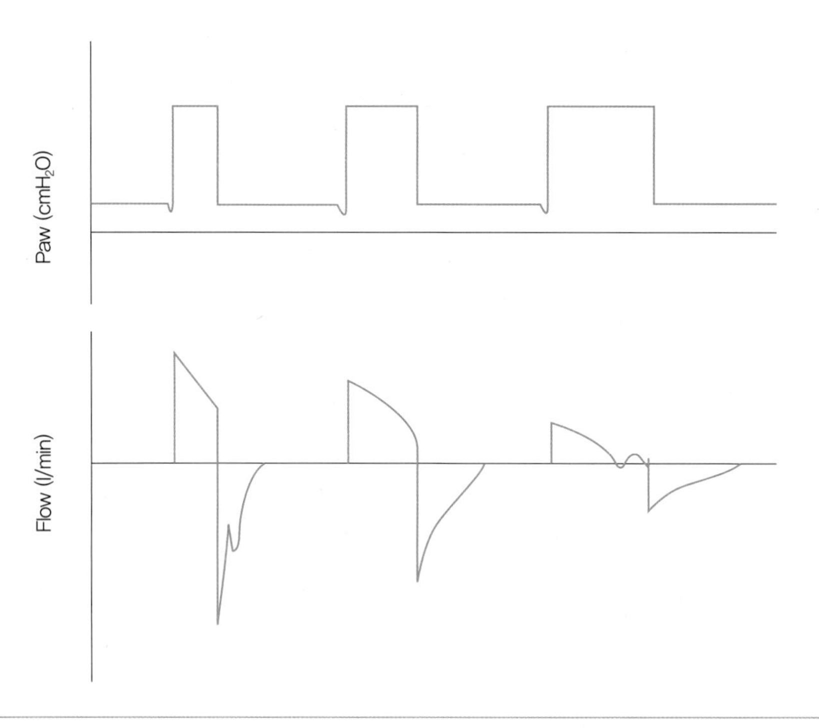

그림 23-4 압력보조환기에서 호흡종료 부조화
첫 번째 호흡은 기계환기기 흡기시간이 조기에 종료되는 경우로 호기에 환자의 흡기노력이 지속되고 있음을 보여준다. 세 번째 호흡은 반대의 경우로 기계환기기 흡기 지속 시간이 환자의 흡기시간보다 긴 경우이다.

3. 호흡종료 부조화

1) 조기종결

조기종결(premature termination)는 기계환기기 흡기시간이 환자의 신경에 의해 조절되는 흡기시간보다 조기에 종료하는 경우이다. 압력조절방식이나 용적조절방식에서는 의료진이 흡기시간을 직접 조절할 수 있다. 압력보조방식에 있어서는 보조하는 압력이 낮거나 흡기 종료 유량의 백분율이 높을 경우에 발생한다. 때때로 기계환기기 흡기 종료 후 계속되는 환자의 흡기 노력에 의해 이중유발(double triggering)이 발생할 수 있다.

2) 종료 연장

종료 연장(delayed termination)은 기계환기기 흡기시간이 환자의 신경에 의해 조절되는 흡기시간보다 긴 경우로 흡기 후반부에 환자의 호기 노력이 발생한다(그림 23-4). 일반적으로 폐의 동적 과팽창과 유발지연(trigger-delay)과 유발소실(missed trigger)이 증가한다. 압력보조환기 방식에서는 압력 곡선에서 흡기 후반부에 원뿔 모양의 압력증가(pressure spike)가 보일 수 있고, 동시에 유량-시간 곡선의 급격한 감소를 관찰할 수 있다. 압력조절방식에서는 압력 곡선에서 흡기 후반부에 원뿔 모양의 압력증가와 동시에 환자의 호기노력에 의해 설정압력이 유지되어 유량-시간 곡선에서 무유량상태(zero-flow plateau)를 관찰할 수도 있다.

V 기관내튜브 확인

부적절한 기관내튜브의 위치 또는 커프의 압력은 가스 누출을 일으킬 수 있고, 무기폐, 기관점막의 허혈성 괴사 등의 합병증을 일으킬 수 있으므로 주의 깊은 감시가 필요하다. 기관 삽관 후 튜브의 깊이, 청진, 흉부방사선 사진 등을 이용하여 튜브의 적절한 위치를 판단해야 한다. 삽관 후 양쪽 폐를 청진하고, 양쪽 흉곽 운동이 대칭적인지 확인한다. 일반적으로 튜브의 깊이는 성인 여성은 21 cm, 남성은 23 cm 정도가 적당하다. 흉부방사선 사진에서는 환자의 머리가 중립위에 있을 때, 튜브의 끝이 기관분기부(carina) 상방 3-5 cm 정도에 위치하는 것이 적당하다. 튜브의 깊이가 짧아 커프가 성대 직하방에 위치할 경우 반회신경에 허혈성 손상을 유발할 수 있으므로 주의해야 한다. 환자 두경부의 운동에 의해 튜브의 위치는 2 cm가량 이동할 수 있으며, 환자의 치아가 없는 경우 입술이 말리거나 밀려 나와 튜브의 위치가 변경될 수 있으므로 주기적인 검사로 적절한 튜브 위치를 확인해야 한다. 커프의 과도한 압력으로 인해 기관 점막에 허혈성 손상이 발생하지 않도록 한다. 적절한 압력 유지를 위한 커프 공기의 양은 튜브 외벽과 기관내벽 사이의 간격에 따라 결정되고, 환자마다 다르므로 커프에 미리 정해진 공기의 양을 넣는 것은 과도한 압력을 형성할 수 있으므로 주의해야 한다. 기관점막의 관류압은 25-35 mmHg 정도로, 커프의 압력이 과도할 경우 기관의 허혈성 손상이나 괴사가 발생할 수 있으므로 커프의 압력이 25 mmHg를 초과하지 않도록 주기적으로 측정한다. 커프와 기관내벽 사이에서 가스 누출이 있으면, 커프 압력을 측정하고 25 mmHg를 초과하는 데도 가스 누출이 일어나면 기도내관을 교체한다.

참고문헌

1. Adams AB. Monitoring the Patient in the Intensive Care Unit. Egan's Fundamentals of Respiratory Care. 10th ed. Misouri: Elsevier. 2013;1159-98.
2. Branson RD, Blakeman TC, Robinson BR. Asynchrony and Dyspnea. Respir Care 2013;58:973-89.
3. Frazer MJ, Lanken PN. Ventilator Alarm Situations. The Intensive Care Unit Manual. 2nd ed. Philadelphia: Elsevier. 2013;457-65.
4. Hess DR, MacIntyre NR. Mechanical Ventilation. Respiratory Care Principles and Practice. 2nd ed. Sudbury: Jones&Barlett Learning. 2012;462-500.
5. Jolliet P, Tassaux D. Clinical review: patient-ventilator interaction in chronic obstructive pulmonary disease. Crit Care 2006;10:236.
6. Marino PL. The ICU Book. 4th ed. Philadelphia: Lippincott Williams & Wilkins. 2013;535-51.
7. Nilsestuen JO, Hargett KD. Using ventilator graphics to identify patient-ventilator asynchrony. Respir Care 2005;50:202-34.
8. Siebig S, Kuhls S, Imhoff M, et al. Intensive care unit alarmshow many do we need?. Crit Care Med 2010;38:451-6.

중환자의학

24

CRITICAL CARE MEDICINE

중환자의 발열

김영삼

열은 중환자실에서 환자를 치료하는 도중에 흔하게 접할 수 있는 문제로 환자의 예후 및 경과에 큰 영향을 미치기 때문에 정확한 원인을 밝혀내고 빨리 치료를 하는 것이 매우 중요하다. 열은 감염에 의한 열과 감염 이외의 원인으로 발생하는 열로 크게 나눌 수 있다. 이 장에서는 열의 정의와 원인, 열의 원인을 알아내기 위해 시행해야 하는 검사와 열의 억제 치료의 임상적인 효과에 대해 다루고자 한다.

I 정상 체온과 열

정상 체온은 섭씨 온도로는 36.5°C, 화씨 온도로는 98.6°F로 정의한다. 이는 정상인의 액와에서 측정한 값의 평균에서 나온 값으로 체온은 어느 부위에서 어떤 방법으로 측정하는가에 따라 약간 다르고 시간에 따라서도 변한다. 열이란 절대적인 기준을 가지는 것이 아니기 때문에 열의 기준 온도를 낮추면 질병을 발견하는 데 있어 민감도는 증가하지만 특이도는 감소한다. 발열의 기준은 2008년 미국의 중환자의학회와 감염학회에서 제시한 기준을 가장 널리 사용하고 있는데 섭씨 온도로는 38.3°C, 화씨 온도로는 101.0°F 이상의 체온이 연속 2회 이상 측정되는 경우로 정의한다. 이 기준은 정상인에서 열의 기준으로, 면역이 저하된 환자에서는 이보다 열의 기준을 낮게 하는 것이 필요하여 구강 내 온도가 한 번 이상 38.3°C (101.4°F) 이상으로 측정되거나 1시간 이상 38.0°C (100.4°F) 이상인 경우로 정의한다. 중환자실에 입원한 환자에서 체온은 주위 환경의 영향을 많이 받고, 기저질환 혹은 약물의 사용과 같이 체온 중추에 영향을 미치는 요인이 다양하게 존재하기 때문에 체온을 해석할 때 이를 고려해야 하며 면역상태에 따라 체온이 달라질 수 있다. 특히 최근에는 정정맥지속혈액투석기, 체외막형산소공급기 같이 많은 양의 혈액을 체외에서 순환시키는 침습적인 기계를 자주 사용함에 따라 체온이 달라질 수 있기 때문에 체온을 해석하는데 주의가 필요하다.

II 체온 측정방법

이론적으로 심부체온을 가장 정확하게 측정할 수 있는 부위는 폐동맥이지만 체온계를 폐동맥 내에 거치하여 측정하는 것은 쉽지 않다. 그러므로 중환자실 환자의 체온을 정확하게 측정하기 위해서는 방광 혹은 식도 내의 체온을 측정한다. 방광에서의 체온 측정은 비교적 정확하나 온도계의 가격이 비싸고 모니터가 필요하다는 단점이 있다. 식도에서 체온을 측정하기 위해서는 온도를 측정하는 탐색자를 식도 하부 1/3 부위에 위치시켜야 하는데 이를 확인하는 것이 쉽지 않고 환자가 불편을 느낀다. 그래서 실제로는 직장 내의 체온을 많이 측정하는데 호중구감소증을 동반한 환자나 출혈 경향이 있는 환자에서는 사용해서 안 된다. 구강에서 체온을 측정할 때에는 전자탐색자를 우측이나 좌측 설하낭에 위치시키면 비교적 정확하게 체온을 측정할 수 있다. 적외선을 이용하여 고막의 체온을 측정할 수 있지만 부정확한 경우가 많다. 일반 환자에서는 액와 혹은 측두동맥에서 체온을 자주 측정하지만, 다른 방법에 비해 정확성이 떨어지기 때문에 중환자에서는 이 부위에서 체온을 측정하는 것을 추천하지 않는다. 체온 측정에서 중요한 것은 동일한 부위에서 같은 방법으로 반복적으로 측정하는 것이다. 그리고 체온을 기록할 때에는 체온뿐만 아니라 체온의 측정 부위와 방법도 같이 기록해야 한다.

Ⅲ 열의 역학과 생리적 효과

열은 시상하부에 작용하여 체온을 올리는 시토카인에 의해 생긴다. 일반적으로 중환자실에 입원하는 환자의 70%에서 발열을 경험한다. 한 관찰연구 결과에 의하면 39.5°C 이상의 발열이 있던 환자에서 사망률의 증가를 관찰하였다. 외상, 출혈을 동반한 신경외과 중환자에서는 발열이 있는 환자에서 재원기간이 증가하고 이로 인해 의료비도 증가하는 것으로 알려졌다. 또한 열이 나면 원인을 확인하기 위해 검사를 많이 하게 되고 항생제의 사용 역시 증가하게 된다. 중환자에서 열의 생리학적인 기능에 대해서는 정확하게 밝혀진 바가 없다. 대부분 열이 나는 경우에 상태가 악화되는 것으로 여기지만, 균에 감염이 되었을 때 발열은 체온을 상승시켜 면역 기능을 향상시키고 세균과 바이러스의 복제를 억제한다. 감염이 있는 중환자에서 최고 체온을 39.0°C에서 39.4°C까지 높게 유지한 경우에 사망률이 감소하였으나 발열의 원인이 감염이 아닐 경우에는 체온이 상승함에 따라 사망률은 증가하였다. 그래서 열을 감염과 다른 자극에 대한 신체의 적응반응으로 간주하고 있다.

Ⅳ 중환자실에서 열의 원인

열의 원인은 크게 감염에 의한 것과 감염 이외의 원인으로 분류할 수 있다. 중환자실의 환자 구성과 감염에 대한 정의에 따라 열의 빈도는 다양하게 나타나고 원인을 명확하게 구별하는 것이 쉽지 않다. 열의 정도가 원인을 감별하는 데 도움이 되기도 한다. 체온이 38.3°C에서 38.8°C 사이인 경우에는 열의 원인이 감염에 의한 것일 수도 있고 감염 이외의 원인일 수도 있다. 이때 발열의 원인은 매우 다양하지만 자세한 병력 청취와 철저한 진찰의 과정을 통해서 감염 이외의 원인들을 쉽게 감별할 수 있다. 체온이 38.9°C에서 41.0°C일 경우에는 감염에 의한 열 가능성이 높다. 체온이 41.1°C 이상인 경우에는 약제 혹은 수혈에 의한 발열, 부신피질기능저하증, 갑상선발작 같은 내분비질환, 열사병, 악성고열과 같은 감염 이외의 원인일 가능성이 더 높다.

1. 감염에 의한 원인

감염에 의한 원인에도 여러 가지가 있다. 중환자실에서 감염의 가장 흔한 원인은 폐렴, 장염, 카테터감염, 창상감염, 신경계감염, 요로감염과 부비동염이다. 모든 종류의 감염은 제대로 치료하지 않으면 패혈증과 패혈쇼크로 진행할 수 있기 때문에 정확하게 진단하고 치료하는 것이 중요하다.

1) 폐렴

폐렴은 중환자실에서 새로 발생하는 감염 중 흔한 감염

으로 대부분 기계환기를 시행하고 있는 환자에서 발생한다. 기계환기와 연관된 폐렴은 기계환기를 시작한 48시간 이후에 새로 폐렴이 발생하거나 기존 병변이 악화되는 경우로 정의한다. 발열과 함께 백혈구가 증가하고 기관지 분비물의 화농성 변화가 특징이다. 그리고 폐렴으로 인해 기계환기기의 산소요구량과 환기보조의 요구량이 증가한다.

2) 장염

중환자실에 입원한 환자에서 설사가 흔한데, 주로 경관 유동식의 투여 혹은 약제에 의한 경우가 많다. 그러나 발열을 동반한 환자에서 설사의 원인균으로 가장 흔한 것은 Clostridium difficile로 설사가 생기기 전 60일 이전에 항생제를 투여하거나 항암치료를 받은 환자에서 설사와 함께 발열과 백혈구가 특징적으로 증가할 경우에는 이 균의 감염에 의한 발열을 의심해야 한다.

3) 카테터감염

카테터의 감염은 주로 혈관 내 카테터에서 발생하고 카테터 삽입 부위에 염증 소견을 발견할 수 있는 경우도 있지만 대부분 국소 부위 감염을 의심할 수 있는 증상과 증후가 없이 일어나는 경우가 많다. 열만 있는 경우도 있지만 발견 당시부터 패혈증 혹은 패혈쇼크로 나타나는 경우도 있다. 주로 중심정맥카테터에서 많이 발생하지만 혈압 측정과 채혈을 위해 거치한 동맥혈카테터에서도 발생할 수 있다.

4) 창상감염

열은 수술 후 초기 48시간에 많이 난다. 그런데 이때 발생하는 열은 대부분 감염이 원인이 아닐 경우가 많다. 그러나 수술 후 96시간 이후에 열이 발생하는 경우는 원인이 감염에 의한 것일 가능성이 높고 대부분의 창상 감염은 수술 후 1주에서 4주 사이에 발생한다. 그러므로 수술 후 72시간까지는 열만 나고 임상적으로 폐렴 혹은 비뇨기계 감염이 의심되지 않으면 흉부 X-선 검사나 소변검사 같은 추가검사를 시행할 필요는 없다. 수술 부위의 감염 여부는 매일 확인해야 한다.

5) 신경계 감염

신경계 혹은 신경외과적인 원인으로 입원한 환자의 25% 정도에서 열이 나고, 그중 50%는 원인이 감염이 아니다. 만약 의식의 저하나 국소적인 신경계의 이상이 다른 원인으로 설명이 되지 않으면서 열이 나면 금기 사항에 해당하지 않는 한 요추천자를 시행해야 한다.

6) 요로감염

중환자실 감염의 흔한 원인 중 하나이지만 소변 검사에서 세균 혹은 캔디다가 발견된다고 해서 모두 비뇨기계 감염을 의미하지는 않는다. 감염보다는 집락을 형성하는 경우가 대부분이고 증상을 일으키거나 발열의 원인이 되고 균혈증을 일으키는 경우는 흔하지 않다. 그러나 비뇨기계의 폐쇄가 의심되는 경우와 최근에 비뇨기계의 시술 혹은 수술을 시행한 경우에는 비뇨기계의 감염을 의심해야 하고 전형적인 방광염과 신우신염의 증상을 동반한 경우에는 비뇨기계를 감염의 원인으로 생각해야 한다.

7) 부비동염

부비동염은 일반적인 발열의 원인 중에는 흔하지만 중환자실에서 발생한 감염의 원인 중에는 흔하지 않다. 부비동염은 주로 기계환기를 하는 환자에서 발생한다. 그러나 기계환기를 하는 환자는 두통이나 부비동 부위의 통증을 호소하지 못하기 때문에 부비동염 여부를 확인하기 쉽지 않고 화농성의 콧물이 있는 경우에 의심할 수 있다.

표 24-1 비감염성 열의 원인

수혈
약제에 의한 열
무결석담낭염
장간맥경색증
췌장염
정맥혈전증
부신피질기능저하증
갑상선 발작
급성심근경색증
세포질유리칼슘 분비에 의한 열
지방색전증
통풍
폐경색
뇌졸중
뇌출혈
이식거부반응
종양용해증후군

2. 비감염성 원인

중환자실 환자에서 감염 이외에도 여러 가지 원인에 의해 열이 생길 수 있다. 일반적으로 열 이외에도 다른 증상을 동반하기 때문에 자세한 병력 청취와 진단의 과정을 통해 원인을 확인할 수 있다. 여기에는 수혈에 의한 열, 약제에 의한 열, 무결석담낭염, 장간맥경색증, 췌장염 같은 복강내질환, 정맥혈전증, 부신피질기능저하증과 갑상선 발작과 같은 내분비 질환 등이 있다(표 24-1).

1) 수혈에 의한 열

수혈의 부작용 중 가장 흔한 것이 열이다. 수혈에 의한 열은 적혈구 혹은 혈소판 수혈 후 1시간에서 6시간 사이에서 잘 발생하고 오한과 호흡곤란을 동반하기도 한다.

2) 약제에 의한 열

약제에 의한 열은 진단하기 쉽지 않다. 약제 투여를 시작한지 수 일이 지난 후에 발생할 수 있고 투약을 중단해도 바로 사라지지 않는 경우도 있다. 다른 증상이 없으면서 38.9°C 이상의 고열이 나타난다. 약제에 의한 발열은 피부 발진과 같은 과민반응이 같이 동반되지 않는 한 다른 발열의 원인을 모두 배제한 상태에서 진단할 수 있다.

3) 무결석담낭염

무결석담낭염은 여러 가지 원인에 의해 생길 수 있다. 대개 열과 백혈구증가증, 복부 불편감을 동반한다. 복부 진찰에서 우상복부 종괴를 촉진할 수도 있다. 담낭의 괴사 혹은 천공상태에서 발견되기도 하는데 치료를 해도 사망률이 30-40%에 달하는 치명적인 질환이다.

4) 장간막경색증

장간막동맥과 정맥에 혈전증이 생기면 열이 생길 수 있다. 혈전증에 의해 장의 경색이 발생하면 복통이나 혈변과 같은 복부 증상이 같이 나타난다. 복부의 압통은 대개 배꼽 주위에서 나타나며 진찰 소견에 비해 복통이 심하다.

5) 급성췌장염

급성췌장염 환자는 주로 복통을 호소하고 구역과 구토를 동반한다. 복부 진찰에서는 복부 팽만과 함께 압통이 있다.

6) 정맥혈전증

정맥혈전증은 중환자실 환자에서 흔히 나타나는 질환으로 열이 난다. 심부정맥혈전증이 진행되면 폐색전증이 생길 수도 있는데 이때 열이 나기도 한다.

7) 부신피질기능저하증

부신피질기능저하증은 부신피질의 기능이 떨어진 환자가 감염이나 다른 스트레스 상황에 처하거나 충분한 양의 부신피질호르몬, 부신겉질호르몬의 보충이 이루어지지 않았을 경우에 발생할 수 있다. 주로 출혈에 의해 양측 부신의 경색으로 기능이 저하되거나 부신피질호르몬, 부신겉질호르몬을 장기간 투여하다가 갑자기 중단한 경우에 발생할 수 있다. 발열과 함께 복통, 구역, 구토, 만성피로와 저혈당증을 동반하고 심하면 의식저하와 함께 혼수상태에 빠질 수도 있다.

8) 갑상선발작

갑상선발작은 갑상선기능항진증이 심해 생명에 위협을 주는 상태에 이르는 것을 말하는 것으로 수술, 감염, 외상과 같이 갑자기 스트레스가 심해지는 상황에서 생길 수 있다. 주로 40℃ 이상의 고열, 심한 빈맥, 울혈성심부전과 함께 구역, 구토 및 설사를 동반하다가 혼수상태에 빠지기도 한다.

V 감염성 원인의 감별을 위한 검사

발열의 원인을 알아내기 위해 가장 중요한 것은 철저한 병력 청취와 신체검진이다. 추가적으로 시행하는 검사들은 철저한 병력 청취와 신체검진을 통해 결정해야 한다.

1. 혈액배양검사

새로운 발열이 생겼을 때 반드시 시행해야 하는 중요한 검사이다. 열이 있는 환자에서 원인이 감염에 의한 것이 아니라고 확실하게 판단되지 않으면 혈액배양검사를 통해 균혈증 여부를 반드시 확인해야 한다. 그 이유는 혈액배양검사 결과가 환자의 예후를 예측하고 치료 약물을 선택하는 데 매우 중요하기 때문이다. 균혈증이 있는 상태에서 빠른 시간 내에 적절한 항생제를 투여하지 않는다면 사망률이 매우 높다. 혈액배양의 방법은 다음과 같다.

1) 혈액배양검사의 횟수

열이 발생한 이후 24시간 이내에 3개 혹은 4개의 혈액배양검사를 시행해야 한다. 그리고 첫 번째로 나가는 혈액배양검사는 반드시 항생제 투여 전에 시행하는 것이 원칙이다. 혈액채취는 반드시 다른 부위에서 나가야 하는데 연속적으로 시행할 수도 있고 동시에 채혈할 수도 있다. 그러나 혈관내 장치의 감염이 의심되는 경우에는 시간 간격을 두고 채혈해야 한다. 혈관내 도관을 가지고 있지 않은 환자에서도 최소한 2군데 이상에서 따로 채혈하여 혈액배양검사를 시행해야 한다. 혈관 내 도관을 가지고 있는 환자에서는 도관을 통해 배양을 위한 검체를 별도로 채취한다. 균혈증이 반복적으로 있거나 진균에 의한 패혈증이 의심되는 경우에는 치료를 시작한 후 48시간 혹은 96시간 이후에 추가적으로 혈액배양 검사를 시행할 수 있고 적어도 2회 이상 시행해야 한다.

그 이외에 음전여부를 확인하기 위한 목적으로 주기적으로 혈액배양검사를 할 필요는 없다.

2) 소독방법

피부를 무균적으로 소독하기 위해서는 2% alcoholic chlorhexidine 용액 혹은 1-2% 요오드팅크제를 사용한 다. 소독을 한 이후에 마르기까지 최소 30초 이상 기다린 후에 혈액을 채취한다. Povidone iodine을 소독제로 사용한다면 최소 2분 이상 마를 때까지 기다려야 한다.

3) 혈액채취량

혈액배양검사를 위해 필요한 검체의 양은 20-30 mL이다.

2. 객담검사

발열 환자에서 객담이 새로 생기거나 화농성이 증가한 경우, 흉부 X선 검사에서 새로운 병변이 생기거나 악화된 경우 또는 호흡수 증가하고 산소요구량이 증가하여 원내 폐렴 혹은 기계환기관련 폐렴이 의심되는 경우에 시행하면 도움이 된다. 객담은 가능하면 항생제를 투여하거나 변경하기 전에 채취하는 것이 좋으며 객담, 유도객담, 기관지 분비물, 기관지폐포세척액 모두 배양 검사를 위해 사용할 수 있으나 검체를 채취한 후 2시간 이내에 검사실에 보내 검사를 진행하는 것이 좋다.

3. 대변검사

중환자실에 입원한 환자에서 발열과 함께 설사가 있으면서 *Clostridium* difficile에 의한 감염이 임상적으로 의심되면 *Clostridium* difficile의 항원 혹은 독소(toxin)에 대한 검사를 시행해야 한다. 만약에 항원 혹은 독소에 의한 검사가 음성이면 구불결장내시경 검사를 시행하여 위막성 대장염 여부를 확인해야 한다. 설사로 병원에 입원한 환자나 면역억제환자를 제외하고는 다른 장염에 대한 세균검사를 시행할 필요는 없다.

4. 소변검사

중환자실의 환자 중에서 최근에 비뇨기계와 관련된 수술을 하거나 시술을 받은 환자, 비뇨기계의 폐쇄나 결석이 의심되는 경우, 비뇨기계 외상이 의심되는 경우에 소변 검사를 시행하면 열의 원인을 확인하는 데 도움이 된다. 소변 배양을 위한 검체는 채취 후 1시간 이내에 검사실로 보내야 하고 1시간 이상이 걸릴 경우에는 냉장 상태에서 보관을 해야 한다. 도뇨관을 통해 무균적으로 채취한 소변으로 시행한 배양 검사 결과 검체 1 mL당 10^3 개 이상의 집락형성단위(colony forming unit)의 균이 발견되는 경우는 세균뇨로 진단이 가능하지만 이것이 발열의 원인일 가능성은 매우 낮다.

5. 흉부 X선 검사

흉부 X선 검사는 중환자실 환자를 대상으로 쉽게 시행할 수 있는 검사로 발열과 함께 호흡기계의 증상을 동반하는 경우에 시행할 수 있다. 중환자실에서는 앉은 상태에서 이동형 촬영기를 이용하여 전후 흉부 X선 검사를 시행하여 폐렴 유무를 확인할 수 있다. 흉막삼출, 급성호흡곤란증후군, 울혈성심부전과 같은 질환에서도 흉부 X선의 변화를 관찰할 수 있기 때문에 반드시 감별이 필요하다. 간혹 흉부전산화단층촬영술을 시행할 수 있으나 모든 환자에서 도움이 되는 것은 아니고 면역억제 환자에서 기회감염을 진단하는 등 임상적으로 필요한 경우에 시행한다. 최근에는 폐의 초음파 검사를 많이 시행하는데 중환자실에서 흉부 X선 이상의 원인을 감별하는데 도움이 된다.

6. 혈액검사

감염성 혹은 비감염성 발열의 원인의 감별을 위해서 혈액검사를 시행하는 것이 도움이 된다. 담도와 췌장 질환이 의심되는데 의식이 혼미하여 복부에 대한 증상을 확인할 수 없거나 제대로 진찰할 수 없는 경우에 transaminase, bilirubin, alkaline phosphatase, amylase, lipase와 같은 혈액검사가 도움이 된다. 만약 부신 피질호르몬의 부족이 의심되거나 갑상선기능항진증이 임상적으로 의심되면 혈청 전해질 검사와 함께 해당하는 호르몬에 대한 검사를 같이 시행해야 한다.

7. 프로칼시토닌

최근에 많이 시행하고 있는 프로칼시토닌 검사가 발열의 원인이 감염에 의한 것인지 아니면 감염 이외의 원인에 의한 것인지를 감별하는 데 도움이 된다. 그러나 여러 임상시험의 결과 감염이 의심되는 상황에서 항생제를 시작하는지를 결정하는데 사용할 수는 없고 항생제를 중단을 결정하는데 도움을 줄 수 있다. 그러므로 프로칼시토닌 검사를 모든 환자에게 시행하거나 주기적으로 시행할 필요는 없다. 이 검사가 나오기 이전에 C-반응단백질을 많이 사용하였는데 이는 감염 이외의 다른 원인에서도 증가를 하는 경우가 많아 특이성이 떨어지고 다른 검사 역시 도움이 되지 않아 항생제 투여와 중단은 주로 임상적인 판단에 의해 결정해야 한다.

8. 복강에 대한 영상검사

복강에 대한 영상검사는 복부의 이상에 의한 발열이 의심되는 환자에서 혈액검사를 통해 원인을 확인하지 못하는 경우에 시행할 수 있다. 그 이외에도 최근에 복부 수술을 받았거나, 감염에 의한 발열이 의심되는데 다른 곳에 감염의 증거가 없는 경우 혹은 복부 감염의 증상과 증후가 없더라도 혈액검사에서 복부의 이상을 시사하는 소견이 있을 경우에 시행할 수 있다.

9. 부비동에 대한 영상검사

부비동에 대한 영상검사는 기계환기를 하고 있는 환자에서 화농성의 콧물이 나오면서 발열에 대한 모든 검사에서 원인을 밝힐 수 없었던 경우에 시행할 수 있다. 부비동에 대한 전산화단층촬영을 통해서 부비동의 불투명 소견을 발견하면 진단 가능하다.

발열의 원인을 규명하는 데 있어서 명심할 사항은 중환자에서 발열의 원인이 동시에 여러 가지가 존재할 수 있다는 것이다. 그리고 만약 환자의 면역이 저하된 경우에는 감염에 의한 변화 소견이 약하게 나타나거나 아예 나타나지 않을 수도 있기 때문에 주의가 필요하다.

VI 치료

열에 대한 치료를 결정할 때 가장 중요한 것은 경험적 항생제를 바로 투여해야 하는지 여부와 카테터를 제거해야 하는지 여부이다.

1. 경험적 항생제의 투여

발열이 있는 환자에서 경험적인 항생제 투여가 필요한 경우는 중증 패혈증 혹은 패혈쇼크가 의심되는 상황으로 이때에는 적합한 항생제를 가능한 빨리 투여해야 사망률이 감소한다는 것이 증명되었다. 그러므로 환자의 상태가 악화되는 경우에는 한 차례 배양검사를 시행한 이후에 바로 항생제를 투여하는 것이 원칙이다. 최근에 발표된 패혈증과 패혈쇼크의 치료에 대한 치료 지침에 의하면 패혈증이 인지되고 1시간 이내에 광범위항생제를 투여하라고 강력하게 권고하고 있다. 이후 원인균과 항생제 내성 결과가 확인되면 균주에 맞추어 항생제요법를 지속하면 된다. 특히 호중구감소증이 있는 환자에서 적절한 항생제를 투여하면 사망률은 의미 있게 감소한다는 것이 알려져 있다. 그러므로 중환자에서 발열이 있을 때 반드시 경험적 항생제를 투여해야 하는 경우는 환자의 상태가 악화되는 경우와 호중구감소를 동반한 경우이다. 그리고 발열이 38.9°C 이상인 경우에는 원인이 감염인 경우가 많기 때문에 항생제 투여를 고려해야 한다. 이외의 경우에는 무조건 항생제를 투여하기보다는 발열의 원인을 좀 더 정확하게 확인하는 것이 필요하다.

2. 카테터의 제거

중환자실 환자들은 혈관내카테터를 가지고 있는 경우가 많다. 환자에서 열이 있다고 카테터를 무조건 제거할 것인가에 대해서는 아직 논란의 여지가 있기 때문에 환자의 중증도, 카테터의 유지 기간 및 카테터에 의한 감염 의심 소견이 있는지를 보고 신중하게 결정해야 한다. 카테터를 가지고 있는 환자는 매일 한 번씩 카테터의 삽입 부위와 거치 부위에 염증 소견이 있는지를 확인하고 고름이 관찰되면 그람염색과 배양검사를 시행해야 한다. 만약 삽입 부위나 카테터 터널의 감염이 의심되면서 혈압저하나 패혈증이 동반되는 경우에는 바로 카테터를 제거하고 다른 부위에 새로운 카테터를 삽입해야 한다. 이때 제거한 카테터에서 피부에 접촉한 부위는 별도로 절단하여 배양검사를 시행해야 한다.

3. 해열제 사용

열이 난다고 해서 해열제나 냉각담요를 사용하여 반드시 열을 떨어뜨려야 하는 것은 아니다. 패혈증 환자에서 열을 강제로 떨어뜨리면 예후가 나쁘다는 연구 결과도 있고 해열제 사용의 효용성에 대해서는 아직 일관된 연구결과가 없어 연구가 계속 진행 중에 있다. 현재까지의 연구결과에 의하면 중증 혹은 생명이 위독한 환자에서 열을 강제로 떨어뜨리면 안 된다. 다만 발열이 환자의 예후에 나쁜 영향을 미치는 경우가 있는데 뇌압이 증가한 경우 혹은 41.0℃ 이상의 고열의 경우에는 체온을 떨어뜨려야 한다. 체온이 41.6℃를 넘어가는 경우에는 심각한 부작용이 나타나기 때문에 반드시 체온을 떨어뜨려야 한다.

참고문헌

1. Giuliano KK, Scott SS, Elliot S, et al. Temperature measurement in critically ill orally intubated adults: a comparison of pulmonary artery core, tympanic, and oral methods. Crit Care Med 1999;27:2188–93.
2. Kalil AC, Metersky ML, Klompas M, et al. Management of Adults With Hospital-acquired and Ventilator-associated Pneumonia: 2016 Clinical Practice Guidelines by the Infectious Diseases Society of America and the American Thoracic Society. Clin Infect Dis 2016;63:e61–e111.
3. Marik PE. Fever in the ICU. Chest 2000;117:855–69.
4. Niven DJ, Leger C, Stelfox HT, et al. Fever in the critically ill: a review of epidemiology, immunology, and management. J Intensive Care Med 2012;27:290–7.
5. Niven DJ, Stelfox HT, Laupland KB. Antipyretic therapy in febrile critically ill adults: A systematic review and metaanalysis. J Crit Care 2013;28:303–10.
6. O'Grady NP, Barie PS, Bartlett JG, et al. Guidelines for evaluation of new fever in critically ill adult patients: 2008 update from the American College of Critical Care Medicine and the Infectious Diseases Society of America. Crit Care Med 2008;36:1330–49.
7. Rehman T, Deboisblanc BP. Persistent fever in the ICU. Chest 2014;145:158–65.
8. Rhodes A, Evans LE, Alhazzani W, et al. Surviving Sepsis Campaign: International Guidelines for Management of Sepsis and Septic Shock: 2016. Intensive Care Med 2017;43:304–77.
9. Safdar N, Maki DG. Risk of catheter-related bloodstream infection with peripherally inserted central venous catheters used in hospitalized patients. Chest 2005;128:489–95.
10. Viscoli C, Varnier O, Machetti M. Infections in patients with febrile neutropenia: epidemiology, microbiology, and risk stratification. Clin Infect Dis 2005;40:240–5.

수액요법

홍성진

수분은 연령과 성별, 체형에 따라 약간의 차이는 있지만 대략 체중의 60%를 차지하며 생명 유지에 꼭 필요한 다양한 물질을 운반하고 생화학 반응의 배지가 된다. 정맥을 통한 수액 투여는 중환자 치료의 핵심적 부분으로 어떤 수액을 선택하여 얼마큼 투여해야 할 것인지가 늘 관건이 되어 왔다. 중환자의 경우 다양한 양상의 수액불균형 상태에 놓이게 되는데 질병의 병태생리에 따른 수액불균형 상태를 파악하여 적절한 수액치료를 시행해야 한다. 수액은 더 이상 치료의 보조적 역할이 아니라 치료제의 개념으로 접근해야 하며 수액과다는 수액부족에 못지않게 환자의 경과에 나쁜 영향을 줄 수 있다. 수액을 선택할 때에는 다양한 수액의 생리적, 물리적, 화학적 성질을 잘 이해하고 혈류의 흐름, 혈관벽의 긴밀성, 지혈 및 염증세포의 상태, 투여한 수액이 체내에서 얼마나 오랫동안 혈장량을 증가시킬 수 있는지 등을 고려하여야 한다. 이 단원에서는 수액요법의 기본이 되는 체액 분포의 생리와 임상에서 사용되는 수액의 약동학 및 중환자에서 수액요법의 주의점에 대해 살펴보고자 한다.

표 25-1 연령에 따른 총체액과 세포외액 양(몸무게 백분율)

구분	총체액(%)	세포외액 (%)	혈액량(%)
신생아	80	45	9
6개월	70	35	
5세	65	25	8
성인(남자)	60	22	7
성인(여자)	50	20	7
노인	50	20	

I 체액의 구성

체중에 대한 체액의 비율은 연령과 성별에 따라 조금씩 다른데 표 25-1과 같다. 지방조직은 상대적으로 수분을 적게 포함하므로 체지방량의 차이에 따라 체중에 대한 총체액량의 비율이 달라질 수 있다. 즉 체지방량이 적은 사람의 경우 체중의 75%가 수분이지만 비만한 사람의 경우 45% 정도로 감소하며 같은 이유로 연령과 성별에 따른 총체액량의 차이를 설명할 수 있다. 즉 여성의 경우 체지방이 많으므로 체중에 비해 총체액량이 남성보다 적고 나이가 들면서 성별 간 체지방량의 차이가 줄어들면서 성별 차가 줄어든다. 총체액은 해부학적 생리적 분포를 기준으로 세포내액과 세포외액으로 나누어지고, 세포외액은 수액 투여 시 평형을 이루기 위해 역동적으로 움직이는 부분과 저류되어 있는 부분으로 나누어진다. 즉 뼈나 단단

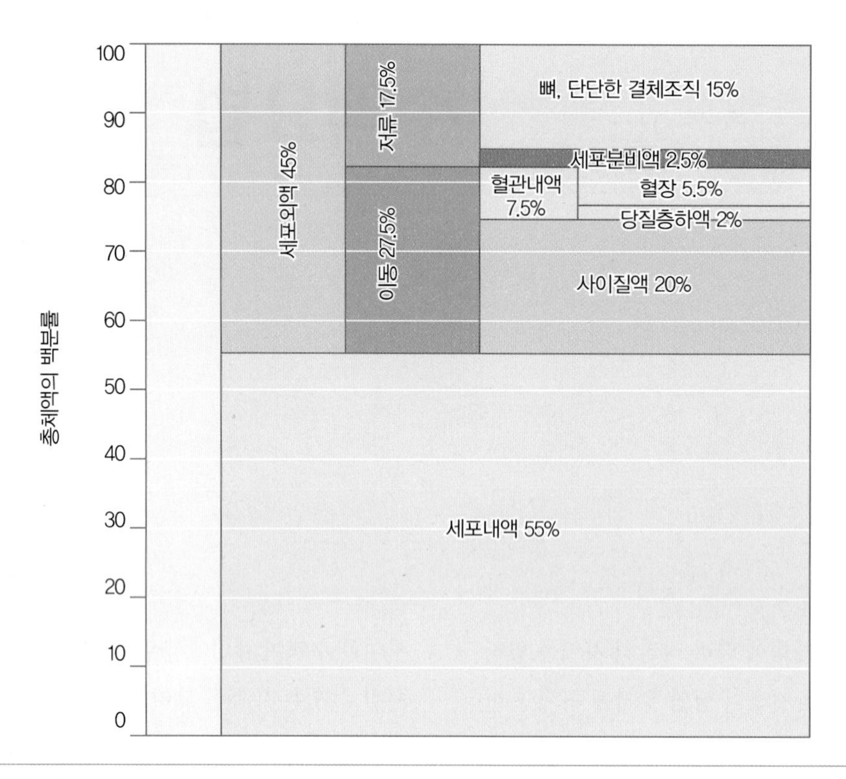

그림 25-1 총체액의 분포

한 결체조직에 분포하는 수분과 위액, 심낭액, 뇌척수액 등 세포분비액(transcellular fluid)은 성인의 경우 수액불균형 상태에서도 변화 없이 일정하게 약 1-2 L로 유지되는 세포외액인데 반하여 혈관내액과 사이질액은 수분과 물질이 끊임없이 움직이며 수액요법에 역동적으로 반응한다. 이렇게 역동적으로 반응하는 혈관내액과 사이질액을 더한 것을 기능적 세포외액이라고 볼 때 그 양은 세포내액의 약 절반정도 된다. 혈관내액은 다시 혈장량과 당질층하액(subglycocalyceal fluid)으로 나누어지는데 혈관내세포(vascular endothelium) 위를 덮고 있는 당질층(glycocalyx)의 역할이 알려지면서 당질층과 혈관내피세포 사이에 존재하는 수분, 즉 당질층하액이 혈관내액과 사이질액간의 수분 및 물질 이동에 중요한 역할을 하는 것으로 알려지고 있다. 총체액의 구성 비율은 그림 25-1과 같다.

II 체액의 분포

체중 70 kg 성인 남자를 기준으로 총체액은 42 L이며 28 L가량이 세포내액으로 존재한다. 각 구획의 체액량과 성분은 이들을 나누는 장벽, 즉 반투과성 막에 의해 결정되는데 각 세포의 세포내액은 구성성분이 거의 같기 때문에 개별세포간 구분 없이 모든 세포의 세포내액을 하나의 커다란 구획으로 볼 수 있다. 그러므로 세포막에 의해 세포 내 구획과 세포 외 구획이 나누어 지고, 모세혈관벽에 의해 혈관내액과 사이질액이 구분된다.

세포막은 지질이중층으로 되어 있어 수용성물질과 이온은 자유롭게 통과하지 못한다. 물과 산소, 이산화탄소 등 몇몇 특정 물질의 수동적 확산을 제외하고 대부분의 물질은 세포막을 통과하기 위해서 특별한 기전이 요구된다. 즉 에너지를 소모하면서 Na^+/K^+-아데노신삼인산효소(adenosine triphosphatase, ATPase)를 이용하여 세포내외의 나트륨과 칼륨 농도를 유지하거나 이온통로를 통한 이동, 세포내섭취(endocytosis)와 세포외배출(exocytosis)을 통해 고분자 단백질이 이동한다.

혈관벽은 혈관내액과 사이질액의 균형을 유지하는데 매우 중요한 역할을 한다. 혈관벽 내피세포 사이의 간격을 통하여 수분과 대부분의 물질이 이동하는데 이 간격의 크기는 각 장기의 기능에 따라 다르다. 즉 뇌신경계의 모세혈관은 매우 견고한 세포간격을 유지하는 한편 간에 있는 모세혈관의 세포간격은 매우 넓어 단백질까지도 자유롭게 통과할 수 있는 구조를 갖는다.

Starling은 반투과성막을 사이에 둔 두 구획 간의 물질이동은 양 구획간 관류압과 삼투압의 차이에 의해 발생하는 것으로 설명하였는데 혈장과 사이질의 삼투압 차이가 물질이동의 중요한 원동력으로 설명되어 왔다. 그러나 최근 혈장과 사이질액 간에 존재하는 당질층(glycocalyx)에 대한 연구가 활발히 이루어지면서 당질층이 실제 중요한 장벽으로 작용하는 것이 알려졌다. 당질층은 혈관내피세포 막에 고정된 proteoglycan을 핵으로 하여 여러 종류의 glycosaminoglycan들이 가지를 치며 결합되어 있는 구조로 전자현미경으로 볼 때 건강한 혈관내벽은 당질층이 혈관내벽을 수풀처럼 덮고 있는 모양이다. 분포하는 장기의 혈관상에 따라 다양한 성분과 두께(0.5-5 μm)로 구성되어 있으며 혈관내벽에 윤활 및 완충역할을 하는 것으로 알려져 있다.

혈장으로부터 수분과 분자량이 적은 물질들은 쉽게 당질층을 통과하는 반면 분자량이 큰 단백질 등은 당질층을 통과하지 못하므로 당질층하액은 단백질 농도가 매우 낮고 혈장에 비해 교질삼투압이 매우 낮다. 성인의 경우 700-1,000 mL에 이르는 당질층하액은 기본적으로는 혈관내액이지만 혈장과는 다른 성분을 갖고, 실제로 사이질액과의 물질이동은 일차적으로 혈장이 아닌 당질층하액과의 사이에서 일어나는 것이다. 그러므로 Starling의 원칙을 새롭게 적용하면 다음과 같은 식이 성립된다.

$$J_v = K_f([P_c - P_i] - \sigma[\pi_c - \pi_{sg}])$$

J_v: 모세혈관경유흐름(transcapillary flow),
K_f: 여과계수(filtration coefficient),
P_c: 모세혈관정수압(capillary hydrostatic pressure),
P_i: 사이질정수압(interstitial hydrostatic pressure),
σ: 반사계수(reflection coefficient),
π_c: 모세혈관삼투압(capillary oncotic pressure),
π_{sg}: 당질층하삼투압(subglycocalyx oncotic pressure)

항정 상태에서 삼투압이 낮은 당질층하액이 혈장과 사이질액 사이에서 수분과 물질이동의 장벽 역할을 하며 당질층의 보존 여부는 혈장과 사이질액간 수액이동을 결정하는 가장 중요한 요소이다. 당질층에 의해 혈장단백질이 혈관내에 머무르면서 혈장 교질삼투압을 유지할 수 있고 혈관내에 수액을 붙잡아 둘 수 있지만 삼투압이 낮은 당질층하액 때문에 사이질액은 혈관내로 직접 흡수되기 어렵다. 이로써 알부민 등 콜로이드액을 투여하여 혈장의 삼투압이 증가하여도 조직의 부종이 빠르게 개선되지 않는 이유를 설명할 수 있다. 결국 혈장과 사이질액간 수액이동은 모세혈관압과 혈장삼투압의 차이에 의해서 혈관 내에서 밖으로, 한 방향으로만 일어나며 혈장 리필은 림프채널을 통해서만 이루어진다.

혈관내피 기능에 결정적인 역할을 하는 당질층은 허혈이나 저산소 상태에서 쉽게 손상되는데 염증, 출혈 등 허혈상태 뿐 아니라 수액과다의 경우에도 당질층이 손상되어 혈관내벽의 장벽기능이 급격히 상실된다. 당질층이 손상되면 혈장삼투압이 수액이동에 힘을 발휘하지 못하게 되는 한편 혈관내벽에 혈소판 응집과 백혈구 유착이 일어나고 그로 인한 혈관내벽의 2차 손상이 더욱 가속화된다. 패혈증, 외상 등에서 당질층의 손상은 당질층 분해산물인 syndecan-1, heparan sulfate, hyaluronan등으로 유추해 볼 수 있으며 환자의 중증도와 관계있는 것으로 알려져 있다. 당질층을 유지, 복원하는 것이 수액요법의 중요한 부분으로 강조된다.

Ⅲ 체액 조절

외부환경뿐 아니라 체내 구획간에 수분과 물질이동이 지속되는 가운데 체액의 성분과 용적을 일정하게 유지하기 위하여 다양한 생체기전이 동원된다. 정상 성인의 경우 음식물을 통해 하루 2,100 mL의 수분을 섭취하고 탄수화물 대사를 통해 200 mL의 수분이 발생하여 하루에 약 2,300 mL의 수분이 체내에 생겨난다. 수분의 배출은 호흡기와 피부를 통하여 700 mL 정도, 대변을 통해 100 mL 가량 배출하되 나머지는 땀과 소변을 통해 배출된다. 수분과 전해질 균형을 위해서는 신장의 역할이 가장 중요한데 수분 배출량의 60%가 신장을 통해 배설된다.

세포외액과 세포내액의 용적을 적절히 유지하는 것이 종종 중환자 치료의 관건이 된다. 앞서 설명하였듯이 혈장과 사이질액간의 체액분포는 당질층의 정수압과 삼투압에 의해 결정되는 반면 세포내액과 세포외액간의 체액분포는 나트륨과 염소 등 작은 전해질에 의해 발생하는 삼투압에 의해 결정된다. 특히 나트륨은 세포외액의 삼투압과 용적을 결정하는 주요 요소이다.

세포외액의 삼투압 변화는 시상하부의 삼투(압)수용기를 자극하고 혈관용적의 변화는 중심정맥과 우심방, 경동맥동, 대동맥궁 등에 분포하는 압수용기를 자극한다. 이러한 체액의 상태에 대한 정보는 시상하부에서 취합된 후 목마름과 항이뇨호르몬(antidiuretic hormone, ADH)의 분비를 통해 체액의 균형을 유지하게 한다. 주로 혈장 삼투압이 증가하거나 저혈량, 저혈압에 의해 항이뇨호르몬이 분비되면 신세뇨관에서 수분의 배출을 억제하고, 혈장량 확장 등에 의해 심방나트륨이뇨펩티드(atrial natriuretic peptide)가 분비되면 나트륨뇨 배설을 증가시킨다. 수술이나 외상에 의한 스트레스나 앤지오텐신 Ⅱ, 약제에 의해서도 항이뇨호르몬 분비가 자극되며 심부전 등의 병적 상황에서 심방나트륨이뇨펩티드의 분비가 증가한다. 항상성 유지를 위해 혈관용적의 급격한 변화가 발생하였을 때 수 분 내지 수 시간 내에 보상기전이 가동되는데 혈장량이 갑자기 감소하는 경우 혈관수축으로 정맥에 저장되어 있는 혈액이 동원되고 소량이지만 사이질액이 유입되며 소변량이 감소한다. 압수용체를 통해 교감신경과 레닌-앤지오텐신-알도스테론계통이 활성화되어 나트륨과 수분의 신배설이 억제되고 혈관수축과 박출량 증가를 통해 관류압을 유지하려는 반응이 일어난다. 출혈이 지속되지 않는 한 간에서 혈장단백합성이 증가하고 12-72시간 내에 혈장량이 회복되며 적혈구는 4-8주 안에 회복된다.

Ⅳ 수액요구

수액 요구량은 환자에 따라 몸무게, 동반 질환 등의 영향으로 개인차가 매우 크며 한 환자에서도 상황에 따라 변화하는 동적인 개념으로 판단해야 한다. 중환자들은 대부분 스트레스 반응이 활성화되어 있는 상태로 수액과다 상태에 놓이게 되는 경우가 많다. 체중의 50-60%가 수분임을 고려할 때 중환자에서 급격한 체중의 증가는 수액과다 상태로 판단하는 것이 옳다. 당연히 탈수나 출혈 등으로 체액이 부족한 경우 소실된 만큼 보충해주어야 할 것이며 이 때 수액 투여의 기준은 여러 혈역학 지수와 산소공급/소모 균형, 전해질 농도 등을 고려해야 한다.

금식, 단식기간 중 보충해 주어야 할 수액의 양은 체중 10 kg까지 4 mL/kg/hr, 이후 10 kg 즉 20 kg 까지는 2 mL/kg/hr, 21 kg이상의 체중은 여기에 1 mL/kg/hr를 추가하는 것으로 계산하는 고전적인 방법이 있다. 즉 60 kg 성인의 경우 40+20+40=100(mL/hr)의 수액을 보충하는 것이다. 보통 건강한 성인의 경우 하루에 수분 2,500 mL를 필요로 한다.

중환자에서 수액소생은 혈장량을 회복하여 심박출량과 조직관류를 개선하는 것에 1차 목표를 둔다. 수액결핍의 정도는 여러 혈역학적 지수와 임상증상, 환자의 병태생리에 대한 이해를 통해 간접적으로 추측한다. 즉, 혈압과 맥박, 피부긴장도와 모세혈관재충만시간(capillary refill time), 의식상태 등 기본적인 감시에서부터 중심정맥압과 폐모세혈관쐐기압, 심박출량, 혈액가스 분석, 심초음파 등 보다 침습적이고 전문적인 감시 장치를 동원하여 수액부족 상태를 진단할 수 있다. 그러나 어느 한 시점에서 측정한 혈역학지수의 절대값보다는 호흡주기에 따른 일회박출량 혹은 맥박압변이(pulse pressure variation) 등 동적인 지표를 보는 것이 수액 부족을 진단하고 수액 투여로 심박출량을 증가시킬 수 있을지 여부를 예측하는데 더욱 정확하다. 이는 Frank-Starling 곡선에 근거하여 호흡주기에 따라 변화하는 좌심실 전부하가 심박출량의 변화로 이어진다면, 수액 투여로 심박출량을 증가시킬 수 있음을 예상하게 하는 것이다. 그러나 호흡주기에 따라 좌심실 전부하의 변화를 유도할 수 없는 경우, 예를 들어 부정맥, 개흉, 자발호흡 등의 상황에서는 정확하지 않으며 이 경우 수동적하지거상검사(passive leg raise test)을 시도해볼 만하다. 일정량의 수액을 시험삼아 투여해보는 수액도전(fluid challenge)은 자칫 수액과다를 일으킬 우려가 있어 신중히 시행하여야 한다.

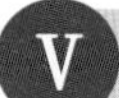 수액의 종류

수액은 녹아있는 용질의 크기에 따라 모세혈관벽을 자유롭게 통과하여 혈장과 사이질액에 자유롭게 분포할 수 있는 적은 분자량의 물질이 녹아있는 결정질용액과 이를 통과하기 어려울 정도의 큰 분자량을 갖는 물질이 녹아있는 교질용액으로 구분한다. 수액의 종류를 구분하기 위해서는 삼투압에 대해 알아야 한다. 세포막은 수분은 자유롭게 통과할 수 있으나 대부분의 물질은 통과하기 어렵기 때문에 삼투압의 차이가 있을 때 평형을 이루기 위해 삼투압이 높은 쪽으로 물이 이동하게 된다. 삼투압농도(osmolarity)는 용매 리터당, 삼투질농도(osmolality)는 용매 킬로그램 당 삼투활성입자의 수를 측정한 것인데 체액은 주성분이 수분이고 희석된 용액이므로 킬로그램과 리터의 차이가 거의 없어 혼용하여 사용하고 있다. 체액의 양을 통상 리터로 표현하기 때문에 삼투압농도가 더 흔히 쓰인다. 체액의 삼투압농도는 약 281 mOsm/L로 혈장과 사이질액, 세포내액 간에 차이가 없으나 세포외액의 경우 나트륨과 염소가 전체 삼투압활성입자의 80% 정도 차지하는 반면, 세포내액의 경우 칼륨이 삼투압활성입자의 50% 정도를 차지한다. 혈장 단백에 의해 혈장의 삼투압농도는 사이질액보다 1 mOsm/L 가량 높은데 모세혈관내압이 사이질압보다 20 mmHg정도 높은 것으로 상쇄되어 평형을 이룬다.

등장액(isotonic solution)이란 삼투압이 281 mOsm/L로, 투여했을 때 세포막을 중심으로 수분의 이동을 유도하지 않는 액체를 말하며 0.9% 식염수와 5% 포도당액이 대표적인 수액이다. 삼투압활성입자가 세포막을 통과하지 않기 때문에 수분이 삼투압이 높은 쪽으로 이동하게 되므로서 고장액(hypertonic solution)의 경우 세포내액의 위축을 저장액(hypotonic solurion)의 경우 세포내액의 확장을 일으키게 된다. 등삼투압액(isosmotic solution)은 세포내액과 같은 삼투압을 가진 액체를 말한다. 수액요법을 위한 수액의 종류와 특징에 대해 살펴보겠다.

1. 결정질용액

결정질용액의 가장 중요한 구성물질은 염화나트륨이며 결정질용액에 들어있는 나트륨은 세포외액에 균등히 분포하게 된다. 수액요법에 역동적으로 반응하는 기능적 세포외액은 약 25%가 혈장이고 75%는 사이질액이므로 투여한 결정질용액이 같은 비율로 분포하여 평형을 이루면 이론적으로는 투여한 결정질용액의 1/3 - 1/4만이 혈장내에 남는다. 혈관내벽 당질층의 기능이 알려지면서 실제로는 1/3보다는 더 많은 양이 혈장에 남는 것으로 생각되지만 결정질용액은 혈장보다는 사이질액과 세포외액의 용적을 더욱 증가시킨다는 것을 고려해야 한다. 결정질용액의 종류와 구성물질의 농도는 표 25-2와 같다.

표 25-2 혈장과 결정질용액의 비교

수액	mEq/L						pH	삼투압 (mOsm/L)
	Na	CL	K	Ca[§]	Mg	Buffers		
혈장	140	103	4	4	2	HCO_3^-	7.4	290
0.9% 식염수	154	154	–	–	–	–	5.7	308
7.5% 식염수	1283	1283	–	–	–	–	5.7	2567
링거액	147	156	4	4	–	–	5.8	309
링거젖산액	130	109	4	3	–	Lactate	6.5	273
링거초산액	131	109	4	3	–	Acetate	6.7	275
Normosol Plasma-Lyte A	140	98	5	–	3	Acetate Gluconate	7.4	295

[§]Concentration of ionized calcium in mg/dL.

1) 등장성 식염수(Isotonic saline)

0.9% 염화나트륨 액으로 전형적인 등장성 결정질용액으로 쓰이고 있으나 생리식염수라는 명칭에 맞지 않게 세포외액의 구성성분과는 상당한 차이가 있다. 세포외액의 나트륨과 염소 농도는 각각 140, 103 mEq/L인데 반하여 생리식염수에는 둘 다 154 mEq/L로 높은 농도이다. 그러므로 실제로는 약한 고장성 용액이고 투여 시 세포내액으로부터 수분의 유출을 유도한다. 나트륨 축적에 의해 증가한 사이질의 긴장성(tonicity)은 레닌-앤지오텐신-알도스테론 계통을 억제하여 나트륨 잔류를 촉진시킨다. 특히 pH 5.7로 산도가 높아 대량 투여 시 고염소대사산증에 빠질 위험이 있다. 때문에 다량의 식염수 사용에 의한 신손상의 우려가 늘 있어왔고 최근의 연구들은 패혈증환자에서 평형염액과 비교하였을 때 식염수 사용군에서 신손상 및 사망률이 더 높은 것으로 보고한다.

고장성 식염수는 7.5% 염화나트륨 용액으로 삼투압이 세포외액의 8-9배 정도 높아 혈장증량 효과가 우수한 장점이 있어 외상환자의 출혈성 쇼크, 특히 뇌손상 환자에 주로 사용되어 왔다. 그러나 생존율에 이점이 없는 것으로 밝혀져 현재는 쓰이지 않는다.

2) 링거액(Ringer's solution)

링거액은 1880년도에 영국 생리학자 Sidney Ringer가 심근수축력과 세포생존력을 개선하기 위해 0.9% 식염수에 칼륨과 이온화칼슘을 첨가한 것에서 비롯된다. 이후 1930년도에 미국 소아과의사 Alexis Hartmann이 여기에 젖산을 첨가하여 하트만액 혹은 링거젖산액(Ringer's lactate solution)이 사용되기 시작하였다. 링거젖산액에는 칼륨과 칼슘이 혈장과 유사한 농도로 포함되어 있다. 이들 양이온의 첨가로 전기적 중화를 위해 나트륨 함량이 생리식염수보다 감소하였고 음이온 쪽으로는 젖산의 첨가로 염소의 농도도 감소하였다.

링거젖산액의 가장 큰 단점은 이온화된 칼슘이 저장혈액의 항응고제 성분인 구연산과 작용하여 혈전을 형성할 수 있다는 것인데 링거젖산액의 양이 같이 투여하는 농축적혈구 용적의 50%를 넘지 않도록 해야 한다. 또한 젖산대사와 관련하여 순환쇼크나 간부전이 있을 때 젖산이 대사되지 않고 체내에 축적될 우려가 있다. 초산은 간보다는 근육에서 대사되므로 젖산축적의 우려가 있을 때 젖산을 초산으로 대치한 링거초산액(Ringer's acetate solution)을 투여할 수 있다.

표 25-3 콜로이드 용액의 특징

콜로이드액	평균분자량(킬로달톤)	삼투압(mmHg)	증가혈장량 / 투여량	효과지속시간
25% 알부민	69	70	3.0-4.0	12 h
10% Dextran-40	26	40	1.0-1.5	6 h
6% Hetastarch	450	30	1.0-1.3	24 h
5% 알부민	69	20	0.7-1.3	12 h

3) 그 외 평형염액(Balanced salt solutions)

Normosol이나 Plasmalyte는 칼슘, 초산, 글루콘산 대신 마그네슘을 첨가한 것으로 농축적혈구를 희석하기 위해 사용할 수 있고 사이질부종을 적게 유발하는 것으로 알려져 있다. 그러나 신기능 부전환자에서 고마그네슘혈증을 일으킬 수 있고 보상성 혈관수축을 억제함으로써 저혈량 상태에서 저혈압을 일으킬 수 있다.

4) 포도당액

물 1 L에 50 g의 포도당을 첨가하면 278 mOsm/L의 삼투압이 생긴다. 5% 포도당액 1 L는 170 kcal를 공급할 수 있는데 3 L는 510 kcal로 금식, 단식환자에게 단백질 보전을 위해 요구되는 1일 최소한의 에너지를 공급할 수 있다. 5% 포도당액은 혈장증량보다는 에너지 공급을 위해 투여하였으나 최근 다양한 경정맥 영양제가 개발되면서 에너지 공급원으로서 사용은 줄고 있다.

포도당이 세포 내로 흡수되어 대사가 되면서 포도당의 삼투압활성효과는 빠르게 사라지고 저장성 수액으로 변하여 수분이 세포 내로 이동한다. 링거젖산액이나 생리심염수 등 평형염액에 포도당을 첨가하면 삼투압이 증가하여 고장성액이 된다. 만약 주입된 포도당이 체내에서 대사되지 않으면 혈액 내에 포도당이 축적되어 삼투압이 증가하고 원치 않은 세포탈수가 일어날 수 있다. 그 외의 부작용으로 이산화탄소 생산의 증가, 젖산생성 증가, 허혈성 뇌손상의 악화 등이 올 수 있다.

2. 콜로이드액

콜로이드액은 분자량이 큰 물질이 등장성 식염수나 평형염액(balanced salt solution)에 균등히 녹아 있는 것으로 다양한 분자량의 반합성 물질들 혹은 인체혈장파생물인 알부민이 녹아 있는 것이 있다. 콜로이드액은 결정질용액과 달리 분자량이 큰 물질에 의해 삼투압이 유지되며 이때 발생하는 삼투압을 콜로이드삼투압이라고 한다. 혈장 삼투압의 75-80%는 알부민에 의해 발생하며 콜로이드 삼투압이 높을수록 혈장용적 확장효과가 크다. 콜로이드삼투압이 20-30 mmHg일 때 등삼투압(iso-oncotic)액이며 투여한 양만큼 혈장량이 증가한다. 특히 분자량 70 kDa 이상 큰 물질은 혈관내벽의 당질층을 통과하지 못하므로 투여 직후에는 온전히 혈장 용적을 증가시킨다. 혈장의 콜로이드삼투압은 약 28 mmHg이며 누워있을 때 모세혈관 정수압은 20 mmHg 정도이므로 혈관 내로 수분이 이동하려는 경향이 있다. 그러나 혈관용적이 증가하면 모세혈관압이 정상이상으로 높아지면서 사이질로 수분 유출이 일어날 수 있다. 염증반응이나 기타 스트레스에 의해 당질층이나 혈관내벽이 손상되어 장벽기능이 소실된 경우에는 사이질로 분자량이 큰 물질이 이동하면서 혈장과 사이질 간 삼투압의 차이가 적어지고 수분 유출이 더욱 가속화될 수 있다.

신장을 통한 배설, 대사작용 등에 의해 콜로이드물질이 제거되는 속도에 따라 혈장반감기가 결정된다. 콜로이드액의 분자량과 투여량에 따른 혈장용적 변화, 혈장반감기는 표 25-3과 같다. 콜로이드액은 혈류 유동학에 영향을 주는데 혈액희석에 의해 혈액의 점도를 감소시키고 적혈구 응집을 방해하여 혈류 흐름을 증가시킨다. 다량의 반합성 콜로이드물질은 면역체계나 혈액응고, 신장기능에 유해한 영향을 미친다는 보고가 축적되고 있어 특히 중환자에게 투여할 때 주의를 요한다.

1) 알부민

알부민은 기초생리학적 상태에서 혈장 콜로이드삼투압을 결정하는 대표적인 단백질로서 혈장 용적을 유지하는 것 외에 혈액 내의 약제나 호르몬 등 각종 물질과 결합하여 운반하는 역할을 한다. 활성산소나 산화질소와 결합하여 이들의 작용을 완충, 조절하는 효과가 있어 특정한 병적 상황에서 혈관 장벽을 보호하는데 유리하다. 또한 혈소판 응고를 억제하여 혈액의 유동성이 유지될 수 있게 한다. 체내의 알부민 중 2/3 정도는 혈관 밖에 존재하나 혈관 밖 알부민의 역할은 확실치 않다.

시판되는 알부민액은 열처리한 인체 혈청 알부민을 0.9% 생리식염수에 5% 혹은 25%로 희석한 것이다. 5% 알부민 용액은 콜로이드삼투압 20 mmHg로 보통 250 mL씩 포장되어 있고 투여한 양만큼 혈장량을 증가시킨다. 혈장증량 효과는 6시간 이후 감소하기 시작하여 12시간 후에는 사라진다. 25% 알부민 용액은 콜로이드 삼투압이 70 mmHg인 고장성 액으로 저알부민혈증에 의해 사이질부종과 함께 저혈량 상태일 때 투여를 고려하는데 쇼크상태에 투여했을 때 신장손상의 위험이 높고 사망률을 높이는 것으로 알려져 있다.

드물지만 감염위험, 항응고 효과, 알러지 반응에 대한 우려와 다른 수액에 비해 가격이 비싼 것이 단점이다. 수액소생을 위해 투여하는 알부민은 대부분 해롭지 않다는 견해이지만 외상성 뇌손상 환자에서 저장성 알부민은 생존률을 떨어뜨리므로 피해야 한다. 그러나 패혈성 쇼크나 간경화, 자발성세균성복막염 등의 환자에서는 생존율 개선에 장점이 있는 것으로 알려져 있다. 콜로이드액이 선택되어야 하는 상황에서는 여타의 합성콜로이드액보다 장점이 있다.

표 25-4 수산화에틸전분의 종류

이름	농도	분자량	하이드록실기/포도당
Hetastarch	6%	450 kD	0.7
Hexastarch	6%	200 kD	0.6
Pentastarch	6%, 10%	200 kD	0.5
Tetrastarch	6%	130 kD	0.4

2) 수산화에틸전분(Hydroxyethylstarch, HES)

수산화에틸전분은 합성콜로이드로 생리식염수에 화학처리된 다당류 전분을 6-10%로 생리식염수에 녹여서 사용한다. 구조는 가지가 있는 포도당 중합체의 긴고리에 일정한 주기로 하이드록실기가 치환되어 있는데 분자량과 하이드록실기의 치환 정도에 따라 각 콜로이드액을 구분한다. 분자량에 따라 고분자 450 kD, 중간분자 200 kD, 저분자 70 kD 으로 구분하며 하이드록실기가 포도당 중합체에 치환되는 주기에 따라 명명한다(표 25-4). 아밀라제에 의해 가수분해되는데 50 kD 이하로 쪼개어지면 신장을 통해 배설되므로 분자량이 클수록 작용시간이 길다. 또한 하이드록실기는 아밀라제에 의한 가수분해를 억제하므로 하이드록실기의 치환정도가 높을수록 체내에 머무르는 기간이 길고 수산화에틸전분에 의한 응고장애의 위험이 증가한다.

6% 수산화에틸전분 용액의 혈장용적 확장효과는 5% 알부민 용액과 비슷하나 콜로이드삼투압이 높은 경우에는 혈장용적 확장효과가 더 클 수 있다. 혈장용적 확장효과는 헤타스타치 같이 분자량이 큰 용액의 경우 24시간 정도 지속되지만 테트라스타치 같은 저분자량 용액의 경우에는 투여후 한 시간 내에 작용이 감소하기 시작하여 6시간 내에 모두 사라진다. 수산화에틸전분은 혈액응고인자 VII 과 von Willebrand factor를 억제하고 혈소판 응집을 방해하여 혈액응고를 방해할 수 있으나 임상적으로 다량 투

여하지 않으면 문제되지 않는다(테트라스타치의 경우 몸무게 kg당 50 mL 이상). 수산화에틸전분 용액의 높은 콜로이드삼투압은 신손상과 관련이 있는 것으로 알려져 있다. 정확한 기전은 아직 밝혀지지 않았으나 수산화에틸전분 관련 신손상은 대부분 중증패혈증이나 쇼크환자에서 발생하고 있다. 수산화에틸전분과 결합한 아밀라제의 배출이 지연되므로 정상의 2-3배 정도 높은 고아밀라제 혈증이 발생하며 이는 수산화에틸전분 투여를 중지하면 1주일 이내에 정상으로 회복된다.

3) 덱스트란

덱스트란은 설탕배지에서 박테리아(leuconostoc)에 의해 생성되는 포도당 중합체로서 생리식염수에 희석한 10% 덱스트란40 용액과 6% 덱스트란70 용액 두 가지가 있다. 덱스트란 70이 체내에 머무르는 기간이 12시간 정도로 덱스트란 40의 6시간에 비해 길어서 선호되는 경향이 있다. 덱스트란 용액은 콜로이드 삼투압이 40 mmHg로 알부민이나 6% 수산화에틸전분액보다 높아 혈장용적 확장효과는 더 크다.

덱스트란 역시 용량에 비례하여 출혈경향을 보이는데 혈소판 응집을 방해하고 혈액응고인자 VIII 과 von Willebrand factor가 감소하며 혈전용해를 촉진한다. 혈구 표면에 코팅되어 혈액 교차적합검사를 간섭할수 있고 적혈구와의 상호작용으로 적혈구침전률을 증가시킨다. 일일 몸무게 kg당 20 mL를 넘지 않게 투여하면 출혈경향을 피할 수 있다. 드물지만 삼투압에 의한 신손상과 관련이 있고 0.03%에서 아나필락시스가 발생한다.

VI 수액의 선택

중환자에서 혈장용적의 증량을 위해 투여할 적절한 수액을 선택하는 데에는 상당한 의견 차이가 있다. 결정질용액은 혈관으로 투여하여도 사이질 공간으로 재분포하기 때문에 혈관내 용적만을 채우기 위해서는 적절하지 않다는 견해이다. 그러나 1960년대 급성 실혈 시 사이질액이 감소하는 것이 밝혀지면서 출혈성 쇼크에서 결정질용액을 투여하는 근거가 되었다. 근래에 들어 심박출량과 산소운반능력을 개선하는 것이 수액소생의 중요한 목적이 되고 이를 위해 혈장량 회복이 일차적 목표가 되었으며 혈장량 회복 효과는 콜로이드 용액이 훨씬 우수한 것으로 밝혀졌다. 이후 결정질용액과 콜로이드 용액의 선택에 대해 많은 논란이 있어왔으나 최근의 연구들은 특별한 상황을 제외하고 결정질용액, 그중에서도 평형염액이 콜로이드액보다 우수한 것으로 결과가 모아지고 있다. 콜로이드 용액을 사용한 경우 임상적으로 생존율이 개선되는 바가 증명되지 않았고 많은 경우에서 신손상, 출혈성향을 일으키며 무엇보다 비용효과적 측면에서 장점이 없다.

어떤 수액을 선택할 것인가는 환자의 상태에 따라 달라야 할 것이다. 다양한 원인에 의해 발생한 저혈량 상태에서 한가지 수액이 정답이 될 수는 없다. 다음은 지금까지의 연구 결과를 종합하여 중환자의 각 상황에서 수액 선택 시 고려해야 할 점들이다.

1. 패혈쇼크

평형염액을 우선적으로 선택하며 생리식염수나 수산화에칠전분, 덱스트란, 젤라틴 등 합성콜로이드용액은 피하는 것이 좋다. 평형염액만으로 수액소생이 어려운 경우 알부민 투여를 고려할 수 있다. 초기 수액소생 시 체중 kg당 20-30 mL의 결정질액을 일시에 투여하는 것을 고려할 수 있으나 이후의 수액 투여는 수액반응 등 임상경과를 보며 수액과다에 주의하며 신중히 판단하여야 한다.

2. 출혈쇼크

혈장과 혈소판, 농축적혈구를 사용하여 혈장량 회복과 동시에 응고장애를 개선하는 것이 생존율을 개선하는

데 유리하다. 혈액이 준비되기 전에 평형염액이 우선적으로 선택되나 출혈 원인에 대한 해결이 우선되어야 하며 지혈과정 동안 다량의 결정질액을 투여하는 것은 피해야 한다. 외상환자의 초기 소생 단계에서는 요골동맥에서 맥박이 촉지되고 뇌손상이 없는 환자에서 의식이 유지되는 정도의 혈압이 유지될 만큼 결정질액을 투여하되 다량의 출혈이 동반되는 경우에는 조기에 농축적혈구와 혈장, 혈소판을 1:1:1 비율로 투여하는 것이 사망률 개선에 도움이 된다. 그러나 병원내 출혈, 외상과 관계없는 출혈의 경우 높은 비율의 신선냉동혈장과 혈소판을 투여해야 하는 근거는 약하다. 그러나 출혈환자에서 신선냉동혈장은 혈액응고인자를 포함하는 콜로이드액으로 지혈 시술 동안 조직저관류에 의해 발생한 산증을 완화시킬 수 있는 훌륭한 완충액이며 혈관내피의 당질층을 보존하는 효과가 있는 것으로 알려져있다.

3. 뇌손상

뇌의 병태생리학적 변화에 상관없이 정상혈량을 유지하는 것이 중요하며 수액의 섭취/배설량 균형과 전해질농도, 삼투압 등으로 적절한 혈량을 감시할 수 있으나 신경학적 증상의 개선 정도를 보며 수액균형을 판단하는 것이 가장 합리적이다. 뇌용적은 삼투압에 의해 결정되므로 포도당을 함유한 저장액은 피해야 하며 대부분의 평형염액은 normosol이나 plasma-lyte A를 제외하고 저장액이므로 이론적으로 등장성식염수가 더 유리하다. 고장성 식염수나 만니톨의 장점은 확실하지 않다. 알부민을 비롯한 합성콜로이드액은 생존율 개선에 장점이 없다.

4. 수술 전후

각 수술의 특성에 따라 동반하는 염증반응과 출혈의 정도에 따라 판단해야 한다. 극심한 염증반응을 동반하거나 다량의 수액이 요구될 경우에는 중환자치료의 관점에서 수액을 선택하여야 한다. 그러나 일반적으로 수술 전후의 환자에서는 평형염액이 우선적으로 선택되며, 아직까지 신손상, 출혈성향 등 합성콜로이드액의 위해는 확인된 바 없다.

Ⅶ 수액과다

수액과다의 위해에 대해 관심이 모아지고 있는데 양값의 수액균형은 중환자실 체류시간 증가, 장기부전의 악화 및 사망률 증가와 깊은 상관관계를 갖는다. 실제 임상에서 수액과다는 매우 흔히 발생하는데 그 원인은 전통적인 쇼크 치료 개념에 있다고 볼 수 있다. 쇼크 환자에서 우선적으로 확인하고 회복해야 할 것이 혈장량이라는 확고한 개념 때문에 우선적으로 수액 투여를 통해 혈역학적 안정을 얻으려는 경향이 있고, 또한 수액에 대해 지나치게 너그러운 관행이 있다. 그러나 중환자일수록, 특히 혈관장벽이 무너진 환자에서는 혈관내로 투여한 수액은 쉽게 사이질로 빠져나가 혈장 증량 효과는 금세 사라진다. 여기에 일시적인 혈역학적 안정을 위해 수액을 추가로 투여하게 되면, 투여한 수액의 대부분은 사이질로 빠져나가 사이질부종을 일으키고 결국은 관류를 방해하여 장기 부전을 악화시키는 악순환의 고리를 형성하게 된다.

수액과다는 모든 장기에 영향을 미치는데 그 물리적 힘뿐아니라 심방나트륨이뇨펩티드 분비를 통해 혈관내벽의 당질층을 파괴하고 이는 전신적인 혈관장벽 손상으로 이어질 수 있다. 수액과다에 의한 장기부전은 폐부종을 전형적인 예로 들 수 있으며 콩팥이나 간처럼 피막으로 쌓여있는 장기는 부종으로 의해 사이질압력이 증가하면 관류부전, 허혈이 초래된다.

그러므로 수액은 치료제의 개념으로 투여해야 하며 절대 맹목적으로 투여해서는 안된다. 중환자에서 수액치료는 초기에 소생의 개념으로 접근하여 혈장량과 전부하, 심박출량을 회복하기 위해 수액을 투여하되, 이후 안정시기에는 적정한 조직관류를 목표로 하여 수액과다가 일어나지 않게 주의해야 하며 필요하면 음값의 수액균형을 유지하기 위해 이뇨제, 혈액투석 등도 고려해야 한다. 정질액은 콜로이드액에 비해 3-4배 투여해야 한다는 개념을 이제는 버려야 하며 수액의 종류에 상관없이 환자상태를 감시하며 가능한 적은 양을 투여해야 한다. 각 질환 증후군의 병태생리에 따른 혈역학적 변화, 체액이동, 혈장량 부족의 원인에 대한 고찰이 우선되어야 한다.

참고문헌

1. Barelli S, Alberio L. The role of plasma transfusion in massive bleeding: protecting the endothelial glycocalyx?. Front Med 2018;5:91.
2. Brown RM, Semler MW. Fluid Management in Sepsis. J Intensive Care Med 2019;34:364.
3. Campbell I. Physiology of fluid balance. Anaesth Intensive Care Med 2009;10:593.
4. Chappell D, Jacob M, Hofmann-Kiefer K. A rational approach to perioperative fluid management. Anesthesiology 2008;109:723.
5. Edward MR, Grocott MPW. Miller's Anesthesia. 8th ed. Philadelphia: Saunders. 2015;1767-810.
6. Hall JE. Guyton and Hall Textbook of Medical Physiology. 13th ed. Philadelphia: Elsevier. 2016;189-201.
7. Hall JE. Guyton and Hall Textbook of Medical Physiology. 13th ed. Philadelphia: Elsevier. 2016;305-21.
8. Levick JR, Michel CC. Microvascular fluid exchange and the revised Starling principle. Cardiovasc Res 2010;87:198.
9. Lira A, Pinsky MR. Choices in fluid type and volume during resuscitation: impact on patient outcomes. Annals of Intensive Care 2014;4:38.
10. Marino PL. Marino's ICU book. 4th ed. Philadelphia: Lippincott Williams & Wilkins. 2014;217-37.
11. Uchimido R, et al. The glycocalyx: a novel diagnostic and therapeutic target in sepsis. Crit Care 2019;23:16.
12. Van Haren F. Personalised fluid resuscitation in the ICU: still a fluid concept?. Crit Care 2017;21:313.
13. Zazzerona L, et al. Role of albumin, starches and gelatins versus crystalloids in volume resuscitation of critically ill patients. Curr Opin Crit Care 2016;22:428.

중환자의학

26

CRITICAL CARE MEDICINE

전해질 이상

전종헌

I 나트륨

나트륨은 인체에서 중요한 세포외액 양이온으로 이 용질의 많고 적음은 세포외액과 혈장의 용적과 관련이 깊으며 나트륨 농도의 이상은 흔히 상대적인 수분의 과다 또는 결핍에서 온다. 인체의 나트륨량은 일차적으로 알도스테론에 의해 신장에서 조절된다. 또한 심방이 늘어나면서 심방나트륨이뇨펩티드(atrial natriuretic peptide)의 분비가 증가하면 신장에서 나트륨의 배출이 증가하고 혈장량이 감소한다. 나트륨의 농도는 항이뇨 호르몬(ADH)에 의해서도 조절되며 이것은 혈청 삼투압이 증가하거나 혈압이 감소하면 분비된다. 혈장 내 정상 농도는 135-145 mEq/L로 신경조직이나 심장조직에서 활동성 전압을 생성하는데 꼭 필요한 전해질이다. 나트륨 요구량은 나이에 따라 다양하여 신생아의 나트륨 요구량은 2-3 mEq/kg/day이지만 성인의 나트륨 요구량은 1-2 mEq /kg/day로 감소한다.

1. 저나트륨혈증

저나트륨혈증([Na^+] < 135 mEq/L)의 징후와 증세는 혈청나트륨 농도의 감소 속도와 정도에 따라 다르다. 125 mEq/L 이하에서 흔히 의식의 변화, 혼수, 경련, 부종 등의 신경학적 변화와 식욕감퇴, 오심, 구토, 근경련, 쇠약 등을 보인다. 혈액뇌장벽에서 나트륨의 통과는 어렵고 물은 쉽게 통과하기 때문에 혈장나트륨 농도의 갑작스러운 감소는 세포외와 세포내의 뇌수분양을 증가시킨다. 이러한 뇌의 과다 수분에 의한 급성 증상은 만성 저나트륨혈증에 비해 심각하다. 뇌부종의 보상반응으로 사이질액이 뇌척수액으로 이동하고 칼륨이나 taurine, phosphocreatine, myoinositol, glutamine, glutamate와 같은 유기 이온 등 유기 이온의 세포내, 세포내 용질의 손실이 일어난다. 만성 저나트륨혈증의 증세는 뇌전해질의 결핍과 관련이 있다. 저나트륨혈증에 대해 뇌용적이 적응되었을 때는 급속한 교정이 뇌탈수를 일으킬 수 있으므로 조심해야 한다.

가성저나트륨혈증(pseudohyponatremia)은 정상 혈장 단백질의 2배의 고단백혈증이나 혈장 유화(lactescence)를 일으킬 정도로 심한 고지질혈증에서 혈장으로 물이 이동될 때 발생하며 혈장 나트륨은 정상 이하이나 삼투질농도가 정상이면 치료할 필요가 없다.

진성 저나트륨혈증은 정상, 고, 저삼투질농도로 구분되며 저삼투질농도는 총나트륨량이 적거나 많거나 정상일 수 있으며 정상 혹은 고삼투질농도는 세포막을 자유롭게 통과 못 하는 나트륨을 제외한 포도당이나 만니톨 등과 같은 용질에 의해 발생한다. 삼투질농도의 측정치와 계산치에 의한 차이가 10 mOsm/kg 이상이면 가성 저나트륨혈증이거나 비나트륨 용질에 의한 것이다. 그러므로 신장기능부족 환자에서 삼투질농도가 정상이거나 증가되어 있어도 저나트륨혈증이 올 수 있다.

저삼투질농도의 저나트륨혈증(과다혈량증)은 총 나트륨량, BUN, 혈청 크레아티닌, 요삼투질농도, 요나트륨 농도 등을 평가하여 구분한다. 총 나트륨량이 증가한 저나트륨혈증은 심부전이나 간경화와 같은 부종상태가 특징적이며 신장기능부족 환자에게 과다한 수분을 공급할때 요 희석 능력의 감소가 저나트륨혈증을 일으킨다. 반면에 총 나트륨량의 감소로 발생한 저나트륨혈증(저혈량증)에서는 용량-반응 ADH 분비로 혈관내 용적을 유지하고 있다. 정상 혈장 용적의 저나트륨혈증에서는 총 나트륨량과 세포외 용적은 정상이며 부종은 드물다. 이는 대부분이 항이뇨호르몬부적절분비증후군(syndrome of inappropriate ADH secretion, SIADH)때문이다(그림 26-1).

정상 혹은 고삼투질농도의 저나트륨혈증 치료는 원인이 되는 용질의 고농도를 감소시키는 것이며 요독증 환자에서는 수분을 제한하거나 투석을 한다. 부종(과다혈량)의 치료는 나트륨과 수분 모두를 제한하고 제거해야 한다. 치료의 방향은 심박출량과 신관류를 개선하고 이뇨제로 나트륨의 재흡수를 억제한다. 저혈량 저나트륨혈증 환자에서는 0.9% 생리식염수로 혈액량을 회복한다.

SIADH 치료는 수분의 제한과 원인제거가 중요하다. ADH의 분비가 계속되어도 하루에 총수분 0.5-1.0 L를 줄이는 정도의 수분 제한으로 세포외 용적을 감소할 수있다. 푸로세미드와 0.9% 생리식염수의 동시 투여는 수분의 배출을 증가할 수 있는데 이 때 푸로세미드는 소변의 나트륨보다 수분 배출을 더 증가시켜 혈장 나트륨 농도는 증가하면서 과도한 세포외 용적 증가의 위험을 감소시킨다. 심한 저나트륨혈증($[Na^+] < 120$ mEq/L)이거나 신경 증세를 보이는 경우 더 적극적인 치료가 요구된다.

경련이나 과다한 수액 투여로 인한 수분중독 증상을 보이는 환자에서는 고장성(3%) 식염수를 투여한다. 이 경우 3% 식염수를 1-2 mL/kg/hr의 속도로 주면 혈장 나트륨 농도는 1-2 mEq/L/hr 만큼 증가한다. 그러나 이러한 치료는 몇 시간 이상 지속하지 않는다. 심각한 저나트륨혈증이 신경 손상을 일으킬 수 있으나 급속한 교정은 중심성뇌교수초용해증(central pontine myelinolysis), 뇌출혈, 심부전 등을 일으킬 수 있으므로 주의해야 한다. 저나트륨혈증의 교정을 위한 나트륨 투여량은 총체액량(total body water, TBW)이 성인에서 체중의 60%이므로 다음과 같은 식을 이용할 수 있다.

나트륨 부족(mEq/L)= [체중(kg)] × 0.6 × [120 - 혈장 Na^+ (mEq/L)]

결핍량의 반은 처음 8시간 동안에 주입하고 나머지 반은 증상이 경감되면 1-3일 동안 준다. 급속히 교정할 때는 1-2시간마다 혈장 나트륨 농도를 측정하면서 조심스럽게 투여하여야 한다.

혈장 나트륨농도의 증가 속도는 주입되는 수액의 구성뿐만 아니라 신장의 수분 배출 속도에 의해 상당한 부분이 결정되기 때문에 이를 예측하는 것은 매우 어렵다. 고나트륨혈증을 피하기 위해서 처음에는 혈장 나트륨농도가 1-2 mEq/L/hr 만큼 증가되게 하고 24시간에 12 mEq/L, 48시간에 25 mEq/L 이상 증가되지 않도록 한다. 혈장 나트륨이 120-125 mEq/L에서는 수분 제한만으로도 교정할 수 있으며 저나트륨혈증이 치료되면 중추신경계의 증세와 징후는 24-96시간 내에 개선된다.

2. 고나트륨혈증

혈청나트륨의 농도가 145 mEq/L 이상이면 혼미, 혼수, 경련 등의 신경학적 증세, 저혈량증, 신장기능부족, 신부전, 요농축 능력의 감소 등을 볼 수 있다. 이러한 고나트륨혈증은 노인에서 혹은 갑자기 발생할 때 매우 심각하다. 뇌수축이 뇌혈관의 손상을 주어 경막하혈종, 피질밑실질

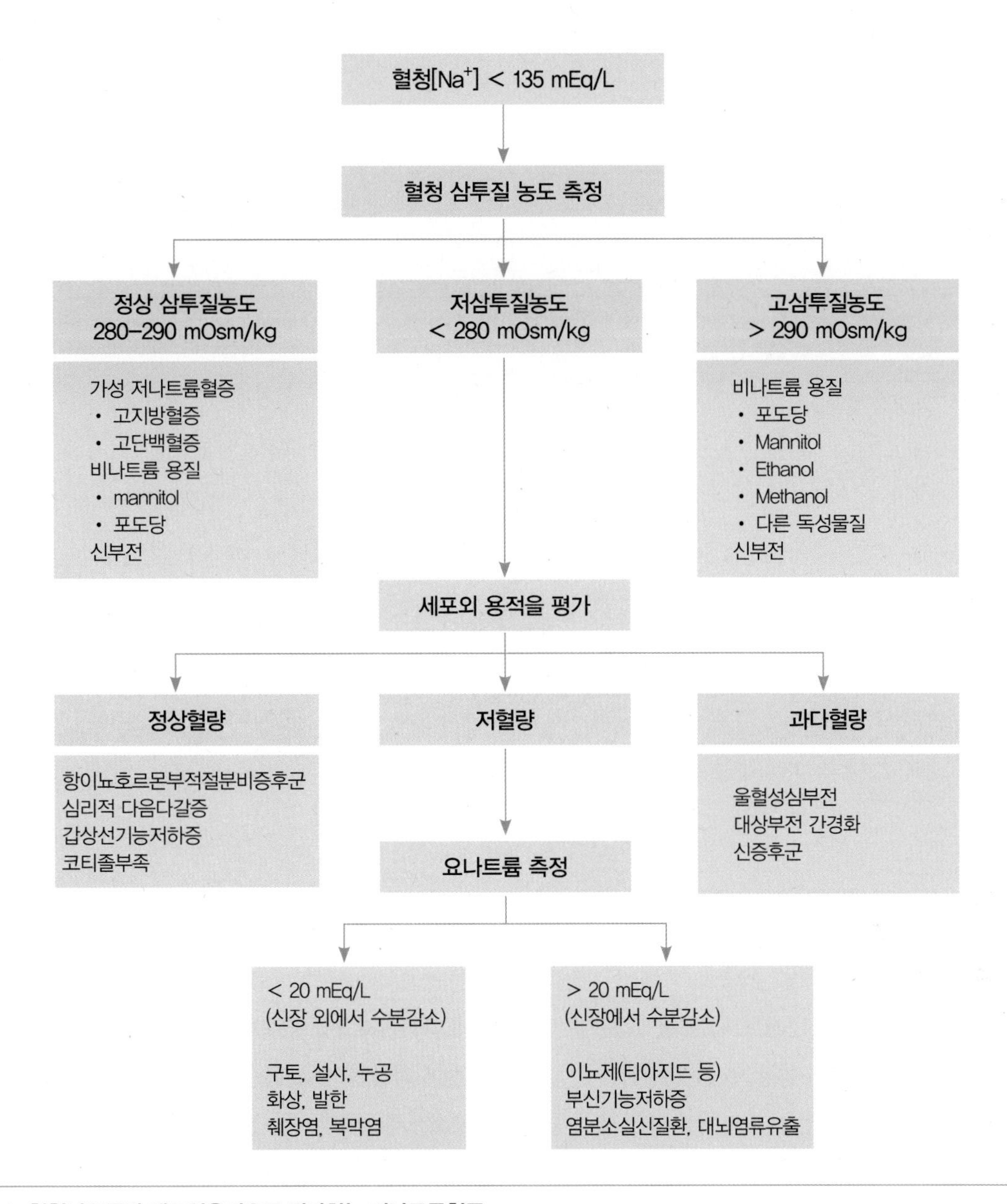

그림 26-1 혈청나트륨과 세포외용적으로 평가하는 저나트륨혈증

출혈, 지주막하출혈, 혈전 등이 발생하며 다뇨증으로 방광 확장이나 물콩팥증을 일으키고 심하면 신장에 영구적인 손상까지도 줄 수 있다.

고나트륨혈증은 절대적 혹은 상대적 수분 부족에 의해 발생하며 항상 고장성이며 저관류에 의한 증세도 나타날 수 있다. 고나트륨혈증이 발생하기 전에 저장성 소변의 과다배출은 수분 균형의 이상을 의미한다. 뇌하수체 수술을 받은 환자에서 일시적 혹은 영구적 요붕증이 발생할 수 있다. 정상총수분 × 140(mEq/L) = 현재총수분 × 환자의 혈장 Na^+ (mEq/L)이므로 수분부족(water deficit)은 다음과 같은 방정식에 의해 혈장 나트륨 이온 농도로 추측할 수 있다.

수분부족(L) = 정상총수분(normal TBW)-현재총수분(current TBW)

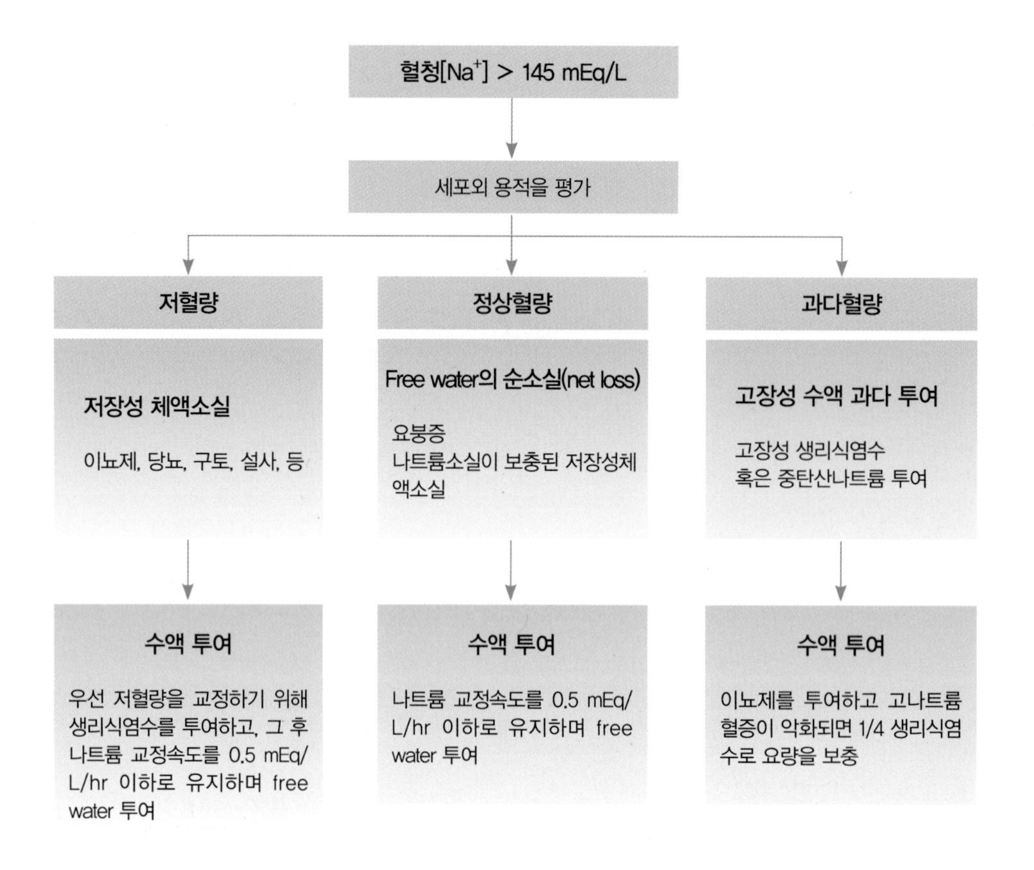

그림 26-2 혈청나트륨과 세포외용적으로 평가하는 고나트륨혈증

= (현재총수분 × 환자의 혈장 Na^+ /140) - 현재총수분

= [체중(kg)] × 0.6 × [(환자의 혈장 Na^+/140) – 1]

고나트륨혈증 환자의 치료는 세포외 용적의 임상적 평가에 따라 다르다(그림 26-2). 수분 부족 때문에 오는 고나트륨혈증의 치료는 수분을 보충하고 나트륨이나 그 외 전해질에 대한 교정도 해야 한다. 저혈량증에서는 우선 0.9% 생리식염수로 즉시 교정하고 저혈량증이 교정되면 수분은 경구 혹은 경정맥을 통해 저장성 수액으로 보충한다. 고나트륨혈증을 교정할 때 경련이나 뇌부종 등의 신경학적 후유증의 위험때문에 혈장 나트륨 이온은 0.5 mEq/L/hr 이하의 속도로 천천히 교정되어야 한다. 반면에 나트륨 과부하 환자에서는 고리이뇨제의 투여나 투석으로 나트륨 배출을 가속하여야 한다. 요붕증에 의한 이차적인 고나트륨혈증의 치료는 원인이 중추성인지 신성인지에 따라 다르다. 중추성요붕증(항이뇨호르몬 부족 증후군)에 적합한 치료제는 desmopressin (DDAVP)과 수용성 바소프레신이다. DDAVP는 12-24시간마다 1-4 μg을 피하로 혹은 5-20 μg을 코로 투여하면 효과가 있으며 바소프레신의 혈관 수축 효과가 없기 때문에 복부 경련통도 거의 일어나지 않는다. 불완전한 항이뇨호르몬 부족(부분 요붕증) 환자에서 chlorpropamide (100-250 mg/day)와 clofibrate 혹은 티아지드(thiazide) 이뇨제를 동시에 사용하면 각각 따로 사용해서 반응이 없는 환자에서도 효과가 있을 수 있다. 신성요붕증에서는 염과 수분을 제한하여 세포외 용적을 줄이고 근위세관에서 수분의 재흡수를 촉진하는 티아지드 이뇨제를 투여하여 소변량의 감소를 줄일 수 있다(표 26-1).

표 26-1 고나트륨혈증의 치료

나트륨 부족(저혈량)
• 저혈량증 교정(0.9% 식염수)
• 고나트륨혈증 교정(저장성 용액)
나트륨 과다(과다혈량)
• 나트륨 제거촉진(고리이뇨제, 혈액투석)
• 수분부족 교정(저장성 용액)
정상 신체나트륨양(정상혈량)
• 수분부족 교정(저장성 용액)
• 요붕증 치료
– 중추성요붕증
DDAVP, 5–20 μg 비강투여; 1–4 μg 피하투여
수용성 바소프레신 5 U q 2–4 hr 근주 혹은 피하투여
– 신성요붕증
나트륨 제한, 수분공급, 티아지드 이뇨제

DDAVP = demopressin

Ⅱ 칼륨

칼륨은 세포내의 가장 많은 양이온으로 정상에서 세포 내 농도는 150 mEq/L이며 세포외 농도는 3.5-5.5 mEq/L로 전체 칼륨의 약 2%만이 세포외에 존재한다. 칼륨은 중추신경계와 심장에서 휴지기 막전위와 활동전위를 유지하는데 중요한 역할을 한다.

총 칼륨량과 혈장 칼륨의 농도는 일차적으로 알도스테론, 에피네프린, 인슐린에 의해 조절되고 칼륨 분비를 조절하는 신장의 내인성 기전에 의해서도 조절된다. 알도스테론은 신장에서 나트륨의 재흡수와 칼륨의 분비를 증가시키고 에피네프린과 인슐린의 분비는 칼륨을 세포 내로 이동시켜 고칼륨혈증의 중요한 방어기전 역할을 한다. 보통 하루에 약 40-120 mEq/L의 칼륨이 소변으로 배출되며 칼륨의 경구섭취량이 정상보다 많더라도 사구체여과율이 8 mL/min를 초과한다면 이를 배출할 수 있다. 여과된 칼륨의 50-70%가 근위세관에서 수동적으로 재흡수된다. 알도스테론, 고나트륨혈증, 소변량 증가 및 carbenicillin, 인산염, sulfate와 같은 비재흡수 음이온들의 요관 내 존재 등이 먼쪽곱슬세관, 원위곡세관과 피질집합관으로 칼륨의 분비를 증가시킨다. 또한 수질집합관에서는 칼륨이 추가로 재흡수된다. 원위신장단위(distal nephron)에서는 마그네슘 의존성 Na^+/K^+ 아데노신삼인산효소가 칼륨 재흡수에서 중요한 역할을 하며 마그네슘 결핍이 효소의 활동성을 억제하고 신장에서 칼륨을 소모하게 한다.

칼륨의 요구량은 나이에 따라 다르며 유아에서는 2-3 mEq/kg/day이고 성인에서는 1-1.5 mEq/kg/day이다. 칼륨의 수요는 대사율(2.0 mEq/100 kcal)과도 관련이 있으

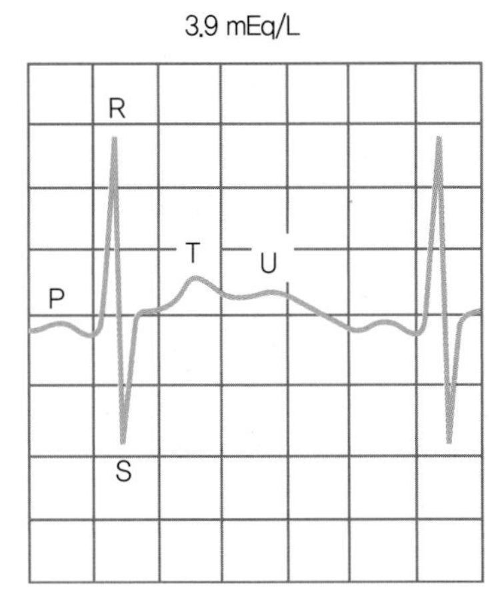

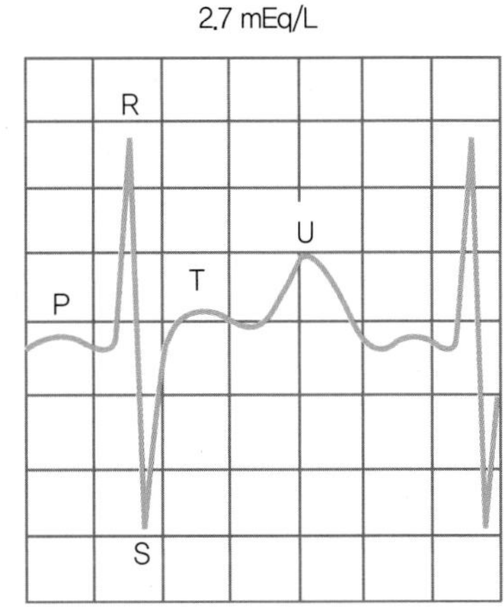

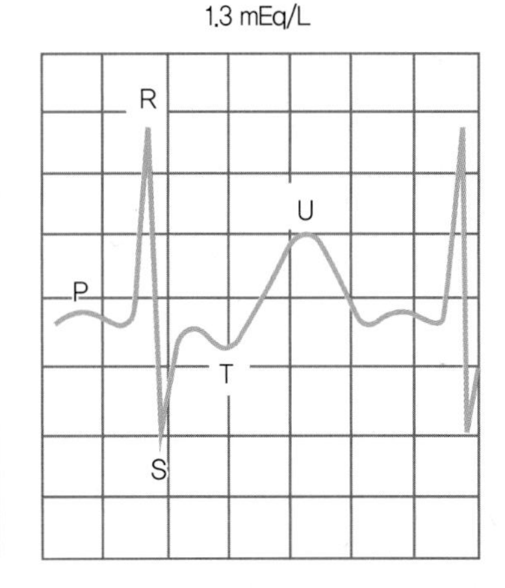

그림 26-3 저칼륨혈증의 심전도.

점차적으로 편평해지는 T파, 현저히 커지는 U파, 커지는 P파의 진폭, PR간격의 연장, ST분절의 저하 등을 볼 수 있다.

며 심한 고칼륨혈증과 저칼륨혈증은 생명을 위협한다.

1. 저칼륨혈증

저칼륨혈증(K^+ < 3.5 mEq/L)은 절대적인 부족 혹은 세포내로의 재분배 때문에 발생한다. 정상 성인에서 1 mEq/L의 혈청 칼륨의 감소는 100-200 mEq의 순소실을 뜻한다. 2-2.5 mEq/L의 저칼륨혈증은 근육 약화, 부정맥, ST 분절의 하강, T파 저하, U파 상승과 같은 심전도 이상 등을 보인다. 이러한 변화는 칼륨 결핍의 정도와 비례하지 않는다. 또한 심방세동이나 심실기외수축과 같은 심부정맥으로 저칼륨혈증을 추측할 수 있다(그림 26-3).

흔한 원인으로 섭취량의 감소, 위장관에서의 소실, 광물부신겉질호르몬(mineralocorticoid)이나 이뇨제의 과다 사용으로 인한 신장에서의 과도한 배출, 급성알칼리증, 인슐린 치료, 스트레스 관련 카테콜아민의 활성, 저칼륨 주기성 마비 등에 의한 세포외에서 세포내로 이동 등이 있다. 외과적 스트레스는 0.5 mEq/L의 혈청 칼륨을 감소시키며 isoproterenol, terbutaline, 에피네프린, ritodrine 등과 같은 외인성 카테콜아민의 투여에 의해서도 혈청 칼륨치가 낮아질 수 있다.

저칼륨혈증이 경미할 경우는 배경 원인의 치료로 충분하며 3 mEq/L 미만의 중등도 저칼륨혈증이나 칼륨 소실을 일으키는 약물의 지속적인 치료가 필요한 환자에서는 10% 염화칼륨(potassium chloride, KCl)을 정주한다. 보통 성인에서 10-20 mEq/hr 이하의 속도로 투여하며 20 mEq/hr 이상의 속도로 투여할 때는 최대 0.5-0.7 mEq/kg/hr 이내에서 고칼륨혈증의 합병증을 피하기 위해 혈장 칼륨 농도와 심전도를 감시한다(표 26-2). 또한 산혈증, Type IV 콩팥세뇨관 산혈증, 당뇨병, 비스테로이드성 항염증제제, 앤지오텐신전환효소(ACE) 억제제, β 차단제 투여 등에 의해 세포외 칼륨의 세포내로 이동을 지연시키는 경우 조심해서 투여하여야 한다.

표 26-2 저칼륨혈증의 치료

원인요인의 교정 증가된 pH 감소된 [Mg^+] 약물
경도의 저칼륨혈증([K^+] > 2.0 mEq/L) KCl 정주(10 mEq/hr 이하로)
중증도의 저칼륨혈증([K^+] ≦ 2.0 mEq/L, 근마비, 심전도변화) KCl 정주(40 mEq/hr 혹은 0.5-0.7 mEq/kg/hr 이하로) 지속적인 심전도 감시 생명이 위태로우면 5-6 mEq IV bolus

2. 고칼륨혈증

고칼륨혈증(K^+ >5.5 mEq/L)은 여러 질환에서 일어날 수 있으며 신장에서 칼륨 배출을 감소시키는 약물이나 칼륨의 갑작스러운 세포내에서 세포외로 이동에 의해서도 발생할 수 있다(표 26-3).

정상에서는 신장에서 체내의 과도한 칼륨을 배출하나 고칼륨혈증 환자에서는 신장의 칼륨 배출 능력이 저하되어 있다. 고칼륨혈증은 칼륨의 세포외 이동에 의해서 일어나는 대사성 산증, 인슐린 결핍의 고혈당증, 베타차단제 사용, 디지탈리스 중독, 급성 혈액 내 용혈, 횡문근융해, 고칼륨혈증 가족주기적마비(familial hyperkalemic periodic paralysis) 등에서 볼 수 있다. 또한 고칼륨혈증은 핍뇨 상태(특히 급성신손상)에서 일어나기 쉬우며 부신기능부전에서도 올 수 있다. 가성 고칼륨혈증은 혈액 채집관 내에서 혈구의 용해로 칼륨이 분비된 경우 발생하며 같은 혈액표본에서 혈청 칼륨을 비교해 보면 진단할 수 있다. 임상적으로 고칼륨혈증은 근육약화를 일으키며 심하면 마비도 올 수 있다. 또한 심장 전도의 장애로 자율성을 증가시키고 재분극을 강화시킨다. 칼륨치의 경도 상승(6-7 mEq/L)으로 T 파의 상승을 보이다 PR간격의 연장(8 mEq/L), QRS 복합체의 넓어짐, 심실세동 등으로 발전하며 10-12

표 26-3 고칼륨혈증 유발 약물

• 앤지오텐신전환효소(ACE) 억제제	• 비스테로이드성 항염증제
• β 차단제	• Pentamidine
• 시클로스포린	• Potassium penicillin
• 디지탈리스	• THAM
• 이뇨제(칼륨 보존)	• TMP-SMX
• 헤파린	• Succinylcholine

ACE = angiotensin-converting enzyme, THAM = tromethamine, TMP-SMX = trimethoprim-sulfamethoxadole

mEq/L에 도달하면 심정지가 나타난다(그림 26-4).

경도의 고칼륨혈증(6 mEq/L 미만)은 칼륨 섭취량의 감소와 혈청 칼륨을 증가시킬 수 있는 약물의 투여 중지 등으로 치료한다. 중등도 이상의 치료는 응급으로 즉시 이루어져야 하며 세포막의 전위차를 정상으로 회복시키기 위해 심전도를 보면서 10-30 mL의 10% 칼슘글루콘산염을 3-5분간 조심스럽게 정주하며 작용시간은 30-60분으로 필요에 따라 추가 투여한다. 칼슘은 세포외의 칼륨농도를 변화시키지 못하나 세포막의 전위문턱(threshold potential)과 흥분을 낮출 수 있는 생리적 칼륨길항제이다. 응급치료로 이와 함께 칼륨의 세포내 흡수를 촉진시켜 칼륨의 혈장 농도를 낮춰야 하는데 8.4% 중탄산염나트륨(sodium bicarbonate) 20-40 mL를 정주하면 15-30분에서 칼륨농도를 낮출 수 있다. 그러나 이러한 알칼리화는 저칼슘혈증 환자에서 조심스럽게 이루어져야 하는데 그 이유는 강직증이 올 수 있고 심질환 환자에서 나트륨 부하가 문제될 수 있기 때문이다. 포도당과 인슐린을 동시에 주입하면 Na^+/K^+ 아데노신 삼인산효소(ATP)의 펌프의 활동성을 강화시켜 15분 이내에 세포외에서 세포내로 혈장 칼륨의 이동을 촉진시킨다. 보통 포도당 2 g에 대해 빠른 작용인슐린(regular insulin, RI) 1 unit의 비로 사용하는데 50% 포도당 50 mL와 RI 12.5 unit을 즉시 정주하고 이후 유지용량으로 10% 포도당 500 mL에 RI 10 unit을 섞어서 1시간 동안 주입한다. 이러한 포도당과 인슐린을 사용한 치료는 15-30분이 요구되고 최대로 낮출 수 있는 양은 1-2 mEq/L이다.

고용량(10-20 mg)의 β 아드레날린성 효현제를 10분 이상에 걸쳐 흡입시켜서 혈청 칼륨을 감소시킬 수도 있다. 이는 30분 이내에 효과가 나타나 2-4시간 지속된다. 칼륨은 신장을 통해 배설되므로 푸로세미드는 용량에 비례하여 칼륨이뇨효과를 촉진한다. 나트륨과 칼륨을 교환하는 sodium polystyrene sulfonate resin (Kayexalate)이나 혈액투

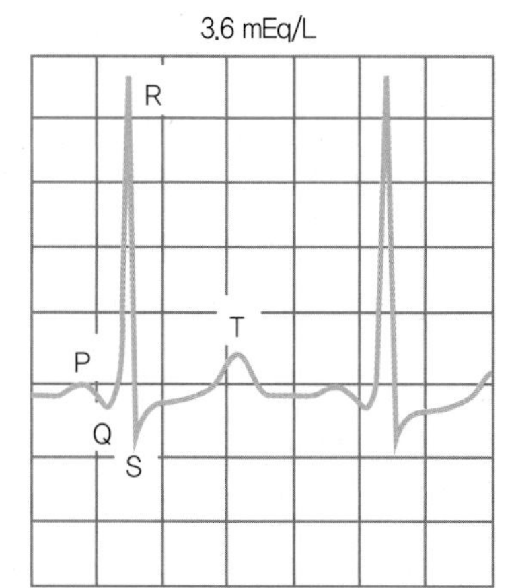

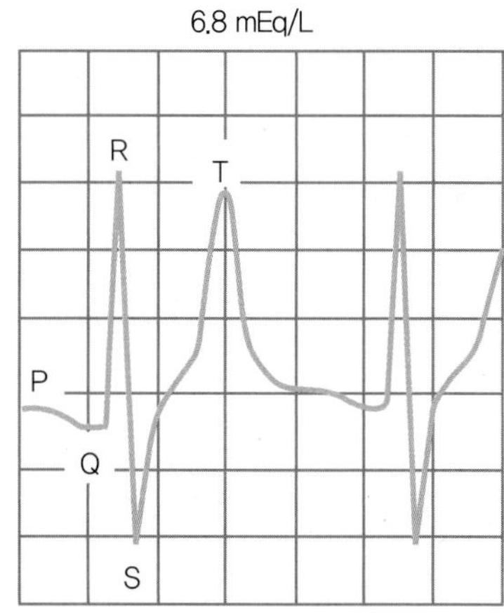

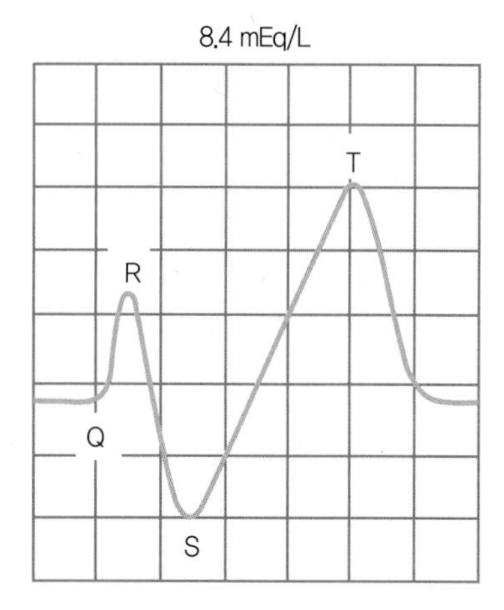

그림 26-4 고칼륨혈증의 심전도

경도에서는 대칭성의 peaked T파, 짧아진 QT간격을 보인다. 중등도에서는 넓어진 QRS복합, 길어진 PR간격, P파의 소실, R파 진폭 소실, ST분절의 저하(간혹 상승)를 보인다. 심하면 sine파 모양에서 심실빈맥, 심정지까지 올 수 있다.

표 26-4 고칼륨혈증의 치료

세포막 효과를 역전 칼슘(10% 글루콘산염칼슘 20 mL를 5분에 걸쳐 정주)
세포외 [K^+]을 세포내로 이동 50% 포도당 50 mL와 RI 12.5 unit를 즉시 정주 10% 포도당 500 mL에 RI 10 unit를 섞어 1시간 동안 지속정주 8.4% 중탄산염나트륨 20-40 mL를 5-10분에 걸쳐 정주
신체에서 칼륨 제거 근위 및 고리 이뇨제 칼륨-교환 레진(sodium polystyrene sulfonate resin, Kayexalate) 혈액투석
심전도 및 혈청 칼륨 감시

석으로도 감소시킬 수 있다(표 26-4).

Ⅲ 칼슘

칼슘은 근수축, 신경전달, 호르몬 분비, 혈액응고 등을 포함한 세포내외의 여러 과정을 적절히 수행하기 위해 필요하며 세포내 신호전달이나 많은 효소의 조절에 관여하므로 칼슘의 항상성 유지는 매우 중요하다.

70 kg 성인에서 약 1,300 g의 칼슘이 존재하고 이 중 99%는 뼈와 치아에 있으며 총혈청 칼슘은 8.8-10.3 mg/dL이다. 이는 칼슘의 분자량이 40이므로 2.2-2.6 mmol/L(4.4-5.2 mEq/L)에 해당되며 신장은 이를 유지하게 하는 중요한 장기이다. 칼슘은 우유와 유제품에 풍부하며 대변이나 소변으로 배출된다. 순환 칼슘은 세 가지의 형태로 존재한다. 사구체 모세 혈관에 의해 여과되지 않은 혈장단백질(주로 알부민)과 결합한 형태(40%), 사구체에서 여과되고 0.95-1.35 mmol/L의 농도를 유지하는 이온화되고 생리적으로 활동적인 형태(50%), 이온화되지 않는 인산, 황산, 구연산 등과 화합물을 이룬 형태(10%) 등으로 나눈다. pH의 변화에 따라 알부민과 결합한 칼슘의 비율은 달라지며 이온화된 칼슘치는 총 칼슘의 양과 관계없이 변할 수 있다.

세포외 칼슘 농도의 경미한 감소에도 수분 내에 부갑상샘 호르몬이 분비되어 칼슘의 중요한 저장고인 뼈와 신장에서 칼슘 재흡수가 일어나며 칼슘 배출을 감소시킨다. 부갑상샘을 제거하면 부갑상샘 호르몬이 분비되지 않아 칼슘 항상성을 심각하게 파괴한다. 또한 비타민 D는 위장관에서 칼슘의 흡수를 증가시키고 부갑상샘 호르몬의 작용을 강화시킨다. 갑상샘에서 생성되는 칼시토닌은 신장에서 칼슘의 재흡수를 억제하나 만성에서는 거의 영향을 주지 않는다. 또한 갑상샘을 제거하여 칼시토닌이 분비되지 않아도 세포외 칼슘 농도의 변화는 거의 없다.

1. 저칼슘혈증

이온화 저칼슘혈증은 중환자실의 50-65%의 환자에서 볼 수 있다. 또한 마그네슘의 결핍은 부갑상샘 호르몬의 분비를 억제하고 그 반응을 줄여 저칼슘혈증을 촉진한다. 이러한 마그네슘에 의한 저칼슘혈증은 칼슘 보충요법에 잘 반응하지 않으며 마그네슘 보충만으로 저칼슘혈증을 교정할 수 있다.

패혈증은 중환자실에서 저칼슘혈증의 흔한 원인으로 기전은 확실치 않으나 증가된 순환 자유 지방산에 의한 칼슘과 알부민의 결합 증가 때문이라 생각한다. 알칼리증은 칼슘과 알부민의 결합을 촉진하여 혈액 내에 이온화 칼슘의 비율을 감소시킨다. 이러한 저칼슘혈증은 호흡성 알칼리증이나 중탄산염나트륨의 투여에서도 올 수 있다. 수혈을 받고 있는 환자의 15%가 이온화 저칼슘혈증을 보이고 있으며 저장 혈액의 보존제로 사용되는 구연산과 칼슘의 결합때문이다. 수혈에 의한 저칼슘혈증은 일시적이며 주입된 구연산이 간이나 신장에서 대사되면 곧 회복된다. 그러나 간부전 혹은 신부전 환자에서는 오래갈 수 있다. 중환자실에서 사용되는 약물 중 아미노배당체(aminoglycoside), 시메티딘, 헤파린, 테오필린 등도 저칼슘혈증을 일으킬 수 있다. 또한 이온화 저칼슘혈증에서는 인산염 정체와 신장에서 비타민 D의 활동성 형태로의 전환이 손상되어 신부전을 일으킬 수 있다. 이때는 혈액 내 인산염의 수치를 감소시키고 장에서 인산의 흡수를 막기 위해 제산제를 투여한다. 심한 췌장염에서도 저칼슘혈증을 볼 수 있다(표 26-5).

저칼슘혈증의 증상은 심장의 흥분, 신경근의 흥분, 심근과 혈관의 평활근 수축력 감소 등과 관련이 있다.

과다반사, 전신성경련, 강직을 수반하며 Chvostek 징후와 Trousseau 징후를 보이기도 하나 특이성과 민감성은 낮다. 저칼슘혈증의 심장 합병증은 저혈압, 심박출량의 감소, 심실기외수축 등을 보이며 이러한 합병증은 0.8-1.0 mmol/L의 경미한 저칼슘혈증에서는 거의 볼 수 없다. 그러나 0.65 mmol/L 이하의 중증에서는 심실빈맥이나 심한 저혈압이 발생한다.

이온화 저칼슘혈증의 치료는 우선 문제되는 원인을 제거하는 것이며 증세가 있을 경우는 응급으로 칼슘을 투여하나 심기능 억제와 같은 위험이 있기 때문에 10-20분에 걸쳐 천천히 정주해야 한다. 흔히 정주로 사용되는 칼슘제제는 10% 염화칼슘과 10% 칼슘글루콘산염이 있으며 모두 칼슘염의 농도는 100 mg/mL로 같다. 그러나 염화칼슘은 칼슘글루콘산염보다 3배 많은 이온화로 동원 가능한 칼슘(elemental calcium)을 가지고 있어 10% 염화칼슘 10 mL에는 동원 가능한 칼슘이 272 mg (13.6 mEq)이, 10% 칼슘글루콘산염 10 mL에는 93 mg (4.6 mEq)이 포함되어 있다. 정주 칼슘 용액은 고삼투압이므로 가능한 한 중심정맥과 같은 굵은 혈관을 통해 투여해야 한다. 말초혈관에 투여할 때는 삼투압이 낮은 칼슘글루콘산염을 사용한다. 200 mg (10% 칼슘글루콘산염 22 mL)의 동원 가능한 칼슘 일회 투여는 총혈청 칼슘 1 mg/dL (0.25 mmol/L)를 증가시키나 30분 이후에 감소하기 시작한다. 그러므로 일회 투여 후 1-2 mg/kg/hr의 속도로 동원 가능한 칼슘을 지속 투여해야 하며 적어도 6시간 동안 계속되어야 한다(표 26-6). 성인의 하루 칼슘 유지량은 2-4 g으로 칼슘탄산염 혹은 칼슘글루콘산염 정을 경구 투여한다. 순환 쇼크 환자에서 칼슘의 정주 투여는 혈관 수축과 허혈을 촉진시켜 세포내 칼슘 과부하로 치명적일 수 있으니 증상이 있는 저칼슘혈증이나 이온화 칼슘치가 0.65 mmol/L 이하에서만 정주하도록 한다.

표 26-5 중환자실에서 저칼슘혈증의 원인

• 알칼리증	• 지방색전증
• 수혈	• 마그네슘 부족
• 심장폐우회로	• 췌장염
• 약물: 아미노배당체 시메티딘 헤파린 테오필린	• 신장기능 부족 • 패혈증

표 26-6 저칼슘혈증의 급성치료

칼슘의 주입 정주: 10% 글루콘산칼슘 10 mL를 10-20분에 걸쳐 정주 이후 10% 글루콘산칼슘 3-16 mL/hr로 지속정주 경구: elemental calcium 500-1,000 mg q 6 hr
비타민 D 주입 Ergocalciferol 1,200 µg/day ($T_{1/2}$=30 days) Dihydrotachysterol 200-400 µg/day ($T_{1/2}$=7 days) 1,25-dihydrotachysterol 0.25-1.0 µg/day ($T_{1/2}$=1 day)
심전도 감시

* $T_{1/2}$ = 반감기, 글루콘산칼슘은 10 mL 바이알 당 93 mg의 elemental calcium을 함유

2. 고칼슘혈증

고칼슘혈증은 저칼슘혈증만큼 흔하지 않다. 90%가 부갑상샘기능항진증이나 종양이 원인이다. 오랫동안 움직이지 못했거나 갑상샘항진(증), 리튬이나 티아지드 이뇨제와 같은 약물 등에 의해서도 올 수 있다. 오심, 구토, 변비 등의 소화기 증세, 저혈량증, 저혈압, QT 간격의 단축 등의 심혈관 증세, 다뇨, 콩팥석회증 등의 신장 증세, 혼동과 의식저하 등의 신경 증세를 볼 수 있다.

부작용과 관련된 고칼슘혈증이나 총혈청 칼슘이 14 mg/dL 이상, 이온화 칼슘이 3.5 mmol/L 이상일 때는 치료되어야 하다. 고칼슘뇨증을 동반한 고칼슘혈증은 결국

삼투압에 의한 이뇨로 저혈량증에 이르며 이것은 요를 통한 칼슘의 배출을 감소시키고 혈청 칼슘을 급격하게 증가시킨다. 그러므로 저혈량증을 교정하기 위해 수액을 주입하는데 생리식염수는 나트륨배설증가에 의해 신장에서 칼슘의 배출을 촉진하나 칼슘을 정상치로 회복시키지는 못한다. 이를 위해 시간당 요량을 100-200 mL 되게 목표를 세우고 푸로세미드 40-80 mg을 매 2시간마다 정주하여 소변을 통한 칼슘 배출을 촉진시킨다. 이 때 배출되는 요량만큼 생리 식염수로 보충하여야 저혈량증을 막을 수 있다. 칼시토닌은 뼈 재흡수를 억제하는 호르몬으로 매 12시간 피하 혹은 근주로 4 unit/kg를 투여한다. 수 시간 내 발현하나 효과는 적어 최대 혈청 칼슘 0.5 mmol/L 만큼만 감소시킬 수 있다. 스테로이드는 림프모양종양 조직의 성장을 억제하고 비타민 D의 작용을 촉진하여 혈청 칼슘을 감소시키는데 다발성 골수종이나 신부전에서 칼시토닌과 함께 사용되며 히드로코르티손 200 mg을 하루에 2-3회 나누어 투여한다. 그 밖에 칼슘의 뼈 재흡수를 억제하는 pamidronate와 pliamycin 등이 사용될 수 있으며 신부전 환자의 칼슘 제거에는 혈액투석이나 복막 투석도 효과가 있다.

Ⅳ 인산염

성인의 평균 인은 500-800 g으로 대부분의 인은 인지질과 인단백질과 같은 유기 분자에 포함되어 있고 85% 가 뼈에 존재한다. 나머지 15%가 자유 혹은 무기 인으로 연조직에 있다. 칼슘과 달리 무기 인은 주로 세포 내에 존재하고 해당작용과 고에너지 인산염 생산에 관여한다. 혈장에서 무기 인의 정상 농도는 2.5-5.0 mg/dL이다.

1. 저인산혈증

혈청 인(PO_4) 2.5 mg/dL 혹은 0.8 mmol/L 이하의 저인산혈증은 대부분이 인의 세포내 이동 때문이나 인의 신배출 증가나 소화관의 인흡수 감소에서도 발생한다. 당부하는 입원환자에서 저인산혈증을 일으키는 가장 흔한 원인이다. 경구나 소화관, 비경구 급식 모두에서 발생할 수 있으며 특히 알코올 중독, 영양실조, 쇠약 등의 환자에서 재급식을 할 때 볼 수 있다. 호흡성 알칼리증은 세포 내 pH를 증가시키고 해당작용을 촉진하므로 인공호흡기에 의존하는 환자에서 발생하는 저인산혈증의 중요한 원인이다. 기관지 확장제로 쓰이는 β 수용체 효현제도 인산을 세포 내로 이동시켜 저인산혈증을 발생시킨다. 패혈증에서는 내인성 카테콜아민의 증가로 인산의 세포 내 이동이 촉진되어 저인산혈증을 일으킬 수 있으나 아직 기전은 확실치 않다. 그 밖에 sucralfate 나 알루미늄을 포함하는 제산제와 같은 약물을 사용할 경우 위장관에서 인의 흡수를 방해하여 인의 결핍이 발생할 수 있다. 당뇨의 삼투압 이뇨는 인산의 요배출을 증가시키고 장기간의 심한 고혈당증 환자에서는 인산결핍을 일으킨다.

저인산혈증의 증세는 혈청 인산의 농도가 1.0 mg/dL 이하로 심하게 감소하지 않는 한 잘 나타나지 않으며 인산의 결핍이 심할 경우 심근수축의 장애를 일으켜 심박출량을 감소시키고 적혈구에서 인산의 생성이 감소하여 가변형성을 감소시켜 용혈성 빈혈이 발생할 수 있다. 그 외 2,3-디포스포글리세레이트(DPG)를 감소시켜 산소 헤모글로빈 곡선을 왼쪽으로 이동시켜 조직에서 산소의 해리가 감소한다. 인산 결핍으로 인한 에너지 생산의 손상으로 근약화도 올 수 있다.

정주에 의한 인의 보충은 1.0 mg/dL 혹은 0.3 mmol/L 이하의 심한 저인산혈증이나 심기능의 이상, 호흡부전, 근약화, 조직산소화의 손상 등이 있을 때 추천되며 인산나트륨 혹은 인산칼륨을 0.6-0.9 mg/kg/hr로 투여한다. 경구보충은 하루에 1,200-1,500 mg의 인이 포함된 인 제제 약품을 투여한다.

2. 고인산혈증

중환자실에서 대부분의 고인산혈증은 신장기능부족으로 인산 배출의 손상이나 광범위한 세포괴사로 인한 세포로부터의 인산 분비 때문에 온다. 임상 증세는 잘 나타나지 않으나 잘 녹지 않는 칼슘-인산 복합체가 생성되어 연조직에 침착되면 조직 손상을 일으켜 발생한다.

고인산혈증의 치료로 상부위장관에서 인산 결합을 촉진하기 위해 sucralfate 혹은 알루미늄을 포함한 제산제를 투여한다. 저칼슘혈증을 동반한 고인산혈증 환자에서는 칼슘아세트산 정을 투여하면 칼슘은 증가하고 혈청 인산은 감소한다. 신부전 환자에서는 인산 제거를 위해 투석을 사용할 수도 있다.

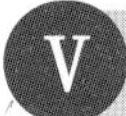

V 마그네슘

마그네슘은 인체에서 세포내에 두 번째로 많은 양이온으로 아데노신삼인산효소를 포함한 여러 효소반응에 관여한다. 세포막의 전위차를 만드는 막펌프(membrane pump)와 관련이 있어 전기적으로 흥분되는 조직에서의 활동에 중요한 역할을 한다. 또한 칼슘이 평활근 세포내로 이동하는 것을 조절하여 심장 수축력과 말초 혈관 긴장도 유지에 관여한다. 인체에서 마그네슘의 양과 분포는 보통 성인에서 약 24 g (1 mole, 혹은 2000 mEq)으로 반은 뼈에 있으며 혈장에는 1% 이하가 있다. 그러므로 혈장 마그네슘 농도의 수치가 총 마그네슘 양을 대변하지 못하며 정상 혈청마그네슘치(1.5-2.0 mEq/L)를 보여주는 환자에서 총 마그네슘의 결핍이 나타날 수 있다.

혈장마그네슘의 55%는 이온화된 활동성의 형태이고 나머지 45%는 혈장단백질과 결합하거나(33%) 인산이나 염산과 같은 2가성의 음이온과 화합물을 이룬다(12%). 마그네슘은 위의 3가지 형태로 존재하기 때문에 혈청마그네슘이 이상, 비정상으로 낮더라도 이온화 형태가 감소되었는지 결합 형태가 감소되었는지 알 수 없으며 혈장 내에 총 마그네슘량이 매우 적기 때문에 임상적으로 서로 관련이 있을 정도는 아니다.

정상에서는 하루 20-30 mEq의 음식을 통한 섭취로 균형을 유지할 수 있으며 이중 30-40%가 장을 통해 흡수되고 혈장 내 이온화된 마그네슘의 양은 신장에 의해 조절된다.

1. 저마그네슘혈증

마그네슘의 결핍은 입원 환자에서 흔하며 병동 환자의 10-20%, 중환자실 환자의 60-65%에서 볼 수 있다. 마그네슘 결핍은 저마그네슘혈증을 동반하지 않기 때문에 실제 마그네슘 부족의 빈도는 저마그네슘혈증보다 높으며 다른 전해질의 이상과 함께 고려하여야 한다.

이뇨제의 사용은 마그네슘 결핍의 중요한 원인이다. 나트륨 재흡수를 억제하면 소변으로 나트륨 손실과 비례하여 마그네슘 손실도 일어난다. 고리 이뇨제를 사용 시 마그네슘은 소변으로 현저히 배출되며 특히 푸로세미드로 오랫동안 치료받은 환자의 50%에서 마그네슘 결핍을 볼 수 있다. 티아지드 이뇨제도 같은 경향을 보여주며 노인에서 두드러지게 나타난다. 마그네슘을 감소시키는 항생제로 아미노배당체, amphotericin, pentamidine 등이 있다. 아미노배당체는 마그네슘의 신장 재흡수를 방해하며 투여받는 환자의 30%에서 결핍을 볼 수 있다. 또한 이러한 항생제는 설사를 일으켜 상당한 양의 마그네슘을 대변으로 잃어버릴 수 있다. 그 밖에 약물로 디지탈리스와 아드레날린성 제제가 세포내로 마그네슘을 이동시키고 항암제인 cisplatin과 시클로스포린은 신장에서 마그네슘의 배출을 촉진한다. 알코올 남용으로 입원한 환자의 30%와 진전섬망(delirium tremens)의 85%에서 저마그네슘혈증을 보이며 영양실조와 설사가 원인이다. 또한 마그네슘이 티아민(thiamine)의 형성에 요구되어 부족하면 티아민도 결핍되어 티아민을 보충해야 한다. 하부위장관의 분비물은 고농도(10-14 mEq/L)의 마그네슘이 포함되어 있어 분비성 설사에서 마그네슘 결핍을 보인다. 그러나 상부위장관의 분비물에서는 마그네슘이 적어 구토에 의한 마그네슘 결핍의 위험은 없다. 또한 마그네슘 결핍은 인슐린 의존성 당뇨 환자에서 흔히 볼 수 있다. 당뇨가 마그네슘의 요배설을 촉진하고 세포내로 마그네슘을 이동시키기 때문이다. 급성심근경색증 환자의 80%가 첫 48시간에 저마그네슘혈증을 보이는데 기전은 확실치 않으나 내인성 카테콜아민의 증가에 의해 마그네슘을 세포내로 이동시키기 때문으로 생각된다.

마그네슘 결핍은 칼륨, 인산, 나트륨, 칼슘과 같은 전해질의 결핍도 자주 수반한다. 심장 세포막에 막펌프의 적절한 기능을 위해서 마그네슘이 요구되기 때문에 마그네슘 결핍은 심장세포를 탈분극하여 부정맥을 일으킬 수 있다. 디지탈리스와 마그네슘 결핍은 모두 막펌프를 억제하기 때문에 마그네슘의 결핍은 디지탈리스의 효과가 강화되어 디지탈리스에 의한 심독성이 촉진된다. 또한 마그네슘의 정주 투여는 혈청 마그네슘치가 정상이더라도 디지탈리스에 의한 부정맥을 억제하는 효과가 있으며 전통적인 부정맥 치료제에 잘 반응하지 않는 부정맥에도 효과가 있을 수 있다. 마그네슘 결핍의 신경증세로 의식의 변화, 전신성 경련, 떨림, 과다반사 등이 있으나 흔하지 않으며 비특이적이고 진단적 가치도 적다.

표준 정주 제조약품은 황산염마그네슘(magnesium sulfate, $MgSO_4$)으로 그램당 8 mEq (4 mmol)의 이온화되는 동원 가능한 마그네슘을 가지고 있다. 50% 황산마그네슘 용액(500 mg/mL)은 4000 mOsm /L의 삼투압을 가지고 있어 정주로 사용 시 10% 혹은 20%로 희석해야 한다. 희석 시는 생리식염수를 사용하며 젖산염 링거용액은 칼슘이 마그네슘의 작용을 방해하기 때문에 사용하지 않는다. 저마그네슘혈증의 급속 치료는 표 26-7과 같다. 마그네슘 보충 동안 슬개골반사를 감시해야 하고 특히 신부전이 있는 환자에서는 세심한 감시가 필요하다. 투여된 양의 상당한 부분이 요를 통해 계속 배출되므로 전신의 결핍된 부분을 채우려면 5-7일을 보충해야 한다. 저칼슘혈증과 저마그네슘혈증이 동시에 있는 환자에서는 황산이온이 칼슘을 킬레이트하여 혈청 칼슘을 감소시키므로 염화염 형태의 마그네슘을 투여한다.

2. 고마그네슘혈증

대부분의 고마그네슘혈증(2 mEq/L 이상)은 의인성으로 마그네슘이 포함된 위산제나 지사제를 복용한 환자나 신장기능이 손상된 환자에서 완전비경구영양법시 볼 수 있다. 적혈구에서 마그네슘 농도는 혈청보다 3배 높아 용

표 26-7 저마그네슘혈증의 급속 치료

경도의 무증상 저마그네슘혈증
1. 총 마그네슘 결핍을 1-2 mEq/kg으로 추정한다.
2. 주입된 마그네슘의 50%가 소변으로 배출되므로 총마그네슘 요구량은 마그네슘 결핍의 두 배로 한다.
3. 첫 24시간에 1 mEq/kg을, 다음 3-5일 동안 매일 0.5 mEq/kg을 정주한다.
4. 혈청마그네슘이 1 mEq/L 이상이 되면 경구 마그네슘으로 대체할 수 있다.
중등도 저마그네슘혈증
혈청마그네슘이 1 mEq/L 이하이거나 다른 전해질 이상을 동반하는 경우
1. 첫 3시간 동안 6 g $MgSO_4$ (48 mEq Mg)를 250-500 mL의 생리식염수에 섞어 정주한다.
2. 다음 6시간 동안 5 g $MgSO_4$ (40 mEq Mg)를 250-500 mL의 생리식염수에 섞어 정주한다.
3. 다음 5일 동안 5 g $MgSO_4$를 매 12시간마다 지속 정주한다.
생명을 위협하는 저마그네슘혈증
심각한 심부정맥이나 전신 경련을 보일 경우
1. 2분 동안에 2 g $MgSO_4$ (16 mEq Mg)를 정주한다.
2. 다음 6시간 동안 5 g $MgSO_4$ (40 mEq Mg)를 250-500 mL의 생리식염수에 섞어 정주한다.
3. 다음 5일 동안 5 g $MgSO_4$ (40 mEq Mg)를 매 12시간마다 지속 정주한다.

혈 시 혈장 마그네슘이 증가한다. 보통의 용혈성 빈혈에서는 드물며 상당한 용혈에서만 고마그네슘혈증을 볼 수 있다. 그 밖에 당뇨성 케톤산증, 부신부전, 부갑상샘기능항진증, 리튬 중독에서 경미한 고마그네슘혈증을 볼 수 있으며 황산염마그네슘을 지속주입 받고 있는 자간증이나 자간전증 산모에서 마그네슘과잉 상태가 올 수 있다.

임상 증세로는 신경근 기능이상으로 반사저하(>4.0 mEq/L), 심방심실전도의 연장(>5.0 mEq/L), 완전 심차단(>10 mEq/L), 심정지, 호흡정지(>13 mEq/L) 등이 있으며 대부분의 심각한 고마그네슘혈증은 마그네슘의 칼슘 길항 효과 때문이며 심혈관 저하 현상은 심근수축의 억제나 혈관확장보다 심전도의 지연에 의한 것이다.

심각한 고마그네슘혈증의 치료는 혈액투석을 해야 하며 혈액투석이 시작되기 전에는 일시적인 고마그네슘혈증에 의한 신경근 기능과 심혈관 효과를 길항하기 위해 칼슘글루콘산염(1 g)을 정주한다. 만약 수액 투여가 가능하고 신장기능이 좋다면 상당한 양의 수액 주입과 푸로세미드의 투여가 혈청 마그네슘치를 감소시키는데 효과적일 수 있다.

참고문헌

1. Eswards MR, Grocott MPW. Miller's Anesthesia. 9th ed. Philadelphia: Churchill Livingstone. 2020;1480–523.

2. Gudzenko V. Hypomagnesemia. Textbook of Critical Care. 7th ed. Philadelphia: Elsevier Saunders. 2017;59–60.

3. Hassan M, Cooney RN. Textbook of Critical Care. 7th ed. Philadelphia: Elsevier Saunders. 2017;61–3.

4. Kline JA. Critical Care Medicine. 4th ed. Philadelphia: Elsevier Saunders. 2014;993–1028.

5. Mario PL. The ICU book. 4th ed. Baltimore: Williams and Wilkins. 2014;653–701.

6. Prough DS, Funtson JS, Saad AF, et al. Clinical anesthesia. 8th ed. Philadelphia: Lippincott William & Wilkins. 2017;997–1083.

7. Rejai S, Singh SP. Textbook of Critical Care. 7th ed. Philadelphia: Elsevier Saunders. 2017;56–8.

8. Romito B, Dhillon A. Textbook of Critical Care. 7th ed. Philadelphia: Elsevier Saunders. 2017;52–5.

9. Singh SP. Textbook of Critical Care. 7th ed. Philadelphia: Elsevier Saunders. 2017;49–51.

중환자의학

27

CRITICAL CARE MEDICINE

산-염기 평형과 동맥혈 가스분석

박소영

I 산-염기 평형

1. 기본 개념 - 체내의 수소이온

화학반응에서 산(acid)이란 수소 이온을 제공하는 물질, 염기(base) 란 수소이온을 수용하는 물질로 정의된다. 적절한 신체의 기능을 위해서는 이러한 산과 염기 사이의 균형이 이루어져야 한다. 산-염기 상태를 평가하는 가장 흔히 이용되는 척도가 pH이다. 이때 pH는 수소 이온 농도의 로그 값에 역비례한다(pH=-log[H^+]). 체내의 수소 이온 농도(H^+)의 세포외액의 농도는 40 ± 5 mmol/L로 다른 양이온에 비해 매우 낮아 [H^+] 농도를 –log 로 표시한 단위인 pH를 혈액 내 [H^+] 농도로 나타내며 pH와 [H^+] 농도의 상관관계는 표 27-1과 같다. pH가 수소 이온 농도의 로그 값과 관련이 있기 때문에 pH의 작은 변화는 수소이온 농도의 상당한 변화를 반영하게 된다. 예로 pH가 7.4에서 7.1 로 0.3 감소된 경우 실제 수소 이온 농도는 40 nEq/L에서 80 nEq/L로 증가된 상태를 의미한다. 수소 이온은 반응성이 높아 여러 효소 단백 등의 음이온에 Na^+이나 K^+에 비해 매우 강력히 결합하기 때문에 정상적인 세포기능을 유지하기 위해서 일정한 농도를 유지하여야 한다. 세포 내 H^+이온은 단백질과 결합하여 생화학적 특징을 변화시킬 수 있으며 세포 내의 여러 효소들의 작용을 결정할 수 있다. 예를 들면, 세포 내 존재하는 Phosphofructokinase는 pH 가 7.35에서 7.25 로 감소할 때 그 활성도가 90% 감소한다.

표 27-1 pH와 H^+ 이온농도의 상관관계

	pH	H^+ (nEq/L)	
	6.0	1,000	
	6.5	316	
	6.8	158	
	6.9	126	
	7.0	100	
	7.1	80	산증
	7.2	63	↑
	7.3	50	↑
정상범위	7.4	40	
	7.5	32	↓
	7.6	25	↓
	8.0	10	알칼리증

2. 산-염기 대사의 생체 내 조절

체내에서는 여러 종류의 완충계(buffer system)에 의해 조절되기 때문에 수소 이온 농도는 40 nmol/L 에서 거의 변화가 없이 조절된다. 세포외액이나 세포내액에 있는 여러 종류의 완충제는 대부분이 약산과 그의 대응 염이다. 세포외액에서 가장 중요한 완충제는 HCO_3^- 이며, 그 외 혈색소 및 단백, 인산염 등이 있어 체내에 산이 들어오거나 축적되면 15-30분 이내에 반응이 일어난다. 호흡의 조절에 따라 혈중 이산화탄소분압을 조절하는 호흡성 보상(30분-1시간), H^+ 배설, HCO_3^- 재흡수와 생산을 위주로 한 신장의 보상(1-5일) 순으로 보상이 이루어진다.

체내에서 정상적으로 대사 물질은 산을 형성하는데 이 중 거의 대부분은 CO_2를 형성한다. 이들 CO_2는 H_2O와 반응하여 H_2CO_3를 형성하며, 형성된 H_2CO_3 는 CO_2로 전환되어 폐를 통해 배출되고 비 휘발성산은 콩팥을 통해 배설되며 HCO_3^- 완충계는

$$CO_2 + H_2O \overset{\text{carbonic anhydrase}}{\rightleftharpoons} H_2CO_3 \rightleftharpoons H^+ + HCO_3^-$$

이를 Henderson-Hasserbalch 공식으로 표시하면 다음과 같다.

$$pH = 6.1 + \log\frac{HCO_3^-}{CO_2} = \frac{HCO_3^-}{0.03 \times PCO_2}$$

완충계에 대해 자세히 살펴보면 다음과 같다.

1) 생체 완충계

생체 완충계는 세포 내에 60%(혈색소, 단백, 인산염 등), 세포 외에 40%(혈액 20%, 간질액 20%) 가 있다. 세포외액에서 가장 중요한 완충제는 HCO_3^- 이며, 산의 생성이나 알칼리의 소실에 따라 다르게 반응한다.

① 산의 생성: 산이 생성되면 동량의 H^+이온과 상응하는 음이온(A-)을 생성한다. 이때 H^+이온은 혈액 중 HCO_3^- 와 결합하여 물과 이산화탄소를 생성하고 음이온(A^-) 은 혈액 내 양이온(Na^+ 혹은 K^+)과 결합한다.

$$H^+A^- + NaHCO_3^- \leftrightarrow NaA + H_2O + CO_2$$

결과적으로 산의 생성은 같은 양의 혈중 HCO_3^- 의 감소와 혈중 음이온의 증가(고 음이온차 대사산증)을 초래한다.

② 알칼리 소실: 산의 생성이 없이 알칼리(HCO_3^-) 가 소실된 때에는 혈중 양이온(Na^+)에 HCO_3^-대신 Cl^-가 결합한다. 결과적으로 알칼리의 소실은 혈중 HCO_3^-의 감소 및 혈중 Cl^-의 증가(고클로라이드 혈증성 산증), 혈중 음이온은 정상(정상 음이온차 대사산증)으로 귀결된다.

2) 호흡성 조절

① 이산화탄소(CO_2): 생체 내에서 가장 즉각적으로 반응하는 세포 외 완충제인 HCO_3^-와 호흡에 의하여 조절되는 CO_2 는 조건에 따라 아래의 반응이 진행한다.

$$H^- + HCO_3^- \leftrightarrow H_2CO_3 \leftrightarrow H_2O + CO_2$$

이때 혈중 총 이산화탄소는

$$\begin{aligned} Total &= [CO_2]+[H_2CO_3]+[HCO_3^-] \\ &= 0.03 \times PCO_2+[HCO_3^-] \\ &= 1.2+[HCO_3^-] \ (PCO_2 = 40\ mmHg \text{ 일 때})\text{이며} \end{aligned}$$

수소 이온 농도는

$$[H^+] = 800 \times [CO_2]/[HCO_3^-] = 800 \times (0.03\ PCO_2/[HCO_3^-])$$
$$= 24 \times PCO_2/[HCO_3^-]$$

로 정리할 수 있다.

② 호흡의 산-염기 대사조절

$[H^+]$ 농도의 변화가 큰 경우에는 연수 호흡중추 뉴런의 자극에 의한 호흡수와 호흡 깊이의 변화에 의해 폐에서 세포성 호흡에 의해 생성된 이산화탄소의 배출이 증가하여 혈액 내 이산화탄소의 양을 감소시켜 혈액의 $[H^+]$ 농도를

조절한다. 이산화탄소분압의 변화에 따라 폐포환기의 속도가 변하는데 이는 뇌간에 있는 화학수용체에 의해 이루어지며 이 수용체는 뇌척수액 pH의 감소와 동맥혈 pH의 감소에 의해 활성화되어 폐포 환기량을 증가시킨다. 대개 이산화탄소분압이 1 mmHg 증가할 때마다 분당 환기량은 1-4 L 증가한다.

호흡은 산-염기 대사에 있어 중요한 역할을 하는데 예를 들면

정상인 pH 7.40, H^+ 40 nmol/L, HCO_3^- 24 nmol/L, PCO_2 40 mmHg, $[CO_2]$ 1.1 mmol/L에서 2 mmol/L의 산이 첨가되는 경우, 폐의 기능이 정상이면 $H^+ + HCO_3^- \rightarrow H_2CO_3 \rightarrow H_2O + CO_2$에서 HCO_3^-는 2 mmol/L의 H^+을 중화하여 24-2 = 22 mmol/L이 되고, 이에 따라 발생한 2 mmol/L의 CO_2는 호흡을 통하여 체외로 배출되므로 $[CO_2]$는 1.2 mmol/L를 유지한다. 이때의 수소 이온농도는

$[H^+] = 800 \times 1.2/22 = 43.6$ (nmol/L)로 PH 7.36의 상태가 된다.

그러나 폐의 기능이 저하되어 있다면 HCO_3^-는 2 mmol/L의 H^+을 중화하여 24-2 = 22 mmol/L이 되고, 이에 따라 발생한 2 mmol/L의 CO_2는 호흡을 통하여 체외로 배출되지 못하므로 $[CO_2]$는 1.2 + 2 = 3.2 mmol/L로 증가한다. 이때의 수소 이온 농도는

$[H^+] = 800 \times 3.2/22 = 116$ (nmol/L)로 pH 6.93 의 상태가 된다.

③ 대사성 산-염기 장애의 호흡성 보상

대사성 산-염기 장애가 있는 경우 이에 따른 호흡성 보상이 있지만 이를 통하여 혈중 pH가 완전히 정상(7.4)이 될 수는 없다. 대사산증이 있는 경우 혈중 HCO_3^-가 1 mmol/L씩 감소함에 따라 이산화탄소분압(PCO_2)이 1-1.2 mmHg씩 감소한다. 그러나 혈중 pCO_2가 15 mmHg이상 감소하면 과환기를 막기 위해 pneumoconstriction이 일어나 더 이상 감소하지 않는다.

3) 신장의 산-염기 조절 기능

신장에서의 산-염기 조절은 산의 배설과 알칼리의 재흡수로 나뉘게 된다. 이는 $[H^+]$ 농도의 변화가 일어난 후 12-48시간 후에 일어나게 된다.

산의 배설: 콩팥에서 H^+ 배설, 근위요세관에서 HCO_3^-의 재흡수와 생성, 암모니아 생성 등의 보상반응에 의해 혈액의 pH를 정상으로 유지시킨다 (그림 27-1). 1일 정상식이로 체내에 생성되는 1 mmol/kg의 산을 배설한다. 근위세관에서는 Na^+-H^+ exchanger나 H+ATPase를 통해 배설하고 집합관에서는 A형 사이 세포(intercalated A cell)의 H^+ATPase 혹은 H^+-K^+ATPase에 의하여 산을 배설한다. 집합관에서의 산의 배설은 aldosterone이나 corticosteroid에 의한 조절을 받는다.

배설된 산은 내강에서 인산염과 결합하여 적정가능한 산(titratable acdidity)를 형성한다. 이 과정은 인산염이 주로 근위세관에서 80% 이상 재흡수 되므로 근위세관에 국한되며 집합관에서 형성되는 양은 매우 적다. 대사산증이 있을 때 증가량은 많지 않다(정상 1일 20 mmol에서 40-60 mmol로 증가).

집합관 내강에서는 산이 주로 암모니아(NH_3)와 결합하여 NH_4Cl 로 요로 배설된다(그림 27-1). 이 과정은 심한 대사산증이 있을 때 정상의 10배 이상 증가하며, 신장의 산 배설에 있어 가장 중요한 역할을 한다. 이러한 산의 배설에 따라 2차적으로 동량의 알칼리를 재흡수하게 된다. 즉 세관 세포내에서 carbonic anhydrase의 존재하에 CO_2와 수분이 H^+이온과 HCO_3^- 이온으로 변하고 H^+ 이 내강으로 배설된 후 HCO_3^-이온은 근위세관 기저외측막의 Na^-HCO_3 exchanger나 집합관 기저외측 막의 HCO_3^- Cl exchanger을 통하여 혈중으로 흡수된다. 결과적으로 H^+ 배설은 동량의 HCO_3^-를 체내에서 생산하는 것이 된다. 근위세관의 병변으로 HCO_3^-의 재흡수에 이상이 있으면 지속되는 알칼리 소실로 산증이 초래된다.

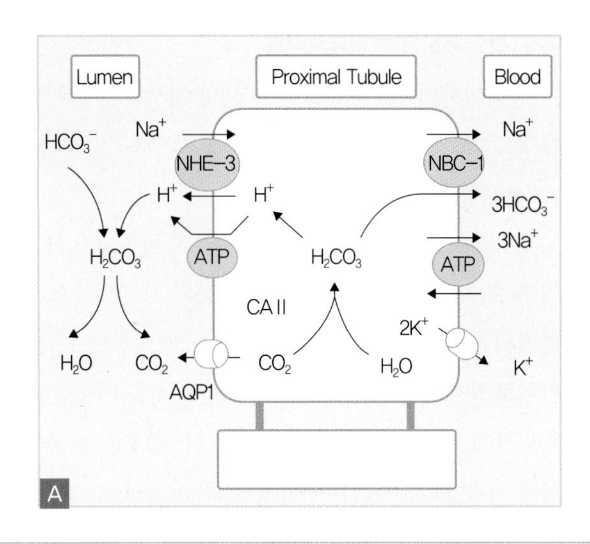

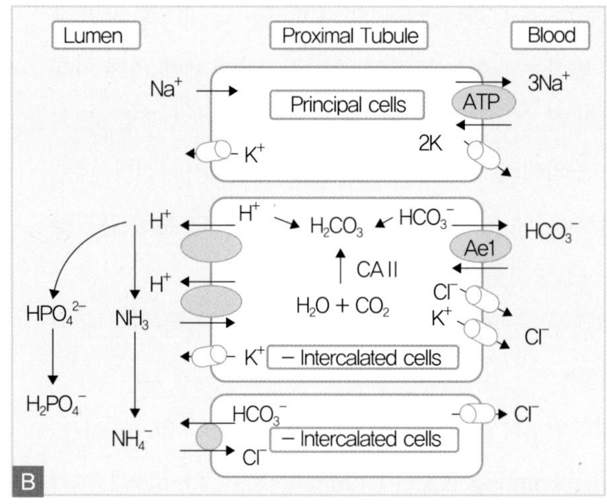

그림 27-1 A : 근위요세관에서 중탄산염의 재흡수와 생성모델, B : 집합관 내강에서 H^+ 분비 및 암모니아 생성 모델

II 동맥혈가스분석

1. 동맥혈가스분석의 역사

환자 감시 분야의 중요한 발전 중 하나가 혈액내 가스를 측정 가능하게 된 것이다. 이의 역사적 배경은 300여 년전으로 거슬러 올라간다. 혈액내 가스 분석을 17세기와 19세기에 전기 및 가스에 관한 법칙들이 소개된 이래 발전을 시작하여 19세기에는 생체에서 수소이온의 중요성과 완충기전에 관하여 Henderson 등이 연구하였다. 1890년경 Wiliam Ostwald 가 pH 측정법을 고안하였다. 최초로 혈액의 pH를 측정한 것은 Hasselbah 였으며 그는 대사성 산-염기 불균형에 관하여 언급하기도 하였다. 실제 혈액 pH 측정이 도입된 것은 1950년대 Astrup 과 Anderson에 의하여 가능하게 되었는데 당시 PCO_2 측정의 필요성이 대두된 것은 1950년대 폴리오가 유행하면서 인공호흡기의 효과를 판정할 필요가 있기 때문이었다.

2. 동맥혈가스분석의 기술적인 문제

1) 검사 지연

채혈 후에도 혈액은 살아 있는 상태이다. 그래서 계속 대사를 하게 되는데 혈액 중 백혈구의 대사가 주를 차지한다. 따라서 시간이 지나면 산소를 소모하고 이산화탄소를 배출하기 때문에 pH는 낮아지고 $PaCO_2$는 높아지고, PaO_2는 낮아지게 된다. 시간에 따라 변하는 속도는 다음과 같다.

그러므로 채혈 후 10분 이내에 검사를 완료하거나 그렇게 하기 어려울 경우 바로 4°C에 식혀서 보관하고 검사실로 옮겨야 한다. 이렇게 4°C로 보관, 이송하여도 전체 검사하기까지 1시간이 넘으면 정확한 결과를 얻기 힘들다(표 27-2).

2) 공기 방울 및 헤파린

동맥혈 채혈 시 공기 방울이 주사기에 들어가면 검사 결과에 영향을 미친다. 공기의 PCO_2는 0 mmHg이고 PaO_2는 150 mmHg 이다. 그러므로 동맥혈이 공기에 오염되면 $PaCO_2$는 낮아지고 그에 따라서 pH는 높아지게 된다. 또한 PaO_2는 실제 150 mmHg 보다 낮은 경우는 높아지게 되고 150 mmHg보다 높은 경우는 낮아지는 문제가 발생한다. 따라서 채혈 시 공기 방울이 들어가게 되면 즉시 제거해야 한다. 또한 항응고제로 헤파린을 다량으로 사용할 경우 검사 결과가 실제와 다르게 해석될 수 있다. 헤파린의 pH는 약 7.0이고 PCO_2는 0 mmHg, PO_2는 150 mmHg이다. 따라서 헤파린이 과량으로 들어갈 경우 결과가 실제와 다르게 나올 수 있다. 그러므로 헤파린은 헤파린 용액(1000 units/ml) 을 주사기의 사강(deadsapce)만 채울 정도로 사용해야 한다.

3) 검사 시기

인공호흡기를 비롯한 산소요법을 바꾸고 나서 어느 정도의 시간이 경과한 후에 동맥혈가스분석을 하는 것이 가장 이상적일 것인가에 문제도 중요할 수 있다. 너무 검사를 빨리하면 새로운 평형 상태에 도달하기 전에 검사를 시행하게 되는 문제가 있고 너무 늦게 검사를 하게 되면 해로운 동맥혈가스 상태에 오래 노출될 위험이 있다. 따라서 새로운 동맥혈가스 평형 상태에 도달하자마자 검사를 시행하는 것이 이상적이다. 이는 흡입 산소의 농도를 바꾸었는지 아니면 분당 환기량을 바꾸었는지, 환자의 질병이 무엇인지에 따라 다를 수 있다. 정상 폐를 가진 환자에서 흡입산소의 농도만을 바꾸었다면 5분 후가 동맥혈가스검사의 적절한 시기이다. 그러나 폐쇄성 폐질환이 있는 환자에서는 적어도 20-30분 정도 경과 후가 적절한 시기이다. 폐쇄성 폐질환이 있는 환자의 경우 폐포 환기량은 작고 기능적잔기량(functional residual capacity)이 커서 흡입 산소와 폐포의 가스가 평형을 이루는데 시간이 걸릴 수 있기 때문이다.

Ⅲ 산-염기 대사 장애의 진단적 접근

1. 산-염기 대사 장애(이상)의 정의

정상인의 동맥혈 pH는 7.4 ± 0.05 (7.35-7.45)이며 이를 기준으로 산혈증(academia) 혹은 알칼리혈증(alkalemia)로 구분한다.

표 27-2 온도 변화에 따른 pH, $PaCO_2$, O_2 content 변화

	37℃	4℃
pH	0.01/10 min	0.001/10 min
$PaCO_2$	1 mmHg/10 min	0.1 mmHg/10 min
O_2 content	0.1 mL/Dl/10 min	0.01 mL/Dl/10 min

산증(acidosis) 이나 알칼리증(alkalosis)은 혈중 pH에 관계없이 병적인 기전이나 과정을 의미한다. 즉 산증은 체내의 체액이 산을 형성하거나 알칼리 손실이 있어 산을 추가하는 병적인 과정이 있을 때이며 알칼리증은 혈액 내의 알칼리를 형성하거나, 산 소실로 알칼리를 추가하는 병적인 기전이 있음을 의미한다. 혈중 HCO_3^-의 농도는 비휘발성 산이나 염기의 균형에 의하여 결정되는데 일차적인 HCO_3^- 농도의 변화과정을 대사(metabolism) 라 일컬으며 HCO_3^-의 감소와 이에 따른 수소이온의 증가 과정을 대사산증(metabolic acidosis)라 한다. 이산화탄소는 호흡 환기를 반영하므로 이산화탄소의 변화를 호흡(respiration)이라 일컬으며 이산화탄소 분압의 증가로 수소이온이 증가하는 과정을 호흡산증(respiratory acidosis) 라고 한다.

일반적으로 산증에서는 산혈증, 알칼리증에서는 알칼리 혈증이 관찰되지만, 혼합형 산-염기 대사 장애에서는 pH 가 반드시 이와 일치하지는 않으므로 유의하여야 한다. 예를 들어 동맥혈의 pH 7.40, $PaCO_2$ 60 mmHg, HCO_3^- 36 mmol/L인 환자는 pH 는 정상이지만 실제로 체내에서 호흡산증과 대사알칼리증이 함께 있는 혼합형의 산-염기 대사 장애이다.

2. Stewart에 의한 산-염기 평형

1980년대 초반에 Stewart는 $[H^+]$농도를 결정하는 여러 인자들을 얻어내기 위해 ① 신체의 모든 부위에서 액체는 모든 양이온의 합은 모든 음이온의 합과 같은 전기적 중립을 유지하며 ② 불완전하게 해리된 모든 물질의 해리의 평형은 항상 만족스러워야 하며 ③ 질량 보존의 법칙으로 물질이 첨가, 소실, 생산 혹은 파괴되지 않으면 물질의 양은 항상 일정하게 유지되므로 불완전 해리물질의 총 농도는 해리된 물질과 해리되지 않은 물질의 농도의 합이 된다는 3가지의 물리화학의 원칙을 적용하여 Stewart에 의한 산-염기 평형 해석법을 고안하였다. 순수한 H_2O는 높은 유전상수(dielectric constant)를 가지므로 정전기결합을 유지하여 약간의 해리만 일어나고 $[H^+]$와 $[OH^-]$에 비해 $[H_2O]$가 매우 많이 존재하므로 H_2O의 해리의 평형은 $[H^+][OH^-] = K'w$이며 K'w는 해리상수로 온도에 영향을 받는다. 반면 세포외액에서 해리가 완전히 일어나는 물질을 강이온이라고 하며 체내의 가장 많은 강이온은 Na^+, Cl^-이고 그 외의 강이온은 K^+, Mg_2+, Ca_2+와 SO_4^{2-} 등이 있다. 일반적으로 용액 내에서는 전기적 중립의 원칙에 따라

$$[Na^+] + [K^+] + [H^+] - [Cl^-] - [OH^-] = 0$$

H_2O의 해리의 평형은 $[H^+][OH^-] = K'w$이므로 $[OH^-] = K'w/[H^+]$로 나타낼 수 있으므로 위의 공식은 다음과 같다.

$$[Na^+] + [K^+] + [H^+] - [Cl^-] - (K'w/[H^+]) = 0$$

위의 공식에 $[H^+]$을 구하기 위한 이차방정식을 적용하면 다음과 같은 공식으로 표시할 수 있다.

$$[H^+] = \sqrt{K'W + \frac{([Na^+]+[K^+]-[Cl^-])^2}{4}} - \frac{([Na^+]+[K^+]-[Cl^-])}{2}$$

$$[OH^-] = \sqrt{K'W + \frac{([Na^+]+[K^+]-[Cl^-])^2}{4}} - \frac{([Na^+]+[K^+]-[Cl^-])}{2}$$

이 경우에 일반적인 강이온의 차이(strong ion difference, SID)는 독립적인 변수로 $[H^+]$농도에 영향을 미치며 pH는 SID에 따라 변화하는데 체내에서 세포외액의 SID는 아래와 같다.

$$SID = ([Na^+] + [K^+] + [Mg_2^+] + [Ca_2^+]) - ([Cl^-] + [A^-]) = 40\text{-}44\ mEq/L$$

그러나 흔히 $SID = ([Na^+] + [K^+] - ([Cl^-])$로 표시하기도 한다.

일반적으로 물에 약산인 [HA]와 강이온이 함께 존재하는 용액인 경우에는 부분적으로 이온형태를 유지하므로 평형상태가 되면 다음과 같은 공식이 된다.

$[H^+][A^-] = K_A[HA]$ K_A; 약산의 해리상수

만일 HA와 A^-가 용액 내에서 다른 반응에 관여하지 않는다면 질량보존의 법칙에 따라 다음의 공식이 된다.

$[HA] + [A^-] = [A_{TOT}]$ A_{TOT}; 약산의 총량

이 경우에도 H_2O의 해리의 평형공식인 $[H^+][OH^-] = K'w$와 전기적 중립원칙에 의한 $SID + [H^+] - [OH^-] - [A^-] = 0$이 적용되므로 3차 다항식을 이용하여 $[H^+]$을 계산하면 다음의 공식이 된다.

$$[H^+]^3 + (KA + SID) \times [H^+]^2 + (K_A \times (SID - A_{TOT}) - Kw') \times [H^+] - KA \times K'w = 0$$

따라서 이 용액에서 SID와 A_{TOT}는 독립변수가 되며 $[H^+]$, $[OH^-]$, $[A^-]$와 [HA]는 종속변수가 되어 이들은 [SID]와 $[A_{TOT}]$에 의해 변화하게 된다. 만일 체액 내에 CO_2, 약산과 강이온이 존재하는 경우에 세포외액의 CO_2농도는 조직의 CO_2 합성과 폐포 환기에 의해 결정되며 용액에는 4가지 형태인 $CO_2[CO_2(d)]$, H_2CO_3, HCO_3-, CO_3^{2-}로 존재하게 되며 용해된 $CO_2(d)$의 농도는 온도와 PCO_2에 영향을 받는 CO_2용해계수(SCO_2)에 의해 결정되므로 다음의 공식이 성립된다.

$[CO_2(d)] = [SCO_2] \times PCO_2$

CO_2는 H_2O와 반응하여 $HCO_3^- + H^+ \leftrightarrow H_2CO_3 \leftrightarrow CO_2 + H_2O$이 되므로 다음과 같은 공식이 된다.

$[CO_2(d)] \times [OH^-] = K1 \times [HCO_3-]$

위의 공식에 H_2O의 평형을 동시에 적용시키면 아래의 공식이 된다.

$[H^+] \times [HCO_3^-]=Kc \times PCO_2$

HCO_3^-도 H^+, CO_3^{2-}로 해리되므로 평형이 되면 다음의 공식이 성립된다.

$[H^+] \times [CO_3^{2-}]=K_3[HCO_3^-]$

따라서 체액 내에 CO_2, 약산과 강이온이 존재하는 경우에 결론적으로 $[H^+]$ 농도의 계산은 다음의 6가지 공식을 동시에 따르게 된다.

즉 ① H_2O의 해리의 평형은$[H^+][OH^-] = K'w$이며 ② 약산의 해리의 평형은 $[H^+][A^-] = KA[HA]$, ③ 약산의 질량 보존은 $[HA] + [A^-]= [A_{TOT}]$ ④ $HCO_3^- - CO_2$ 평형은 $[H^+][HCO_3^-] = M \times pCO_2$, ⑤ $H_2CO_3 - HCO_3^-$ 평형은 $[H^+][CO_3^{2-}] = N \times [HCO_3^-]$, 그리고 ⑥ 전기적 중립에 의해 $[SID] + [H^+] - [HCO_3^-] - [A^-] - [CO_3^{2-}] - [OH^-] = 0$의 공식이 동시에 적용되며 이때 K'w, KA, M, N은 상수이다.

이에 따라 $[H^+]$농도의 계산을 위해 6가지 공식을 4차 다항식을 적용하면 다음의 공식이 된다.

$$[SID] + [H^+] - Kc \times Pc/[H^+] - KA - [A_{TOT}]/(KA + [H^+]) - K_3 \times KcPc/[H^+]2 - Kw'/[H^+] = 0$$

결론적으로 이 공식들을 동맥혈에 적용시키면 [SID], 비휘발성 약산의 총 농도인 $[A_{TOT}]$와 pCO_2의 변화에 의해 pH가 결정된다. 그러나 혈액 내 약산의 총 농도인 $[A_{TOT}]$는 혈장단백질중의 알부민과 무기인산염이 주로 관여하는데 알부민은 전기적으로 음이온을 가지며 이는 알부민/글로불린 비율이 1.3-2.0인 정상인 경우에 적용되며 중환자에서 흔히 나타나는 심한 저알부민혈증이나 고글로불린혈증인 경우에는 예외가 된다.

3. 산-염기 장애의 진단 및 진단의 단계

적절한 치료를 위해서는 정확한 산-염기 상태의 진단이 중요한데 이를 위해서는 체계적인 접근이 필요하다. 가장 먼저 산-염기 지표들이 Henderson 방정식으로 산정한 결과와 일치하는지를 확인하고 동시에 자세한 병력과 진찰 소견으로 임상징후를 파악하여야 한다. HCO_3^-의 증가는 대사알칼리증과 호흡산증에서 일어나기 때문에 전해질과 동맥혈 가스 검사를 위한 혈액 채취는 치료에 앞서 동시에 이루어져야 한다. 검사실에서 이루어지는 동맥혈 가스 분석 결과에서 pH 및 이산화탄소분압은 직접 측정한 결과이며, $[HCO_3^-]$는 Henderson –Hasselbalch 공식을 이용하여 계산한 값이다. 계산된 값은 전해질 검사에서 측정된 $[HCO_3^-]$(total CO_2) 값과 비교해야 한다. 이 두 값은 2 mmol/L 이내로 동일해야 하며 오차가 그 이상이면, 검체의 채혈이 동시에 이루어지지 않았거나 검사실의 오차 또는 HCO_3^-을 측정할 때 오류가 있음을 확인할 수 있다.

병력과 진찰 소견은 단순형 또는 혼합형 장애 여부를 판단하는데 중요하다. 예를 들면 신부전 환자에서 구토나 이뇨제의 사용이 동반된 경우, 기존 질환이 있는 환자에서 이뇨제의 사용이 동반된 경우, 기존 질환이 있는 환자에서 패혈성 쇼크에 의한 젖산 산증이 병발한 경우나 독성 약물 중독의 경우 등으로 병력과 질환에 따른 진찰 소견이 진단에 도움을 준다.

다음으로 음이온 차(anion gap)를 계산하고, 보상 반응의 예측치를 추정한다. 대사산증의 경우 음이온차가 증가하는 케톤산증, 유산산증, 신부전, 독성물질에 대해 감별해야 하고 고염소혈증성 또는 정상 음이온 차를 보이는 경우 위장관을 통한 HCO_3^-의 소실, 신세관성 산증을 고려해 본다. 경우에 따라서 ΔAG과 Δ[HCO_3^-]를 비교한다. 그리고 [Cl^-]의 변화와 [Na^+]의 변화를 비교한다.

4. 음이온차의 계산

산-염기 장애를 파악할 때 음이온 차의 계산은 반드시 필요하다. 이는 혈장에서 측정되지 않은 음이온을 반영하며 이는 양이온인 [Na^+]과 음이온인 [Cl^-] 와 [HCO_3^-]의 합과의 차이([Na^+]-([Cl^-]+[HCO_3^-]), mmol/L) 로 정상치는 12±2이다. 측정되지 않은 음이온에는 음이온성 단백질(알부민, 인산염, 황산염, 유지 음이온) 등이 있다. 산이 생성되면 동량의 수소이온과 상응하는 음이온을 생성하므로 동량의 HCO_3^-의 감소와 음이온의 증가를 초래한다. 음이온차의 증가는 주로 측정되지 않은 음이온의 증가에 의한 것이지만, 흔히 측정되지 않은 양이온(칼슘, 마그네슘, 포타슘)의 감소에 의해서도 발생한다. 또한 음이온차는 음이온성 알부민의 상승에 의해서도 증가하는데, 이는 알부민 농도의 증가 또는 알부민의 전하를 변화시키는 알칼리증 때문에 발생한다. 음이온 차의 감소는 다음과 같은 이유에 의해 발생할 수 있다. 측정되지 않는 양이온의 증가, 리튬 중독 혹은 양이온성 면역글로블린의 증가(plasma cell dyscrasias)와 같은 혈액 내 이상, 비정상인 양이온의 증가, 주요 혈장 음이온인 알부민 농도의 감소(신증후군), 산증에 의한 알부민의 유효 음이온 전하의 감소 고점도(hyperviscosity)와 중증 고지혈증 등이 있다.

추가적인 산-염기 장애가 혼합되면 [HCO_3^-] 값이 독립적으로 변화하더라도 고 음이온차는 유의한 의미를 갖는다. 고 음이온차 대사산증과 만성호흡산증 혹은 대사알칼리증이 동시에 발생하는 경우가 그러한 예인데 이런 경우 ΔHCO_3^-(정상 HCO_3와 환자의 HCO_3의 차이)와 ΔAG(계산된 AG와 정상 AG의 차이) 를 비교한다.

산-염기 장애의 진단을 위해서는 HCO_3^-과 이산화탄소의 분압 가운에 더 심한 변화를 보이는 것을 기준으로 일차적 판단을 한다. 체내에서는 대사 혹은 호흡의 일차적인 과정으로 초래된 수소이온의 농도 변화를 최소화하기 위하여 이산화탄소분압 또는 HCO_3^- 농도의 이차적 변화를 수반하는 보상기전이 일어난다. 최대한 보상 작용이 이루어져도 pH 가 정상적으로 회복될 수 없는 경우도 있으며 [HCO_3^-], $PaCO_2$, pH가 정상 수치라고 해서 산-염기 장애가 없다고 할 수 없는 경우도 있다.

5. 단순형 산-염기 대사장애

일차성 호흡장애($PaCO_2$의 일차적인 변화)는 보상성 대사반응[(HCO_3^-)의 이차적 변화]을 유발하고 일차적 대사성 장애는 예측 가능한 보상성 호흡반응을 일으킨다.($PaCO_2$의 이차적인 변화). 생리적 보상반응은 표 27-3에 표시된 관계를 이용하여 예측할 수 있다. 일반적으로 보상반응은 pH를 정상값 방향으로 돌리지만 완전히 정상화시키지는 못한다. 그러나 만성 호흡알칼리증이 지속되는 경우에는 pH가 정상화되는 경우가 발생된다.

내인성 산의 증가에 의한 대사산증은 세포외액의 [HCO_3^-]를 낮추고 세포외액의 pH를 감소시킨다. 이러한 자극은 수질부의 화학수용체를 자극하여 폐환기를 증가시키고 $PaCO_2$에 대한 [HCO_3^-]의 비와 pH를 정상에 가깝게 회복시킨다. 단순 대사산증에서 예측 가능한 호흡성 보상작용의 정도는 $PaCO_2$=(1.5 × [HCO_3^-]) + 8±2 에서 구할 수 있다. 대사산증이 있는 환자의 [HCO_3^-]가 12 mmol/L라면 $PaCO_2$는 24-28 mmHg임을 예상할 수 있다(표 27-3.).

이 환자에서 $PaCO_2$가 24 mmHg 미만이거나 28 mmHg를 초과하면 혼합형 대사장애가 있음을 뜻한다. 일차성 대사성 장애에 대한 보상반응은 $PaCO_2$를 [HCO_3^-]의 변화와 같은 방향으로 일어나는 반면에 일차성 호흡성 장애에 대한 보상반응은 $PaCO_2$의 일차성 변화와 같은 방향으로 [HCO_3^-]를 변화시킨다. $PaCO_2$와 [HCO_3^-]의 변

표 27-3 단순형 산 - 염기 대사장애에 대한 보상 반응의 예측과 변화 양상

장애		보상반응의 예측치	pH	HCO_3^-	$PaCO_2$
대사산증		$PaCO_2$ = (1.5 X HCO_3^-) + 8 ±2 또는 [HCO_3^-] 1.0 mmol/L 감소함에 따라 1.25 mmHg 감소 또는 $PaCO_2$ = [HCO_3^-] + 15	낮음	낮음	낮음
대사알칼리증		[HCO_3^-] 1 mmol/L 증가함에 따라 $PaCO_2$ 0.75 mmHg 증가 또는 [HCO_3^-] 10 mmol/L 증가함에 따라 $PaCO_2$ 6 mmHg 증가 또는 $PaCO_2$ = [HCO_3^-] + 15	높음	높음	높음
호흡알칼리증	급성 만성	$PaCO_2$ 1 mmHg 감소함에 따라 [HCO_3^-] 0.2 mmol/L의 감소 $PaCO_2$ 1 mmHg 감소함에 따라 [HCO_3^-] 0.4 mmol/L의 감소	높음	낮음	낮음
호흡산증	급성 만성	$PaCO_2$ 1 mmHg 감소함에 따라 [HCO_3^-] 0.1 mmol/L의 증가 $PaCO_2$ 1 mmHg 감소함에 따라 [HCO_3^-] 0.3 mmol/L의 증가	낮음	높음	높음

화가 반대방향이라면 혼합형 대사장애가 있음을 의미한다.

6. 혼합형 산-염기 대사장애

단순한 보상반응이 아닌 독립적 질환이 동시에 존재하는 것을 의미하는 혼합형 산-염기 대사장애는 중환자실 환자에서 자주 관찰되며 극단적인 pH의 변화를 유발할 수 있다. 만성폐쇄폐질환 같은 호흡기계 기저질환이 있는 환자는 호흡기의 예비능이 불충분하기 때문에 대사산증에 부적절한 환기반응을 보이지 못할 수 있다. 이처럼 대사산증에 호흡산증이 동반된다면 심각한 산혈증이 유발될 수 있다. 한 환자에서 대사산증과 대사알칼리증이 동시에 존재한다면 pH는 정상에 가까울 수 있다. pH가 정상일 때 혈청 알부민 농도가 4.5 g/dL로 정상인 경우 혈청 음이온차의 증가는 고 음이온차 대사산증이 존재함을 의미한다. 정상 혈청 음이온차가 10 mmol/L 라고 했을 때 Δ AG(계산된 AG와 정상 AG의 차이) 과 Δ HCO_3^-(정상 HCO_3와 환자의 HCO_3의 차이)의 불일치는 고 음이온차 대사산증과 대사알칼리증이 함께 존재함을 의미한다.

7. 대사산증

1) 정의 및 개요

대사산증은 동맥혈 pH의 감소(수소이온 농도의 증가), 혈중 HCO_3^- 농도의 감소와 이에 따른 보상성 과호흡에 의한 동맥혈이산화탄소분압(PCO_2)의 감소가 특징인 임상적 증후군이다. 혈중 HCO_3^- 농도의 감소 자체는 만성 호흡알칼리증이 있을 때도 낮아지므로 대사산증의 직접적인 기준이 되지 못하고, 혈중 pH가 중요하다. 그러나 일반적으로 호흡알칼리증은 신성대사에 의하여 혈중 HCO_3^- 농도가 10 mEq/L 이하로 되는 경우가 드물기 때문에 이 경우는 대사산증을 의미한다.

대사산증은 내인성 산 생성의 증가(유산, 케톤산), HCO_3^-의 소실(설사, 내인성 산의 축적(신부전) 등에 의하여 발생한다. 대사산증은 호흡기 순환기, 신경계통에 심각한 영향을 미친다. 동맥혈 pH가 감소하면 특징적인 환기의 증가가 동반되는데 주로 1회 호흡량이 증가한다(쿠스마울호흡, Kussmaul respiration). 심근 자체의 수축능력은 감소할 수 있지만 카테콜아민의 분비에 의하여 근육 수축력 기능은 정상적으로 유지된다. 말초 동맥혈관은 확장되며, 중심혈관수축이 발생할 수 있다. 중심 혈관 및 폐혈관 탄성이 감소하여 소량의 수분과잉에도 폐부종이 쉽게 발생할 수 있다. 중추 신경기능이 억제되어 두통, 기면, 혼수 현상을 보일 수 있으며, 포도당 불내성이 생길 수 있다. 임상적으로 대사산증은 음이온차를 기준으로 정상 음이온차 산증과 고 음이온차 산증으로 분류한다.

2) 대사산증의 원인

대사산증은 산의 부하나 알칼리의 손실 또는 신장의 산 배설 장애의 기전 중 하나에 의해 발생한다. 산이 증가하는 경우로는 당뇨병케톤산증, 젖산산증, 살리실산, 메탄올, 에탄올 글리콜 등의 독성물질의 중독 등이 있다. 알칼리 소실에 의한 산의 증가는 설사 등 위장관계 분비에 의한 경우가 있으며 산의 배설이 감소하는 경우로 신부전과 원위 세관형 산증 등이 있다. 음이온 차이에 따른 대사산증의 원인은 표 27-4와 같다. 신장기능이 저하되면 여러 유기 음이온이 축적되면서 고음이온 간격 대사산증이 발생하게 된다. 산 배설이 감소하게 되는 주된 기전은 세관의 암모니아 생성과 배설의 감소에 의한 것이며 신부전 초기에는 중탄산염의 재흡수 감소와 상응하는 염소의 재흡수 증가로 정상 음이온차이 대사산증을 보일 수 있다. 정상 음이온차이 대사산증에서 알칼리는 설사로 인해 위장관에서 소실되거나 신세뇨관산증에 의해 신장으로 소실될 수 있다. 이때 [Cl^-]와 [HCO_3^-]의 보상성 교환이 생겨 음이온차는 정상이 된다. 그러므로 순수 고염소혈증성 산증에서는 [Cl^-]가 증가되는 만큼 [HCO_3^-]가 감소한다. 이러한 관계가 성립되지 않는다면 혼합형 장애를 의미한다.

설사가 있을 때 대변에는 [HCO_3^-] 및 HCO_3^- 분해 산물의 함량이 높으므로 탈수 및 대사산증이 발생한다. 전신적인 산증이지만, 실제 요 pH는 6을 넘는데 이는 대사산증과 저칼륨혈증이 암모늄의 신장 합성 및 배설을 증가시키기 때문이다. 신세뇨관산증에서는 요 NH+배설이 낮고 설사로 인한 산증일 때는 높으므로 서로 구별할 수 있다. 요 NH^+ 농도는 요 음이온차를 계산하여 추정할 수 있다. 요 음이온차는 다음과 같이 계산한다. UAG = [Na^++K^+] urine − [Cl^-]urine]. 요 음이온차가 음의 값을 가질 경우 이는 요 암모늄 농도가 적절히 상승한 것이므로 산증의 원인이 신장이 아님을 의미한다.

3) 보상작용

① 세포외액 완충제: HCO_3^-이 가장 중요한 완충제의 역할을 하며, 거의 30분 이내에 완충효과를 나타낸다. 세포내액 완충제: 전체 부하된 수소이온의 55-60%가 세포내로 유입되어 세포내 단백, 인산 등과 같은 완충제에 의해 완충된다.

$$H^+ + Pr^- \longrightarrow HPr$$

이 과정에서 수소 이온이 세포내로 이동하며 전기적 평형을 이루기 위하여 K^+이 세포외로 교환되어 나오게 되어 산증이 있으면 혈청 K^+의 농도가 증가하게 된다.

② 호흡성 보상

대사산증이 있으면 중추 및 호흡조절 화학수용체를 자극하여 폐포환기를 증가시키고 이에 따라 이산화탄소분압을 감소시켜 세포외액의 pH를 정상화한다. 대개 산증이 발생한 후 1-2시간 후부터 시작하여 12-24시간에 최대로 되며 호흡수보다는 호흡용적을 증가시키는 과환기의 형태를 띠며 산증이 심한 경우 정상의 5배까지 호흡용적이 증가되기도 한다(쿠스마울호흡).

일반적으로 혈중 HCO_3^- 농도가 1.0 mEq/L 감소할 때마다 이산화탄소분압은 1-1.2 mmHg 감소하여 최소 15 mmHg까지 내려가게 된다. 그러나 이산화탄소분압이 15 mmHg 미만으로 내려가는 경우는 호흡알칼리증이 동반된 것을 시사한다. 이러한 호흡성 보상에 의한 이산화탄소분압의 감소는 신장에서 HCO_3^-의 재흡수를 저하시켜 실제로 요중 손실을 늘어나게 하므로 수일 동안만 효과적이다.

표 27-4 대사산증의 원인

정상 음이온차 산증의 원인	고 음이온차 산증의 원인
1. 위장관을 통한 중탄산염 소실 1) 설사, 2) 췌장루, 소장루 3) 요로-S 자 결장 문합,공장 loop, 회장 loop 4) 약: 염화칼슘(산화제), 황산마그네슘(설사), cholestyramine(담즙 설사) 2. 신성 산증 1) 저칼륨혈증: a.근위세관형 산증(2형) acetazolamide, topiramate b.원위세관형 산증(1형): amphotericin B, ifosfamide 2) 고칼륨혈증 a.전반적인 원위세관 기능이상(4형 신세관성 산증) b.염류 코르티코이드 부족 c.염류 코르티코이드 저항성 d.세관 간질성 신장질환 3) 정상칼륨혈증 a. 만성 진행성 콩팥병 3. 약물에 의한 고칼륨혈증(신부전인 경우) 1) 포타슘 보존성 이뇨제(amiloride, spironolactone, triamterene) 2) Trimethoprim 3) Pentamidine 4) 안지오케텐신 전환효소 억제제, 앤지오텐신수용체차단제 5) 비스테로이드성 소염제 6) 칼시뉴린 억제제 4. 기타 1) 산부하(염화암모늄, 과영양 공급) 2) 중탄산염 전구체 소실(케톤 배설과 동반된 케톤증) 3) 체액량 증가에 의한 산증(급속한 식염수 주입), 마모산염	1. 유산산증 2. 케톤산증: 당뇨병성, 알코올성, 기아성 3. 독성물질: 에틸렌 글리콜, 메탄올, 살리실산, 프로필렌 글리콜, 피로글루탐산 4. 신부전(급성 · 만성)

③ 신장에서의 산배설 증가와 HCO_3^- 재흡수 증가

산증이 있으면 신장에서는 근위 및 원위세관에서 HCO_3^-의 재흡수가 증가되며(90% 근위세관), 요중 산의 배설이 증가된다. 요중으로 산의 배설이 증가되면 요중 중요 완충제인 인산염과 결합하여 적정가능산 또는 암모늄을 형성한다. 정상에서 산이 적정가능한 산으로 1일 10-40 mEq 암모늄으로 30-60 mEq 배설되며 산증이 있는 경우 적정가능산의 증가는 제한이 있지만 암모늄은 1일 배설이 250-300 mEq까지 증가하여 산증에 대한 요적응은 주로 요 암모늄 생성에 의존하게 된다.

4) 대사산증의 진단적 지표

① 음이온차

② 혈청 삼투질 농도차: 측정한 혈청 삼투질 농도와 계산에 의한 삼투질 농도의 차이로서 20 mOsm/KgH_2O 이상 차이가 있으면 메탄올, 에탄올 및 에틸렌 글라이콜 등의 중독증으로 생각할 수 있다.

③ 혈중 음이온차 증가와 중탄산염 농도감소의 비(Δ anion gap/ΔHCO_3^-): 과잉으로 생성된 산의 50% 이상이 세포외액 중의 HCO_3^-이 아닌 세포내 완충제에 의하여 완충되므로 산의 증가로 표현되는 음이온차의 증가와 HCO_3^-의 농도 감소와는 반드시 일치하지 않는다. 특히 대부분의 유기산은 음이온 부하를 가지고 있어 세포내로 유입되지 못하고 세포

외액에 남게 된다. 따라서 유산증가에 따른 산증에서는 이 비는 1.6:1 정도로 음이온차의 증가가 더 심하다. 반면 케톤산증에서는 음이온이 요로 배설되어 이 비가 1:1이 된다. 일반적으로 혈중 음이온차 증가와 중탄산염 농도감소의 비가 1-2 사이는 고 음이온차 대사산증, 1미만일 때는 고 음이온 차 및 정상 음이온 차 대사산증이 합병된 예(심한 설사에 따른 혈액농축 및 유산 산증), 2이상은 대사알칼리증이나 만성 호흡산증이 동반되어 산의 증가에 비하여 HCO_3^-의 감소가 적은 예를 생각할 수 있다.

④ 요 음이온차(urine anion gap) 및 요 삼투질 농도: 요 음이온차는 요 중 측정 불가능한 음이온과 양이온이 차이로서 요중($[Na^+]+[K^+]-[Cl^-]$)으로 대표된다. 이의 대부분은 요중 NH_4+ 의 배설을 반영하여 음의 값을 나타낸다. 바꾸어 표현하면 집합관에서의 산배설을 반영하는 지표가 된다. 측정된 요 삼투질 농도 [2×(Una+Uk) + glucose/18+ urea/2.8]로 계산하여 100 mOsm/Kg 미만이면 집합관의 산배설 장애로 진단할 수 있다.

⑤ 요 pH측정: 신세관 산증의 감별진단을 위해서는 요 pH측정이 필요하다. 요 pH가 5.5 미만이라면, 근위 신세관 산증, 암모니아생성 장애, 저알도스테론증 세가지 경우가 가능하다. 요 pH가 5.5 이상으로 상승하였다면 수소이온 분비저하가 원위 신세관 산증의 원인임을 알 수 있다.

5) 대사산증에서 K^+ 변화

세포내로 유입이 어려운 유기산증(유산증, 당뇨병성 케톤산증)을 제외한 대사산증에서는 과잉으로 축적된 수소이온이 세포내로 유입되고 대신 전기적 평형을 유지하기 위하여 세포내의 K^+이 세포외로 나오게 된다. 일반적으로 동맥혈 pH가 0.1 감소됨에 따라 혈청에서는 0.5-1.0 mmol/L 씩 증가된다.

산증이 있음에도 혈청 K^+이 정상이거나 다소 낮은 경우는 K^+ 결핍(설사, 신세관 산증, 당뇨병성 케톤산증)이 있는 것으로 생각하여야 하며, 산증이 조절된 후 더욱 K^+이 낮아질 수 있으므로 충분히 보충되도록 유의하여야 한다.

6) 치료

알칼리로 대사산증을 교정하는 치료는 잠재적 HCO_3^-이 없는 경우를 제외하면 매우 심한 산증인 경우에만 고려한다. 잠재적 HCO_3^-은 음이온차(ΔAG= 환자의 음이온차-10)의 증가 정도(Δ)로 추정할 수 있다. 체내에서 산성 음이온이 대사되는 물질인지(유산, 아세토아세테이트), 대사되지 않는 물질(만성신부전에서 축적되는 산성 음이온, 독성 물질의 섭취)인지 확인하는 것이 필요하다. 후자의 경우 신장기능이 회복되어야 HCO_3^- 결핍이 교정되며, 이러한 과정은 느리고 예측하기가 어렵다. 결국 신부전 환자에서 정상 음이온차를 보이는 경우(고염소혈증성 산증), 대사되지 않는 음이온에 의한 산증의 경우에 알칼리 치료를 시행해야 하며 경구 $NaHCO_3$나 Schol's solution [Schol's solution은 Na^+ citrate와 구연산의 혼합물로서 1 mL은 $NaHCO_3^-$ 1 mmol에 해당한다. $NaHCO_3$에 비하여 Na^+ 부하가 적고 위에서 가스 형성에 따른 불쾌감이 덜하다] 또는 주사용 $NaHCO_3$으로 $[HCO_3^-]$ 20-22 mmol/L 정도가 될 때까지 천천히 교정한다. 과교정은 반드시 피해야 한다. Henderson 공식에 의하면 목표 HCO_3^- = 24 x 이산화탄소분압/63=24/63 x 현재 이산화탄소분압= 0.4x 현재 이산화탄소분압이 되고 다음 식에 의해 HCO_3 투여량을 구할 수 있다.

HCO_3^- 투여량(mmol) = (목표 HCO_3 농도- 현재 HCO_3 농도) × HCO_3분포 용적

HCO_3 분포용적은 대략 체중(kg) × 0.5에 해당하지만 산증이 심할수록 그 분포 용적이 커지므로 다음 식을 이용해 구할 수도 있다.

HCO_3 분포용적=[0.4 + (2.6/현재 HCO_3 농도)] × 체중

대사되는 물질에 의하여 증가된 음이온차를 보이는 대사산증(케톤산혈증, 유산 산증)의 경우에는 알칼리 치료를 시행하는데 아직 논란의 여지가 있다. 일반적으로 심각한 산증(pH 7.10)인 경우 HCO_3 50-100 meq를 치료 시작 1-2시간 내에 30-45분 정도에 걸쳐 정주 투여한다. 이런 상황에서 알칼리를 투여할 때 [K^+]이 감소할 수 있으므로 반드시 혈장의 전해질 수치를 감시하는 것이 필수적이다. 치료의 목표는 혈장 HCO_3^-의 수치를 10 meq/L까지 증가시키거나 동맥혈 pH를 7.2 정도까지 올리는 것이지 pH또는 [HCO_3^-]를 정상화시키는 것은 아니다.

특히 패혈증 등에서 유산 대사가 증가한 경우에는 유산 대상이상을 초래한 원인을 우선 교정해야 한다. 조직관류가 부적절하다면 이를 개선해야 한다. 일반적으로 심기능과 유산활용을 향상시키기 위해 급성, 중증 산혈증일 경우에만 알칼리 치료를 한다. 그러나 $NaHCO_3$치료가 역설적으로 유산의 생산을 증가시켜 심기능을 저하시키고, 산혈증을 악화시킬 수도 있다(HCO_3^-는 Phosphofructokinase를 활성화시킨다).

유산이 계속 축적될 때에는 알칼리의 요구량이 매우 많아질 수 있으므로 $NaHCO_3$치료가 체액과다와 고혈압을 유발할 수 있다. 핍뇨 환자의 경우 중심성 정맥 수축 때문에 체액 과다가 더 문제가 될 수 있다. 유산 산증의 기저 원인이 치료되면 혈중 유산은 HCO_3^-로 변환되기 때문에 지나친 알칼리 치료는 오히려 알칼리증을 초래할 수 있으므로 주의해야 한다.

8. 대사알칼리증

1) 대사알칼리증의 정의 및 개요

대사알칼리증은 동맥 pH증가, 혈청[HCO_3^-]의 증가, 그리고 보상성 저호흡에 의한 동맥혈이산화탄소분압의 증가가 특징이다. 대사알칼리증에서는 종종 저염소혈증과 저칼륨혈증이 동반된다. 대사알칼리증은 호흡산증이나 알칼리증 또는 대사산증과 같은 다른 산-염기 이상과 함께 발생하는 경우가 많다. 대사알칼리증은 [HCO_3^-]의 체내 축적이나 세포외액으로부터 구토에 의한 위산의 손실과 같은 비휘발성 산이 손실될 때 발생한다. 대사알칼리증이 지속된다는 것은 신장이 HCO_3-를 정상적으로 배설하고 있지 못한다는 것을 의미한다. 체액의 부족, 염소결핍, 사구체 여과율의 감소를 동반한 저칼륨혈증이 있을 경우 알칼리가 축적되고, 고알도스테론 혈증에 의한 저칼륨혈증이 지속될 경우이다.

첫 번째 경우에서 알칼리증은 NaCl이나 KCL 투여로 교정된다. 그러나 고알도스테론 혈증이 있는 경우는 약물요법나 수술적 치료가 필요하다.

대사알칼리증의 원인을 감별하기 위해서는 세포외액량, 누운자세와 일어선 자세에서 측정한 혈압, 혈청 칼륨 농도, 그리고 레닌 알도스테론계에 대한 평가가 필요하다. 대사알칼리증의 원인은 표 27-5와 같다.

표 27-5 대사알칼리증의 원인

대사알칼리증의 원인
1. 외인성 중탄산염의 축적 1) 급성 알칼리 주입 2) 우유 알칼리 증후군
2. 세포외액량의 감소, 정상 혈압, K^+ 결핍, 이차성 고레닌 고알도스테론증 1) 위장관 원인 : 구토, 위액흡인, 선천성 염산염 설사, 융모성 선종 2) 신장원인 : 이뇨제, 고탄산혈증 후의 상태, 고칼슘혈증, 부갑상선 기능 저하증 유산산증 또는 케톤산증 후 회복단계 페니실린이나 카르베니실린과 같은 재흡수되지 않은 음이온, 마그네슘 결핍 K^+ 결핍, Batter 증후군, Gitelman 증후군
3. 세포외액량의 증가, 고혈압, K^+ 결핍, 염류 코르티코이드 과잉 1) 고레닌 혈증 : 신동맥협착, 가속성 고혈압, 레닌 분비성 종양, 에스트로겐 치료 2) 저레닌 혈증: 일차성 알도스체론증, 부신효소결핍, 쿠싱증후군 감초, 카르베노솔론, 씹는 담배
4. 세포외액량의 증가, 고혈압, K^+ 결핍, 저레닌혈증, 저알도스테론혈증을 동반한 신장 Na^+ 통로 기능항진성 변이

2) 대사알칼리증을 지속시키는 인자

일단 생긴 대사알칼리증을 지속시키거나 악화시키는 요인으로는 사구체 여과율의 감소로 인한 HCO_3^- 배설 감소나 신세뇨관에서 HCO_3^- 재흡수를 증가시키는 경우가 있다.

① 사구체 여과율의 감소로 HCO_3^- 배설의 장애가 있는 경우: 순환 혈액량의 감소, 신부전

② 신세뇨관에서 HCO_3^- 재흡수의 증가가 있는 경우: 순환 혈액량 감소, 염소 결핍, 저칼륨혈증 및 고알도스테론증

저환기증이나 폐질환: 대사알칼리증의 보상기전으로 저환기를 통하여 이산화탄소분압의 증가를 초래하지만, 이 자체가 혈중 HCO_3^- 농도를 증가시킨다. 또한 동반된 폐질환에서도 역시 이산화탄소분압 증가에 따른 혈중 HCO_3^- 농도 증가가 대사알칼리증을 악화시킨다.

3) 호흡성 보상

체내에 알칼리증이 생기면 이는 호흡화학수용체에 의하여 감지되어 환기를 줄이게 되어 혈중 이산화탄소분압의 증가를 초래한다. 대개 혈중 HCO_3^-농도 1 mEq/L씩 증가함에 따라 저산소증도 초래되므로 동맥혈산소분압이 50 mmHg에 이르게 되면 다시 호흡이 촉진된다. 따라서 호흡성 보상에 의하여 이산화탄소분압이 55 mmHg를 넘지 않는다.

4) 대사알칼리증의 진단적 지표

요 중 클로라이드 농도: 요 중 클로라이드 농도는 대사알칼리증의 감별진단과 치료에 있어 중요한 의미를 갖는다. 일반적으로 탈수나 저혈액량이 동반된 구토, 이뇨제 사용에 의한 수소 이온 손실이 있는 질환은 요 중 클로라이드 농도가 15 mmol/L 미만으로 낮을 때 고려할 수 있고, 탈수가 없이 요 중 클로라이드 농도가 20 mmol/L이상이면 염류 corticoid 과잉, 알칼리 부하, 심한 저칼륨혈증 등을 생각할 수 있다. 일반적으로 대사알칼리증에서 체액량 상태는 요 중 Na^+에 비하여 클로라이드 농도가 잘 반영하므로 치료 적정성의 판단지표로도 사용된다.

5) 대사알칼리증에서 K^+ 이동

알칼리증의 경우 세포외액의 수소 이온농도를 유지하기 위하여 세포내에서 수소이온이 세포외액으로 유입되고 대신 전기적 평형을 유지하기 위하여 K^+이 세포내로 유입되게 된다. 대개 세포외액의 pH 가 0.1씩 감소함에 따라 세포외액의 K^+은 0.4 mEq/L 씩 감소하게 된다. 또한 대사알칼리증을 유발하는 질환 자체도 위장관, 신장 및 세포로 K^+을 소실하는 경우가 많아 대사알칼리증 치료에 K^+ 공급이 중요하다.

6) 대사알칼리증의 치료

대사알칼리증은 원인을 치료하면서 요를 통하여 과다한 HCO_3^-을 배설시키면 교정된다. 그러나 Cl^-와 K^+ 등의 결핍이 있는 한 HCO_3^-은 계속하여 재흡수 되므로 동반된 결핍을 같이 교정하는 것이 중요하다. 염소의 보충은 0.45% 나 0.9% NaCl 용액을 투여하는 것이 바람직하다. 생리 식염수는 체액량의 정상화로 신장에서 증가된 나트륨 재흡수를 정상화시켜 HCO_3^-의 배설을 증가시킨다. 대부분의 경우 K^+ 결핍이 있으며, 심한 저칼륨혈증이 동반된 경우엔 체액 결핍을 생리 식염수로 교정하여도 알칼리증이 지속되므로 저칼륨혈증도 반드시 교정하도록 한다. 일차적으로 HCO_3^-의 생성 증가 요인을 교정하는 것을 목표로 한다. 만약 원인이 일차성 알도스테론증, 신동맥 협착증 또는 쿠싱증후군이라면 원인 질환을 교정함으로써 알칼리증을 호전시킬 수 있다. 위나 신장으로부터 산소실이 원인이라면 치료를 위해 위산 분비억제제를 투여하거나 이뇨제를 중단해볼 수 있다. 치료에서 두 번째로 감안해야 할 부분은 세포외액량의 감소나 K^+ 결핍과 같이 HCO_3^-의 재흡수를 부적절하게 증가시키는 요소를 제거하는 것이다. 염소 저항성 대사알칼리증은 심부전, 간경변증, 신증후군이 있는 환자에서 이뇨제 치료를 한 경우

에 흔히 나타난다. 이들 질환에서는 유효 순환량의 감소로 인하여 신세관으로부터 나트륨 재흡수가 증가되고 사구체여과율이 감소하기 때문에 HCO_3^-의 배설이 감소한다. 이 경우 생리식염수의 투여는 부종을 악화시키고, 심부전 환자에서 폐부종도 초래할 수 있으므로 투여가 어렵고 사용중인 이뇨제를 중지하고 acetazolamide 등을 투여해서 교정한다. Acetazolamide는 세관세포의 탄산탈수효소(carbonic anhydrase)를 억제하여 HCO_3^-의 재흡수를 억제한다. Acetazolamide를 투여는 신장기능이 적절한 환자에서는 대개 효과적이지만 K^+ 손실을 악화시킬 수 있다.

9. 호흡산증

1) 호흡산증의 정의 및 개요

호흡산증은 중추와 말초신경계, 흉곽과 호흡근육, 기도와 폐실질을 포함하는 호흡체계의 기능장애로 발생하며 하나 이상의 원인이 흔하다 (표 27-6). 동맥혈이산화탄소분압의 증가와 pH감소로 나타난다. 급성호흡 산증은 급격한 호흡정지로 유발되는데 흔한 원인은 급성 기도폐쇄, 신경근육성 장애, 급작스런 중추신경계 기능의 저하나 환기의 제한이다. 호흡을 제한하는 약물이 투여된 경우에도 폐포환기 장애를 일으켜서 이산화탄소의 축적을 유발할 수 있다. 심정지 같은 순환 장애는 흔히 호흡 산증과 젖산 산증의 혼합형을 나타낸다. 저산소증은 만성 고탄산혈증과 잘 동반되는데 특히 만성폐쇄폐질환 환자에서는 이산화탄소의 축적에 앞서서 흔히 나타난다. 호흡산증의 중증도와 기간, 기저질환 또는 저산소증 동반여부에 따라 임상적 특징은 다양하게 나타난다. $PaCO_2$의 급격한 상승은 불안, 호흡곤란, 혼동, 환각을 유발할 수 있고 혼수상태에까지 이를 수 있다. 두통, 이상, 비정상 반사, 국소성 근무력증 같은 두개압 내 상승을 시사하는 증상은 이산화탄소의 혈관 확장 효과의 소실로 인한 이차적인 혈관 수축에 기인한다. 각종 약제, 손상 또는 질환에 의한 호흡중추의 억제는 호흡산증을 유발한다. 진정제, 두개내 종양, 비만-

표 27-6 호흡산증의 원인

호흡산증의 원인
1. 중추성: 약제 뇌졸중, 감염
2. 기도 질환: 만성폐쇄폐질환, 천식
3. 폐실질 질환: 기흉, 진폐증, 기관지염, 급성호흡곤란증후군, 폐섬유화증
4. 신경근육: 회백질척수염, 척추측후만증, 근육무력증, 근육퇴행위축
5. 기타 비만, 저환기, 허용성 고탄산혈증

저호흡증후군과 같이 수면장애와 관련된 호흡이상증후군으로 인해 호흡중추의 억제가 만성적으로도 발생할 수 있다. 운동신경, 신경근 접합부, 골격근의 이상은 호흡 근육의 피로를 초래하여 저호흡을 유발할 수 있다. 호흡산증은 $PaCO_2$와 동맥혈 pH를 측정하여 진단한다. 자세한 병력과 신체검진으로 종종 원인을 알아낼 수 있다. 폐활량측정법, 일산화탄소 확산능, 폐용적등을 측정하는 폐기능 검사를 시행해 볼 수 있다. 폐질환 이외의 질환이 원인일 경우에는 자세한 약물 복용력, 적혈구 용적률의 측정, 상기도, 흉벽, 흉막 및 신경 및 근육 기능평가를 해보아야 한다.

2) 치료

호흡산증의 치료는 그 중증도와 발생 속도에 따라 달라진다. 급성호흡산증은 치명적일 수 있고 적절한 폐포환기의 회복과 동시에 기저 원인을 교정하기 위한 방법이 반드시 동시에 시도되어야 한다. 그러기 위해서는 기관삽관 및 기계환기가 필요할 수 있다. 심한 폐쇄성폐질환 환자에서 만성 이산화탄소 축적을 보이는 경우에는 산소 투여를 조심스럽게 조절해야 한다. 이러한 환자에서 무분별하게 산소를 사용하면 호흡산증이 악화될 수 있다. $PaCO_2$의 감소는 급성호흡알칼리증에서 보이는 것과 같은 합병증(심부정맥, 뇌관류 감소, 경련)을 유발할 수 있어 고탄산혈증을 너무 빨리 교정해서는 안된다. 만성 호흡산증에서는 기저 수준의 $PaCO_2$회복과 HCO_3^-의 신배설을 증가시키기 위한 충분한 Cl^-와 K^+의 공급을 목표로 하여 $PaCO_2$를 점진적으로 낮추어야 한다.

10. 호흡알칼리증

1) 호흡알칼리증의 정의 및 개요

폐포 과환기는 $PaCO_2$를 감소시키고, $HCO_3^-/PaCO_2$ 비율을 증가시켜 혈중 pH를 올린다. 세포내에 존재하는 비 HCO_3^- 세포 완충계는 HCO_3^-를 소모하여 반응한다. 충분한 환기 자극에 의하여 조직에서 생성된 대산산물보다 폐를 통한 CO_2 배출이 많을 때 저탄산혈증이 발생한다. 혈중 pH와 $[HCO_3^-]$는 $PaCO_2$가 15-40 mmHg 범위 내에서는 비례하여 변화한다. 동맥혈 $[H^+]$ 농도와 $PaCO_2$의 관계는 0.7 nmol/L/mmHg (또는 0.01 PH unit/mmHg)이며 혈장 $[HCO_3^-]$와 $PaCO_2$의 관계는 0.2mmol/L/ mmHg이다. 저탄산혈증이 2-6시간 이상 지속되면 신장에서 암모늄과 적정가능 산의 배설이 감소하고 여과된 HCO_3^-재흡수가 감소하여 추가적인 보상이 일어난다. 호흡알칼리증에 대한 신장 적응은 정상 체액량 상태와 정상 신장기능 상태에서 수일이 걸린다. 신장은 알칼리증 그 자체보다는 감소한 $PaCO_2$에 직접 반응한다. 만성 호흡알칼리증에서 $PaCO_2$가 1 mmHg 감소하면 $[HCO_3^-]$는 0.4-0.5 mmol/L씩 감소하고 $[H^+]$ 는 0.3 nmol/L 씩 감소한다(pH는 0.003 상승).

호흡알칼리증의 증상은 기간과 중증도에 따라 다양하지만 일차적으로는 기저질환에 달려있다. $PaCO_2$의 급속한 감소에 따른 뇌혈류량 저하는 저산소혈증 없이도 어지럼증, 정신혼동, 경련이 일어날 수 있다. 헤모글로빈 산소해리 곡선에서 좌측편향에 의해서 혈액에서 산소의 탈착능이 변화할 수 있다. 급성호흡알칼리증은 Na^+, K^+, PO_4^+를 세포내로 이동시키고 단백 결합분율을 증가시켜 유리 $[Ca_2^+]$을 감소시킨다.

호흡알칼리증은 중환자에서 가장 흔한 산-염기 장애이다. 많은 심폐질환의 초기와 중기에서 호흡알칼리증이 발생하고 과환기 환자에서 정상 탄산혈증 및 저산소혈증이 보이면 급성호흡부전의 발생을 예고하는 것으로 환자가 피로 상태에 빠질 수 있는지 즉시 평가해야 한다.

표 27-7 호흡알칼리증의 원인

호흡산증의 원인
1. 중추신경계 자극
2. 통증, 불안, 열, 뇌혈관 사고, 수막염, 뇌염, 종양, 외상
3. 저산소증 또는 조직 저산소증
4. 높은 고도, 폐렴, 폐부종, 흡인, 심한 빈혈
5. 약제나 호르몬
6. 임신, 프로게스테론, 살리실산염, 심부전
7. 흉부 수용체의 자극
8. 혈흉, 동요흉, 심부전, 폐색전증
9. 기타 패혈증, 간부전, 기계과호흡, 고열 노출, 대사산증으로부터 회복

호흡알칼리증으로 진단되면 그 원인을 찾아야 한다. 과환기 증후군은 다른 원인들을 배제하면서 진단한다. 진단이 어려운 경우에는 폐색전증, 관상동맥질환, 갑상선 기능항진증과 같은 질환도 배제해야 한다. 호흡알칼리증의 원인은 다음 표 27-7와 같은 것들이 있다.

2) 호흡알칼리증의 치료

호흡알칼리증의 치료는 기저질환을 완화시키는 것을 목표로 한다. 호흡알칼리증 때문에 기계환기의 조절이 어려운 경우에는 사강, 1회 호흡량, 호흡수의 변화를 통해 저탄산 혈증을 최소화할 수 있다. 과환기 증후군 환자에게는 안심시키기, 증상이 있는 동안 종이백을 이용한 재호흡, 기저 정신적 스트레스의 조절 등이 도움이 될 수 있다. 베타 차단제는 고아드레날린 상태에 의한 말초 증상을 완화시킬 수 있다.

11. 혼합성 산-염기 평형 장애

혼합성 산-염기 장애의 진단은 주로 임상 상황과 진찰 소견을 바탕으로 예측하고, 검사결과를 근거로 확인한다. 혼합형 장애는 기존 질환의 진행을 반영하는 조기 징후가 될 수 있다. 혼합성 대사 장애는 AG 과다와 HCO_3^- 결핍의 비율, 즉 AG 과다/HCO_3^- 결핍 비율을 이용하여 확인할 수 있고 이는 "gap-gap"으로 불리어 지기도 한다. 또한 음이온 차이 산증인 경우에 Cl^-의 증가(ΔCl^-)는 HCO_3^-의 감소(ΔHCO_3^-)에 비례하여 증가하므로 $\Delta Cl^- > \Delta HCO_3^-$ 혹은 $\Delta Cl^- < \Delta HCO_3^-$은 혼합성 대사장애를 의미한다.

1) 혼합성 대사산증

혈액 내 H^+ 농도가 증가하면 위에서 언급한 바와 같이 AG 증가에 비례하여 HCO_3^- 도 같이 감소하여 AG 과다/HCO_3^- 결핍비율은 1이 된다. 그러나 고염소혈 대사산증이 동반된 경우는 이 비율이 0에 근접한다. 한편 AG의 증가와 정상 AG가 혼합된 혼합성 대사산증인 경우는 $\Delta Cl^- < \Delta HCO_3^-$가 되며 AG 과다/$HCO_3^-$ 결핍 비율에 의해 혼재된 산증의 정도가 결정되는데 만일 비율이 0.5라면 두 종류의 산증이 동등하게 존재하는 경우가 된다.

당뇨병케톤산증은 수액과 인슐린으로 치료를 시행하면 생리식염수의 수액에 있는 Cl^-에 의해 AG가 증가된 대사 산증이 AG가 정상인 대사산증으로 변화하며 혈중 HCO_3^-는 수액 투여에 의해 희석되어 감소한다. AG 과다/HCO_3^- 결핍비율은 천천히 낮아지며 감소된 혈중 HCO_3^- 농도로 인해 케토산증의 치료가 안 된 것으로 잘못 판단할 수 있으므로 조심하여야 한다.

2) 혼합성 대사산증–알칼리증

AG가 증가된 대사산증에 알칼리증이 동반되는 구토를 동반한 당뇨병케톤산증인 경우는 $\Delta AG > \Delta HCO_3^-$가 되어 AG 과다/$HCO_3^-$ 결핍비율이 1보다 증가하지만 고염소혈 대사산증과 대사알칼리증이 혼합된 경우에는 $\Delta Cl^- > \Delta HCO_3^-$이 된다.

3) 치료

치료는 우선 현저한 변화를 초래한 질환의 치료와 함께 pH를 7.2 이상으로 유지하도록 한다. 이때 우선 치료되는 질환이 남은 질환에 의한 산-염기 평형 장애에 미치는 영향을 예상하면서 교정하여야 한다. 호흡산증과 대사산증이 함께 있는 경우에는 pH변화가 매우 심하여 일반적으로 HCO_3^-의 투여가 필요하지만 과다하게 투여하면 체액과다나 치료 후 대사알칼리증을 초래할 위험이 있다. 호흡알칼리증과 대사알칼리증이 혼합된 경우에는 이산화탄소 분압을 높이면서 염소와 K^+의 투여로 교정한다. 호흡알칼리증과 대사산증은 패혈쇼크에서 주로 볼 수 있으며 원인 질환의 치료가 중요하다. 급성과 만성 호흡산증이 혼합된 경우에는 이산화탄소분압의 교정을 위한 호흡기 치료가 필수적이다. 대사알칼리증과 대사산증이 함께 있는 경우는 대부분 만성 대사산증을 가진 환자에서 급성 대사알칼리증이 발생한 경우로 대사알칼리증의 원인을 우선 교정한다. 이때 기존의 만성 대사산증은 이미 보상되고 있다는 점을 고려하여 지나친 교정이 되거나 기존 질환에 나쁜 영향을 미치지 않도록 한다.

참고문헌

1. Batlle DC, Hitzon M, Cohen E, et al. The use of urinary anion gap in the diagnosis of hyperchloremic metabolic acidosis. N Engl J Med 1988;318:594-9.

2. Brenner BM. Brenner & Rector's The Kidney. 8th ed. Churchill and Livingstone: Elsevier. 2007.

3. Burton David Rose. Clinical physiology of Acid-Base and Electrolyte Disorders. 3rd ed. New York: McGraw-Hill. 1989;261-85.

4. Dimitrios Velissaris, Vasilios Karamouzos, Nikolaos Ktenopoulos. Charalampos Pierrakos and Menelaos Karanikolas The Use of Sodium Bicarbonate in the Treatment of Acidosis in Sepsis: A Literature Update on a Long Term Debate. Crit Care Res Pract 2015;2015:605830.

5. Halperin ML, Goldstein MB. Fluid electrolyte and acid base physiology. 3rd Ed. Philadelphia: WB Saunders. 1999.

6. Han JS, Kim GH, Kim J, et al. Secretarydefect distal renal tubular acidosis is associated with transporter defect in H+-ATP ase and anion exchanger-1. J Am Soc Nephrol 2002;13:1425-32.

7. Joo KW, Jeon US, Han JS, et al. Absence of H+-ATPase in the intercalated cells of renal tissues in classic distal renal tubular acidosis. Clin Nephrol 1998;49:226-31.

8. Kim HY, Han JS, Jeon US, et al. Clinical significance of the fractional excretion of anions in metabolica cidosis. Clin Nephrol 2001;55:448-52.

9. Leblanc M, Kellum JA. Biochemical and biophysical principles of hydrogen iron regulation. Critical Care Nephrology. 1st ed. Netherlands: Kluwer Academic Publishers. 1998;261-77.

10. Paul K, Hamilton, Neal A, et al. Maxwell Understanding Acid-Base Disorders. Ulster Med J 2017;86:161-6.

11. Salim Lim. Metabolic Acidosis Acta Med Indones-Indones J. Intern Med 2007;39:145-50.

12. Shapiro BA. Clinical Application of Blood gases. 5th ed. St Louis: Mosby. 1994;301-12.

13. 김혜영, 한진석, 이서진, 외. 대사산증에서 요 음이온 분획 배설률 진단적 의의. 대한신장학회지 1999;18:112-9.

14. 전은실, 오지은, 허우성, 외. 대사산증의 감별진단 지표들의 임상적 유용성. 대한신장학회지 1996;15:278-88.

15. 한진석, 김근호. 요 전해질 및 삼투질 농도의 임상적 이용. 제 46차 대한내과학회 추계학술대회 별책 1994;46:137.

중환자의학

28

CRITICAL CARE MEDICINE

수혈요법

김태엽

I 중환자 수혈 치료 전략 변화

1. 제한적 수혈 전략

중환자들 중 상당수에서 동종 수혈이 시행된다. 그간 수혈은 의문의 여지가 없는 빈혈의 주요 치료법으로 인식되어 왔으나, 수혈이 환자에 유익한지를 뒷받침하는 근거는 생각보다 제한적이다. 수혈에 의한 감염 및 감염 전파 위험이, 혈액제제 저장 및 보존법의 개선과 다양한 사전 검사에 의해 피해지는 일시적인 문제점으로 과소평가되어 왔지만, 최근 기존 혈액검사로 잘 감지되지 않는 감염성 질환이나 새로 인지된 감염성 질환들의 지역을 초월한 창궐이 수혈의 새로운 문제로 부각된다. 수혈에 의한 비감염성 위험 및 부작용들 또한 심각한데, 이는 수혈-관련 급성폐손상, 수혈-유발 순환용적과부하, 면역조절, 동종면역, 열성반응, 박테리아 오염, 그리고 드물지만 이식편대숙주질환(graft-versus-host disease)을 포함한다.

최근에 과거 근 20년 동안 많은 주요 연구들에서 혈색소 < 7 g/dL에서 적혈구 수혈을 시행하는 제한적 수혈 전략(restrictive transfusion strategy)을 적용한 임상 결과가 혈색소 < 9-10 g/dL에서 수혈하는(오래된 “10/30” 법칙이 적용되는) 비제한적(liberal) 수혈 전략 적용 결과에 비해 결코 열등하지 않아서, 현재는 거의 모든 중환자 진료지침에 제한적 시행 전략이 권장되고 있다. 특히 혈역학적으로 안정된 중환자실 입원 환자에서는 적혈구 수혈은 혈색소 <7 g/dL에서 시행하고, 수혈 후 혈색소 7-9 g/dL 유지를 목표로 하는 제한적 수혈 전략이 선호된다. 그럼에도 불구하고 수혈 여부 결정을 혈색소 검사수치(적혈구 용적률, 헤마토크리트)에만 의존해선 안되며, 반드시 동반된 임상 증상과 문진 소견뿐만 아니라 전신-주요 장기의 산소-공급 적정성을 나타내는 객관적 지표들을 확인 후에 수혈을 결정해야한다.

특히 수혈 혈액의 안전성과 효용에 대한 과신과 수혈 위험성의 과소평가는 부적절한 수혈 결정을 초래하고 환자의 위험을 가중시킨다.

2. 한-단위 수혈(Single-unit transfusion)

순환혈액량이 부족하지 않은 환자에서 2 단위 이상의 적혈구를 연속적으로 투여하는 전략은 폐부종 혹은 수혈-유발 순환용적과부하를 발생할 수 있는데, 특히 노인, 여자, 심부전, 신부전, 체내수분과다 환자에서 위험이 증가한다. 특히 급성출혈이 동반되지 않은 환자에서 제한적 수혈 전략을 수행할 때는 한-단위 수혈전략의 적용과 수혈

표 28-1 환자혈액관리의 3대 요소

	지혈작용 최적화	혈액손실과 출혈의 최소화	빈혈에 대한 내성의 이용과 최적화
시술 전	• 빈혈 진단 • 빈혈 원인 파악 • 기저질환 치료 • 철 결핍, 만성질환에 의한 빈혈, 철 결핍성 빈혈의 치료	• 출혈 위험(과거력/가족력, 현재 복약, 등) 인지 및 관리 • 치료로 인한 출혈 최소화 • 계획과 사전 예행연습 절차 • 수술 전 자가 혈액 구제(특정 선택 사례나 환자 선택에 한함)	• 환자 육체적 한계와 위험 인자 파악/최적화 • 예상 출혈량과 환자-개별 한계 출혈량 비교 • 출혈 최소화, 적혈구 용적 최적화, 그리고 빈혈 치료를 위한 적절한 혈액-보존법을 채용한 환자-개별 치료 계획 수립 • 증거-중심의 제한적 수혈 전략 적용
시술 중	• 혈액학적 최적화를 위한 수술 시기 조정	• 극도로 조심스러운 지혈과 수술법 • 혈액 보존하는 수술 기법 • 동종 혈액의 선택적 사용 • 약제/혈액제제 사용	• 심박출량 최적화 • 환자-산소화 최적화 • 증거-중심의 제한적 수혈 전략 적용
시술 후	• 빈혈/철 결핍 치료 • 조혈 자극 • 빈혈 유발/증가하는 약 상호작용 인지	• 적극적 감시와 수술 후 출혈 관리 • 2차 출혈 방지 • 급속 가온-정상 체온 유지(의도적 저체온 요법 시행이 아닌 경우) • 자가 혈액 구제 • 치료에 따른 혈액 손실 최소화 • 지혈/항응고 관리 • 상부위장관 출혈 예방 • 감염의 적절한 예방과 치료 • 투약에 따른 부작용 인지	• 빈혈에 대한 내성 최적화 • 빈혈 치료 • 산소 공급 최대화 • 산소 소모 최소화 • 적절한 감염 예방/치료 • 증거-중심의 제한적 수혈 전략 적용

전과 후 혈색소치 변화나 빈혈 증상 개선 등 수혈 효과의 평가가 필요하고 이를 반영한 추가적인 수혈 여부가 결정된다. 만약 한-단위 적혈구 수혈로도 혈색소치를 권장 수준 이상으로 상승시켰다면 애초에 수혈이 불필요했거나, 다른 치료로도 해소될 만한 수준이었을 가능성이 높다.

3. 환자혈액관리 (Patient blood management, PBM)의 도입

중환자 관리 영역에서 수혈 전략에 관련된 최근의 가장 큰 변화는 환자혈액관리 개념의 도입이다. 이 개념은 수혈-관련 주요 결정을 "수혈을 시행할지 말지, 어떤 혈액제제를 수혈할 지"와 같은 "혈액-수혈 중심"이 아니라, "환자에게 최상의 결과를 제공하는 치료법을 선택"하는 "환자 중심"으로 인식 전환을 의미하며, 적혈구 용적의 최적화, 혈액손실 및 출혈의 최소화 그리고 빈혈에 대한 내성 증진을 시술 전, 중 그리고 후에 적용하는 3가지 주요 전략을 기본으로 한다(표 28-1).

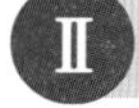

Ⅱ 적혈구 수혈 원칙

1. 빈혈 치료

중환자에서 흔히 동반되는 빈혈은 복합적 원인에 의하지만 그 중에서도 감염에 의한 염증이 가장 흔한 원인이며, 철 결핍은 그 다음으로 흔한 원인이다. 빈혈은 혈액의 산소 운반량을 줄여 조직 허혈을 유발할 수 있으며 재원 기간, 사망률 그리고 퇴원 후 사망률을 증가시키는데, 중환자실 퇴원 환자의 상당수가 빈혈 상태로 퇴원하여 약 6개월간 지속된다.

철, 비타민 B_{12}, 엽산, 적혈구생성인자의 투여로 교정 가능한 빈혈이라면 우선 교정해줘야 한다. 다량 출혈이 동반되는 수술이 예정된 환자라면 수술 전 철분제제를 미리 투여하여 조혈을 촉진한다.

수혈 결정은 수혈 효과와 부작용을 저울질하여 신중하게 이뤄져야 한다. 특히, 적혈구 수혈 결정에는 실혈량이나 혈색소 검사치에만 의존해선 안된다. 반드시 동반된 임상 증상과 문진 소견 외에 혈압, 심박수, 말초산소포화도, 심전도, 심초음파, 소변량, 뇌산소포화도, 동맥혈가스, 젖산, 그리고 혼합정맥 산소포화도 등 객관적 전신/주요장기의 산소 공급 적정성 지표를 확인해야 한다. 수혈 전과 수혈 15분 후 혈색소치 측정과 같은 수혈 효과 확인이 반드시 필요하다.

급성 대량출혈 중인 외상 환자에서 조기에 적혈구:신선동결혈장:혈소판을 한꺼번에 1:1:1의 비율로 혼합 투여하는 대량수혈지침(massive transfusion protocol)을 적용하기도 하지만, 신선동결혈장, 혈소판 그리고 동결침전 제제의 투여 결정 전에는 PT/INR, aPTT, 혈소판수, 섬유소원치 그리고 TEG나 ROTEM 같은 점탄성 검사(viscoelastic test)나 혈소판 기능 현장검시를 시행한다.

1) 적혈구 수혈

(1) 일반 중환자

혈색소 < 9 g/dL이면서 정상 혈관내 용적을 가진 중환자에서 제한적 수혈 전략(혈색소 < 7 g/dL에서 수혈) 적용이, 비제한적 수혈 전략(혈색소 < 10 g/dL에서 수혈)에 비해, 30일 사망률에 우월하지 않았다는 연구 결과 발표 이후, 10년 이상 제한적 수혈 전략이 임상에 적용되었다.

수혈 이외의 방법으로 치료가 가능한 빈혈(철결핍, 비타민 B_{12} 결핍, 엽산결핍, 자가면역성용혈성 빈혈 등)은 원칙적으로 수혈을 시행하지 않아야 한다. 이러한 환자들에서 경구용 또는 정맥주사용 철분제, 비타민 B_{12}, 엽산 혹은 적혈구 생성인자 등의 투여를 우선 고려한다.

만성빈혈에서의 수혈은 빈혈 증상이 없는 최저 수준의 혈색소치를 유지할 수 있도록 수혈량과 수혈 간격이 결정되어야 한다. 대부분의 경우 혈색소 7 g/dL을 수혈 여부를 결정하는 기준으로 삼지만 빈혈의 진행 상태와 이환 기간 등을 고려해야 한다.

급성 출혈이 진행되는 상황에서 혈색소 치는 실혈을 반영하는데 절대적인 지표가 아님에도 불구하고 수혈 결정에 혈색소 검사치가 임상에 이용된다. 혈색소 > 10 g/dL는 수혈이 거의 불필요하다. 혈색소 7-10 g/dL에 수혈의 결정은, 부적절한 장기 산소화와 관련된 위험 요인인 실혈의 속도, 심호흡기계 능력, 조직 산소 소비, 그리고 관상동맥질환의 동반과 뇌산소포화도, 혼합정맥 산소포화도, 그리고 젖산치와 같은 전신-주요장기의 산소 소모-공급 적정성 지표들에 의존해야 한다. 목표 적혈구 수혈 적응증에 도달하기까지 정질액이나 콜로이드를 적절히 투여하여 혈관내 순환 용적을 적절히 유지한다. 혈색소 < 7 g/dL에는 수혈이 대부분 필요할 수도 있지만 임상적으로 안정된 상태라면 단일한-단위 수혈 후 혈색소치 및 임상 증상 재평가를 통해 추가 수혈 여부를 결정한다. 전신상태가 양호한 만성빈혈 환자, 건강하고 젊은 급성빈혈에서는 혈색소 6 g/dL를 수혈 결정의 기준으로 삼을 수도 있다.

(2) 패혈증

패혈증은 심각한 산소공급능력 감소와 장기로 가는 혈류 감소가 동반되는 치명적인 질환이다. 패혈증 쇼크 환자에서 목표-지향성 수액 치료 전략과 함께 혈색소 <7.0 g/dL일 때 수혈하고, 수혈 후 목표 혈색소 치를 7-9 g/dL로 유지하는 전략의 적용이 권장된다(2016년 Surviving Sepsis Campaign guidelines). 패혈증 관련 빈혈 환자에 적혈구 생성 인자의 사용은 권장하지 않는다.

(3) 급성관상동맥증후군

관상동맥혈류 저하에 의한 급성 관상동맥질환에서 심근의 산소 공급 저하는 심각한 문제이다. 관상동맥질환이 동반된 중환자에서 제한적 혹은 비제한적 전략 중 어느 전략이 더 적합한 지에 대해 더 많은 근거가 필요한 가운데, 수혈-관련 부작용을 고려하면 상대적으로 수혈량이 작은 제한적 수혈 전략이 선호될 수 있다.

(4) 안정된 심혈관질환 환자

심혈관질환 환자들에서는 빈혈이 발생하면 이를 보상하여 산소 공급을 증가시킬 보상 기전이 결여되어 있다. 그럼에도 불구하고 최근 발표된 주요 가이드라인들은 안정된 심혈관질환 환자에 혈색소 > 8 g/dL로 유지하는 제한적 수혈전략이 권장된다.

(5) 심장수술 환자

심장수술을 받는 환자의 과반수 이상이 적어도 1 단위 이상의 수혈을 받는다. 하지만 제한적 수혈 전략(혈색소 <7.5 g/dL 수혈)과 비제한적 전략(혈색소 <9.5 g/dL 수혈) 간에 사망률에 차이를 보이지 않았으며, 두 전략 모두에서 적혈구 수혈량이 증가할수록 사망률과 재원기간이 증가하는 양상을 보였다.

(6) 위장관 출혈 환자

심한 급성 상부위장관 출혈에서 제한적 수혈 전략(혈색소 <7 g/dL에 수혈)이 비제한적 수혈 전략 (혈색소 <9 g/dL에 수혈)에 비해 생존율, 재출혈율, 그리고 수혈량에서 더 우월한 결과를 보였다. 미국소화기학회와 유럽소화기학회 가이드라인 역시 상부위장관 출혈에서 혈색소 목표치를 7-9 g/dL으로 권장한다.

(7) 혈액종양 환자

항암제 치료중인 혈액종양 환자에서 목표 혈색소 7-9 g/dL인 제한적 수혈 전략이 비제한적 전략에 비해 사망률, 출혈 그리고 재원기간에 차이가 없으면서도 적혈구 수혈량을 유의하에 감소시켰다.

(8) 급성신경계 손상

외상성 뇌손상 그리고 지주막하출혈은 높은 사망률을 보이며 저산소증에 취약하다. 그래서 외상성 뇌손상에 자주 동반되는 빈혈의 치료법으로 수혈을 선호해 왔으나, 적혈구 수혈이 환자의 경과를 더 악화시키는 것으로 밝혀졌을 뿐만 아니라 제한적 수혈 전략(혈색소 <7 g/dL 수혈)과 비제한적 수혈 전략(혈색소 <10 g/dL 수혈)간에 비개방성 두부 손상 환자의 회복과 중등도-심한 외상성 뇌손상 환자의 사망률에 차이를 보이지 않아서, 최근의 가이드라인들은 비제한적 수혈 전략을 더 이상 권장하지 않고 있다.

(9) 화상

화상은 상당량의 수액 투여와 수혈이 시행되어온 질환이다. 하지만 체표면적 20% 이상의 화상에서 제한적 수혈 전략이 비제한적 전략에 비해 수혈량을 현저히 줄이면서도 혈류감염, 장기부전, 호흡기 치료, 상처 회복시간, 그리고 사망률에 차이를 보이지 않았다.

(10) 출혈쇼크

상당수의 외상 환자가 입원 전후에 출혈로 사망한다. 출혈 부위가 감춰져 있거나 어리고 마른 사람일수록 실혈 정도가 낮게 평가될 수 있지만, 수혈 결정은 추가적 다량 실혈이나 실혈에 대한 체내 보상이 불가능한 경우에만 고려한다.

실혈이 체내 혈액량의 15% 이하인 경우(성인 <750 mL) 대부분 수혈이 불필요하고, 15-30%인 경우 (750-1,500 mL) 정질액이나 콜로이드 투여를 통한 순환 용적 회복 및 유지가 우선 필요하다. 30% 이상인 경우라면(1,500 mL 이상) 대부분 적혈구 수혈이 필요하지만, 수액의 신속한 투여를 통한 순환 용적 회복이 선행되어야 한다.

(11) 대량수혈지침

대량수혈에 관한 명확한 정의는 없지만, 24시간 동안

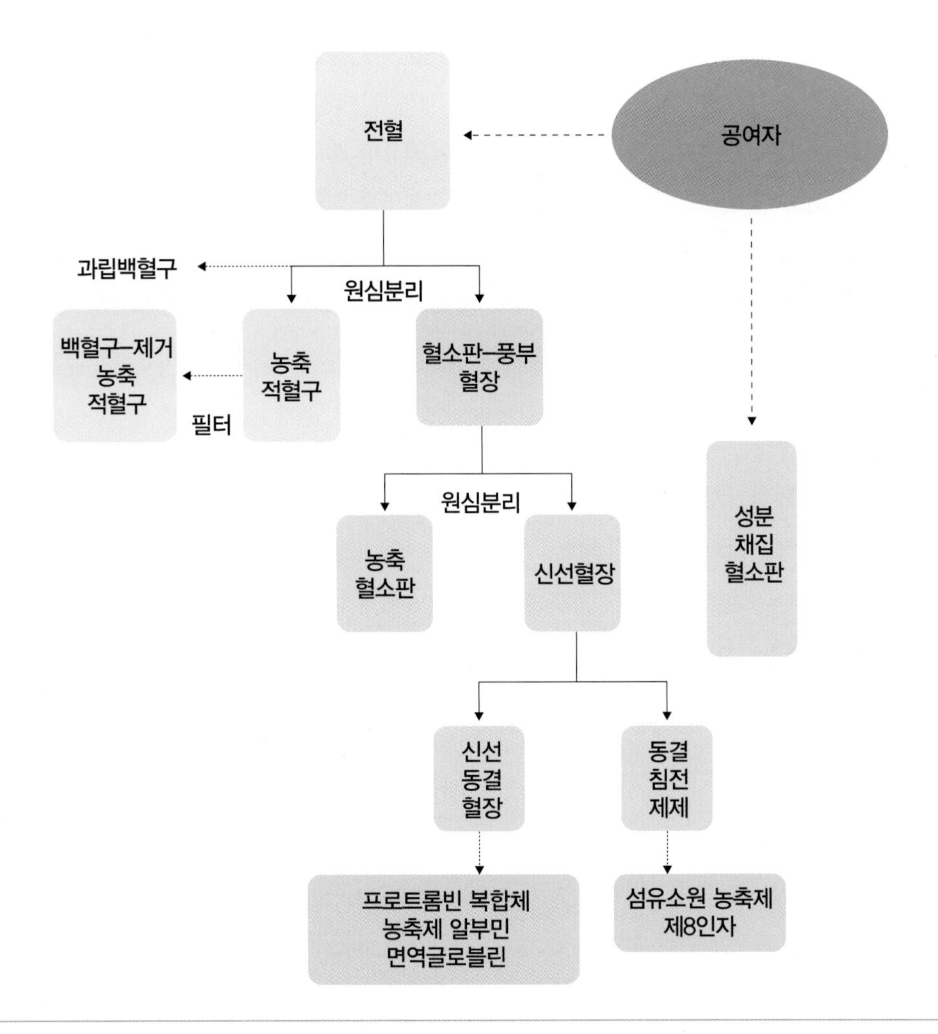

그림 28-1 공여된 전혈의 혈액 성분제제로 전환 및 저장

적혈구 10단위 이상을 수혈한 경우를 대량수혈이라고 관례적으로 지칭되어 왔는데, 대량수혈지침은 2시간내에 체내 혈액 용적 50% 이상이 변화하거나 2시간이내에 적혈구 4단위 투여 후에도 출혈 지속이 예상되는 출혈성 쇼크 환자에 적용되기도 한다. 이때 적혈구:신선동결혈장:혈소판 혼합 투여 비율은 1:1:1 이 선호된다. 그러나 응고 인자의 보충이 필요하지 않는 상황에 혈장 제제를 함께 투여하는 것 또한 적절하지 않다. 외상이나 대량출혈에 의한 과섬유소용해 치료를 위해 항섬유소용해약제의 조기 사용이 고려되어야 된다. 단순히 혈장량 증량, 삼투압 증가, 상처 치유 향상, 그리고 원기 회복을 위한 적혈구 수혈은 부적절하다. 다량의 적혈구 수혈이 혈장내 응고인자나 혈소판의 상대적 희석을 유발하여 응고부전을 초래하기도 한다.

혈액형을 모르는 응급상황에 혈액검사 없이 즉각적으로 수혈이 요구되면 O형 적혈구 6단위, 신선동결혈장 6단위, 성분채집혈소판 1단위(농축혈소판 6단위) 동반 투여가 고려될 수 있다.

혈액형을 모르는 임산부의 대량출혈인 경우, 태아의 용혈성 반응을 피하기 위해서, 가임기(50세 이하)의 여성에게는 O형 RhD 음성 적혈구를 수혈하여야 하며, 남성이나 비가임기의 여성에게는 O형 RhD 양성 적혈구를 이용할 수 있다. 적혈구 수혈에 따른 응고인자 및 혈소판 희석 가능성을 고려한다.

(12) 산모 및 산후 출혈

제왕절개술 중 후 또는 자연분만 후 발생하는 산부인과적 대량출혈인 경우 저섬유소원증이 흔히 동반됨을 고려하여 조기에 동결침전제제나 섬유소원농축제제 투여하여 응고장애를 방지하고 지혈을 도모한다. 특히, 점탄성현장검사를 통한 동반된 과섬유소용해 상태의 진단이 매우 중요한데, 그 이유는 과섬유소용해 상태는 혈액응고 관련 모든 인자의 개입으로 겨우 완성된 혈전이 다시 용해됨으로써 혈액자원이 무한정 소모되는 악순환을 초래하기 때문이다. 항섬유소용해 약제(tranexamic acid 등)의 조기 투여로 이 악순환을 막는 것이 매우 중요하다. 대량수혈 지침이 적용되기도 한다.

(13) 신생아 출혈

신생아의 혈액량은 미숙아의 경우 대략 100 mL/kg, 정상 신생아의 경우 85 mL/kg로 계산되며, 생후 3-4개월이면 성인과 같은 70-75 mL/kg이다. 4개월 미만 소아에서 10 mL/kg의 농축적혈구를 2-3시간에 걸쳐 수혈하면 적혈구 용적률은 10%가 정도 증가된다. 4개월 이상 소아에서의 수혈 전략은 성인에서와 유사하지만, 혈액량, 실혈에 대한 내성, 성인보다 낮은 소아 혈색소 및 적혈구 용적률 참고치의 차이 등이 고려되어야 한다.

2) 적혈구 혈액제제

(1) 전혈

전혈수혈은 더 이상 임상에 거의 사용되지 않고, 다량의 전혈을 수혈하면 혈장량과부하, 심부전, 요독증 및 간기증 부전(전혈 내 칼륨, 구연산, 암모니아 부하) 등과 같은 부작용이 호발하므로 농축 적혈구를 수혈하는 것이 더 효과적이다. 전혈은 대부분 다른 혈액 성분 제제로 전환되어 저장되어 개별 공급된다(그림 28-1).

1-6℃에 저장하며 보존기간은 채혈일로부터 35일이다. 채혈 후 24시간 이내의 신선한 전혈은 신생아 교환 수혈이 필요한 경우에 사용되기도 한다. 성인의 대량출혈 혹은 저혈량증 쇼크에서 전혈수혈이 고려되기도 하지만, 농축적혈구, 신선동결혈장, 혈소판을 일정 비율로 혼합 투여하는 "대량수혈지침"이 이를 대신한다.

(2) 농축적혈구

헤마토크리트이 약 70% 정도인 농축적혈구 수혈은 혈색소치를 높여서 혈액의 산소운반능력을 신속하게 회복시킨다.

농축적혈구는 1-6℃에 저장하고 보존기간은 전혈과 같은 35일이다. 모든 혈액제제는 세균 증식의 위험 때문에 30분 이상 실온에 방치해서는 안 되며 4시간 이내에 수혈을 마치는 것이 원칙이며, 반드시 수혈용 표준혈액필터(170-260 micron)가 있는 수혈 세트를 사용해야 한다. 표준혈액필터는 2-4단위 투여마다 교체하고, 하나의 필터는 6시간까지만 사용한다. 혈액제제 단위당 수혈 간격이 1시간 이상인 경우 새 필터로 교체해야 한다.

점도가 높은 농축적혈구 주입속도를 빨리 하기 위해 50-150 mL의 수액에 희석할 수 있는데 희석 가능한 수액으로는 0.9% 생리식염수, pH 7.4인 균형 정질액(예, Plasmasolution A, PlajuOp 등)이 있으며, 경우에 따라 알부민 또는 ABO 동형의 혈장과 혼합하여 수혈할 수도 있다. 혈액 저장 용기에 포함된 구연산염과 수액에 포함된 칼슘은 혈전 및 침전을 발생시킬 수 있으며, 저장성 혹은 고장성 용액의 접촉은 적혈구 손상을 초래할 수 있으므로 주의를 요한다.

혈액-수액 가온기 사용은 차가운 혈액의 급속 주입에 의한 저체온증 발생을 방지해준다. 성인에게 시간당 50 mL/kg 이상의 수액 투여 혹은 수혈의 경우(소아에게 시간당 15 mL/kg 이상), 교환수혈, 한랭 응집소를 가진 환자에게 수혈하는 경우, 그리고 대구경 중심정맥도관을 통하여 빠르게 수혈하는 경우 반드시 가온기를 사용한다. 가온기 사용시 혈액의 온도는 42℃를 넘지 않도록 주의하며 한 단위의 혈액을 4시간 이상 가온하면 안 된다.

(3) 세척적혈구

전혈에서 만든 농축적혈구에 생리식염수를 섞은 후 원심분리 시키고 세척하여 혈장을 거의 제거한 것이다. 자동화 장치를 사용할 경우 세척 후 적혈구 20% 감소, 혈소판 33% 이상의 감소를 가져올 수 있다.

세척과정을 통하여 항응고제 보존 용액과 혈장이 제거되어 세척혈액제제의 유효기간도 동시에 감소하므로 세척적혈구의 보존 기간은 1-6℃에서는 24시간까지, 20-24℃에서는 4시간 까지이다.

백혈구와 혈소판이 함께 제거되므로 혈장이나 백혈구에 의해 생기는 부작용을 방지할 필요성이 있는 경우에 사용한다. 그 외 칼륨 이온이 제거되므로 고칼륨혈증 환자나 칼륨 이온에 의해 예민한 신생아, 급속수혈이나 대량수혈로 인하여 부정맥에 취약할 수 있는 환자, 수혈된 혈장단백에 심한 면역반응을 일으키는 환자, 항 IgA 항체를 가진 IgA 결핍환자, 신생아 동종면역 혈소판감소증 환자에게 사용 한다.

(4) 백혈구 제거 적혈구

모든 수혈의 1% 정도에서 비용혈성 발열반응이 발생하는데, 이는 혈액을 저장하면 백혈구에 의해 생성된 IL-1, IL-8, TNF-alpha 등의 세포질유리칼슘 축적이 원인이다. 아울러 함께 수혈된 백혈구와 수혈을 시행받은 환자의 항체가 서로 반응하여 유입된 백혈구와 환자의 단핵백혈구(monocyte)에 의해 분비된 IL-1에 의해서 발생될 수 있다. 게다가 여러 번 수혈 받은 환자에서 그간 수혈로 유입된 HLA의 항체가 유도되어 이식 거부의 위험성을 증가시키고, 혈소판수혈 불응증(platelet refractoriness)을 일으킬 수있다. 그러므로, 채혈한 전혈에서 적혈구를 분리하는 즉시 백혈구제거 필터로 백혈구를 제거하여 저장하는 저장전 백혈구 제거 사용이 세계적인 추세이며, 약 20여 국가에서는 이를 의무화하고 있다.

저장전 백혈구 제거가 안된 적혈구 수혈 시에는 3세대 백혈구제거 필터를 사용하는 저장후 백혈구 제거 수혈 방안을 반드시 고려해야 한다.

현재 사용되는 3세대 백혈구 제거 필터를 사용하면 99.9-99.99%의 백혈구를 제거할 수 있는데, 90-99% 이상 감소시키면 비용혈성 발열 반응은 효과적으로 감소된다고 알려져 있다. 백혈구 제거 혈액 수혈은 심폐체외순환 후 허혈-재관류 손상을 감소시켰을 뿐만 아니라, 심혈관 수술환자의 이환율과 사망률을 감소시킨다. 거대세포바이러스에 감염되면 단핵백혈구에 잠복하므로 백혈구 제거 필터를 사용하면 이러한 동종면역도 효과적으로 예방할 수 있다.

(5) 방사선조사 적혈구

심한 면역결핍환자에게 수혈된 공혈자의 세포독성 T 림프구가 환자 체내의 조직에 대해 이식편대숙주병은 일으키는데, 전혈, 적혈구제제, 혈소판제제, 백혈구제제에 혈액제제 등 방사선(감마선 또는 X-선)을 조사하여 이를 예방한다.

방사선조사 혈액제제 투여적응증은 선천성 혹은 후천성 면역결핍/부전환자, 조혈모세포이식이나 장기이식을 받은 환자, 조혈모세포이식을 위해 채집 중인 환자, 백혈병, 악성림프종 환자, 골수형성 이상증후군, 중증 재생불량성 빈혈, 기타 조혈계 종양 환자, 항암화학요법, 방사선요법, 면역억제제 치료를 받고 있는 고형암 환자, 태아, 미숙아, 저체중아 수혈 그리고 신생아 교환 수혈이다. 정상면역기능환자에서 방사선조사 혈액제제를 수혈하는 경우는 동종조혈모세포 공여 예정자(골수공여 예정자 포함), 혈연자가 헌혈한 혈액제제를 수혈받을 때, 헌혈자 HLA가 수혈자와 일방향성의 적합성을 보일 때, 백혈구제제 수혈, 채혈 후 3일 이내의 신선한 혈액을 수혈, 심혈관계 수술, 그리고 HLA 유사 혈소판 수혈을 포함한다. 혈연자간의 수혈 또한 이식편대숙주병 발생 위험이 있으므로 권장되지 않으나, 불가피한 경우 방사선조사를 통해 이식편대 숙주병을 예방할 수 있다.

방사선 조사한 농축적혈구는 상청액의 칼륨이 상승하므로 급속수혈, 대량수혈, 신부전 환자나 미숙아 수혈, 체외막산소요법에 이용될 경우 고칼륨혈장으로 인한 심정지 및 사망에 이를 수 있으니 주의해야 한다. 방사선 조사 후 원래 보존기간까지 보존 가능하지만, 방사선 조사 후 24시간이내에 수혈하며, 고칼륨혈증의 위험이 있는 상황에는 세척하여 사용할 수도 있다. 백혈구제제는 수집되는 즉시 조사하여 바로 수혈하는 것이 좋고, 혈소판제제는 본래의 유효기간 내에 조사하여 유효기간 내에 사용하면 된다. 자궁내수혈과 신생아교환수혈은 채집된 지 5일 이내의 혈액에 대하여 방사선조사 후 24시간 이내에 사용해야 한다.

(6) 동결 해동 적혈구

채혈 후 6일 이내의 신선적혈구를 동결시키는데, 이때 적혈구막의 파괴를 방지하는 동결보호제인 글리세롤이나 디메틸 설폭시드를 가하여 -65℃ 이하에서 10년 이상 저장할 수 있으며, 필요할 때 세척으로 동결보호제를 제거한 후에 사용한다. 장기간 보관할 수 있으므로 희귀혈액이나 자가혈액의 보관방법으로 효과적이다.

(7) 과립백혈구(Granulocyte)

전혈을 원심분리하여 농축적혈구를 생산 과정에서 과립백혈구가 얻어진다. 과립백혈구는 중성구와 함께 모든 순환 백혈구의 최대 70%를 차지한다. 전혈 1단위로부터 얻은 과립백혈구는 워낙 함량이 작아서 실제로 치료에 이용하기에는 부적합 하므로 대부분의 경우 단일 공혈자로부터 백혈구 성분채집술을 이용하여 얻어지며, 1.0×10^{10}개의 과립백혈구 외에 일정하지 않은 수의 림프구, 혈소판, 그리고 적혈구 등을 포함한다. 골수형성부전증, 백혈구(호중구) 감소증, 적절한 항생제의 치료에도 불구하고 24-48시간 지속되는 발열, 항생제 투여에 호전이 없는 감염증, 그리고 신생아의 패혈증 등에 사용한다.

(8) 적혈구제제 수혈의 대안들

수술이나 시술을 앞두고 있는 환자에서는 불필요한 수혈을 줄이기 위해 미리 빈혈 선별검사(전혈검사, 페리틴 검사 등)를 시행한 후 빈혈의 원인을 찾아 교정한다.

철결핍이 없으면서 설명할 수 없는 빈혈인 경우, 심각한 원인이나 유전성 헤모글로빈병증이 있을 가능성이 높으므로 전문가에게 의뢰한다.

설명할 수 없는 철결핍성 빈혈이나 단독 저페리틴혈증(혈청 페리틴 <15 μg/L)이 있는 경우 전문가에게 의뢰한다. 무증상의 만성 빈혈은 원인과 진단에 적합한 약제로 치료하는데, 경구용 또는 정맥주사용 철분제, 비타민 B12, 엽산, 적혈구 생성인자 등을 포함한다. 절대적 또는 기능적 철결핍성 빈혈이 있는 경우에는 경구 또는 정맥주사 철분제 투여를 고려한다. 빈혈이 없더라도 혈청 페리틴 <100 μg/L이면서 트랜스페린 포화도 <20%이거나, 시술 및 수술로 인해 1.2 L 이상의 혈액손실이 예상되는 경우는 철분제를 투여한다. 경구 철분제에 반응이 없거나 복용이 어려운 환자에서는 정맥 철분제를 투여하고, 경우에 따라 적혈구생성인자 투여를 고려한다.

Ⅲ 비-적혈구 혈액제제

1. 혈소판제제

혈소판제제는 채혈 후 6시간 이내의 전혈로부터 제조되는데, 농축혈소판은 혈장 50 mL 속에 약 5×10^{10}개의 혈소판이 들어 있으며 혈소판 6.67×10^{10}개 이상을 함유하여 성인의 경우 혈소판수를 5,000-10,000/μL 정도 증가시킨다. 한 명의 공혈자로부터 다량의 혈소판을 채집하여 얻는 성분채집혈소판(apheresis platelets) 혈장 200-250 mL는 농축혈소판 약 6단위의 합에 해당하는 혈소판을 함유한다.

다수의 혈소판-공혈자로부터 취합된 농축혈소판에 비해 성분채집 혈소판은 수혈-전파성 감염에 노출되는 위험이 작다.

혈소판제제는 실온(20-24℃)에서 보관하는데, 혈소판 수혈에 동반되는 세균 오염과 특히 주의해야 한다. 성분채혈혈소판 수혈 속도는 성인의 경우 1단위를 30-60분에 걸쳐서 투여하며 4시간을 초과하지 않도록 한다. 농축혈소판 수혈 속도는 1단위당 약 30분 이내로 투여하며, 체중 25 kg 이하의 소아에서는 20-30 mL/kg/hr의 속도로 투여한다.

혈소판 수혈에 수혈용 표준혈액필터(170-260 micron)가 사용되어야 한다. 향후 다수의 혈소판 수혈이 예상되는 환자는 항-HLA 항체의 형성으로 인한 혈소판수혈불응증 발생 가능성이 높으므로, 수혈 초기부터 백혈구-제거 혈소판제제를 사용하여 혈소판 동종면역을 예방해야 한다. 만약 RhD음성 환자에 RhD양성 혈소판을 불가피하게 투여해야 하는 경우에는 Rh 면역글로불린을 사용하여 동종면역을 예방한다. 혈소판에는 D 항원이 없기 때문에 RhD 양성 헌혈자의 혈소판을 수혈하여도 효과에는 문제가 없다.

2. 혈소판 수혈 전략

1) 지혈 치료 목적의 혈소판 수혈

지혈 치료 목적의 성인에서 1회 표준 투여량은 성분채혈혈소판 1 단위이며, 1-2단위 수혈 시 10,000-60,000/μL의 혈소판 수 상승(농축혈소판 6-8단위 투여 결과와 유사)을 기대할 수 있다. 활동성 출혈이 있는 경우에는 혈소판수를 50,000/uL 이상으로, 망막출혈, 다발성외상, 중추신경계 손상 등의 위중한 출혈이 있는 경우는 혈소판수를 100,000/uL 이상으로 유지한다. 항혈소판요법을 복용 중인 환자에게 외상성 혹은 자발적 뇌출혈이 발생한 경우 예방적 혈소판 수혈로 인한 이득이 있는지 여부는 아직 불분명하다.

2) 신생아 및 영아에서 혈소판 수혈

신생아 및 유아에서는 흔히 10 mL/kg의 용량으로 수혈을 시행할 수 있으며, 5-10 mL/kg의 혈소판 수혈을 통해 50,000-100,000/μL의 혈소판 수 상승을 기대할 수 있다. 안정 상태의 신생아는 혈소판수 30,000/uL 이상 유지가 권장된다. 극저체중아(<1,500 g), 출생전후질식, 패혈증, FiO_2 >40%의 환기보조가 필요한 경우, 임상적으로 불안정한 경우, 응고장애, 출혈과거력, 수술 직전 및 수술 후 72시간 미만 등의 고위험 신생아는 혈소판수를 30,000-50,000/uL 이상으로 유지하며, 체외막산소요법을 시행중인 영아는 80,000-100,000/uL 이상으로 유지하기를 권장한다.

3) 시술이나 수술 관련 수혈에서의 혈소판 수혈

중심정맥관 삽입 시 혈소판수를 20,000-50,000/uL 이상으로, 정규수술환자, 요추천자, 흉수/복수천자, 세침흡인, 발치, 내시경적 생검, 경기관지생검, 간생검, 분만, 대수술, 인공심폐사용수술, 중심정맥관 삽입(tunneled type 또는 파종혈관내응고가 동반된 환자) 시 50,000/uL 이상으로, 경막외마취, 척추마취 시 80,000/uL 이상으로, 출혈이 장기의 손상, 생명에 직접적으로 영향을 미칠 수 있는 수술(중추신경계 수술, 안과 수술, 광범위 유착박리를 요하는 재수술, 미세혈관의 출혈 위험), 다발성 외상 및 중추신경계 손상으로 인한 대량수혈, 출혈로 인한 혈종이 기도를 압박하여 호흡곤란을 일으킬 우려가 있는 경우에는 100,000/uL 이상으로 유지한다. 질식분만 또는 출혈량이 매우 적은 시술의 경우 혈소판 수가 <50,000/μL이라 하여도, 예방적인 혈소판 수혈 없이 시행할 수 있으며, 골수검사는 혈소판 수 10,000-20,000/μL 또는 그 이하에서도 안전하게 시행할 수 있다.

인공심폐기를 사용하는 심혈관계 수술에서 혈소판감소증이 없는 경우 예방적인 혈소판 수혈은 권장되지 않으며, 혈소판감소증 또는 혈소판 기능이상으로 인해 수술 전후 출혈이 있을 때에만 혈소판 수혈이 바람직하다.

4) 혈액 질환에서 혈소판 수혈

성인 백혈병 성인의 경우 성분채혈혈소판 1단위(또는 농축혈소판 6단위)를 수혈한다. 성분채혈혈소판 1 단위의 표준 투여량을 초과한 수혈은 추가적인 출혈 예방 효과가 크지 않으므로 권장되지 않는다. 안정상태에서는 혈소판수를 10,000/uL 이상으로 유지하는 것을 권장하지만 급성 전골수성 백혈병의 경우 혈액응고계 이상의 동반 가능성이 높으므로 20,000/uL 이상으로 유지하는 것을 권장한다. 응고계 이상, 약물관련 혈소판 기능 이상, 발열/패혈증, 백혈구증가증, 출혈이 예상되는 술기가 예정된 경우, 항림프구글로불린 사용 시, 심각한 점막염 또는 방광염, 급성이식숙주편대 반응, 간기능이상, 혈소판수의 급격한 저하가 동반되면 20,000/uL 이상으로 유지하는 것을 권장한다.

재생불량성빈혈은 안정상태에는 혈소판수를 10,000/uL 이상으로 유지하는 것을 권장하지만 발열 또는 출혈이 있는 경우 20,000/uL 이상 유지를 권장한다.

혈소판기능이상증은 원칙적으로 예방적 혈소판 수혈의 적응증은 아니며, 위독한 출혈이나 지혈이 곤란한 경우에만 혈소판제제 수혈을 권장한다.

글란츠만 혈소판기능저하증은 응급상황에서 혈소판 수혈이 필요하지만, 수혈 후 나타나는 동종면역 및 수혈 불응증을 고려하여 유전자 재조합 VIIa 사용이 추천된다. 혈소판 저장량 결핍증(platelet storage pool disease)은 데스모프레신의 사용을 고려한다. 요독증은 데스모프레신 또는 동결침전제제의 사용을 고려한다. 특발성 혈소판감소자색반병이나 수혈 후 자색반병은 통상적으로 혈소판 수혈의 적응증이 아니다. 외과적 처치를 시행하는 경우에 우선 스테로이드제 또는 면역글로불린 등의 사전 투여가 필요하며 이의 효과가 불충분하고 대량출혈이 예상되는 경우에는 적응증이 될 수도 있다.

신생아 동종면역 혈소판감소증의 주된 치료는 면역글로불린 주사이지만, 혈소판감소가 심하거나 출혈이 있는 경우 혈소판 수혈을 고려할 수 있는데, 수혈되는 혈소판은 원인이 되는 항원을 가지고 있지 않아야 한다. 산모의 혈소판을 수혈하는 경우, 혈소판을 세척하여 혈장을 제거하고 GVHD 예방을 위해 방사선조사 후 사용한다.

혈전성 저혈소판혈증 자색반병, 용혈성 요독증후군, 헤파린유발 저혈소판증은 원칙적으로 혈소판제제 수혈의 적응증이 아니다.

5) 고형종양에서 혈소판제제 수혈

안정적인 상태(항암치료 중 포함)는 혈소판수를 10,000/uL 이상으로 유지하고, 출혈 위험이 심각할 경우 혈소판수를 20,000/uL 이상으로 유지하는 것을 권장한다.

6) 조혈모세포이식(골수이식 등)에서 혈소판제제 수혈

혈소판수를 10,000-20,000/uL 이상으로 유지하는 것을 권장하며 필요 시 성인의 경우 성분채혈혈소판 1 단위(또는 농축혈소판 6단위)를 수혈한다. 표준 투여량의 절반 용량으로도 동등한 출혈 예방 효과를 얻을 수 있으나 수혈 빈도는 더 잦아지며, 표준 투여량을 초과한 수혈은 추가적인 출혈 예방 효과가 크지 않으므로 권장되지 않는다.

7) 파종혈관내응고

혈소판수혈의 적응증이 아니다. 하지만 기저질환으로 출혈경향이 강하게 증가될 가능성이 높으면 혈소판수를 50,000/uL 이상으로 유지하는 것을 권장한다. 단, 신생아에서는 100,000/uL 이상으로 유지하는 것을 권장한다.

3. 신선동결혈장

신선동결혈장은 용적이 약 230 mL로서 -18℃ 이하에서 보존했다가 수혈 전에 해동하여 투여한다. 신선동결혈장은 모든 혈액응고인자 및 혈장단백 등이 포함하므로, 동결침전제제, 농축 제8 응고인자, 농축 제9 응고인자, 혈청 면역글로불린, 농축 프로트롬빈 복합체 및 알부민 등을 만드는데 주원료로도 사용된다.

신선동결혈장 수혈은 혈액응고인자의 부족 외에도 와파린 치료에 의한 심한 출혈 시 투여하는데, 응고인자 활성 감소를 막기 위하여 가능한 빠른 시간(최대 해동 후 3시간 이내)에 수혈을 권장하고 있지만, 해동 후 1-6°C에서 24시간까지 수혈용으로 사용할 수 있다.

신선동결혈장도 감염과 알레르기성 반응의 위험성이 있으며, 급성폐손상과 순환과부하 발생 위험성이 높다. 유럽 등 일부국가에서는 더 이상 신선동결혈장을 사용하지 않으며, 대신 농축 프로트롬빈 복합체를 사용하는데, 즉시 사용 가능하며, 훨씬 적은 양으로 빠르게 응고 부전을 교정할 수 있으며, 혈액형에 무관하고, 감염이나, 면역제어 등 수혈 부작용을 피할 수 있다.

응급상황이 아니라면 PT나 aPTT 연장(PT > 참고치 중간값의 1.5배 또는 INR ≥ 1.7, aPTT 참고치 상한의 1.5배)을 확인 후 수혈을 결정한다. PT, aPTT의 연장 외에 섬유소원의 수치가 120 mg/dL 미만의 경우가 신선동결혈장 투여의 적응증이 된다. PT 가 참고치 중간값의 1.5배 이내이면 신선동결혈장의 투여 없이 안전하게 시술이나 침습적 처치를 시행할 수 있다. 침습적 처치를 제외하고는 예방적 신선동결혈장 투여는 의미가 없다.

대량출혈 시에는 섬유소원 수치를 측정하거나 점탄성 검사(예, TEG, TEM 등)를 시행하여 응고인자 결핍이나 섬유소원 감소의 감별 진단이 필요하다.

와파린 약효 역전은 신선동결혈장 혹은 농축 프로트롬빈 복합체 그리고 비타민 K의 투여가 적용된다. 즉각적인 역전에는 농축 프로트롬빈 복합체 투여가 더 유리하다.

저섬유소원증(섬유소원 < 100 mg/dL 미만) 치료를 위해 신선동결혈장 투여가 가능하지만, 단위 용적당 섬유소원 함량이 높은 동결침전제제나 섬유소원 농축제의 투여가 더 유리하다.

신선동결혈장 투여의 적응증은 파종혈관내응고증이나 L-asparaginase 투여 후, 응고인자(제5 혹은 제11인자)결핍과 이를 포함하는 다수 응고인자 결핍증에 출혈 동반 혹은 침습적 처치 예정, 선천성 C1-억제제 결핍에서 급성 혈관성부종의 치료나 수술 전 출혈 예방, 대량수혈 시 희석성 응고장애로 인한 지혈곤란을 포함한다. 그 외에도 외상 등의 구급환자에서 파종혈관내응고가 동반되거나, C 단백, S 단백, 항트롬빈 결핍증에 의한 혈전증의 치료 및 예방에 사용할 수 있다.

혈전성 저혈소판혈증 자색반(증)은 혈장교환요법을 즉각적으로 시행하기 어려운 경우는 시작하기 전까지 신선동결혈장의 수혈이 유용한 대안이 될 수 있다.

소아, 신생아, 가임 여성에서 신선동결혈장 수혈의 적응증은 일반 성인에서의 적응증과 동일하다. 6개월 미만의 소아에서는 응고검사가 다소 연장된 소견을 보이지만 자연발생적인 출혈은 거의 관찰되지 않는다.

신선동결혈장은 RhD 항원 여부와 무관하게 수혈이 가능하지만, 가임기 여성처럼 고위험군의 경우 선택적인 Rh 면역글로불린 투여를 고려해볼 수 있다.

신선동결혈장 투여가 부적절한 경우들로는, 혈액량이나 알부민 농도의 증가를 위한 사용, 창상치료의 보조 목적으로 사용, 비타민 K 투여로 교정 가능한 응고 이상에 사용, 출혈을 동반하지 않은 비정상 응고검사 결과의 정상화를 위한 사용, 말기 환자에 사용, 인공심폐기적용 후나 비대상성간경변에서 출혈 예방을 위한 사용 등을 포함한다.

4. 동결침전제제

신선동결혈장 1단위를 1-6℃에서 해동한 후 냉장원심기에서 원심분리하여 상층 혈장을 제거하면 한랭침전단백과 소량의 혈장이 남게 되고, 이것을 다시 -18℃ 이하에서 동결시킨 것이 동결침전제제이다. 동결침전제제는 제8응고인자, 폰 빌레브란트인자, 섬유소원, 그리고 섬유결합을 포함한다.

동결침전제제 투여의 적응증은 주로 섬유소원의 결핍(섬유소원 < 100 mg/dL) 혹은 기능 이상과 관련된 출혈, 그리고 산과적 출혈 합병증 또는 파종성 혈관내응고증 등

의 섬유소원의 소모와 관련된 질환에 사용한다. 외상, 산과 출혈 및 심장수술 환자에서 섬유소원 수치를 150-200 mg/dL 정도로 유지하는 것을 목표로 하며, 다량 투여할 경우 고섬유소원증을 유발시켜 오히려 혈전 색전증을 초래할 수 있으므로 동결침전제재 투여중 섬유소원의 농도의 추적 및 감시가 필요하다.

저섬유소원증에 수혈전파성 감염 및 수혈부작용의 위험성이 없고 용량 조절이 용이한 섬유소원 농축제를 사용하는 것이 동결침전제제보다 안전성과 효율성 측면에서 권장된다. 섬유소원 농축제의 초기 용량은 50 mg/kg (70 kg 성인 15-20 단위에 해당)이고, 추가 투여량은 점탄성 현장검사 결과(그림 28-2) 또는 섬유소원 검사치에 따라 결정한다.

동결침전제제는 투여 전에 37℃에서 해동하며, 사용 전 실온에서 6시간까지 보관이 가능하다. 투여 시 수혈용 표준혈액필터(170-260 micron)를 사용한다.

선천성 저섬유소원혈증에 출혈이 있거나 침습적인 시술 또는 임신 및 산후 출혈 위험이 클 때 체중 10 kg당 동결침전제제 1단위 정도를 투여한다. 섬유소원의 반감기는 3-5일이므로, 동결침전제제의 투여는 3일 간격이 적절하다. 분만 후 대량출혈에서는 반드시 과섬유소용해 상태 동반 여부를 진단하여 트라넥삼산을 투여함으로써 소모성 응고장애를 방지하거나 조기에 치료하는 것이 매우 중요하다.

폰빌레브란트병에 출혈 시간 교정을 위해 체중 10 kg당 동결침전제제 1단위의 사용이 권장된다. 제8 그리고 제13 응고인자 결핍에 의한 혈우병에 바이러스를 불활성화한 해당 농축 응고인자나 재조합 응고인자 제제를 사용할 수 없는 경우에 동결침전제제를 사용한다.

요독증에 출혈은 동결침전제제의 사용보다 데스모프레신의 사용이 권장된다.

5. 액상 혈장

액상 혈장은 유효기간이 지난 지 5일 이내의 전혈에서 분리된 혈장이나 신선동결혈장에서 동결침전제제를 제조하고 남은 부분을 말한다. 안정응고 인자를 함유하며 제5인자와 제8인자의 농도는 감소되어 있다.

6. 농축 제8인자

혼합 신선동결혈장으로부터 분리한 후 동결건조하여 얻어진다. 제8인자의 수혈 후 반감기는 대개 12-18 시간이다. 이 제제 투여 후에는 적당한 간격으로 제8 인자의 농도 검사를 하여야 한다.

혈우병A 환자에서 출혈의 치료 시 초기에 부하용량을 급속히 주사하여 제8 응고인자 수치를 원하는 수준으로 증가시키고 이후 매 8-12 시간마다 유지 용량을 투여한다.

수술 후의 지혈 작용을 유지하기 위하여 10일 또는 그 이상의 유지 요법이 필요할 수 있다.

7. 농축 제9인자

혼합혈장으로부터 분리한 후 동결 건조하여 만든다. B형 혈우병 또는 크리스마스 병라고 불리는 제9인자(prothrombin complex) 결핍증의 치료에 사용된다. 또한 선천성 제7인자 혹은 제10인자 결핍증환자에게도 효과가 있으며, 제8인자나 제9인자에 대한 억제 인자를 가진 환자에게 사용하기도 한다. 수혈 후 반감기는 대략 24-32시간이다.

간질환에 의해 항트롬빈 III 결핍이 있던 환자나 제8인자 억제인자를 가진 A형 혈우병이나 B형 혈우병 환자에게 농축프로트롬빈복합체를 사용하여 혈전증과 파종혈관 내 응고증이 초래되었다는 보고들이 있다.

8. 항억제인자 응고복합체

항억제인자 응고복합체는 사람의 혈장으로부터 분리하여 동결 건조하여 만든다. 이 제제는 고역가의 제8인자억제제를 가진 환자에게 사용되는데, 전체적으로 A형 혈우병(hemophilia) 환자의 10-15%, B형 혈우병환자의 1-2%에서 억제인자가 나타난다. 이 제제를 투여하는 경우 혈전증과 파종혈관내 응고가 합병되는 경우가 많으므로 PT 등의 혈액응고 선별검사로 추적 감시하여야 한다.

9. 알부민 및 혈장단백분획

알부민은 전혈 또는 혈장성분채집술로 얻어진 혈장으로부터 만들어지는데, 알부민이 96%, 글로 불린 및 기타 단백이 4% 함유되어 있으며 10시간 동안 열처리되므로 바이러스를 전파하지 않는다. 혈장단백분획은 알부민에 비해 정제과정이 작다는 점만 다르다. 혈장단백분획에는 83%의 알부민과 17%의 글로불린이 들어 있다. 일반적으로 알부민 및 혈장단백분획은 순환혈액량의 감소와 저단백혈증이 동시에 있는 환자에게 적용한다. 혈액량 과부하가 생기기 쉬운 환자에게 사용할 때는 주의해야 한다.

알부민 투여의 적응증은 다음과 같다.

① 혈장교환/투석 시 혈압 유지

② 신생아용혈성질환 교환수혈 중 간접 빌리루빈의 결합

③ 단백상실성장병증(protein-losing enteropathy), 단백상실성신병증(protein-losing nephropathy), 화상에 의한 저단백증 교정

④ 급만성 간부전에 이뇨 유발과 혈압 상승

⑤ 복수 동반 환자의 혈압 상승

⑥ 쇼크에서 혈장단백 증가(총 단백량이 5.2 g/dL 이하 시)

⑦ 급성호흡곤란증후군의 혈장단백 증가(총 단백량이 5.2 g/dL 이하 시)

10. 면역글로불린(Immune serum globulin)

면역글로불린은 혼합혈장으로부터 얻은 감마 글로불린의 농축용액으로, 정주된 면역글로불린의 반감기는 18-32일 정도이다. 선천성 무감마글로불린혈증, Wiskott-Aldrich 증후군, 중증의 복합면역결핍증 같은 면역결핍상태에서 보충 요법에 사용할 수 있고, 급성 및 만성 면역성 혈소판감소성 자반증, 후천성면역 결핍증에 수반되는 혈소판 감소증에도 사용되며 최근 그 임상적 적용범위가 급격히 확대되고 있다.

11. Rh 면역글로불린

Rh 면역글로불린은 Rh (D) 양성적혈구에 감작된 Rh (D) 음성공혈자로부터 얻은 혈장에서 제조된다. Rh면역글로불린 표준용량제제 한 개는 Rh 양성 농축혈소판 30단위에 포함된 적혈구를 중화시킬 수 있다. Rh 양성적혈구 수혈 후에도 Rh 면역글로불린을 투여할 수 있지만 1단위 이상 다량의 농축적혈구가 수혈되었을 경우에는 투여효과가 불확실하다.

12. 농축 항트롬빈 Ⅲ

혼합혈장으로부터 제조되며, 수혈 후 반감기는 60-70시간 정도인데 헤파린을 병용하는 경우 짧아진다. 항트롬빈 Ⅲ는 중요한 혈액응고억제인자로서 헤파린의 작용을 증폭시키고 다른 응고인자들의 작용은 억제한다. 항트롬빈 Ⅲ가 결핍되면 혈전증이 생기는데 항트롬빈 Ⅲ 농도가 75% 이하로 감소하면 농축 항트롬빈 Ⅲ를 투여하는 것이 좋다. 항트롬빈 Ⅲ를 투여하면 헤파린의 작용이 증폭되므로 헤파린의 사용량을 조절하여야 한다.

13. 합성용량확장제

최근 수 년간 산소운반능력을 가진 적혈구 대체제제가 연구되어 왔다. 이들 중 높은 산소분압(100%) 하에서 많은 양의 산소를 운반할 수 있는 stroma-free 혈색소와 perfluorocarbon emulsion의 사용 전망은 밝은 편이다. 그러나 여러 기술적 또는 임상적 문제로 인하여 아직 이 두

제제는 사람의 적혈구에 비해 효과적인 면에서 열등하다.

14. 항섬유소용해 약제

Lysine인 EACA와 tranexamic acid은 plasminogen과 plasmin 이 fibrin에 결합하는 것을 차단하여 용해를 방해하여 출혈과 혈액제제 사용을 줄여준다.

가장 중대한 합병증은 전신 투여 시 혈전 발생이므로 적절한 투여 결정과 투여 중 환자 감시가 중요하다.

15. 비타민 K

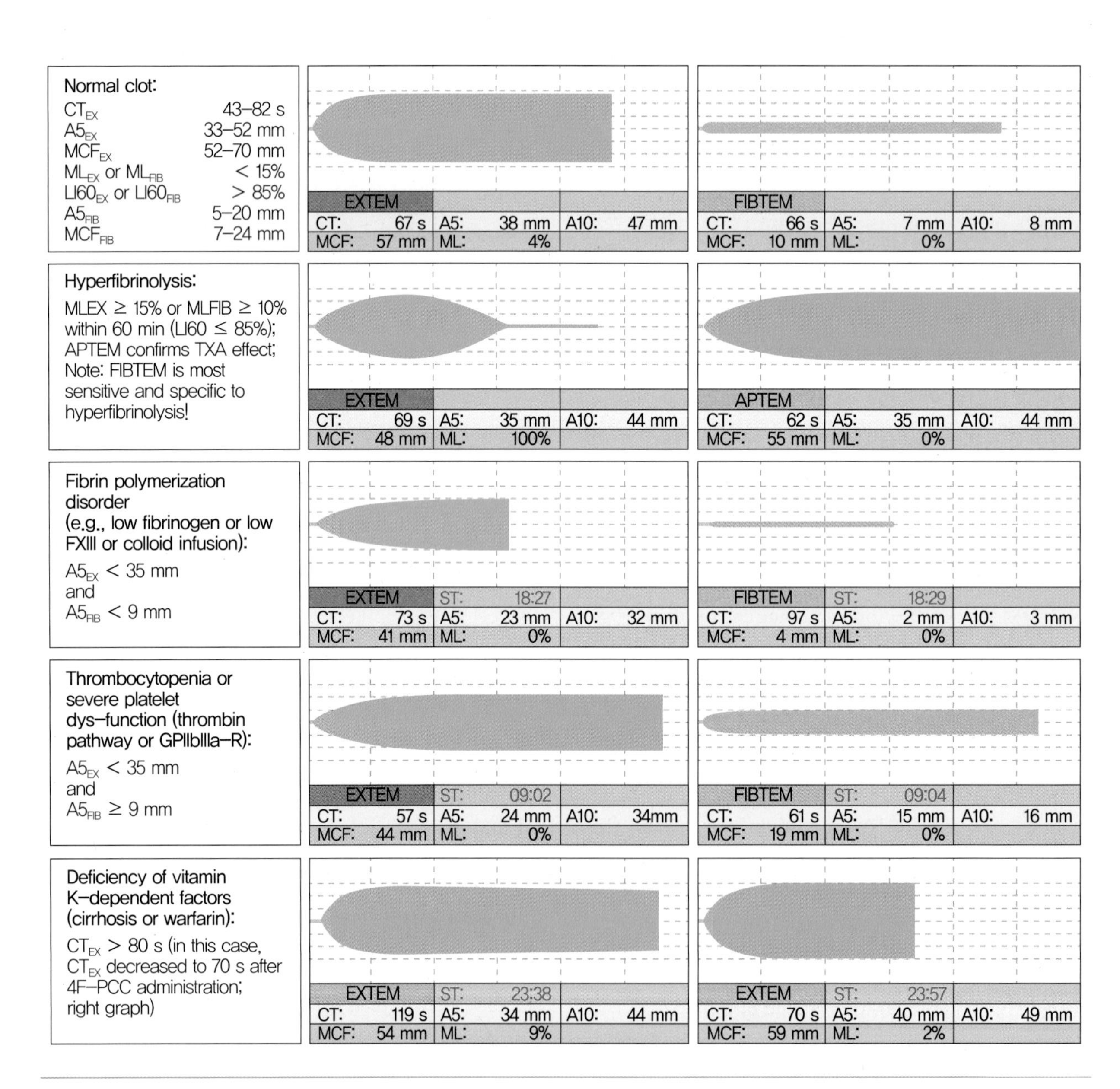

그림 28-2 전혈 점탄성검사(viscoelastic test)

전혈 점탄성검사(viscoelastic test)인 Rotational thromboelastometry (ROTEM)으로 진단되는 과섬유소원용해증, 저섬유소원증, 저혈소판혈증, 비타민-K 의존성 응고 인자 부족(간경화 혹은 와파린) 상태("Gorlinger" K et al. Korean J Anesthesiol 2019;72:297-322)

경구 항응고제로 인한 응고부전을 역전하기 위해 선호되며, 연장된 PT를 정상화하는데 6-12시간 소요된다. 간경화 환자에서 PT 정상화를 위해 사용되기도 한다.

많은 중환자실 입원 환자 중 영양섭취가 부족하거나 광범위 항생제 요법을 받은 환자가 PT 연장을 보이는데 이를 효과적으로 역전하기 위해 때 비타민 K가 사용된다.

IV 특수 상황에서 수혈 전략

1. 대량출혈과 대량수혈지침

임상에서 주요 출혈(major bleeding)은 24시간동안 환자의 전체 체내혈액량의 출혈, 또는 3시간동안 50% 이상의 체내혈액량의 출혈, 또는 분당 150 mL 이상의 출혈, 임상적으로는 출혈로 인해 심장박동수가 분당 110회를 초과하거나 수축기혈압이 90 mmHg 미만으로 감소한 경우를 지칭한다.

통상 혈액량은 체중 1 kg 당 75 mL 또는 체중이 70 kg인 성인에서 약 5,000 mL로 추산할 수 있는데, 대략 10단위 이상의 농축적혈구 수혈이 요구되는 경우를 대량출혈로 간주할 수 있으며, 3시간 이내에 환자 혈액량 50% 이상의 수혈이 요구되는 경우, 1시간 이내에 혈액 4단위를 수혈 받았는데 추가 수혈이 필요할 것으로 판단되는 경우, 그리고 분당 150 mL 이상의 출혈이 있는 경우를 대량출혈로 조기에 판정하기도 한다.

대량출혈에서 주요 장기와 조직으로의 산소공급의 가장 중요한 요소는 혈류와 관류압(혈압)의 유지를 포함한다. 알부민과 정질액 혹은 콜로이드를 보충 투여하여 혈관내 용적을 잘 유지하면 적혈구의 75%가 소실되어도 생존할 수 있는 반면, 실혈을 보충하지 못해서 저혈량증이 동반되는 경우 30% 정도의 실혈 만으로도 심각한 합병증이 발생하여 사망에 이를 수 있다. 하지만 0.9% 생리식염수 만 과량 투여할 경우 고염기성 산증이 초래되어 환자 상태가 더 악화될 수 있으므로 균형 정질액 사용을 고려한다.

적혈구 수혈을 최소화하기 위해서는 지혈 관련 응고인자의 절대적 감소 혹은 희석을 막아서 출혈을 억제하도록 우선 고려한다. 대량출혈 및 수혈 시에는 출혈량-수혈량, 혈색소치, 혈소판수, PT, APTT, 섬유소원 농도를 꾸준히 관찰하여야 하며, 현장 검사인 전혈의 점탄성 검사(visocoelastic test, TEG 나 ROTEM 등)를 시행하여 응고부전과 과섬유소용해증의 신속한 진단과 적절한 치료가 필요하다(그림 28-2).

정상적으로는 혈액량의 1.5-2배가 수혈되어도 희석성 혈소판감소증은 잘 나타나지 않지만, 혈소판수가 50,000/μL 이하로 떨어지거나 지속적 감소가 예상되면 혈소판제제 수혈이 요구된다. PT(참고범위 중간값의 1.5배 이상 또는 INR ≥ 1.7) 또는 aPTT(참고범위 상한값의 1.5배 이상)가 연장되어 있으면 신선동결혈장 10-15 mL/kg 혹은 농축 프로트롬빈복합체 투여를 고려한다(신선동결혈장 10-15 mL/kg 투여와 농축 프로트롬빈복합체 10-15 단위/kg 투여의 치료효과가 유사하다). 응고인자 부족으로 인한 증상 개선을 위해 10-15 mL/kg의 신선동결혈장을 투여하면 수혈-관련 순환 용적과다증 발생이 빈발하며 농축 프로트롬빈복합체의 대체 투여가 이를 방지한다. 섬유소원치 < 100 mg/dL이거나 점탄성검사(TEG, ROTEM) 상 저섬유소원증이 진단되면 동결침전제제나 섬유소원농축제 투여를 고려하는데(동결침전제제 10 단위와 섬유소원농축제 2 g이 유사한 치료 효과를 보인다), 점탄성검사는 응고에 관여하는 특정 성분의 부족 상태뿐만 아니라, 과응고 혹은 과섬유소용해상태의 진단에도 도움이 된다(그림 28-2).

생명을 위협하는 심한 출혈 상황에서 대량수혈지침을 적용하는데 권장되는 통상적인 농축적혈구, 신선동결혈장, 그리고 혈소판 투여 비율은 1:1:1(예, 농축적혈구 6단위, 신선동결혈장 6단위, 농축 혈소판 6단위 혹은 성분채집 혈소판 1단위) 혹은 이보다 높은 적혈구 비율이 권장된다.

2. 자가수혈

자가수혈에는 수술 전 혈액 예치, 수술 중 급성동량성 혈액희석, 수술 중 혈액회수, 수술 후 혈액회수 등 네 가지로 분류할 수 있다.

수술 전 혈액예치는, 희귀혈액형 환자, 다수의 비예기항체 보유 환자 또는 동종혈액 수혈을 거부하는 환자 등을 제외하면, 비용-효과성이 부족하므로 권장되지 않는다. 수술 중 급성동량성 혈액희석은 주요 수술에서 수술 중 출혈과 수혈량을 줄이는데, 수술 중 혈액 회수와의 병용이 적극 권장된다. 수술 중 회수된 혈액의 수술 중 수술 후 재주입 시에 백혈구제거필터(40 micron)를 사용해야 하는데, 특히 산모 수술에서 양수색전증을 피하거나 악성 종양 수술에서 종양 전이 가능성을 줄이기 위해서는 좀더 정교한 필터(예, Log 5 cell filter) 사용이 권장된다.

자가수혈은 간염, 후천성면역결핍증 등 수혈전파성감염의 예방이 가능하고, 동종 면역의 가능성도 배제할 수 있으며, 동종 항체로 인한 용혈성, 발열성 및 과민성 수혈 부작용을 방지할 수 있다.

3. 희귀 혈액형 환자에서 수혈

RhD 음성 환자에게 RhD 음성 적혈구, 혈소판, 혈장을 수혈한다. 하지만, 적혈구제제의 경우 응급상황에서는 감작되지 않은(비예기항체선별검사 음성) 남성과 폐경기 여성에게 RhD 양성 적혈구를 수혈할 수 있다. 수혈하지 않으면 생명이 위험한 경우에는 가임 연령의 여성도 RhD 양성 적혈구를 수혈할 수 있다.

RhD 변이형(약-D, 부분-D, DEL형) 환자에게 RhD 음성 적혈구, 혈소판, 혈장을 수혈한다. 하지만, RhD 음성 혈액공급이 불가능한 응급상황에서는 감작되지 않는 남성과 폐경기 여성에게 RhD 양성 농축적혈구나 혈소판, 혈장을 수혈할 수 있고, 수혈하지 않으면 생명이 위독한 경우에서는 가임 연령의 여성에게도 RhD 양성 농축적혈구나 혈소판, 혈장을 수혈할 수 있다. 한편, RhD 변이형 중 RHD 유전자 분석으로 Asia type DEL (1227 G>A)로 규명된 환자는 수혈이나 임신으로 D 항원에 노출되어도 항-D를 유발한 사례가 보고된 예가 없어 다른 변이형 환자에 비해 RhD 양성혈액수혈시 보다 안전하다.

ABO 아형(Cis-AB형 등)이 정확하게 규명되기 전까지는 혈액을 불출하지 않는 것이 원칙이다. 다만, 응급 상황에서 수혈이 필요한 경우에는 적혈구 제제는 혈구형의 표현형보다 같거나 그보다 약한 제제를, 혈장과 혈소판 제제의 경우는 혈구형의 표현형보다 강한 혈액형의 혈장과 혈소판을 수혈한다. 예로 Am 형인 경우 적혈구는 O형, 혈장과 혈소판은 A형의 혈장과 혈소판을 수혈할 수 있고, Cis-A2B3형이 의심된 경우에는 적혈구는 O형을, 혈장과 혈소판은 AB형을 수혈하고, 가족조사 혹은 ABO 유전형 검사를 통해 cis-AB형을 확진하여 기록으로 남긴다.

ABO 불일치 현상을 유발하는 원인들은 다양하며, 그 원인이 밝혀지기 전까지는 혈액을 불출하지 않는 것이 원칙이다. 다만, 응급 상황에서는 적혈구 제제는 O형을, 혈장과 혈소판 제제의 경우 AB형을 수혈하고, 이후 ABO 불일치 원인을 정확히 규명하여 기록으로 남긴다.

비예기항체선별 및 동정검사에서 특정항체가 규명되면 특정항체와 반응할 항원이 없는 혈액을 선별한 후 교차시험 후 음성일 경우 수혈할 수 있다. 예로 anti-E 항체를 보유하고 있는 A+ (A형, RhD양성) 환자에게 적혈구 수혈이 필요한 경우는 A+ 적혈구 중 E항원 음성혈액(예, CDe)을 선별하고 교차시험에서 음성임을 확인해야 한다.

4. 응급상황에서 수혈

응급 상황에서 수혈이 늦어지면 심각한 결과가 초래될 수 있는 환자의 경우, 수혈 전 검사를 충분히 실시하지 못한 채로 긴급하게 교차검사없이 수혈을 해야 할 경우가 있다. ABO 혈액형이 확인된 경우에는 ABO 동형의 농축적혈구를 수혈하며, ABO 혈액형이 확인되지 않은 경우에는

O형 농축적혈구를 수혈한다. RhD 혈액형이 확인되지 않은 가임 연령의 여성에게는 RhD음성 농축적혈구를 수혈한다. 그러나 실제 혈액형검사에 소요되는 시간이 5분 미만인 것을 감안하면 검체 채취, 표지, 수혈정맥 확보 등에 소요되는 시간을 적절히 활용하여 환자의 혈액형에 맞는 혈액을 선택할 수 있다(표 28-2).

적합성 검사가 완전히 이루어지기 전에 혈액을 출고할 경우에는 검사가 완전히 이루어지지 않은 혈액이라는 표식을 해야 하며 출고이후에도 적합성 검사를 지속하여 그 결과를 통보해야 한다.

5. 만성간질환의 수혈

간질환 환자에서 혈액응고 지연과 혈소판감소증이 동반되며 생검 등 침습적 시술로 인한 출혈을 예방하기 위해서 시술 전에 신선동결혈장과 혈소판을 수혈할 수 있다. 그러나 간질환 환자들은 복수나 부종 등으로 혈장량이 확장되어 있고, 응고인자들의 생체내 활성기간이 단축된 경우가 많아 혈액응고이상을 완전히 교정할 정도의 충분량의 신선동결혈장을 수혈하기는 사실상 어렵다.

PT가 정상의 1.5배를 넘지 않고 혈소판이 50,000/μL 이상이면 안전하게 생검을 시행할 수 있다. 간질환에 의한 응고부전에서 농축 프로트롬빈복합체 사용이 침습적 시술로 인한 출혈을 줄이는데 도움이 된다. 하지만 심하게 진행된 간질환의 응고 이상 치료에는 덜 효과적인데 이는 농축 프로트롬빈복합체가 함유한 제2, 제7, 제9 그리고 제10 응고인자 투여에도 불구하고 섬유소원과 제5 응고인자 부족을 보충하지 못하기 때문이다.

섬유소원 검사치 100 mg/dL 미만이거나 전혈 점탄성 검사가 저섬유소원증을 시사하면 동결침전제제나 섬유소원농축제나를 투여하는 것이 필요하다.

담즙 정체를 동반한 환자에서 비타민 K의 비경구적 투여가 부분적으로 혈액응고장애를 개선시킬 수 있으나 진행된 간질환에서는 거의 도움이 되지 않는다.

표 28-2 응급상황 시 ABO 및 RhD 불일치 혈액의 선택 기준

전혀 문제되지 않는 선택 1. AB형 환자에게 A형이나 B형의 농축적혈구를 수혈 2. RhD양성 환자에게 RhD음성 전혈이나 농축적혈구를 수혈
거의 문제되지 않는 선택 1. AB형 환자에게 A형 혹은 B형의 전혈을 수혈 2. A형, B형 및 AB형 환자에게 O형 농축적혈구를 수혈
응급상황에서만 인정되는 선택 1. 감작되지 않은 RhD음성 남자환자에게 RhD양성 전혈이나 농축적혈구를 수혈 2. 폐경기가 지난 RhD음성 여자환자에게 RhD양성 전혈이나 농축적혈구를 수혈
수혈을 하지 않으면 생명이 위험한 경우에만 가능한 선택 1. 가임 연령의 감작되지 않은 RhD음성 여자 환자에게 RhD양성 전혈이나 농축적혈구를 수혈 2. RhD형을 모르는 환자에게 RhD양성 전혈이나 농축적혈구를 수혈
절대로 인정될 수 없는 선택 1. O형이나 B형 환자에게 A형 전혈이나 농축적혈구를 수혈 2. O형이나 A형 환자에게 B형 전혈이나 농축적혈구를 수혈 3. O형이나 A형, B형 환자에게 AB형 전혈이나 농축적혈구를 수혈

6. 만성 신장질환의 수혈

혈액투석 시 수혈을 받는 경우도 있지만 적혈구 형성인자를 투여하면 수혈 없이 빈혈을 교정할 수도 있다. 진행된 말기신부전 환자의 출혈시간을 정상화하기 위해 투석, 빈혈교정, 데스모프레신, 동결침전제제 및 에스트로겐 투여 등의 다양한 방법을 사용할 수 있다.

신부전 환자에게 적혈구형성인자를 투여하거나 수혈로 빈혈을 교정해주면 혈관 내 적혈구가 증가되어 혈관내피와 혈소판 접촉이 감소되고 혈소판 응집 및 부착이 호전되어 출혈성 경향이 완화되지만, 혈액 점도가 현저히 상승한다.

7. 항혈소판 또는 항응고제 약물 사용 중인 환자에서의 수혈

수술이나 시술 전 충분한 기간 동안 비-아스피린계 항

혈소판 제제(예, clopidogrel, ticagrelor, 또는 prasugrel)의 투여 중단을 고려하지만 지속 혹은 중단 여부 결정은 개별 환자에서 약제의 위험성과 효능 그리고 임상 상황을 고려하여 결정한다.

8. 파종혈관내응고에서의 수혈

DIC 치료는 병적 응고 반응을 촉진시키는 원인에 대한 치료가 우선이며, 소모된 응고인자나 혈소판을 보충하기 위한 성분수혈이 도움이 된다. 하지만 항혈전용해치료는 치명적 혈전증을 유발 가능성이 있으므로 권장되지 않는다. 투여할 혈액제제를 선택 결정하는데 PT, aPTT, 혈소판수, 섬유소원 검사가 도움이 된다. 또한 점탄성검사는 지혈 및 응고에 관여하는 특정 성분의 부족 상태뿐만 아니라 동반된 과응고 상태 및 과섬유소용해상태의 진단에도 도움이 된다(그림 28-2).

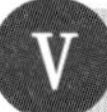 수혈반응 및 부작용과 치료

1. 수혈반응 및 부작용

혈액제제 수혈후 발생하는 예상하지 않았던 환자의 반응이나 증상을 수혈반응이라고 한다. 수혈반응은 급성 혹은 아급성인 경우가 있으며, 면역반응이거나, 생명에 위해를 가하는 경우까지 다양하다. 경도의 반응은 알러지반응과 발열반응으로 약 1% 정도에 서 발생하고, 중한 반응은 수혈관련 급성폐손상, 급성용혈수혈반응, 패혈증, 아나필락시스 등이 있다. 수혈관련 급성폐손상은 신선동결혈장, 농축적혈구, 농축혈소판 등 수혈시 모두 발생가능하지만, 급성용혈수혈반응은 적혈구 수혈 시 발생한다.

1) 수혈관련 급성폐손상

공혈 혈액내의 항체가 수혜자의 백혈구 항원과 반응 하여 과립구에 결합함으로써, 폐장혈관에서 과립이 방출하게 된다. 결과는 폐장내 국소 염증에서 전신반응 증상까지 다양하며, 보통 수혈 후 4시간 이내에 나타난다. 적혈구와 혈소판 수혈 시에 나타나며, 급성호흡기능상실, 급성호흡부전증의 양상이며, 약 6%의 사망률을 나타낸다. 보통 수혈 시 1시간 이내에 발혈, 호흡곤란, 빈호흡, 저산소혈증 등의 호흡증상이 나타나며, 흉부방사선 검사상 양측폐 침윤이 보이기 시작한다,

2) 급성용혈반응

급성적혈구용혈반응은 적혈구 항원에 대한 항체가 보체를 활성화하여 혈관 내 용혈반응을 발생시킨다. 응고연쇄반응을 촉발하며 bradykinin을 증가시키고, tissue factor를 생성한다. 일련의 반응인 저혈압, 신장부전, 파종혈관내응고, 출혈 등이 진행되기도 한다.

3) 발열성 비용혈반응

백혈구를 포함하는 혈액제제를 수혈할 때 세포질유리칼슘이 누출되면서 발열반응이 발할 수 있다. 수혈 6시간까지 체온이 1°C 이상 상승할 경우 의심하며, 수혜자의 혈액 내에 백혈구에 대한 항체가 존재하는 경우에 적혈구 수혈 시 0.5%에서 발생한다. 수혈을 받았던 경험이 있거나, 경산부의 경우, 수혜자의 혈장 내에 leukoagglutinin이 존재하면 발열반응이 심해지게 된다. 백혈구 감소혈액을 수혈하면 빈도를 줄일 수 있다.

4) 알러지 및 아나필락시스 반응

수혈에 관련된 알러지 반응은 1-3%에서 발생한다. 대개 지난 수혈경험에 의한 환자의 혈액 내의 항체가 공여혈액 내의 단백질 항원에 반응하며, 특히 IgA 결여 환자에 IgA 항체가 포함된 혈장을 수혈하는 경우 발생 하지만, 간단한 담마진으로 흔히 나타난다. 기관지수축 반응 등의 유사 아나필락시스 반응은 드물지만, 수혈 중 발열반응 없이 호흡곤란증과 저혈압 등이 발생하는지 주의하여야 하고,

이 경우 세척적혈구의 사용이 권장된다,

5) 패혈증 반응

수혈관련 중증 반응 중 약 5%는 세균감염에 의한다. 상온에서 보관하는 혈소판 제제에서 위험성이 가장 높다. 공혈 혈액 4-6 단위에서 모은 혈소판 제제에서 감염율이 높으며, 대부분 혈액제제 내에서 2-10주 정도 증식된 그람 양성 세균이 동정된다.

6) 비면역성 용혈반응

적혈구가 비등장성 정맥주사제와 혼합될 경우 발생된다. 고열에 노출되거나, 높은 압력으로 빠르게 수혈될 경우 등 물리적 변성에 의하여 초래된다.

2. 수혈반응 및 부작용에 대한 처치 및 대처

수혈 이후 아나필락시스반응, 용혈성수혈부작용, 패혈성 쇼크 등 주요한 수혈부작용은 수혈 후 15분 이내에 나타나는 경우가 많기 때문에 수혈 시작 후 5-15분간 환자를 관찰하여야 한다. 활력징후는 처음 15분 이내 최소 한 번 측정하여 기록하며, 그 후에는 30분마다 관찰 및 기록하면서 수혈이 완료될 때까지 환자상태를 확인한다.

수혈부작용이 의심되는 경우 수혈을 즉시 중지하고 정맥로를 확보하며, 환자의 병록번호, 이름과 혈액제제가 일치하는지 확인하고. 발생사실을 혈액은행에 보고하고, 수혈세트와 혈액 백, 남은 혈액제제를 혈액은행에 반환하고, 환자의 혈액을 채취하여 혈액은행과 검사실에 보낸다.

수혈 반응(부작용)에 대한 일반 대증요법은 환자 두부를 낮추어 저혈압성 쇼크에 대비하며, 수액 투여, 산소공급, 승압제 등을 사용한다. 아나필락시스에 대하여서는 에피네프린 0.2-0.5 mL를 피하 혹은 근육 주사한다. 수혈-관련 폐손상 시에는 산소공급과 함께 인공호흡보조를 한다.

수혈 알러지 반응에는 25-50 mg의 디메틸히드라민을 주사하고, 감염증 의심 시에는 광범위 항생제를 주사하며, 급성용혈반응에는 소변량을 관찰하면서 수액 주사와 이뇨제 투여를 시행한다.

해열진통제나 항히스타민제와 같은 수혈 전 예방적 투약의 적응증은 논란이 많고 임상적 근거가 부족하여 적극적으로 권장되지 않는다. 만일 수혈 전 예방적 투약이 필요하다면 혈액제제가 도착하기 전에 약물이 투여되어야 하며, 경구투여의 경우 30분, 정맥투여의 경우 10분이 경과한 후 수혈을 시작할 것을 권장한다.

수혈부작용 관련기록은 반드시 의무기록에 첨부되어야 한다.

참고문헌

1. Görlinger K, Pérez-Ferrer A, Dirkmann D, et al. The role of evidence-based algorithms for rotational thromboelastometry-guided bleeding management. Korean J Anesthesiol 2019;72:297-322.

2. Hirano Y, Miyoshi Y, Kondo Y, et al. Liberal versus restrictive red blood cell transfusion strategy in sepsis or septic shock: a systematic review and meta-analysis of randomized trials. Crit Care 2019;23:262.

3. Mazer CD, Whitlock RP, Fergusson DA, et al. TRICS Investigators and Perioperative Anesthesia Clinical Trials Group: Restrictive or liberal red-cell transfusion for cardiac surgery. N Engl J Med 2017;377:2133-4.

4. Mincheff MS, Meryman HT. Blood transfusion, blood storage and immunomodulation. Immunol Invest 1995;24:303-9.

5. Mueller MM, Van Remoortel H, Meybohm P, et al. Patient blood management: Recommendations from the 2018 Frankfurt consensus conference. JAMA 2019;321:983-7.

6. Murphy DJ, Needham DM, Netzer G, et al. RBC transfusion practices among critically ill patients: Has evidence changed practice?. Crit Care Med 2013;41:2344-53.

7. Practice Guidelines for Perioperative Blood Management: an Updated Report by the American Society of Anesthesiologists Task Force on Perioperative Blood Management. Anesthesiology 2015;122:241-75.

8. Rhodes A, Evans LE, Alhazzani W, et al. Surviving sepsis campaign: International guidelines for management of sepsis and septic shock:2016. Crit Care Med 2017;45:486-552.

9. Shander A, Hofmann A, Isbister J, et al. Patient blood management-the new frontier. Best Pract Res Clin Anaesthesiol 2013;27:5-10.

10. Shander A, Javidroozi M, Lobel G. Patient Blood Management in the Intensive Care Unit. Transfus Med Rev 2017;31:264-71.

11. Shander A, Javidroozi M. The patient with anemia. Curr Opin Anaesthesiol 2016;29:438-45.

12. Shander A, Kim TY, Goodnough LT. Thresholds, triggers or requirements-time to look beyond the transfusion trials. J Thorac Dis 2018;10:1152-7.

13. Shander A, Moskowitz DM, Javidroozi M. Blood conservation in practice: an overview. Br J Hosp Med (Lond) 2009;70:16-21.

14. Spahn DR, Bouillon B, Cerny V, et al. The European guideline on management of major bleeding and coagulopathy following trauma: Fifth edition. Crit Care 2019;23:98.

중환자의학

29

CRITICAL CARE MEDICINE

중환자 재활

정치량

진정한 중환자 회복의 목표는 생존 자체가 아니라 기존 생활로의 복귀일 것이다. 하지만 중환자실에서 생존한 환자 중에는 퇴원 후에도 지속되는 신체, 인지기능 및 정신적 합병증으로 고통받는 환자들이 있는데 이런 현상을 중환자 치료후 증후군(Post Intensive Care Syndrome, PICS) 이라고 일컫는다. 특히 패혈증, 급성호흡기능상실, 급성호흡부전 등의 중증질환 및 진정제, 부동자세(immobility) 유지 등으로 유발되는 신체 쇠약은 불량한 중장기적 생존률과 연관이 있다. 따라서 중환자실에서부터 재활치료를 시작하여 중환자실 획득 쇠약(Intensive Care Unit Acquired Weakness, ICUAW)을 예방하려는 노력이 중요하겠다. 중환자 재활은 신체 기능 개선뿐 아니라 궁극적 의미의 회복을 위한 필수적인 요소로서 의사, 간호사, 물리치료사 등으로 구성된 중환자 진료 다학제 팀의 협력을 통해서 실현 가능 하다.

I 중환자실 획득 쇠약

중증 질환 치료를 위해 입원한 중환자에서 발생한 전신 근력 약화 현상을 중환자실 획득 쇠약이라 한다. 중환자실 획득 쇠약은 생존 퇴원 후 중장기적 예후와 관련한 중요한 인자로 알려져 있으며, 중환자 치료 후 증후군의 주요 원인이다.

5-7일 동안 기계환기치료 중인 환자의 26-65%에서 발생하며, 10일 이상 치료중인 경우 67%를 넘을 정도로 높은 발생빈도를 보인다. 특히 급성호흡곤란 증후군의 경우 60% 환자에서 동반되며 퇴원 당시 36%의 발생 빈도를 보고하는 연구도 있다.

중환자실 획득 쇠약은 중환자 말초신경병증(critical illness polyneuropathy, CIP)과 중환자 근(육)병(증)(critical illness myopathy, CIM)으로 구분되며 두 질환이 중복되어 발현하기도 한다.

중환자 말초신경병증의 발생 기전은 아직 확실히 설명하고 있지 못하지만, 중증 질환에서 발생하는 신경속 막(endoneurium) 내 미세혈관의 환경 변화로 인해 혈관 투과성이 증가하여 독성 물질들이 신경 말단에 영향을 주어 축삭 변성(axonal degeneration)을 일으키는 현상으로 이해되고 있다.

중환자 근(육)병(증)은 중증 질환 발현 초기부터 근육 위축(atrophy)이 발생하며 근육 내 단백질이 소모되어 미오신(myosin)에 영향을 주며, 특히 염증반응, 부동자세(immobilization), 스트레스 반응, 영양 불균형, 미세순환(microcirculation) 장애 및 탈신경(denervation) 등이 관련 있다.

환자의 연령이나 입원 전 신체상태는 중요한 발병 인자이다. 특히 패혈증이나 다발성 장기 손상(multiple organ injury)은 밀접한 관계가 있고, 고혈당증으로 인한 신경근육 합병증을 예방하기 위해 적극적인 인슐린 치료가 중요하다. 입원 중 침상안정 상태의 기간이 길어질수록 중환자실 퇴실 후 3-24개월까지 쇠약이 지속될 수 있다. 스테로이드 및 근이완제의 영향에 대한 보고가 있으나 무작위대조시험에서는 증명되지 못하였다. 호흡근육의 쇠약은 성공적인 기계환기 이탈을 방해하여 결과적으로 중환자실 입원 기간을 연장시킨다. 가로막신경(phrenic nerve) 및 횡격막 근육의 쇠약은 패혈증 여부, 질환의 중증도 및 말초 쇠약의 동반과 관련있다.

주로 팔다리 근위부에 대칭적인 이완형 쇠약 증세를 보이며, 얼굴이나 눈 주위 근육에는 잘 나타나지 않는다. 따라서 통증 자극을 주었을 때 얼굴을 찡그리면서 팔다리는 못 움직이는 현상을 보이며, 힘줄반사(tendon reflex)는 저하되어 보일 수 있다. 중환자 말초신경 병증이 동반한 경우는 통증, 온도 및 진동 감각이 저하되기도 하지만 중환자에서 신경학적 검사를 진행하기는 쉽지 않다.

임상적 진단은 Medical research council (MRC) sum score를 이용하여 각 12개의 근력마다 0에서 5점을 주어 총 60점 중 48점 미만인 경우 진단한다(표 29-1). 검사는 비교적 간단하여 재현성은 좋으나, 쇠약의 원인이 신경인지 근육인지 감별하기 어렵고 환자의 의식이 명료하여 협조가 되어야 가능한 검사로 10-75% 의 중환자에서는 검사가 어려울 수 있다. 손의 악력 검사나 근육 초음파 검사 등을 이용하여 진단에 도움을 받을 수 있다.

신경 전도 검사(nerve conduction test, NCT), 근전도 검사(electromyography, EMG)를 통해 활동 전위(action potential)를 확인하는 방법이 있다.

하지만 중환자실 환경에서 정확한 검사가 쉽지 않고, 비용 및 시간이 들어 진행하기 어렵다. 중환자 말초 신경 병증에서는 복합 근육 활동전위(compound muscle action potentials) 및 감각신경 활동전위가 감소되어 있으며 신경 전도 속도는 정상이거나 약간 감소된다. 근전도 검사에서는 신경병증 및 근(육)병(증) 모두 자발 전기 활성도(spontaneous electrical activity)는 유지된다.

단, 부종을 동반한 상태의 중환자에서는 감각신경 활동전위가 감소되어 보일 수 있으므로 해석에 주의가 필요하다. 직접 근육을 자극하는 자발 근육 수축을 이용한 전기생리 검사방법이 감별진단에 도움이 될 수 있다.

중환자실 획득 쇠약이 발생하면 중환자실 및 병원 입원 기간이 길어지고, 기계환기 치료 시간이 길어져 중환자실 및 입원 사망률이 높아진다. 호흡근 약화, 인두 기능 이상(pharyngeal dysfunction), 삼킴 장애로 인한 기도 흡인 등이 사망률 및 이환율과 관련된다. 최근에 중증 질환의 여러 변수를 보정한 성향점수 매칭법(propensity score matching)을 이용한 전신 쇠약 및 비쇠약군 비교 연구에서 중환자 획득 쇠약이 동반된 군에서 기계환기 이탈, 및 중환자실 및 병원 퇴원이 지연되고 치료 비용이 30.5% 더 높은 것으로 보고하였다. 대부분 환자는 수주 내지 수개월

표 29-1 Medical research council sum score

평가 근육
손목 폄
팔꿈치 굽힘
어깨 벌림
발등 굽힘
무릎 폄
고관절 굽힘
지정된 점수
0, 전혀 근육 수축이 없는 상태
1, 근육의 수축은 있으나 움직임은 없는 상태
2, 움직임은 있으나 중력을 이기지는 못하는 상태
3, 중력에 맞서서 움직일 수 있는 상태
4, 중력과 일부 저항에 맞서 움직일 수 있는 상태
5, 정상

내에 회복하지만 중증 쇠약을 동반한 경우는 28%에서 회복하지 못한다. 급성호흡곤란증후군 환자를 퇴원 후 5년간 추적관찰한 전향적 연구에서는 퇴원 당시 36%, 3개월째 22%, 6개월 7-15%, 1년 4-14%, 2년 9% 의 쇠약이 지속되어 대부분 환자는 수개월 내에 회복하나 1년 이후에는 회복의 한계를 보이기도 하였다.

중환자 말초신경병증은 근(육)병(증)에 비해 불량한 예후를 보이며, 동반된 경우에는 근(육)병(증)의 회복이 더디게 된다. 주로 피로감과 전신 쇠약의 증상을 호소하며 우울, 불안 및 외상 후 스트레스 장애 등의 정신과적 문제와 관련이 있어 삶의질 저하를 동반할 수 있다. 또한 인지기능 저하나 일상생활로의 복귀 지연으로 이어지는 악순환의 연결고리 역할을 할 수 있다. 특히 쇠약의 정도가 심할수록 퇴원 후 1년 사망률이 증가한다는 보고가 있어 단순히 신체기능 약화로 이해하기보다 인지, 정신 건강 및 생존과 연관 있는 중요 합병증으로 이해하는 것이 필요하다. 따라서 중환자실 치료 중 발생하는 쇠약의 예방을 위해 각주의 노력이 필요하겠다.

중환자실 획득 쇠약의 가장 중요한 예방책은 최적의 치료를 제공하여 중환자실을 벗어나게 하는 것이다. 특히 패혈증은 잘 알려진 위험인자로 조기 발견하여 치료하는 것이 중요하다. 정상 혈당을 유지하도록 적극적인 인슐린 치료를 하여 중환자 말초신경병증, 근(육)병(증)을 줄이며 기계환기 치료 기간을 줄일 수 있다. 침상에서의 부동자세는 악화인자로서, 불필요한 진정제 사용을 줄이고 안정적인 각성상태를 유지하기 위해 노력해야 하며 조기 물리 치료(early physical therapy)를 도입하는 것이 쇠약을 예방하는 방법이다. 영양 불균형을 막기 위해 적극적인 영양 공급이 중요하다.

중환자실 획득 쇠약은 중환자의 중장기적 예후와도 관련이 높으므로 이를 예방하기 위한 노력이 중환자실 치료 단계부터 이뤄져야 한다.

Ⅱ 중환자 치료 후 증후군

중환자의학의 발전으로 중환자 생존율이 향상되면서, 환자들의 퇴원 후 기능 회복이나 삶의질과 같은 장기 예후에 대한 관심이 높아졌다. 중환자는 급성호흡곤란증후군, 패혈증과 같은 중증질환에 의해서나, 진정, 인공호흡기치료 등의 집중치료 과정에서 새로운 신체적, 인지적, 정신적 문제를 얻을 수 있다. 중환자 치료 후 증후군이라고 불리는 이러한 문제들은 퇴원 후 삶의질을 저하시키고, 일상생활 복귀를 어렵게 하는 요인이 될 수 있다(그림 29-1). 미국중환자의학회(Society of Critical Care Medicine, SCCM)도 이를 "중증질환을 겪은 후 새롭게 발생하거나 악화되었고, 급성기 입원 치료 이후에도 지속되는 신체적, 인지적, 정신적 문제들"로 정의하면서, 이에 대한 인식 향상과 극복을 위한 노력을 강조하고 있다.

1. 중환자 치료 후 인지기능장애

중환자실에 입원했던 환자들 중에서 치료 전과 비교하여 주의 집중력이나 기억력이 나빠졌다고 느끼는 경우가 있다. 실제로 집중치료 직후에는 거의 대부분의(70-100%) 환자들이 인지기능 저하를 보인다. 이후 6-12개월의 기간 동안 인지기능은 점차 회복되지만, 오랜 시간 동안 인지기능이 병 전 수준으로 회복되지 않는 경우도 많다. 최근까지의 연구에 의하면 집중치료 1년 후 인지기능 저하의 유병률은 46-78%이고, 2년 후에도 25-47%에 달하는 것으로 알려져 있다. 집중치료 이후 환자들은 주의 집중력, 기억력, 집행기능(executive function) 등의 여러 인지 영역에서 기능저하를 보이며, 외상성 뇌손상 환자(traumatic brain injury) 수준의 손상을 보이기도 한다. 이러한 인지장애는 회복 기간 동안 삶의질을 떨어뜨리고, 우울증 등 다른 정신과적 문제로 이어질 수 있으며, 결과적으로 일상 생활로의 복귀를 방해하는 요인으로 작용한다.

중환자실 퇴원 후 겪게 되는 인지기능저하는 단순히 치

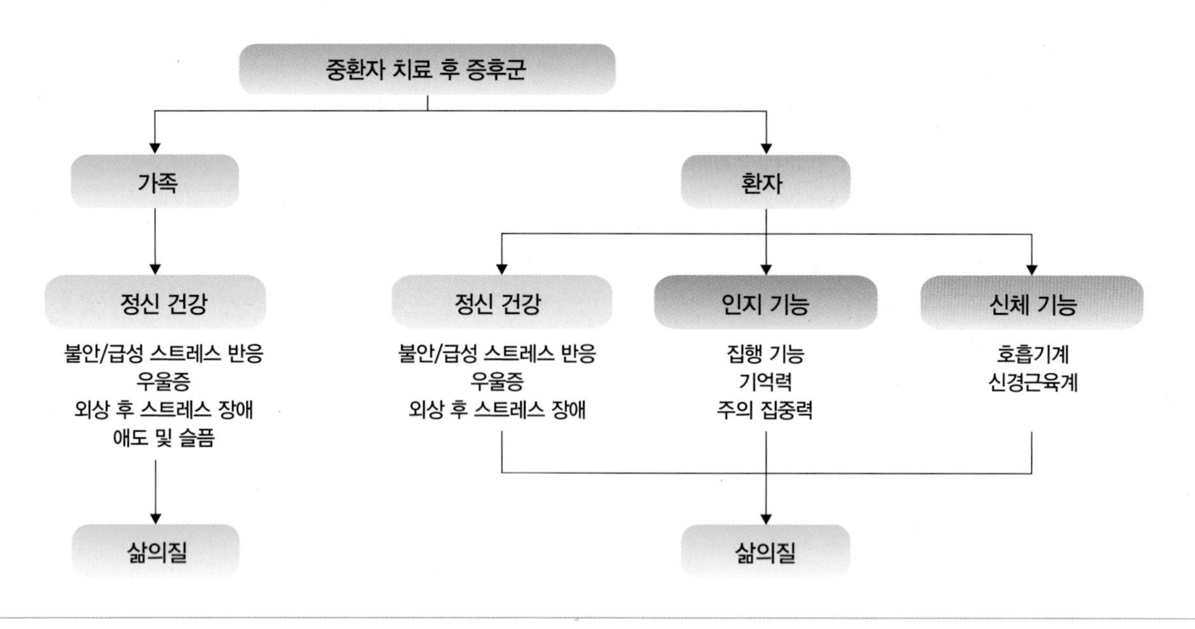

그림 29-1 중환자 치료후 증후군(post-intensive care syndrome, PICS)의 개념도

매 등 병 전에 존재하던 퇴행성 질환에 의한 것만으로는 설명되지 않으며, 중증질환에 따른 여러 요인들이 인지기능 손상에 기여하는 것으로 추측된다. 실제로 뇌영상 연구를 통해 중증질환을 겪은 환자들에서 인지기능저하를 설명하는 뇌위축과 뇌실의 확장, 해마의 위축 등의 신경해부학적 변화가 확인된 바 있다. 집중치료 후 인지기능저하의 기전은 아직까지 확실하지 않으나, 중증질환과 관련된 여러 요인들이 기존의 신경퇴행 과정을 가속화하거나 또는 뇌신경계에 새로운 손상을 유발하는 것으로 추정된다. 집중치료를 받게 되는 노인 환자들은 병 전부터 치매 등의 인지기능장애를 가지고 있는 경우가 많으며, 이 경우 중증질환에서 회복되었을 때 인지기능이나 일상생활 능력(activities of daily living, ADL)이 이전보다 저하되기도 한다. 실제로 병 전 인지기능장애를 가지고 있는 노인 환자가 집중치료 시 섬망을 경험하는 경우에 퇴원 후 인지기능의 저하가 더욱 빠르게 진행하는 것으로 알려져 있다. 또한 알츠하이머치매(Alzheimer's disease)의 위험 요인으로 알려진 유전자 Apolipoprotein E4 (APOE4)를 갖고 있는 경우에도 중증질환에 따른 인지기능 손상에 대해 취약할 것으로 예상된다. 그리고 집중치료와 관련된 인지기능저하의 위험요인으로는 저산소증, 저혈압, 패혈증, 이상혈당증, 섬망, 수면장애 등이 있다. 특히 중환자실에서 흔히 경험하는 섬망은 집중치료에 따른 인지기능저하를 예측하는 주요 요인으로, 섬망을 경험한 상당수의 중환자실 생존자들에게서 인지기능저하가 장기간 지속될 수 있음이 확인된 바 있다. 또한 뇌영상학적 연구에서도 섬망의 이환기간이 긴 환자일수록 퇴원 후 뇌위축과 뇌실의 확장, 뇌량에서의 백질의 감소 정도가 크게 나타났으며, 이러한 신경해부학적 변화는 퇴원 후 1년 시점에서의 인지기능저하와 관련되어 있었다.

중환자실에서의 적절한 진정 유지와 섬망 관리는 집중치료 이후 나타날 수 있는 인지기능문제를 예방하는 일차적인 방법이 될 수 있다. 중증질환에 따른 인지기능손상을 줄이기 위하여, 중환자실에서부터 환자의 인지기능을 평가하고, 기능 회복을 돕기 위한 재활 치료를 시작해야 한다. 집중치료 중인 환자들의 인지기능을 평가해 보기 위해서는 비교적 짧고 간단한 도구인, Mini-Mental State Examination (MMSE), Mini-Cog test, Montreal Cognitive

Assessment (MoCA) 등을 이용할 수 있다.

중환자실에서 환자의 의식 상태에 따라 수동운동, 능동운동, 앉기, 서기, 걷기 등을 단계적으로 시행 하는 조기 운동 치료(early mobilization)는 인지기능손상을 예방하는 데 있어서도 필요하다.

신체 재활은 뇌혈류 상태를 개선시키고 인지 기능을 향상시키는데 도움을 주며, 조기 운동치료는 섬망의 발생과 입원 기간을 줄일 수 있어, 인지기능손상과 관련된 위험요인을 줄이는 역할을 한다. 집중치료 중인 환자에 대하여 지남력 훈련, 숫자 세기, 기억 및 문제 해결 훈련, 퍼즐 및 게임 등으로 구성되는 인지재활(cognitive rehabilitation) 프로그램도 단계적으로 시도될 수 있다. 퇴원 후 회복 과정에서 인지기능의 문제가 지속되는 경우에는 신경인지검사(neurocognitive test battery)를 이용하여 환자의 인지기능을 종합적으로 평가해 볼 수 있으며, 기능 회복을 돕기 위한 작업치료(occupation therapy) 등은 인지재활치료에 도움이 될 수 있다.

중요한 것은 중증질환에서 치유가 되더라도 많은 환자들에서 인지기능이 병 전 수준으로 회복되지 않을 수 있다는 점을 의료진이 인식하는 것이다. 병 전 기능으로의 온전한 회복과 일상 생활로의 복귀를 위해서는 치료 초기부터 인지기능 보전을 위한 여러 노력들이 이루어져야 한다. 이를 위하여 중환자실 환경에 적합한 평가 방법과 재활 치료 프로토콜들이 다학제적 협력을 통해 발전되어야 한다. 또한 퇴원 이후에도 재활 과정이 지속될 수 있도록 외래, 시설 또는 집에서도 수행할 수 있는 재활 프로그램의 개발이 요구된다.

2. 중환자 치료 후 정신과적 문제

중환자 치료 시 환자들은 호흡곤란, 통증, 기도삽관에 따른 불편감, 의사소통의 어려움 및 신체적 제약, 그리고 섬망 등 극도의 신체적 스트레스를 경험한다. 환자들은 불안, 초조, 공황, 불면 및 악몽 등의 심리적 반응을 흔히 나타내며, 섬망에 따른 환각, 망상 등의 정신증(psychosis)을 보이는 경우도 있다. 그리고 중환자 치료에 따른 면역시스템의 활성화(inflammatory cascade), 시상하부-뇌하수체-부신축(HPA axis)의 이상, 외인성 카테콜아민(exogenous catecholamine)의 투여 등은 신경내분비축 또는 신경면역축에 영향을 끼친다. 이러한 신체적 및 정신적 스트레스로 인하여 환자는 정신적으로 취약해지게 되며 퇴원 이후에도 상당 기간 지속되는 정신과적 문제로 이어질 수 있다. 중환자 치료 이후에 따르는 정신과적 문제는 회복 기간 동안 치료 및 재활의지와 삶의질을 저하시키며, 일상 생활로의 복귀를 지연시키는 요인이 될 수 있다. 중환자 치료 후 환자들이 경험하는 대표적인 정신과적 문제로 우울증과 외상 후 스트레스 장애가 있다.

다음은 중증질환에서 회복한 환자가 경험할 수 있는 정신과적 문제에 대한 임상 사례이다.

"여자 38세, 공무원으로 1년 전 급성호흡곤란증후군으로 한 달간 중환자실 입원 및 인공호흡기 치료를 받았으며, 회복하여 3개월 전 직장에 복귀하였다. 환자는 퇴원 이후에도 반복적으로 중환자실에서의 기억이 영화 장면처럼 떠오르고, 그럴 때마다 당시의 느낌이 되살아나 힘들어 했다. 기도삽관을 받을 때의 기억이 마치 어제 있었던 일처럼 느껴지면서 순간 멍해질 때가 있었다. 특히 잠을 자려고 누워 있으면 중환자실에서 주변 사람들이 나를 해치려 하는 악령처럼 보여 두려워했던 기억이 떠올라 잠을 이루기가 힘들 때가 많았다.

이에 항상 잠이 부족한 편이었고, 낮에도 졸리고 피곤할 때가 많았으며, 주의 집중력도 떨어져 한 가지 일을 꾸준히 하지 못하고, 사소한 실수를 반복하였다. 이러한 자신이 바보가 된 것 같이 느껴지고, 건강했을 때로 돌아가지 못할 것 같아, 자신감이 떨어지고 우울한 기분이 들기도 했다."

우울증은 기분의 저하와 함께 생각의 내용, 사고과정, 동기, 의욕, 관심, 행동, 수면, 신체활동 등 전반적인 정신기능이 저하된 상태를 의미하며, 일반 인구의 약 10%가 경험하는 것으로 알려져 있다. 체계적 문헌 고찰에 따르면 중환자실 생존자들에게서 임상적으로 의미 있는 우울증상의 시점 유병율은 28%에 달했으며, 17-33%의 환자들이 중환자실 퇴원 후 12개월 시점에서도 우울증상을 경험하는 것으로 종단연구를 통해 확인된 바 있다. 중환자실 생존자들은 우울증상으로 의욕의 저하, 수면 및 식욕의 변화, 피로감 등 신체적 증상(somatic symptom)을 호소하는 경우가 많으며, 이러한 우울증상은 신체 기능 및 정신 건강 측면에서 삶의질 저하와 관련된다. 병원 퇴원 시점에서 우울 증상을 나타내는 중환자실 생존자는 이후 수개월 이후 에도 우울증상을 경험할 가능성이 높은 것으로 알려져 있다. 또한 집중치료에 따른 외상 후 스트레스 증상이나 인지기능저하를 겪는 환자에서 우울증상이 동반되는 경우가 있다. 집중치료 후 우울증상의 평가는 정신과 의사나 임상심리학자가 구조화된 면담을 통해 Diagnostic and Statistical Manual of Mental Disorders (DSM) 기준에 따라 진단을 하거나, Hospital Anxiety and Depression Scale (HADS), Center for the Epidemiologic Studies Depression Scale (CES-D), Geriatric Depression Rating Scale (GDS), Beck Depression Inventory-II (BDI-II) 등의 자가평가척도를 이용하는 방법이 있다.

외상 후 스트레스 장애란 생명을 위협할 정도의 극심한 스트레스를 경험하고 나서 발생하는 심리적 반응으로, 꿈이나 반복되는 생각에서 외상적 사건의 재경험, 감정적 무감각, 자율신경계 과잉각성 상태의 임상양상을 나타낸다. 체계적 문헌 고찰에 따르면 중환자실 생존자들에게서 임상적으로 의미 있는 외상 후 스트레스 증상의 시점 유병율은 22%에 달했으며, 7-15%의 환자에서 외상 후 스트레스 증상이 중환자실 퇴원 후 12개월까지 지속되는 것으로 알려져 있다. 중환자실 생존자들은 호흡곤란, 통증, 기도삽관 등의 집중치료 경험에 대한 사실적 기억(factual memory)에 대한 외상 후 스트레스 증상을 나타낼 수 있다. 또한 중환자실 생존자는 섬망에 따른 환각 등의 정신증상에 대한 망상적 기억(delusional memory)을 갖는 경우가 있으며, 이와 관련된 플래시백(hallucinatory and delusional flashback)을 반복적으로 경험하기도 한다. 집중치료에 따른 외상후 스트레스 증상은 회복기간 동안의 우울장애나 인지 기능장애의 이환에 관련되며, 결과적으로 삶의 질을 저하시키는 요인이 될 수 있다. 우울장애, 불안장애 또는 인격장애 등 정신과적 치료력이 있는 환자의 경우 중환자실 퇴원 후 외상 후 스트레스 증상을 경험할 가능성이 높은 것으로 알려져 있다. 또한 집중치료 시 벤조디아제핀(benzodiazepine) 제제를 많이 투여받을수록, 또는 극도의 불안이나 악몽, 환각 등의 중환자실에서의 경험을 퇴원 후 많이 기억할수록 외상 후 스트레스 장애에 이환 될 가능성이 높다. 그리고 여성 또는 젊은 연령의 환자에서 중환자치료에 따른 외상 후 스트레스 증상이 나타나는 경우가 많다는 연구 결과가 있다.

중환자 치료 후 외상 후 스트레스 증상의 평가는 정신과 의사나 임상심리학자가 구조화된 면담을 통해 Diagnostic and Statistical Manual of Mental Disorders (DSM) 기준에 따라 진단을 하거나, Impact of Events Scale (IES), Posttraumatic Symptom Scale-10 (PTSS-10), Posttraumatic Diagnostic Scale (PDS) 등의 자가평가 척도를 이용하는 방법이 있다.

중환자실 입원 중 경험하게 되는 극도의 스트레스나 우울증상은 신체적으로 회복한 이후에도 정신과적 장애로 남을 수 있다. 이러한 문제를 예방하기 위해서는 우선 중환자실에서의 고통스러운 경험을 줄이기 위한 적절한 진정, 통증 및 섬망 관리, 안정적인 수면 환경 조성 등의 노력이 필요하다. 동시에 중환자실 입원 중인 환자들의 심리적 스트레스를 평가하고, 필요 시 정신심리적인 지원을 제공할 필요가 있다.

영국의 National Institute for Health and Clinical Excellence (NICE) 지침서(2009)는 중환자 치료 이후의 정신과적 문제를 예측하기 위하여, 중환자실 입원 중인 환자들의 불안, 우울, 공황 발작, 악몽, 망상, 환청, 침습적 기억, 플래시백 등의 심리적 문제들을 평가할 것을 권고한 바 있다. 중환자실에서 심리적 고통을 겪는 환자들에 대한 교육적 중재, 카운슬링, 스트레스 관리, 심리적 지지 등의 정신심리적 지원을 통하여 퇴원 후까지 정신과적 문제가 지속되는 것을 예방할 수 있다. 퇴원 후 회복 기간에도 환자들이 다양한 정신과적 문제를 경험할 수 있음을 의료진은 인식해야 한다. 중환자 치료 이후에도 지속되는 신체적 또는 인지적 장애는 환자들에게 상당한 심리적 고통을 일으키므로, 적극적인 재활 치료는 정신적인 문제를 예방하는데 있어서도 중요하다. 또한 우울증이나 외상 후 스트레스 장애 등이 의심될 경우에는 정신과적 면담이나 평가를 통해 환자의 정신과적 문제를 확인할 필요가 있다. 치료가 필요한 경우에는 환자의 상태에 따라 심리치료(psychotherapy), 인지행동치료(cognitive behavior therapy) 또는 약물요법를 시도할 수 있다.

3. ABCDEF 묶음치료 전략

'중환자 치료 후 증후군'의 예방을 위해 중환자실 입실부터 적절한 통증 사정을 통한 진통제 사용은 불필요한 진정제 사용을 줄일 수 있다. 불가피하게 진정제를 투약한 경우 매일 중단해보는 시도를 하며, 기계환기 치료 중인 환자가 자발호흡이 가능한지 평가해야 한다. 특히 섬망을 조기에 발견하여 섬망의 위험인자를 제거할 수 있도록 하며 의사소통이 가능한 단계의 환자는 움직일 수 있도록 하는 치료 전략 'Awake and Breathing Coordination, Choose light sedation & avoid benzodiazepines, Delirium monitoring & management, Early Mobility & Environment, Family engagement'를 정리하여 ABCDEF 묶음치료라고 일컫는다. 이는 Vanderbilt 대학병원 Wesley Ely 그룹에 의해 소개되었으며 www.icudelirium.orgICU Delirium.org 인터넷 사이트에 잘 정리되어 있으니 참고하는 것이 좋다.

Ⅲ 중환자 재활

'중환자 치료후 증후군'의 예방과 생존한 중환자의 중장기적 예후를 개선하기 위해서 입실 초기부터 중환자가 움직일 수 있도록 하는 노력이 중요하다. 2007년 이후로 많은 연구들이 발표되었고 중환자에게 ABCDEF 묶음치료를 적용하면 중환자실 입실기간, 기계환기 치료 기간, 병원 입원기간을 단축할 수 있으며, 기능적 회복에도 도움이 된다. 특히 섬망의 이환율이나 기간이 감소 하여 인지기능 저하의 예방에도 효과적이다. 최근 유럽 및 미국 중환자의학회에서 발표하는 가이드라인에도 중환자실 재활치료 특히 조기 운동치료(early mobilization)의 필요성을 강조하고 있다.

2015년 현재 우리나라 중환자실에서 중환자 재활치료를 시행하고 있는 병원은 많지 않다. 물론 이런 현실은 부족한 중환자 의료수가 및 시설이나 인력이 중요한 요인이라고 볼 수 있다. 하지만 중환자 전담의가 갖추어진 중환자실이라면 리더십을 발휘하여 중환자 재활치료를 시작할 수 있다. 따라서 현실적인 제약이나 준비과정에서 필요한 실질적인 내용을 정리해 보고자 한다.

첫째, 중환자실 문화의 변화가 필요하다. 다학제적 접근은 여러 전문의 협진만을 의미하는 것이 아니다. 의사, 간호사, 물리치료사, 약사, 영양사 등의 다직종 전문가들의 조화 뿐만 아니라, 전문의, 전공의, 인턴 등과 같은 수직적 관계를 수평적 문화로 개선하여 많은 의료진이 다양한 의견을 공유할 수 있는 분위기를 형성하는 것으로, 중환자 치료에 시너지를 낼 수 있다. 특히 중환자 진료 패러다임의 변화를 위해서는 무엇보다 국내 의료 조직의 과다굳음된 분위기를 변화시키는 것이 중요하다. 간호사나 전공의에게 중환자 재활 치료의 필요성을 공유하고 그 효과 등을 충분히 설명하여 공감대를 형성한다면 상하 전달식의 기존의 진료행위보다 좋은 결과를 보일 것이다. 존스홉킨스 의료질향상 프로그램의 경우 각 직능의 리더를 챔피언이라 지칭하여 각 직군에 집중적으로 홍보 및 교육을 지속하여 중환자실의 문화 개선을 이뤄 재활 프로그램이 성공적으로 정착하는 방법을 소개하고 있다.

둘째, 진통 및 진정제의 적절한 사용이 중요하다. 연속주입 용법의 진정제 투약에 앞서 단회 주입 용법의 진통제 투약만으로도 기계환기 중인 환자가 불편함 없이 각성 상태를 유지할 수 있다. 많은 연구에서 얕은 진정 혹은 진통제 투약만으로 유도되는 진통진정효과(analgosedation)로 더욱 좋은 치료 결과를 보인다고 증명하였다. 또한 매일 진정제 중단하기(daily sedation interruption)후 자발 호흡 시도하기(spontaneous breathing trial)의 단계적 기계환기 이탈을 통해 증명한 여러 연구에서 일치하는 결과를 보여주었다. 특히 각 센터마다 맞춤 프로토콜의 적용을 위해 진통 진정 프로토콜의 확립 및 지속적인 수정 및 보완이 필요하다.

셋째, 중환자 재활에 포함되는 의료진들의 지속적인 재교육과 정기적인 피드백이 필요하다. 특히 처음 진행하는 센터라면 물리치료사, 중환자실 간호사 및 담당 의사와 주기적으로 시간을 정하여 치료 중 발생하는 안전 사고나 합병증, 치료 중단 사례 등을 공유하여 각 센터에 맞는 체크리스트를(그림 29-2) 개선해 나가고, 환자들의 기능적 평가와 및 중환자실 치료 후 과정을 추적 관찰하는 노력이 필요하다.

1. 중환자 재활 치료의 단계적 적용(표 29-2)

중환자실 입실부터 대부분의 중환자는 침상에 누워 있는 자세로 고정되어 치료받게 된다. 이러한 부동자세로 인한 운동 감각과 중력 자극의 소실은 근력 약화와 신체 기능이 급격하게 저하하는 주요 원인이 된다. 특히 환자의 자세에 따라 객담 배출이나 호흡 효율이 달라질 수 있어 앉은 자세 혹은 서 있는 자세를 시도하고 누운 자세를 되도록 피하여 중환자의 기능적 활동을 증진하려는 근본적인 노력이 필요하다. 중환자 재활은 수동관절가동운동(passive range of motion, PROM), 전기근육자극치료(electrical muscle stimulation, EMS), 침상용 전동자전거(bedside ergometer), 앉은 자세(sitting), 침상에 걸터앉기(dangling), 선 자세(standing), 제자리 걸음(marching in place) 및 보행훈련(ambulation) 등의 순서로 진행할 수 있다(그림 29-3).

2. 중환자 재활 치료 전 평가 도구 및 중단 기준

기계환기 4일이 넘은 환자를 대상으로 시행된 2007년 Bailey 등에 의한 연구를 시작으로 10년 정도가 지난 현재에는 중환자실 입실 혹은 기계환기 시작 시점부터 재활치료를 시작하는 시도가 진행되고 있다. 협조가 가능한 중환자를 대상으로 혈류역학적으로 불안정한 상태에서 회복 중이거나, 기계환기의 흡입산소분율이 60%를 넘지 않고 호기말양압이 10 cmH_2O 보다 낮은 경우, 산소포화도가 90%를 넘는 경우, 호흡수가 분당 40회를 넘지 않는 경우, 새로 발견된 심부정맥혈전증이 없는 경우, 뇌압이 높지 않은 경우 등으로 그 기준을 두고 있다. 중요한 점은 이런 기준들은 치료를 안전하게 진행하기 위한 기준으로 이용하되 치료 적응증을 제한하는 방향으로 이용되는 데에는 주의가 필요하다. 예를 들어, 호흡수가 분당 40회 가까이 유지되나 주관적인 호흡곤란이 없는 만성 호흡기 질환 환자의 경우 평소에도 걷는 운동이 가능한 경우가 있다. 이렇듯 안전사고 예방을 위한 기준이 재활치료가 가능한 환자를 제한하지 않도록 하여야 한다. 치료 중 중단 기준의 마련도 필요하다. 기존의 여러 연구에서 가장 많은 치료 중 중단하는 사유는 빈호흡과 및 빈맥이다. 하지만 절대적인 생체징후 기준을 마련하여 정해둔 맥박수 및 호흡수, 산소포화도에서 바로 중단하기보다는 1-2분 정도 휴식을 취한 후 환자 상태가 안정화되면 계획한 치료를 마무리 할 수 있도록 하는 것이 도움이 된다. 물론 환자가 치료 중 극심한 피로(증)나 불편감을 느껴 다음 치료에 거부감을 갖지 않도록 주의하여 점진적인 단계의 재활 치료 진행이 가능하도록 치료 계획을 수립하는 것도 필요하다.

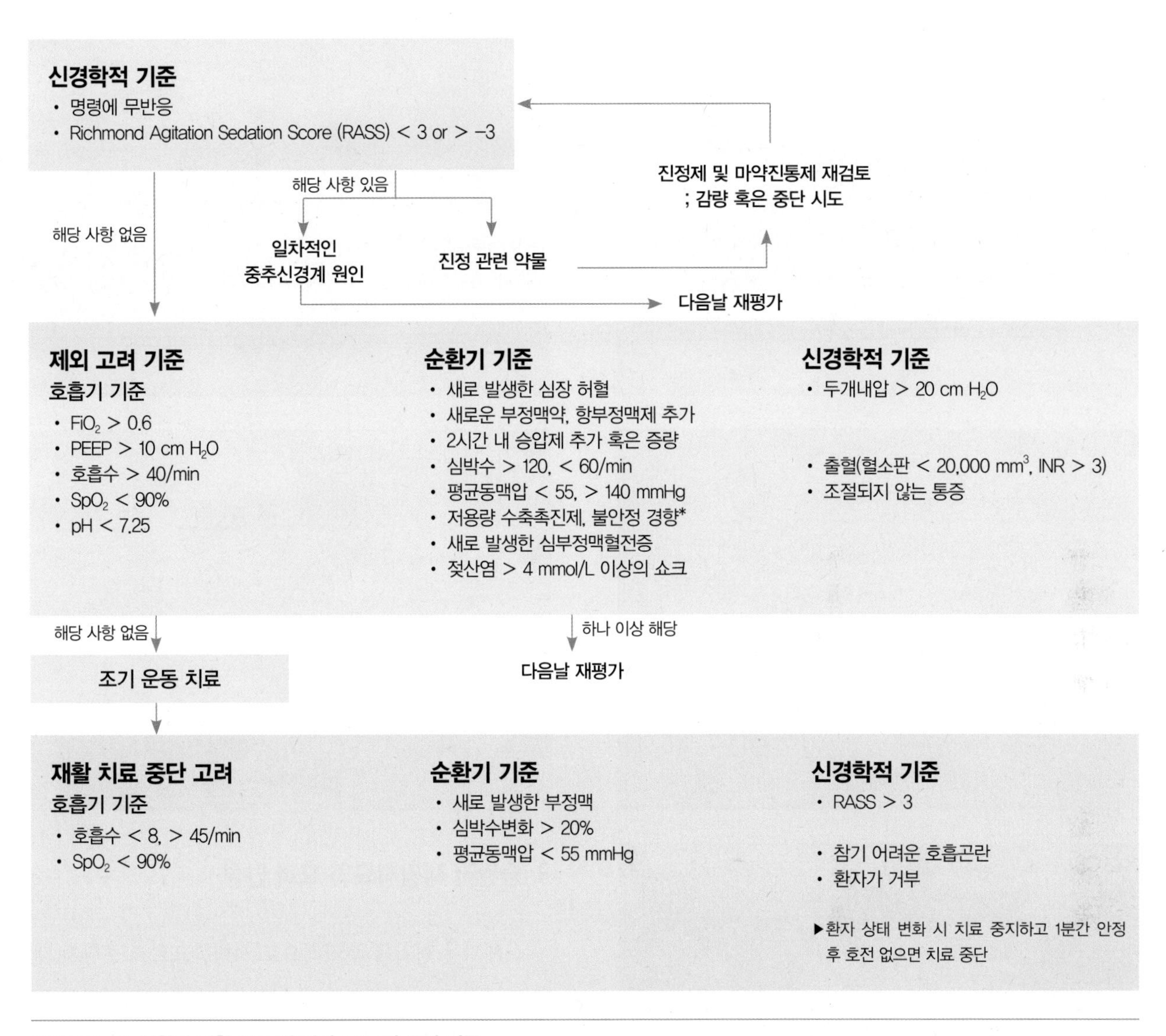

그림 29-2 중환자 재활 치료 전 평가 도구 및 중단 기준

* 도파민/도부타민(>15 μg/kg/min), 노르에피네프린(> 0.15 μg/kg/min), 바소프레신(> 0.02 unit/min)
니트로글리세린, 니트로프루사이드, 니카르디핀, 딜티아젬, 에스몰롤, 라베탈롤 지속정주 시 제외

표 29-2 중환자 재활 치료 단계

운동(물리 치료)	자가 관리(작업 치료)	의사소통 및 인지(인지 치료)
• 수동관절가동운동 • 능동보조관절가동운동 • 침상 내 운동 • 앉은자세 및 선자세 시 균형잡기 • 침대 옆 의자로 이동 • 휠체어 보행 • 보행 훈련	• 먹기 • 마시기 • 목욕, 몸단장, 옷입기, 양말 신기 • 대변 및 소변 제어 • 용변 후 처리	• 듣기 • 시청하기 • 말하기/언어(기관절개술 환자에서 발성 밸브(speaking valve) 이용, 쓰기, 대화하기) • 집중, 기억, 문제 해결, 안전 인지 • 지남력

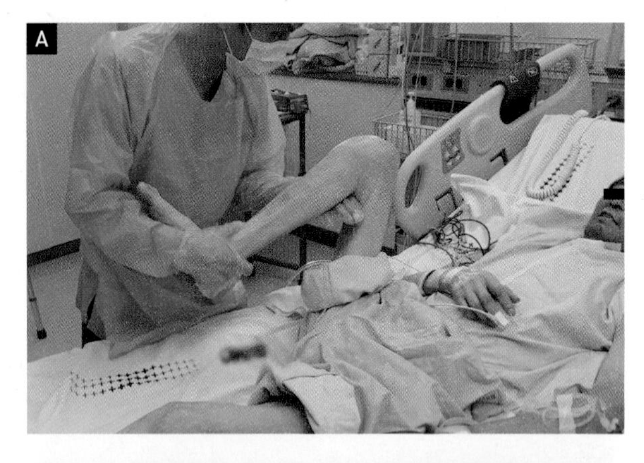

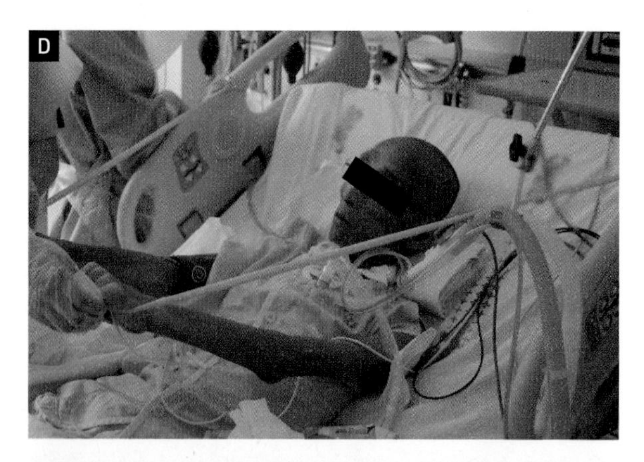

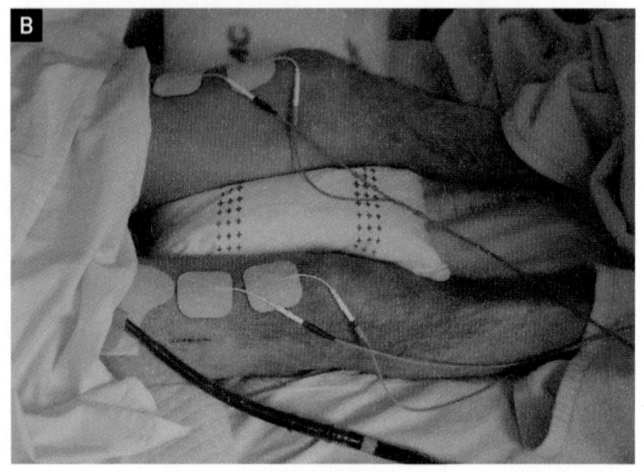

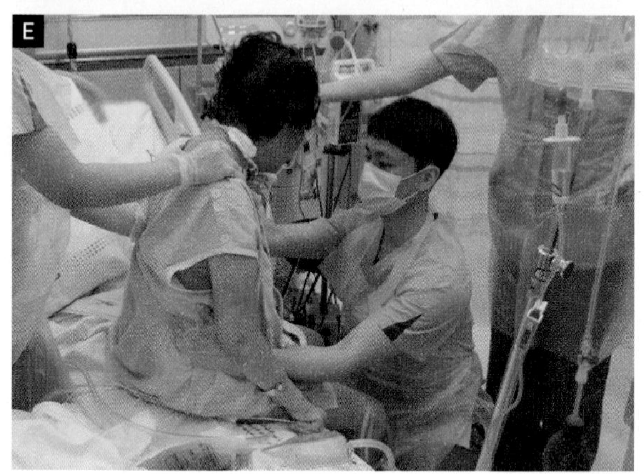

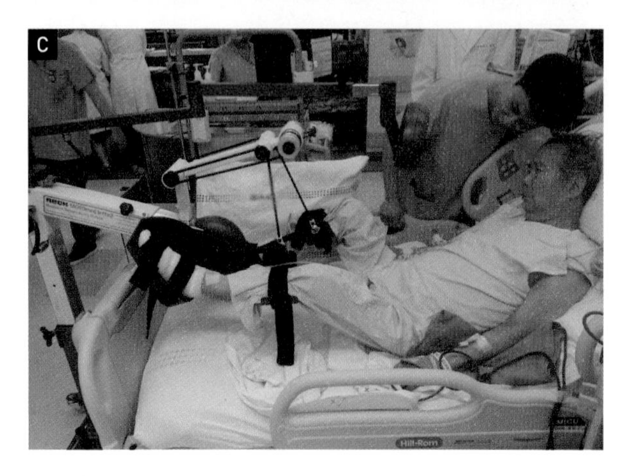

그림 29-3 중환자 재활 치료 단계

A. 수동관절가동운동, B. 전기근육자극치료, C. 침상용 전동자전거, D. 침상근력운동, E. 앉는자세 훈련.

3. 중환자 재활치료의 효과 판정

신체기능 평가를 주기적으로 시행함으로써 중환자 재활 치료의 효과를 확인할 수 있다. 근력 및 기능평가를 통해 신체 기능 향상을 측정함으로써 더욱 적극적인 재활 치료를 지속할 수 있는 원동력이 된다. 중환자실에서 가장 많이 사용하고 있는 근력 측정 점수 체계는 MRC 점수이며, 기능평가도구로는 보스턴 대학에서 개발한 AM-PAC (Activity Measure for Post-Acute Care) 6-click 검사법 또는 FSS-ICU (Functional Status Score for the Intensive Care Unit) 검사법을 사용할 수 있다. 또한 매일 시행한 운동 중 최고 단계를 1점부터 8점까지 기록하여 연속적인 기능의 향상 추이를 확인하는데 유리한 Highest Level of Mobility 검사법을 사용할 수 있다.

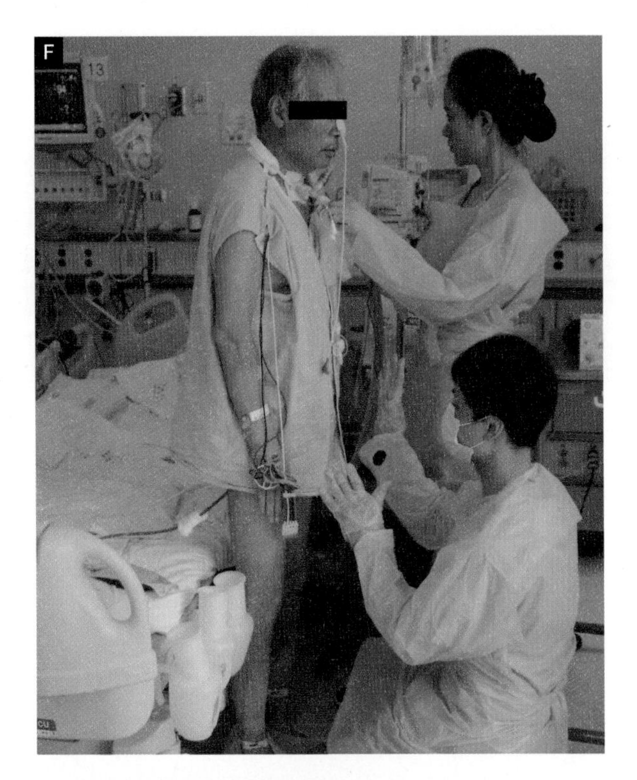

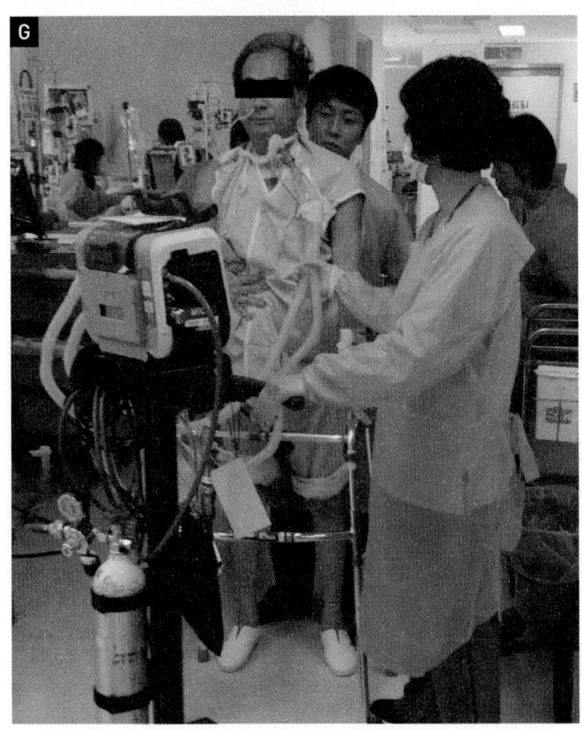

그림 29-3 중환자 재활 치료 단계
F. 선자세 훈련, G. 보행훈련.

4. 참여 의료진의 역할

기계환기 치료 중인 환자의 경우 물리치료사, 간호사 및 재활치료 보조원은 최소한의 필요한 구성 인력이다. 간호사는 환자 안전 및 모니터링의 역할을 하고, 치료 전 수액이나 모니터링을 위한 케이블을 정리하고, 치료 중 모니터링 및 기계환기 알람 관찰, 설정 변경을 담당한다. 중환자실에서 숙련된 물리치료사라면 기본적인 모니터링은 가능하며 간호사의 역할을 어느 정도 분담하기도 한다. 하지만, 우리나라 물리치료사 교육 과정은 미국과 달라서 중환자와 관련된 용어 및 질환이나 중환자 관련 기계의 모니터링 및 알람에 대해 오리엔테이션이 부족하기 때문에 이에 대한 교육이 필수적이다. 미국의 경우 중환자 전담 물리치료사, 작업치료사, 언어치료사의 1년 수련 과정을 개설하여 운영 중이기도 하다. 체외막형산화장치 중인 환자의 재활치료는 체외 순환사 혹은 전문 의료진의 참여 하에 진행되는 것이 안전하다.

5. 치료 장치

환자 혼자 침상에서 진행할 수 있는 주먹 쥐기 운동을 위한 고무공, 상하지 근력 증진을 위한 탄력밴드(elastic band) 운동이 도움이 된다. 전기근육자극치료(electrical muscle stimulation)를 위한 저주파 전기자극기기, 침상 자전거 운동을 위한 에르고미터(ergometery) 등은 침상에서 누운 자세로 진행이 가능한 장치이다. 환자가 앉을 수 있다면 지면에 발을 지지할 수 있도록 양말이나 신발 등의 준비물이 필요하며, 걸을 수 있다면 이동형 기계 환기장치(portable ventilator) 및 이동형 환자감시장치, 보행을 위한 보조도구 및 안전벨트, 휠체어 등이 요구된다. 특히 중환자실 밖으로 이동하는 경우에는 충전 상태가 확인된 산소통, 앰부주머니(air mask bag unit) 및 담당 의사의 동반이 필수이다.

참고문헌

1. Davydow DS, Gifford JM, Desai SV, et al. Depression in general intensive care unit survivors: a systematic review. Intensive Care Med 2009;35:796-809.

2. Davydow DS, Gifford JM, Desai SV, et al. Posttraumatic stress disorder in general intensive care unit survivors: a systematic review. Gen Hosp Psychiatry 2008;30:421-34.

3. Donna F, Elizabeth D. Cardiovascular and pulmonary physical therapy evidence of practice. 5th ed. Philadelphia: Mosby.

4. Fan E, Cheek F, Chlan L, et al. An official American Thoracic Society Clinical Practice guideline: the diagnosis of intensive care unitacquired weakness in adults. Am J Respir Crit Care Med 2014;190:1437-46.

5. Hermans G, Van Mechelen H, Clerckx B, et al. Acute outcomes and 1-year mortality of ICU-acquired weakness: a cohort study and propensity matched analysis. Am J Respir Crit Care Med 2014;190:410-20.

6. Herridge MS, Batt J, Santos CD. ICU-acquired weakness, morbidity and death. Am J Respir Crit Care Med 2014;190:360-2.

7. Herridge MS, Tansey CM, Matte A, et al. Functional disability 5 years after acute respiratory distress syndrome. N Engl J Med 2011;364:1293-304.

8. Iwashyna TJ, Ely EW, Smith DM, et al. Long-term cognitive impairment and functional disability among survivors of severe sepsis. JAMA 2010;304:1787-94.

9. Jackson JC, Pandharipande PP, Girard TD, et al. Depression, posttraumatic stress disorder, and functional disability in survivors of critical illness in the BRAIN-ICU study: a longitudinal cohort study. Lancet Respir Med 2014;2:369-79.

10. Kress JP, Hall JB. ICU-acquired weakness and recovery from critical illness. N Engl J Med 2014;370:1626-35.

11. Levine S, Nguyen T, Taylor N, et al. Rapid disuse atrophy of diaphragm fibers in mechanically ventilated humans. N Engl J Med 2008;358:1327-35.

12. Pandharipande PP, Girard TD, Jackson JC, et al. Long-term cognitive impairment after critical illness. N Engl J Med 2013;369:1306-16.

13. Puthucheary ZA, Rawal J, McPhail M, et al. Acute skeletal muscle wasting in critical illness. JAMA 2013;310:1591-600.

14. Schweickert WD, Pohlman MC, Pohlman AS, et al. Early physical and occupational therapy in mechanically ventilated, critically ill patients: a randomised controlled trial. Lancet 2009;373:1874-82.

15. Vanpee G, Hermans G, Segers J, et al. Assessment of limb muscle strength in critically ill patients: a systematic review. Crit Care Med 2014;42:701-11.

중환자의학

30

CRITICAL CARE MEDICINE

급성관상동맥증후군

양정훈

급성관상동맥증후군은 관상동맥 혈류의 감소로 인해 심근의 일부가 적절한 기능을 할 수 없거나 괴사가 일어나는 상황을 지칭한다. 가장 흔한 증상은 묵직한 느낌의 압박감을 동반한 흉통이며 종종 좌측 팔이나 턱으로의 방사통과 호흡곤란, 오심, 발한이 동반되나 당뇨, 만성 신부전, 고령, 여성, 치매 등에서는 증상이 없거나 비전형적인 경우도 있다. 급성관상동맥증후군은 불안정형 협심증(unstable angina), 비ST분절상승 심근경색증(non-ST elevation myocardial infarction, NSTEMI) 그리고 ST 분절상승 심근경색증(ST-segment elevation myocardial infarction, STEMI)을 모두 포함한 용어로서 이 증후군에 속하는 세 가지 질환이 공통적으로 취약한 죽상경화반의 파열에 의한 관상동맥내 혈전 발생을 근간으로 하는 병태생리를 갖기 때문에 하나의 증후군으로 불리게 되었다. 최근에는 증상 발현 시 불안정형 협심증과 비ST분절상승 심근경색증의 임상적 구별이 어렵고 동일한 병태생리임을 강조하기 위해 비ST분절상승 급성관상동맥증후군이라고 통칭하기도 한다. 이중 급성심근경색증은 심전도에서 Q파의 존재 유무에 따라 Q파 심근경색증과 비Q파 심근경색증으로 분류하기도 하지만 이는 Q파가 24시간 정도 지나면서 그 유무가 결정되므로 환자가 초기에 흉통을 호소하면서 병원에 올 때 치료 전략을 세우기에는 이용 가치가 적다는 단점이 있다. 비ST분절상승 심근경색증은 약 25%의 경우에서 Q파 심근경색증으로 진행하나 약 75%의 경우에서는 비Q파 심근경색증으로 남으며, 반대로 ST분절상승 심근경색증에서는 75%에서 Q파 심근경색증으로 진행하는 반면 약 25%에서는 비Q파 심근경색증으로 이행한다.

I 급성관상동맥증후군의 병태생리

급성관상동맥증후군의 주요 병태생리는 1) 죽상경화반의 침식(erosion) 또는 파열(rupture), 2) 관상동맥 연축, 3) 심근에 요구되는 산소의 수요 공급 불균형, 4) 점진적 동맥경화반 진행으로 인한 관상동맥 협착의 진행이다. 죽상경화반 자체의 염증반응 정도와 외부의 물리적 스트레스 등에 의해 침식이나 파열이 일어나면 죽상경화반에 있는 조직 인자가 노출되고 이는 혈소판 응집을 일으키면서 응고 인자를 활성화시켜 죽상경화반 위에 혈전이 형성되어 혈류를 차단하게 된다. 이러한 현상은 50% 미만의 협착 병변에서도 발생할 수 있는 것으로 알려져 있으며, 협착의 정도와 전단력(shear rate)의 변화, 그리고 전신적 혹은 국소적인 혈전생성능/혈전용해능의 평형 관계의 정도에 따라 혈전의 형성이 결정되고 그 정도에 따라 혈류 장애를 유발하여 임상적으로는 급성관상동맥증후군을 일으킨다. 생성된 혈전이 완전한 폐쇄를 일으키지 않을 경우 불안정형 협심증이나 비ST분절상승 심근경색증이 되고 완전한 폐쇄를 일으켜 혈류가 차단될 경우 ST분절상승 심근경색증이 발생한다. 급성관상동맥증후군을 일으키는 취약한 죽상경화반은 다음과 같은 특징을 지니고 있다.

① 지방핵이 크고 섬유성 덮개가 얇다.
② 섬유성 덮개나 죽상경화반에 염증세포의 침윤이 많다.
③ 섬유성 덮개에 세포외교원질의 양과 평활근세포의 양이 적다.
④ 죽상경화반에 신생 혈관의 증식이 관찰된다.

이 밖에 관상동맥 혈류를 차단하는 관상동맥 연축은 혈소판에 의한 혈관수축물질 분비, 내피세포 손상 혹은 교감신경 항진 등에 의해 발생하며 심한 빈혈이나 저혈압에 의해 충분한 산소가 심근에 공급되지 않을 때 혹은 관상동맥 내 동맥경화반의 진행으로 협착이 진행했을 때도 이차적인 급성관상동맥증후군이 발생할 수 있다.

Ⅱ 급성관상동맥증후군의 진단

심전도상 ST분절의 상승이 있는 ST분절상승 심근경색증은 진단이 모호한 경우가 적지만 불안정형 협심증이나 비ST분절상승 심근경색증이 의심되는 경우 종종 진단을 내리기 어려울 수 있으므로 환자의 임상 병력, 심전도, 심근 생화학적 지표, 부하 검사 등을 종합하여 신중한 판단을 하여야 한다. 실제로 흉통을 호소하여 응급실을 방문하는 환자의 20-25% 정도만 급성관상동맥증후군으로 확진되므로 감별진단이 매우 중요한데 이의 첫 번째 단계는 여러 가지 요소를 고려하여 환자의 증상이 관상동맥질환에 의한 것일 가능성을 평가하는 것이다. ACC/AHA 진료지침에서는 급성관상동맥증후군의 가능성이 높을 것으로 예상되는 인자로서 전형적인 허혈성 흉통, 관상동맥조영술에서 관상동맥질환이 증명되었던 경우, 이전의 심근경색증, 울혈심부전, 새로운 심전도 변화 또는 심근 생화학적 지표의 상승을 들고 있고 이 외에 중등도의 가능성을 시사하는 요인들로 70세 이상, 남성, 당뇨, 말초혈관질환의 기왕력, 뇌졸중의 기왕력, 그리고 예전의 심전도 이상 등을 제시하고 있다. 이외에 심전도검사와 심근효소검사, 심초음파검사 그리고 여러 가지 운동 및 약물부하검사를 시행하면 비협심증성 흉통과 급성관상동맥증후군의 감별진단에 도움이 된다.

1. 심전도 검사

급성관상동맥증후군이 의심되면 응급실 도착 후 10분 이내에 시행하는 것이 권장된다. 불안정형 협심증 환자의 30-50%에서 ST분절의 하강, 일시적인 ST분절의 상승, 또는 T-파의 역위 소견이 관찰되며 T-파의 변화는 허혈에 민감하기는 하지만 새로 발생한 깊은(0.2 mV 이상) 역위 소견이 아니라면 심근 허혈에 특이적이지 못하다. 특히 최근 시행한 심전도와 비교해서 0.05 mV의 작은 ST분절의 하강도 민감한 지표가 될 수 있으므로 이전 심전도와 비교하는 것이 반드시 필요하다. 심전도에서 특별한 이상소견이 관찰되지 않는다고 해서 주의를 소홀히 하여서는 안 된다. 흉통이 없는 상태에서 검사할 경우 심전도가 정상일 수 있고 불안정형 협심증이나 비ST분절상승 심근경색증 환자의 약 60%에서 심전도에 특이적인 소견이 관찰되지 않기 때문에 심전도에서 이상소견이 관찰되지 않더라도 첫 한 시간 동안에는 15-30분 간격으로 반복 검사를 시행하는 것이 좋다. 2017년 유럽심장학회의 새로운 권고안으로서 좌각차단과 우각차단 소견은 허혈성 증상이 동반된다면 응급 시술을 고려해야 할 지표로 고려되어야 한다.

2. 심근효소검사

심근 손상을 진단할 목적으로 여러 가지 지표들이 사용될 수 있으며 CK-MB, troponin I, troponin T 등이 현재 임상에서 많이 이용되고 있다. 증상 발현과 검사 사이의 기간이 너무 짧은 경우 심근 손상 반영이 되지 않아 정상치를 보일 수 있으므로 유럽심장학회는 내원 시, 1시간 후, 3시간 후에 각각 고감도 트로포닌을 측정하여 절대값의 변화를 비교하여 심근경색 가능성을 타진하기를 추천하고 있다. 이러한 심근 생화학적 지표의 상승으로 불안정형 협심증과 비ST분절 상승 심근경색증을 구분하며 이중 troponin은 심근 괴사에 가장 특이적인 지표일 뿐만 아니라 상승 정도와 사망률이 직접적인 연관관계가 있는 것으로 알려져 있다. 하지만 울혈심부전, 심근염, 심낭염, 이식거부반응, 항암치료, 또는 폐색전증 등에서도 troponin 상승이 동반될 수 있기 때문에 명백한 병력이 없는 환자에서 약간의 troponin 상승은 급성관상동맥증후군이 아닐 수도 있음을 염두에 두어야 한다. 또한 troponin과 같이 빨리 상승하고 비교적 상승지속시간이 긴 심근효소(cardiac biomarker)는 시간이 경과한 경우에도 심근 손상을 진단할 수 있다는 장점이 있으나 긴 지속시간 때문에 재경색을 진단하는 데는 제한이 있을 수 있으므로 각 심근효소마다 혈중에서 검출될 수 있는 시기(그림 30-1)와 발병 추정 시간을 감안하여 적절한 심근효소검사를 시행하는 것이 좋다. 이밖에 BNP (brain natriuretic peptide) 와 NT-ProBNP (N-terminal pro-BNP)는 급성관상동맥증후군 이후 수일에서 수주 후에 좌심실의 확장 정도에 따라 상승하고 C-반응단백질(C-reactive protein)도 급성염증 반응의 지표로서 급성관상동맥증후군 이후에 상승하고 장기적인 심혈관계 예후와 밀접한 관계가 있다고 알려져 있다.

3. 운동부하심전도

주로 저위험군 환자를 대상으로 관상동맥질환의 여부를 평가하고자 하는 목적으로 시행한다. 특히 비용이 적게 들고 대부분의 병원에서 손쉽게 시행할 수 있는 장점이 있

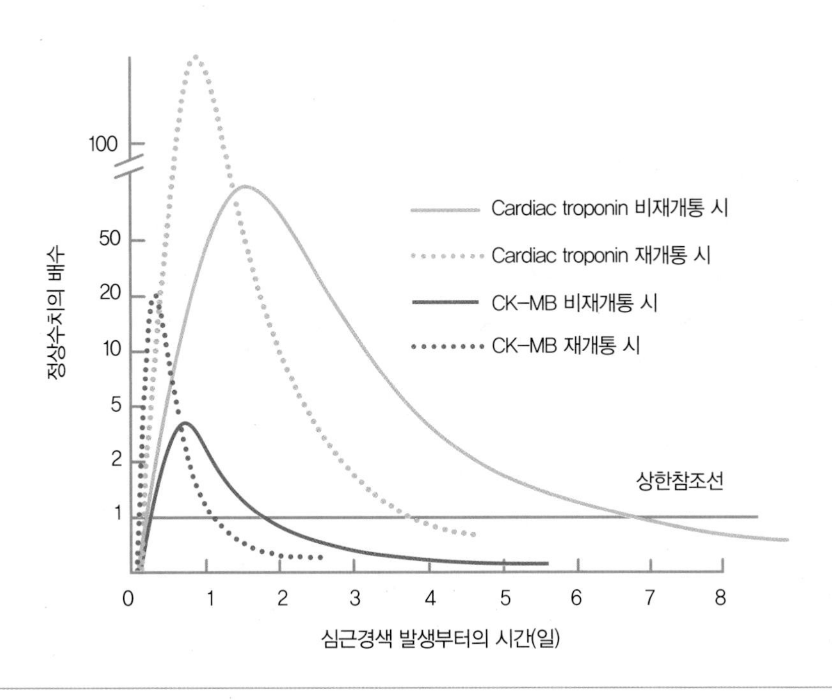

그림 30-1 시간에 따른 심근효소의 변화

다. 그러나 운동부하 심전도검사 자체가 음성 예측율이 높은 반면, 양성 예측률이 50% 이하여서 다른 영상 검사에 비하여 진단력이 떨어지는 제한점이 있다.

4. 방사선동위원소 심근관류검사

방사선동위원소 심근관류검사는 운동능력 저하 혹은 휴식 시 심전도 판독이 어려운 환자에서 선호되며 운동부하심전도 검사에 비하여 좀 더 나은 예민도와 특이도를 가지고 있다. 하지만 동위원소를 미리 준비해 놓고 환자가 흉통이 있을 때를 기다렸다가 주사한다는 것은 현실적으로 어렵고 환자가 동위원소방까지 이동하여 영상을 얻어야 한다는 제한점이 있어 널리 이용되고 있지는 못하고 있다.

5. 심초음파

심초음파 검사는 심실의 수축 기능을 평가하여 환자의 전반적인 예후에 대한 정보를 얻을 수 있고 도플러 심초음파를 이용하면 ST분절상승 심근경색증의 심각한 합병증인 심실중격결손과 승모판역류를 진단하는데 매우 유용하며 흉통의 다른 원인을 발견할 수 있는 장점이 있다. 더불어, 국소벽 운동장애의 형태에 따라 허혈성 원인 여부를 판단하는데 도움을 주기도 한다. 또한 일부에서는 미세물집, 수포(microbubble)를 이용한 급성관상동맥증후군의 심근관류평가 연구가 활발히 진행되고 있고 방사선동위원소 심근관류검사와의 일치도가 매우 높은 것으로 알려져 있다.

6. 관상동맥 전산화단층촬영 혈관조영술

관상동맥 컴퓨터단층촬영 혈관조영술(coronary computed tomographic angiography)이 최근 급속도로 발전하고 있어 급성관상동맥증후군이 의심되는 환자에서 이용빈도가 증가하고 있다. 현재 관상동맥 컴퓨터단층촬영 혈관조영술이 임상에서 가장 많이 사용되는 것은 95% 이상의 높은 음성 예측도를 이용하여 경도 또는 중등도의 관상동맥 질환의 위험성이 있는 비전형적 흉통 환자에서 관상동맥질환을 배제하고자 하는 경우이다. 컴퓨터단층촬영검사는 심장뿐만 아니라 폐, 종격동, 흉벽 등 심장 이외에서 기인하는 흉통을 진단하는데 유용하므로 한 번의 검사로 많은 정보를 얻을 수 있는 장점이 있다. 현 ACC/AHA 진료지침에서는 관상동맥질환의 저위험 혹은 중등도 위험군에서 다른 스트레스 부하 검사를 대체할 수 있음을 제시하고 있다.

7. 심장 자기공명영상촬영

최근 아데노신을 이용한 심근관류영상을 통해 급성관상동맥증후군 환자를 진단함에 있어서 민감도와 특이도가 높으나 항상 검사가 가능하지 않고 검사 시간도 비교적 오래 걸려 효율적이지 않은 측면이 있다. 심근 부종이나 비가역적 세포손상, 심근경색 범위 등을 비교적 정확히 알 수 있어 진단적 측면보다는 예후를 평가하는데 있어서 더 유용하게 사용되고 있다.

Ⅲ 급성관상동맥증후군의 치료

1. 약물요법

산소포화도 90% 미만, 호흡곤란, 저산소증의 고위험군에서는 산소공급이 필요하다. 약물요법는 항허혈 치료와 항응고/혈전 치료를 동시에 시행한다. 흉통 조절을 위해 니트로글리세린 설하정 투여는 5분 간격으로 3회까지 투여해볼 수 있고 지속적 흉통이나 심부전, 고혈압이 있을 시 니트로글리세린을 정주한다. 베타차단제는 비보상성 심부전 및 저심박출량상태, 심장성쇼크의 고위험군 혹은 심방심실전도이상, 천식 혹은 호흡기도 질환 등의 금기 사

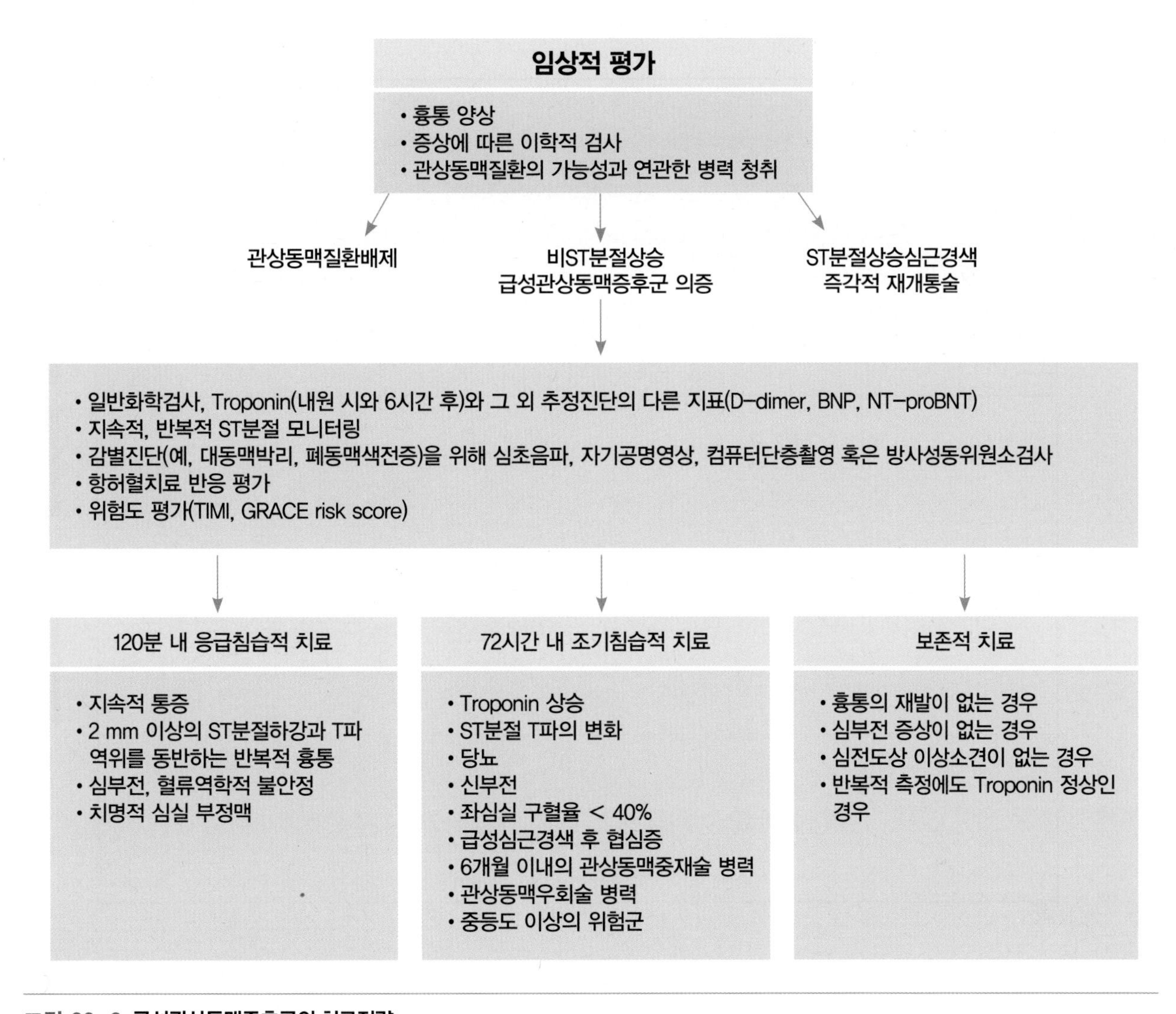

그림 30-2 급성관상동맥증후군의 치료전략

항이 없는 한 첫 24시간 이내 경구 투여를 시작한다.

특별한 금기가 없다면 모든 급성관상동맥증후군 환자에서 고강도 스타틴 치료가 권장된다. 2019년 개정된 유럽심장학회 권고안에서는 에제티마이브(ezetimibe), PCSK9 억제제 추가 등의 복합치료를 사용해서라도 초고위험 환자는 목표 LDL-C을 55 mg/dL 이하로까지 낮추기를 권고하고 있다. 좌심실구혈율 40% 이하, 고혈압, 당뇨, 안정적 만성신부전 환자에서 앤지오텐신전환효소 차단제가 권장된다. 마른기침이나 부종 등으로 앤지오텐신전환효소 차단제를 사용하기 어려운 경우에는 앤지오텐신수용체차단제로 대체할 수 있다. 더불어, 좌심실구혈율 40% 이하의 환자에게서 미네랄코르티코이드 수용체 길항제의 사용이 권고되고 있다. 항혈전치료는 항혈소판요법인 아스피린의 투여가 기본이 되며 출혈의 위험이 높지 않은 한 P2Y12 수용체 차단제를 동시에 투여하는 이중 항혈소판요법이 최소 12개월 이상 권장된다. 그간 클로피도그렐(clopidogrel) 이 많이 사용되어 왔으나 최근 진료지침에서는 티카그렐러(ticagrelor) 혹은 프라슈그렐(prasugrel)을 우선적으로 고려할 것을 권장하고 있다. 티카그렐러는 클로피도그렐과 달리 장에서 흡수되어 바로 혈소판

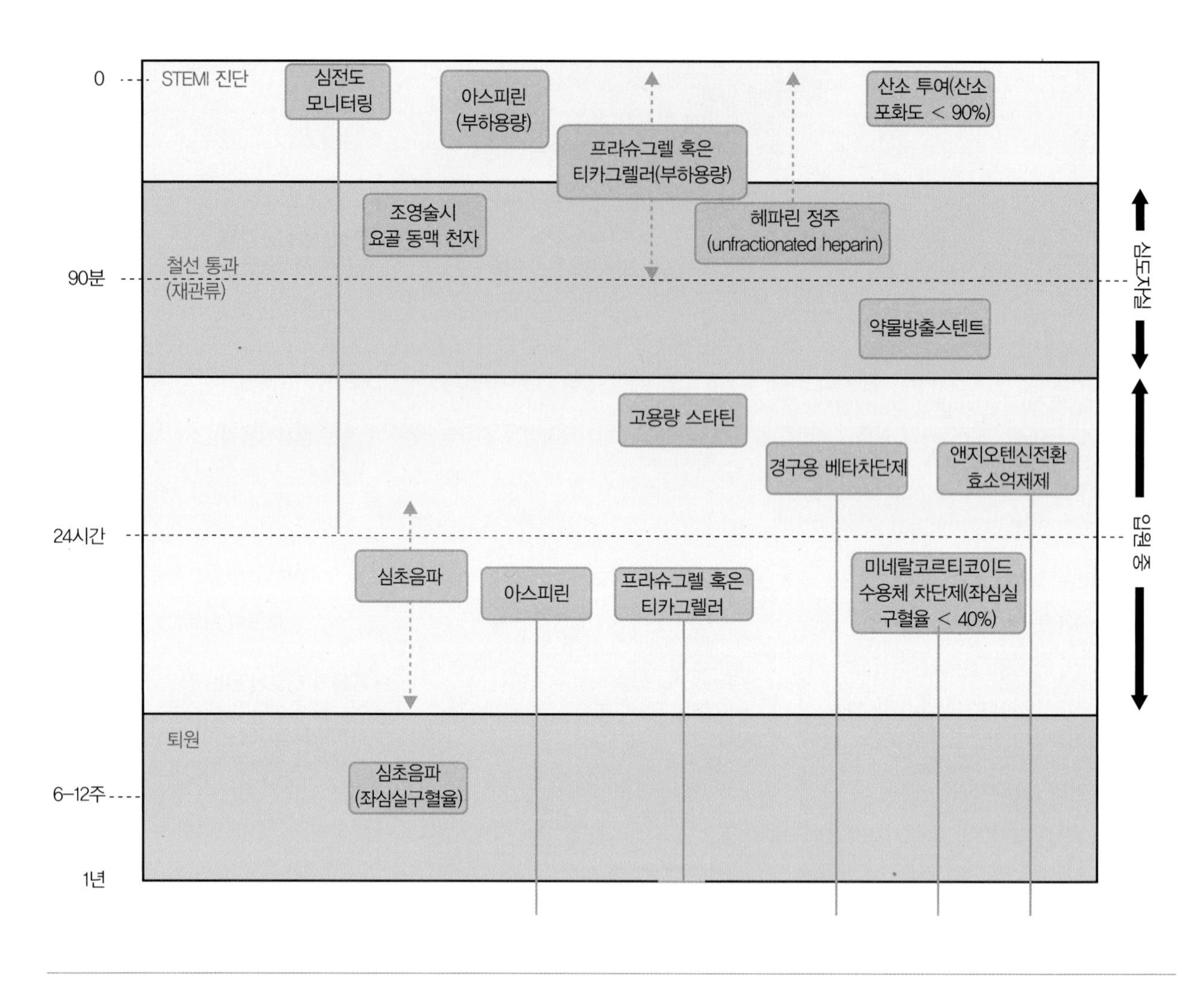

그림 30–3 ST분절상승 급성심근경색증의 치료 전략

P2Y12 수용체를 가역적으로 억제시킴으로써 작용시간이 빠르고 중단했을 때 역시 혈소판 억제 효과가 빨리 사라지는 장점이 있다. 최근 시행된 무작위 연구를 바탕으로 모든 급성관상동맥증후군 환자에서 GP IIb/IIIa의 투여는 권고되고 있지 않으며 항혈소판요법 전처치가 제대로 이루어지지 않은 고위험군에서 사용할 수 있다. 항혈전제 치료와 더불어 항응고치료도 초기치료방침에 상관없이 권장되고 있고 헤파린(unfractionated heparin)이 우선 고려되며, 저분자량헤파린, 또는 bivalirudin 등의 사용도 고려될 수 있다. 현재 진료 지침에 근거한 급성관상동맥증후군의 치료 전략은 그림 30-2과 같다.

2. ST분절상승 심근경색증의 치료

ST분절상승 심근경색증 환자의 90% 이상에서는 혈전에 의한 관상동맥의 폐쇄가 관찰되며 이러한 환자에서 가장 궁극적인 목표는 즉각적인 심근경색관련 혈관을 개통시켜 정상적인 혈류를 회복하고 심근의 괴사를 막는데 있다. ST분절상승 심근경색증의 예후는 완전 폐색된 혈관의 재개통이 얼마나 빨리 이루어지는가에 따라 결정되며 재개통의 방법은 혈전 용해술과 일차적 경피적 관상동맥중재술(primary percutaneous coronary intervention, PCI)로 나눌 수 있다. AHA/ACC 진료지침에서는 숙련된 PCI가 가능한 병원인 경우 병원 방문 90분 이내에 경피적 관상동맥중재술을 통한 혈관 재개통이 이루어지도록 할 것을 권고하고 있으며(door-to-balloon time -90분), PCI가 불가능한 병원인 경우 120분 이내에 PCI가 가능한 의료기관이 인접해 있다면 가능한 빨리 이송하도록 권고하고 있다. 만일 적절한 시간 내에 이송이 불가능하지만 내원 30분 이내에 혈전용해제 투여가 가능하고 혈전용해제 투여의 금기증이 없다면 즉시 혈전용해술을 시행할 것을 권고하고 있다(door-to-needle time -30분). 증상 발현 이후 3시간 이내라면 PCI와 혈전용해술의 효과는 대등하지만, 3시간 이상 경과한 경우 혈전용해술이 성공적으로 이루어질 가능성이 적으므로 PCI의 효과가 더 우월하다.

1) ST분절상승 심근경색증 환자의 일차적 경피적 관상동맥중재술

일차적 경피적 관상동맥중재술의 적응증이 되는 경우는 흉통 발생 후 12시간 이내와 12시간 이후라도 심근허혈에 의한 증상이 지속, 혈역학적 불안정, 생명을 위협하는 부정맥이 동반되는 상황이다. AHA/ACC 진료 지침에 의하면 충분한 시설을 갖춘 병원에 숙련된 시술자가 있고 적절한 시간 내에 시행이 가능한 경우에 증상이 발현한 지 12시간 이내이면서 중증 심부전 또는 폐부종이 있을 경우 일차적 경피적 관상동맥중재술이 반드시 시행되어야 함을 제시하고 있으며 12시간에서 24시간 이내인 경우라도 중증의 심부전이 동반되어 있거나 혈역학적 또는 전기적으로 불안정한 경우, 또는 허혈 증상이 지속될 때에도 PCI를 시행할 수 있음을 권고하고 있다. 또한 심장성쇼크인 경우에는 75세 미만이면서 흉통 발생 36시간 이내이고 심장성 쇼크가 발생한지 18시간 이내인 경우에 일차적 경피적 관동맥중재술이 반드시 시행되어야 하고 75세 이상이라도 환자의 이전 활동능력이 좋고 침습적 치료에 동의할

표 30-1 혈전용해제 금기증

절대적 금기증
• 한 번이라도 뇌출혈의 병력이 있었던 경우 • 구조적 뇌혈관 질환이 있는 경우 • 두개 내 종양이 있는 경우 • 3개월 이내의 허혈성 뇌졸중 • 대동맥 박리가 의심되는 경우 • 활동성 내부 출혈 • 3개월 이내의 두개 혹은 안면외상 • 2개월 이내의 두개내 척수내 수술 • 응급치료에 반응없이 조절되지 않는 고혈압 • 6개월 내 streptokinase를 사용한 경우
상대적 금기증
• 만성적으로 조절되지 않는 고혈압 • 증상 발현 시 심한 고혈압(수축기혈압>180 mmHg 혹은 이완기혈압>110 mmHg) • 3개월 지난 허혈성 뇌졸중 • 치매 • 절대금기증이 아닌 두개내 질환 • 외상 혹은 10분 이상의 심폐소생술 • 3주 이내의 주요 수술 병력 • 4주 이내의 내부 출혈 • 압박 지혈이 불가능한 혈관 천자 • 임신 • 활동성 소화성 궤양 • 경구 항응고치료

경우 PCI를 시행하는 것이 도움이 되는 것으로 권고하고 있다. 2017년도 발표된 유럽심장학회 가이드라인은 그림 30-3과 같다.

2) ST분절상승 심근경색증에서 혈전용해술

증상 발현 12시간 이내이고 심전도상 2개 이상의 연속된 유도에서 0.1 mV 이상의 ST 분절 상승 또는 새로 발생한 완전 좌각차단이 있는 경우가 적응증에 해당하지만, 진단 후 2시간 이내에 일차적 경피적 관상동맥중재술이 불가능한 경우에 한하여 시행되어야 한다. 우리나라의 지형적 특성상 2시간 이내 중재시술이 가능한 병원으로의 전원이 가능하기 때문에 실제 임상 현장에서 사용은 급감하고 있다. 가능한 조기에 시행하는 것이 좋으며 증상 발현 24시간 이후이고 증상이 소실된 경우, 또는 심전도상 ST

분절 상승이 없는 경우라면 혈전용해술은 도움이 되지 않는다. 혈전용해술의 문제점은 재관류될 때까지의 시간지연(45-60분), 낮은 90분 개통률(60-80%), 낮은 성공적인 심근관류(완전 관류) 달성률(40-55%), 성공적인 혈전용해요법 후에도 높은 재경색 발생률, 경색 후 심근허혈의 발생(10-15%) 및 심각한 출혈성 합병증이 지적되고 있으며 표 30-1과 같은 금기증이 있는 경우에는 적용하기 어렵다.

참고문헌

1. 2017 ESC Guidelines for the management of acute myocardial infarction in patients presenting with ST-segment elevation. The Task Force for the management of acute myocardial infarction in patients presenting with ST-segment elevation of the European Society of Cardiology (ESC). European Heart Journal 2018;39:119-7.

2. 2019 ESC/EAS Guidelines for the management of dyslipidaemias: lipid modification to reduce cardiovascular risk: The Task Force for the management of dyslipidaemias of the European Society of Cardiology (ESC) and European Atherosclerosis Society (EAS). European Heart Journal 2019;1-78.

3. American College of Cardiology. American Heart Association Task Force on Practice Guidelines; Society for Cardiovascular Angiography and Interventions; Society of Thoracic Surgeons; American Association for Clinical Chemistry. 2014 AHA/ACC Guideline for the Management of Patients with Non-STElevation Acute Coronary Syndromes: a report of the American College of Cardiology/ American Heart Association Task Force on Practice Guidelines. J Am Coll Cardiol 2014;64:e139-228.

4. American College of Emergency Physicians. Society for Cardiovascular Angiography and Interventions. 2013 ACCF/AHA guideline for the anagement of ST-elevation myocardial infarction: a report of the American College of Cardiology Foundation/American Heart Association Task Force on Practice Guidelines. J Am Coll Cardiol 2013;61:e78-140.

5. Antman EM, Anbe DT, Armstrong PW, et al. ACC/AHA guidelines for the management of patients with ST elevation myocardial infarction: A report of the American College of Cardiology/ American Heart Association Task Force on Practice Guidelines (Committee to Revise the 1999 Guidelines for the Management of Patients with Acute Myocardial Infarction). Circulation 2004;110:e82-292.

6. Bonow RO, et al. Braunwald's Heart Disease. 10th ed. Churchill and Livingstone: Sunders Elsevier.

7. Dennis L, Kasper, et al. Harrison's Principle of Internal Medicine. 19th ed. New York: Mc Graw Hill Medical.

8. Keeley EC, Hillis LD. Primary PCI for myocardial infarction with ST-segment elevation. N Eng J Med 2007;356:47-54.

중환자의학

31

CRITICAL CARE MEDICINE

부정맥

김성환

I 부정맥 환자의 접근

부정맥은 심박동의 빠르기나 규칙성에 이상이 생기는 것이며, 이에 따른 혈역학적 이상으로 두근거림, 흉부 불편감, 어지럼증, 실신, 돌연사와 같은 임상적 문제를 일으킨다. 맥박 촉지, 경정맥파 변화 관찰 및 청진을 통해서 부정맥 유무를 알아낼 수도 있지만, 가장 중요한 것은 심전도를 통한 정확한 진단이다. 대부분의 중환자들은 심전도 모니터링을 하고 있으며[대부분 유도 II], 이것만 가지고도 대부분의 부정맥 진단이 가능하다.

부정맥은 심실의 빠르기에 따라 서맥과 빈맥으로 나눌 수 있다.

II 심전도 진단의 기초

정상 동율동일 경우, 정상의 P 파축을 보이며, 유도 II에서는 양성이다(그림 31-1A).

양성의 P파가 일정한 간격과 적절한 속도(50-90 회/분)로 관찰된다. 유도 II에서 양성의 P파를 보이나 간격이 불규칙하면 동성부정맥이며 호흡에 의한 변화일 가능성이 가장 높고 대부분 임상적으로 문제없다. 유도 II에서 양성의 P파가 일정한 간격으로 나오지만 느린 경우는 동성서맥, 빠른 경우는 동성 빈맥이다. 방실전도의 적절성은 P파 다음에 일정한 간격으로 QRS파가 나오는 것으로 평가할 수 있다. P 다음의 QRS가 일정한 간격이지만 200 msec 이상 늘어나 있다면 1도 방실차단, P 다음에 간간이 QRS가 없다면 2도 방실차단(그림 31-1B), P와 QRS가 서로 상관없이 발생한다면 3도 방실차단(=완전 방실차단, 그림 31-1C)을 의미한다.

정상의 P파 모양이 아니면서 예상되는 시점보다 먼저

A

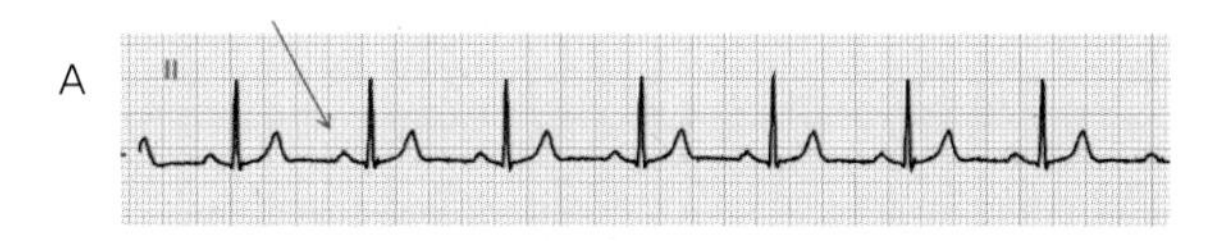

B

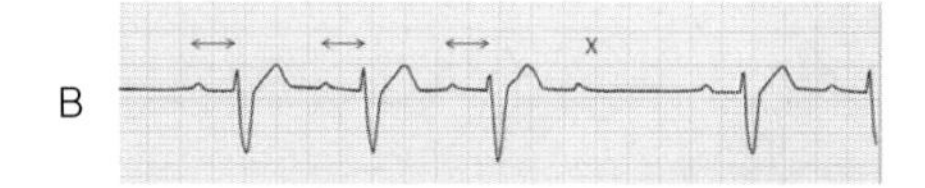

C

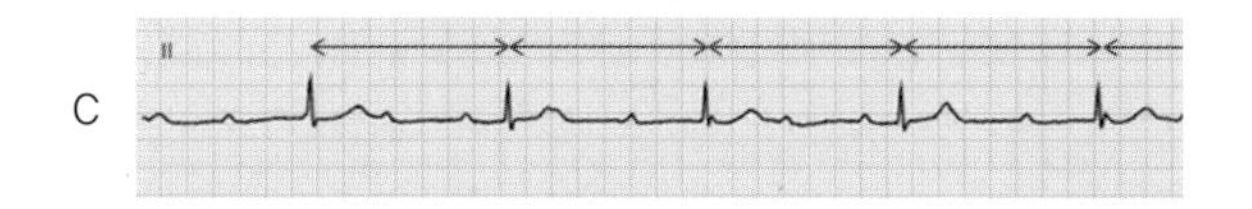

그림 31-1 방실전도 여부 평가

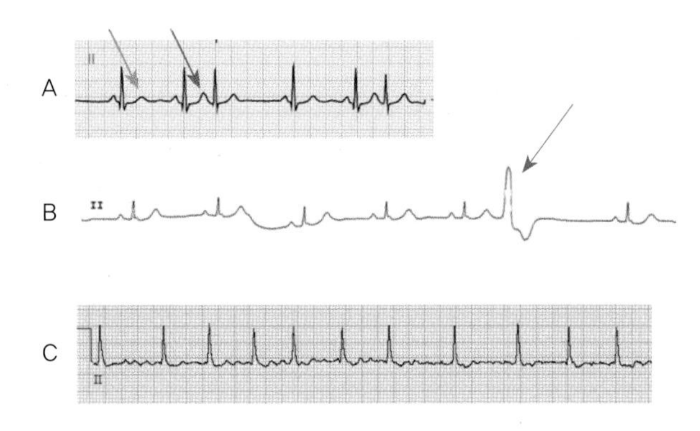

그림 31-2 조기수축 및 심방세동의 감별

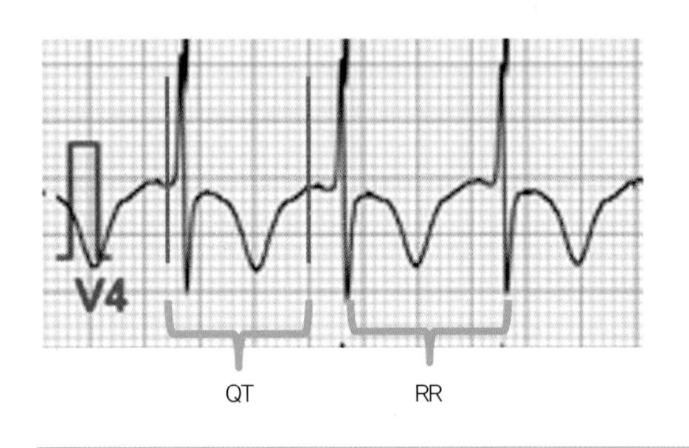

그림 31-3 QT연장의 정성적 평가

발생하는 것이 조기 심방수축이며(그림 31-2A), 정상의 QRS 파 모양이 아니면서 예상되는 시점보다 먼저 발생한 것이 조기심실수축이다 (그림 31-2B).

뚜렷한 모양의 P파가 관찰되지 않고, QRS 간격이 어떠한 패턴도 없이 불규칙할 때 [irregularly irregular] 심방세동이다(그림 31-2C). QRS의 시작부터 T파의 끝까지를 측정한 것이 QT간격이며, 심전도 기기에서 기록된 QT간격은 정확하지 않기 때문에 반드시 직접 측정해봐야 한다(그림 31-3). 또한 유도마다 QT간격이 다르게 보일 수 있기 때문에, 모든 유도에서 관찰하여 가장 긴 QT간격을 취해야 한다. 심박수가 빨라지면 QT간격이 짧아지는 것이 생리적이다. 즉, 심실의 재분극이 빨리 이루어져야 탈분극이 빨리 이루어질 수 있다. 심박수에 따라 정상 QT간격의 기준 또한 교정되어야 한다. 가장 간단한 QT연장 확인 방법은, QT간격이 RR간격의 절반 이상인 경우를 확인하는 것이다(그림 31-3). 정량적으로 평가하는 방법은 QT간격을 심전도에서 측정하고, 이에 $1/\sqrt{RR}$을 곱하는 것이다.

III 서맥

서맥은 심장의 자극 전도계 자체의 기능 이상이나 외부 요인에 대한 반응으로 나타나며 크게 동기능부전과 방실차단, 두 개의 형태로 구분한다. 임상 증상으로는 피로감, 호흡곤란, 어지럼증, 전실신, 실신이 있을 수 있다.

정상인에게도 다양한 정도의 서맥이 가능하고, 수면 중에는 심박동 수가 분당 30회 정도로 느려질 수 있으며, 접합부율동, 동정지, 방실차단 등 다양한 형태의 서맥이 발생할 수 있다. 지속하는 서맥의 유일한 치료법은 인공심박동기이며, 시술 결정의 가장 중요한 고려점은 서맥으로 인한 증상 및 증후 여부이다.

1. 동기능 부전

동결절의 기능 부전으로 동서맥이나 동정지가 반복되거나 운동 시에 적절하게 맥박수가 상승하지 않는 상태를 말하며, 이에 따른 증상이 동반될 경우 동기능 부전증후군이라고 부른다. 일종의 노화성 질환으로 나이가 듦에 따라 발생 빈도가 증가한다. 노화에 따른 동결절 조직의 특발성 섬유화가 주된 원인이나 약물(베타차단제, 베라파밀, 딜티아젬, 디곡신, 부정맥약, 항부정맥제) 부작용, 고칼륨혈증, 미주신경 항진에 의해서 발생할 수 있다. 드물게 저체온증, 갑상선 기능저하증, 뇌압 상승 등이 원인이 될 수도 있다.

동기능 부전이 있으면 여러 가지 임상 양상 혹은 심전도 소견을 보일 수 있다.

1) 지속적인 동서맥

동율동이면서 심박수가 분당 60회 이하인 경우를 의미하나, 환자의 신체 상황에 맞지 않게 심박수가 느린 것만 임상적 의미가 있다.

2) 동휴지 또는 동정지

동결절에서 전기신호가 발생하지 않는 상태를 말하며 심전도에 정상 PP간격의 정수배가 되지 않는 PP간격의 연장으로 나타난다. 대개 심정지가 3초 미만이면 동휴지, 3초 이상이면 동정지라고 표현한다.

3) 동방차단(Sinoatrial block)

동결절에서 전기 자극이 정상적으로 만들어짐에도 불구하고 동결절 주변 심방조직으로 전도되지 못하여 P파가 생성되지 못하는 것이다. 따라서, 대부분의 동방차단은 동율동 정지 기간이 정상 동율동 간격(PP간격)의 정수배가 된다. 동결절에서 일정한 간격으로 전기신호는 계속 만들어졌으나 단지 심방으로 전도만 일시적으로 되지 않은 것이기 때문에, PP간격이 정수배가 되는 것이다. 엄밀한 의미에서는 동결절 기능장애는 아니지만, 임상적 의미는 동결절 기능장애와 차이가 없으며, 동기능 부전 증후군의 심전도 양상의 하나로 간주한다. 치료 또한 같다.

4) 빈맥-서맥 증후군

심방세동, 심방조동, 심방빈맥 등 심방성 빈맥이 발작적으로 나타나고 종료된 직후에 동정지가 생기는 경우를 말한다. 발작성 심방성 빈맥이 발생하면 동결절은 억제 상태가 되며 심방성 빈맥이 종료되면 동결절이 회복되어야 하는데 동결절 기능이 저하된 경우 회복이 늦어 서맥이 발생하게 된다. 결국 동기능 부전으로 인한 것이기 때문에 동기능 부전 증후군의 하나인데, 동기능 부전의 정도가 일반적인 동정지보다는 약한 것이다. 치료법은 전통적으로 서맥에 대해서 인공심박동기를 시술하고, 빈맥에 대해서는 부정맥약, 항부정맥제를 쓰는 것이었으나, 최근 비교적 젊고 동정지가 심하지 않은 환자를 위주로 전극도자절제술이 시도되고 있다. 부정맥약, 항부정맥제는 동율동 유지 효과가 50% 정도일 뿐 아니라 서맥의 부작용이 있지만, 전극도자절제술은 서맥의 부작용이 없고 동율동 유지 효과가 더 높기 때문에 효과적일 수 있다.

5) 느린 심실반응을 동반한 심방세동

느린 심실반응을 동반한 심방세동도 전통적으로는 동기능부전 증후군의 한 양상으로 간주한다.

뚜렷한 모양의 P파가 없고, QRS 간격이 느리고 불규칙하다. 만약, 뚜렷한 모양의 P파가 없고 QRS 간격이 느리지만 규칙적이라면, 심방세동에 동반된 완전 방실차단의 가능성이 있다. QRS는 심방심실이음부, 방실접합부에서 발생하는 이탈박동으로 인해 규칙적이 되는 것이다.

2. 방실차단

방실차단은 심방 자극이 심실로 전도되는 데 장애가 있는 것을 말하며 1도(지연), 2도(간헐적 차단), 3도(완전차단) 방실차단으로 구분한다. 방실전도 지연이나 차단은 방실결절, 히스속 어느 곳에서도 발생할 수 있다. 방실차단도 동기능 부전에서와 같이 노화에 의한 특발성인 경우가 가장 흔하며, 약물, 급성심근경색 등도 감별해야 할 원인이다. 때로는 선천적인 경우도 있다.

1) 1도 방실차단

PR간격이 일정하면서 200 msec를 초과하는 경우로 정의된다. 예후는 양호하나 PR간격이 심하게 연장된 경우에는 방실조화의 상실로 인한 증상이 생길 수 있다.

2) 2도 방실차단

간헐적인 방실전도차단에 의하며, 두 가지 유형이 있다.

① Mobitz I형: PR간격이 점진적으로 증가하다 전도차단이 나타나는 경우를 말하며 Wenckebach형 방실차

단이라고도 한다. 방실차단 후 첫 번째 PR간격은 원래 간격으로 다시 짧아진다. 증상이 없고 구조적 심장 질환이 없는 경우는 대부분 특별한 치료가 필요하지 않으며 예후 또한 양호하다.

② Mobitz II형: Mobitz I형과 달리 PR간격의 점진적인 연장없이 방실차단이 발생하는 경우를 말한다(그림 31-1B). 방실차단 부위가 히스속 이하인 경우가 많고, 방실차단의 정도가 악화되는 경우가 많다.

3) 3도 방실차단

심방을 탈분극시킨 전기신호가 심실에 전달되지 못하는 경우를 말한다. 심방과 심실이 전기적으로 차단되어 있는 상태이다. 이 때 발생하는 QRS파는 전도차단 아래 부위에 존재하는 잠재성 심박조율기에서 만들어진 것이다(그림 31-1C). 따라서 QRS파는 P파보다 느리고 P파와 무관하며, 규칙적인 간격으로 나타난다.

3. 서맥의 치료

1) 아트로핀

아트로핀은 증상이 있는 급성 서맥의 일차 치료약제이다. 아트로핀은 증상이 있는 동서맥, 동정지, 방실차단 환자들에서 외부 심박조율을 기다리는 동안 투여를 고려해야 한다. 서맥 환자에서 아트로핀은 초회 0.5 mg을 정주하고 동일 용량을 매 3-5분마다 최대 누적 용량 3 mg까지 투여할 수 있다. 0.5 mg 미만의 초회 아트로핀 용량은 역설적으로 심박수의 감소를 유발할 수 있으므로 투여하지 않는다. 또한 심근 허혈이나 심부전 증상을 보이는 서맥 환자들에게 아트로핀 투여로 인해 외부 심박조율이 지연되어서는 안 된다.

심근경색을 비롯해 급성 관상동맥 허혈 환자에서 아트로핀을 사용하는 경우 심박수 증가로 인해 허혈이 악화될 위험성이 있으므로 투여에 주의를 요한다. 또한 심장이식을 받은 환자들은 이식된 심장에 미주신경 분포가 없으므로 아트로핀의 효과를 기대하기 힘들다. Morbitz 2형 혹은 완전 방실차단 환자에서 아트로핀의 투여는 전도 차단을 도리어 악화시킬 수 있으므로 주의가 필요하다. 따라서 이러한 환자들에서는 신속하게 경정맥 심박조율을 시행해야 하며, 준비하는 동안 이소프로테레놀이나 경피적 심박조율을 사용한다.

2) 심박조율

경피적 심박조율은 증상이 심한 서맥 환자의 응급 치료에 사용해 볼 수 있다. 경피적 심박조율은 즉각적으로 시행할 수 있는 장점이 있으나, 심한 통증을 유발할 수 있으며 심박조율이 잘 되지 않을 가능성이 높기 때문에 오래 유지하기는 대부분 어렵고 경정맥 심박조율을 준비해야 한다. 약물이나 경피적 심박조율에 반응이 없는 환자의 경우 경정맥 심박조율을 시행한다. 경정맥 심박조율은 대퇴정맥 혹은 경정맥을 통해 시행할 수 있다. 대퇴정맥을 이용하면 심박조율이 쉽고 안정적이지만 환자가 불편하고 감염의 위험성이 상대적으로 높다. 경정맥을 이용하면 심박조율이 상대적으로 불안정하지만, 환자가 다소 편하기 때문에 상대적으로 오랜 시간을 유지할 수 있다. 심박조율이 필요한 서맥이 지속되면 영구형 심박조율기 삽입 여부를 고려한다.

3) 대체 약물

이소프로테레놀은 증상이 있는 서맥의 일차 치료약제는 아닐지라도 아트로핀에 반응이 없거나, 아트로핀이 지속적으로 필요할 때 대체 약물로서 고려해 볼 수 있다. 특히 베타차단제, 베라파밀, 딜티아젬의 과량 투여와 같은 상황에서 적절하다. 이소프로테레놀은 베타 항진제로 심박수를 증가시킨다. 심박수를 증가시키기 위한 성인 권장 투여량은 분당 0.5-2 μg 이며, 이보다 높은 용량에서는 흉부불편감이 심해서 진정 상태가 아니면 투여가 어렵다. 정맥 주입을 시작해 환자의 심박수 및 리듬 반응을 지켜보며 점차 높은 용량으로 적정해 간다.

Ⅳ 빈맥

빈맥은 전기신호의 발생 위치에 따라 상심실성빈맥과 심실빈맥으로 나눈다. 또한, QRS의 너비에 따라 좁은 QRS파 빈맥(120 ms 미만)과 넓은 QRS파 빈맥(120 ms 이상)으로 분류하기도 한다. 좁은 QRS파 빈맥은 대부분 상심실성빈맥이며 넓은 QRS파 빈맥은 심실빈맥인 경우가 많다.

발열, 탈수, 염증, 흥분 등의 자극이 있거나 빈혈, 갑상선 기능항진의 상태가 되면, 이에 따른 생체 반응으로 심박수가 빨라진다. 임상적 상태를 관찰하고 빈맥이 일차 원인인지, 아니면 다른 원인 질환의 결과인지 판단하는 것이 중요하다. 서맥과 마찬가지로 저산소증은 빈맥의 원인이 될 수 있으므로 빈맥 환자의 초기 검사에는 빠른 호흡, 늑간 함몰, 역행성 복식호흡 등 호흡노력 증가 징후 및 혈중 산소 포화도를 확인하는 과정이 포함되어야 한다. 빈맥이 직접적인 원인이 되어 환자에게 급성 신경학적 변화, 허혈성 흉통, 급성심부전, 저혈압 또는 쇼크가 발생하는 경우, 즉각적인 심율동 전환 혹은 제세동을 시행한다. 환자의 혈역학적 상태가 안정적이라면 시간적 여유를 가지고 12-유도 심전도를 시행해 리듬을 분석하고, 빈맥의 감별 진단을 위해서 아데노신을 투여해볼 수 있다.

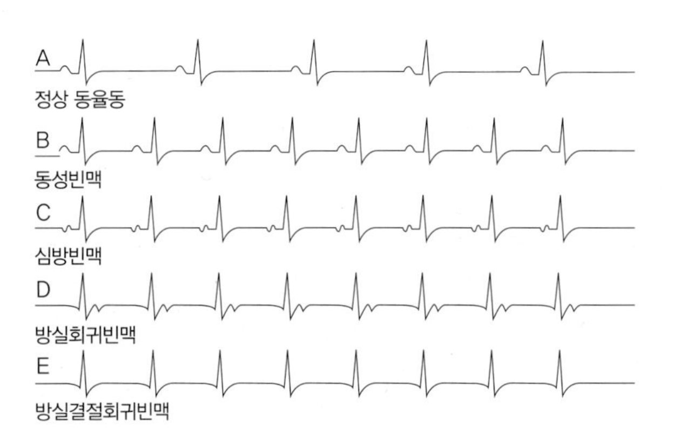

그림 31-4 상심실성빈맥의 감별

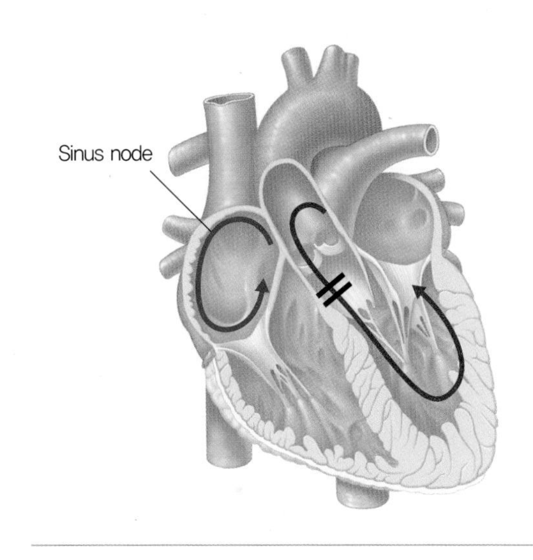

그림 31-5 아데노신을 이용한 상심실성빈맥의 감별

1. 상심실성빈맥

상심실성빈맥은 발생 위치에 따라 다음과 같이 나눈다.

- 동성빈맥
- 방실결절회귀빈맥
- 방실회귀빈맥
- 심방조동
- 심방세동
- 심방빈맥

심전도에서는 단지 심방 및 심실의 전기적 활성도만을 알 수 있으며, 동결절 자체에서 나오는 신호는 알아낼 수가 없다. 심전도를 보고 동율동이라고 말하는 것은 단지 동율동인 경우에 예상되는 심방 활성도에 부합하는지를 확인하는 것이다. 따라서 심방 전기축의 정상 유무(0-90°, 즉 I +, aVF +)로 동율동임을 판단한다.

1) 발작성 상심실성빈맥

상심실성빈맥 중, 방실결절회귀빈맥, 방실회귀빈맥, 심방빈맥을 발작성 상심실성빈맥이라고 하며, 좁은 의미로는 심방빈맥은 여기에서 제외된다(그림 31-4).

상심실성빈맥의 감별진단이 어려운 경우는, QRS 및 T파에 묻혀 뚜렷한 P파를 관찰하기 어려울 때이다. 따라서

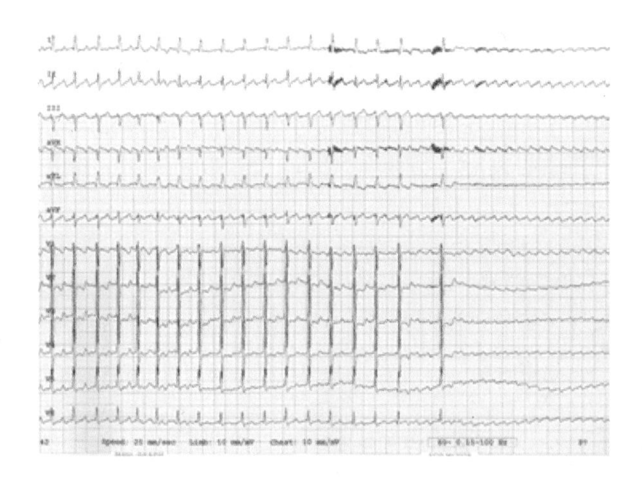

그림 31-6 아데노신 투여 후, 일시적인 방살차단이 발생하여 심방조동이 확인된 증례

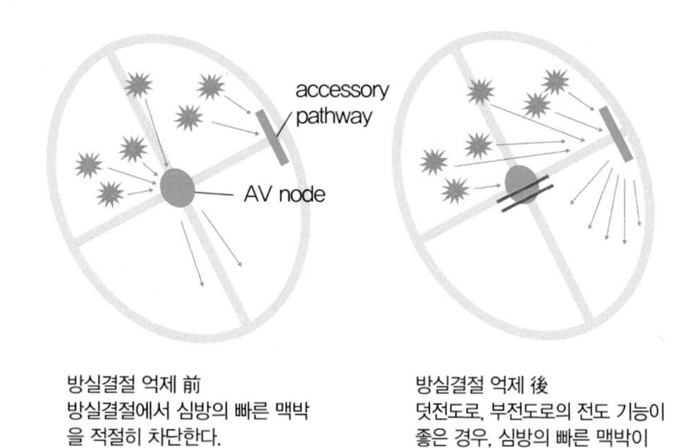

그림 31-7 덧전도로, 부전도로를 가진 환자에서 심방세동이 발생하였을 때, 방실결절 억제에 따른 심실세동의 발생기전

일시적인 방실차단을 시켜서 QRS 및 T 파를 나오지 않게 하면, 상심실성빈맥의 감별진단에 큰 도움이 된다(그림 31-5).

비약물 요법으로 경동맥 자극를 시행해볼 수 있으나 효과적이지 않은 경우가 대부분이며, 시행 전에 협착에 의한 경동맥 잡음(bruit)은 없는지 확인해야 한다. 약물 요법으로는 아데노신 주입이 효과적이며, 6, 12 mg을 차례로 정주할 수 있다. 가능하면 심장과 가까운 정맥으로 주입하며, 신속 주입이 되도록 생리식염수를 곧이어 정주한다. 단, 중심정맥관을 통해 아데노신을 투여할 때는 반드시 말초정맥관 투여 시의 절반 용량을 투여해야 한다. 일시적인 흉통, 호흡곤란이 있을 수 있으므로, 환자에게 미리 주지시켜야 하며, 아데노신 주입 후 방실차단이 심할 때 환자에게 기침을 시키면 서맥에서 회복되는 데에 도움이 된다. 아데노신 주입으로 빈맥이 종료되는지 여부도 중요하지만, 일시적인 방실차단 동안에 P파가 나타나지는 않는지, 나타나면 어떤 모양인지를 반드시 기록해 두어야 한다(그림 31-6).

또한, 아데노신 주입 후에 일시적으로 심방세동이 나타날 수 있으므로, 감별진단 시에 염두에 두어야 한다. 아데노신으로 전혀 방실차단이 관찰되지 않는다면, 심실빈맥임에도 좁은 QRS빈맥을 보일 수 있는 특발성 심실빈맥을 의심해보아야 한다.

심방과 심실은 방실결절을 통해서만 전기적으로 연결되어 있고 다른 부위는 차단되어 있는데, 덧전도로, 부전도로는 심방과 심실을 연결하는 또 다른 길이다. 평소 덧전도로, 부전도로에 의한 조기흥분이 있으면서, 덧전도로, 부전도로와 연관된 상심실성빈맥(방실회귀 빈맥 혹은 심방세동)이 있는 경우, WPW (Wolff-Parkinson-White) 증후군으로 정의한다. WPW와 심방세동이 합병되어 있는 경우, 아데노신, 베라파밀, 딜티아젬, 디곡신 등 방실결절 전도를 억제하는 약물을 쓰면 덧전도로, 부전도로를 통해서 심방세동의 전기신호가 걸러지지 않고 내려갈 수 있다. 이렇게 되면 심실세동을 유발할 수 있어 절대 금기이다(그림 31-7).

2. 심방세동 및 심방조동

심방세동은 상심실성빈맥의 일종이지만, 중환자실에서 흔하며 중요한 부정맥이기 때문에 따로 기술하기로 한다. 중환자실 환자의 경우, 심방세동 유병률은 보다 증가

표 31-1 심방세동의 분류

분 류	지속시간 및 특징	리듬 조절 가능성
발작성 심방세동	자연 소실되거나 7일 이내 지속	+++
지속성 심방세동	7일 넘게 지속	++
장기지속성 심방세동	1년 넘게 지속	+
영구형 심방세동	- 동율동 전환을 시도하지 않기로 동의 - 동율동 전환에 실패하였을 때	없음

하고 다양하여 5-46%까지 보고된다. 심방세동이란 심방이 규칙적으로 흥분하지 않고 심방의 각 부분이 빠른 속도로 무질서하게 흥분해서 불규칙한 리듬을 형성하는 질환이다. 나이듦에 따라 유병률이 증가하는 질환이며, 음주와 갑상선 기능항진증이 가역적인 원인이 되기 때문에 꼭 확인해야 한다. 수술, 전신 염증 등이 유발요인이 될 수 있어, 중환자실에서 가장 흔하게 관찰되는 부정맥이다.

1) 심방세동의 분류

심방세동은 지속시간에 따라 발작성과 만성으로 구분하기도 하였지만, 만성의 경우 리듬 조절 가능성에 따라 지속성, 장기지속성, 영구형으로 세분한다(표 31-1).

또한, 혈전 발생의 위험이 큰 판막 질환(류마티스성 승모판 협착증, 기계 판막, 조직 판막, 혹은 성형술을 시행한 승모판막)이 있으면 판막성 심방세동이라고 하고, 없으면 비판막성 심방세동으로 구분하기도 하였지만, 혼동을 줄 수 있는 용어라고 하여 최근에는 사용하지 않는 추세이다.

심실에 혈액을 채워주는 것이 심방의 역할이다. 심방세동이 되면, 심실에 혈액이 충분히 채워지지 못하게 되어, 결국 심박출량이 감소하게 된다. 이러한 결과로, 피로감, 호흡곤란, 폐부종 등 심부전 증상이 생기거나 악화될 수 있다. 이보다 더 중요한 임상 문제는, 불규칙한 맥박과 심방 수축력 감소로 인해, 심방에서 혈전이 발생할 위험이 높아지는 것이다. 심방에서 발생한 혈전은 결국 전신색전증, 뇌졸중으로 이어질 수 있다.

2) 심방세동의 치료

심방세동의 치료방침은 크게 두 가지 관점에서 결정해야 한다. 첫째는, 항응고요법의 결정이고, 둘째는 동율동 전환 시도 혹은 심박수 조절이다. 최근에는 항응고요법을 쓸 수 없거나, 효과가 없는 경우에 대부분의 혈전이 발생되는 좌심방이를 덮어버리는 폐색술을 고려하기도 한다(그림 31-8).

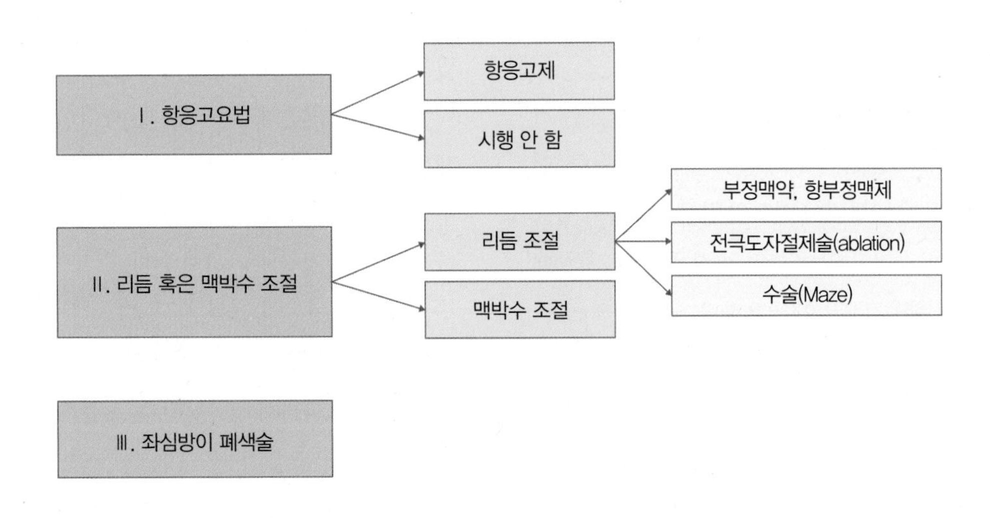

그림 31-8 심방세동의 치료전략

표 31-2 CHA_2DS_2-VASc score

항목	점수
울혈심부전	1
고혈압	1
연령 ≥ 75세	2
당뇨	1
뇌졸중/일과성 뇌졸중/전신색전증	2
혈관질환(심근경색증, 말초혈관질환, 혹은 대동맥 죽상경화)	1
65-75세	1
여성	1

표 31-3 CHA_2DS_2-VASc score에 따른 연간 뇌졸중 발생률

점수	연간 뇌졸중 발생률 (%)
0	0
1	1.3
2	2.2
3	3.2
4	4.0
5	6.7
6	9.8
7	9.6
8	6.7
9	15.2

(1) 항응고요법의 결정

심방세동에 동반될 수 있는 질환 중, 혈전의 위험을 가장 높이는 것이 승모판 협착증과 비후성 심근증이다. 이 2가지가 심방세동에 합병되어 있으면 항응고요법이 필요하다. 기계판막을 가지고 있는 환자의 경우, 심방세동 때문이 아니더라도 항응고요법이 필요하다. 그 이외의 경우, 혈전 발생의 위험도를 CHA_2DS_2-VASc score로 평가한다(표 31-2).

우리나라, 미국, 유럽 진료지침 모두, CHA_2DS_2-VASc score 2점 이상인 경우, 항응고요법을 추천하고 있다. 아스피린은 심방세동 환자의 항응고요법으로 더이상 추천되지 않는다. 중환자들의 경우, 수술, 패혈증 등의 상황에서 심방세동이 발생하는 경우가 드물지 않다. 이렇게 발생하는 심방세동은 환자가 그만큼 위중하다는 것을 나타내는 것일 수도 있지만, 심방세동 자체로 혈역학적으로 불안정해질 뿐 아니라, 혈전, 색전의 위험이 높아지기 때문에 간과하기 어렵다. 중환자실에 입원한 환자의 경우, 심방세동 발생 48시간이 지나면, 일반적인 심방세동 환자의 항응고요법 원칙에 따르는 것이 추천된다. 단지, 혈소판 감소증, 프로트롬빈의 연장 등 중환자들에게 흔히 동반될 수 있는 출혈 경향을 고려한 임상 판단이 필요하다.

와파린 대체재로 개발된 비타민 K 비의존성 항응고제가 와파린에 비교하여 효과가 떨어지지 않고, 부작용은 적다는 연구결과가 속속 발표되면서, 승모판 협착증이 없는 심방세동, 심부정맥혈전증/폐색전증 환자에게 점차 널리 사용되고 있다. 현재 우리나라에서 사용할 수 있는 약제로는 직접 트롬빈 억제제로서 다비가트란(110-150 mg bid), Xa 억제제로서 리바록사반(15-20 mg qd), 아픽사반(2.5-5 mg bid), 에독사반(15-60 mg qd)이 있다. 신장 기능이 좋지 않거나(<30 mL/min) 노인의 경우에 감량을 해야 하고, 투석 환자에게는 일반적으로 금기이다. 위중한 출혈로 인해 항응고 효과를 빨리 없애야 하는 상황이라면, 다비가트란을 복용하던 환자의 경우, 항응고 효과를 없애기 위해 혈액투석을 시행해볼 수도 있지만, 역전제인 이다루시주맙 2.5 mg을 정주로 2번 투여하는 것이 효과적이다. 다른 약제의 경우, 역전제가 곧 출시될 예정이다(2020년 3월 현재). 반감기가 10시간 정도로 짧기 때문에, 침습적인 시술, 수술이 예정된 경우, 정상 신장 기능을 가진 환자라면 일반적으로 1-2일만 중단하면 된다.

(2) 동율동 전환법과 심박수 조절법

심방세동 환자에서, '심박수 조절과 리듬 조절 중 어떠한 것이 더 좋은가'에 대한 논란의 본격적인 시작은 2002년 AFFIRM 연구이다. 이상, 비정상인 심방세동 리듬을 정상 리듬으로 바꾸려는 노력이 좋은 결과를 보일 것

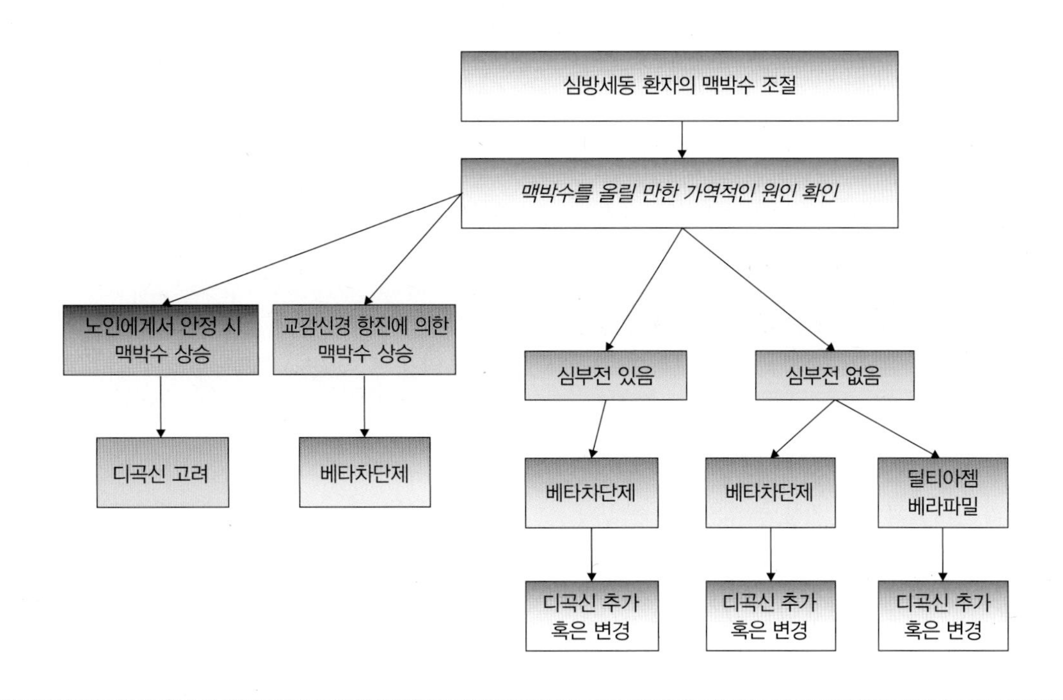

그림 31-9 심방세동 환자의 맥박수 조절법

표 31-4 맥박수 조절 약제 및 성인 용량

	경구	정주
에스몰롤		500 mcg/kg 1 분간, 이후 분당 50-300 mcg/kg
프로프라놀롤	10-40 mg TID or QID	
카베딜롤	3.125-25 mg BID	
비소프롤롤	2.5-10 mg QD	
베라파밀	180-480 mg QD(서방형)	2분 동안 5-10 mg, 이후 30분 동안 10.0 mg. 효과가 없으면, 분당 0.005 mg/kg/지속 정주
딜티아젬	120-360 mg QD(서방형)	2분 동안 0.25 mg/kg 정주, 이후 시간 당 5-15 mg

으로 예상하였지만, 결과는 심박수 조절과 리듬 조절 시도군에서 뇌졸중 발생률에 차이가 없었으며, 통계적으로 유의하지 않지만 리듬 조절 시도군에서 사망률이 증가하는 경향을 보였다. 예상을 벗어난 이러한 결과는 여러 가지로 해석될 수 있지만, 가장 큰 이유는 '리듬 조절 시도군'에서 실제로 정상 리듬으로 회복되고 유지된 환자가 그리 많지 않다는 점에 있다. 부작용이 많은 '부정맥약, 항부정맥제'를 투여한 '리듬 조절 시도군'에서, 사망률이 개선되려면, 심방세동이 정상 리듬으로 많이 유지되어야 하는데 그렇지 못했던 것이다. 실제, AFFIRM 연구에서 '정상 리듬 유지군'과 '심방세동군'으로 나눠서 분석해보면 [on treatment analysis], '정상 리듬 유지군'에서 뇌졸중이 감소하는 결과를 보였다. 이와 같은 결과를 놓고 판단하였을 때, 임상에서 '리듬 조절'을 시도해야 하는 환자는, '실제로 정상 리듬으로 잘 유지가 될' 환자들이다. 초기의 환자들로 발작성 심방세동이 대표적인 경우이다. 지속성 심방세동이라도 1년이 넘지 않았거나, 좌심방의 크기가 작은 환자들도 고려 대상이 된다. 중환자들을 대상으로 했을 경우, 중환자실에서 새롭게 발생한 심방세동이라고 하더라도, 패혈증, 수술 직후 등 교감신경이 항진된 상태에서는 정상 동율동으로 회복될 가능성이 작다. 전기 충격이나 아미오다론 투여에도 정상 동율동으로 회복될 가능성이 작기 때문에 무리한 시도는 하지 않는 것이 좋다. 앞에서 언급하였듯 심방세동 발생 48시간이 지나면, 혈전이 이미 형

성되었을 가능성이 있기 때문에 전기 충격은 색전증을 일으킬 위험이 있다.

심박수 조절 방법을 표 31-4에 정리하였다. 중증 질환이 합병되었거나 다른 방법으로 심박수 조절이 여의치 않을 경우, 아미오다론을 사용해 볼 수 있다. 외래 환자의 상황에서, 목표 심박수는 안정 시에 분당 80 회 미만이며, 좌심실 기능이 유지되어 있고 환자가 증상이 없다면 분당 110 회 미만도 가능하다. 중환자들은 전신 상태가 좋지 않기 때문에 보상 반응으로 대부분 심박수가 빠르다. 따라서, 안정 상태의 환자들과 같은 기준을 적용할 수는 없다. 지나친 맥박수 조절은 어렵기도 하지만, 결과적으로 심박출량을 줄이기 때문에 환자에게 도움이 되지 않는다. 심방세동의 맥박수 조절에 있어 우선적으로 고려해야 할 사항은, 가역적인 원인을 확인하고 교정하는 것이다. 탈수, 빈혈, 통증, 염증, 갑상선 기능항진증 등 동성빈맥을 유발하는 모든 원인이 심방세동에서도 맥박수를 올릴 수 있다. 수술 직후 등 교감신경이 항진되는 상황에서는 베타차단제가 효과적이고, 부교감 신경이 저하된 노인 환자에서의 안정 시 맥박수 상승에 대해서는 디곡신이 효과적이다(그림 31-9).

디곡신은 여러 연구에서 혈중농도가 증가할수록 사망률이 높아짐이 보고되었고, 2019년 ACC/AHA 진료지침에서는 맥박수 조절을 위한 1차 치료 약제에서 제외되었다. 또한, 신장 기능에 따른 감량이 필요하다.

심방세동을 정상 동율동으로 전환하는 방법으로는, 전기적 동율동 전환, 부정맥약, 항부정맥제, 전극도자절제술, 메이즈 수술이 있다. 중환자의 경우에 해당되는 전기 충격과 부정맥약, 항부정맥제에 대해서만 언급하기로 한다.

심방세동이 48시간 이상 경과하지 않은 경우와 같이 전신적 색전증의 위험이 낮은 경우에는 바로 동율동 전환을 시도해볼 수 있다. 하지만 심방세동 시작 시점을 환자가 정확하게 알 수 없을 가능성을 반드시 염두에 두어야 한다. 48시간 이상 심방세동이 지속한 경우에는 경식도 초음파를 통해 좌심방에 혈전이 없다는 것이 확인하거나, 적어도 3주 동안 적절한 항응고요법이 필요하고, 동율동으로 전환된 후에도 4주 동안 항응고요법을 시행하여야 한다. 48시간이 지났으나, 혈역학적으로 불안정하여 전기적 심율동전환을 시행했을 경우, 직후에 항응고요법을 시작하여, 최소 4주 동안 유지해야 한다.

심방세동을 정상 동율동으로 전환하기 위해 사용하는 경구 약제는, Vaughan Williams 분류로 Ic 와 III 계열 약제이다. 베타차단제, 칼슘차단제, 디곡신은 방실결절에 작용하여 맥박수를 조절할 뿐, 심방세동을 정상 동율동으로 전환하는 효과는 없다. 부정맥을 치료하기 위해 투여되는 부정맥약, 항부정맥제는 오히려 부정맥을 조장하는 proarrhythmia의 위험이 있으므로, 유의해야 한다. 모든 부정맥약, 항부정맥제가 서맥의 위험이 있으며, Ic 계열 약물은 심방세동이 심방조동으로 변화할 수 있고, 특히 심실근육이 정상이 아닌 환자에게 Ic 계열 약물을 투여했을 경우 치명적인 심실빈맥 혹은 심실세동의 위험이 있어 절대 금기이다. 부정맥약, 항부정맥제를 투여했는데도 심방세동이 지속된다면, 효과는 기대할 수 없이 부작용의 가능성만 있는 것이므로, 반드시 부정맥약, 항부정맥제를 중단해야 한다.

3) 심방조동

심방세동이 있는 환자에게 흔히 동반되어 관찰될 수 있는 부정맥이다. 경우에 따라서는 심방빈맥과 혼용되기도 한다. 심방을 회로로 삼아 회귀하는 기전을 가지고 있으며, 대개 우심방을 시계 반대방향으로 회전하면서 생기는 전형적인 심방조동이 가장 흔하다. 전형적 심방조동의 경우, 전극도자절제술이 비교적 안전하고 효과적으로 이루어질 수 있기 때문에 치료방침 결정에 반드시 고려해야 한다. 그에 반해, 비전형적 심방조동은 원인이 되는 전기 회로를 심전도만으로는 알기 어렵고, 시술 부위 또한 접근이 어려운 경우가 많아서 전극도자절제술 결정에 신중해야 한다. 따라서 심방조동의 경우, 전형적인지 비전형적인지를 심전도 소견으로 구분하는 것이 치료방침 결정에 중요

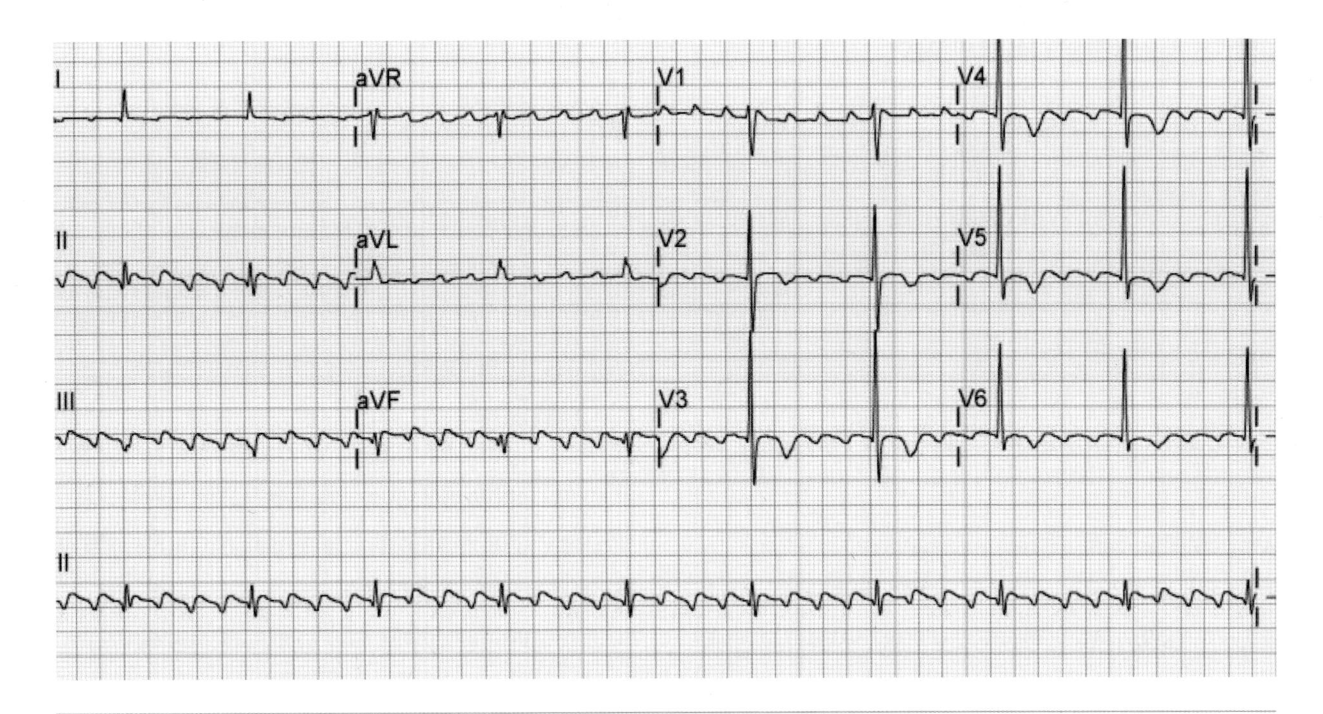

그림 31-10 전형적 심방조동의 심전도 소견. II, III, aVF 에서 톱니바퀴모양이고, V1 에서는 뾰족한 P파이고, I 은 비교적 편평하다.

하다. 전형적 심방조동의 심전도 소견은 그림과 같다(그림 31-10).

3. 심실빈맥

1) 심전도 진단

심실빈맥은 히스속 이하 심실 근육에서 전기활동이 시작하며, 3개 이상의 연속된 박동이 분당 100회 이상으로 나타나는 경우를 말한다. 심실빈맥은 대부분 정상적인 전도로(히스속, 좌각/우각, 퍼킨지 섬유)를 따라 심실이 수축하지 않으며, 심실 전체의 수축에 시간이 오래 걸린다. 즉, 넓은 QRS빈맥의 양상으로 나타난다. 임상적으로 넓은 QRS빈맥 감별진단에 문제가 되는 것은, 심실빈맥과 일시적인 각 차단(=편위전도)를 동반한 상심실성빈맥이다. 심실 근육에서 기인하고, 3개 이상의 연속된 박동이지만, 분당 100 회 미만인 경우, 가속심실고유리듬이라고 하며, 대개 급성심근경색인 상황에서 재관류가 되었을 때 관찰할 수 있다. QRS파의 모양이 일정하지 않고, 진폭 또한 불규칙하면 심실세동이다.

표 31-5 단형 심실빈맥의 분류

	심실 근육 이상 (+)	심실 근육 이상 (−)
원인질환 및 분류	심근경색증, 확장성심근증, 비후성심근증, 부정맥유발 우심실 이형성증, 유육종증, 선천성 심장병, 수술 후 반흔	심실유출로 빈맥 (주로 우심실) 섬유속 빈맥(주로 후벽)
예후	원인질환의 예후에 따름	양호
치료	삽입제세동기 ± 전극도자절제술 ⋯▸ 아미오다론	베라파밀, 베타차단제 ⋯▸ 전극도자절제술

2) 심실빈맥의 분류와 특징

먼저 QRS가 한 가지 모양인지, 여러 모양인지를 구분한다. 다형 심실빈맥은 일반적으로 긴 QT에 의한 염전성 심실빈맥(Torsades de pointes), 브루가다 증후군 등에서 관찰된다. 단형 심실빈맥은 구조적 심질환 여부에 따라 다음과 같이 나뉜다(표 31-5).

심실빈맥의 지속 기간에 따라서, 30초 이상 지속되거나

표 31-6 동율동 전환과 제세동의 구분

분류	대상	첫 번째 에너지	QRS 동조화 여부
동율동 전환	QRS를 인지할 수 있는 빈맥 (심방세동, 단형 심실빈맥)	100–150 J	반드시 필요함
제세동	QRS를 인지할 수 없는 빈맥 (다형 심실빈맥, 심실세동)	150–200 J	하면 안 됨

혈역학적으로 불안정한 경우와 지속하지 않고 스스로 멈추는 경우로 나누기도 한다.

3) 심실빈맥의 치료

급성기 심실빈맥의 치료방침 결정은, 혈역학적 안정성 여부가 가장 중요하다. 혈역학적으로 불안정하면 응급상황으로 직류 전기쇼크를 시행해야 한다. 직류 전기쇼크는 QRS를 인지할 수 있는 지 여부에 따라, 동율동 전환과 제세동으로 나눌 수 있다. 단형 심실빈맥으로 QRS모양이 뚜렷하게 확인된다면, 전기쇼크를 반드시 QRS에 맞춰서 주여야 한다. 그렇게 하지 않으면, R on T 현상으로 심실빈맥이 심실세동으로 악화될 수 있다. 반대로, QRS 모양이 계속 변하여 정확히 인지하기 어려운 경우, QRS 동조화를 하게 되면, 전기쇼크가 되지 않으므로, 동조화를 하면 안 된다(표 31-6).

혈역학적으로 안정하다면, 심실빈맥 진단이 맞는지 심전도를 정밀하게 분석하며, 가능한 한 심전도를 길게 측정해서 심실빈맥의 강력한 증거가 될 수 있는 융합 혹은 포획 박동을 찾는다. 급성기가 지나면, 심실빈맥으로 인한 돌연심장사 예방에 초점을 맞춰야 한다. 심실빈맥으로 인한 돌연심장사 가능성에 가장 중요한 것은 구조적 심질환에 의한 심실빈맥 인지를 확인하는 것이다. 심초음파와 함께 관상동맥질환 유무 확인이 필요하다. 비가역적인 원인에 의한 심실빈맥, 다형 심실빈맥 혹은 심실세동이라면 돌연심장사 예방을 위해 삽입제세동기가 필요하다.

4. QT연장

QT연장의 원인은 선천성과 후천성으로 나눈다. 중환자실에서 문제가 되는 것은 후천성인 경우이다. 후천성 QT연장의 가장 흔한 원인은 약제와 저칼륨혈증이다. 안정제를 포함한 정신 질환 관련 약제가 잘 알려져 있지만, 거의 대부분의 약제가 QT연장의 원인이 될 수 있다. 저칼륨혈증 또한 중요한 QT연장의 원인이다. 그다지 심하지 않은 저칼륨혈증에도 QT연장이 뚜렷하게 나타날 수 있으며, 중환자들에게 흔하므로 반드시 유념해야 한다. QT연장의 최종 결과는 염전성심실빈맥(Torsades de pointes)로 환자를 사망에 이르게 할 수 있다.

가장 중요한 점은 주치의가 관심을 가지고 QT연장 여부를 관찰하면서 예방하는 것이다. 일단 QT연장이 확인된 이후에는 유발 약제, 저칼륨혈증 여부를 확인하고 교정한다. 염전성심실빈맥는 초기에는 비교적 짧고 스스로 없어지기 때문에 심전도 모니터링을 잘 관찰하지 않으면 발견하기 어렵다. 염전성심실빈맥가 확인되면 원인 교정과 함께 마그네슘 4-6 g을 혈중농도에 상관없이 정주한다. 염전성심실빈맥가 관찰된다고 하여 아미오다론을 주입하면 QT연장이 더 심해지기 때문에 절대 금기이다. 이소프로테레놀 이나 임시형 심박동기로 맥박수를 늘려주는 것도 도움이 된다.

참고문헌

1. Andrew NE, Thrift AG, Cadilhac DA. The prevalence, impact and economic implications of atrial fibrillation in stroke: what progress has been made?. Neuroepidemiology 2013;40:227-39.

2. Corley SD, Epstein AE, DiMarco JP, et al. Relationships between sinus rhythm, treatment, and survival in the Atrial Fibrillation Follow-Up Investigation of Rhythm Management (AFFIRM) Study. Circulation 2004;109:1509-13.

3. January CT, Wann LS, Calkins H, et al. 2019 AHA/ACC/HRS Focused Update of the 2014 AHA/ACC/HRS Guideline for the Management of Patients With Atrial Fibrillation: A Report of the American College of Cardiology/American Heart Association Task Force on Clinical Practice Guidelines and the Heart Rhythm Society. J Am Coll Cardiol 2019;74:104-132.

4. Joung B, Lee JM, Lee KH, et al. 2018 Korean Guideline of Atrial Fibrillation Management. Korean Circ J 2018;48:1033-80.

5. Kanji S, Williamson DR, Yaghchi BM, et al. Epidemiology and management of atrial fibrillation in medical and noncardiac surgical adult intensive care unit patients. J Crit Care 2012;27:326 e1-8.

6. Kim DH, Choi JI, Lee KN, et al. Long-term clinical outcomes of catheter ablation in patients with atrial fibrillation predisposing to tachycardia-bradycardia syndrome: a long pause predicts implantation of a permanent pacemaker. BMC Cardiovasc Disord 2018;18:106.

7. Kim SH. Management of Common Arrhythmia in the Neurological Intensive Care Unit. J Neurocrit Care 2018;11:7-12.

8. Kirchhof P, Benussi S, Kotecha D, et al. 2016 ESC Guidelines for the management of atrial fibrillation developed in collaboration with EACTS. Eur Heart J 2016;37:2893-962.

9. Moss AJ, Hall WJ, Cannom DS, et al. Improved survival with an implanted defibrillator in patients with coronary disease at high risk for ventricular arrhythmia. Multicenter Automatic Defibrillator Implantation Trial Investigators. N Engl J Med 1996;335:1933-40.

10. Salman S, Bajwa A, Gajic O, et al. Paroxysmal atrial fibrillation in critically ill patients with sepsis. J Intensive Care Med 2008;23:178-83.

11. Vamos M, Erath JW, Hohnloser SH. Digoxin-associated mortality: a systematic review and meta-analysis of the literature. Eur Heart J 2015;36:1831-8.

12. Van Gelder IC, Groenveld HF, Crijns HJ, et al. Lenient versus strict rate control in patients with atrial fibrillation. N Engl J Med 2010;362:1363-73.

13. Walkey AJ, Wiener RS, Ghobrial JM, et al. Incident stroke and mortality associated with new-onset atrial fibrillation in patients hospitalized with severe sepsis. JAMA 2011;306:2248-54.

14. Wyse DG, Waldo AL, DiMarco JP, et al. A comparison of rate control and rhythm control in patients with atrial fibrillation. N Engl J Med 2002;347:1825-33.

중환자의학

32

CRITICAL CARE MEDICINE

호흡부전

서지영

I 정의

호흡기계의 가장 중요한 기능은 우리 몸이 필요한 산소를 체내로 받아들이고, 체내 대사작용에 의해 생성된 이산화탄소를 몸 밖으로 제거하는 것이다. 호흡부전은 이런 가스교환 기능에 장애가 생겨 충분한 산소화가 유지되지 않거나 환기가 되지 않는 상태를 지칭한다. 이런 경우 저산소증과 때로는 고이산화탄소증이 발생하게 된다.

호흡 과정이 제대로 수행되기 위해서는 호흡에 관여하는 여러 해부학적 구조물들의 기능이 정상이어야 하고 또한 조화를 이루어서 기능을 해야 한다(표 32-1).

우선 (1) 뇌의 호흡중추가 호흡 욕구를 안정적으로 만들어내야 하고, (2) 이런 호흡중추의 신호가 척수와 말초 신경을 통해 호흡근육에 전달이 되어야 한다. (3) 또한 호흡근육의 기능이 정상적이어야 하며, (4) 흉곽의 역학(mechanics)도 정상적이어야 환기를 하는 데 있어서 과도한 호흡일이 필요하지 않을 것이다. 또한 위의 여러 작용에 의해 환기가 일어나면 (5) 기도, (6) 폐포-모세혈관 단위, (7) 폐혈관이 정상적으로 조화를 이루어 작동해야 가스교환이 정상적으로 일어날 수 있다. 호흡부전은 하나 혹은 여러 수준의 문제가 복합적으로 작용하여 발생하고 있기 때문에, 특정 환자의 호흡부전의 원인이 어떤 수준에서 생기는지를 평가하는 것이 중요하다.

II 호흡부전의 분류

중환자실에서 흔히 보는 호흡부전은 병태생리학적으로 4가지로 분류할 수 있다.

제1형: 급성저산소혈증호흡부전(acute hypoxemic respiratory failure)
제2형: 폐포 저환기(alveolar hypoventilation)
제3형: 주술기 호흡부전(perioperative acute respiratory failure)
제4형: 저관류/쇼크(hypoperfusion/shock)

1. 제1형 호흡부전; 급성저산소혈증호흡부전

산소화장애라고도 하며 대기하에서 동맥혈산소분압이 60 mmHg 미만인 경우를 말한다. 임상적으로 가장 흔히 보는 호흡부전의 형태이며 다른 형태의 호흡부전에서도 많은 경우 저산소혈증을 동반한다. 폐렴, 천식, 만성폐쇄폐질환의 급성 악화, 급성호흡곤란증후군, 폐부종 등 다양한 원인으로 발생하며 저산소혈증의 발생 기전은 원인

표 32-1 호흡부전의 구조-해부학적 분류

구분	요인	실례
뇌질환	구조적	뇌졸증, 뇌출혈, 뇌전이
	약물	마약, 벤조디아제핀, 바르비투르산염, 음주
	수면장애	수면-무호흡 증후군
척수-신경 기능의 감소	척수 질환	척수 손상, 척수암전이
	횡격막신경 출력감소	다발성신경염, 길랑-바레 증후군, 횡격막신경 손상, 소아마비
	신경근육 전달의 이상	중증근무력증, 근육마비약제 사용
호흡근육근력 감소	근육피로	호흡수의 증가, 호흡부전으로부터 회복기
	근육위축	장기간의 기계환기, 횡격막신경의 손상
	영양실조	
	전해질 이상	저칼륨혈증, 저인산혈증
	동맥혈가스 이상	산혈증, 저산소혈증, 고탄산혈증
	횡격막의 지방침윤	비만증
	횡격막 길이-장력 관계 이상	폐의 과팽창으로 인하여 횡격막이 편평하게 될 때
	횡격막 관류 감소	쇼크, 빈혈
흉곽의 이상	흉곽의 이상, 비정상인 형태	척추측만곡증, 누두흉, 동요 흉부, 비만저환기증후군
	흉곽팽창의 제한	흉통, 복부팽만, 다량의 흉수
기도 질환	기도 내경의 감소	점액 마개(mucus plug), 상기도폐쇄, 기관지 결핵
	기도저항의 증가	천식, 만성폐쇄폐질환
폐포-모세혈관 단위	폐포의 이상	폐렴, 급성폐손상/급성호흡곤란증후군, 폐출혈
	간질의 이상	비정형 폐렴, 간질성폐질환
폐혈관	폐혈관의 이상	폐전색증, 폐션트

에 따라 다양하며 가장 흔한 기전은 환기-관류 불균형이다. 션트가 저산소증의 주된 기전이면 단순히 고농도의 산소투여로는 저산소증이 해결되지 않을 수 있기 때문에 주의를 요한다.

2. 제2형 호흡부전; 폐포 저환기

고탄산혈증 호흡부전이라고도 하며, 대사작용으로 생성된 이산화탄소가 환기부족으로 인해 몸 밖으로 배출이 안 되어 발생하는 호흡부전을 지칭한다. 이런 경우 동맥혈이산화탄소분압이 증가하면서($PaCO_2$ >50 mmHg) 호흡성 산증이 초래된다(pH<7.3). 원인으로는 사강(dead space)의 증가, 호흡 부하의 증가, 신경근육 질환, 근육쇠약, 중추신경계 이상이나 약물 등으로 호흡 욕구의 감소, 이산화탄소생성 증가 등이 이에 영향을 미칠 수 있다. 제2형 호흡부전은 환자의 환기능력이 환자의 환기요구에 부응하지 못할 때 발생하며, 환기 예비능력이 떨어져 있는 환자들에게 자주 관찰된다.

3. 제3형 호흡부전; 주술기 호흡부전

수술 전후로 이상, 비정상인 호흡기계 및 복부 역학으로 인해 환자 폐의 기능적잔기량(functional residual capacity, FRC)이 감소하여 폐허탈을 초래하고 가스교환 장애가 오는 경우를 말한다. 원인으로는 앙와위 자세, 불충분한 통증조절, 기침반사의 억제, 과다한 수액 공급, 흡연, 비만, 복수 등이 있다. 수술 전후 호흡부전을 예방하기 위해서는 가능한 한 환자를 똑바로 앉히고, 심호흡에 방해가 되지 않도록 충분한 통증조절을 해 주고, 적극적인 기침, 객담 배출 및 폐물리요법 등으로 폐허탈 예방 및 객담배출을 유도하고, 과도한 수액 투여를 자제하며, 폐허탈을 방지하기 위해 지속기도양압(CPAP) 제공 등이 사용될 수 있다.

4. 제4형 호흡부전: 저관류/쇼크

쇼크 상태에서 심한 저관류로 인해 호흡근육의 대사 요구량을 맞출 수 없는 상태를 말한다. 정상적으로 호흡기계 근육은 전체 심박출량 및 산소공급의 5% 미만을 이용하나 쇼크 상태에서는 심박출량의 40%까지 호흡 근육이 사용할 수 있다. 이런 경우 저산소혈증이나 고탄산혈증이 없더라도 기관내삽관 한 후 기계호흡을 해줌으로써 호흡근육의 에너지 사용을 줄여 심박출량의 다른 장기 이용으로의 전환을 유도하여 환자 상태를 안정시킬 수 있다. 특히 제4형 호흡부전인 경우 산소화가 유지된다고 기도를 확보하지 않고 있다가 갑자기 환자가 급격하게 나빠질 수 있기 때문에 세심한 관찰이 필요하고 상태가 악화되는 것으로 판단되면 적극적인 기관내삽관 및 기계환기를 시행해야 한다.

Ⅲ 급성호흡기능상실, 급성호흡부전 환자의 접근 방법

급성호흡기능상실, 급성호흡부전환자의 임상상은 그 원인에 따라 다양 하게 나올 수 있고 환자의 접근방법도 달라져야 한다(그림 32-1). 일반적으로 호흡부전 환자들은 모든 응급 환자들과 마찬가지로 우선적으로 기도에 문제가 없는지를 평가하고, 필요하면 기도 확보를 하는 것이 첫 번째 고려해야 될 사항이다. 그 다음, 환자의 호흡양상과 호흡수를 평가하여 호흡부전의 심한 정도를 평가한다. 호흡수가 많을수록 환자의 상태가 위중할 가능성이 높은데 분당 25-30회 이상이 넘어가면 특별한 주의를 요한다. 또한 부호흡근을 쓰고 있는지, 호흡근육의 피로 때 나타나는 역설적 복부움직임(abdominal paradox; 흡기 시 복부가 정상적으로는 밖으로 움직여야 하는데 안쪽으로 움직이는 현상. 횡격막의 피로 및 흉곽의 과도한 음압으로 인해 발생한다) 양상이 있는지, 기이호흡(흉곽의 일부 혹은 전부가 흡기 시 안쪽으로 움직임이 있는 경우)을 하고 있는지 확인한다. 환자가 청색증이 있으면 심한 저산소증을 시사한다. 저산소증이 심하거나 고탄산혈증이 생기면 의식의 변화도 생길 수 있으므로 의식에 대한 평가가 중요하다. 가스교환의 적절성은 맥박성 산소측정기나 동맥혈가스검사를 시행하여 저산소증 혹은 고탄산혈증을 확인하

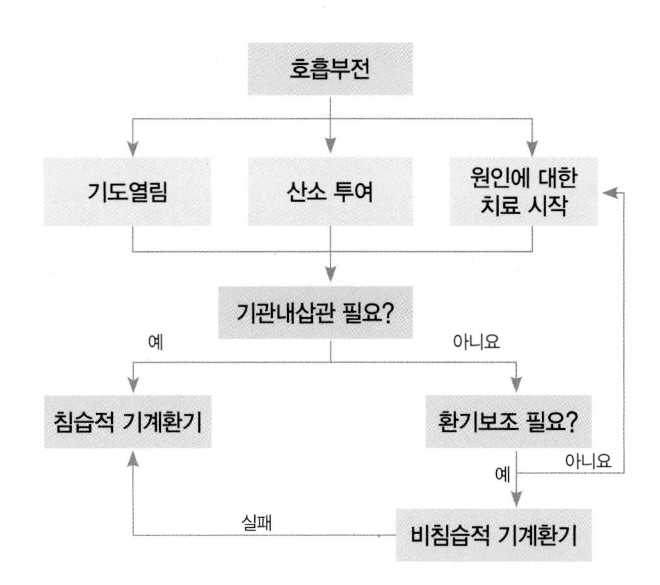

그림 32-1 호흡부전 환자에서의 임상적 접근 방법

호흡부전에 빠진 환자에서는 우선 기도열림 여부를 결정하고, 산소 투여를 시작하고, 호흡부전의 원인에 대한 치료를 시작하여야 한다. 만일 기관내삽관이 당장 필요하지 않지만 환기보조가 필요하다면 비침습적 기계환기로의 환기 보조를 고려해 볼 수 있고, 이를 실패하면 침습적 기계환기로 전환을 해야 한다. 처음부터 환자 상태가 나쁘면 침습적 기계환기를 시작한다.

며, 필요한 경우 산소 투여와 비침습적 혹은 침습적 기계환기를 시행한다.

Ⅳ 호흡부전을 일으키는 개별질환들

중환자실에서 호흡부전의 흔한 원인들은 폐렴, 심부전에 의한 폐부종, 패혈증 그리고 급성호흡곤란증후군 등이다. 그러나 이들 질환들은 이 교과서의 다른 부분에서 자세히 다루어질 예정이기 때문에 여기서는 이들을 제외한 호흡부전을 가져올 수 있는 질환들에 대해서 다루기로 한다.

1. 만성폐쇄폐질환의 급성 악화

1) 정의

만성폐쇄폐질환(chronic obstructive pulmonary disease, COPD)의 급성 악화는 'COPD 환자의 기본적인 호흡기 증상이 매일-매일의 변동범위를 넘어서 치료 약제의 변경이 필요할 정도로 급격히 악화된 상태'로 정의할 수 있다. 주된 증상으로는 호흡곤란의 악화, 기침의 증가, 가래양의 증가 또는 가래색의 변화 등이다. 급성 악화 환자 중 고탄산혈증이 동반된 경우 입원사망률이 10%에 이르며 기계환기치료가 필요했던 경우 1년 사망률이 40% 정도로 알려져 있다. 급성 악화의 원인은 여러 가지이나 가장 흔한 원인은 기도감염이다.

2) 병태생리

COPD 급성 악화의 병태생리 중에서 가장 중요한 것은 동적과팽창이다. 안정 시 호기말 공기의 흐름이 없을 때의 폐용적을 기능적잔기량(FRC)이라고 하는데 이는 흉벽이 밖으로 팽창하려는 힘과 폐의 탄성으로 인하여 폐가 안쪽으로 쪼그라들려는 경향 사이에 균형을 이루는 폐용적이다(그림 32-2). 폐가 이보다 더 높은 용적이 되면 이로 인하여 탄성압이 내부에 축적이 되어 다시 기능적잔기량까지 용적이 줄어드려는 경향이 생기고 이 압력이 안정 시에는 호기의 원동력이 된다(그림 32-3). COPD 급성 악화 시 기도 감염이나 공기 오염물질에 의해 기도의 저항이 증가하면 호기 기류가 감소할 수 밖에 없고 따라서 호기말 폐용적이 기능적잔기량까지 도달하지 못한 채 다음 흡기가 시작될 수 있는데, 이런 상황을 동적과팽창(dynamic hyperinflation)이라고 하며, 이런 현상은 특히 호흡수가 빨라지면 호기가 짧아짐으로써 더욱 심해지게 된다. 이런 상황을 동적과팽창이라고 하는 이유는 만일 우리가 환자에게 신경근 차단제 등을 사용하여 호흡노력을 없애서 정적(static) 상태를 만들어 주면 폐는 기능적잔기량까지 폐용적이 줄어들 것이기 때문이다. 동적과팽창은 호흡일을 증가시키고, 호흡근육의 피로를 초래한다. 동적과팽창에 의해 호기말 폐 안에 축적된 양압을 내인호기말양압(intrinsic PEEP) 혹은 자가호기말양압(autoPEEP)이라고 하며 기계환기 시에는 이런 양압이 기류저항에 의한 기도압의 감소로 인해 밖에서는 측정되지 않기 때문에 숨어있는(occult) 호기말양압이라고 이야기하기도 한다.

COPD 급성 악화 시 저산소증의 주된 기전은 환기-관류 불균형이며 이는 폐포-동맥혈간 산소분압차이(A-aDO_2)의 증가를 수반한다. 환자의 호흡일은 증가하는데 기도저항의 증가로 인하여 저항을 극복하고 기류를 형성하는 데에 있어서 에너지를 많이 소모하며, 폐가 과팽창이 되면 횡격막이 편평해져 횡격막 근육 길이가 최적의 수축을 할 수 있는 조건에서 벗어나 호흡을 하는데 에너지가 더 많이 소모되고, 폐용적이 증가하며 폐의 유순도도 감소하므로 더 많은 에너지가 필요하게 되기에 호흡근육의 피로가 올 가능성이 높아진다.

3) 임상 증상

기존의 COPD환자에서 기침, 호흡곤란의 증가, 가래양의 증가, 그리고 가래색이 진해지는 것을 호소하면 의심해봐야 한다. 응급실이나 중환자실 의사 입장에서는 환자를 접했을 때 가장 중요한 점 중 하나는 이 환자의 급성 악화가 어느 정도 심각한 것이냐를 평가하는 것이다. 여기에

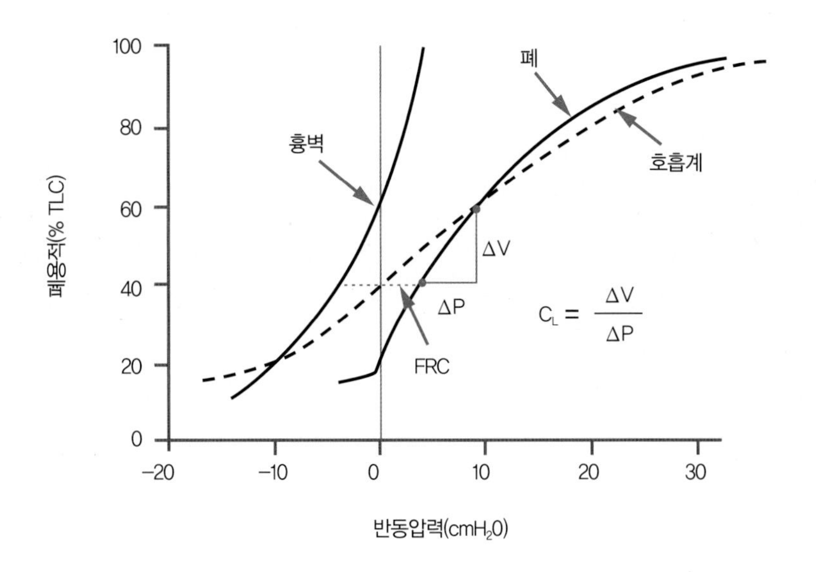

그림 32-2 호흡기계의 압력-용적 곡선

C_L (lung compliance): 폐유순도, FRC (functional residual capacity): 기능적잔기용량

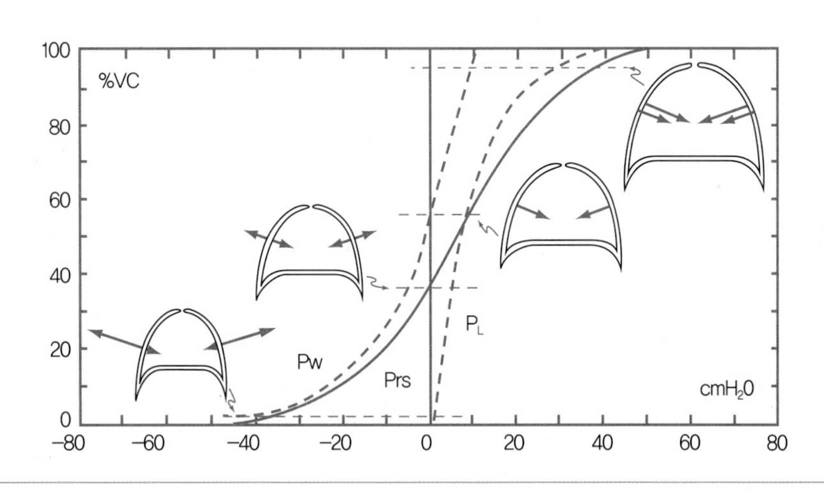

그림 32-3 폐(P_L), 흉벽(P_W), 전체 호흡기계(Prs)의 압력-용적 곡선

화살표는 폐와 흉벽의 탄성반동을 의미함.

는 기존의 환자의 폐기능 장애 정도와 어느 정도 환자가 활동을 하였는지가 중요하다. 또한 이전에 얼마나 자주, 얼마나 심하게 급성 악화가 있었는지도 중요하다.

진찰소견에서는 얼마나 환자가 힘들어 하나를 평가 해야 하는데 빈맥, 빈호흡, 보조호흡근, 부호흡근의 사용, 역설적 흉벽운동(편평해진 횡격막의 수축으로 정상적인 흡기 시에는 바깥으로 팽창하는 흉벽이 흡기 시 안쪽으로 들어오는 모습을 보이는 것), 청색증, 말단 부종, 혈압감소, 목정맥 확장, 간비대, 말초부종 등 우심실부전의 징후가 있는지를 파악한다. 특히 대화를 할 때 숨이 차서 문장을 끝내지 못하거나, 의식 저하가 있으면 중증 악화로 생각하고 빨리 조치를 취하여야 한다. 흉부 진찰 시에는 호흡음의 강도, 천명음 여부, 흉곽 움직임의 대칭 여부(예를 들어 기흉인 경우에는 비대칭일 수 있다) 등을 평가한다.

검사로는 흉부 방사선 검사를 시행하여 COPD 급성 악화와 감별해야 하는 질환 여부를 배제해야 한다. 필요한 경우 심전도, 심장 초음파 등을 시행하며 폐색전증이 의심된다면 나선형 컴퓨터단층촬영(CT)나 D-dimer 등을 시행할 수 있다. 특히 심한 기류폐쇄가 있었던 환자이거나, 고탄산혈증이 있었던 과거력이 있었거나, 의식변화가 있으면 동맥혈 가스 검사를 시행하여야 하며, 저산소증이나 호흡성 산증이 나타나면 심한 호흡부전으로 간주하여야 한다.

4) 급성 악화의 치료

(1) 산소 치료

만성폐쇄폐질환의 악화 시 치료의 첫 단계이며 적절한 산소 포화도 SpO_2 88-92%, (PaO_2 60-70 mmHg)를 목표로 산소를 공급한다. 산소 투여는 일정한 산소 농도를 유지할 수 있는 벤츄리(Venturi) 마스크 같은 장치를 사용하는 것이 바람직하다. 최근에는 고유량비강케뉼라(high-flow nasal cannula)을 사용하는 빈도가 높아지는데, 고유량비강케뉼라는 흡입공기의 산소를 일정하게 유지할 수 있을 뿐 아니라, 해부학적 사강에 있는 이산화탄소를 제거할 수 있어 이산화탄소 재흡입을 줄일 수 있고, 또한 기도 내 양압을 만들 수 있어 호흡일을 감소시킬 수 있다는 장점이 있다. 산소 투여는 이산화탄소의 저류를 발생시킬 수 있어 산소 흡입 시작 30분 후에 동맥혈 가스 검사를 시행하여 이산화탄소의 저류 및 호흡성 산증 발생 여부를 확인하여야 한다. 이산화탄소의 저류는 저산소증 개선으로 인한 호흡중추의 억제보다는 환기-관류 불균형이 주된 기전으로 알려져 있다. 급성호흡기능상실, 급성호흡부전 환자에게 산소의 공급은 뇌 등 주요 장기로 산소 전달을 증가시키고 저산소증으로 인한 폐혈관 수축과 이에 따라 증가하는 우심장 부하를 줄일 수 있다.

(2) 기관지확장제

기관지의 내경을 조금이라도 증가시키면 기류에 대한 저항이 많이 감소할 수 있고, 동적과팽창을 감소시킬 수 있기 때문에 기관지확장제 치료는 매우 중요하다. 기류가 층류(laminar flow)인 경우 기도저항은 내경의 4제곱에 비례하는 것으로 알려져 있다. 기관지확장제를 투여하는 방법으로 스페이서(spacer)를 이용한 흡입기를 사용해도 효과적일 수 있지만 호흡곤란이 심한 중증 환자에서는 연무기(nebulizer)를 사용하는 것이 유리할 수 있다. 가장 흔하게 사용되는 약물은 속효성 베타 2작용제이다. 초기에는 살부타몰(Salbutamol) 2.5 mg을 식염수 3 mL에 넣어 1-4시간마다 연무를 시행하며 필요에 따라서 빈도를 조절한다. 흡입용 항콜린제인 이프라트라피움(ipratropium)을 병용했을 때 추가적인 기관지확장 효과가 있는 것으로 알려져 있다. 정주용 베타작용제나 아미노필린은 1차 약제로 권고되지 않는다.

(3) 전신성 스테로이드제

COPD 급성 악화 환자에서 전신적 스테로이드 투여는 기도의 염증성 반응을 줄여줌으로써 기도의 내경을 넓혀 기류저항을 감소시키고 동적과팽창을 줄여줄 수 있다. 전신적 스테로이드 치료는 치료 실패를 줄이고, 입원기간을 줄이고, 환자회복속도를 증가시키며, 급성 악화의 재발을 줄인다고 알려져 있으나 그 효과가 나타나기까지는 시간이 걸리기 때문에 중증 환자에서는 가능한 조기에 투여하는 것이 좋다.

(4) 항생제

중환자실 진료가 필요할 정도의 중증 COPD 급성 악화환자이고 특히 농성 가래가 있다면 경험적 항생제요법를 하는 것이 바람직하다. 이 경우 *Haemophilus influenza, Streptococcus pneumoniae, Moraxella catarrhalis* 등 COPD 환자에서 흔히 문제를 일으키는 원인균에 대한 살균력이 있는 항생제를 사용하여야 하며, 아주 중환 환자이거나 최근 항생제 사용력이 있는 환자라면 *Pseudomonas*에 대한 항균력이 있는 항생제 사용도 고려해야 한다.

(5) 비침습적 기계환기

COPD 급성 악화 환자들이 호흡부전에 빠지는 이유는 폐실질에 중대한 병리가 있는 것이 아니고 기도의 염증성 반응으로 증가된 기도저항을 환자들이 예비능력이 풍부하지 않아 못 견뎌서 호흡부전이 발생하는 것이다. 따라서 COPD 급성 악화 환자에서 호흡부전이 발생하여도 단기간만 환기를 도와준다면 비교적 빠른 호전을 보일 수 있기에 비침습적 기계환기의 가장 좋은 적응증 중 하나이다. 실제로 비침습적 기계환기는 호흡성 산증이 있는 COPD 급성 악화 환자에서 호흡수와 호흡일을 줄이고, pH를 증가시키고 혈중 이산화탄소 농도를 감소시키며 입원 기간을 줄인다. 또한 이 방법을 통하여 기관내삽관을 피할 수 있으며 사망률도 감소한다는 보고가 있다. 자세한 방법은 22장을 참조하면 되겠다.

(6) 침습적 기계환기

급성호흡부전을 동반한 COPD 급성 악화에서는 기관내삽관 및 기계환기가 필요할 수 있다. 침습적 기계환기를 적용받는 대부분의 환자들에서 횡격막을 포함한 호흡근들이 지쳐있으므로 기계환기를 처음 시작할 때는 조절환기로 시작하여 호흡근육을 충분히 쉬게 하여 피로에서 회복될 수 있도록 한다. 기계환기를 적용할 때에는 항상 동적과팽창을 줄이는 방향으로 설정을 조절한다. 즉 일회 호흡량을 줄이고(6-8 mL/kg), 호흡수를 적게 조절하고 흡기보다 호기를 길게 하는 방향으로 기계환기 설정을 조절한다. 동적과팽창에 의한 내인호기말양압이 있는지 여부는 기계환기기에 표시되는 호기기류 그래프에서 확인할 수 있다(그림 32-4). 동적과팽창이 없는 경우에는 호기그래프가 다음 흡기가 시작되기 전 0으로 도달하여 폐용적이 그 호기말양압상태에 해당하는 FRC에 도달함을 알 수 있다(그림 32-4의 A 곡선, 점선). 그러나 이 호기곡선이 0까지 떨어지지 않은 상태에서 다음 흡기가 시작된다면 아직 나올 수 있는 공기가 환자의 폐 안에 축적되어 있음을 시사하며 동적과팽창과 내인호기말양압이 존재한다는 것을 알 수 있다(그림 32-4의 B곡선, 실선). 내인호기말양압이 어느 정도인지를 측정하려면 호기말에 호흡을 정지시켰을 때(그림 32-5, A) 기류에 의한 기도압강하가 더 이상 나타나지 않고 폐포압력과 기계환기 배관압이 평형을 이루

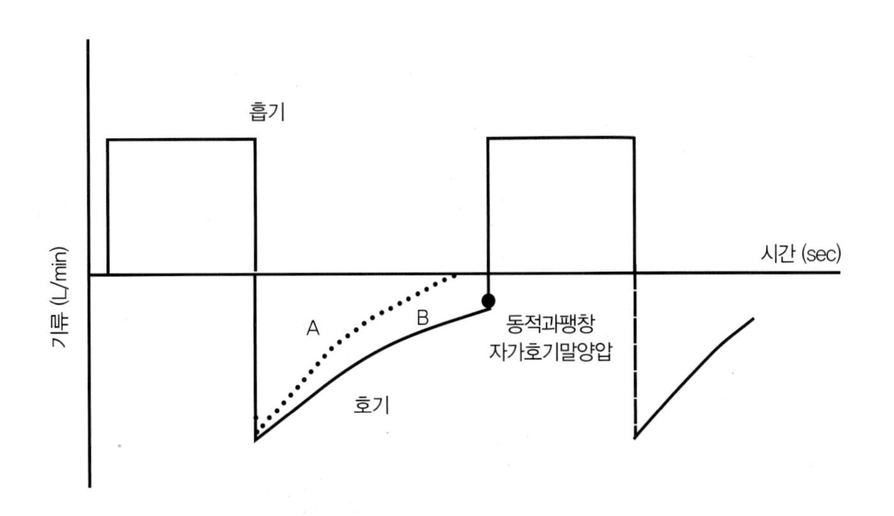

그림 32-4 동적과팽창이 있는 환자의 기류 그래프

동적과팽창이 없는 경우에는 호기 그래프가 A곡선(점선)과 같이 다음 흡기가 이루어지기 전에 호기곡선이 0까지 도달하여 폐용적이 기능성잔기량을 도달한 후에 다음 흡기가 시작된다. 그러나 동적과팽창이 존재하는 경우 호기 그래프가 B곡선(실선)과 같이 0까지 도달하기 전에 다음 흡기가 시작되며, 이런 과팽창으로 인해 남아 있는 탄성압이 내인호기말양압이다.

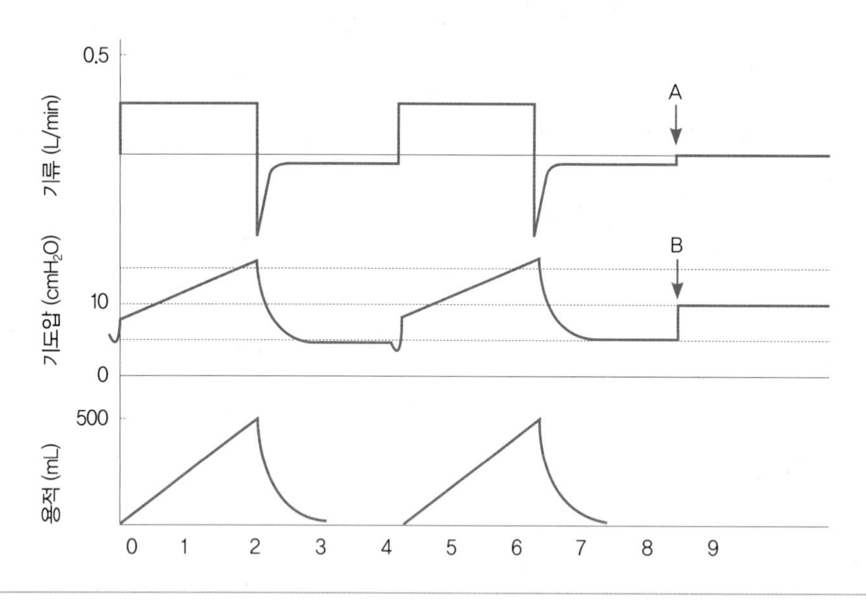

그림 32-5 동적과팽창의 측정

다음 흡기가 시작할 때 호기 기류가 0이 되지 않는다면 동적과팽창 존재한다는 것을 알 수 있지만 내인호기말양압의 정도는 알 수 없다. 이를 측정하는 방법은 호기말에 정지기를 적용하면(기류곡선의 A, 압력곡선의 B) 기류가 멈추면서 폐포압과 기도압의 압력이 같아지면서 밖에서 측정한 기도압이 폐포압을 반영하게 된다. 이 예에서는 기도압이 5 에서 10 cmH_2O로 증가하는 것을 볼 수 있다.

게 되어 기도압이 상승하게 되는데 이 압력이 내인호기말양압이다(그림 32-5, B). 그러나 이런 방법은 환자가 자발호흡을 하고 있으면 정확하게 측정하기 어려운 점이 있고 호흡마다 환자-기계의 상호작용에 의해서 변하기 때문에 임상적으로 많이 사용하지는 않는다.

동적과팽창이 있는 환자에서 기계환기기를 통해 흡기를 유도할 때 호흡일이 과도하게 늘어날 수 있다. 이는 내인호기말양압이 밖에서 적용하는 호기말양압보다 높다면 환자가 그만큼 호흡노력을 추가적으로 해서 폐포압력을 기도에 적용되는 호기말양압보다 낮게 떨어뜨려야만 기계환기기에서 흡기가 유도될 것이기 때문이다. 그렇지만 적당한 호기말양압을 걸어주면(내인호기말양압의 80%가 가장 적당하다고 알려져 있음) 과도한 호기말양압에 의한 과팽창을 막아주면서 흡기 유도에 들어가는 호흡일을 줄여줄 수 있다(그림 32-6).

2. 천식 급성 악화

1) 천식 급성 악화의 병태생리

흡입스테로이드의 사용으로 천식으로 인한 사망률은 급속하게 감소하였으나 아직도 많은 환자들이 천식 급성 악화로 인한 호흡부전으로 사망하며 천식지속상태(status asthmaticus)의 사망률은 1-10%에 이른다. 만성천식 환자의 기관지는 여러 가지 변화가 관찰되는데, 기도 피복상피의 탈락, 삼출성 분비물의 증가, 기관지 평활근의 비후, 그리고 염증세포의 침윤과 점막 부종 등이 관찰된다. 바이러스 감염 등으로 기도염증이 심해지고 분비물이 증가하면 기관지 평활근의 수축으로 기도가 좁아지고, 전 기도를 침범하는 광범위한 기도막힘 결과 환기량이 급속도로 줄어들게 되며 환기/관류짝짓기(일치, 적합)(V/Q mismatching)이 증가하여 산소교환 장애 및 저산소증으로 진행한다. 또 알레르기항원에 다량 노출되는 경우 항원 항체 반응이 일어나고 이는 아라키돈산의 대사과정을 활성화시켜 강력한 기도수축제인 류코트리엔을 생성하게 된다. 천식지속상태란 기관지확장제를 포함한 초기치료에도 천식 악화가 호전되지 않는 경우를 말한다. 스테로이드

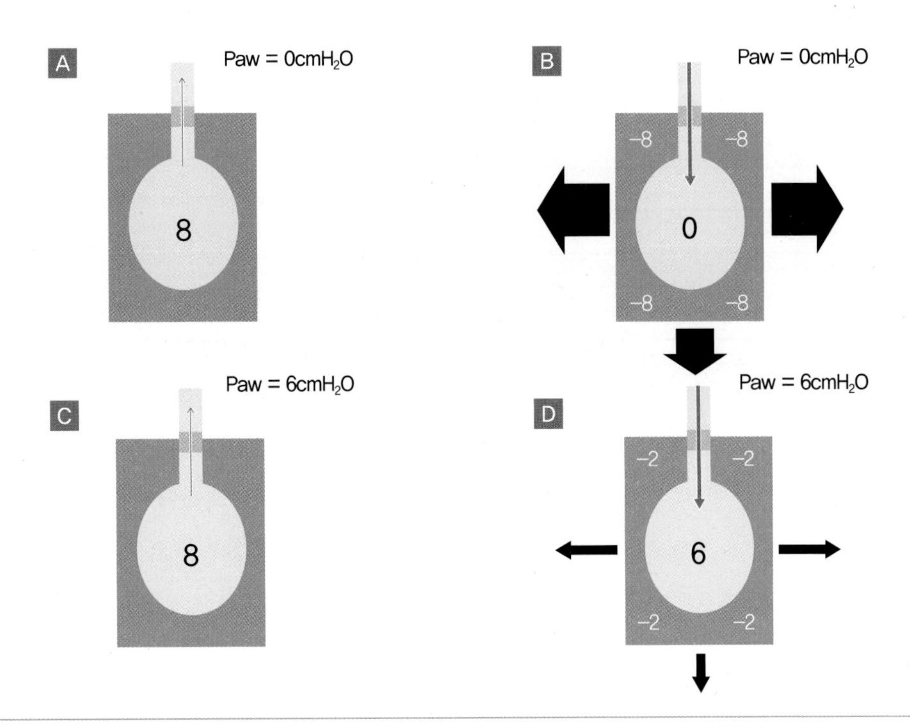

그림 32-6 동적과팽창으로 내인호기말양압이 있는 환자에 있어서 호기말양압적용 예

A) 호기말 시 폐포압은 내인호기말양압으로 인해 8 cmH_2O이지만 저항에 의해 압력 강하로 기도압은 0 cmH_2O인 상황이다.

B) A 상황에서 흡기가 일어나려면 환자가 흡기노력을 많이 하여 8 cmH_2O이였던 폐포압을 적어도 0 cmH_2O까지 낮추어 주어야지 흡기나 trigger에 필요한 외부 기도압 강하가 가능할 것이다.

C) 호기 시 PEEP 6 cmH_2O을 적용한 경우이다.

D) C 상황에서 흡기가 일어나려면 폐포압이 8 cmH_2O에서 6 cmH_2O까지만 떨어져 주어도 흡기 시작이 가능한 압력이 되기 때문에 흡기에 필요한 호흡일을 줄여줄 수 있다.

사용이 지연될수록, 제한성 폐질환, 울혈심부전 등의 동반 질환이 있는 경우, 흡연자 등에서 사망률이 높다.

천식악화로 사망한 환자의 기관지에서는 광범위한 점액 분비와 심한 기관지 평활근의 비후를 관찰할 수 있다.

2) 천식 급성 악화의 중증도 평가

천식환자에서 천식의 급성 악화의 중증도 평가는 환자의 감시 정도와 치료 방향을 결정하는 데에 있어서 매우 중요하다. 과거력상 천식의 급성 악화로 기관내삽관 및 기계환기 치료를 받은 환자, 지난 1년 동안 천식의 급성 악화로 입원이나 응급실을 방문한 환자, 현재 혹은 최근까지 경구 스테로이드 제제를 사용하고 있었던 환자, 현재 흡입 스테로이드 제제를 사용하고 있지 않는 환자, 과도한 흡입 속효성 베타작용제 사용(한 달에 흡입 속효성 베타작용제 한 통 이상을 사용하는 경우), 정신과 질환이나 심리 사회적인 문제가 있는 경우. 천식 약물과 문서화된 천식 행동 지침에 순응도가 떨어지는 경우, 음식 알레르기가 동반된 경우는 사망률이 높기 때문에 주의해야 한다.

중증 천식 급성 악화의 기준은 표 32-2에 나타나 있다. 여기서 주의할 점은 기도막힘이 너무 심하면 공기의 흐름이 거의 없어 천명음이 오히려 들리지 않을 수 있다는 점이다. 경증 및 중등증은 기관지 확장제 또는 전신 스테로이드 사용으로 대부분 회복이 되지만 중증 급성 악화인 경우 응급실 치료에도 빠른 호전을 보이지 않을 경우 중환자실 치료를 필요로 한다.

3) 중증 급성 천식악화의 약물요법

천식의 급성 악화의 초기치료는 산소공급과 함께 시

표 32-2 중증 급성천식의 기준

증상	문장 완성하지 못하고 단어로 대화
	앞으로 굽어 앉는 자세 취함
	초조함(agitated)
징후	분당 호흡수 > 30회
	보조근육의 사용
	분당 맥박수 > 120회
기능적 평가	최대날숨유량 예측치 혹은 개인최고 < 60%
	산소포화도 < 90%

*2019 GINA 진료지침에서 변형

의적절한 약물투여가 환자의 예후를 좌우하므로 적극적인 치료가 필요하다. 사용되는 약물로는 크게 속효성 베타2작용제, 부신피질 스테로이드제, 항콜린제, 메틸잔틴제(methylxanthine)를 들 수 있다.

(1) 속효성 베타2-작용제

속효성 베타2-작용제는 대표적인 기관지 확장제로, 중증 천식 급성 악화 시에는 환자들의 호흡이 얕고 불규칙하므로 초기에는 연무기로 지속적인 투여가 효과적일 수 있고, 지속적인 투여가 불가능하면 20분 간격으로 호흡곤란이 호전될 때까지 투여하여야 한다. 기계환기를 하고 있는 경우 환기기의 조건에 따라 차이는 있지만 투여되는 약물의 많은 양이 기도내관이나 기계환기기에 침착되어 기관지로 전달되는 양이 감소하므로 반응을 보면서 상용량보다 늘려서 투여하는 것이 좋다. 에피네프린 근육주사 치료는 아니필락시스나 맥관부종과 동반된 천식 악화에는 적응증이 되나 일반적인 천식 급성악화에는 사용할 만한 근거가 없다.

(2) 전신성 스테로이드제

전신성 스테로이드제는 기관지 분비물을 줄여주고, 항염증작용을 가지고 있으며 베타2 작용제에 대한 반응도를 높여주는 등 급성 악화 시에 가장 중요한 역할을 담당한다. 그러나 작용이 나타나기까지 보통 4-6시간 이상 필요하므로 천식 악화가 의심되는 즉시 조기에 투여하는 것이 바람직하다. 보통 메틸프레드니솔론으로 40-60 mg을 6-8시간 간격으로 시작하여 최소 36-48시간은 정주하고 호흡곤란이 호전되면 경구제제로 전환한다.

(3) 항콜린제 및 메틸잔틴제

항콜린제인 이프라트로피움 브로마이드(ipratropium bromide)는 베타2 작용제와 같이 사용하였을 때 기관지 확장효과가 상승된다고 하나, 이에 대해서는 논란이 있다. 그러나 기관지 분비물을 감소시키는 효과가 있고, 부작용이 거의 없어 심장질환이 있는 환자에서도 안전하게 사용할 수 있다는 장점이 있다. 메틸잔틴제는 과거에는 천식의 급성 악화에 많이 사용되었으나 최근에는 부작용의 발생빈도가 높고 약물상호작용이 흔하며 효과가 불분명하여 일차 치료제로는 권고되지 않는다.

(4) 마그네슘

황산 마그네슘(Magnesium sulfate) 정주는 모든 급성 천식 악화 환자에서 적응증이 되지 않지만 20분에 걸쳐서 2 g을 주입하면 다음과 같은 환자군에서는 응급실에서 일반병실 입원을 줄일 수 있다.

① 응급실 내원 당시 FEV_1 < 25-30%인 성인 환자
② 1시간 치료 후 반응은 있으나 저산소증이 계속되는 성인, 소아 환자
③ 1시간 후 FEV_1 예측치의 60% 이상 도달하지 않은 소아 환자

(5) 천식 급성 악화 시의 기계환기

천식의 급성 악화에서 환기기 치료의 적응증은 정립되어 있지 않다. 임상적 판단에 절대적으로 의존하며 중요한 점은 동맥혈가스분석 결과에서 이산화탄소 농도가 높다는 것만으로 기관내삽관을 시행할 필요는 없으나, 필요 이상으로 지연되면 호흡정지가 올 수 있기 때문에 자세한

표 32-3 상기도폐쇄와 관련된 임상적 조건

기능적 폐쇄	중추신경계 장애
	말초신경 및 신경근육성 이상
	기관기관지 연화증
기계적 폐쇄	이물 흡인
	감염
	후두부종
	출혈 및 혈종
	외상
	화상
	신생물
	선천성

관찰 및 정확한 예측이 필요하다는 점이다. 따라서 초기의 적극적인 약물요법에도 불구하고 혈류역학적으로 불안정하거나, 의식이 처지거나, 환자가 지쳐 보이고 동맥혈 가스검사에서 진행되는 호흡성 산증이나 저산소증이 보이면 기관내삽관을 고려하여야 한다. 비침습양압환기는 천식의 급성 악화 환자들에서 치료결과를 좋게 한다는 뚜렷한 증거는 없다. 침습적 기계환기는 COPD 급성 악화와 유사하게 동적과팽창을 항상 염두에 두고 기계환기 설정을 조절하는 것이 좋다.

3. 상기도폐쇄

1) 상기도폐쇄의 정의 및 원인

상기도는 일반적으로 기관분기부(carina)까지의 기도를 일컬으며 상기도폐쇄는 상기도의 기능적 또는 기계적 폐쇄에 의해 호흡곤란을 일으키게 된다. 기능적 폐쇄로는 중추신경계 장애 또는 신경근육성 장애에 의하고, 기계적 폐쇄로는 기도 내, 외의 기계적 폐쇄에 의한다(표 32-3).

2) 상기도폐쇄의 임상증상

부분적으로 폐쇄된 경우 임상증상은 목소리 변화, 기침, 경증 호흡곤란부터 진행성 호흡곤란까지 폐쇄의 정도에 따라 다르다. 호흡곤란의 급성 악화, 역설적인 흉부의 움직임, 부속 호흡근의 사용 등은 완전 폐쇄로의 진행 시 관찰되며, 심박수 감소 및 저혈압이 관찰될 경우 심정지의 조기 징후일 수 있다. 의식상태가 나빠지고 호흡노력이 약해지기 시작하면서 수분 안에 폐쇄가 해결되지 않으면 사망하게 된다.

3) 진단

(1) 영상 진단

상기도막힘이 상당히 진행하기 전에는 단순 흉부 방사선사진으로는 기관 내의 음영 증가를 볼 수 없어 흔히 정상 소견을 보인다. 중환자실 환자에서 상기도폐쇄가 의심될 때 기도가 확보되지 않은 경우에는 영상 진단을 위해 중환자실 외로 이동하는 것은 위험하다. 단순 흉부 방사선사진은 불투명한 이물질을 확인하는데 용이하다. 병변의 범위 및 폐쇄정도는 컴퓨터단층촬영이 도움이 되며, 상기도 주위 해부학적 구조를 확인할 수 있다.

(2) 폐기능 검사

폐기능 검사를 통한 유량-용적 곡선은 기도막힘의 종류 및 기도막힘의 위치를 예측할 수 있지만 호흡곤란이 심한 중환자실 환자에서 시행하기 어렵다는 단점이 있다. 예를 들어 기관연화증이 있는 경우, 그 위치가 흉곽 외부이면 흡기 시에 유속 감소를 보이고 흉곽 내부이면 호기 시에 유속 감소를 보인다. 기관연화가 없으면 흡기와 호기 시에 모두 유속이 감소하여 육각형 모양의 기류-용적 곡선을 보인다(그림 32-7).

(3) 후두경 검사

이물질 확인이나 인후후방 또는 후두 종양 및 성문 주위를 직접 확인할 수 있어 안정적이고 협조적인 환자에서 도움이 된다.

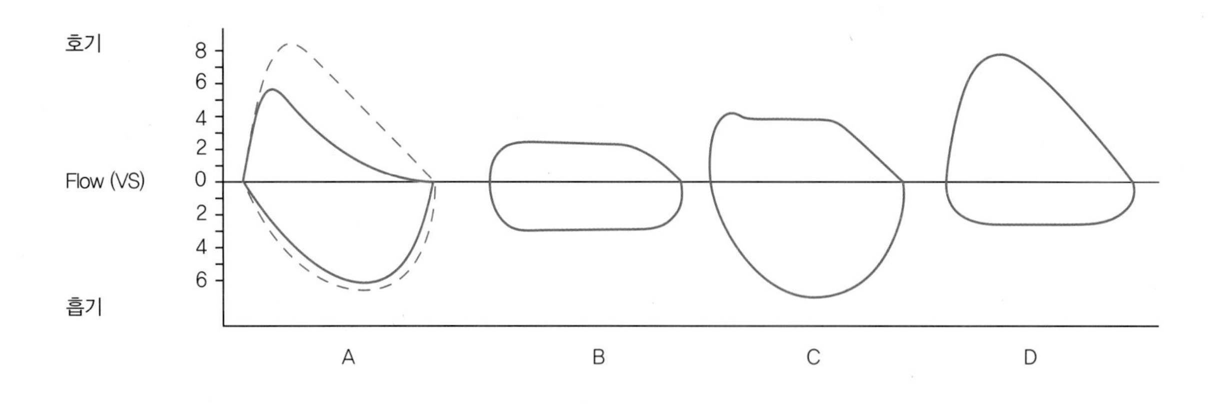

그림 32-7 기도막힘 환자의 기류-용적 곡선
A) 하기도폐쇄(COPD, 천식), B) 고정된 비변이성 상기도폐쇄, C) 흉곽내 변이성 상기도폐쇄, D) 흉곽 외 변이성 상기도폐쇄

(4) 기관지내시경

상기도막힘 환자의 진단뿐 아니라 치료 방법의 결정을 위해서 기관지내시경검사는 필수적이다. 기관지내시경은 병변의 위치 및 폐쇄 정도를 직접 확인하고 치료 방법을 결정하는 데 많은 정보를 준다. 다만 상기도막힘이 심한 환자에서 기관지내시경에 의해 유발된 심한 기침이나 출혈은 호흡곤란을 악화시킬 수 있으므로 경험 있는 시술자에 의해 시행되어야 한다. 굴곡성 기관지내시경으로 접근하기 위험한 상기도막힘 환자는 전신마취 하에 경직성 기관지경 검사를 하는 것이 더 안전할 수 있다.

4) 치료

치료적 접근은 상기도막힘의 정도 및 환자의 중증도에 따라 다르며 환자의 기도 유지가 최우선적인 고려 상황이다. 특히, 환자가 불안정한 경우 상기도막힘의 원인 진단보다는 기도 확보가 우선시되어야 한다. 기관내삽관은 기도 확보를 위하여 가장 보편적이고 우선적으로 시행하는 방법이다. 상기도막힘이 의심되는 환자에서는 어려운 기관내삽관이 예측되므로 이에 대한 대비를 해야 하며 기도 관리에 능숙한 사람이 기도 확보를 하는 것이 원칙이다. 가능한 환자가 깨어 있어 호흡노력이 있는 상태에서 삽관을 시도해야 하지만 의식이 명료한 환자에게 삽관하는 것은 매우 어려워 안정제나 신경근 차단제가 필요한 경우가 있다. 하지만 환기 상태가 불량하고 혈류역학적으로 불안정한 경우 최소한의 안정제를 사용해야 한다. 기관내삽관 시 기도의 폐쇄 정도 따라 기관내튜브의 내경을 선택해야 하며 경우에 따라서는 기낭이 없는 내경이 작은 튜브를 사용해야 기도가 확보되는 경우도 있다. 기관삽관이 어려운 경우 윤상갑상연골절개술 또는 기관절개술을 시행하여야 한다.

기도 확보와 더불어 상기도막힘의 원인에 따른 치료가 병행되어야 하는데 혈종이나 고름집, 농양에 의한 외부 압박에 의한 상기도막힘은 수술적 방법에 의해 혈종을 제거하거나 배액을 해야 할 것이고, 종양에 의해 기도막힘이 된 경우에는 치료적 내시경을 통하여 기도를 넓히는 시술을 해 주어야 하며 경우에 따라서는 방사선 치료가 도움이 될 수도 있다. 맥관부종은 두드러기, 기관지연축, 쇼크, 혈류역학적 불안정 및 복부 통증으로 나타나며, 치료는 적절한 기도의 확보, 산소 투여 및 에피네프린과 스테로이드 등의 약물적 치료가 병합되어야 한다. 발관 후 후두부종은 약 20%의 환자에서 발생하지만 일반적으로 재삽관이 필요한 정도의 중증 후두부종은 드물다. 하지만 후두부종이 조절되지 않을 경우 호흡부전이 진행될 수 있어 진단 시 적절한 치료가 필요하다. 치료는 산소 투여 등 보존적 치료가 주된 치료이며 에피네프린 연무(nebulization)가 도움이 된다. 발관 12시간 또는 24시간 전 스테로이드 정주가 발관 후 후두부종을 예방할 수 있다는 보고들이 있다.

4. 흡인성 증후군

흡인이란 구강인후 혹은 위 내용물이 후두나 하부기도로 흘러 들어가는 것을 말한다. 흡인이 일어나면 다양한 임상증상이 나타날 수 있지만 가장 대표적인 것으로는 위 내용물에 의한 화학성 폐장염을 일으키는 흡인성 폐장염(Mendelson증후군)과 병원성 세균에 의해 집락 형성이 된 환자에서 구강인후 분비물 또는 위액이 흡인되어 발생하는 흡인성 폐렴으로 크게 나눌 수 있다. 이 장에서는 이들 두 질환에 대해 살펴보기로 한다.

1) 흡인성 폐장염

흡인성 폐장염(aspiration pneumonitis)은 위 내용물의 흡인에 의해 생기는 급성폐손상으로 정의된다. 이 증후군은 약물 투여, 경련, 뇌혈관질환, 두부외상, 마취 등 대부분 의식 장애가 있는 환자에서 발생하며 의식저하의 정도에 따라 흡인의 위험도가 결정된다고 알려져 있다. 또한 중환자실이나 응급실에서 응급 기도삽관 시에는 흡인의 위험도가 높기 때문에 시술자는 흡인의 가능성을 최소화하기 위해 모든 조치를 취하는 것이 권장된다. 폐손상 정도는 위내용물의 양과 산도가 중요한 결정인자로 알려져 있다. 동물실험에서는 pH가 2.5 이하인 경우 폐손상이 발생하는 것으로 알려져 있으나 pH가 2.5 이상인 작은 음식 입자들도 폐손상을 일으킬 수 있다. 위내용물이 흡인되면 기관기관지와 폐실질에 화학적 화상 손상을 일으키며(첫 1-2시간), 이후에 심한 염증성 반응을 유발한다(4-6시간). 이런 염증성 반응에는 호중구가 매우 중요한 역할을 한다고 알려져 있고, 그 외 염증성 시토카인, 반응성 산소기 등 다양한 염증성 매개체들과 부착분자(adhesion molecule), 다양한 염증성 세포들도 관여한다. 임상증상은 다양하게 발현할 수 있는데 증상 없이 산소포화도의 감소만 있거나, 경미한 기침, 천명음만 있는 경우에서부터, 구강인후내 위내용물이 있으면서 심한 기침과 천명음, 호흡곤란, 청색증, 폐부종, 저산소증, 더 나아가서는 급성호흡곤란증후군까지 진행하여 사망에 이르는 경우도 있다.

치료는 우선 상기도를 흡인하여 위내용물을 제거한 후, 기도 확보가 필요한 경우에는 기관내삽관을 고려한다. 임상적으로는 세균성 감염을 배제하기 어려워 항생제를 사용하는 경우가 많으나 전술한 위내용물이 세균에 의해 집락될 수 있는 임상적 상황이 아니라면 항생제의 사용은 권고되지 않는다. 항생제요법는 48시간의 치료에도 흡인성 폐장염이 호전되지 않으면 고려한다. 스테로이드 사용 여부는 아직 논란이 있지만 스테로이드가 이 환자들의 예후에 도움을 준다는 증거는 없다.

2) 흡인성 폐렴

흡인성 폐렴(aspiration pneumonia)은 세균에 의해 집락된 구강인후 내용물이 흡인됨으로써 발생하는 폐렴을 의미한다. 일반적으로 폐렴은 먼저 병인균에 의해 구강인후 집락이 일어나고, 이들의 미세흡인에 의해 발생한다고 알려져 있기 때문에 엄밀하게 이야기하면 대부분의 폐렴은 기전을 토대로 분류를 했을 때 흡인성 폐렴이라고 할 수 있지만, 임상에서 흡인성 폐렴이라 하면 삼킴곤란이나 구강인후 내용물의 흡인의 위험도가 높은 임상적 상황에서 구강인후 내용물이나 위내용물이 기도로 흡인이 확인된 경우를 의미한다.

흡인성 폐렴은 전체 폐렴의 5-15%를 차지하며, 빈도는 나이가 많을수록 증가하며 특히 요양원에 있는 노인들이 다른 노인들에 비해 흡인성 폐렴의 빈도가 약 30배 증가하는데, 이는 삼킴곤란과 연관이 있다고 알려져 있으며, 이 환자군에서 흡인성 폐렴은 중요한 유병과 사망 원인이 된다. 삼킴곤란의 가장 큰 위험인자는 뇌혈관질환이다. 급성 뇌졸중인 경우 삼킴곤란이 40-70%의 환자에서 관찰되며, 흡인이 발생하는 뇌졸중 환자는 그렇지 않은 환자보다

폐렴이 발생할 가능성이 7배 높다. 그 외에도 알츠하이머병이나 파킨슨병을 포함한 모든 중추신경계의 퇴행성 질환을 가지고 있는 환자는 모두 삼킴곤란의 위험성이 높다. 흡인성 폐렴의 진단은 삼킴곤란이 있어 흡인성 폐렴의 위험성이 높은 환자에서 기관지폐구역을 따라 폐침윤이 발생하면 의심해야 한다. 병변 위치는 누워서 흡인이 된 경우에는 상엽의 후기관지폐구역이나 하엽의 상(superior) 기관지폐구역에 빈발하며 상체가 바로 선 상태에서 흡인이 되는 경우에는 양측 기저 기관지폐구역에 빈발한다.

임상양상은 다른 지역사회획득폐렴과 유사하나 다만 치료를 안하면 공동형성과 폐고름집, 농양으로 발전할 가능성이 높다. 치료는 흡인성 폐장염과 달리 항생제요법이 중요하며 어떤 항생제를 쓸 것인가는 환자가 어떤 상황에서 흡인이 일어났는지 그리고 환자의 전신적인 상태에 따라 선택해야 하나 일반적으로 그람음성간균과 그람양성구균에 활성도가 있는 항생제를 선택해야 한다. 지역사회에서 발생한 흡인성 폐렴에 대한 치료는 미국 감염학회 및 흉부학회에서는 베타 락탐/베타 락탐아제억제제 또는 카바페넴(carbapenem) 항생제를 권고한다. 그 외 플루오로퀴놀론 계열 항생제도 효과적이며 특히, 혐기성균에 효과적인 목시플로사신이 소규모 연구에서 효과적임이 확인되었다. 혐기성 세균이 흡인성 폐렴의 원인균으로 중요한가에 대해서는 논란이 있으며, 심한 치주주위의 염증이 있거나, 썩은 냄새가 나는 가래, 흉부 방사선소견상 괴사성 폐렴이나 폐고름집, 농양의 증거가 있는 경우에는 혐기성 세균에 대한 항생제 사용이 필요하다. 병원 환경에서 생긴 흡인성 폐렴의 치료는 병원성 폐렴의 치료의 원칙을 감안하여 항생제를 선택하는 것이 좋겠다(35장 참조).

5. 대량객혈

대량객혈은 24시간 동안 발생한 100-600 mL 이상의 객혈로 문헌에서 다양하게 정의된다. 대량객혈이 임상적으로 중요한 이유는 환자가 의미 있는 기저질환을 가지고 있음을 시사한다는 점과 객혈 자체가 질식으로 인해 사망을 초래할 수 있다는 점이다. 전체 객혈 환자의 5% 정도가 대량객혈을 경험한다고 보고되고 있고 사망률은 비교적 높다.

1) 원인

매우 다양한 질환이 대량객혈을 일으킬 수 있고 과거에는 감염성 질환에 의한 대량객혈이 많았지만 최근 점차 감소하고 있다. 주요 원인으로는 결핵, 기관지확장증, 진균 감염증, 폐고름집, 농양, 폐암, 면역성 폐질환, 심혈관 질환, 항암치료와 골수 이식, 기관-팔머리동맥류 등을 들 수 있다. 활동성 폐결핵은 폐동맥의 외벽이 염증성 미란을 초래하여 공동 주위에 폐동맥류를 만들 수 있는데 이를 Rasmussen 동맥류라고 하며 이로 인하여 대량객혈이 발생할 수 있다. 결핵이나 과거 폐염증성 병변에 의하여 기관지확장증이 발생하거나 동공 내에 아스페르길루스 균이 뭉쳐 있는 진균종이 있는 경우에는 지속적인 만성염증으로 인하여 전신 동맥들이 염증성 병변 쪽으로 자라 들어가 기관지 동맥 등 전신동맥의 비대 및 비틀림과 함께 점막하 그리고 기관지 주위의 혈관의 확장을 가져오는데 이런 비정상 혈관에서 출혈이 생기면 대량출혈로 이어질 수 있다. 기관절개술을 시행 받은 환자에서 대량객혈이 발생하면 기관-팔머리동맥류를 감별해야 하는데 특히 너무 낮은 위치에서 기관절 개술을 받고 환자의 영양 상태가 좋지 않은 환자에서 발생할 위험이 높다.

2) 진단

병력청취와 신체검진은 객혈의 원인을 찾는데 도움이 된다. 또한 병력청취는 만성폐질환의 중증도와 현재 폐기능을 대략적으로 평가하는데도 중요하다. 진단적 검사로는 컴퓨터단층촬영이 출혈부위를 확인하고 객혈의 원인을 진단하는데 많이 사용된다. 컴퓨터단층촬영은 기관지확장증, 폐고름집, 농양, 아스페르길루스종, 폐암, 동정맥기형 등의 몇 가지 질환을 진단하는데 도움이 된다.

단점은 중환자실에서 컴퓨터단층촬영을 위해 대량객혈 환자를 이송하는 것이 위험할 수 있다는 것이다. 기관지 내시경은 출혈의 위치 및 원인을 찾는 데 도움이 될 수 있다. 면역성 질환에 의한 출혈이 의심된다면 항중성구세포질항체(antineutrophil cytoplasmic antibody, ANCA), 형광 항핵항제(fluorescent antinuclear antibody, FANA) 등 혈액검사가 도움이 될 수 있다.

3) 치료

치료는 객혈의 원인에 따라 다를 수 밖에 없다. 대량객혈 환자는 중환자실에서 관찰해야 한다. 객혈의 양이 점차 감소하고 환자가 안정되면, 약한 정도의 진정제와 기침억제제는 사용할 수 있다. 하지만 환자가 기침을 함으로써 객혈이 폐포에 축척되지 않고 밖으로 배출되기 때문에, 이러한 약제는 주의 깊게 사용해야 한다. 대량객혈 환자의 응급처치에서 가장 중요한 것은 기도의 보호, 환기 그리고 심혈관 기능을 유지하는 것이다. 가스 교환의 장애, 급격히 진행하는 객혈, 혈류역학적 불안정 그리고 심한 호흡곤란을 호소하는 환자는 가능한 크기 8.0 이상의 굵은 튜브로 기관삽관을 하여야 하며 응고장애는 즉시 교정해야 한다. 호흡기내과, 흉부외과 그리고 중재시술을 할 수 있는 영상의학과 의사가 환자 상태를 평가해야 하며 환자가 안정화되면, 가능한 빨리 기관지 내시경을 시행해야 한다.

(1) 출혈이 없는 폐의 보호

현재 출혈이 계속되는 환자에서는 출혈이 없는 쪽의 폐를 보호하는 것이 매우 중요하다. 출혈이 없는 쪽의 폐로 넘어간 혈액은 응고되어 기도를 막을 수 있고, 폐포를 채워 가스교환을 방해하게 된다. 출혈부위를 확인한 후, 출혈이 있는 쪽의 폐를 아래쪽으로 하여 피가 출혈이 없는 쪽의 폐로 넘어가는 것을 막아야 한다.

기도 관리에 능숙한 인력의 도움을 받을 수 있다면 우측과 좌측 기관지를 분리시킬 수 있는 이중내강튜브 기관내삽관이 효과적일 수 있다. 그러나 이 방법은 경험이 있는 시술자가 있어야 하고 관의 위치를 정확하게 유지하여야 함으로 진정제의 사용이 필요하다.

(2) 색전술

대부분의 대량객혈은 기관지동맥을 포함한 대동맥에서 분지한 동맥에서 발생하기 때문에 기관지동맥 색전술은 일시적으로 출혈을 멈추게 하는 데에 있어서 매우 효과적인 방법이다. 흔히 이 시술을 기관지동맥 색전술이라고 하나 사실은 출혈의 원인이 되는 영양동맥은 기관지동맥 외에도 폐 주위 여러 동맥에서 기시될 수 있다. 색전술을 시행한 후 6-12개월 사이에 최소한 10-20%의 환자가 재출혈을 하게 된다. 이러한 재출혈은 불완전한 색전술, 혈관재형성(revascularization), 재소통(recanalization) 등에 의해 발생한다. 색전술의 합병증으로는 드물기는 하지만 기관지벽의 괴사와 척추 동맥로의 색전으로 인해 하반신마비가 발생할 수 있다.

폐동맥을 통해 객혈이 발생하는 경우는 10% 미만으로, 흔한 원인은 폐동정맥기형, 결핵으로 인한 Rasmussen 동맥류, 폐동맥 카테터 삽입 후 발생하는 객혈 등이다.

(3) 수술

다른 방법으로 객혈이 멈추지 않고, 출혈부위가 국한된 환자는 수술을 고려할 수 있다. 대량객혈 환자는 폐기능 검사 등을 시행하기 힘들기 때문에 과거 병력과 의무기록 등을 참고로 폐절제술이 가능한지 평가해야 한다. 수술의 금기증은 심한 기저 폐질환, 활동성 폐결핵, 다발성동정맥기형이나 다발성기관지확장증 그리고 미만성 폐포출혈 등이다. 수술과 동반된 합병증과 사망률은 객혈이 멈춘 환자에서의 선택적 수술 시에 비해 대량객혈이 계속되는 환자에서 매우 높다. 대량객혈 환자에서 응급 수술 후 사망률은 대략 20%로 보고되며 추가로 25-50%의 환자에서 합병증이 발생한다. 흔한 합병증은 폐고름집, 농양, 기관지늑막루, 수술 후 폐출혈, 폐경색, 호흡부전, 수술부위 감염 그리고 혈흉 등이다. 폐고름집, 농양과 기관지늑막루는 응급수술 후 특히 많이 발생한다.

6. 기흉

기흉이란 흉막강 내에 공기가 차 있는 것으로 정의된다. 기흉은 크게 자연기흉과 외상성 기흉으로 나뉘며, 자연기흉은 기저 폐질환이 없이 자발성으로 발생하는 원발성 자연기흉과 기저 폐질환으로 인해 발생하는 속발성 자연기흉으로 나뉜다. 중환자실에서 경험하는 대부분의 기흉은 외상이나 시술 후 발생하는 외상성 기흉과 기계환기 도중 발생하는 속발성 자연기흉이다.

1) 진단

중환자실에서 기흉을 의심해 봐야 하는 경우는 중심 동맥관 삽입이나 흉수천자 후 환자의 상태가 변하거나, 기계환기를 시행하는 환자에서 가스교환 장애가 심해지면서 폐유순도가 떨어지고 환자와 기계환기간 동조가 나빠지는 상황이다. 또한 기흉에 의해 늑막압이 증가하여 혈류역학적으로 심혈관계의 허탈이 온다면 혈압이 떨어질 수도 있다(긴장성 기흉). 신체진찰에서 기흉이 발생한 쪽 폐의 움직임이 둔화되고, 타진 시 과공명음이 들리며, 호흡음이 감소할 것이다. 흉부 방사선 검사에서는 늑막선이 관찰되는데 특히 나이가 많아서 피부의 탄력이 떨어진 환자들에서는 피부가 접힌 선과 감별이 어려울 수 있어 주위를 요한다. 최근에는 폐초음파를 이용하면 진단이 수월할 수 있다는 보고도 있다.

2) 치료

기흉이 의심되면서 혈류역학적으로 불안정하여 임상적으로 긴장성 기흉이 의심이 되면 바로 고농도의 산소를 투여하고 두 번째 늑골간으로 굵은 바늘을 찔러 늑막강 내의 압력을 낮추어 주어야 한다. 혈류역학적으로 안정적이라면 흉관을 삽입하는 것이 원칙이다. 특히 기계환기를 시행 중인 환자들에서의 기흉은 양압으로 공기를 밀어 넣고 있기 때문에 공기를 배출시키지 않으면 기흉이 더 진행할 가능성이 높다. 흉관을 삽입한 후 지속적으로 공기가 유출되고 폐가 펴지지 않는 경우에는 흉관을 추가적으로 삽입하거나 흉강경을 이용한 수술을 고려할 수 있다. 기흉이 있는 환자를 기계환기할 때에는 가능한 한 기도압을 낮추려는 노력을 하는 것이 좋다.

참고문헌

1. Cahill BC, Ingbar DH. Massive hemoptysis. Assessment and management. Clin Chest Med 1994;15:147–67.
2. Global initiative for asthma. GINA report, global strategy for asthma management and prevention. Updated 2019. Available at: http://ginasthma.org.
3. Global initiative for chronic obstructive lung disease.
4. Global strategy for diagnosis, management, and prevention of COPD. Updated 2019. Available at: http://www.goldcopd.com
5. Kasper DL, Fauci AS, Longo DL, et al. Harrison's textbook of medicine. 19th Ed. New York: McGraw Hill. 2015.
6. Mandell LA, Niederman MS. Aspiration pneumonia. N Engl J Med 2019;380:651–63.
7. Marino PL. The ICU book. 4th Ed. Philadelphia: Lippincot Williams&Wilkins. 2014.

중환자의학

33

CRITICAL CARE MEDICINE

급성호흡곤란증후군

최원일

I 급성호흡곤란증후군의 정의

급성호흡곤란증후군(acute respiratory distress syndrome, ARDS)이란 갑작스러운 호흡기 증상 발생, 저산소혈증과 양측성 폐침윤으로 호흡부전을 초래하는 임상 증후군이다. 또한 폐 모세혈관 및 폐포 상피세포의 투과성이 증가되어 초래된 심한 상태의 투과성 폐부종을 의미한다. 이러한 폐부종의 발생 원인이 좌심부전이나 수액 과다에 기인한 것이 아니어야 한다. 1994년 미국-유럽 합의 협의에 의해 급성호흡곤란증후군 정의가 제정되어 오랫동안 사용되었으나 2012년 개정되었다(표 33-1). 급성호흡곤란증후군을 저산소혈증에 따라 경도, 중등도, 중증 단계로 분류하였고, 중증도는 사망률 및 생존자에서 기계환기 기간과 관련되어 있다.

II 폐부종의 분류

폐 실질에 정상 이상의 수분이 유입된 상태를 폐부종이라하며 그 원인이 폐혈관과 폐간질 사이의 압력 차이에 의해 발생한 경우를 압력성 폐부종(pressure type, cardiogenic pulmonary edema, 예: 좌심부전)이라 하고 폐혈관 내피세포와 폐포상피의 투과성 증가에 의하여 발생한 경우는 투과성 폐부종(permeability type, noncardiogenic pulmonary edema, 예: 급성호흡곤란증후군)이라 하며 그 두 기전이 혼합된 경우는 혼합형 폐부종(mixed type)이라고 한다.

표 33-1 급성호흡곤란증후군의 Berlin 정의(2012년)

시작	급성(손상을 받은 후 1주 이내 또는 새롭게 악화되는 호흡기 증상)
흉부사진[a]	양측성 침윤(흉수, 폐 허탈 또는 폐 결절로 설명되지 않는)
폐부종 발생 원인	심부전이나 수액 과다에 의한 호흡부전이 아니어야 함(위험인자가 없을 경우 압력성 폐부종을 배제하기 위해 심초음파 등의 검사가 필요하다)
산소화[b]	
• 경증	200 mmHg < PaO_2/FiO_2 ≤300 mmHg (호기말양압 또는 지속기도양압 ≥5 cm H_2O)
• 중등증	100 mmHg < PaO_2/FiO_2 ≤200 mmHg (호기말양압 ≥5 cm H_2O)
• 중증	PaO_2/FiO_2 ≤100 mmHg (호기말양압 ≥5 cm H_2O)

a 흉부 엑스레이 또는 흉부 컴퓨터단층촬영
b 경증의 경우 비침습적 환기에 의한 산소화 수치도 가능

표 33-2 급성호흡곤란증후군의 흔한 원인들

폐성(Pulmonary)	폐외성(Extrapulmonary)
감염성 폐렴	패혈증
흡인	흉곽 외 외상
유독성 가스흡입	대량수혈
폐 타박상	급성췌장염
익수	마약 혹은 기타 약물중독
지방, 양수 공기 색전 등	혈관내파종성응고
	심폐우회술

Ⅲ 급성호흡부전 환자의 접근 방법

다양한 원인에 의해 급성호흡곤란증후군이 발생할 수 있으나 패혈증 및 폐렴이 주된 발생 원인이다. 외상, 위액 흡인, 대량수혈 및 약물 중독 등에 의해서도 급성호흡곤란증후군이 발생한다. 흔히 폐의 직접적인 손상에 의한 경우 직접 폐손상 급성호흡곤란증후군, 폐가 아닌 다른 장기 손상에 의한 경우 간접 폐손상 급성호흡곤란증후군으로 분류하기도 한다(표 33-2). 내과적 또는 외과적 소인을 많이 가질수록 급성호흡곤란증후군으로 발전할 위험도는 증가한다.

고령자, 만성알코올 남용, 대사성산증 등 다양한 임상 변수들이 급성호흡곤란증후군의 발생과 관련이 있다. 외상 환자에서 중증도가 증가할 경우에는 급성호흡곤란증후군으로 발전할 위험성이 더 증가한다.

Ⅳ 병태생리

건강한 폐는 폐포를 건조하게 하고 간질에 소량의 액체를 유지하기 위해 체액의 움직임을 조절한다. 폐손상에 의해 이러한 조절 작용이 중단되면, 간질과 폐포에서 과도하게 체액이 축적될 수 있다. 이 결과로 인해 가스 교환 장애, 순응도 감소 및 폐동맥 압력이 증가한다.

1. 균형상태

간질과 혈관 사이의 수분 이동은 Starling의 법칙으로 설명할 수 있다.

- 수분 축적(liquid accumulation)= $K[(Pc\text{-}PIF) - \sigma \times (\pi pl - \pi IF)] - \Omega lymph$
- K = 수압전도력(hydraulic conductance, 막 표면적에 비례하고 막 두께에 반비례한다.)
- Pc = 모세혈관 내 평균수압
- PIF = 간질 내 평균수압
- σ= 고분자 반사계수(reflection coefficient)
- πpl = 혈장 내 삼투압
- πIF = 간질 내 삼투압
- $\Omega lymph$ = 림프 배액

건강한 상태에서는 소량의 체액이 혈관에서 간질로 이동을 하지만, 폐포 내로의 체액의 축적(폐부종)은 되지 않는다. 건강한 상태의 폐포에서는 폐부종이 발생하지 않는데, 다음과 같은 기전이 제시되고 있다. 혈관 내에 남아 있는 단백질이 다시 삼투압으로 작용해서 간질의 수분을 다시 흡수하며, 간질의 림프액이 혈액 내로 유입되며, 폐포 사이의 밀착접합부(tight junction)가 수분이 폐포 내로 유입되는 것을 방지함으로써 폐부종 발생을 예방한다.

2. 손상

신체에 손상이 발생한 후 대식세포, 호중구, 혈관내피세포 등과 같은 세포성 및 이들 혹은 세균 등에서 유리된 체액성 요소들[내독소, 염증성 시토카인들, 산소 자유 유리기, 단백질분해효소, 산화질소 및 혈소판 활성화요소(platelet activating factor) 등과 같은 지질매개물질들], 또 이로 인하여 체내에 존재하는 면역체계의 활성화[보체(complement)계, 응고-섬유소용해계, kinin계]등이 관여하여 광범위한 전신 염증 반응을 초래한다. 급성호흡곤란증후군은 전신적 염증 반응이 폐에 나타난 현상으로도 설명

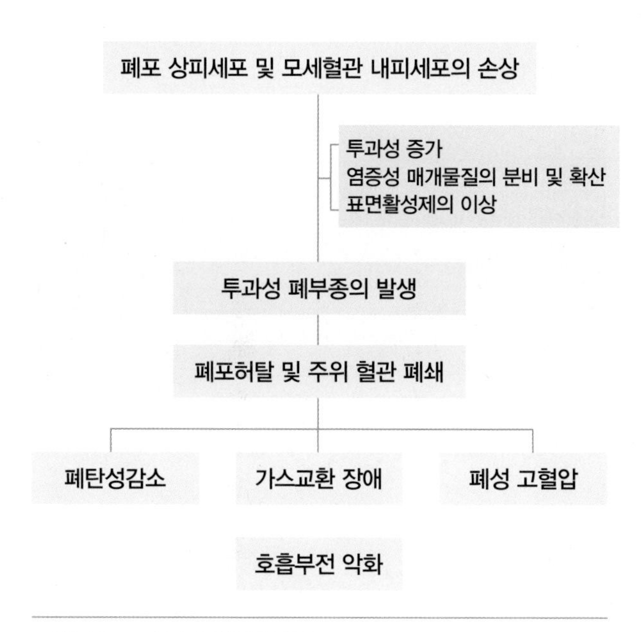

그림 33-1 ARDS의 병태생리

되며 흔히 다른 장기들의 부전과 동반된다. 이로 인해 관찰되는 현상들은 다음과 같이 요약할 수 있다(그림 33-1).

3. 폐손상의 결과

1) 폐부종

염증성 매개물질에 의해 폐혈관 내피세포 및 폐포 상피세포의 투과성이 증가된다. 급성호흡곤란증후군의 발생 초기에 폐포 상피세포의 손상도 동반되어 폐포 표면활성제(surfactant)의 기능 장애를 초래함으로써 폐포허탈이 생기고 폐포부종이 악화된다. 이에 환기-관류 불균형이 발생해서 가스교환을 방해하고, 생리학적인 단락(shunting)이 저산소혈증을 유발하며, 생리학적인 사강(dead space)을 증가시켜서 이산화탄소 배출에 장애를 초래하며, 병리적으로는 유리질막의 생성이 촉진된다.

2) 폐유순도 감소

폐유순도 감소는 급성호흡곤란증후군에서 가장 특징적인 현상이다. 정상적인 기능을 유지하는 폐에서는 폐유순도 감소가 관찰되지 않지만, 환기가 되지 않거나 환기가 감소한 폐에서 폐가 굳어지는 것을 의미한다. 이러한 결과로 인해 기계환기 시에 소량의 일회호흡량(tidal volume)으로도 기도압이 아주 높게 상승할 수 있다.

3) 폐동맥고혈압(Pulmonary hypertension)

기계환기 중인 급성호흡곤란증후군 환자에서 최대 25%까지 폐동맥고혈압이 발생할 수 있다. 이는 간질 부종 및 혈관벽 자체의 부종, 혈관 폐색에 의한 폐혈류의 기계적 차단, 폐혈관 수축 및 폐혈관 소실, 폐실질 파괴, 기도허탈(airway collapse), 고탄산혈증 등에 의해 발생한다.

4) 폐섬유화

폐섬유화가 진행되면 탄력조직의 소실과 폐혈관의 폐쇄와 폐기종을 초래한다. 이러한 변화들로 인하여 폐내션트가 증가되어 심한 저산소증이 초래되고, 사강환기가 증가되며 기능적잔기용량과 폐탄성의 감소가 추가적으로 나타난다.

V 조직학적 변화 및 임상 단계

광범위한 폐포 손상으로 요약할 수 있는 급성호흡곤란증후군의 폐조직 변화는 삼출기, 증식기, 섬유화기로 3단계로 나누며 시기별 병리조직의 특징은 표 33-3과 같다.

1. 초기 삼출기(Early exudative stage)

이 시기에는 광범위한 폐포손상이 나타난다. 초기 삼출기(early exudative stage)는 폐손상 후 1주일 이내에 나타나며 급성호흡곤란증후군 환자의 호흡기 증상들이 시작하는 시기이다. 호흡은 빠르고 얕아 충분한 공기를 얻을 수 없게 되면서 호흡곤란이 발생한다. 빈호흡과 호흡일의 증가로 인하여 호흡피로가 유발되고, 궁극적으로는 호흡부전이 초래된다.

초기 삼출성 시기에는 폐에 울혈이 심하고 공기가 적으며 미세혈관의 손상이 관찰된다. 폐포중격은 부종으로 인하여 두꺼워지고 폐포 안은 단백성 수액으로 차게 된다. 부종 발생 24-48시간에 세포 부스러기와 기능을 상실한 폐 표면활성제와 함께 혈장 단백질들이 폐포나 기도에 응집되어 나선형의 유리질막(hyaline membrane)을 형성한다. 이러한 변화는 폐손상 후 3-4일에 뚜렷하고 약 1주일이 지나면 사라진다. 급성호흡곤란증후군 초기에는 미세혈전으로 인한 혈관 차단과 섬유세포의 증식에 의해 폐혈관손상이 발생한다.

폐포내 부종은 중력에 의해 눌리는 주로 폐의 아래쪽에 발생하며, 이로 인해 공기의 이동이 줄고 무기폐를 초래한다. 폐 아래쪽에서 심한 부종과 허탈로 인해 폐유순도는 현저하게 감소한다. 폐내 단락과 저산소혈증으로 호흡일이 증가되어 호흡곤란을 초래한다. 미세혈관의 폐쇄는 환기가 잘 이루어지는 폐포에 대한 폐동맥 혈류의 감소로 이어져 폐동맥고혈압을 초래하기도 한다. 급성호흡곤란증후군의 초기에 심한 저산소혈증에 추가하여, 생리적 폐사강의 증가로 인한 고탄산혈증이 현저하게 나타난다.

흉부 X선에서 일반적으로 폐야의 3/4 이상에서 폐포와 간질성의 혼탁소견양상이 나타난다(그림 33-2). 이러한 흉부 X선 소견이 급성폐손상이나 급성호흡곤란증후군의 특징적인 소견은 아니며, 심장성폐부종과 감별하기가 힘들 수도 있다. 그러나 심장성폐부종과 다르게 급성호흡곤란증후군의 흉부 X선은 심장비대, 흉막액이나 폐혈관 재분포의 소견들은 거의 보이지 않는다. 흉부 전산화단층촬영 스캔에서 급성호흡곤란증후군은 간질성 및 폐포 음영이 섞인 형태로 나타나며, 대개는 양측성이나 반드시 대칭으로 나타나는 것은 아니다. 중력의 영향을 더 많이 받는 등쪽에 병변이 심하다(그림 33-3).

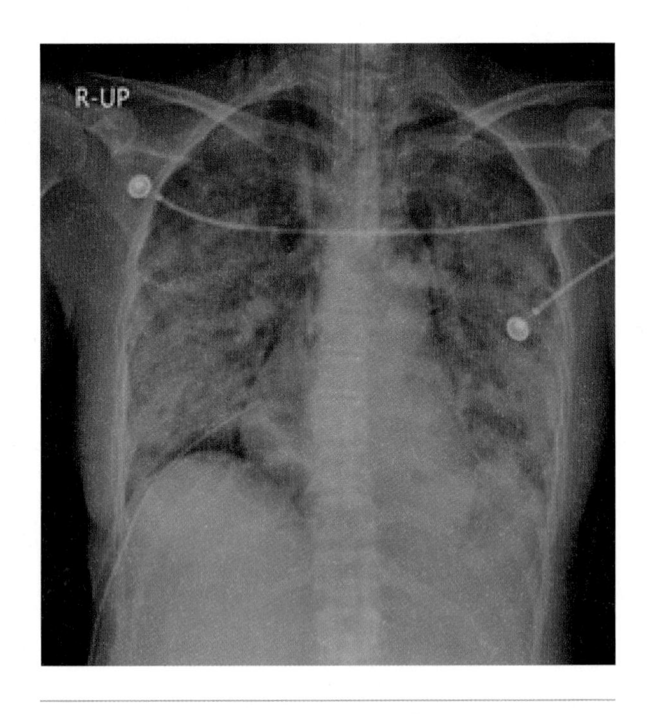

그림 33-2 급성호흡곤란증후군 환자의 흉부 사진

표 33-3 급성호흡곤란증후군의 시기별 폐 조직의 변화

병기	삼출기	증식기	섬유화기
시점	부종	기질화(복구)	섬유화
	첫 1주일 이내	1-3주	2주 이후
혈관	울혈	내막섬유증식	내피세포손상
	폐포로 호중구 이동	내벽비후	변형
		혈전	
폐포	I 형 폐포상피 괴사	II 형 폐포상피 증식	섬유화
	유리질막 형성	아교질(collagen) 침착	
바닥막, 기저막	박피	근섬유세포 침착	파괴

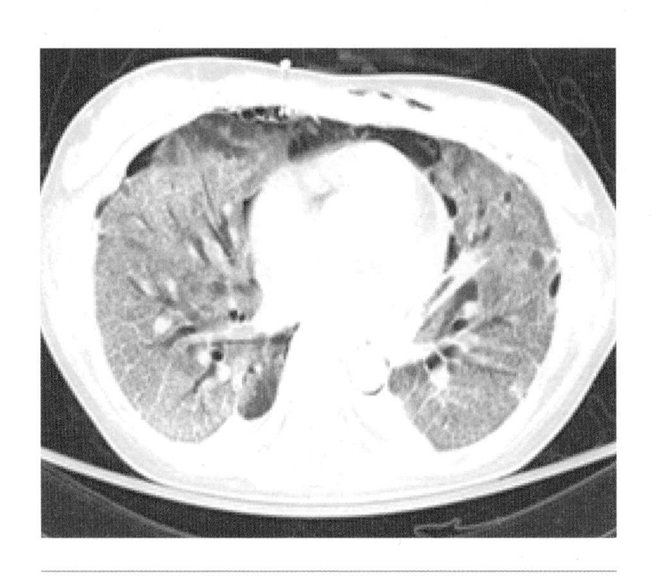

그림 33-3 급성호흡곤란증후군 환자의 흉부 전산화단층촬영

2. 섬유화증식기(Fibroproliferative stage)

급성호흡곤란증후군의 증식기는 7일에서 21일까지 지속된다. 대부분의 환자는 회복되어 이 시기에 기계환기로부터 이탈이 가능하다. 회복에도 불구하고 이 시기의 많은 환자는 여전히 호흡곤란, 빈호흡, 저산소혈증 등이 지속된다. 증식기에서 일부 환자는 진행성의 폐손상과 폐섬유증의 초기 변화가 발생한다. 회복과정으로 II형 폐포상피의 증식이 나타난다.

II형 폐포상피들은 I형 폐포상피를 대체하여 헐벗은 폐포바닥막, 기저막을 따라 증식한다. II형 폐포상피는 실험적으로 I형 폐포상피로 분화가 가능하고 폐 표면활성제를 합성하므로 이는 치유과정으로 생각된다. 또한 이 시기의 폐포의 복구를 알 수 있는 조직학적인 변화로는, 삼출액의 기질화와 폐침윤 세포가 호중구에서 림프구로 바뀌는 것이다.

3. 섬유화기(Fibrotic stage)

최초의 폐손상 후에 회복하지 못한 일부 환자는 장기간 기계환기와 산소보충을 필요로 하는 섬유화기가 시작된다. 조직학적으로 광범위한 폐포와 간질성 폐섬유증으로 진행하기도 한다. 세엽구조가 현저하게 파괴되어 커다란 물집, 수포를 동반하는 폐기종 같은 변화를 초래할 수도 있다. 미세혈관내막의 섬유조직의 증식으로 점진적인 혈관 폐쇄로 인해 폐동맥고혈압이 진행되기도 한다. 섬유화는 폐손상 후 빠르면 3-4일 이내에 나타나기도 하지만, 흔히 2주 후부터 발생한다. 급성폐손상은 때로는 10일에서 2주 사이에 말기 폐섬유화 상태까지 진행할 수 있다.

VI 감별 진단

급성호흡곤란증후군의 초기 양상은 비특이적이기 때문에, 급성호흡곤란증후군 이외의 다른 감별 진단을 반드시 고려해야 한다. 심장성폐부종과 폐포출혈 등과는 감별 진단을 해야한다. 이 외에 빈도가 낮지만 급성 간질성 폐질환(예, 급성간질성폐렴), 급성 면역학적 손상[예, 과민성 폐렴, 폐혈관염, 급성호산구폐렴(acute eosinophilic pneumonia), 특발성기질화폐렴(crytogenic organizing pneumonia)], 독성손상(예, 방사선 폐렴), 미만성으로 폐에 퍼진 폐암, 그리고 신경성 폐부종 등도 감별해야 한다.

VII 치료

급성호흡곤란증후군의 치료로는 그 병발기전에 근거하여 여러 방법들이 시도되었으나 기계환기 치료법과 복와위 등의 체위 변경 등 일부의 치료법만이 사망률의 감소에 효과적인 것으로 보고된 바 있다. 대규모 임상시험의 결과들은 환자에게 개별적으로 신중하게 적용되어야 하며, 임상시험 결과에 근거한 급성호흡곤란증후군의 치료들이 표 33-4에 요약되어 있다.

표 33-4 급성호흡곤란증후군 치료법 요약

치료법	추천 강도
적은 일회호흡량(6 mL/kg[a])	필수
높은 호기말양압	상태에 따라 선택
복와위 환기	추천
정맥 수액 투여 제한	추천(단, 혈역학이 안정된 상태일 것)
스테로이드	상태에 따라 선택, 발생 후 7일이 지나면 사용 제한
산화질소흡입	제한적으로 짧은 기간
체외막산소화	사용(기타 방법으로 산소화가 유지 안될 때)
신경근차단제	상태에 따라 선택
계면활성제	소아와 성인은 비추천

[a] 예측체중(표 33-5 참조)

1. 급성호흡곤란증후군 유발 원인질환 치료 및 일반적인 치료

신체에 손상을 초래한 기저질환 예를 들면 패혈증, 흡인, 외상 등의 급성호흡곤란증후군을 유발한 질병의 치료가 이루어져야 한다. 감염이 동반된 경우는 적절한 항생제 투여가 필요하다. 또한 급성호흡곤란증후군에서는 폐혈관의 투과성이 증가되어 있으므로 과다한 수액 공급은 폐부종을 더욱 악화시킬 수 있다. 그러므로 혈역학이 안정된 후에는 불필요한 수액공급을 제한할 필요가 있다. 패혈성 쇼크가 동반된 급성호흡곤란증후군 환자는 수액 공급과 함께 노르에피네프린, 바소프레신, 도부타민 같은 약물을 병용하여야 한다. 또한 환자 상태를 평가해서 식이가 가능한지 확인한 후, 조기에 경구영양을 시작하는 것도 치료에 도움이 된다. 급성호흡곤란증후군 환자의 사망률이 감소하고 있는 이유로는 위에서 언급한 중증환자에 대한 일반적인 치료가 향상된 점을 들 수 있다.

2. 급성호흡곤란증후군의 주요 치료

1) 기계환기기 관리 및 산소요법

과다한 일회호흡량(과거 10-12 mL/kg)은 기계환기기 유도 폐손상을 초래하여 사망률을 증가시키므로 환자의 예측체중 1 kg당 6 mL의 일회호흡량을 적용한다. 특히 고원압이 30 cm H_2O 이상인 환자에서는 일회호흡량을 6 mL/kg으로 엄격히 지키고 고원압이 지나치게 높을 경우에는 이보다 더 낮은 일회호흡량을 적용하며 이에 따르는 고이산화탄소혈증은 체외막순환 등을 통하여 제거하는 것을 고려할 수 있다. 또한 유도압(driving pressure, ΔP = 고평부압-호기말양압)을 낮게 유지하면 예후가 좋은 것으로 알려져 있다.

급성호흡곤란증후군 환자들의 기계환기기 치료에서 또한 중요한 것은 적절한 호기말양압을 적용하는 것인데 그 수준에 대해서는 아직 이견이 있다. 호기말양압은 허탈되었던 폐포를 개방함으로써 폐의 기능적잔기량을 증가시켜 폐산소화를 호전시키며, 폐포 내 수분을 간질 내로 이동시켜 폐탄성을 호전시킨다. 호기말양압의 목표는 종래에 FiO_2를 0.6 이하로 낮추면서도 동맥혈의 산소포화도를 90% 이상 유지하는 개념이었다면 최근에는 이에 더하여 흡기 때 개방된 폐포가 호기동안 허탈되는 것을 방지함으로써 폐포의 기계적 손상을 최소화하고자 하는 것이다. 호기말양압 설정과 관련하여 유념할 것은 중환자에서 치료의 목표는 PaO_2를 최대화하는 것이 아니라 여러 장기로의 산소 전달(운반산소량 = 산소함유량 × 심박출량)을 최

표 33-5 급성호흡곤란증후군에서 환기기 설정법

1. 예측체중(kg)을 계산	남자 = 50 + 0.91 X [키(cm) - 152.4] 여자 = 45.5 + 0.91 X [키(cm) - 152.4]
2. 환기 양식	보조용적 적용 / 압력조정 양식
3. 일회호흡량(VT)	최초 V_T[a] 6-8 mL/kg(예측체중)
	이후 2-4시간에 걸쳐 6 mL/kg로 줄임(환기상태가 적절한 경우)
	고원압 목표 < 30 cm H_2O; 고원압이 이 이상이면 일회호흡량을 4 mL/kg까지 줄일 수 있다.
4. 호기말양압	ARDSnet 호기말양압(PEEP) 표(표 21-1 참조) 사용
5. 산소화	PaO_2 목표 = 55-80 mmHg 혹은 맥박산소계측기로 산소 포화도 88-95%
6. 호흡수 및 산증 치료	동맥혈 pH 목표 = 7.30-7.40
	만약 pH < 7.30, 호흡수를 분당 35회까지 증가시킴
	만약 pH < 7.30, 호흡수≥35이면 중탄산염 정주
만약 상기 설정으로 적절한 산소화를 유지할 수 없다면 다음 치료법을 고려한다.	
1. 복와위 자세로 전환 ± 신경근 차단제 사용	
2. 체외막산소화	
3. 산화질소 흡입	

V_T[a]: 저일회호흡량 적용 후 환자의 호흡곤란이 심하고 고원압이 30 cm H_2O 이하이면 일회호흡량을 예측체중의 7-8 mL/kg까지 증가시킬 수 있다.

적화하는 것이므로 심박출에 미치는 부정적 영향을 고려하여야 한다. 단점으로는 지나친 호기말양압은 기도압 및 이로 인한 흉곽내압의 증가로 복귀정맥혈을 저하시켜 심박출량을 감소시킨다. 또 폐에 압력손상이나 비교적 정상 상태인 폐포의 과팽창을 유발할 수 있으며 이는 사강호흡의 증가로 이어진다. 급성호흡곤란증후군 치료에 대한 북미의 다기관 연구(ARDSnet)에서 사용된 호기말양압 설정표가 다른 방식에 의한 PEEP 설정에 비하여 생존율의 차이가 없으므로 호기말양압 수준을 설정할 때 이 도표를 사용할 수도 있다. 급성호흡곤란증후군 초기에 일반적으로 12-15 mmHg의 호기말양압이면 폐포허탈을 방지할 수도 있다.

급성호흡곤란증후군 환자에서 환기기를 사용하면 상기 호기말양압을 활용하여 기능적잔기량을 증가시킬 수 있는 장점 외에도 환자의 호흡일을 줄임으로써 산소 소모가 줄고 이산화탄소 발생량이 주는 효과를 얻게 된다. 급성호흡곤란증후군의 치료에서 산소독성이 생길 수 있으며 흡입 산소농도(0.6 이상 여부), 고농도 산소 치료한 시간 및 폐의 기초상태 등이 중요한 요인으로 알려져 있다. 일반적으로 FiO_2 > 0.6을 24시간까지는 허용할 수 있으나 72시간이 경과하면 산소독성에 의해 오히려 폐손상이 진행될 수 있다. 따라서 심한 저산소증 환자에서는 동맥혈 산소분압 증가를 위한 전략 외에도 환자의 산소소비량 감소, 심박출량 증가, 혈중 혈색소의 보충 등을 함께 고려해야 한다.

2) 복와위에서의 기계환기

급성호흡곤란증후군은 그 병태생리가 혈관 및 폐포의 투과성의 증가에 의한 폐부종이므로 폐 구역 간 병변의 정도가 차이가 없을 것으로 여겨졌으나 실제로는 앙와위(supine)에서는 환자의 등쪽(dorsal)에서 폐포의 허탈이 가장 심하게 나타난다. 급성호흡곤란증후군 환자를 복와위로 변경하면 등쪽 폐의 국소적 환기가 호전되고 배쪽(ventral)의 허탈은 상대적으로 적어 전체적으로는 단락이 감소된다. 중증 저산소증을 보이는 환자(PaO_2/FiO_2 비 100-150 mmHg 미만)에서 장시간(하루 16시간 이상)의 복와위 환기가 생존율 개선 효과를 나타낸 바 있다. 최근 연구들에 의하면 산소화 개선 외에도 복와위에서 환기기 유도 폐손상이 적고 혈류역학적 개선도 있는 것이 알려졌다.

3) 체외가스교환

체외가스교환(extracorporeal gas exchange)은 환자의 혈액을 체외로 빼내어 산소화시키는 방법으로 2009년 신종 인플루엔자 범유행 당시 정맥-정맥(veno-venous) 체외형 막형산화법(extracorporeal membrane oxygenator, ECMO)가 많이 쓰이면서 다시 관심을 받고 있다. 그러나 경험이 부족한 기관에서의 ECMO 결과가 좋지 않았던 점과 ECMO 시술관련 합병증이 빈번하고 병원 간 후송이 어려운 점 등을 고려할 때 ECMO 전담팀이 있고 전문적인 운영이 가능한 센터에서 ECMO를 운영하는 것이 바람직하다. ECMO는 기술적 난이도가 높고 비용 및 윤리적 문제 등이 생길 수 있는 치료법이므로 환자의 연령, 기저질환, 기계환기기 경과 일수 및 급성호흡부전의 원인 등을 고려하여 선별적으로 적용하여 한다. 최근 다기관연구의 결과로 볼 때, 중증 급성호흡곤란증후군에서 ECMO가 구조요법으로의 역할을 할 것으로 보인다.

4) 진정요법

대부분의 급성호흡곤란증후군 환자에서 환자-환기기 사이에 동조를 향상시키고 산소요구량을 감소시키기 위해서 진정이 필요하다. 지속적인 진정보다는 매일 가벼운 각성을 유도하는 표준화된 진정치료 프로토콜을 사용하는 것이 기계환기기 일수, 재원 일수 및 장기 사망률까지 감소시킬 수 있다. 때때로 신경근차단제가 효과적인 기기환기를 위해 요구되기도 하는데 중증 급성호흡곤란증후군에서 조기, 단기간(48시간) 시사트라트리움(cisatracurium) 지속적 정주요법이 환자들의 예후를 향상시키는데 도움이 된 보고가 있었다. 그러나 최근에 마친 다기관 임상시험에서는 신경근 차단제의 사용이 사망률 감소를 시키지 못한 점을 고려할 때, 기계환기와 자발호흡이 일치하지 않는 환자에서 간헐적으로 신경근 차단제 사용을 고려할 만하다.

5) 글루코코르티코이드

급성호흡곤란증후군 초기에 투여한 글루코코르티코이드는 사망률을 감소시키지 못하며 감염의 가능성을 증가시키는 것으로 보고되어 있다. 특히 급성호흡곤란증후군 발생후 7일이 지난 후 스테로이드 사용은 환자에게 해로울 수 있다. 그러나 패혈증과 동반된 쇼크에서 글루코코르티코이드 유용성이 일부 입증된 점을 고려할 때, 패혈증과 쇼크가 동반된 급성호흡곤란증후군에서는 사용을 고려할 만하다.

3. 급성호흡곤란증후군의 기타 치료

1) 허용고탄산혈증(Permissive hypercapnia)

적은 일회호흡량의 적용은 분당환기량의 감소를 초래하여 체내에서 생성된 이산화탄소를 충분히 배출하지 못하여 이산화탄소혈증이 발생할 수 있다. 허용고탄산혈증(permissive hypercapnia)은 이를 환기 증가를 통하여 교정하지 않고 체내 고탄산혈증을 일정범위(흔히 pH > 7.15)까지 허용하는 환기기 구동전략을 의미한다. 그러나 다음의 경우에는 허용고탄산혈증 요법을 피하는 것이 바람직하다. 첫째, 뇌종양이나 외상에 의한 뇌손상, 뇌부종 그리고 발작장애(seizure disorder) 같은 뇌질환을 가지고 있는 경우와, 둘째, 관상동맥질환이나 심부전, 부정맥 및 폐동맥 고혈압과 동반된 우심부전, 끝으로 저혈량증(hypovolemia)이 있는 경우이다.

2) 산화질소 흡입

산화질소(nitric oxide, NO)는 혈관확장 작용이 있으므

표 33-6 급성호흡곤란증후군의 합병증

폐	폐색전증
	환기기와 연관된 손상 및 압력손상
	폐섬유화
	감시장치, 침습적 술기, 기관내삽관 등에 의한 합병증
	산소독성
소화기	위장출혈
	장폐쇄증
	위 팽만
	공기배증(pneumoperitoneum)
신장	신부전
	수액저류
심장	부정맥
	저혈압
	심박출량 저하
감염	패혈증
	병원성 폐렴
혈액	빈혈
	혈소판 감소증
	혈관내파종성응고
기타	황달
	신경염
	섬망
	영양부족

로 환기가 잘 되는 폐포에 산화질소를 흡입시키면 그 부위의 혈관이 선택적으로 확장됨으로써 환기/관류 비가 호전되어 산소화의 개선을 유도한다. 하지만 산화 질소의 흡입이 환자의 생존율을 개선시키지는 못하므로 심한 저산소증 환자에서 선택적인 구조요법(salvage therapy)으로 시도할 수 있다.

3) 비침습적 환기

비침습적 환기 치료가 만성폐쇄폐질환이나 심장성 폐부종의 경우 효과적일 수 있으나 급성호흡곤란증후군과 같은 저산소혈증호흡부전에는 도움이 되지 못하는 경우가 많다. 특히, 48시간 이상 비침습적 환기 치료 후 실패하여 기계환기기 치료 시 예후가 좋지 않다. 고유량비관캐뉼라(high flow nasal cannula, HFNC)는 비강 내 캐뉼라를 통해 가온 가습 산소를 최대 60 L/min의 유량으로 제공할 수 있는 장치로 최근 다기관 연구에서 저산소혈증호흡부전에서 생존율을 개선시키고 PaO_2/FiO_2 비 200 mmHg 이하인 경우에는 기도삽관율도 감소시켰다.

현재로서는 HFNC를 초기 경증 급성호흡곤란증후군 환자에서 제한적으로 사용해 볼 수 있으며 HFNC를 적용하고 1-2시간 후에 재평가를 해서 임상적인 상황과 저산소증이 호전되지 않을 경우 가능하면 빨리 기관내삽관 후에 전통적인 기계환기기로 전환하는 것이 바람직하다.

4) 다른 치료

표면활성제 보충요법이나 고빈도환기법, 항염증치료로 아스피린, 스타틴 등이 시도되었으나 환자의 생존율을 개선시켰다는 연구 결과는 없다.

Ⅷ 합병증

급성호흡곤란증후군은 전신 염증을 유도하는 염증성 매개물질에 의한 다른 장기의 손상을 초래할 수 있으며 이 외에도 심한 저산소증 및 쇼크 등에 의하여 여러 합병증이 나타난다. 이를 정리하면 표 33-6와 같다.

Ⅸ 예후

1. 사망률

여러 연구들에서 급성호흡곤란증후군의 사망률은 26-44%정도이다. 급성호흡곤란증후군이 65세 이상에서 발생하거나 패혈증이 기저질환인 경우, 그리고 장기 손상이 동반된 상태에서 발생한 경우는 예후가 더욱 불량하다. 급성호흡곤란증후군의 사망원인은 패혈증과 폐 이외의 장기부전이 80% 이상으로 대부분 폐 이외의 원인으로 사망하는 것으로 밝혀졌다. 따라서, 급성호흡곤란증후군과 동반되는 패혈증과 다발성 장기부전의 치료 또한 사망률 감소에 크게 영향을 미칠 수 있다. 특히 72시간 내에 초래되는 조기사망은 대부분은 기저질환에 의한 사망이며 그 이후에 나타나는 사망의 주요 원인은 이차적 감염이나 패혈증, 호전되지 않는 호흡부전 및 다발성 장기부전에 의한다.

2. 장기 예후

회복 후 예후는 기저질환에 달려있으나 병전 폐 상태가 정상이면 대부분 3개월 후부터 폐기능 상태가 회복되어 6개월에 최대로 호전된다. 그러나 생존자의 50% 이상에서 부분적 폐기능의 손상이 남는다.

X 재활 및 회복

중환자실에서 발생하는 근육 약화(intensive care unit acquired weakness, ICUAW)는 급성호흡곤란증후군 생존자에게 있어서 삶의질을 결정짓는데 중요한 요소이다. 중환자실에서 발생하는 근육 약화의 위험인자는 고혈당, 패혈증, 전신염증반응증후군, 다장기 부전, 스테로이드, 신경근차단제, 부동자세, 카테콜아민, 신대체요법, 여성 등으로 알려져 있다. 중환자실 재실 중 재활치료에는 수동적 운동범위 운동, 보행, 전기적 근육 자극 등이 있으며 이는 비교적 안전하게 시행할 수 있고 병원 퇴원 시 기능의 향상을 가져온다는 것이 여러 연구에서 확인된 바 있다. 따라서 중환자실 재활치료는 가급적 조기에 시행하는 것이 중환자실 체류기간을 줄이고 퇴원 후의 삶의질을 향상시킬 수 있으므로 중요하다.

급성호흡곤란증후군에서 완치된 환자의 5년 뒤에 측정한 폐기능은 정상에 가깝지만 신체적 기능과 삶의질, 운동기능은 정상보다 떨어진다는 것이 알려져 있다. 급성호흡곤란증후군에서 생존한 환자나 보호자에서 우울증과 외상 후 스트레스를 포함하여 정신적인 문제를 가질 수 있다. 생존자에게도 꾸준히 관심을 가져서 이러한 상황이 발생하는지를 빨리 인지하고, 발생한다면 적절한 도움을 줄 수 있어야 한다.

참고문헌

1. Amato MB, Meade MO, Slutsky AS, et al. Driving pressure and survival in the acute respiratory distress syndrome. N Engl J Med 2015;372:747-55.

2. ARDS Definition Task Force. Acute respiratory distress syndrome: the Berlin Definition. JAMA 2012;307:2526-33.

3. Beitler JR, Sarge T, Banner-Goodspeed VM, et al. Effect of Titrating Positive End-Expiratory Pressure (PEEP) With an Esophageal Pressure-Guided Strategy vs an Empirical High PEEP-Fio2 Strategy on Death and Days Free From Mechanical Ventilation Among Patients With Acute Respiratory Distress Syndrome: A Randomized Clinical Trial. JAMA 2019;321:846-57.

4. Bellani G, Laffey JG, Pham T, et al. Epidemiology, Patterns of Care, and Mortality for Patients with Acute Respiratory Distress Syndrome in Intensive Care Units in 50 Countries. JAMA 2016;315:788-800.

5. Cavalcanti AB, Suzumura EA, Laranjeira LN, et al. Effect of Lung Recruitment and Titrated Positive End-Expiratory Pressure (PEEP) vs Low PEEP on Mortality in Patients With Acute Respiratory Distress Syndrome: A Randomized Clinical Trial. JAMA 2017;318:1335-45.

6. Combes A, Hajage D, Capellier G, et al. Extracorporeal Membrane Oxygenation for Severe Acute Respiratory Distress Syndrome. N Engl J Med 2018;378:1965-75.

7. Frat JP, Thille AW, Mercat A, et al. High-flow oxygen through nasal cannula in acute hypoxemic respiratory failure. N Engl J Med 2015;372:2185-96.

8. Guerin C, Reignier J, Richard JC, et al. Prone positioning in severe acute respiratory distress syndrome. N Engl J Med 2013;368:2159-68.

9. National Heart L, Blood Institute PCTN, Moss M, et al. Early Neuromuscular Blockade in the Acute Respiratory Distress Syndrome. N Engl J Med 2019;380:1997-2008.

10. The Acute Respiratory Distress Syndrome Network: Ventilation with lower tidal volumes as compared with traditional tidal volumes for acute lung injury and the acute respiratory distress syndrome. N Engl J Med 2000;342:1301-8.

11. Walsh CJ, Batt J, Herridge MS, et al. Muscle wasting and early mobilization in acute respiratory distress syndrome. Clin Chest Med 2014;35:811-26.

12. Ware LB, Matthay MA. Medical progress: The acute respiratory distress syndrome. N Engl J Med 2000;342:1334-49.

중환자의학

34

CRITICAL
CARE MEDICINE

중환자실에서의 항생제 사용 원칙

백경란

중환자는 인공호흡기, 중심정맥관 등 각종 침습적 치료를 받으면서 감염병 발생 위험이 높은 환자군으로 매우 빈번하게 항생제가 투여되고 있다. 다국적 연구에서 중환자실 환자의 51%가 감염병으로 항생제요법를 받고 사망률이 25.3%에 이른다는 자료도 있다. 항생제에 대한 과신과 과다 사용으로 인하여 항생제 내성이 빠른 속도로 증가하면서 항생제를 적절하게 선택하는 것은 매우 어렵고 중요한 과제가 되었다. 특히 중환자실 환자에서는 항생제 내성의 문제가 더 심각해서 다제내성균에 의한 감염병이 매우 빈번하다. 2019년도 국내 중환자실에서 분리되는 *Acinetobacter baumanii*는 91.8%가 카바페넴 내성이고 *Staphylococcus aureus*는 75.5%가 메티실린 내성이다. 원인균을 알고 선택적인 항생제를 투여하면 가장 이상적이겠으나 초기 경험적 항생제는 원인균에 대한 정보 없이 투여하게 되는데, 다제내성균을 고려해서 점점 더 광범위한 항생제를 사용하면 또 다른 내성을 유발하게 되는 악순환을 거치게 된다. 광범위 항생제는 그람양성균과 그람음성균, 때로는 혐기성균까지 항균력을 가지는 항생제를 의미하는데 협범위 항생제에 내성인 균에게도 항균력을 보이는, 더 광범위하게 커버하는 항생제들이 개발되고 사용되어왔다. 그러나 세균은 세대가 짧고 유전자 변형을 쉽게 일으킬 수 있고 내성 유전자를 서로 쉽게 주고받을 수 있기 때문에 이런 광범위 항생제에 내성이 생길 수 있고, 그렇게 되면 다른 약제에도 내성을 갖게 되어 치료를 위해 선택할 수 있는 항생제의 수가 제한되고 사용할 수 있는 항생제가 없게 되기도 한다. 따라서 현재 환자의 감염병을 치료한다는 단순한 전략에서 나아가 미래의 환자 치료를 위해서 항생제가 효력을 잃지 않도록 하는 복합적 전략이 필요하다. 이러한 전략을 위해 우리가 가지고 있는 귀중한 항생제를 어떻게 적절하고 효과적으로 사용할 것인지 기본적인 원칙을 이해하고 지키는 것이 필요하다.

I 감염병의 진단

항생제 투여를 시작하기 전에 감염병 진단을 확실히 하여 비감염성 질환이나 집락균을 대상으로 항생제가 투여되지 않도록 한다. 중환자실 환자들은 감염병 외에도 다양한 비감염성 질환에 의한 발열이 흔히 발생하므로 발열이 반드시 감염병의 징후일 수는 없고 항생제 투여의 지표가 되어서는 안 된다. 또한 면역저하, 스테로이드 투여, 쇠약한 전신상태 등으로 인하여 감염병이 있어도 발열이 발생하지 않을 수도 있다. 전신염증성반응증후군(systemic inflammatory response syndrome, SIRS)은 염증의 지표로

표 34-1 대표적인 비감염성 발열 원인

심부정맥혈전증, 폐색전증
심근경색
뇌졸중
내분비 질환: 갑상선기능항진증, 부신피질기능저하증
약열: 항생제, 중추신경계 약제
수혈
시술 관련: 투석, 기관지내시경
수술 후 발열

서 감염병뿐 아니라 췌장염, 화상, 외상 등의 비감염성 원인에 의해서 발생할 수 있다. 따라서 발열이나 전신염증성 반응증후군에 의존하여 감염병을 진단하는 것은 한계가 있고, 감염병을 진단하고 비감염성 원인을 찾기 위한 노력을 병행해야 한다. 약열(drug fever), 수혈, 갑상선기능항진증, 부신피질기능저하증, 뇌졸중, 심근경색증, 폐색전증, 수술 등의 다양한 비감염성 발열 원인(표 34-1)에 대한 평가가 필요하다. 단순 흉부 촬영에서 관찰되는 폐병변은 폐부종, 폐색전증 등의 비감염성 폐질환을 감별해야 한다. 가능한 비감염성 질환을 배제하고 감염병 확진 또는 추정의 경우에만 국한하여 항생제를 투여하여 불필요한 항생제 사용을 피하도록 한다.

II 미생물학적 검사

1. 미생물 배양 검사

패혈증, 원내 폐렴 등 감염병 환자의 좋은 예후를 위하여 적절한 항생제의 신속한 투여를 권고하고 있다. 하지만 적절한 항생제를 선택하기 위해서는 원인균 진단과 항생제 감수성 양상을 아는 것이 필수적이므로 항생제를 시작하기 전에 우선적으로 원인균을 찾기 위한 배양 검사를 시행하도록 한다. 항생제가 먼저 투여되는 것 때문에 흔히 배양 검사가 음성으로 나오게 되고 후에 적절한 항생제로 조절하거나 점감요법(de-escalation therapy) 적용에 어려움이 따른다. 추정되는 감염병소에 따라서 객담, 소변, 창상 등의 검체를 배양하고 혈액 배양을 시행한다. 그람염색은 고전적인 방법으로 간단하고 저렴한 검사이면서 유용한 임상정보를 제공하는 신속진단 방법이므로 항상 함께 시행한다. 그람염색은 정상적으로 무균적인 체액(뇌척수액, 복수, 늑막액 등)에서 병원체의 존재, 병원체의 형태에 관한 정보를 제공한다. 소변, 객담, 대변처럼 정상 상태에서 균이 존재하는 검체에서도 주요 병원체에 대한 중요한 단서를 제공하여 항생제 선택의 방향성을 제시한다.

혈액 배양은 일반적으로 두 세트 이상 시행하고, 중심정맥관이 있는 경우 중심정맥관의 각 내강을 통한 혈액과 말초 혈액을 채혈하여 배양한다. 중심정맥관 채혈에서 말초 혈액 배양보다 2시간 이상 먼저 균이 분리되는 경우(differential time to positivity, DTTP가 2시간 이상) 중심정맥관관련 혈류감염증(catheter related bloodstream infections, CRBSI)의 가능성이 높아서 진단에 이용하고 있다.

배양 검사 결과는 무균 검체가 아닌 경우 해석에 주의를 요하며 집락화와 감별이 필요하다. 중환자실 환자는 입원 후 단기간에 인후나 도뇨관에 병원균이 집락화될 수 있다. 발열은 비감염성 원인에 의하고 소변, 객담 등에서 분리되는 균은 원인균이 아닌 집락균일 수 있으므로 신중히 판단하도록 한다. 집락균을 대상으로 항생제를 투여하지 않도록 주의한다.

항생제가 투여된 이후에 채취한 검체에서 분리되는 병원체는 원인균을 반영하지 못하는 경우가 많기 때문에 감염병이 호전되고 있는 상태에서 동정된 내성균을 겨냥해서 광범위 항생제로 변경하여 투여하지 않도록 한다. 피부상재균(coagulase negative staphylococci, *Bacillus* 등)은 중심정맥관관련 혈류감염증을 유발할 수 있으나 혈액 등의 무균 검체도 채혈 과정이나 검체 채취 과정에서 오염될 가능성이 있으므로 피부상재균이 분리되면 주의하여 해석한다. 혈액 배양에서 분리되는 피부상재균은 보통 한 세트에서만 분리되는 경우 오염균으로 간주하고 두 세트 이상에서 분리되는 경우 원인균으로 판단한다. 따라서 혈액 배양은 반드시 두 세트 이상 시행해야 한다.

2. 항생제 감수성 검사

감염병 환자에서 분리된 원인균의 항생제 감수성 검사를 시행하는 것은 적절한 항생제를 선택하기 위해서 임상적으로 매우 중요한 과정이다. 항생제 감수성 검사 방법으로 임상에서는 보통 자동화시스템을 사용한다. 항생제 감수성 검사 결과를 해석하기 위해 항생제의 농도와 약역동학을 고려하여 감수성(susceptible, S), 중간(intermediate, I), 내성(resistant, R)의 세 단계로 최소억제농도(minimal inhibitory concentration, MIC) 판단기준을 제시한다. 균종에 따라서 감수성 검사를 시행하는 항생제가 다르고 결과를 해석하는 MIC 기준도 다르다. 폐렴구균 같은 경우는 감염병소를 뇌수막염과 비뇌수막염으로 나누어 다른 기준이 제시되기도 한다. 서로 다른 계열의 항생제에 대한 MIC 수치에 근거하여 수치가 낮은 항생제가 더 효과적이라고 판단해서는 안 된다.

항생제 감수성 검사에서 감수성이라 함은 권장 용량의 항생제를 투여했을 때 원인균을 억제하고 감염병 치료 효과를 기대할 수 있다는 의미이다. 항생제에 따라서 일상적인 감수성 검사로 치료 효과를 예측하지 못하는 경우가 있는데 클린다마이신은 유도 내성인자를 가지는 특성이 있어서 감수성 검사에서 감수성으로 나와도 바로 사용하면 안 된다. 에리트로마이신 감수성을 확인하고 감수성이면 클린다마이신을 사용할 수 있으나 에리트로마이신 내성인 경우 D 테스트를 시행하여 유도내성이 없으면 사용 가능, 유도 내성이 있으면 사용하지 않는다. 에리트로마이신 내성이고 D 테스트를 시행할 수 없으면 클린다마이신은 사용하지 않는다. 최근 항생제 내성이 많아지면서 치료 효과 예측이 불가능하게 된 균종에서 몇몇 항생제의 MIC 감수성 판단 기준을 낮춘 경우가 있다. 내성은 항생제가 치료 효과가 없다는 것을 의미하고, 중간은 결과 해석의 완충 범위로서 고용량의 항생제를 투여하면 치료 효과가 있을 수도 있다.

그러나 이는 혈중농도를 기준으로 하는 경우가 많아서 감염부위에 따라서 낮은 조직 내 농도를 보이는 경우 감수성인 항생제도 치료 효과가 기대에 이르지 못할 수 있다. 따라서 감수성 검사 결과에서 감수성이어도 감염병소에 따라서 그 해석에 주의를 요하고, 추가적으로 MIC를 검토해야 한다. MIC에 따라서 항생제 용량이나 투여 방법을 변경하거나 다른 항생제를 투여해야 하기도 한다. *Staphylococcus aureus*의 반코마이신 감수성 기준은 MIC ≤ 2 μg/mL로 MIC 2의 경우 감수성이지만 실제 임상에서 치료 실패와 연관되는 경우가 있어서 반코마이신 용량을 높이거나 다른 약제로 변경이 필요할 수 있으므로 임상적인 반응을 주의 깊게 평가하여 판단하도록 한다.

3. 면역학적 또는 분자생물학적 검사

면역학적(항원검사) 또는 분자생물학적(PCR) 방법으로 원인균을 진단하는 방법은 원인균에 대한 정보를 제공함으로써 좀 더 선택적인 항생제 투여가 가능하게 해준다. 그러나 항생제 감수성 결과를 알 수 없다는 한계가 있으므로 적절한 배양 검사 및 항생제 감수성검사를 동시에 시행하여야 한다. Enterococci와 반코마이신 내성유전자, *S. aureus*와 메티실린 내성유전자를 동시에 PCR로 검출하는 방법을 적용하면 적절한 항생제 선택이 투여되는 시점을 더 앞당길 수 있는 장점이 있다. 말디토프질량분석법은 세균의 동정 시간을 단축시켜 조기에 선택적 항생제를 투여할 수 있다는 장점이 있어서 도입이 늘어나고 있다.

Ⅲ 적절한 항생제 선택

1. 감염병소는 어디인가?

감염병으로 진단하고 항생제를 투여하기로 결정하면 적절한 항생제 선택을 위하여 고려해야 하는 여러 가지 요소 중 첫 시작은 감염병소이다. 경험적 항생제는 가능성이 높은 원인균을 추정하여 선택하게 되는데 원인균 분포는 감염병소에 따라 다르기 때문이다. 환자의 증상과 징후, 검사 소견을 종합하여 가장 가능성이 높은 감염병소를 추정하고 이를 진단하기 위한 검사를 추가적으로 시행한다.

대부분의 감염은 국소조직에서 발생하기 때문에 항생제가 실제 감염병소에 도달하여 치료 효과를 나타낼 수 있는지가 중요하다. 따라서 감염병소는 항생제 투과도 및 활성도 등의 약동학적(pharmacokinetics) 특성을 고려한 항생제의 선택, 항생제 용량, 투여 방법 등을 결정하는 중요한 요소이다. 중추신경계감염증 치료 시에는 혈관뇌장벽을 잘 투과할 수 있는 항생제인 3세대 세팔로스포린, 암피실린, 페니실린 등을 우선적으로 고려하고 고용량을 사용한다. 심내막염의 증식증(vegetation), 뼈, 괴사 조직, 전립선 및 눈도 일반적으로 항생제가 잘 침투하지 못하는 부위이므로 고용량을 투여한다. 같은 계열 약제이더라도 약동학적으로 달라서 감염병소 투과에 차이가 있을 수 있으므로 확인을 요한다. 예로서 목시플록사신은 요로감염 치료에 흔히 이용되는 씨프로플로사신과 같은 퀴놀론계열 약제이지만 소변으로 배설되지 않는 약제로 요로감염 치료제로 사용할 수 없다. 답토마이신은 메티실린 내성 *S. aureus* 균혈증 치료에 효과적인 제제이지만 폐의 표면활성제에 의해서 불활성화되므로 폐렴 치료에는 사용하지 못한다. 아미노글리코시드는 상피세포 내벽액(epithelial lining fluid) 농도가 낮아서 폐렴 치료제로 적합하지 않다. 아미노글리코시드, 폴리믹신은 감염부위에서 화농성물질에 의하여 불활성화되므로 고름집, 농양이나 농흉 등은 추가적으로 배농이 필요하다. 괴사조직이나 인공 삽입물은 포식작용을 방해하고, 세균의 부착을 용이하게 하며 항생제의 침투를 저해하기 때문에 치료를 위해서는 원칙적으로 이를 제거해야 한다.

감염병소에 따라서 고려해야 할 요소가 많고 복잡하므로 치료 지침에서 권고하는 항생제를 참고하고 지역의 원인균 및 감수성 역학 자료에 근거하여 경험적 항생제를 선택한다.

2. 원인균은 무엇인가?

감염병소에 따르는 원인균 분포는 교과서나 치료지침을 참고하기도 하지만 지역에 따라 다소 차이가 있으므로 국내 역학이 더 중요하다. 적절한 항생제 선택을 위해서 추정 원인균의 항생제 감수성 양상을 고려해야 하는데 국내 자료를 참고하도록 한다. 국내 항생제 내성률은 다른 나라보다 높은 편이므로 외국 교과서에 나오는 추천 항생제가 국내에서는 적합하지 않을 수 있다. 또한 병원별로 원인균 분포는 다를 수 있고, 시기적으로 유행 균주가 변할 수 있으므로 해당 중환자실에서 최근 유행하는 또는 현재 유행하는 원인균의 분포나 항생제 감수성 양상을 주기적으로 검토 분석해서 경험적 항생제 선택 시 고려한다. 환자에게 집락화 되어 있는 병원체도 고려하여야 한다. 인후 집락균이 폐렴을 유발할 수 있고 도뇨관 집락균이 요로감염증을 유발할 수 있기 때문이다. 국내 중환자실 환자에서 발생하는 감염병 분포, 감염병 발생률, 항생제 내성률 등의 자료는 대한의료관련감염관리학회에서 지속적으로 발표하고 있으므로 학회 홈페이지(전국의료관련감염감시체계, KONIS)를 참고한다.

감염병이 발생한 장소에 따라서 원인균은 다르다. 즉 중환자실 획득 감염인지, 원내 감염인지, 지역사회 획득 감염인지에 따라서 원인균 분포나 항생제 내성 양상은 다르므로 중환자실 입실 후 감염병 발생 시기가 언제인지 고려한다. 중환자실에 입실하였더라도 입실 후 48시간 이내에 발생한 지역사회 획득 감염이고 항생제 내성 위험인자(표 34-2)가 없으면 내성균에 의한 감염병일 가능성은 낮

표 34-2 항생제 다제 내성 위험인자

현재 5일 이상의 입원 기간
90일 이내 항생제요법력
90일 이내 2일 이상의 입원
요양원 거주
30일 이내 투석
자가 창상 치료
자가 수액 치료(항생제 포함)
면역억제제 치료 또는 면역저하자
다제 내성균을 가진 환자 가족

으므로 광범위 항생제 사용을 피하도록 한다.

3. 환자 측 인자

항생제 효과와 부작용에 영향을 미칠 수 있는 환자 측 인자를 반드시 고려해야 하고 아나필락시스와 같은 치명적인 부작용을 피하기 위해서 부작용에 대한 기왕력을 항상 조사하도록 한다.

1) 연령

고령자는 신장기능 저하에도 불구하고 혈액요소질소, 크레아티닌 등이 정상치를 나타내기 때문에 주의한다. 고령자에게 고용량의 페니실린이나 세팔로스포린을 투여하면 혈중농도가 높아지면서 경련, 혼수 등의 신경계 부작용을 유발할 수 있다. 항생제 부작용도 나이가 증가함에 따라서 더 흔히 나타나는데, 아이소니아지드(INH)로 인한 간독성은 20세 이하에 서는 거의 없으나, 50세 이상에서는 4%로 증가한다. 과민반응도 일반적으로 고령에서 더 흔한 경향을 보인다.

신생아는 간기능, 신장기능이 미숙한 상태로서, 부작용 위험이 증가하므로 항생제 용량을 조절하여야 한다. 소아는 성장 발육하는 시기이므로 성장에 영향을 미칠 수 있는 항생제는 피하도록 한다. 테트라사이클린은 뼈나이에 친화력이 커서, 치아의 형성부전이나 착색을 일으킬 수 있으므로 8세 미만의 어린이에게는 사용하지 않고, 퀴놀론은 어린 동물에서 연골손상을 일으켜서 불가피한 경우를 제외하고는 18세 미만에서는 사용하지 않는다.

2) 신장기능 저하

약물의 대사 및 배설능력은 항생제 사용 시 매우 중요하므로 환자의 신장기능과 간기능을 정확히 평가하여야 한다. 신장을 통하여 주로 배설되는 약물은 신장기능이 저하되면 혈중농도가 상승하고, 독성을 나타낼 가능성이 높아진다. 신장기능에 따라 적절히 용량과 투여 간격을 조절하도록 한다. 반코마이신, 아미노글리코시드, 콜리스틴 등은 신독성을 빈번하게 유발하는 약제로서 신장기능 저하를 유발하여 2차적으로 항생제 농도를 증가시키고 독성 위험을 증가시킬 수 있으므로 약물 농도와 신장기능을 모니터링하면서 신장기능에 따라서 용량을 조절한다.

3) 간기능 저하

에리트로마이신, 클로람페니콜, 클린다마이신 등 주로 간을 통하여 배설되는 약제는 간장애가 있는 경우에 부작용 발생에 주의하여 사용한다. 테트라사이클린은 간질환이 있을 때 사용하지 않는 것이 안전하고 클린다마이신은 심한 간장애 시에는 감량하여 투여한다. 그 밖에 메트로니다졸, 플루코나졸, 이트라코나졸, 푸시딘산, 피라진아미드 등은 간기능 저하 시 사용에 주의한다.

4) 임신

대부분의 약물은 태반을 통과하기 때문에 태아에 영향을 미칠 수 있고, 많은 항생제에서 태아에 대한 안전성 관련 자료는 별로 없다. 일반적으로 오랫동안 사용해 오던 약으로서 비교적 안전성이 증명된 항생제를 사용하는 것이 좋다. 메트로니다졸, 티카르실린은 동물실험에서 기형을 유발하여 임신 중 사용은 피한다. 테트라사이클린은 태아의 치아나 뼈 형성에 장애를 초래하고, 임신부에서 급성

지방괴사, 췌장염, 신손상 등을 초래할 수 있으므로 사용을 피해야 한다. 임신부 안전성은 사전에 항상 확인하도록 한다.

4. 항생제의 특성

1) 항생제 투여 방법

중환자에서 심각한 감염병을 치료하기 위해서는 정맥주입으로 투여하는 것이 원칙이다. 퀴놀론, 리네졸리드처럼 경구흡수율이 좋은 약제로 알려진 경우에도 중환자는 소화기 기능이 정상이 아니고 장관흡수율이 저하된 경우가 많아서, 특히 초기에는 경구제제는 피하도록 한다. 투여 간격은 다음에 기술하는 약동약력학적 특성을 고려하여 결정한다. 항생제 용량은 저용량이 투여되면 치료 효과도 부족하지만 내성을 유도한다는 문제점도 있으므로 치료 지침에서 권고하는 적정 용량을 투여하도록 한다.

2) 항생제의 약동약력학적 특성

항생제의 적정 치료 효과를 위해서 약동약력학적 목표에 도달하는 것의 중요성이 강조되고 있다. 중환자실에서는 항생제 내성률이 높기 때문에 이러한 원칙에 맞게 투여하는 것은 더 중요하고, 이렇게 함으로써 항생제 내성 유도를 최소화할 수 있는 효과도 있다. 항생제의 약동학적 특성(pharmacokinetics)에는 흡수, 대사, 배설, 분포용적, 단백결합능, 최고혈중농도 등이 있고 임상적으로 중요한 고려 사항은 III-1항에서 감염병소와 연관지어 기술했다. 중환자실 환자는 다량의 수액 주입, 체중의 급격한 변화, 저알부민혈증, 부종 등으로 인하여 배설 반감기, 분포용적, 청소율 등의 약동학적 변화가 있을 수 있다. 패혈증 환자는 모세혈관 투과성의 증가로 항생제의 청소율이 증가된다. 다발성 장기부전이 동반되는 경우 청소율이 감소하고 혈중농도를 예측하기 어려우므로 항생제 농도 모니터링이 가능하다면 시행한다. 반코마이신이나 콜리스틴 같이 목표 혈중농도에 도달하기까지 시간이 지연되는 항생제는 신속히 농도를 높이기 위해서 초회 부하용량(loading dose)을 투여할 수 있다.

약력학적 특성(pharmacodynamics)은 항생제 농도와 병원체 살균효과의 관계를 의미하며 주로 MIC와의 관계로 표현한다. 중환자에서 항생제 투여 시 고려해야 하는 중요한 약력학적 특성은 시간의존성 또는 농도의존성 살균력이다. 어느 특성을 갖느냐에 따라서 투여 방법을 다르게 해야 하기 때문이다.

농도의존성 항생제는 항생제의 혈중농도를 올릴수록 효과가 높아진다는 것으로 Cmax/MIC (MIC 대비 최고혈중농도), AUC/MIC (area under the curve/MIC)를 높이기 위해 투여 간격을 늘리고 한 번에 고용량을 투여한다. 아미노글리코시드가 대표적인 항생제로 1일 1회 요법의 이론적 근거이다. 퀴놀론, 반코마이신 등도 농도의존성 약제인데 AUC/MIC가 우수한 효과예측지표이다. *S. aureus* 폐렴이나 균혈증의 효과적인 치료를 위해서 반코마이신은 AUC/MIC ≥ 400이 필요한 것으로 추정하고 있다. *S. aureus*의 반코마이신 MIC 2 μg/mL의 경우 감수성으로 해석되지만 치료 실패와 연관된다는 보고가 있고, 통상 용량으로는 AUC/MIC ≥ 400에 이르기 어렵기 때문이라고 분석되기도 하지만, 모든 연구에서 일관적인 결과를 보이는 것은 아니다. 반코마이신 MIC를 기준으로 다른 약제로 변경할지 말지 판단하지 말고 최저혈중농도를 15-20 μg/mL으로 유지하면서 임상적 반응과 미생물학적 반응을 평가하여 결정하도록 권고하고 있다.

시간의존성 살균력은 MIC 이상의 농도로 유지되는 시간이 중요한데(T > MIC) MIC의 4-5배 농도를 일정시간 이상 유지하는 것이 살균력이 가장 우수한 것으로 보고되어서 특히 중증 환자에서는 이러한 목표치에 맞게 투약할 것이 권고된다. 시간의존성 약제인 베타락탐제제는 투여간격을 줄여서 자주 투여하거나 주입 시간을 늘리는 연장 주입(extended infusion) 또는 연속 주입(continuous infusion)을 하는 것이 약력학적으로 우월하다. 주입 시간을 통상적인 30-60분에서 4-6시간으로 늘리면 사망률이 낮아지는 결과를 보였다는 보고들이 있다. 다소 높은 MIC를 갖는 병원체에 의한 감염증 치료에도 효과가 있을 것으로 추정된다. 연장 주입이나 연속 주입 시에는 초회 부하용량 투여가 필요하다.

3) 병합요법

임상에서 두 개 이상의 항생제를 동시에 투여하는 경우(병합요법)가 흔히 있지만 항생제는 가능한 단독요법으로 사용하는 것이 권고된다. 숙주 방어기전에 이상이 없는 환자에서는 대부분의 감염병이 한 가지 항생제로 치료 가능하고, 병합요법의 치료 효과 상승작용이 증명된 경우는 극히 드물다. 시험관 내에서 상승효과가 증명이 된 경우도 실제 임상에서 상승적인 치료효과가 증명된 경우는 거의 없다. 베타락탐제제가 살균력을 가지지 못하는 장알균에 의한 심내막염이나 수막염 치료 시에 베타락탐제제와 아미노글리코시드 병합의 상승 작용이 알려져 있는 정도이다. 이 경우에도 아미노글리코시드에 대한 고도내성이 없으면 병합치료 하도록 한다. 카바페넴 내성균 등 다제내성균이 증가하면서 병합요법에 대한 연구가 많이 시행되었으나 결과가 일관적이지 않아서 병합요법의 추가적인 치료효과를 지지할 만하지 않다.

중증 감염병 환자에서 초기에 병합요법을 시행하는 목적은 상승작용이 아니고 초기 경험적 항생제로서 배양결과가 나올 때까지 충분한 항균범위, 항균스펙트럼을 보장하기 위함이다. 감수성이 있는 적절한 항생제 투여가 지연됨에 따라서 예후가 나빠진다는 연구들이 보고되면서, 특히 내성률이 높은 중환자실에서 초기 경험적 항생제의 적절성을 높이기 위해(감수성 있는 약제를 투여하기 위해서) 병합해서 투약하고 균배양 결과가 나오면 그에 따라 추후에 하나를 중단하는 방식으로 조절한다.

복강내감염이나 골반감염의 경우처럼 전혀 다른 여러 종류의 세균에 감염된 복합감염의 경우, 한 가지 항생제만으로 치료가 안 될 때는 병합요법이 필요하나(예, 세팔로스포린 + 메트로니다졸), 그람양성균, 그람음성균, 혐기성균까지 작용 가능한 광범위 항생제가 나오면서 단독제제로 치료가 가능한 경우도 많다. 베타락탐/베타락탐분해효소억제제, 카바페넴, 티제사이클린 등이 단독으로 사용 가능하지만 이러한 약제는 다제내성균에 효과적으로 사용할 수 있는 제제이어서 1차적으로 사용할 때는 매우 신중하게 판단하여야 한다.

병합요법은 많은 경우에 특별한 이득이 없거나 혹은 오히려 손해를 초래할 가능성도 있다. 병합 투여함으로써 단독 치료보다 치료 효과가 감소하는 것이 길항작용인데 상승효과의 경우와 마찬가지로 시험관내 길항효과가 임상적으로 나타나는 일은 드물다. 소아의 수막염 치료에서 페니실린+클로르테트라사이클린 병합이 사망률을 증가시키는 것이 보고된 바 있다.

항생제로 인한 부작용은 무시할 수 없는 빈도로(약 5%) 발생하고, 병합요법 시에는 부작용의 위험도는 더욱 증가하므로 병합요법은 그로 인한 이득이 분명할 때 적용하도록 한다.

Ⅳ 항생제 효과 평가

감염병을 진단하고 항생제를 투여하기 시작한 후에는 항생제 효과와 필요성을 매일 평가해서 지속 여부를 결정해야 한다. 감염병을 추정하고 시작했더라도 감염병이 아닌 것으로 판단되는 경우 바로 항생제를 중단하도록 한다.

항생제 효과 평가는 임상적 판단이 중요하고, 발열 환자에서는 열이 떨어지거나, 소실되는 것이 매우 예민한 지표가 되며, 대체로 신뢰할 수 있다. 감염병에 따라 다르지만 3-5일 내에 효과를 나타내기 시작하나 완전히 해열되는 것은 수주까지 다양하므로 투여 1-2일 이내에 해열이 되지 않는 것을 치료 실패로 성급히 판단하지 않도록 한다. 혈액검사나 영상 소견은 초기에 바로 호전 경과를 보이는 경우가 많지 않다.

1. 점감요법(De-escalation therapy)

적절한 항생제가 조기에 투여되기 시작했다면 감염병은 48-72시간에 호전을 보이기 시작하고 이는 미생물 배양 검사 결과가 나오는 시기이다. 환자의 상태가 호전되고 있다고 하여 경험적으로 투여한 초반의 항생제를 계속 투여하는 것은 적절하지 않다. 중환자에서 경험적 항생제는 광범위 항생제가 투여되는 경우가 많으므로 원인균이 동정되면 감수성에 맞추어서 항균범위, 항균스펙트럼가 좁은 항생제로 변경하는 것이 권고된다. 메티실린 내성 *S. aureus*가 배양되지 않으면 반코마이신을 중단하거나 배양된 *Pseudomonas aeruginosa*가 감수성이면 경험적으로 투여한 카바페넴을 피페라실린/타조박탐이나 세페핌으로 변경하는 방법이다. 점감요법은 부적절한 광범위항생제의 사용을 줄임으로써 *Clostridioides difficile*, 칸디다 등에 의한 2차 감염이나 항생제 내성 유도 등의 위험을 감소시켜준다. 원인균이 분리되지 않으면 점감요법 적용이 어렵다고 판단하기가 쉽다. 하지만 미국감염 학회와 미국흉부학회에서는 72시간 동안 항생제가 변경되지 않은 상태에서 채취된 검체에서 배양 음성이면 항생제를 중단하는 것을 고려하도록 권고하고 있다. 이런 상태에서 채취된 검체에서 *S. sureus*나 *P. aeruginosa*가 배양되지 않으면 이러한 균에 의한 감염일 가능성은 거의 없으므로 이 균을 대상으로 광범위항생제를 계속 투여할 필요는 없다. 실제 배양 음성이고 감염병 증세 등을 비롯한 환자 상태가 전반적으로 호전 추세이면 좁은 항균범위, 항균스펙트럼 항생제로 변경하여도 환자 예후는 악화되지 않는다.

2. 상태 호전이 없는 경우

항생제를 투여해도 발열 등의 감염병 증세가 호전되지 않으면 부적절한 항생제, 부적절한 투여 경로 및 용량, 인공삽입물이나 괴사조직의 제거 불가 등으로 인한 치료 실패뿐 아니라 합병증이나 2차 감염, 혹은 잘못된 진단이나 약열과 같은 비감염성 발열 등의 가능성을 함께 검토한다.

3. 항생제요법 기간

치료 지침에 감염병에 따른 치료 기간을 권고하고 있다. 과거 경험적으로 정해진 치료 기간이 임상적으로 적용되어 왔으나 치료 효과가 우수한 항생제가 나오면서 이를 이용한 치료 기간에 대한 임상 연구 결과에 근거하여 권고하는 항생제요법 기간이 짧아지는 추세이다. 최신 자료나 최신 치료 지침을 항상 확인해서 불필요하게 장기간 투여되지 않도록 한다. 항생제요법를 시작할 때 종료 기준이나 치료 기간을 미리 정해 놓는 것이 좋다. 지연되지 않고 적절한 시기에 점감요법을 적용하거나 항생제를 종료하기 위해서는 배양 검사 결과와 항생제 투약 필요성을 매일 평가하도록 하고, 중환자실에서 항생제스튜어드십 프로그램이나 다학제 항생제관리팀 또는 감염병관리팀(감염내과 전문의, 임상미생물 전문의, 약사 등으로 구성)을 운용하는 것이 도움이 된다.

4. 생체표지자를 이용한 접근법

중환자에서 감염병과 비감염성 질환을 감별 진단하는 것은 쉽지 않기 때문에 항생제요법를 시작할지, 시작했다면 언제 종료할지 임상에서 고민스러운 상황이 많이 있을 수 있다. 이 기준으로서 생체표지자를 이용하려는 시도로 프로칼시토닌(procalcitonin)이 가장 많이 연구되었다. 대부분 연구에서 0.5-1 ng/mL을 기준치로 수행되었으며 항생제를 시작하는 기준보다는 종료 기준으로서 유용성이 있는 것으로 평가하고 있다. 항생제 종료 기준으로 더 낮은 수치인 0.1-0.25 ng/mL을 기준으로 삼기도 한다. 프로칼시토닌 수치를 기준으로 항생제를 중단하는 경우 사망률을 증가시키지 않으면서 일반적인 표준 치료보다 항생제요법 기간을 1.7-3.5일(25-65%) 단축시키는 것으로 알려졌다. 특히 감염병 여부가 불확실할 때 불필요한 항생제

처방을 중단하기 위한 목적으로 임상에서 적용 가능할 것이다.

참고문헌

1. Abdul-Aziz AH, Lipman J, Mouton JW, et al. Applying pharmacokinetic/ pharmacodynamic principles in critically ill patients: optimizing efficacy and reducing resistance development. Semin Respir Crit Care Med 2015;36:136-53.
2. Andriolo BN, Andriolo RB, Salomão R, et al. Effectiveness and safety of procalcitonin evaluation for reducing mortality in adults with sepsis, severe sepsis or septic shock. Cochrane Database Syst Rev 2017;1:CD010959.
3. Doernberg SB, Chambers HF. Antimicrobial stewardship approaches in the intensive care unit. Infect Dis Clin North Am 2017;31:513-34.
4. Eliopoulos GM, Moelering RC. Mandell, Douglas, and Bennett's principles and practice of infectious diseases. 8th ed. Philadelphia: Elsevier. 2015;224-34.
5. Ferrer R, Martin-Loeches I, Phillips G, et al. Empiric antibiotic treatment reduces mortality in severe sepsis and septic shock from the first hour: results from a guideline based performance improvement program. Crit Care Med 2014;42:1749-55.
6. Iwata K, Miyairi I. How to use antibiotics wisely. 1st ed. Tokyo: Chugai-Igakusha. 2012. (장재희 역. 항생제 스마트한 사용법. 서울: 우리의학서적. 2014).
7. Joung MK, Lee JA, Moon SY, et al. Impact of de-escalation therapy on clinical outcomes for intensive care unit-acquired pneumonia. Crit Care 2011;15:R79.
8. Kalil AC, Metersky ML, Klompas M, et al. Management of adults with hospital-acquired and ventilator-associated pneumonia: 2016 clinical guidelines by the Infectious Diseases Society of America and the American Thoracic Society. Clin Infect Dis 2016;63:e61-e111.
9. Kumar A, Safdar N, Kethireddy S, et al. A survival benefit of combination antibiotic therapy for serious infections associated with sepsis and septic shock is contingent only on the risk of death: a meta-analytic/meta-regression study. Crit Care Med 2010;38:1651-64.
10. Rhodes A, Evans LE, Alhazzani W, et al. Surviving sepsis campaign: International guidelines for management of sepsis and septic shock: 2016. Intensive Care Med 2017;43:304-77.
11. Roberts JA, Abdul-Aziz MH, Davis JS, et al. Continuous versus intermittent beta-lactam infusion in severe sepsis. a meta-analysis of individual patient data from randomized trials. Am J Respir Crit Care Med 2016;194:681-1.
12. Vardakas KZ, Mavroudis AD, Georgiou M, et al. Intravenous colistin combination antimicrobial treatment vs. monotherapy: a systematic review and meta-analysis. Int J Antimicrob Agents

2018;51:535-47.

13. 전국의료관련감염감시체계. Available at: http://konis.cafe24.com/xe/reports_icu_y

중환자의학

35

CRITICAL CARE MEDICINE

중증 폐렴

이상민

I 정의

1. 지역사회획득폐렴과 병원내폐렴

폐렴은 가스 교환이 이루어지는 폐실질에 발생하는 감염질환으로 주로 세균에 의하여 발생하지만 때로는 바이러스, 진균 혹은 기생충 등에 의하여 발생할 수도 있다. 통계청 자료에 따르면 2018년도 국내에서 폐렴으로 인한 사망률은 인구 10만 명당 45.4명이고 국내 10대 사망 원인 중 3위에 해당되며 최근 수년간 사망률이 증가하고 있는 중요한 질환이다.

폐렴은 발생 장소에 따라 지역사회획득폐렴(community acquired pneumonia)과 병원내폐렴(hospital-acquired pneumonia, nosocomial pneumonia)으로 나눌 수 있다. 이전에는 각종 수용소나 요양원 등에서 발생한 폐렴은 지역사회획득폐렴과는 구분하여 건강관리관련폐렴(health-care-associated pneumonia)으로 따로 분류하였으나, 실제 이들 환자들에서 동정되는 균 중에서 다제내성균 비율이 높지 않고, 폐렴이 걸리는 장소보다는 개개인 환자의 위험 요소가 더 중요하다고 판단되어 최근 지침서에서는 빠지게 되었다.

병원내폐렴은 입원 후 48시간 이후에 발생한 폐렴으로 정의되고, 이는 세균의 잠복기를 고려하여 입원 당시 지역사회에서 얻은 세균에 의한 폐렴이 아님을 의미한다. 그리고, 기도삽관 후 48시간 이후에 발생한 폐렴을 특별히 환기기연관폐렴(ventilator associated pneumonia, VAP)이라고 지칭한다. 미국 질병관리본부에서는 환기기연관폐렴의 개념을 확장해서 Ventilator Associated Events (VAE), Ventilator Associated Condition (VAC), Infection-related Ventilator Associated Complication (IVAC) 및 Possible Ventilator Associated Pneumonia (PVAP)의 개념을 도입하였으나, 병원내 감염관리 측면에서는 유용하지만 환자 진단 및 치료에는 큰 도움이 되지 못하는 단점이 있다.

2. 중증 폐렴

중증 지역사회획득폐렴의 진단기준은 2007년 미국흉부학회(ATS)/미국감염학회(IDSA) 및 2009년 대한결핵 및 호흡기학회/대한감염학회 지역사회획득폐렴의 치료 지침 권고안을 권장하며 표 35-1에 정리되어 있다. 즉 환자의 입원 당시 혹은 진행 중의 주요 소견을 주소견과 부소견으로 나누어 주소견 2개 중에 1개가 있거나, 부소견 9개 중에 3개가 있으면 그 환자는 중증 지역사회획득폐렴으로 정의하도록 하였다.

표 35-1 중증 폐렴의 기준

주기준	침습적 기계호흡
	패혈쇼크로 인한 혈압상승제 투여
부기준	호흡수 ≥ 30/분
	PaO_2/FiO_2 ≤ 250 mmHg
	흉부사진에서 다엽성 폐침윤
	의식혼탁/지남력 상실
	BUN ≥ 20 mg/dL
	백혈구 < 4,000/mm^3
	혈소판 < 100,000/mm^3
	심부 체온 < 36℃
	다량의 수액 투여를 필요로 하는 저혈압

표 35-2 중증 지역사회획득폐렴 발생의 위험 인자

고령
동반질환: 만성호흡기질환, 심혈관질환, 당뇨, 신경계 질환, 신부전, 악성 종양 등
흡연
과도한 음주
입원 전 항생제요법의 부재
면역 저하
유전적 경향

II 병인론

1. 지역사회획득폐렴의 위험인자

중환자실에 입원한 지역사회획득폐렴 환자들을 분석한 연구에 따르면 대부분 동반질환을 가지고 있다. 가장 흔한 동반질환들은 만성호흡기질환, 심혈관계질환, 당뇨 등이다. 또한 흡연과 음주도 중증 지역사회획득폐렴의 주요 위험인자로 알려져 있다. 이들 중증 지역사회획득폐렴 발생의 위험인자를 정리하면 표 35-2와 같다.

2. 병원내폐렴 및 환기기연관폐렴의 감염 경로

병원내폐렴의 경우 각종 의료장치, 병원내 환경 그리고 의료진이나 다른 환자로부터 원인균주를 획득할 수 있게 된다. 실제 감염의 경로 중 제일 중요하다고 알려진 것은 입인두내 분비물이 기도로 흡인되거나, 기도삽관이 된 환자의 경우 기관튜브 커프 위에 고여있던 분비물이 흡인되는 기전이다. 그 외에 드물지만 위장관 내의 세균이 호흡기 내로 이동하거나, 공기를 통해서 원인균이 직접 하부호흡기로 들어가거나, 신체 내 다른 감염 병소로부터 혈액을 통해 폐로 전이되는 기전들도 병원내폐렴의 감염 경로로 알려지고 있다.

이러한 감염경로 및 기전을 잘 파악하고 이해해야 하는 이유는 이를 차단함으로써 병원내폐렴이나 환기기연관폐렴을 예방할 수 있기 때문이다.

III 원인균

1. 지역사회획득폐렴의 원인균

지역사회획득폐렴의 원인균은 다양한데 국내 지역사회획득폐렴의 원인균도 대체로 다른 나라와 유사한 분포를 보이고 있다. 일반적인 세균이 제일 많고 그 외에 비정형폐렴을 일으키는 균과 바이러스 등이 주된 원인으로 알려져 있다. 그렇지만 진단 방법의 발달에도 불구하고 지역사회획득폐렴의 원인균이 밝혀지지 않는 경우도 흔해서 원인균을 알 수 없는 경우가 45%에 이른다는 연구 보고도 있다. 표 35-3은 국내 지역사회획득폐렴의 주요 원인균 분석에 대한 연구들을 정리한 표이다. 세균성 폐렴균 중에는 *S. pneumoniae*가 가장 중요한 원인균으로서 보고에 따라 27-69%를 차지한다. *Haemophilus*나 *Moraxella*는 기저 폐질환이 있는 환자에서 흔히 폐렴을 일으킨다고 알려져 있다. *S. aureus*는 인플루엔자 유행 뒤에 흔히 발생하고, 장내

표 35-3 국내 지역사회획득폐렴의 주요 원인균

원인균	정병호 외	성길명 외	정용필 외	최민주 외	유광하 외	김지은 외	강윤성 외	전은주 외
환자수	519	275	619	2221	693	456	212	175
원인균 분리 수	122	105	131	568	191	250	62	63
그람 양성균								
Streptococcus pneumoniae	59 (48.4)	44 (41.9)	52 (39.7)	276 (48.6)	51 (26.7)	88 (35.2)	43 (69.4)	21 (33.3)
Staphylococcus aureus	13 (10.7)	10 (9.5)	8 (6.1)	109 (19.2)	21 (11.0)	5 (2.0)	8 (12.9)	9 (14.3)
Streptococcus species	8 (6.6)	5 (4.8)	1 (0.8)	9 (1.6)	5 (2.6)	5 (2.0)	-	-
그람음성균								
Klebsiella pneumoniae	14 (11.5)	6 (5.7)	26 (19.8)	105 (18.5)	17 (8.9)	7 (2.8)	3 (4.8)	13 (20.6)
Pseudomonas aeruginosa	11 (9.0)	10 (9.5)	11 (8.4)	83 (14.6)	22 (11.5)	2 (0.8)	2 (3.2)	4 (6.3)
Haemophilus influenzae	7 (5.7)	1 (1.0)	1 (0.8)	105 (18.5)	10 (5.2)	5 (2.0)	7 (11.3)	7 (11.1)

표 35-4 위험인자에 따른 지역사회획득폐렴 원인균

위험인자	흔한 원인균
과도한 음주	*S. pneumoniae*, oral anaerobes, Gram-negatives including *K. pneumoniae*
만성폐쇄폐질환±흡연	*H. influenzae, P. aeruginosa, Legionella* spp, *S. pneumoniae, M. catarrhalis, C. pneumoniae*
기관지확장(증)	*P. aeruginosa, B. cepacia, S. aureus*
흡인	*Enterobacteriaceae*, Anaerobes
기관지 폐쇄	Anaerobes, *S. pneumoniae, H. influenzae, S. aureus*
인플루엔자 시즌	*S. pneumoniae, S. aureus, H. influenzae*
정맥 마약 중독자	*S. aureus*, Anaerobes, *S. pneumoniae, M. tuberculosis*
2주 이상 에어컨에 노출	*Legionella* spp
조류에 노출	*Chlamydophila psittaci* (if poultry: avian influenza)
농장 동물에 노출	*Coxiella burnetii* (Q fever)

세균이나 *Pseudomonas* 폐렴은 기저 폐질환, 알코올중독 혹은 항생제요법를 자주 받았던 환자에서 흔히 나타난다. 이렇듯 동반질환이나 위험인자에 따라 흔하게 동정되는 원인균들이 알려져 있는데 표 35-4는 이를 정리한 것이다. 두 가지 이상의 미생물에 의한 혼합 감염도 드물지 않다는 점이 알려져 있으며, 이에는 비정형 폐렴 원인균과의 혼합 감염도 포함된다.

*M. pneumoniae, C. pneumoniae, L. pneumophila*는 비정형 폐렴을 유발하는 대표적인 원인균으로 국내의 폐렴 관련 논문에서 *Mycoplasma* 폐렴은 6.3-9.2%, *C. pneumoniae*는 7.1-13.2%, *Legionella*는 0.5-3%로 보고되고 있다. 특히 *Legionella*는 중환자실 입원이 필요한 중등

표 35-5 국내에서 분리된 *Streptococcus pneumoniae* 균주들의 항생제 내성 현황

원인균	김소현 외	김탁 외	김시현 외	이성경 외	Torumkuney 외
연구 기간	2008–2009	1997–2008	2013–2015	1996–2008	2012–2014
균주 수	327	208	805	386	85
항생제					
Penicillin	0.3%	3.4%	8.3%	3.6%	3.5%
Amoxicillin/clavulanate	–	–	18.7%	–	2.4%
Ceftriaxone	1.9%	0.5%	7.8%	10.4%	8.2%
Erythromycin	77.7%	–	80.9%	74.9%	81.2%
Azithromycin	–	73.1%	–	–	78.8%
Levofloxacin	4.6%	1.9%	9.2%	0.8%	8.2%
Moxifloxacin	0.9%	1.0%	–	–	–
Clindamycin	68.2%	–	68.2%	–	67.1%

도 이상의 폐렴에서 다른 비정형 폐렴균에 비해 더 흔한 원인균으로 알려져 있다.

호흡기 바이러스는 소아뿐만 아니라 성인에서도 지역사회획득폐렴을 유발할 수 있는데, 중환자실에 입원한 중증 지역사회획득폐렴 환자를 대상으로 한 연구에서는 예상보다 많은 36.4%의 환자에서 한 가지 이상의 호흡기 바이러스가 검출되었다.

적절한 항생제 선택을 위해서는 항생제 내성률을 파악하는 것이 중요하다. 과거 국내에서 분리되는 *S. pneumoniae*의 페니실린 내성률은 매우 높은 것으로 알려져 왔으나, 2008년 1월 개정되어 개정된 감수성 판정 기준(MIC ≤2.0 μg/mL일 때 감수성, MIC 4.0 μg/mL일 때 중등도 내성, MIC ≥8.0 μg/mL일 때 내성)에 따라 분석한 경우 페니실린 내성률은 10% 이하로 감소하게 되었다. 국내에서 분리된 *S. pneumoniae* 균주들의 항생제 내성 현황은 표 35-5와 같다. 페니실린, 세프트리악손 내성률은 낮게 보고되고 있으나, 에리스로마이신, 아지스로마이신 내성률은 여전히 70% 이상으로 높다. 플루오로퀴놀론의 경우 아직 내성률이 높지 않지만 점차 상승 추세에 있어, 이에 대한 주의가 필요하겠다.

2. 병원내폐렴 및 환기기연관폐렴의 원인균

중증 병원내폐렴 및 환기기연관폐렴의 원인균은 대부분 세균이고 지역사회획득폐렴과는 달리 바이러스 등은 드물다. 그 중에서도 중증 병원내폐렴 및 환기기연관폐렴과 관련된 원인균은 *Staphylococcus aureus*, *Pseudomonas aeruginosa*, *Acinetobacter* species, *Klebsiella* species, *Escherichia coli* 등이 대표적이다. 병원내폐렴 및 환기기연관폐렴의 경우 원인균이 하나 이상인 경우도 많다고 알려져 있다. 이들 원인균들은 국내에서 발생하는 병원내폐렴의 대다수를 차지하고 있으며 특히 중환자실에서 발생한 경우에는 약제내성율이 매우 높아서 사용할 약제에 대한 선택의 여지가 별로 없을 경우도 있다. 다제내성균주의 비율은 각 나라, 각 지역, 각 병원 그리고 병원 내 각 중환자실별로 다르기 때문에 중환자실별로 흔하게 동정되는 원인균이 어떤 균인지, 그리고 그 균들의 약제 내성 정도가 얼마나 되는지에 대한 정확한 자료를 늘 파악하고 있는 것이 약제 선택에 있어 중요하다. 다제내성균의 위험인자는 표 35-6에서 보여주고 있다.

표 35-6 다제내성균에 감염되기 쉬운 위험인자

다제내성균 환기기연관폐렴에 대한 위험인자
• 최근 90일 내에 정맥주사 항생제치료 병력
• 환기기연관폐렴 진단 당시 패혈쇼크
• 급성호흡곤란증후군 동반
• 5일 이상 입원 상태
• 환기기연관폐렴 진단 전에 신대체요법 시행
다제내성균 병원내폐렴에 대한 위험인자
• 최근 90일내에 정맥주사 항생제요법 병력
MRSA 환기기연관폐렴/병원내폐렴에 대한 위험인자
• 최근 90일내에 정맥주사 항생제치료 병력
다제내성 *Pseudomonas* 환기기연관폐렴/병원내폐렴에 대한 위험인자
• 최근 90일내에 정맥주사 항생제치료 병력

표 35-7 폐렴과 감별해야 하는 폐침윤

폐허탈
폐색전증
폐부종
폐출혈
폐타박상
침윤성 폐종양
방사선 폐장염
약물 반응

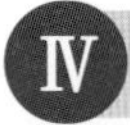 진단

1. 임상 양상

폐렴에 걸린 환자의 대부분이 발열, 기침, 객담 등 전형적인 증상을 호소하게 되지만, 이러한 증상이나 징후는 어느 것도 진단에 특이적이지 않다. 특히 나이 든 환자의 경우에는 특징적인 증상 대신 호흡수 증가나 의식 저하와 같은 비특이적인 증상으로 발현할 수 있기 때문에 진단에 주의를 요한다.

2. 영상 소견

폐렴 진단을 위해서는 흉부 영상에서 새롭게 발생하거나 점점 악화되는 폐침윤이 동반되어야 한다. 그렇지만, 폐침윤이 모두 폐렴을 의미하지는 않고, 폐허탈, 폐부종, 흉수 등의 다른 질환에 의해서도 발생할 수 있기 때문에 주의가 필요하다(표 35-7). 더욱이 중환자실에서 이용되는 이동식 흉부 X선 장치는 폐침윤 발견의 민감도가 떨어지고, 특히 기저폐질환이 있는 환자의 경우 다른 질환과의 감별에도 한계를 보일 수 있다는 점을 늘 고려해야 한다.

흉부 전산화단층촬영의 경우 폐침윤 발견에 보다 용이하고 합병증 발견에 유리하지만 방사선 노출이 더 많고, 가격이 높으며 안정되지 않은 환자를 컴퓨터단층촬영실까지 이송해야 한다는 안전 측면의 문제가 있다. 따라서 폐렴 환자에서 컴퓨터단층촬영 검사는 다른 질환 감별이 필요한 경우, 진균성 감염이 의심되는 경우, 다른 기저 폐질환 등으로 인해서 흉부 X선에서 폐침윤 여부를 확인하기 어려운 경우, 폐렴 치료에 잘 반응하지 않아 폐렴의 합병증을 확인하기 위한 경우 등 특수한 상황에서만 선택적으로 시행을 고려해야 한다

최근에는 흉부 초음파를 이용해서 감별진단에 이용하고자 하는 연구들이 이루어지고 있다. 폐렴으로 진단된 1,172명의 자료를 이용한 최근의 체계적 고찰 및 메타분석에 따르면, 폐렴의 진단에서 흉부 초음파 검사의 민감도는 94%, 특이도는 96%로 보고되었다.

표 35-8(1) 폐렴 중증도지표(Pneumonia Severity Index)

구분		점수
환자 나이	남자	연령
	여자	연령-10
Nursing Home 거주자		+10
동반질환	악성 종양	+30
	간질환	+20
	울혈심부전	+10
	뇌혈관 질환	+10
	만성 신장 질환	+10
입원 시 징후	급성 의식 저하	+20
	호흡수 ≥ 30/분	+20
	수축기혈압 < 90 mmHg	+15
	체온 < 35℃ 혹은 ≥40℃	+15
	맥박 ≥ 125/분	+10
검사 소견	동맥혈 pH < 7.35	+30
	BUN ≥ 30 mg/dL	+20
	혈청 sodium < 130 mEq/L	+20
	혈청 glucose > 250 mg/dL	+10
	Hb < 9 g/dL (Hematocrit < 30%)	+10
	PaO_2 < 60 mmHg (SaO_2 < 90%) at room air	+10
	흉부 X선에서 흉수	+10

표 35-8(2) 5단계 분류

군	PSI 점수	예측 사망률(%)	위험도
I	연령 < 50세, 동반질환 및 임상 징후 없음	0.1-0.4	낮음
II	1-70	0.6-0.7	낮음
III	71-90	0.9-2.8	낮음
IV	91-130	8.2-9.3	중등도
V	>130	27.0-31.1	높음

3. 중증도 평가

지역사회획득폐렴의 경우 객관적인 지표에 근거한 입원 여부의 결정이 필요하며 이를 위해서는 폐렴중증지표에 의한 중증도 분석이 필수적이다. 현재까지 가장 널리 알려진 지표는 PSI (Pneumonia Severity Index) 와 CURB-65이다.

표 35-9 CURB-65

구분	기준	점수
C (Confusion)	혼돈	1
U (Urea)	> 19 mg/dL	1
R (Respiratory rate)	≥ 30 /분	1
B (Blood pressure)	수축기혈압 < 90 mmHg 혹은 이완기혈압 ≤ 60 mmHg	1
65	≥ 65세	1

PSI는 Pneumonia Patient Outcome Research Team (PORT) 연구에서 나온 자료를 분석하여 만든 점수체계로서(표 35-8), 사망위험도에 따라 환자를 5단계로 구분한다. PSI 1-2군은 외래치료가 권고되며, 3군은 단기간 입원 혹은 외래치료와 입원치료의 중간단계를 취하며, 4-5군은 입원치료가 권고된다. 이중 PSI 5군은 중환자실 입실이 고려되어야 한다. CURB-65(표 35-9)는 영국흉부학회에서 제시한 폐렴 중증도 지표로서 1,068명의 환자를 대상으로 한 다변량 분석에서 사망률을 증가시키는 요인 5가지가 제시되었다. CURB-65 3-5점에 해당되는 환자도 중환자실 입실을 고려할 수 있다. 최근 개정된 2019년도 미국흉부학회(ATS)/미국감염학회(IDSA) 지역사회획득폐렴 지침에서는 예후 평가를 위해 입증된 중증도 지표를 이용할 것을 권유하고 CURB-65 보다 PSI를 권고하고 있다.

지역사회획득폐렴 환자가 기계환기 보조가 필요하거나 패혈쇼크가 동반된 경우에는 중환자실 입원 치료가 필요하다. 또한, 임상적으로 폐렴이 진행하는 경우, 기저 질환의 악화가 있는 경우에도 중환자실 입실 필요성에 대해서 검토해야 한다.

표 35-10 중증 폐렴 원인균 동정을 위한 정량적 배양 검사

구분	기관내 흡인	PSB	BAL
진단적 역치(CFU/mL)	10^5	10^3	10^4
민감도	76%	66%	73%
특이도	75%	90%	82%

4. 원인균 동정 방법

모든 지역사회획득폐렴에서 원인균 동정을 위한 검사가 추천되지는 않지만, 중환자실에 입실하는 중증 지역사회획득폐렴 환자의 경우에는 적절한 검사방법을 사용하여 폐렴의 원인균 동정을 위한 적극적인 검사가 요구된다. 이는 병원내폐렴 및 환기기연관폐렴 환자에도 해당된다. 원인균 동정을 위해서는 항생제 투여 전에 혈액 배양 검사와 하기도 검체 배양 검사 등이 필요하다. 의식이 있는 환자의 경우에는 객담을 뱉도록 해서 하기도 검체를 얻을 수 있지만 환자에 따라서는 적절한 하기도 검체를 얻기 어려운 경우도 있다. 의식이 떨어져 있거나 기도삽관이 되어 있는 환자의 경우에는 기관 내 흡인을 통해서 검체를 얻는 것을 우선적으로 추천하고, 필요한 경우 기관지내시경을 이용해서 하기도 검체를 채취할 수 있다. 기관지내시경을 이용할 경우 BAL (bronchoalveolar lavage)이나 PSB (protected specimen brush) 방법 등을 통해서 검체를 얻는데 BAL의 경우에는 정량적 배양 검사에서 10^4 CFU (colony forming unit) /mL 이상, PSB의 경우에는 10^3 CFU/mL 이상 자란 균주의 경우 진단적 가치가 있다(표 35-10).

중증 지역사회획득폐렴 환자에게 소변 *S. pneumoniae* 항원검사 및 소변 *Legionella* 항원검사를 시행하고, 인플루엔자 유행 시기에는 인플루엔자 신속 진단 검사 시행을 권고한다.

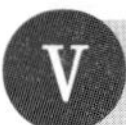

V 치료

1. 중증 지역사회획득폐렴의 치료

중환자실로 입원하는 중증 지역사회획득폐렴의 경우에는 국내에서의 원인 미생물이나 치료에 대한 임상 연구가 매우 제한적이다. 중증 지역사회획득폐렴 환자에서 치료를 목표로 하여야 하는 균으로는 *S.pneumoniae, H. influenzae, S. aureus, P. aeruginosa, K.pneumonia, E. coli, Enterobacter, Legionella* 등을 고려해야 하는데, 복합감염의 가능성도 10% 이상 된다.

중환자실 입원을 필요로 하는 중증 지역사회획득폐렴 환자의 치료는 단독요법보다는 병용요법을 권장한다. *Pseudomonas*에 의한 폐렴이 의심되는 경우에는 부적절한 치료를 예방하기 위해 antipseudomonal 효과를 가지는 두 가지 항생제의 병용요법을 시행한다.

베타락탐 항생제 중에서는 세프트리악손, 세포탁심 등의 세팔로스포린을 투여하거나, 카바페넴으로 이미페넴, 메로페넴을 선택할 수 있다. 특히 카바페넴은 *Pseudomonas*에 효과적이므로 기관지확장증이나 결핵에 의해 기관지와 폐실질에 구조적인 변화가 있는 환자에서는 우선적으로 선택할 수 있다. 특히 다음과 같은 위험요인을 가지고 있는 경우에는 *Pseudomonas*에 의한 폐렴의 가능성을 생각해야 한다. 즉 음주, 기관지확장(증) 등 폐의 구조적 질환, 반복되는 만성폐쇄폐질환 악화로 인해 항생제와 스테로이드를 자주 투여해 온 병력, 최근 3개월 이내 항생제 투여 기왕력 등이다. 이와 같이 *Psueodomonas*

표 35-11 중환자실로 입원하는 중증 지역사회획득폐렴의 경험적 항생제

P. aeruginosa 감염이 의심되지 않는 경우
β-lactam (cefoxaxime, ceftriaxone, ampicillin/sulbactam, amoxicillin/clavulanate) + azithromycin
또는 β-lactam (cefoxaxime, ceftriaxone, ampicillin/sulbactam) + fluoroquinolone (gemifloxacin, levofloxacin, moxifloxacin)
***P. aeruginosa* 감염이 의심되는 경우**
Antipneumococcal, antipseudomonal β-lactam (cefepime, piperacillin/tazobactam, imipenem, meropenem) + ciprofloxacin 혹은 levofloxacin
또는 Antipneumococcal, antipseudomonal β-lactam + aminoglycoside + azithromycin
또는 Antipneumococcal, antipseudomonal β-lactam + aminoglycoside + antipneumococcal fluoroquinolone (gemifloxacin, levo-floxacin, moxifloxacin)

감염이 의심되는 상황에서는 세팔로스포린 중에서 세페핌이나 세프타지딤도 고려할 수 있다. 또 다른 베타락탐 계열의 항생제로 베타락탐/베타락탐분해효소억제제 복합제 중에서는 피페라실린/타조박탐이 많이 사용되고 있으며 플루오로퀴놀론으로는 시프로플록사신, 레보플록사신 등이 사용된다. *Pseudomonas*는 항생제 내성이 다양할 수 있기 때문에 초기 경험적 치료에서는 2개 이상의 병용요법이 필요하고, 균이 동정되고 감수성 결과가 보고되면 이를 토대로 항생제를 재조정하는 것이 권장된다. 표 35-11에서 중증 지역사회획득폐렴 환자에서 추천되는 경험적 항생제를 정리하였다.

지역사회획득 MRSA 폐렴이 의심되는 경우는 반코마이신이나 테이코플라닌, 리네졸리드를 사용할 수 있고, 클린다마이신이나 리팜핀 추가를 고려해 볼 수 있다.

*Legionella*에 의한 지역사회획득폐렴인 경우 높은 중증도를 보이므로, 중증 지역사회획득폐렴으로 중환자실 입원이 필요한 환자에서는 경험적 항생제에 이 균에 대한 치료가 포함되어야 한다.

흡인이 의심되더라도 폐고름집, 농양이나 농흉이 동반되지 않은 경우라면 혐기성 세균에 대한 치료를 일률적으로 추가하는 것은 권고되지 않는다.

치료기간은 확실하게 증명된 연구결과가 없으나 환자가 항생제에 호전이 있어 72시간 이상 발열이 없다면 약 7일 전후가 적절하다고 알려져 있다. 다만 균혈증을 일으킨 *S. aureus*, 그람음성 장내세균 폐렴, 뇌수막염이 합병된 폐렴, *P. aeruginosa*에 의한 폐렴 및 초기 치료에 효과적이지 않은 경우에는 충분한 치료기간이 필요하다. 그렇지만 특별한 이유 없이 14일 이상 같은 처방의 항생제를 투여하는 것은 불필요한 것으로 간주된다. 치료 종료를 위해서는 48-72시간 동안 발열이 없어야 하고, 치료 종료 전 심박수, 호흡수, 혈압, 산소포화도 등의 안정이 필요하다.

중증 지역사회획득폐렴에서 스테로이드를 사용한 일부 연구에서 빠른 균음전, 임상적 안정까지의 시간 단축을 보여주었으나, 사망률은 차이를 보이지 않았다. 다만, 패혈쇼크 환자를 대상으로 한 연구에서는 부신기능저하증이 동반된 경우 스테로이드 사용이 사망률 감소를 보여주었기 때문에 쇼크를 동반한 중증 지역사회획득폐렴 환자에서는 스테로이드 치료를 고려해 볼 수 있다.

임상적으로 호전이 뚜렷하지 않은 환자에서 치료 실패 또는 합병증 발생 위험을 평가하기 위해 C반응단백을 반복 측정해 볼 수 있다. 프로칼시토닌 검사는 항생제요법 시작 여부를 결정하는데 이용하는 것은 권장되지 않지만, 임상적 호전을 보이는 환자에서 항생제요법 중단을 결정하는데 참고할 수 있다.

2. 병원내폐렴 및 환기기연관폐렴의 치료

기존의 병원내폐렴 및 환기기연관폐렴 치료 지침에 비

표 35-12 환기기연관폐렴에서 추천되는 초기 항생제 종류

MRSA 포함한 그람양성균	Pseudomonas 포함한 그람음성균 (베타락탐 계열)	Pseudomonas 포함한 그람음성균 (비 베타락탐 계열)
vancomycin or	piperacillin/tazobactam	ciprofloxacin, levofloxacin
linezolide	or cefepime, ceftazidime	or amikacin, gentamycin, tobramycin
	or imipenem, meropenem	or colistion, polymyxin B

표 35-13 중증 병원내폐렴에서 추천되는 초기 항생제(환기기연관폐렴 제외)

사망위험성(-) 및 MRSA가능성(-)	사망위험성(-) 및 MRSA가능성(+)	사망위험성(+) 또는 90일내 정맥주사 항생제 사용력(+)
다음 중 하나	다음 중 하나	다음 중 2가지
piperacillin/tazobactam	or piperacillin/tazobactam	or piperacillin/tazobactam
or cefepime	or cefepime, ceftazidime	or cefepime, ceftazidime
or levofloxacin	or ciprofloxacin, levofloxacin	or ciprofloxacin, levofloxacin
or imipenem, meropenem	or imipenem, meropenem	or imipenem, meropenem
	or aztreonam	or amikacin, gentamycin, tobramycin
		or aztreonam
	추가	추가
	vancomycin	vancomycin
	or linezolide	or linezolide

해 최근 발표된 지침의 특징은 불필요한 항생제 남용과 항생제 내성 발생을 줄이기 위해 각 병원별로 흔하게 동정되는 원인균의 종류와 내성 패턴을 확인하고 이에 맞추어 항생제를 선택하라고 권고한다는 점이다. 따라서 병원은 주기적으로 각 중환자실별 동정되는 균의 종류와 항생제 내성 여부를 파악하고 이를 공유해야 한다.

항생제 시작 여부는 임상적인 기준에 의해 판단되어야 하고, 프로칼시토닌, C반응단백 등의 바이오마커 수치에 따라 시작하는 것은 추천되지 않는다.

환기기연관폐렴이 의심되는 경우 표 35-6에 제시된 위험인자 및 각 중환자실의 항생제 내성 정도에 따라 항생제를 선택하게 된다. 환기기연관폐렴 시 추천되는 초기 항생제 종류는 표 35-12에 정리를 하였다.

병원내폐렴의 경우 경험적 항생제요법보다는 비침습적으로 획득한 호흡기 검체에서 동정된 미생물학적 검사에 따라 치료를 할 것을 제안하고 있는데, 환자가 가지고 있는 다제내성균 위험인자 및 병원 내 항생제 내성 패턴이 항생제 선택에 매우 중요하다.

사망 가능성이 높지 않고, MRSA 에 대한 위험인자가 없다면 항슈도모나스 세팔로스포린인 세페핌, 세프타지딤이나 항슈도모나스 카바페넴인 이미페넴, 메로페넴 또는 베타락탐/베타락탐분해효소억제제인 피페라실린/타조박탐, 항슈도모나스 플루오로퀴놀론인 시프로플록사신, 레보플록사신 중에서 한 가지를 선택하여 치료를 하게 된다. 만일 MRSA에 대한 위험인자를 가지고 있다면 반코마이신이나 리네졸리드를 추가하게 된다. 환자가 사망 가능성이 높거나 최근 90일 내에 항생제 투여력이 있다면 항슈도모나스 세팔로스포린, 카바페넴, 베타락탐/베타락탐

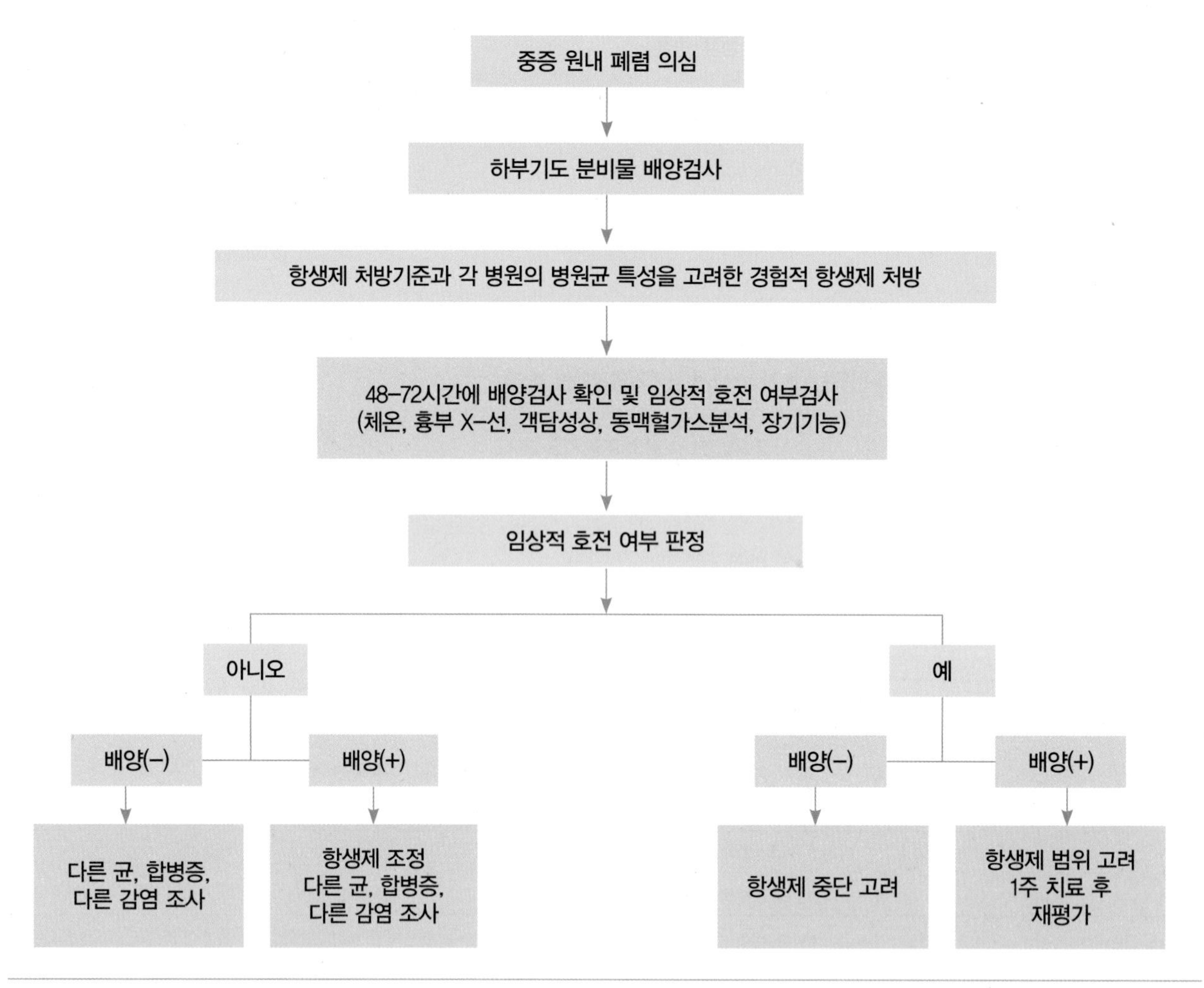

그림 35-1 중증 병원내폐렴의 치료전략

분해효소억제제, 항슈도모나스 플루오로퀴놀론 혹은 모노박탐 계열 중 2가지를 선택하고 여기에 반코마이신이나 리테졸리드를 추가해서 복합요법을 사용하게 된다. 이를 표 35-13에 정리하였다.

최근 카바페넴에 대한 내성이 증가하면서 치료에 난제가 되고 있다. 이 경우 콜리스틴과 폴리믹신을 고려해야 하나 신독성 등의 약제 부작용이 심하므로 치료에 주의를 요한다. 필요시 콜리스틴 흡입요법을 고려해 볼 수 있다.

병원내폐렴과 환기기연관폐렴의 항생제요법 기간은 과거에는 8-15일 치료가 권장되었으나 최근 지침서에서는 7일간의 단기 요법을 권장하고 있다. 환자가 항균제에 반응하여 호전이 되고 다른 합병증이 없다면 항생제요법 기간을 7-8일로 줄일 수 있고, 프로칼시토닌 농도를 측정하는 것이 치료 기간 단축에 도움될 수 있다.

중증 병원내폐렴의 전체적인 치료 전략은 그림 35-1에 설명되어 있다. 우선 폐렴이 강력히 의심되면 앞에서 설명한 기관 내 흡인이나 기관지내시경을 이용해서 하부 기도 분비물을 채취하고 이후 즉시 경험적 항생제를 투여하여야 한다. 가급적 하기도 검체를 얻은 뒤 항생제를 시작하도록 노력해야만, 환자의 반응에 따른 추가 후속 조치를 취할 때 객관적인 자료를 바탕으로 항생제의 선택 및 치료 방침을 결정할 수 있다. 일단 검사가 시행된 후에 경험적 항생제는 위에서 열거한 지침과 그 병원의 미생물검사 자료를 종합하여 선택하여야 한다. 그리고 약 48-72시간 동안 환자의 임상적 호전 여부를 관찰하게 된다. 흉부 X선, 체온, 하부기도 분비물의 양과 색깔, 말초혈액 백혈구, C 반응단백, 동맥혈가스분석, 각종 장기기능의 호전여부 등을 지표로 사용하여 호전 여부를 판단한다. 치료 3일째에 환자가 호전이 되고 배양이 양성으로 나오면 거기에 맞는 항생제로 조정을 한 후 총 1주간의 항생제요법를 계획한다. 환자는 좋아지는데 배양이 음성이면 폐렴이 아닐 가능성도 있으므로 과감하게 항생제를 끊어볼 수도 있으나 잘못하면 치료기간 부족으로 재발할 수도 있기 때문에 신중하게 결정하여야 한다. 만일 환자가 나빠지면서 배양이 양성으로 나오면 거기에 맞는 항생제로 교체하고 환자를 관찰하면서 혹시 다른 합병증이나 복합 감염의 가능성이 없는지 확인해야 한다. 배양도 안 되고 환자도 나빠지는 경우에는 원인균을 새로 찾고, 오진의 가능성, 합병증의 유무 등을 면밀히 검토하면서 새로운 경험적 항생제를 처방한 후 그 결과를 기다려야 할 것이다.

Ⅵ 예방법

중증 지역사회획득폐렴의 예방을 위해서는 폐렴구균 백신을 고령, 위험인자가 있는 그룹에서 접종하는 것을 권장하며, 백신을 단백 결합 백신과 다당질 백신을 병용 접종토록 권고한다. 또한, 흡연은 건강한 성인에서도 중요한 폐렴의 위험인자이므로, 금연을 하는 것이 폐렴 예방에 매우 중요하다.

병원내폐렴 및 환기기연관폐렴을 예방하기 위해서는 앞서 설명한 병원내폐렴의 감염 경로를 차단하는 것이 중요하기 때문에 입인두 위생을 철저히 하고 미세흡인을 줄이도록 하는 전략이 필수적이다. 또한 상부기도와 소화기관에 상주하는 상재균을 줄이는 방법도 포함되어야 하고, 기계환기 적용 환자의 경우에는 기계환기 기간을 최소화해야 한다.

중환자실 내 다제내성균 발생을 줄이기 위한 감염 예방 프로토콜 및 이에 대한 철저한 교육 시스템이 중요하고, 감염관리실에서 지속적인 감시 체계를 유지하는 것이 필수적이다. 기도삽관을 줄이기 위해서는 의도되지 않은 발관 및 재삽관을 막아야 하고, 가능하다면 비침습적 기계환기법을 선택적으로 적용해 보는 것이 필요하다.

반와위(semi-recumbent position)는 입인두, 코인두 및 위식도 내용물의 흡인을 줄인다고 알려져 있고 임상연구를 통해서도 앙와위에 비해 반와위가 병원내폐렴 발생을 줄인다고 입증되어 있다. 지침서에서는 30-45°로 유지할 것을 권고하고 있다. 지속적 성문하 흡인은 메타분석을 통해 대조군에 비해 환기기연관폐렴의 발생을 줄이고, 중환자실 재원 기간 및 기계환기 기간 등을 감소시킨다고 보고되고 있다. 또한 구강내 균주를 조절하기 위해서는 매일 구강내 클로로헥시딘 소독이 추천되고 있다.

환기기연관폐렴의 예방을 위해서는 포괄적이고 통합적인 환자 관리가 필요한데 이러한 방법으로 묶음전략(bundle approach)이 추천되고 있다. Berenholtz 등이 제시한 기계환기 치료묶음(ventilator bundle)은 침상 머리 올리기, 구강 내 클로로헥시딘 소독, 스트레스 궤양의 예방, 심부정맥혈전의 예방, 매일 진정과 기계환기 이탈시도 등 다섯 가지 항목을 포함하고 있는데, 이러한 묶음전략 이후 환기기연관폐렴의 발생이 현저히 감소하였다고 보고되었다.

참고문헌

1. American Thoracic Society. Guidelines for the management of adults with hospital-acquired, ventilatorassociated, and healthcare-associated pneumonia. Am J Respir Crit Care Med 2005;171:388-416.

2. Guillamet CV, Kollef MH. Update on ventilator-associated pneumonia. Curr Opin Crit Care 2015;21:430-8.

3. Kalanuria AA, Zai W, Mirski M. Ventilator-associated pneumonia in the ICU. Crit Care 2014;18:208.

4. Kalil AC, Metersky ML, Klompas M, et al. Management of Adults With Hospital-acquired and Ventilator-associated Pneumonia: 2016 Clinical Practice Guidelines by the Infectious Diseases Society of America and the American Thoracic Society. Clin Infect Dis 2016;63:e61-e111.

5. Metlay JP, Waterer GW, Long AC, et al. Diagnosis and Treatment of Adults with Communityacquired Pneumonia. An Official Clinical Practice Guideline of the American Thoracic Society and Infectious Diseases Society of America. Am J Respir Crit Care Med 2019;200:e45-e67.

6. Rello J. Demographics, guidelines and clinical experience in severe community-acquired pneumonia. Critical Care 2008;12:S2.

7. Restrepo MI, Anzueto A. Severe community-acquired pneumonia. Infect Dis Clin N Am 2009;23:503-20.

8. Song J and the Asian HAP working group. Treatment recommendations of hospital-acquired pneumonia in Asian countries: First consensus report by the Asian HAP working group. Am J Infect Control 2008;36:S83-92.

9. Torres A, Niederman MS, Chastre J, et al. International ERS/ESICM/ESCMID/ALAT guidelines for the management of hospital-acquired pneumonia and ventilator-associated pneumonia:Guidelines for the management of hospital-acquired pneumonia (HAP)/ventilator-associated pneumonia (VAP) of the European Respiratory Society (ERS), European Society of Intensive Care Medicine (ESICM), European Society of Clinical Microbiology and Infectious Diseases (ESCMID) and Asociación Latinoamericana del Tórax (ALAT). Eur Respir J 2017;10:50.

10. 강철인, 김의석, 박동아, 외. 성인 지역사회획득폐렴의 항생제 사용 지침. 질병관리본부 2017.

11. 박승용, 이흥범. 인공호흡기 연관 폐렴의 예방과 치료. 대한내과학회지 2014;86.

12. 송재훈, 정기석, 강문원 외. 지역사회획득폐렴의 치료지침 권고안. 결핵 및 호흡기질환. 감염과화학요법 2009.

중환자의학

36

CRITICAL CARE MEDICINE

기구 관련 감염

최상호

중환자실에서 주요 기구 관련 감염으로는 도뇨관 관련 요로감염, 중심정맥관 관련 감염, 인공호흡기 관련 폐렴이 있다. 이 중에서 인공호흡기 관련 폐렴은 35장에서 따로 기술하고 있으므로, 여기에서는 도뇨관 관련 요로감염과 중심정맥관 관련 감염에 대해 기술하고자 한다.

I 도뇨관 관련 요로감염

1. 역학

요로감염은 전세계적으로 가장 흔한 병원 획득 감염으로 전체 병원 획득 감염의 30-40%를 차지한다. 병원 획득 요로감염의 약 70% 정도는 도뇨관(urinary catheter)과 관련이 있는데, 특히 중환자실 재원 중 발생하는 요로감염은 90% 이상에서 도뇨관과 관련이 있다. 도뇨관 관련 요로감염은 재원 기간 연장, 사망률 증가, 의료 비용 상승을 초래한다.

2017년 7월부터 2018년 6월까지 국내의 94개 병원 308개 중환자실을 대상으로 한 전국 병원감염감시 체계(Korean Nosocomial Infections Surveillance System, KONIS)의 보고에 의하면, 전체 중환자실 재원 환자의 요로 도뇨관 사용률은 86.0%였고 도뇨관 관련 요로감염 발생률은 평균 1.16/1,000-환자-일이었다. 같은 보고에서 중심정맥관 관련 균혈증 발생률은 2.29/1,000-환자-일이고 환기기연관폐렴 발생률은 0.96/1,000-환자-일이었다. 전체 중환자실 획득 요로감염 중 96.5%가 도뇨관 사용과 관련이 있었다. 중환자실 종류 별로 도뇨관 관련 요로감염 발생률을 비교해 보면 내과계 중환자실의 감염률(1.01/1,000-환자-일, 95% 신뢰구간 0.92-1.11/1,000-환자-일)에 비해 외과계 중환자실의 감염률(1.38/1,000-환자-일, 95% 신뢰구간 1.18-1.63/1,000-환자-일)과 신경외과 중환자실의 감염률(1.35/1,000-환자-일, 95% 신뢰구간 1.16-1.57/1,000-환자-일)이 더 높았다.

도뇨관 관련 요로감염 발생의 위험인자 중 가장 중요한 것은 도뇨관의 거치 기간이다. 그 외 위험인자로 알려진 것들로는 여성, 중증 기저질환, 50세 이상, 당뇨병, 혈청 크레아티닌 상승 등이 있다. 도뇨관 관련 요로감염의 합병증으로 패혈증이 발생하는 위험인자로는 백혈구 저하증, 신장질환, 남성 등이 있다.

2. 발생기전과 원인균

대부분의 요로감염은 회음부에 있던 세균들이 도뇨

관을 따라 요도-방광으로 이동하여 발생한다. 세균들의 이동은 도뇨관 외부 표면을 따라 일어날 수도 있고(extraluminal pathway), 도뇨관 내부를 따라 일어날 수도 있다(intraluminal pathway). 전자의 경우가 2/3 정도이고 후자의 경우가 1/3 정도로 알려져 있다. 도뇨관의 폐쇄성이 유지되지 않는 경우 도뇨관 내부 표면을 통한 세균이동으로 인한 감염 위험이 증가한다. 이 경우 의료진의 손을 통해 발생하는 환자간의 교차 감염이 원인일 수 있다. 전체 도뇨관 관련 요로감염의 15% 정도가 의료진을 통한 교차감염이라는 보고가 있다. 드물게 균혈증에 합병되어 2차적으로 요로감염이 발생하기도 하는데 이경우 *Staphylococcus aureus*가 대표적인 원인균이다. 즉, *S. aureus*에 의한 요로감염이 발생하는 경우 균혈증에 합병되었을 가능성을 고려해야 한다.

도뇨관의 안과 밖의 표면에 형성되는 균막(biofilm)은 도뇨관 관련 요로감염 발생에 중요한 역할을 한다. 균막은 세균집락과 세균들이 생산하는 주성분이 다당류(polysaccharide)인 바탕질(matrix)로 구성되는데 도뇨관 삽입 직후부터 형성되기 시작한다. 항균제는 균막 내로 잘 투과하지 못하고, 균막 안에 있는 세균은 느리게 성장하여 항균제 치료에 잘 반응하지 않는다. 결과적으로 균막은 항균제로부터 세균을 보호하는 역할을 한다. 균막 안에 있는 세균이 방광까지 이동하는데 대개 1-3일 정도 걸린다.

중환자실에서 발생하는 도뇨관 관련 요로감염의 원인균 분포의 일반적인 특징은 *Enterococcus species*, 장내 세균이 아닌 그람음성균인 *P. aeruginosa*나 *A. baumannii*가 많다는 것이다. 앞에서 언급한 2017-2018년 KONIS 자료에 의하면, 중환자실에서 발생한 요로감염의 원인균은 *Enterococcus species* (34.7%), *E. coli* (23.2%), *Klebsiella pneumoniae* (10.9%), *P. aeruginosa* (8.8%), *A. baumannii* (4.2%) 순이었다. 도뇨관의 거치기간이 한달 이상 길어지면 여러 종류의 세균이 동시에 분리되는 경우가 유의하게 증가한다.

3. 증상, 징후와 진단

도뇨관 관련 요로감염은 요로감염으로 인한 증상이나 징후가 있으면서 소변 배양에서 의미있는 수의 세균이 분리되는 경우 진단할 수 있다. 의사소통이 가능한 환자의 경우 옆구리 통증이나 골반 통증을 호소할 수도 있으나 도뇨관을 가지고 있으면 요로감염의 일반적인 증상인 배뇨통, 긴박뇨, 빈뇨 같은 증상이 적기 때문에 증상에 근거하여 요로감염을 진단하는데 어려움이 있다. 발열, 의식의 변화, 백혈구 증가증이나 염증 지표의 증가, 산소요구량의 증가와 같은 비특이적인 이상 징후들의 원인을 잘 분석하여 이를 설명할만한 다른 원인을 배제하여 감별하는 것이 중요하다. 요로감염증이 균혈증을 동반하는 경우도 드물지 않으므로 혈액 배양 검사도 도움이 된다.

일반적으로 고배율 현미경 시야(400배)에서 6개 이상의 백혈구가 존재할 때 의미 있는 농뇨(pyuria)로 간주한다. 문제는 요로감염이 없어도 도뇨관을 가지고 있는 환자의 많은 수에서 농뇨가 발견된다는 것이다. 그러므로 농뇨가 있다는 것이 곧바로 요로감염을 의미하지는 않는다. 하지만 심한 백혈구 저하증이 있는 경우가 아니면서 농뇨가 없다면 요로감염 가능성은 매우 낮다고 할 수 있다.

의미 있는 세균뇨는 대개 소변 배양에서 10^5 colony forming unit (CFU)/mL 이상이 관찰되는 경우로 정의한다. 현미경으로 소변을 직접 관찰했을 때 세균이 관찰되면 10^5 CFU/mL 이상의 세균이 있을 것으로 추정할 수 있다. 요로감염에 합당한 증상이나 증후가 있는 경우 세균수가 10^5 CFU/mL 미만이더라도 의미를 두는데, 2009년 미국감염학회 지침에서는 10^3 CFU/mL 이상의 세균 분리를 도뇨관 관련 요로감염 진단 기준으로 제시하였다. 농뇨와 마찬가지로 도뇨관의 거치 기간이 길어질수록 세균뇨 발생이 증가하는데, 하루에 3-10%씩 증가한다. 도뇨관을 오래 가지고 있는 거의 모든 환자에서 결국 무증상 세균뇨가 발생한다. 이러한 점을 고려하여 30일 이상 도뇨관을 가지고 있는 경우에는 도뇨관을 교체하고 나서 소변 배양 검사를 하는 것이 추천된다.

요약하면, 요로감염의 진단에 농뇨와 세균뇨는 필수적이고, 발열과 백혈구 증가, 염증 지표의 증가 같은 징후의 변화를 잘 분석하고 이와 관련될 수 있는 다른 원인을 배제를 통해 요로감염을 진단할 수 있다.

4. 치료

요로 점막에 출혈을 일으킬 수 있는 요로계 수술이나 시술을 하는 경우와 임신부를 제외하고는 무증상 세균뇨 치료는 권장되지 않는다. 도뇨관이 2주 이상 된 경우 도뇨관 균막이 존재할 가능성이 높고 이는 치료에 방해가 되므로 도뇨관을 제거하거나 교체하는 것이 필요하다. 경험적 항균제는 각 환자에서의 항균제 사용력과 세균 분리력, 각 중환자실에서의 균 분리와 내성 양상을 고려하여 결정한다. 치료 반응이 빠른 경우 5-7일 정도, 그렇지 않은 경우 10-14일 정도의 치료가 권장된다. 감수성인 항생제를 사용 중에도 호전이 없거나, 항생제 중단 후 짧은 기간에 재발하는 경우 신고름집, 농양이나 폐색같은 합병증 가능성을 고려해야 한다. 원인균 별 추천항생제와 용량은 표 36-1과 같다.

표 36-1 요로감염의 원인별 치료*

Gram-negative bacilli (including *E. coli*, *K. pneumoniae*, *Enterobacter* species, *P. aeruginosa*)
Ampicillin 2.0 g iv q6hr
Ampicillin/sulbactam 3.0 g iv q6hr
Cefazolin 1.0 - 2.0 g iv q8hr
Cefuroxime 1.5 g iv q8hr
Cefotaxime 1.0 g iv q8hr
Ceftriaxone 2.0 g iv q8hr
Ceftazidime 1.0 g iv q8hr
Aztreonam 1.0 g iv q8hr
Cefepime 2.0 g iv q8hr
Piperacillin/tazobactam 4.5 g iv q6hr
Ertapenem 1.0 g iv q8hr
Meropenem 1.0 g iv q8hr
Imipenem/cilastatin 500 mg iv q6hr
Ciprofloxacin 200 mg iv q12hr
Levofloxacin 750 mg iv q24hr
Amikacin 15 mg/kg iv q24hr
Trimethoprim/sulfamethoxazole 160mg/800mg iv q12hr
Staphylococci
Cefazolin 1.0 g iv q8hr
Nafcillin 2.0 g iv q6hr
Vancomycin 15 mg/kg iv q12hr
Teicoplanin 6 mg/kg iv q12hr for 3 doses then 6 mg/kg iv q24hr
Linezolid 600 mg iv q12hr
Enterococci
Ampicillin 2.0 g iv q6hr
Ciprofloxacin 200 mg iv q12hr
Levofloxacin 750 mg iv q24hr
Vancomycin 15 mg/kg iv q12hr
Teicoplanin 6 mg/kg iv q12hr for 3 doses then 6 mg/kg iv q24hr
Linezolid 600 mg iv q12hr

*감수성이고 정상 신장기능인 경우

5. 예방

1) 필요 없는 도뇨관 사용 줄이기

도뇨관 관련 요로감염의 발생은 도뇨관 사용 기간과 밀접한 관련을 가지므로, 도뇨관 관련 요로감염을 줄이기 위해 가장 중요한 것은 꼭 필요한 경우에만 도뇨관을 삽입하고 필요없게 되면 지체 없이 제거하는 것이다.

이에 대한 판단은 의료진마다 다를 수 있으므로 각 기관 혹은 중환자실별로 도뇨관 삽입과 제거 기준을 마련하여 관련 의료진들에게 교육하고 이에 근거하여 도뇨관을 삽입하고 매일 매일 제거 여부를 고민토록 하는 것이 바람직하다. 일반적으로 도뇨관 사용 기준으로 받아들여지는 경우는, 요로 폐쇄나 급성 요정체(retention), 정확한 소변 배출량 측정이 꼭 필요한 경우, 오랜 시간이 걸릴 것으로 예상되는 수술, 비뇨기계 수술이나 시술을 받는 경우, 회음부나 엉치부에 상처가 있으면서 요실금이 있는 경우, 말기 환자에서 환자의 편안함을 위해 도움이 된다고 판단되는 경우 등이 있다. 도뇨관 삽입 후 담당 의사가 이에 대해 기억하지 못하거나 제거에 대해 무관심할 수 있으므로, 도뇨관 유지 및 제거 과정에 담당 간호사가 참여하거나 전산 처방 프로그램을 이용하는 방법(electronic reminder system)도 추천된다. 요로감염의 위험을 줄이면서 도뇨관을 대체 할 수 있는 방법으로는 간헐적 도뇨, 콘돔 카테터의 사용과 같은 방법이 있다.

2) 무균술 준수와 폐쇄도뇨관시스템 유지

도뇨관의 삽입은 잘 교육받은 의료 인력이 무균술을 준수하면서 시행하여야 한다. 도뇨관 삽입 전 요도 입구를 소독하는 것은 추천되지만, 삽입 후에는 세균뇨 발생을 오히려 증가시킬 수 있어 소독제 사용은 추천되지 않는다. 도뇨관 삽입이나 기타 조작 전후에는 반드시 손위생을 한다. 도뇨관 끝부터 소변백 끝까지 전체의 폐쇄시스템을 유지하는 것이 중요하다. 도뇨관과 소변백의 연결 부위는 불가피한 경우를 제외하고는 분리시키지 않아야 하며, 소변 배양이 필요한 경우 도뇨관 고무 부위를 알코올로 닦은 후 주사기로 무균적으로 검체를 채취한다. 소변의 흐름이 막히지 않도록 유지하며, 소변백은 항상 방광보다 아래에 위치하여 역류가 되지 않도록 한다. 각 환자마다 별도의 수집용기를 사용하여 주기적으로 소변백을 비우고 소독제로 소변백 비우는 부위를 소독한다. 요로감염 예방 목적으로 도뇨관과 방광을 세척하는 것은 추천되지 않는다.

3) 항균 도뇨관 사용

도뇨관에 은 합금이나 니트로푸란토인(nitrofunrantoin) 같은 항균 물질을 도포하여 세균의 부착을 방지하는 방법이다. 7-14일 이내로 도뇨관을 사용하는 환자에서 세균뇨 발생을 줄인다는 보고들이 있으나, 증상이 있는 요로감염을 줄이지 못하므로 추천되지 않는다.

Ⅱ 중심정맥관 관련 감염

1. 역학

중심정맥관(central venous catheter)은 수액 투여, 투약, 수혈, 비경구 영양공급, 중심정맥압을 비롯한 혈류역학적 상태 측정 등을 위해 중환자실에서 많이 사용되고 있다. 중심정맥관 삽입 및 거치와 관련된 합병증으로는 기흉, 혈흉, 혈전 형성 등의 비감염 합병증과 국소적 혹은 전신적 감염 합병증이 있다. 중심정맥관 관련 감염은 사망, 재원기간의 연장, 의료 비용의 상승 등을 초래하는 대표적이고 중요한 병원획득 감염증이다. 외국에서의 보고에 따르면, 중환자실 환자에서의 정맥관 관련 균혈증의 기여 사망률(attributable mortality)은 12-25% 정도로 추정된다.

2017-2018 KONIS 보고에 의하면 전체 중환자실 재원 환자의 중심정맥관 이용률 중환자실 평균은 50%였고, 중심정맥관 관련 균혈증 발생률은 2.29/1,000-환자-일로 중환자실에서 발생한 전체 균혈증의 84.3%를 차지하였다. 같은 보고에서 도뇨관 관련 요로감염 발생률은 1.10/1,000-환자-일이고 환기기연관폐렴 발생률은 0.96/1,000-환자-일로, 중심정맥관 관련 균혈증은 중환자실 획득 감염 중 가장 흔한 감염이었다. 중환자실별로 보면, 내과계 중환자 실에서의 발생률이 2.86/1,000-환자-일(95% 신뢰구간 2.67-3.07/1,000-환자-일)로 2.05/1,000-환자-일(95% 신뢰구간 1.73-2.43/1,000-환자-일)인 외과계 중환자실 보다 높았다.

2. 발병기전

1) 감염경로

중심정맥관 관련 감염의 경로는 크게 4가지다. 첫 번째는, 중심정맥관의 삽입 부위에 있는 피부 상재균이 정맥관 외부 표면을 통해 혈류 내로 침투하게 되는 것으로(extraluminal route), 피하에 터널을 내지 않으며 유치 기간이 대개 2주 이내인 단기 유치 중심 정맥관 감염이 주로 이 경로에 의해 발생한다. 두 번째는, 정맥관 연결부위(hub)의 오염으로 인해 정맥관 내강을 통해 세균이 침투하여(intraluminal route) 균혈증이 발생하는 것이다. 주로 의료진의 hub 조작 과정에서 피부 상재균에 의한 오염이 발생하고, 오염된 균이 정맥관의 내강을 따라 이동하면서 균혈증이 발생하게 된다. Hickmann 정맥관이나 Broviac 정맥관과 같이 삽입부에서 피하에 터널을 내서 중심정맥관을 거치하는 터널식 중심정맥관(tunneled central venous catheter)이나 정맥관 전체가 피하에 위치하게 되는 정맥관(totally implanted intravascular device) 같이 2주 이상 유치하는 장기 유치 중심정맥관에서의 감염은 주로 이 경로에 의한다. 세 번째는, 다른 부위의 감염증에 의해 균혈증이 발생하고 세균이 이차적으로 정맥관에 부착되어 다시 균혈증을 일으키는 경우이다. 이 경우는 중심정맥관의 외부에 세균이 정착하게 된다. 마지막으로, 수액 제제 자체가 오염되어 균혈증이 발생하는 경우인데, 드물다.

2) 원인균

Coagulase-negative *Staphylococcus* species (CNS)와 *Staphylococcus aureus*가 가장 흔한 원인 균이다. 그 외 흔한 원인균으로 *enterococci*, *gram-negative bacilli*, *Candida* species, *Corynebacterium* species, *Bacillus* species 등이 있다. 앞에서 언급한 우리나라의 2017-2018 KONIS 자료에 따르면, 전체 혈류감염의 원인균 중(이 중 84.3%가 중심정맥관 관련 균혈증) CNS *S. aureus*, *enteorococci*를 포함한 그람 양성균이 49.0%였고 그람음성균이 32.8%, *Candida* species는 16.6%였다. 하지만 KONIS 연구에서 사용한 감시를 위한 중심정맥관 관련 균혈증의 정의는 이 글을 비롯한 진료를 위한 지침이나 임상연구를 위해 사용되는 중심정맥관 관련 균혈증의 정의와는 다소 다르다는 점을 염두에 두어야 한다.

감시를 위한 중심정맥관 관련 균혈증은 아래에서 언급할 정맥관 말단 배양이나 반정량/정량적 배양결과에 근거하는 것이 아니고, 1) 균혈증이 있으면서, 2) 균혈증의 원인이 될 만한 다른 국소감염증이 없고, 3) 혈액배양일을 중심으로 48시간 이내에 중심정맥관이 존재하는 경우를 모두 중심정맥관 관련 감염으로 간주한다.

3. 임상양상

1) 국소적 감염

국소적 감염은 정맥관 삽입부위 또는 주변에 감염이 발생하는 것으로 삽입 부위 감염, 터널 감염, 포켓 감염이 이에 해당한다. 균혈증이 동반될 수도 있다. 중심정맥관의 삽입 부위 2 cm 이내에 발적, 통증이나 압통, 열감, 농 등의 염증 염증소견이 있는 경우를 삽입부 감염이라고 한다. Hickmann 정맥관이나 Broviac 정맥관 같은 장기 유치 중심정맥관에서 삽입부위로부터 2 cm 이상 떨어져서 피하의 정맥관을 따라 염증소견이 있는 경우를 터널 감염(tunnel infection)이라고 하고, 피하에 정맥관 전체가 위치하는 정맥관의 포켓에 생긴 감염증을 포켓 감염(pocket infection)이라고 한다.

2) 전신 감염(균혈증)

정맥관과 관련하여 균혈증이 발생한 경우를 말하며, 중심정맥관 관련 균혈증이라고 하기 위해서는 중심정맥관 말고는 균혈증의 원인이 될만한 다른 부위의 감염증이 없어야 한다. 2009년에 발간된 미국 감염학회의 지침에서는 1) 말초혈액배양과 정맥관 말단부배양에서 동일한 균이 배양되거나, 2) 중심정맥관과 말초혈관 천자를 통해 채취한 혈액 배양에서 동일한 균이 배양되면서 아래의 진단 부분에서 언급할 정량적 동시 혈액배양 기준이나 혈액배양 양성시간 차이(differential time to positivity) 기준에 부합하는 경우를 정맥관 관련 균혈증으로 정의하고 있다.

4. 진단

1) 진단 검사를 위한 원칙

중심정맥관 관련 감염 진단을 위한 배양 검사는 항생제를 사용하기 이전에 하는 것이 원칙이다. 오염률을 줄이기 위해 가능하면 혈액배양을 전담하는 팀을 구성하는 것이 권장된다. 혈액배양을 위해 혈액을 채취하는 경우 채취 부위를 소독하고 마를 때까지 기다려야 한다. 소독제로는 알코올(alcohol)이나 0.5% 이상의 클로르헥시딘(chlorhexidine) 혹은 알코올성 클로르헥시딘(alcoholic chlorhexidine)이 포비돈-아이오딘(povidone-iodine) 보다 혈액배양 오염률이 낮아 추천된다. 중심정맥관을 통해 중심정맥의 혈액을 채취하고 동시에 말초혈액을 채취하게 되는 경우 혼동되지 않도록 각각 어느 곳에서 채취한 것인지를 정확히 기록해야 한다. 말초혈액 채취가 가능하지 않아 중심정맥관에서만 혈액을 채취하는 경우에는 서로 다른 내강을 통해 적어도 2곳 이상에서 같은 양을 채취한다.

중심정맥관에서 혈액을 채취하는 경우 위양성률(false-positive rate)이 높다는 점을 고려해야 한다. 중심정맥관에서 채취한 혈액배양이 음성일 경우 중심정맥관 관련 감염일 가능성은 낮다고 할 수 있다.

2) 정맥관을 제거하여 배양하는 방법

(1) 반정량적 roll-plate 정맥관 배양(Semiquantitative roll-plate catheter culture)

Maki 등이 개발하여 1977년에 보고한 방법으로 이후 많은 연구에서 검증되었고 방법이 비교적 간단하여 현재 가장 널리 이용되고 있는 방법이다. 정맥관을 제거한 후 말단부 5 cm 정도를 잘라(말단 부위가 아닌 피하에 있던 부위의 배양은 민감도가 낮아 권장되지 않는다) 혈액 한천 배지(blood agar plate)위에서 4차례 이상 굴리고 배양하여 자란 집락수를 센다. 일반적으로 15 CFU 이상 자라면 양성으로 간주하며, 말초 혈액배양에서 동일한 세균이 자란 경우 정맥관 관련 균혈증으로 간주한다. 단기 유치 정맥관 관련 균혈증의 진단에 있어 민감도와 특이도는 각각 84%와 85% 정도이다. 정맥관 표면에 존재하는 세균만이 배양되므로 내강에 균이 존재하는 경우 검출률이 떨어질 수 있다는 단점이 있으며, 이 방법을 주로 정맥관 내강을 통해 감염이 되는 장기 유치 정맥관에 적용할 경우 민감도는 45-75% 정도로 낮은 편이다.

(2) 정량적 정맥관 배양(Quantitative catheter segment culture)

이 방법은 정맥관 말단을 5 cm 정도 잘라 액체 배지안에 넣고 고주파로 정맥관을 털어서 혈액 한천 배지에 배양하는 방법이다. 일반적으로 100 CFU 이상이 분리될 경우 양성으로 간주한다. 반정량적 배양접시에 굴리기(roll-plate) 방법과는 달리 정맥관 내강에 존재하는 세균까지 분리할 수 있다는 장점이 있지만, 동시에 실제 균혈증과 관련이 없는 정맥관에 존재하던 균막(biofilm) 내부의 균이 분리될 수 있다는 단점도 있다. 이 방법의 민감도/특이도는 단기 유치 중심정맥관과 장기 유치 중심정맥관 각각 82%/89%, 83%/97% 정도이다.

(3) 포트배양(Port culture)

피하에 정맥관 전체가 위치하는 정맥관의 경우 정맥관 말단 부위의 반정량 혹은 정량적 배양과 함께 포트 자체의 배양검사가 필요하다.

3) 정맥관을 제거하지 않는 방법

(1) 정맥관 삽입 부위의 그람염색 및 세균배양

중심정맥관 삽입부위의 감염이 의심되고 삼출물이 있는 경우 그람염색 및 세균배양이 권장된다. 삽입부위에 염증소견이 없는 경우도 중심정맥관 관련 균혈증을 배제하지는 못한다.

(2) 정량적 동시 혈액배양(Simultaneous quantitative blood cultures)

중심정맥관과 말초혈관을 통해 동시에 혈액을 채취하여 배양된 균수를 비교하는 방법인데, 정맥관을 통해 채취한 혈액배양에서 분리된 균 숫자가 말초 혈액배양에서 보다 3배 이상 많은 경우 정맥관 관련 감염을 강력히 시사한다. 이 방법의 민감도/특이도는 단기 유치 중심정맥 관과 장기 유치 중심정맥관 각각 75%/97%, 93%/100% 정도이다. 중심정맥관을 통해 채취한 혈액과 말초혈관으로부터 채취한 혈액의 양이 동일해야 한다. 검사 과정이 복잡하고 검사 비용이 비싸다는 단점이 있다.

(3) 혈액배양 양성시간 차이(Differential time to positivity)

이 방법도 중심정맥관과 말초혈관을 통해 동시에 혈액을 채취하여 배양을 한다. 현재 대부분의 병원에서 사용하는 혈액배양 시스템은 매 15분마다 세균 성장을 감지하는 자동화 장치가 있는데, 중심정맥관 관련 균혈증의 경우 중심정맥을 통해 채취한 혈액 내에 더 많은 수의 세균이 존재하므로 세균이 감지되는 시간도 빨라진다는 것이 이 방법의 원리이다. 중심정맥관을 통해 채취한 혈액의 배양검사에서 세균이 감지되기 시작하는 시간이 말초혈액배양보다 2시간 이상 빠르면 정맥관 관련 감염으로 간주한다. 이 방법의 민감도/특이도는 단기 유치 중심정맥관과 장기 유치 중심정맥관 각각 89%/87%, 90%/72% 정도이다. 정규 혈액배양 시스템을 사용하므로 추가적인 검사나 노력이 필요하지 않다는 장점이 있다. 이 방법에서도 중심정맥관을 통해 채취한 혈액과 말초혈관으로부터 채취한 혈액의 양이 동일해야 한다. 항생제를 이미 사용한 경우 정확도가 떨어진다는 보고가 있다.

(4) Acridine orange leucocyte cytospin

Acridine orange leucocyte cytospin은 중심 정맥관을 통해 1 cc의 혈액을 채취하여 원심분리를 하여 50 μl를 슬라이드 위에 놓고 DNA에 결합하는 acridine orange 용액을 반응시킨 후 자외선 현미경으로 acridine orange가 결합한 세균 존재 여부를 관찰하는 것이다. 민감도와 특이도는 87%와 94% 정도이나 그람 염색을 같이 시행할 경우 민감도는 96%까지 증가한다는 보고가 있다. 30분 이내에 결과를 알 수 있다는 장점이 있지만 아직까지 연구결과가 많지 않고 acridine orange가 DNA에 결합하므로 검사자의 안전성에 대한 우려가 있다.

5. 치료

1) 중심정맥관 제거를 포함한 일반적 치료 원칙 및 경험적 치료

중심정맥관 관련 감염증이 발생할 경우 중요한 문제는 1) 중심정맥관을 제거할 것인가, 아니면 항생제 잠금 수기(antibiotic lock) 치료를 하면서 중심정맥관 유지를 시도할 것인가와, 2) 어떤 항생제를 언제까지 사용할 것인가 하는 것이다. 기본적으로 중심정맥관의 제거 여부와 항생제의 종류/사용기간은 원인균별로 다르고 또 중심정맥관의 종류별로 다르므로 각각의 경우를 고려하여 결정하여야 한다. 하지만 중심정맥관 제거 여부와 관련된 원칙은 원인균과 중심정맥관의 종류에 상관없이 화농성 혈전정맥염(suppurative thrombophlebitis), 심내막염, 또는 골수염이 합병증으로 발생한 경우, 그리고 적절한 항생제 사용과 함께 항생제 잠금 수기 치료를 한 경우에도 72시간 이상 발열이 계속되거나 혈액 배양 검사에서 계속 양성이면 중심정맥관을 제거하여야 한다는 것이다.

중심정맥관을 제거하고 감수성인 항생제를 72시간 이상 투여한 이후에 시행한 혈액배양검사에서도 지속적으로 균혈증이 있거나, 화농성 혈전 정맥염 또는 심내막염이 합병증으로 발생한 경우는 4-6주의 항생제 사용이, 그리고 골수염이 합병증으로 발생한 경우는 6-8주의 항생제 사용이 권장된다. 일반적으로 항생제 사용 기간을 셈할 때는 배양 음성인 혈액배양 검사를 시행한 날을 첫날로 계산한다.

단기 유치 중심정맥관의 경우 삽입 부위 감염이 의심되면 정맥관을 제거하고 동반된 균혈증 확인을 위해 혈액배양을 시행한다. 장기 유치 중심정맥관의 경우는 일단 중심정맥관을 유지하고 혈액배양 검사와 삽입 부위 삼출물 배양 검사를 시행해서 혈액배양이 음성이고, 전신적 감염의 증후가 없고, 화농성 삼출물이 없으면 배양 결과에 적합한 항생연고를 정맥관 삽입부위에 바른다. 호전되지 않는 경우는 전신적 항생제를 사용한다. 전신적 항생제 사용에도 호전이 없으면 중심정맥관을 제거한다. 단기 유치 중심정맥관 관련 감염이 의심되는 환자에서 중심정맥관 재삽입과 관련된 위험도가 크다고 생각되는 경우에는 유도철사(guidewire)를 사용해서 중심정맥관을 교체할 수 있는데, 이 경우에는 제거된 중심정맥관의 말단부 배양 검사를 시행하고 배양검사에서 양성인 경우는 중심정맥관을 완전히 제거하고 새로이 삽입하는 것이 권장된다. 장기 유치 중심정맥관과 관련하여 터널감염이나 포켓감염이 발생한 경우에도 중심정맥관을 즉시 제거하는 것이 원칙이며 필요하면 절개 및 배농을 하고 동반된 균혈증이 없으면 7-10일 간 항생제를 사용한다. 출혈위험 등으로 중심정맥관을 제거하기 힘든 경우는 유도철사를 통해 정맥관을 교체한다.

혈액배양 결과가 나오기 전까지의 경험적 치료는 각기관에서의 자료와 개별 환자의 항생제 사용력과 항균제 내성균 분리력 등을 고려하여 결정한다. 일반적으로 메치실린(methicillin) 내성 *staphylococci*에 의한 경우가 가장 흔하므로 반코마이신 사용이 권장된다. *P. aeruginosa*를 포함한 *gram-negative bacilli*에 대해 경험적 항생제(3-4 세대 세팔로스포린, 카바페넴, 피페라실린/타조박탐, 티카르실린/클라불라네이트)를 사용할 것인지는 각 기관에서의 자료나 환자의 중증도 등을 고려하여 결정한다. 투석용 터널식 중심정맥관 관련 감염이 의심되는 경우는 반코마이신과 함께 *gram-negative bacilli*에 대한 경험적 항생제를 사용하는 것이 권장된다. 또한, 호중구감소증 상태에 있는 환자, 중증 패혈증 상태, 예전에 *gram-negative bacilli*의 상재화(colonization)가 증명된 경우는 배양결과가 나올 때까지 *P. aeruginosa*에 항균력이 있는 약제들을 사용한다. 또한, 중증 패혈증 상태이고 대퇴정맥관 감염이 의심되는 경우는 *Candida* species에 대해 경험적 항진균제 사용이 권장된다. 그 외, 경험적 항진균제 사용을 고려할 수 있는 *Candida* species에 의한 중심정맥관 감염의 위험인자들로는 총경정맥 영양, 광범위 항생제를 오랜 기간 사용한 경우, 혈액암, 골수 혹은 장기 이식 수여자, 여러 곳에 *Candida* species 상재(colonization)가 증명된 경우 등이 있다. *C. krusei*나 *C. glabrata*와 같이 플루코나졸(fluconazole)에 내성이거나 감수성이 떨어지는 균주들을 고려하여 캐스포펑진(caspofungin)과 같은 에키노칸딘(echinocandin)이 권장되나 우리나라의 경우 경험적 사용 목적으로 보험급여가 되지 않는다는 문제가 있다. 2009년 미국 감염학회 지침에서는 3개월 이내에 플루코나졸의 사용력이 없고 *C. krusei*나 *C. glabrata*에 의한 감염증이 흔치 않은 기관에서는 플루코나졸(fluconazole)을 대체약제로 사용할 것을 권장하고 있다.

2) 원인균별 치료

(1) Coagulase-negative *Staphylococcus* species (CNS)

① 단기 유치 중심정맥관의 경우

중심정맥관을 제거하고 5-7일 정도 항생제를 사용한다. 중심정맥관 유지를 시도하는 경우 antibiotic lock 치료와 전신적 항생제를 10-14일 정도 사용한다.

② 장기 유치 중심정맥관의 경우

- 투석용이 아닌 중심정맥관: 단기 유치 중심정맥관에서와 같다.
- 투석용 터널식 중심정맥관: 중심정맥관을 유지하고 전신적 항생제를 10-14일 정도 사용한다. 동시에 3주 간 antibiotic lock 치료를 하거나 유도철사를 이

표 36-2 Coagulase-negative *Staphylococcus* species 중심정맥관 감염의 항생제요법

Methicillin-susceptible
Nafcillin 2.0 g iv q6hr
Cefazolin 2.0 g iv q8hr
Methicillin-resistant
Vancomycin 15 mg/kg iv q12hr
Teicoplanin 6 mg/kg iv q12hr for 3 doses then 6 mg/kg iv q24hr
Linezolid 600 mg iv q12hr

용해 정맥관을 교체한다. 전신적 항생제 투여와 항생제 잠금 수기(antibiotic lock) 치료를 같이 할 경우 성공률은 75%-84% 정도이다. 중심정맥관을 제거하는 경우 5-7일 정도 항생제를 사용한다.

③ 항생제

메치실린(methicillin) 내성인 경우가 대부분인데 이 경우 반코마이신이 1차 치료제이고 신장 기능이 정상인 경우 15 mg/kg 의 용량을 12시간 간격으로 투약한다. 하지만, 반코마이신의 경우 세균이 형성한 균막에 침투가 잘 되지 않는다는 보고가 있다. 최근 연구에서는 중심정맥관 관련 그람양성균균혈증의 치료에 달바바신(dalbavancin)이 반코마이신보다 우월하다는 보고가 있다. 달바바신은 새로 개발된 글라이코펩타이드(glycopeptides) 계열의 항생제로 반감기가 길어 일주일에 한 번 주사가 가능하나 아직까지 국내에서는 사용 가능하지 않다. 그 외, 테이코플라닌이나 리네졸리드를 사용할 수 있다. 메치실린 감수성인 균주의 경우 나프실린 2.0 g ivs q 4 hr이나 세파졸린 20 mg/kg ivs q 8 hr과 같은 1세대 세팔로스포린 사용이 권장된다.

(2) *S. aureus*

① 단기 유치 중심정맥관의 경우

중심정맥관을 제거하고 최소 14일 이상 항생제를 사용

표 36-3 *Staphylococcus aureus* 중심정맥관 감염의 항생제요법

Methicillin-susceptible
Nafcillin 2.0 g iv q6hr
Cefazolin 2.0 g iv q8hr
Methicillin-resistant
Vancomycin 15 mg/kg iv q12hr
Teicoplanin 6 mg/kg iv q12hr for 3 doses then 6 mg/kg iv q24hr
Linezolid 600 mg iv q12hr

하는 것이 원칙이다. 중심정맥관 유지는 권장되지 않는다.

② 장기 유치 중심정맥관의 경우

- 투석용이 아닌 중심정맥관: 중심정맥관을 제거하고 4-6주 간 항생제를 사용한다. 모든 환자에서 중심정맥관을 제거하여야 하는가에 대해서는 아직까지 논란이 있다. 합병증이 없는 경우 항생제 잠금 수기(antibiotic lock) 치료와 전신적 항생제를 사용하면 70% 정도에서 재발성 균혈증 없이 성공적으로 중심정맥관을 유지했다는 보고도 있다. 항생제 사용기간에 대해서도 논란이 있는데, i) 중심정맥관이 제거되었고, ii) 당뇨병을 포함하여 면역저하상태가 아니고, iii) 혈관 내 인공물질(심박동기 포함)이 없고, iv) 경식도 심장 초음파 검사상 심내막염이나 혈전성 정맥염이 없고, v) 전이성 감염 합병증이 없으면서, vi) 72시간 내에 발열이 해소되는 경우 14일 치료를 고려할 수 있다.
- 투석용 터널식 중심정맥관: 중심정맥관을 제거하지 않을 경우 전신적 항생제 투여와 항생제 잠금 수기 치료를 같이 하더라도 성공률은 40-55%로 낮다. 따라서 중심정맥관을 제거하는 것이 권장된다. 경식도 심초음파 검사를 해서 심내막염이 없으면 3주 간 항생제를 사용한다.

③ 항생제

CNS에서와 같다. 최근, *S. aureus*의 부착에 관여하는 표면 단백질인 clumping factor A에 대한 단일클론 항체 치료인 타피바주맙(tafibazumab)이 *S. aureus* 균혈증이 있는 환자들을 대상으로 시도되어 보조적 치료제로 가능성을 보였다. 향후 추가 연구가 필요하다.

(3) *Enterococcus*

① 단기 유치 중심정맥관의 경우

중심정맥관을 제거하고 7-14일 동안 항생제를 사용하는 것이 원칙이다. 중심정맥관의 유지는 권장되지 않는다.

② 장기 유치 중심정맥관의 경우

중심정맥관을 제거하는 경우 치료는 단기유치 중심 정맥관에서와 같다. 중심정맥관 유지를 시도하는 경우 항생제 잠금 수기(antibiotic lock) 치료와 함께 전신적 항생제를 7-14일간 사용한다.

③ 항생제

- 암피실린 감수성인 경우: 신장기능이 정상이면 암피실린 2.0 g을 4-6시간 간격으로 정맥주사한다. 중증 감염의 경우 겐타마이신 1 mg/kg을 8시간 간격으로 정맥주사하는 등 아미노글리코시드(aminoglycoside)를 함께 사용할 수 있는데 감수성 검사에서 고도내성이 없어야 한다. 반코마이신이 대체약제이다.
- 암피실린 내성이고 반코마이신 감수성인 경우: 반코마이신 15 mg/kg을 12시간 간격으로 정맥주사한다. 암피실린 감수성인 경우와 마찬가지로 중증 감염의 경우 아미노글리코시드를 함께 사용할 수 있다. 대체약제로 테이코플라닌, 리네졸리드를 사용할 수 있다.
- 반코마이신에 내성인 경우: 리네졸리드 600 mg을 12시간 간격으로 정맥주사할 수 있다.

표 36-4 Enterococci 중심정맥관 감염의 항생제요법

Ampicillin 2.0 g iv q6hr
Vancomycin 15 mg/kg iv q12hr
Teicoplanin 6 mg/kg iv q12hr for 3 doses then 6 mg/kg iv q24hr
Linezolid 600 mg iv q12hr

(4) Gram-negative bacilli

① 단기 유치 중심 정맥관의 경우

중심정맥관을 제거하고 7-14일 동안 항생제를 사용하는 것이 원칙이다. 중심정맥관 유지는 권장되지 않는다.

② 장기 유치 중심정맥관의 경우

- 투석용이 아닌 중심정맥관: 중심정맥관을 제거하는 경우 치료는 단기유치 중심정맥관에서와 같다. 중심정맥관 유지를 시도하는 경우 항생제 잠금 수기 치료와 함께 전신적 항생제를 10-14일 간 사용한다.
- 투석용 터널식 중심정맥관: 중심정맥관을 유지하고 전신적 항생제를 10-14일 정도 사용한다. 동시에 3주 간 항생제 잠금 수기 치료를 하거나 유도철사를 이용해 정맥관을 교체한다. 전신적 항생제 투여와 항생제 잠근 수기 치료를 같이 할 경우 성공률은 87%-100% 정도이다.

③ 항생제

Gram-negative bacilli의 종류와 감수성 결과에 따라 항생제를 선택한다.

(5) *Candida* species

① 단기 유치 중심정맥관의 경우

중심정맥관의 제거가 필요하며 마지막 혈액배양 음성이 확인된 날을 기준으로 2주 간의 항진균제 치료가 필요하다.

표 36-5 그람음성균에 의한 중심정맥관 감염의치료

Gram-negative bacilli (including E. coli, K. pneumoniae, Enterobacter species, P. aeruginosa)
Ampicillin 2.0 g iv q6hr
Ampicillin/sulbactam 3.0 g iv q6hr
Cefazolin 1.0-2.0 g iv q8hr
Cefuroxime 1.5 g iv q8hr
Cefotaxime 1.0 g iv q8hr
Ceftriaxone 2.0 g iv q8hr
Ceftazidime 1.0 g iv q8hr
Aztreonam 1.0 g iv q8hr
Cefepime 2.0 g iv q8hr
Piperacillin/tazobactam 4.5 g iv q6hr
Ertapenem 1.0 g iv q8hr
Meropenem 1.0 g iv q8hr
Imipenem/cilastatin 500 mg iv q6hr
Ciprofloxacin 200 mg iv q12hr
Levofloxacin 750 mg iv q24hr
Amikacin 15 mg/kg iv q24hr
Trimethoprim/sulfamethoxqzole 240 mg/1,200 mg iv q8hr

② 장기 유치 중심정맥관의 경우

단기 유치 중심정맥관에서와 같다. 중심정맥관 유지는 권장되지 않는다.

③ 항생제

플루코나졸에 감수성인 경우는 플루코나졸 400 mg을 24시간 간격으로 정맥주사하고, 내성인 경우는 캐스포펑진 70 mg 주사 후 50 mg을 24시간 간격으로 정맥주사하거나 미카펑진 100 mg을 24시간 간격으로 정맥주사하는 등 에키노칸딘 계열의 항진균제나 암포테리신 B를 사용한다. 투석용 터널식 중심 정맥관의 경우 유도철사를 이용해서 중심정맥관을 교체한다.

3) 항생제 잠금 수기(Antibioitic-lock) 치료법

항생제 잠금 수기 치료법은 중심정맥관을 유지하기를

표 36-6 *Candida species*에 의한 중심정맥관 감염의 항생제요법

Fluconazole 400 mg iv q24hr
Caspofungin 70 mg, 1 dose ▶ 50 mg iv q24hr
Micafungin 100 mg iv q24hr
Anidulafungin 200 mg iv 1 dose ▶ 100 mg iv q24hr
Liposomal amphotericin B 3-5 mg/kg iv q24hr
Amphotericin B 0.7 mg/kg iv q24hr
Voriconazole 400 mg iv q 12 hr for 2 doses then 200 mg iv q12hr

원할 때 보조적으로 사용할 수 있는 방법으로, 중심 정맥관 내에 최소억제농도(minimal inhibitory concentration, MIC)의 100-1,000배 이상인 고농도의 항생제 용액 2-5 mL로 중심정맥관 내경을 채워 유지함으로써 중심정맥관 내부 표면에 형성된 생체막 내의 세균들을 살균하여 중심정맥관 관련 균혈증의 재발을 줄이는 방법이다. 중심정맥관 내부에만 항생제가 존재하게 되므로 단기 유치 중심정맥관 관련 감염과 같이 주로 정맥관 외부에 세균이 존재하는 경우에는 효과가 적다.

항생제 잠근 수기 치료만으로는 혈관 내로 항생제가 투여 되지 않으므로 전신적 부작용의 위험성은 없으나 전신적 치료 효과도 없으므로 균혈증이 있는 경우 항생제 정맥주사를 함께 하는 것이 원칙이다. 앞에서 언급한 것처럼 *S. aureus*나 *Candida* species에 의한 균혈증의 경우에는 항생 잠금 수기 치료를 해도 실패하는 경우가 많아 일반적으로 중심정맥관의 제거가 권장되고 따라서 항생제 잠금 수기 치료도 권장되지 않는다. 지금까지 가장 많이 연구된 항생제는 반코마이신으로 식염수나 헤파린과 혼합하여 반코마이신 농도를 2.0-5.0 mg/mL 정도 되게 하여 24시간마다 교체하는 것이 권장된다. 근래에는 반코마이신 외에, 겐타마이신(1.0 mg/mL), 씨프로플록사신(0.2 mg/mL), 세프타지딤(0.5 mg/mL), 세파졸린(5.0 mg/mL), 암피실린 (10.0 mg/mL)과 같은 항생제와 토롤리딘(taurolidine)과 같은 항균 물질을 이용한 연구도 진행되고 있다. 항생제 잠금 수기 치료의 성공률은 중심정맥관의 종류, 환자군, 중심정맥관 관련 균혈증의 원인균, 중심정맥관의 유지 기간/위치 등에 따라 다르므로 일률적으로 이야기하기는 힘드나, 장기 유치 정맥관 관련 균혈증을 대상으로 한 최근 연구들에서는 75-77% 정도의 성공률을 보고하였다. *Candida species*에 의한 중심정맥관 관련 균혈증의 경우 항생제 잠금 수기 치료에 반응하지 않는 경우가 많아 아직까지 권장되지 않는다.

때로 말초 혈액배양은 음성이면서 중심정맥관에서 채취한 혈액배양은 양성인 경우가 있는데, 이 경우에는 추후에 균혈증이 발생할 위험이 있다. 중심정맥관을 제거할 수 없는 경우라면, 전신적 항생제 투여 없이 항생제 잠금 수기 치료를 시도해 볼 수 있다.

6. 예방

1) 필요없는 중심정맥관 사용 줄이기

중심정맥관 관련 감염증을 줄이기 위해 가장 중요한 것은 꼭 필요한 경우에만 중심정맥관을 삽입하고 필요 없게 되면 지체없이 제거하는 것이다.

2) 삽입부위의 선택

중심정맥관의 삽입부위에 따라 중심정맥관 감염의 빈도가 다른데, 일반적으로 쇄골하정맥에서 감염률이 가장 낮고 그 다음이 내경정맥, 대퇴정맥의 순으로 높다.

3) 삽입부위 피부소독제

중심정맥관 삽입 시 가장 흔히 사용되고 있는 소독제는 포비돈-아이오딘(povidone-iodine)이지만 여러 비교 연구들을 통해 클로르헥시딘 제재가 가장 감염률이 낮다고 알려져 있다. 클로르헥시딘 제재의 경우 농도에 따라 효과가 다른데, 0.5% 클로르헥시딘 틴쳐(tincture)의 경우 10% 포비돈-아이오딘에 비해 별 장점이 없고 일반적으로 2% 클로르헥시딘 알코올 제재가 감염률이 가장 낮아 권장된다.

4) 최대멸균방어주의(Maximum sterile barrier pre-caution)

최대멸균방어주의는 중심정맥관 삽입 시에 소독된 가운, 장갑, 모자를 착용하고 수술장에서 사용하는 것과 같은 충분히 큰 크기의 방포를 사용하는 것으로 여러 연구에서 중심정맥관 관련 균혈증을 의미있게 감소시킴이 증명되었다. 스완간즈(Swan-Ganz) 동맥관 삽입 시도 마찬가지로 최대멸균방어주의가 권장된다.

5) 항균정맥관

정맥관에 항균 물질을 도포하여 세균의 부착을 방지하는 정맥관이다. 미국 질병관리본부의 Healthcare Infection Control Practices Advisory Committee (HICPAC)에서는 5일 이상 중심정맥관 유치가 예상되는 경우에 이를 사용하는 것을 권장하고 있다.

(1) 항균물질 도포 정맥관(Antiseptic catheters)

가장 먼저 개발된 항균정맥관은 클로르헥시딘/설파다이아진(chlorhexidine/sulfadiazine)을 사용한 것인데 1세대 항균정맥관은 중심정맥관의 외부표면에만 클로르헥시딘/설파다이아진을 도포한 것이고, 2세대 항균정맥관은 외부와 내부표면 모두에 도포한 것이다. 중심정맥관에 세균의 상재화를 줄이는 것은 여러 연구에서 증명되었지만 균혈증을 감소시키는지에 대해서는 아직까지 자료가 충분하지 않다.

(2) 항생제 도포 정맥관(Antibiotic-coated catheters)

미국 식품안전청의 허가를 받은 유일한 항생제 도포 정맥관은 미노사이클린/리팜핀(minocycline/rifampin)을 사용한 것인데 정맥관 외부와 내부표면 모두에 도포한 것이다. 여러 무작위 배정 연구에서 중심정맥관 관련 균혈증의 발생 감소가 입증되었다. 위에서 언급한 1세대 클로르헥시딘/설파다이아진 정맥관과의 비교 연구에서도 우월함이 증명되었지만 2세대 정맥관과의 비교 연구는 아직까지 없다. 항생제 도포와 관련하여 항생제 내성 발생에 대한 우려들이 있지만 아직까지 항생제 내성발생이 증가한다는 보고는 없다.

(3) 은도포 정맥관(Silver-impregnated catheters)

정맥관 표면에 은(silver), 백금(platinum), 탄소(carbon)를 도포하여 이온 형태의 은이 배출되어 항균 작용을 하도록 한 것으로 정맥관에 세균의 상재화(colonization)는 줄이는 것이 증명되었지만 정맥관 관련 균혈증 빈도는 의미있게 감소시키지 못하였다.

6) Chlorhexidine-impregnated sponge

Chlorhexidine-impregnated sponge는 2.5 cm 정도의 클로르헥시딘이 포함된 스펀지로 중심 정맥관 삽입 부위에 붙이는 것으로 최근 대규모 무작위 배정 연구에서 세균의 정맥관 상재화와 균혈증이 감소시킴이 증명되었다.

참고문헌

1. Chenoweth CE, Gould CV, Saint S. Diagnosis, management, and prevention of catheter-associated urinary tract infections. Infect Dis Clin North Am 2014;28:105-19.
2. Hooton TM, Bradley SF, Cardenas DD, et al. Diagnosis, prevention, and treatment of catheterassociated urinary tract infection in adults: 2009 International Clinical Practice Guidelines from the Infectious Diseases Society of America. Clin Infect Dis 2010;50:625-63.
3. Maki DG, Kluger DM, Crnich CJ. The risk of bloodstream infection in adults with different intravascular devices: a systematic review of 200 published prospective studies. Mayo Clin Proc 2006;81:1159-71.
4. Mermel LA, Allon M, Bouza E, et al. Clinical practice guidelines for the diagnosis and management of intravascular catheterrelated infection: 2009 Update by the Infectious Diseases Society of America. Clin Infect Dis 2009;49:1-45.
5. O'Grady NP, Alexander M, Dellinger EP, et al. Guidelines for the prevention of intravascular catheter-related infections. Centers for Disease Control and Prevention. MMWR Recomm Rep 2002;51:1-29.
6. Raad I, Hanna H, Maki D. Intravascular catheter-related infections: advances in diagnosis, prevention, and management. Lancet Infect Dis 2007;7:645-57.
7. Safdar N, Fine JP, Maki DG. Meta-analysis: methods for diagnosing intravascular device-related blood stream infection. Ann Intern Med 2005;142:451-66.
8. 전국병원감염감시체계. Korean Nosocomial Infections Surveillance System (KONIS) Report: Data Summary from July 2017 through June 2018. Available at: http://konis.cafe24.com/xe/reports_icu_y.

중환자의학

37

CRITICAL CARE MEDICINE

경련, 대사뇌질환

황성희

I 뇌전증, 경련, 발작

과거 간질, 전간이라고도 하였던 뇌전증(epilepsy)의 어원은 그리스어에서 유래한 것으로 외부로부터 영혼이 악마에 의해 공격받거나 사로잡힌다는 의미로 받아들여져 신으로부터 벌을 받는다는 일종의 종교적인 현상으로 오해하였으며 이러한 인식이 일부 아직까지 남아 있어 이들 뇌전증환자를 다른 병과 다른 시각으로 바라보는 경우도 있다. 뇌전증, 발작, 경련증상은 뇌신경의 이상방전, 흥분현상으로 인해 여러 형태의 신체적 혹은 신경증상이 발생하는 일회성 또는 반복성 경련, 발작이라고 할 수 있다. 아직도 일부 잘못 알려진 부분과 오해로 인해 사회적인 차별이나 소외를 받는 경우가 있기도 하며 이는 치료에 장애요인이 되기도 한다. 그러나 뇌전증은 최근의 의학발전과 약물개발로 인해 분명 치유될 수 있는 병이며 조절할 수 있는 질환이라고 말할 수 있다. 뇌전증은 하나의 질환이 아니고 다양한 원인질환으로 발생하는 증상이라고 할 수 있다. "경련"이나 "발작"이 "뇌전증"과 유사한 뜻으로 혼용되기도 한다.

1) 발작, 뇌전증발작(Seizure, Epileptic seizure)

신경세포의 일시적이고 불규칙한 이상방전이나 흥분현상 때문에 발생하는 모든 증상을 일컬어 발작이라 할 수 있다.

2) 뇌전증

특별한 원인, 예를 들어 전해질이상, 탈수, 산-염기이상, 요독증, 고열, 알코올금단, 약물부작용, 심한 수면박탈 등 발작을 초래할 수 있는 신체이상이나 요인이 없음에도 불구하고 반복적으로 발작이 나타나는 경우를 뇌전증이라 할 수 있다. 보통 2회 이상 반복하여 발작이 발생한 경우에 약물요법가 필요하다고 할 수 있다.

경련 발작은 보통 발생 예측이 어렵고 시간과 장소를 가리지 않고 발생할 수 있으므로 환자는 발작으로 인해 발생할 수 있는 사고나 부상의 위험에 노출되어 있다고 할 수 있다. 특히 응급실로 내원하는 증상 중 대표적인 증상의 하나로 발작 중인 상태 또는 발작 후 의식이 저하되거나 혼수상태로 내원하기도 한다. 또한 중환자실, 집중치료실에 입원 중인 환자에서도 종종 발생하기도 하는데 신경계 원인질환으로 인한 경우가 흔히 있지만 신경계 기저질환을 동반하지 않은 환자에서도 이차적인 원인이나 증상으로 발생할 수도 있으므로 관심과 주의 깊은 관찰이 필요하다.

최근 의학의 발전과 더불어 뇌전증치료에 많은 진전이

표 37-1 발작의 분류

국소 시작 (focal onset)	전신 시작 (generalized onset)	미분류 시작 (unknown onset)
인식유지(aware) **인식이상(impared awareness)** **운동 시작(motor onset)** 자동증(automatism) 무긴장(atonic) 간대(clonic) 뇌전증연축(epileptic spasm) 과운동(hyperkinetic) 근간대(myoclonic) 강직(tonic) **비운동 시작(non motor onset)** 자율신경(autonomic) 행동정지(behavior arrest) 인지(cognitive) 감정(emotional) 감각(sensory)	**운동(motor)** 강직간대(tonic–clonic) 간대(clonic) 강직(tonic) 근간대(myoclonic) 근간대–강직–간대 (myoclonic–tonic–clonic) 근간대–무긴장 (myoclonic–atonic) 무긴장(atonic) 뇌전증연축(epileptic spasm) **비운동(소발작)(non motor/absence)** 전형적(typical) 비전형적(atypical) 근간대(myoclonic) 눈꺼풀근간대(eyelid myoclonia)	**운동(motor)** 강직간대(tonic clonic) 뇌전증연축들 (epileptic spasms) **비운동(non motor)** 행동정지(behavior arrest)
국소에서 양측강직간대 **(focal to bilateral tonic clonic)**		**미분류(unclassified)**

뇌전증퇴치를 위한 세계연맹(International League Against Epilepsy, ILAE)의 2017년도판 발작(seizure)분류, expanded version

이루어지고 있는데 특히 영상의학의 발달과 신경생리검사의 발전으로 좀 더 정확하게 뇌전증의 원인병소나 원인을 찾아낼 수 있어 정확한 진단과 치료가 용이하게 되었다. 새로운 항뇌전증제가 연구개발되고 있으며 병소를 정확히 제거할 수 있는 수술적 치료법이 개발되는 등, 많은 경우 60-80% 정도의 뇌전증환자에서 발작 빈도의 감소나 호전을 기대 할 수 있게 되었다.

1. 뇌전증 분류

발작은 비뇌전증발작(non-epileptic seizure)과 뇌전증발작(epileptic seizure)으로 분류할 수 있다. 비뇌전증발작은 뇌신경의 이상방전을 동반하지 않는 것으로 실신이나 정신성발작을 포함한다. 유발 요인에 따라서 유발뇌전증발작과 비유발뇌전증발작으로 분류하며 가능한 유발요인으로 약물오남용이나 물질금단(알코올금단), 발열, 광자극, 두부외상, 뇌졸중, 전해질이상, 뇌수술후(특히 일주일 이내 초기)를 들 수 있다. 특별한 유발요인 없이 비유발발작을 두 번 이상, 일정기간(하루 이상)을 두고 반복하여 발작하는 경우 뇌전증이라고 할 수 있다.

뇌전증발작은 임상증상, 발작양상과 뇌파소견에 따라서 크게 전신발작과 부분발작 두 가지로 나뉘는데 부분발작은 발작이 대뇌의 일부분에서 시작되는 발작이다. 세분하여 발작 중 의식이 유지된 경우에는 단순부분발작, 발작 중 의식소실이나 의식변화를 동반하면 복합부분발작으로 구분할 수 있다. 발작이 대뇌전체에서 발생하면 전신발작이라고 하며, 부분발작이 반대측 대뇌를 포함 뇌 전체로 전파되어 전신발작을 유발하는 경우를 이차 전신발작이라고 한다. 전신발작은 양측 대뇌에 걸쳐서 동시에 광범위하게 발생하므로 대부분의 경우 의식소실을 동반한다. 전신발작은 세분하여 발작성(강직성, 간대성, 강직간대성, 무긴장성, 근간대성)과 비발작성으로 분류할 수 있다(표

37-1).

뇌전증은 유발원인이나 기저질환 유무에 따라 특발성, 증상성, 잠재뇌전증으로 분류할 수 있다. 특발성인 경우 일반적인 신경영상검사에서 원인질환이나 병소 없이 뇌전증이 발생하는 경우로서 유청소년기에 나타나는 뇌전증이 흔히 해당된다고 할 수 있다. 증상성인 경우는 병력이나 신경학적진찰, 신경영상검사에서 원인질환이나 유발원인이 비교적 확실하게 나타나는 경우를 말한다. 흔히 뇌졸중, 뇌종양, 뇌의 염증질환, 뇌의 퇴행질환, 두부외상으로 인한 경우가 이에 해당된다고 할 수 있다. 잠재성인 경우는 뇌전증의 발병원인이나 원인 질환은 확실치 않지만 잠재적인 원인이 있을 것으로 임상추정을 하는 경우인데 보통 원인이 확실치 않은 부분발작이 일례이다.

2. 역학

뇌전증발생률이나 유병률은 지역이나 보고에 따라서 다르다. 발생률을 보면 선진국의 경우 보통 십만 명 중 약 20-50명 정도가 년간 발병하나 후진국에서는 이보다 2-3배정도 높게 발병한다. 뇌전증발생률은 생후 일년 이내에 제일 높았다가 이후 급격히 낮아지며, 노령층에서 다시 높아지는 U-shape 양상을 보인다. 이는 출생을 전후한 뇌손상발생과 노년층에서 뇌졸중, 퇴행뇌질환, 뇌종양발생 등과 관련되어 발생하는 증상뇌전증 때문일 것으로 추정할 수 있다. 성별에 따른 차이를 보면, 보통 남자에서 발생률이 조금 더 높게 나타나는데 뇌졸중이나 두부외상발생이 남자에서 더 많기 때문이 아닌가 추측하기도 한다. 뇌전증 발생을 임상양상, 유형별로 분류해보면 부분발작 형태가 제일 많고, 다음으로 전신발작이 흔하고, 구분이 확실치 않은 경우가 비교적 흔치 않은 형태의 발작이다. 유병률 역시 지역적인 차이가 있고, 보고마다 차이가 있으나 대개 4-8명/천명 정도이다. 유아에서 유병률은 1.4명/천명 정도이고 유병률은 이후 연령이 증가할수록 점차 증가하여 75세 이상에서는 약 15명/천명에 이를 정도로 증가한다. 유병양상 역시 발병양상과 마찬가지로 유형별로 보면 부분발작이 60% 이상이며 75세 이상에서는 75%에 이를 정도로 높은 비율을 차지한다.

3. 발생위험인자

뇌전증, 발작은 다양한 위험인자가 원인으로 작용할 수 있다. 기본적으로 뇌피질세포 기능이상으로 인한 것이다. 따라서 선천 혹은 후천적으로 뇌세포이상을 초래할 수 있는 여러 질환, 뇌손상을 유발할 수 있는 다양한 원인이 위험인자로 작용할 수 있다.

보통 뇌손상이 발생한 후 발작이 발생하기까지는 수개월에서 수년까지 소요된다. 그러나 원인이나 원인질환이 발생, 발병 직후나 수일 내로 나타나는 조기발작으로 급성 증상성발작이 발생할 수 있다. 이러한 조기발작의 경우는 뇌손상으로 직접적인 증상성발작으로서 뇌손상후 통상적으로 발생하는 외상후 뇌전증이라고 하기 어렵다..

조기발작이 발생한 환자는 발작이 없는 경우와 비교하여 더 심한 뇌손상을 받았다고 할 수 있으며 이후 경과도 뇌손상으로 인한 증상뇌전증이 발생할 가능성도 더 높다고 판단할 수 있다. 노년에서 뇌전증 발생률과 유병률 증가는 앞서 언급한 바 있다. 노년에 흔히 발생하는 질환 중 뇌졸중은 특히 발작을 일으키는 흔한 원인 중 하나라고 할 수 있다. 많게는 약 10% 정도에서 발작이 있을 수 있으며 출혈뇌졸중과 뇌정맥혈전증인 경우에서 허혈뇌졸중보다 더 많이 발생한다. 뇌졸중이 심할수록 비례하여 발작 빈도 역시 증가할 수 있으며, 뇌피질에 발생한 경우가 뇌줄기에 발생한 경우보다 발생 가능성이 더 높다. 두부외상 역시 비교적 발작을 일으킬 수 있는 대표적 후천 원인 질환의 하나라고 할 수 있다. 발작 발생 위험도는 두부외상 정도나 동반 증상이 심할수록 비례하여 높아진다. 일례로 외상과 함께 동반된 의식소실, 기억소실이 반시간 이내인 경우에 이후 발작가능성은 그리 증가하지 않으나, 반시간에서 하루 이내인 경우 약 4배까지 높아질 수 있으며, 외상으로 인한 두개내병소가 발생한 경우나 하루 이상 의식소실이나 기억소실을 동반한 경우 약 스무 배까지 증대될 수 있다. 뇌를 관통하는 미사일손상과 같은 경우 약 50배 이상 증가하여 환자 중 절반 정도에서 발작이 나타날 수 있다. 다음으로 흔한 것이 신생물, 뇌종양에서 동반되는 발작이다. 약 30% 환자에서 동반증상으로 나타날 수 있다. 비교적 원인 질환의 급성기에 동반되어 발작이 발생할 수 있는 경우가 중추신경계 감염질환이다. 발생빈도는 감염질환에 따라 차이가 있는데, 특히 바이러스뇌염인 경우 많게는 열 배 이상 발생위험이 증가하며, 세균수막염은 약 다섯 배 정도 증가한다. 그러나 중추신경계감염질환 중 제일 흔히 보는 무균수막염은 발작위험도를 별로 높이지 않는다. 또 하나 흔히 뇌전증, 발작을 일으키는 원인으로 알코올이 있다. 음주는 과도한 음주로 인한 문제도 있지만 알코올금단으로 인한 발작이 문제가 된다. 특히 떨림섬망 때 동반되는 발작은 응급실이나 중환자실에서 흔히 접할 수 있는 문제이다. 소아에서 흔한 열경련은 뇌전증발생의 위험인자는 아니라고 할 수 있으나 15분 이상 발작이나 부분발작이 있었거나 하루 이내 재발작을 한 경우, 가족력이나 신경학적 이상을 동반한 경우 향후 뇌전증 발생위험이 높아질 수 있다.

국내 역학연구에 따르면 뇌전증 환자의 절반가량이 확실한 원인이 뚜렷이 드러나지 않은 특발성이거나 불명으로 조사되고 있어 좀 더 확실한 원인규명이 필요하다고 할 수 있다. 확실히 원인이 알려진 것으로는 외상이 제일 많았으며 그 다음으로 뇌졸중, 해마경화증, 중추신경감염, 뇌종양등이었다(그림 37-1). 또한 연령에 따라서 뇌전증의 원인도 달리 나타나고 있는데, 영유아기에는 분만손상, 뇌발달이상, 열경련, 중추신경감염 등이 주 원인으로 나타나며 소아나 청소년기에 접어들면 특발성이나 불명인 경우가 늘어나며 성인연령에서는 두부외상, 뇌졸중, 뇌종양과 같이 이차 요인이 주요 원인으로 작용함을 알 수 있다(표 37-2).

표 37-2 연령에 따른 발작 원인

연령	원인
생후 1-6개월	분만손상, 선천기형, 뇌발달이상, 중추신경계감염
6개월-2세	열성경련, 분만손상, 뇌발달이상, 중추신경계감염
2-6세	중추신경계감염, 분만손상, 뇌발달이상, 뇌종양, 특발성
6-16세	특발성, 뇌종양, 중추신경계감염, 분만손상, 뇌발달이상
성인	외상관련, 중추신경계감염, 뇌종양, 뇌혈관질환, 뇌졸중

표 37-3 뇌전증지속상태(SE)의 분류방법

ILAE 기준	일차전신SE
	부분시작SE
경련 유	경련SE
	비경련SE
경련뇌전증지속상태 진행	명확한SE
	미세한SE

SE: status epilepticus

4. 예후

뇌전증은 다양한 임상양상과 연령에 따라, 원인에 따라 다양하게 나타나는 질환으로 일정한 양상의 질병 진행을 보이지 않으므로 예후를 예측하는 것이 어려운 질환이라고 할 수 있다. 일반적으로 보면 뇌전증환자 중 상당수는 자연스레 증상이 완화되며 또한 70% 정도의 환자는 장기적인 약물요법에 의해 완화가 될 수 있다고 한다. 대략 30 내지 40% 가량의 환자가 단독 약물요법로 비교적 용이하게 완화가 가능하다. 이후 장기적인 완화치료 후에 약물투여를 중단해도 다시 증상이 재발하지 않는 완치 상태에 이를 수 있다. 단독 약물 투여로 증상이 완화되나 약물투여를 중지할 경우 다시 증상이 재발하는 경우는 약 30% 정도이다. 약물 투여로 증상이 완화되기는 하지만 간헐적인 발작 증상이 나타나는 경우가 약 20% 정도이며, 적극적인 약물요법에도 불구하고 증상이 제대로 완화되지 않는 경우가 약 20% 정도에 이른다.

약물요법에 있어 일차 약물에 의해 증상이 완화되지 않는 환자의 경우 이차 약제로 완화될 가능성은 대략 11% 정도로 낮다. 삼차 약제에 반응할 가능성은 3% 미만으로 이차 약제에 반응하지 않는 경우를 약제저항 뇌전증이라고 할 수 있으며 좋은 예후를 기대하기 어렵다. 그러나 최근 연구에서 이러한 난치 환자의 경우라도 두 개 이상의 약제를 이용한 적극적인 다약제요법이 일부 환자들에서 증상 완화에 이를 수 있는 경우가 있었다. 또한 수술적 치료가 이런 일부 난치 환자에게 도움을 줄 수 있으므로 약제저항 뇌전증환자의 치료로 고려할 수 있다.

5. 발작, 경련의 신경집중치료

발작, 경련은 응급실이나 중환자실, 집중치료실에서 비교적 흔히 경험하게 되는 증상으로서, 특히 신경집중치료를 요하는 질환 중 하나이다. 집중치료환자에서 대사뇌병(증) 다음으로 흔한 신경학적 합병증이기도 하다. 미국의 경우 연간 약 100만 명 이상의 환자가 발작으로 응급실을 찾으며 인구 중 11% 정도가 일생 중 한 번 이상 발작 증상을 경험하며 1% 정도가 뇌전증으로 진단받는다고 한다. 중환자실, 집중치료실 입원환자 중 최초로 발작이 발생하는 빈도는 0.8-3.5%이다.

원인질환으로 뇌손상이나 기저뇌질환, 대사질환과 같이 다양한 원인에 의하여 발생할 수 있어 하나의 독립된 질병이라기보다 동반 증상이라고 할 수 있다. 그러므로 우선 가능성 있는 원인질환을 정확히 파악해야 한다. 또한 발작은 눈에 잘 띄지 않는 비발작 발작도 가능하므로 중환자실이나 응급실에서 원인이 확실하지 않은 의식장애가 있거나 혼수인 환자는 뇌파검사를 고려해 볼 필요가 있다. 이들 환자 중 약 5%는 발작이 그 원인일 수 있다.

발작환자에서는 발작 여부 판단과 원인질환 진단을 동시에 빨리 진행해야 한다. 발작, 경련의 진단과 신경집중치료의 원칙을 살펴보자.

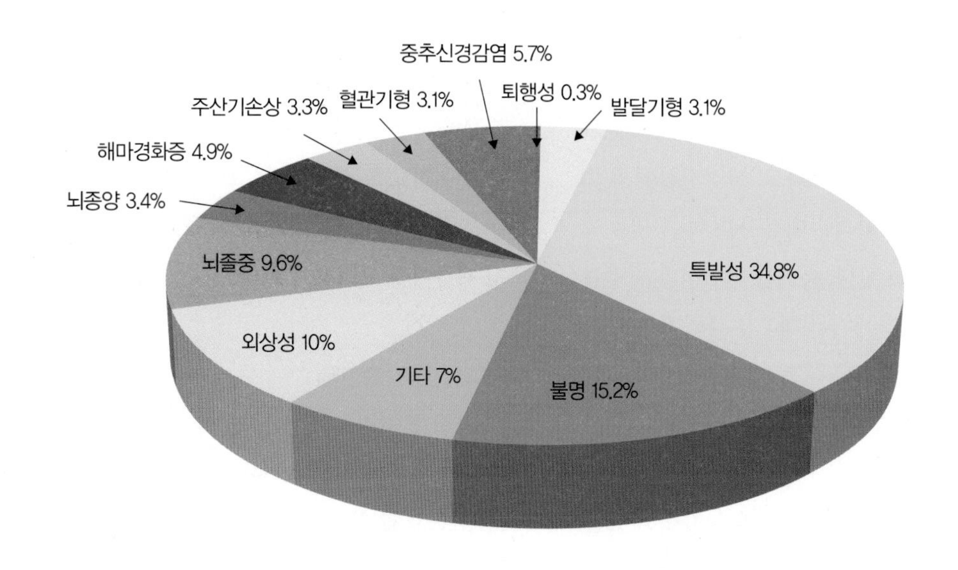

그림 37-1 뇌전증 원인

1) 처음으로 발작, 경련을 한 경우

대부분발작은 병원, 응급실 도착 전 멈추거나 발작을 일으킨 장소에서 멈춘다. 입원 중인 환자가 처음 발작한 경우도 대부분은 수 분 이내에 발작은 소실되므로 발작 자체에 대한 치료보다는 발작 이후 환자의 의식상태 관찰, 활력징후 유지, 관찰, 추가적 조치를 취하는 것이 중요하다. 병원, 응급실 도착 때 이미 의식을 회복했거나 추가적인 발작이 나타나지 않는 경우, 활력징후나 다른 신체적 문제가 없는 경우, 과거 발작 병력이 없었던 경우라면 우선 원인질환을 찾아보는 것이 중요하다. 처음 발작한 경우, 절반 정도에서 특별한 원인질환을 찾아내지 못할 수 있다. 고혈당 혹은 저혈당, 전해질이상, 간기능이나 신기능이상, 중추신경계감염, 전신감염, 알코올섭취나 알코올금단여부, 약물오남용여부, 두부외상병력, 발작가족력, 기타 가능한 발작 유발요인을 살펴보고 추가로 검사실검사, 신경영상검사, 뇌파검사, 필요시 뇌척수액검사를 시행하여야 한다. 발작 원인질환이 발견되는 경우는 앞서 언급했지만 증상발작이라고 할 수 있다. 컴퓨터단층촬영과 자기공명영상을 통한 신경영상검사는 생에 최초발작에서 매우 중요한 검사로서 필히 실시하여 두개내질환을 감별하여야 한다. 비유발발작 환자 중 약 10%에서 신경영상검사 결과 이상소견을 발견할 수 있다. 뇌파검사 역시 필히 실시하여야 할 검사로서 이들 중 많게는 약 30%에서 발작뇌파가 관찰되며, 이 경우 재발 위험은 두 배에 이른다. 발열이 있는 환자라면 혈액검사를 실시하고, 신경진찰에서 중추신경감염이 의심된다면 뇌척수액검사를 하여 뇌수막염, 뇌염을 감별진단하도록 한다. 특별한 원인질환이 발견되지 않는다면 첫 번째 발작에서는 대부분 추가적인 약물요법는 권고하지 않는다. 그러나 이들 환자 중 40%는 2년 이내 재발작을 할 가능성이 있다는 점을 명심하고 추적관찰 할 것을 권고한다.

인구 중 약 11%에서 일생 동안에 한 번 이상의 발작을 경험하지만 뇌전증으로 진단받는 경우는 전체 1% 정도이다. 그러나 두개내 병소가 있거나 뇌파검사결과 뇌파이상이 있는 경우에는 항뇌전증제 투여를 고려할 수 있고, 외상이나 중추신경감염등 급성원인질환으로 인한 증상발작이라면 단기적인 항뇌전증제 투여를 고려할 수 있다. 이들 환자의 경우는 입원 진료가 필요할 수 있다.

2) 발작병력 환자에서 발작을 한 경우

항뇌전증약을 복용 중이거나 복용 기왕력이 있거나, 과거 발작병력이 있었던 환자에서 발생한 추가적인 발작은 짧은 시간 사이에 연달아 발작을 한다거나 뇌전증지속상태로 진행하지 않는다면, 신경집중치료를 요하는 응급상태는 아니라고 할 수 있다. 왜 발작이 재발하게 되었는지 자세한 문진과 병력청취를 하며, 특히 발작이 일어날 수 있는 상황(약물복용순응도, 수면상황, 음주여부, 다른 동반질환여부)을 자세히 알아보도록 한다. 뇌전증으로 진단받고 항뇌전증약을 복용중인 경우라면 약물복용순응도를 파악하기 위한 항뇌전증약물농도를 필히 측정하도록 한다. 재발작이 다른 유발요인이나 질환으로 인한 가능성이 있을 경우 검사실검사, 뇌파검사, 신경영상검사를 추적검사로 고려할 수 있다. 의식이 명료하고, 발작이 짧은 시간 내에 더 이상 반복되지 않으며 항뇌전증약을 제대로 복용한 경우라면 추가적인 특별한 치료는 보통 필요하지 않으나 복용중인 항뇌전증약을 증량하도록 권고하거나 다른 항뇌전증약 추가를 고려할 수 있다. 그러나 약을 제대로 복용하지 않은 경우라면 항뇌전증약을 부분 부하용량으로 투여하도록 권고한다. 그리고 아직 약물요법병력이 없는 환자나 과거 투여하였다가 중지한 환자라면 항뇌전증제 재투여를 고려해야 한다.

3) 뇌전증지속상태

뇌전증지속상태(status epilepticus, SE)는 가능한 빠른 진단과 조치가 이루어져야 하는 응급질환이라고 할 수 있다. 그러므로 환자 이송 과정, 응급실 그리고 중환자실에 이르기까지 단계별로 대응지침이 명확히 있어야 하며 최우선으로 뇌전증발작의 중단을 위한 신속한 치료가 필요하다. 뇌전증지속상태는 원인과 선행질환에 따라 치료방침과 예후가 다르므로 신속하게 발작중지를 위한 치료 후에 원인을 규명하고 그에 따른 후속 조치와 원인치료가 병행되어야 한다.

뇌전증지속상태라 함은 말 그대로 뇌전증발작이 일정 시간 이상 지속되고 있음을 의미하며 신경학적 응급상황을 의미하기도 한다. 대부분발작이 수 분 이내에 저절로 소실되는 단일 발작인 반면 뇌전증지속상태는 발작이 중단 없이 계속되거나 중단되더라도 발작과 발작 사이에 의식회복이 없는 경우를 말한다. 그러므로 뇌전증지속상태는 단일발작과는 여러 면에서 다른 병태생리를 보인다.

다양한 원인이 뇌전증지속상태를 초래할 수 있으며, 그 결과로 의식변화, 신경결손, 뇌손상을 유발할 수 있다. 아직도 사망률이 약 20-30% 에 이를 정도로 위험한 질환으로 특히 노년층에서 사망률이 높은 편이다. 뇌전증지속상태는 십만명당 15-20명의 환자가 발생하며 세계적으로 가장 흔한 신경학적 응급상황이며 대략 평균 20%의 사망률을 보이는데 최근 연구에 따르면 어린이의 경우 22%, 어른은 57%에 이르는 장기 사망률(long term mortality)을 보고하고 있을 정도이다.

과거 International league against epilepsy (ILAE) 에서는 뇌전증지속상태를 "30분 이상 지속하는 발작 또는 30분 이상 의식회복이 없으면서 반복되는 발작의 연속"이라고 정의하였다. 그러나 실제로 임상에서 발작이 2-3분 이상 지속하는 경우가 드물고 발작 시간이 경과할수록 예후가 불량하다는 점을 들어 최근에는 "5분 이상 지속되는 단일 발작이나 의식 회복없이 반복되는 2회 이상의 발작상태"라고 하는 새로운 기능적 정의를 제안하고 있고 실제 임상에서 적용하고 있는 추세이다. ILAE는 2015년 새로이 정의하기를 전신강직간대발작(generalized tonic clonic seizure)의 경우 5분 이상, 의식변화를 동반한 부분발작의 경우 10분 이상, 소발작(absence seizure)의 경우 10-15분이상 지속할 경우 뇌전증지속상태라고 정의하자고 제안하였다. 그러나 실제 임상상황에서 환자가 언제 발작을 시작했는지, 언제 정확히 발작이 멈추었는지 명확히 알 수 없는 경우가 많고 의식여부도 판단이 어려운 경우도 있다. 정의에 따른 진단을 하기 보다는 여러 상황을 종합적으로 판단하여 진단을 해야 할 것이다. 초기 치료시기를 놓칠 경우 환자의 예후가 불량해 질 수 있기 때문이다.

대부분발작은 1분 이내에 자발적으로 멈추나 5분 이상 지속되는 발작이 자발적으로 멈추는 경우는 드물다. 발생 빈도는 미주나 유럽에서 해마다 십만명당 10-41명 정도이고, 전신경련 뇌전증지속상태가 45-74% 를 차지한다. 이들 환자 중 최초 증상환자인 경우 많게는 약 30% 정도가 이후 뇌전증으로 진단된다.

(1) 뇌전증지속상태 분류

뇌전증지속상태는 임상양상과 원인, 난치정도, 뇌파형태에 따라서 분류할 수 있다. 그러나 실제로 경련(convulsive) 뇌전증지속상태의 초기단계를 제외하면 임상 진찰만으로 정확한 진단을 할 수 있는 경우는 흔치 않다고 할 수 있다. 임상적으로 대표적인 분류는 실제 눈으로 확인할 수 있는 경련 여부에 따라 경련(convulsive SE, CSE) 및 비경련 뇌전증지속상태(nonconvulsive SE, NCSE)로 분류한다. 그리고 경련 뇌전증지속상태는 강직간대, 근간대, 국소로 분류할 수 있으며 비경련 뇌전증지속상태는 혼수상태 동반 여부에 따라 다시 세분할 수 있다. 혼수를 동반하지 않는 비경련 뇌전증지속상태의 경우 소발작(absence), 실어(aphasic), 전조(aura)의 형태로 나타나며 보통 치료에 반응이 좋으며 예후도 좋은 편이다. 반면에 혼수를 동반하는 비경련 뇌전증지속상태는 지속된 경련으로 인해 지친 나머지 국소적으로 미약한 경련이 나타나는 상황(subtle SE)이 많다. 대개 의식이 혼탁한 환자에서 뇌파검사에 의해서 발견되는 경우로 적극적인 치료가 필요하며 예후가 불량할 수 있는 점에 유의해야 한다. 따라서 경련 뇌전증지속상태였던 환자가 발작 후 의식을 제대로 회복하지 못하는 경우 의심해보아야 하며 뇌파검사를 해보아야 한다. 뇌전증지속상태는 원인별로 분류하면 급성증상, 만성증상,

표 37-4 임상양상(경련유무/전신/부분)에 따른 뇌전증지속상태 분류

	전신(generalized)	부분(partial)
경련뇌전증지속상태	전신경련뇌전증지속상태	단순부분뇌전증지속상태
	명확: 의식변화, 명백한 발작/미세: 뇌파에서 양측 발작뇌파, 미세하거나 무동성경련	의식명료, 국소 신경학적 이상, 뇌파에서 국소 졸중 뇌파
비경련뇌전증지속상태	소발작뇌전증지속상태	복합부분뇌전증지속상태
	지속적 의식변화, 미만 극파-서파 복합체	행동변화반복, 국소/편측 율동파동 혹은 졸중뇌파

진행형, 원인미상으로 나눌 수 있으며 치료 반응 여부나 발작지속시간에 따라 30-120분 지속할 때 established SE, 120분에서 24시간 경과할 때 refractory SE, 24시간 이상 지속될 경우 super refractory SE 라고 분류할 수 있다.

비경련 뇌전증지속상태는 집중치료실에서 가장 흔히 접하는 뇌전증지속상태라 할 수 있다. 운동증상이 명확하지 않거나 아예 없는 비경련 뇌전증지속상태의 진단이 점차 증가하고 있다. 비경련 뇌전증지속상태는 임상 징후가 대개 없지만 뇌파에서 경련 활성을 보이고, 의식저하가 나타나는 경우로서, 임상적으로 의심하지 않으면 진단하기 어렵고, 특히 발병 이전부터 인지기능저하가 있었거나 기타 대사질환이 있는 경우에는 진단이 어렵기도 하다. 발작 시작 부위에 따라 전신 혹은 부분시작 뇌전증지속상태로 분류할 수 있다. 부분 뇌전증지속상태는 의식소실이 동반되지 않는 단순부분 뇌전증지속상태와 의식소실이 동반되는 복합부분 뇌전증지속상태로 분류할 수 있다.

ILAE에 의한 국제분류는 장점으로 국제적인 사용이 가능하겠으나 분류가 복잡하고 예후예측이나 치료 결정에 있어서 실제적인 사용이 어려운 점 등으로 인해 실제 임상에서는 임상양상에 따른 분류를 많이 사용하기도 한다(표 37-3).

일반적으로는 뇌전증지속상태를 전신경련 뇌전증지속상태와 부분경련 뇌전증지속상태로 나눌 수 있다. 뇌전증지속상태의 대부분을 차지하는 부분경련 뇌전증지속상태는 다시 이차 전신화 여부에 따라 이차전신경련 뇌전증지속상태, 복합부분 뇌전증지속상태, 부분 뇌전증지속상태로 나뉜다(표 37-4).

(2) 뇌전증지속상태 진단

신경집중치료를 요하는 환자, 의식이 혼탁한 환자에서 뇌전증지속상태를 의심해보아야 하고 뇌파검사를 통하여 늦지 않게 진단하는 것이 매우 중요하다. 이들 환자에서 지속적인 뇌파감시는 외부로 드러나지 않는 뇌전증지속상태를 조기에 진단할 수 있을 뿐 아니라 간헐적발작을 진단할 수 있어 매우 유용하다. 또한 뇌전증지속상태 이후 환자의 상태나 예후를 판정함에 있어 매우 도움이 되기도 한다. 원인질환이 치료된 후 뇌파가 정상화 되었다면 좋은 예후를 기대할 수 있겠으나 돌발파억제상태나 발작파가 있다면 불량한 예후를 예상할 수 있다. 또한 외부적으로는 발작이 관찰되지 않더라도 뇌파에서 뇌전증지속상태로 남아 있는 경우도 있을 수 있어 뇌파감시나 추적검사는 매우 중요하다.

경련 뇌전증지속상태인 경우 전형적인 전신 혹은 신체 일부분의 강직간대, 간대, 강직 발작을 목격하면 쉽게 임상적 진단이 가능하다. 그러나 비경련 뇌전증지속상태의 경우 동공 크기가 변하거나(hippus), 눈떨림(nystagmus), 주기적으로 전형적 움직임이 관찰되면 비경련 뇌전증지속상태를 의심할 수 있으나 실제로 드물게 관찰되고 임상 진단이 어렵기 때문에 의심이 드는 경우 뇌파검사를 실시하여 확인하도록 한다. 고개를 휘젓거나 허리나 둔부를 들

표 37-5 뇌전증지속상태를 유발할 수 있는 원인질환

급성질환	대사장애: 전해질이상, 저혈당, 신부전 패혈증 중추신경감염: 뇌수막염, 뇌염, 뇌고름집, 농양 뇌졸중: 허혈뇌졸중, 뇌내출혈, 거미막하출혈, 뇌정맥혈전증 두부외상(경막하/경막외출혈 동반가능) 약물: 약물독성, 약물금단(마약, 벤조디아제핀, 진정제, 알코올), 항뇌전증약 순응도저하 저산소증, 심정지 고혈압성 뇌병(증), Posterior reversible encephalopathy syndrome (PRES) 자가면역뇌염
만성질환	뇌전증(기저질환): 발작재발, 항뇌전증약복용중지 만성알코올중독, 알코올금단 뇌종양 중추신경계질환병력(뇌졸중, 뇌고름집, 농양, 외상, 피질이형성증) 소아기: 중추신경계감염(특히 세균성), 장시간 지속된 열경련, 선천대사증후군

썩거리는 등 비전형 움직임을 보일 경우 허위로 뇌전증지속상태 상태를 보이는 경우일 수도 있으므로 자세한 병력과 뇌파검사를 실시하여 감별진단을 하도록 한다.

뇌전증지속상태의 진단에 있어서 주로 문제가 되는 것은 부분발작을 보이거나 미세한 발작만을 보이는 경우, 간헐적인 부분발작과 뚜렷한 의식변화를 보이며 뇌파검사에서 양측 뇌전증 뇌파가 관찰되는 경우로, 미세전신경련 뇌전증지속상태라고 할 수 있다. 보통 뇌병(증)으로 오랜 기간 뇌전증지속상태가 진행된 후 나타날 수 있다. 눈떨림이나 근육단일수축과 같은 가벼운 발작만을 보이며 일측, 간헐적으로 나타날 수 있다. 예후가 좋지 않아 주의 관찰이 필요하며 임상소견만으로는 비경련 뇌전증지속상태와 감별진단이 쉽지 않다. 비경련 뇌전증지속상태는 전체 뇌전증지속상태의 25% 이하로 복합부분 뇌전증지속상태, 단순부분 뇌전증지속상태, 그리고 소발작 뇌전증지속상태가 포함된다. 뇌파검사는 비경련 뇌전증지속상태의 진단에 있어 꼭 필요한 검사이다. 복합부분 뇌전증지속상태는 수회의 부분복합경련 이후 복합부분 뇌전증지속상태 사이에 의식회복이 없거나 확실치 않은 경우 뇌전증지속상태로 판단할 수 있다. 특징으로 부분적 반응을 보이거나 무동성응시, 반응상실, 자동증을 보인다. 단순부분 뇌전증지속상태는 국소발작이 30분 이상 지속되거나 반복되며, 의식변화를 동반하지 않으나 언어장애와 같은 다양한 증상을 보인다. 소발작 뇌전증지속상태는 뇌파소견이 없이는 복합부분 뇌전증지속상태와 감별진단이 어렵다.

(3) 원인

뇌전증지속상태로 진단한 환자의 절반 이상은 이전에 뇌전증으로 진단받은 병력이 없다. 성인에서는 뇌졸중, 저산소뇌증, 다양한 대사이상, 약물오남용, 알코올금단이 주된 원인이며 소아의 경우는 중추신경계 감염이 주된 원인이다. 뇌전증병력이 있었던 환자의 경우는 항뇌전증약 복용을 갑자기 중단한 경우가 비교적 많다(표 37-5).

(4) 치료와 검사

발작은 지속시간이 경과할수록 해롭다. 따라서 우선 뇌전증지속상태를 가능한 빨리 중단시키는 것이 치료의 목표라고 하겠다. 따라서 뇌전증지속상태 치료는 신속히 행하여서 이차 뇌손상을 방지하고 난치(refractory) 뇌전증지속상태로 이행되지 않도록 해야 한다. 뇌전증지속상태에서 초기 신속한 치료가 매우 중요하다는 사실은 이미 여러 연구를 통해 알려져 있다. 또한 작성된 치료 프로토콜에

표 37-6 미국뇌전증학회의 뇌전증지속상태 환자의 약물요법지침

0-5분: 안정화	1. 환자안정(기도열림, 호흡, 순환) 2. 활력징후 3. 산소포화검사, 산소공급, 필요시 기도삽관 4. 심전도관찰 5. 혈당검사, 당공급(혈당 < 60 mg/dL) 6. 정맥혈관확보(전해질, CBC, 약물검사, 항뇌전증약물농도검사)
5-20분: 일차치료	**벤조디아제핀투여(일차선택약제, level A)** 세 가지 중에서 선택가능 1. 미다졸람 근주, 1 0 mg for > 40 kg, 5 mg for 13-40 kg, 1회 근주 2. 로라제팜 정주, 0.1 mg/kg, 1회 최대 4 mg, 1회 반복가능 3. 디아제팜 정주, 0.15-0.2 mg/kg, 최대 10 mg, 1회 반복가능 대체 방법 페노바르비탈 정주, 15 mg/kg, 1회 디아제팜 좌제투여, 0.2-0.5 mg/kg, 최대 20 mg/kg, 1회 미다졸람 비강내투여가능
20-40분: 이차치료	**근거에 기반하여 선호되는 이차투여약제는 없음. (level U)** 아래 약제들중 투여가능(1회) 포스페니토인 정주, 20 mg PE/kg, 최대 1500 mg PE/kg 발프로인산 정주, 40 mg/kg, 최대 3000 mg 레비티라세탐 정주, 60 mg/kg, 최대 4500 mg 대체 방법 페노바르비탈 정주, 15 mg/kg
40-60분: 3차치료	**치료지침을 위한 명확한 근거 없음. (level U)** 이차약제반복투여나 마취용량으로 티오펜탈, 미다졸람투여 펜토바르비탈, 프로포폴투여(모두 지속뇌파감시 필요)

따른 적절한 치료는 발작치료에 있어 효과적이며 환자가 조기에 신경집중치료상태에서 벗어날 수 있으며 재원 기간도 단축할 수 있다. 미국뇌전증학회(American Epilepsy Society) 가이드라인이 제시하고 있는 뇌전증지속상태 환자의 약물요법지침은 표 37-6을 참고한다.

뇌전증발작치료약물의 조건은 투여가 용이해야 하고, 작용시간이 빠르며, 항뇌전효과가 비교적 오래 유지되어야 한다. 또한 투여 시나 투여 후 기타 다른 장기나 신체에 미치는 약물부작용이 최소가 되어야 한다는 조건도 따른다. 최근에 주로 사용되는 약제로서 빠르고 용이한 투여와 효과를 위해서 정맥주사제를 권고하고 있는데, 약물에 따른 작용기전과 부작용, 사용법과 용량을 잘 숙지하고 있어야 응급상황에서 적절하게 투여할 수 있을 것이다.

적절한 처치를 위해서는 원인과 환자의 상태를 파악하기 위한 검사도 동시에 병행해야 한다(표 37-7). 검사실(혈액)검사는 정맥주사선 확보 시 동시에 채혈하도록 하고, 추가적으로 뇌컴퓨터단층촬영, 척수천자를 하여 척수액검사를 하며, 상태 파악과 치료반응을 보거나 적절한 처치를 바로 하기 위해서 지속뇌파감시를 한다.

(5) 지속뇌파감시

표 37-7 뇌전증지속상태인 환자에게 필요한 검사

모든 환자에게 필요한 검사	1. 혈당검사(응급) 2. 활력징후 관찰 3. 뇌 컴퓨터단층촬영 4. 검사실검사: 혈당, 온혈구검사, 전해질, 혈중칼슘(total, ionized), 혈중마그네슘, 항뇌전증약물농도 5. 지속뇌파감시
임상상황에 따라 선별적으로 필요한 검사	1. 뇌 자기공명영상 2. 뇌척수천자 3. 약물검사(항우울제, 테오필린, 마약, 알코올, 유기산제, 사이클로스포린) 4. 기타검사실검사: 간기능검사, 트로포닌, 응고검사, 동맥혈가스분석, 대사장애검사

가능한 신속한 검사를 위해 기존 여러 채널을 이용한 검사방법대신 좀 더 간단한 몽타주(montage)를 적용하고, 이동가능장치로 지속뇌파감시 방법을 이용하면 검사가 더 용이하다. 뇌파검사는 항뇌전증약물 투여 때 돌발파억제(burst suppression) 뇌파양상이 확인될 때까지 약물을 조절하면서 투여해야 하므로 뇌전증지속상태 치료에 있어 반드시 필요한 감시장치라고 할 수 있다.

(6) 응급초기치료

응급초기치료는 벤조디아제핀을 정주로 사용할 것을 권고하고 있다. 정주가 여의치 않을 경우나 어려운 경우 근육주사를 한다. 항문투여나 비강투여도 가능하나 아직 국내에서는 사용되고 있지 않다. 벤조디아제핀계열 약물 중 정주를 할 경우 로라제팜 사용을 권고하며 근육 주사는 미다졸람을 사용하는 것이 더 적절하다. 미다졸람 근육주사가 로라제팜 정주와 거의 동일한 효과를 기대할 수 있다고 하므로 정주가 어려운 여건이나 상황이라면 고려할 수 있을 것이다. 다른 응급상황이나 마찬가지로 일반적인 집중치료 시 필요한 조치로 활력징후 및 호흡유지에 필요한 기본적인 처치를 병행하여 실시해야 한다.

(7) 긴급조절치료

긴급조절치료는 벤조디아제핀 투여 등 응급초기치료 후 모든 뇌전증지속상태 환자에서 필요한 치료이다. 다만 뇌전증 발작 원인이 바로 규명되어 조절된 경우를 제외한다. 조절치료는 두 가지 치료목표가 있다. 초기치료에서 증상이 조절된 경우라면 이어 재발방지를 위한 유지치료가 한 가지 목적이며, 초기치료에서 조절 실패한 경우 발작을 멈추기 위함이 두 번째 목적이다.

그러나 어떤 약물이 이 단계에서 더 효과적이고 유용한가에 대해서는 아직 정립된 사항이 없으므로 임상상황에 따라 적절한 선택이 필요하다고 할 수 있다. 정맥주사로 사용 가능한 여러 항뇌전증약물 중 포스페니토인이 원발전신뇌전증(특히 소아) 병력이 있는 환자를 제외한 대부분 환자에서 사용을 우선 권고하고 있는 약제라고 할 수 있다. 원발전신뇌전증 병력이 있는 경우 발프로산나트륨 투여가 최적이라 할 수 있다. 포스페니토인, 페니토인은 과량투여나 주입속도가 너무 빠른 경우 부정맥과 같이 심장에 문제를 일으킬 수 있는 위험이 있다. 포스페니토인은 페니토인과 비교해 더 안전하며 내성이 우수하다는 장점이 있다. 또 다른 사용 가능한 약제로 페노바르비탈은 페니토인에 비해 정맥투여시 조직에 국소반응을 일으키지 않으나 진정작용으로 인해 환자의 의식상태를 정확히 관찰하기 어렵다는 문제가 있다. 이 외에도 가능한 빨리 혈중치료농도에 도달 가능한 정맥투여 약제들이 효과적이므로 임상 상황에 따라 적절한 약제를 선택하여 사용하는 것이 중요하다. 만일 이미 항뇌전증약을 복용중인 환자에서 발생한 뇌전증지속상태를 치료하는 경우 다른 약제를 투여하기 전, 우선 현재 복용중인 약물과 동일한 약물을 급속 정주하여 로딩(loading)하도록 권고한다. 이 경우 통상적인 치료농도보다 더 높은 농도를 목표로 하여 치료를 고려한다.

(8) 난치뇌전증지속상태 치료

응급초기치료나 이후 긴급조절치료에서 임상상태와 지속뇌파검사로 발작조절여부를 판단할 수 있는데, 만일 조절이 안되었다고 판단할 경우 난치뇌전증지속상태라고 할 수 있으며, 추가로 동일 약물을 급속 정주 로딩하거나 아니면 다른 약제를 추가로 투여할 것을 권고한다. 약물투여 후 얼마나 기다리고 시간이 경과한 후에 재투여를 해야 하는지에 대한 확실한 근거가 없지만, 조절이 되는 않는 경우 곧바로 추가 치료를 시작할 것을 권고한다. 또한 이 단계에서 급속 정주치료가 효과가 없을 경우, 지속정주요법을 시도할 것을 권고한다. 만일 한 종류의 항뇌전증약 지속정주가 효과가 없다면 다른 약제로 교체하여 지속정주를 시도하도록 한다.

난치뇌전증지속상태 치료에서 얼마나 오랜 기간 치료를 유지해야 하는지, 조절 후 어느 정도 속도나 용량으로 약물 감량을 해야 하는지에 대한 명확한 근거, 권고나 지침은 마련된 것이 없다. 다만 뇌파에서 발작뇌파가 사라지거나 돌발파억제 양상을 목표로 하여 통상적으로 24-48시간 정도 유지한 후에 점진적으로 지속 정주 용량을 줄여가면서 서서히 약물 감량을 시도하도록 한다.

뇌전증지속상태가 조절된 후에 어떻게 이후 치료를 진행해야 하는지에 대하여도 명확한 근거나 확립된 지침은 현재 없는 상황이다. 벤조디아제핀, 바르비탈 등 진정작용이 강한 약물로 지속 정주했던 경우는 이차약물로 교체하고, 이차약물로 조절된 경우는 적당량을 주기적으로 주사하거나 적절한 경구용 항뇌전증약으로 교체한다. 항뇌전증약을 중지하여 발생한 금단발작은 증상이 조절되면 혈중농도를 고려하여 기존 투여 중인 약물의 용량을 조절하여 유지하도록 한다.

Ⅱ 대사뇌질환

1. 원인과 위험요소

뇌병(증)은 혼동, 기질뇌증후군이나 섬망과 혼용하여 사용하기도 한다. 뇌병(증)의 원인으로는 흔히 신경영상검사로 진단이 가능한 뇌졸중, 뇌종양 등이 있으나 종종 이들 검사로는 진단이 어려운 비구조적인 이상이거나 대사질환으로 인한 경우가 있다.

대사장애로 인한 대사뇌질환(뇌병(증), metabolic encephalopathy)은 원인이 비교적 다양하지만 근본적으로 보면 선천원인과 후천원인으로 분류할 수 있다. 선천원인에 의한 경우는 비교적 흔치 않고 만성질환인 경우가 많으므로 이 단원에서는 우리가 비교적 병원에서 흔히 접할 수 있고 응급, 집중치료를 요하는 후천 질환을 중심으로 살펴보기로 한다. 대사뇌질환은 보통 내과 질환과 관련되어 발병하는 경우가 많으므로 이들 대사뇌질환을 이해하기 위해서는 기본적으로 이들 원인에 대한 내과적인 이해를 필요로 한다. 그리고 환자의 증상치료를 위해 이들 원인질환에 대해 내과적 치료가 선행되어야 하는 경우도 많다. 대사뇌질환을 일으킬 수 있는 원인은 다양하다(표 37-8).

2. 진단

뇌병(증)의 경우 환자가 스스로 자신의 문제나 병력을 이야기하기 어려운 경우가 많고 심지어 대화나 의사소통이 어려운 경우도 있으므로, 환자의 가족이나 지인들로부터 문진을 통해 정확한 병력을 파악하는 것이 무엇보다도 중요하다. 또한 세심한 신경학진찰을 하여 환자의 의식상태나 신경학적 이상을 정확히 파악하는 것도 중요하다. 그리고 여러 가지 검사실검사를 병행하여 실시하는 것이 대사질환을 진단하는데 있어 필수적이다(표 37-9).

표 37-8 대사뇌병(증)을 유발 할 수 있는 다양한 원인들

약물	항콜린제, 항히스타민제, 삼환계항우울제, 마약, 항생제, 벤조디아제핀, 바비튜르산염, 디기탈리스, 스테로이드, 프로프라놀롤, 리튬, 테오필린, H2 차단제, 메트로니다졸, 항파킨슨병제, 항뇌전증제, 면역억제제
독성물질	비소, 납, 수은, 에틸렌글리콜, 메탄올, 시안화물, 일산화탄소
대사장애	간부전, 요독증, 저혈당, 고혈당, 전해질 이상, 고이산화탄소혈증, 저산소증
내분비질환	갑상선, 부갑상선, 뇌하수체, 부신 기능장애, 당뇨, 췌장염
신생물	전신성 암, 신생물딸림증후군, 중추신경계 종양, 암종수막염
영양	티아민, B_{12}, 니아신, 엽산 결핍
기타	심한 빈혈, 탈수, 용적과부하, 화상, 지방색전증, 만성폐쇄성폐질환, 편두통, 수면박탈, posterior reversible leukoencephalopathy 증후군, 라이(Reye) 증후군

표 37-9 대사뇌병(증) 진단을 위한 검사실검사

온혈구계산, 적혈구침강속도, C-반응단백질
전해질, 혈당, 혈액요소질소/크레아틴
갑상선, 부갑상선, 부신호르몬검사
간기능검사, 아밀라아제, 리파제, 암모니아
트로포닌
사람면역결핍바이러스 검사
뇌척수액검사
체액배양(혈액, 소변, 대변, 객담, 뇌척수액)
유치카테터 배양
독물(혈중, 소변), 중금속, 항뇌전증약물 검사

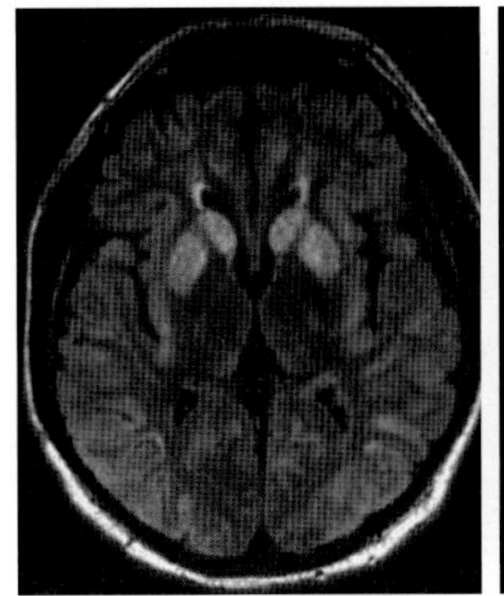
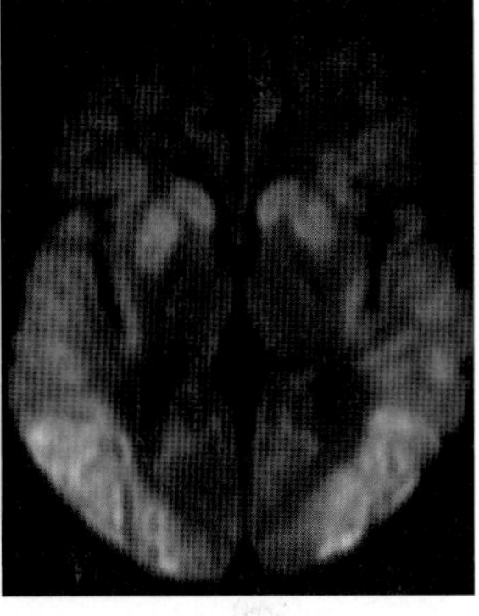

그림 37-2 저혈당뇌병(증) 환자의 뇌 자기공명영상
좌: Axial FLAIR 영상에서 피질(cortex)과 선조체(striatum)에서 고영상신호가 관찰되나 시상은 보존되어 있다. 우: 확산강조영상(DWI)에서 영향 받은 부위에만 확산현상이 한정되어 보인다. (Sharma P, AJR. 2009;193)

3. 저혈당뇌병(증)

우리 뇌는 일차 에너지원으로서 당에 대부분 의존하는 장기로 보통 뇌에는 에너지원으로 약 1-2 g 정도의 당이 존재한다. 만일 뇌로 공급되던 혈당이 차단되었다고 할 경우 약 반 시간 정도 추가적인 당 공급 없이 뇌기능을 유지할 수 있는 정도라고 할 수 있다. 다른 장기에 비해서 유독 뇌만이 저혈당에 민감한 장기라고 할 수 있다. 따라서 혈당이 낮아질(보통 40 mg/dL 이하) 경우 심각한 신경학적 이상과 후유증을 초래할 수 있다. 뇌에 당이 부족하게 되면 일단 뇌는 당 대신 케톤산과 포도당대사 중간물질인 젖산염, 피브루산염, 과당을 이용한다. 그러나 저혈당이 장기화되면 이들 대체 물질로는 충분한 에너지를 공급할 수 없어 뇌기능이 저하되는 상태가 저혈당뇌병(증)이다.

흔히 당뇨병환자에서 이런 저혈당 상황이 더 자주 발생할 수 있는데 제1형이나 제2형 당뇨병환자에서 과도한 인슐린투여나 제2형 당뇨병환자에서 설포닐우레아 과용으로 인해 발생할 수 있으며, 췌장고인슐린혈증, 라이(Reye) 증후군, 만성신부전환자, 장기간에 걸친 과음이나 굶주림

상황에서 저혈당이 발생할 수 있다.

저혈당으로 인한 주된 증상, 증후로는 교감신경계 활성과 카테콜라민 분비로 인해서 식은땀을 흘리거나 어지럼, 빈맥과 같은 증상이 나타날 수 있으며, 이후 신경계이상에 의한 증상으로 두통, 혼동, 진전, 혼미와 경련을 일으킬 수도 있다. 또한 국소나 전신 신경학적 이상이 발생할 수 있는데 이는 종종 뇌졸중과 혼동될 수도 있다. 저혈당이 심화되고 장기화될 경우, 저혈당에 취약한 뇌의 일부(내측두엽의 치아이랑(dentate nucleus), 신피질(neocortex)의 표면부, 기저핵)를 중심으로 선택적인 뇌손상이 발생하여(그림 37-2), 이로 인해 혼수, 피질제거 자세나 대뇌제거 자세를 취할 수 있다. 혈당이 더 낮아지면(10 mg/dL 이하) 피부창백, 동공확대가 나타나고 호흡이 약해지며 서맥이 나타나는데 이런 상태가 오래 지속되면 혈당이 회복되어도 오랜 회복기가 필요하며 후유증이 발생할 수 있다.

진단은 저혈당을 의심하고 혈당검사를 우선 실시하는 것이 중요하다. 당뇨병력이 없는 환자인 경우 다른 원인에 의한 가능성을 고려하여 원인질환 파악을 위한 추가 진단검사를 실시해야 한다. 특히 이러한 저혈당현상이 반복된다면 혈중인슐린을 검사하여 인슐린분비를 일으키는 종양에 의한 고인슐린혈증이 아닌가 감별해야 한다.

저혈당치료는 원인불문하고 뇌손상 방지를 위해 신속하게 혈당을 높여 주는 것이 우선이다. 경구로 당을 공급할 수 있는 상태라면 당분을 섭취하도록 하고, 의식이 저하된 환자라면 우선 50% 포도당수액 50 mL를 신속히 정주하고 이후 5% 포도당수액으로 혈당을 유지/조절하도록 한다. 응급치료를 하고 나면 근본적인 원인을 찾아 교정하도록 해야 한다.

4. 고혈당뇌병(증)

당뇨병환자에서 종종 발생할 수 있다. 주로 당뇨병케톤산증(diabetic ketoacidosis)과 흔히 고혈당고삼투압상태(hyperglycemic hyperosmolar state)의 두 가지 임상형태로 나타난다. 후자는 과거 비케톤고삼투압성혼수(nonketotic hyperosmolar coma)라고도 하였다. 뇌병(증)은 당뇨병케톤산증인 경우 제1형 당뇨병에서 발생하는 것으로 알고 있으나 혈압약을 복용하는 제2형 당뇨병 환자에서도 발생할 수 있다. 당뇨병케톤산증은 혈당이 300 mg/dL 이상, 고혈당고삼투압상태인 경우 혈당이 600 mg/dL 이상에서 발생할 수 있으며 의식변화 정도는 혈중 삼투압변화 정도에 따라 나타난다.

상행망상체활성계의 전기적 활동의 변동과 여러 신경전달물질이상, 과도하게 빠른 고혈당 치료로 인한 뇌부종이 뇌병(증)을 유발하는 병태생리로 여겨진다.

신경계 증상, 증후는 고혈당고삼투압상태에서 더 흔히 나타나는데 혼동, 혼미, 혼수로 진행한다. 뇌졸중과 유사한 국소신경학적이상이나 이상운동증상을 보이기도 한다.

당뇨병케톤산증

주로 제1형 당뇨병에서 발생하는데 인슐린을 갑자기 중단하거나 용량을 낮춘 경우, 감염, 임신, 뇌졸중과 같은 급성질환이 동반된 경우, 절대인슐린결핍과 맞조절호르몬이 증가하면서 발생할 수 있는데 혈당이 높아지고 간의 케톤 생성이 증가하여 혈중pH와 중탄산염이 낮아져 심각한 산증이 발생하게 된다. 증상은 탈수, 근력약화, 구역, 구토, 입마름, 두통이 나타나고, 심한 경우 혼수에 이를 수 있다. 특징적인 쿠스마울호흡을 보이며 혈액과 소변에서 케톤체와 베타하이드록시부티르산 수치가 증가한다. 신속한 진단과 정확한 치료가 필요하다. 치료는 수액공급과 인슐린 투여를 하고 전해질 균형을 유지하도록 한다. 특히 혈중 칼륨농도를 잘 유지하면서 인슐린을 투여해야 한다.

고혈당고삼투압상태

제2형 당뇨병이 있는 노년층에서 흔히 발생 하는데 혈당이 많이 높아지고 혈장삼투질농도가 높아지나 케톤산증은 미미한 것이 특징이다. 노년층의 당뇨환자에서 감염질환이 동반되거나 혈당을 올릴 수 있는 약물(스테로이드,

표 37-10 간성뇌병(증) 발병인자

질소부하증가	위장관 출혈, 단백질섭취증가, 변비, 질소혈증
전해질불균형, 대사장애	저나트륨혈증, 저칼륨혈증, 알칼리증, 저산소증
급성질환	감염, 수술, 간질환등
약물	진정제, 안정제, 이뇨제

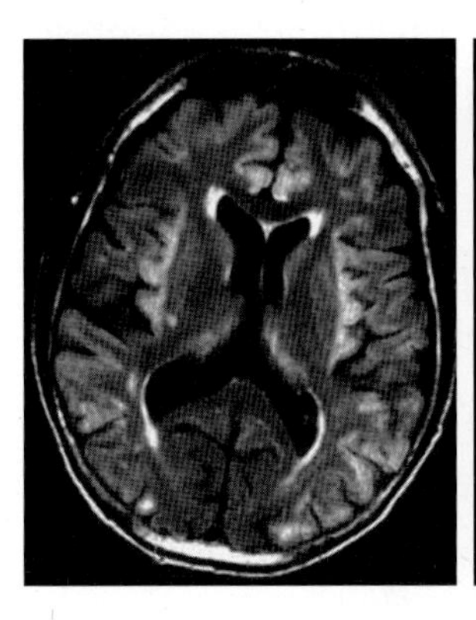
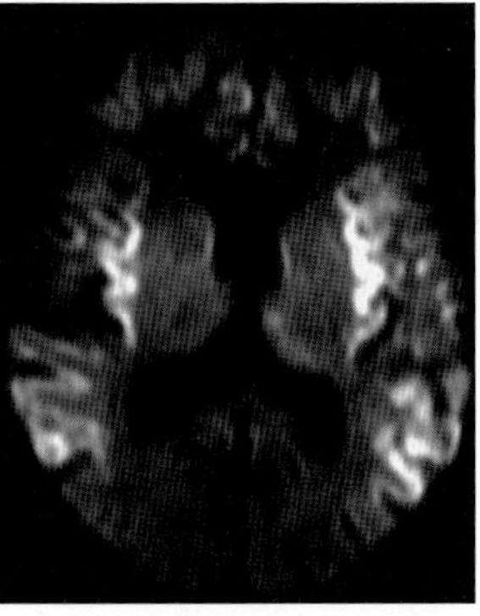

그림 37-3 간성뇌병(증)환자의 뇌 자기공명영상
좌: Axial FLAIR 영상에서 광범위하게 피질의 고신호가 관찰되나 후두엽과 롤란딕영역주변(perirolandic area)은 보존되어 있다. 우: 확산강조영상에서 영향받은 부위에만 확산현상이 한정되어 있음을 보여준다. (Sharma P, AJR. 2009;193)

페니토인등)을 복용하는 경우 발생할 수 있다. 탈수, 피로와 다뇨현상이 나타나고 신경계 증상으로 혼동, 혼미와 혼수에 이를 수 있다. 비교적 높은 사망률을 보이므로 신속한 진단과 치료를 요한다. 치료는 적절한 수액공급을 하면서 혈장삼투질농도를 낮추고, 당과 칼륨수치를 적절하게 조절하고 유지하여야 한다. 그러나 혈장삼투질농도를 과도하게 급격히 낮추게 되면 증상이 악화될 수도 있으므로 서서히 낮추도록 주의해야 한다.

5. 간성뇌병(증)

급성, 진행성 혹은 만성간질환 환자에서 나타날 수 있는 간성뇌병(증)(hepatic encephalopathy)에서 제일 문제가 되는 합병증은 뇌부종이다. 뇌부종은 세포 독성뇌부종과 혈관성뇌부종 형태가 모두 나타난다. 세포독성뇌부종은 신경독성물질 축적으로 인한 것이며 혈관성뇌부종은 혈관뇌장벽 변화 때문에 발생한다. 증상은 주로 의식저하, 이상행동, 성격변화 같은 신경증상이 자주 변동하며 나타난다. 그리고 특징적으로 자세고정불능, 퍼덕떨림(flapping tremor)을 보인다. 진단은 혈중암모니아증가, 뇌자기공명영상에서 창백핵(globus pallidus), 시상밑부와 중뇌부위에 부종과 고영상신호가 보이고(그림 37-3), 뇌파에서 특징적인 삼상파(triphasic wave)를 보일 경우 고려 할 수 있다. 치료는 혈중 암모니아를 낮추기 위해 락툴로오스, 네오마이신, 메트로니다졸을 사용할 수 있다. 또한 응고장애를 유발할 수 있으므로 이에 대한 대처도 필요하다. 심하면 혼수가 지속되거나 사망에 이를 수도 있다. 특히 간경화환자에서는 합병증인 위장관 출혈로 인한 간성혼수가 발생하는 경우가 종종 있다. 출혈이 발생하면 장내세균에 의해 암모니아 생성이 증가하여 혈액으로 흡수되면서 발병하게 된다. 그 외 발병인자는 표 37-10을 참조한다.

6. 요독뇌병(증)

요독뇌병(증)(uremic encephalopathy)은 주로 급성이나 만성신부전에서 발생하며 주로 의식장애와 의식저하를 보인다. 급성신질환과 관련되어 발병한 경우 더 심한 증상을 보이지만 만성신질환과 관련되어서도 나타날 수 있는데 요독물질(요소, 구아니딘복합체, 폴리아민, 페놀, 마이오이노시톨)의 축적이 주된 원인이라고 생각하고 있다. 처음 증상은 가벼운 의식이나 감정변화로 나타나며, 피로감,

과민, 무감동과 같은 증상을 보이다가 병세가 진행될수록 혼동, 떨림, 근간대경련, 자세고정불능등이 나타나며 섬망이나 망상, 환각도 간혹 발생할 수 있다.

서서히 진행하는 경우가 많으나 갑작스럽게 진행되는 경우도 있을 수 있다. 급성신손상환자에서는 경련발작이 동반될 수도 있고 쿠스마울호흡을 보이며 혼수, 사망에 이를 수 있어 신속한 진단과 치료를 요한다.

신경영상검사에서 광범위한 뇌위축과 뇌파검사에서는 전반적인 서파, 삼상파, 간헐적으로 고전위 델타파가 전두엽에 주로 발생할 수 있다. 치료는 투석을 하여 요독증을 호전시켜야 하나 근본적인 치료는 원인질환을 치료하여야 한다. 동반된 빈혈치료와 티아민결핍이 있을 수 있어 B1투여가 인지기능개선에 도움이 된다.

7. 전해질이상

전해질이상으로 인한 중추신경증상은 비교적 흔히 응급실, 집중치료실에서 접할 수 있는 상황이다. 이들 증상, 증후는 전해질이상을 조절, 교정하면 보통 큰 후유증 없이 회복될 수 있지만 치료가 늦어지거나 적절한 치료를 받지 못하면 중추신경손상으로 인한 지속적인 후유장해가 남을수도 있다. 전해질이상은 선행 기저질환에 의해 발생하는 경우가 많아, 전해질교정과 함께 원인이 되는 기저질환을 신속히 진단하고 치료해야 한다. 특히 경련발작은 전해질이상으로 인한 경우가 많으므로 갑작스런 경련발작 환자에서 항상 전해질장애를 염두에 두고 진료해야 한다.

경련발작은 전해질이상이 비교적 빠르게 진행되었을 때 나타난다. 발작양상은 주로 전신강직간대발작이지만 부분발작도 나타난다. 저나트륨혈증이나 고나트륨혈증, 저칼슘혈증, 저마그네슘혈증에서 잘 나타나며, 항뇌전증약으로 조절이 안 되는 경우도 있어 전해질이상을 우선 교정하고 신속히 원인을 찾아 치료하는 것이 중요하다. 뇌파검사에서 서파나 삼상파가 나타날 수 있다. 전해질이상으로 인한 증상들은 원인을 치료하면 큰 문제없이 회복할 수 있다.

1) 저나트륨뇌병(증)

저나트륨혈증은 보통 혈중 나트륨이 136 mEq/L 이하인 경우를 말하며 제일 흔히 보는 전해질이상이다. 수시간 내에 빠르게 혈중나트륨이 감소할 경우 발작과 뇌부종을 유발할 수 있지만 수일 이상 서서히 감소하는 경우 상당히 수치가 낮아져도 이에 적응하여 비교적 잘 견딜 수도 있다.

빠르게 혈중나트륨이 감소하는 경우 두통, 혼동, 발작, 의식 변화와 같은 뇌병(증)상과 식욕부진, 전신쇠약, 구역, 구토 같은 전신증상을 보인다. 저나트륨혈증은 대부분 혈중삼투질농도가 낮으며, 세포외액이 감소, 정상이거나 증가하는 세가지 형태 중 하나로 나타난다.

첫째로 신장을 통해서나 혹은 신장외 장기나 경로로 나트륨이 소실되면 세포외액이 감소하면서 혈중삼투질농도가 낮아지는 저나트륨혈증이 나타난다. 이뇨제, 광물부신겉질호르몬결핍, 나트륨소실신병증, 삼투압이뇨에서는 나트륨이 신장을 통해 소실된다. 반면에 구토나 설사, 제3공간소실을 통한 나트륨소실은 신장을 통하지 않고 다른 경로로 나트륨이 배출된다.

둘째로 항이뇨호르몬부적절분비증후군(SIADH), 글루코코르티코이드결핍, 갑상선기능저하, 약물부작용에서는 세포외액이 정상이면서 혈중삼투질농도가 낮아지는 저나트륨혈증이 나타난다. 항이뇨호르몬부적절분비증후군은 여러 선행질환(신경계, 신생물, 호흡기)과 약물이 원인이 될 수 있다(표 37-11).

셋째로 심부전, 간경화, 신증후군, 급성 혹은 만성신부전에서는 세포외액이 증가하면서 혈중삼투질농도가 낮아지는 저나트륨혈증이 나타난다.

세포외액 정도에 따라 형태를 나눈 것은 형태에 따른 적절한 치료방침을 결정하기 위함이다. 기본적으로 세포외액이 정상인 경우 수분섭취, 나트륨공급을 제한하고, 세포외액이 감소한 경우 수분과 나트륨을 같이 공급한다.

원인이 항이뇨호르몬부적절분비증후군으로 인한 것

표 37-11 저나트륨혈증을 유발할 수 있는 항이뇨호르몬 부적절분비증후군의 원인질환과 약물

신경계질환	뇌경색, 거미막밑출혈, 두부외상, 뇌수막염, 뇌염, 길랭-바레증후군, 근위축측삭경화증, 다발경화증
신생물	폐암, 췌장암
호흡기질환	결핵, 폐렴
약물	카르바마제핀, 옥시카르바마제핀, 페노티아진, 항우울제(SSRI), 삼환계항우울제

이라면 상기한 원칙대로 수분공급, 나트륨섭취를 제한함과 동시에 염분을 서서히 보충하는 것이다. 급격한 수액공급은 심부전을 초래할 수 있어 주의를 요한다. 만일 의식변화나 발작증상이 나타날 정도로 혈중나트륨감소가 심한 경우 정주를 통해 염분을 우선 보충해야 한다. 수분조절을 위해서는 일반적으로 등장식염수를 사용한다. 저나트륨혈증을 급속히 교정하면 삼투탈수초(osmotic demyelination) 현상이 발생할 수 있으므로 주의하여 서서히 나트륨수치를 올려주도록 한다.

2) 고나트륨뇌병(증)

고나트륨혈증은 혈중나트륨이 145 mEq/L 이상인 경우를 말한다. 고나트륨혈증은 영아나 노인에서 잘 발생한다. 영아에서는 보통 위장관염에 의해 흔히 발생하며 노인에서는 수분섭취부족이나 섭취장애로 인한 탈수가 흔한 원인이다. 요붕증에서도 고나트륨혈증이 나타나기는 하나 비교적 흔치 않다. 만성으로 발병한 경우에는 혈중나트륨농도가 높아도 증상이 잘 발생하지 않을 수 있다. 반면에 수 시간 내 진행되는 급성고나트륨혈증에서는 바로 증상이 나타나고 과도하게 높은 경우에는 매우 위험하다.

고나트륨혈증은 주로 중추신경계 증상으로 의식변화가 흔한 증상이고 가벼운 졸음부터 혼수에 이르기까지 다양하다. 고나트륨혈증 환자 치료 때 저장액을 급속하게 정주할 때 발작이 발생할 수 있으므로 주의를 요한다. 가능하면 경구로 보충하도록 하고 수액은 저장식염수나 포도당과 같은 저장용액을 사용하되 너무 급속하게 교정하거나 지나치게 많이 보충하면 뇌부종이 발생할 수 있으므로 주의를 요한다.

8. 갑상선뇌병(증)

갑상선저하증 환자는 기본적인 대사저하가 발생하고, 신경계증상으로 외부자극에 대한 무반응이나 반응저하, 뇌기능저하로 인한 무관심과 무감동이 나타난다. 갑상선저하증 원인으로 흔한 질환 중 하나가 하시모토병이다. 하시모토뇌병(증)의 경우 정신병, 실조와 진전, 혼동과 혼수, 다초점근간대발작이 나타날 수 있다.

갑상선항진증 환자에서 동반할 수 있는 신경계증상으로 떨림(진전), 의식변화, 혼동, 망상, 발작이 있을 수 있으며 심한 경우 의식이 혼미해지고, 혼수에 이를 수도 있다. 흔치 않지만 근위축, 무도증, 주기마비, 중증근무력증이 나타나기도 한다. 병세가 갑자기 악화되어 갑상선중독발작이 올 경우 불안, 섬망, 혼수 같은 신경증상과 더불어 빈맥, 발열, 구역이나 구토, 설사와 같은 전신증상이 동반되기도 한다.

9. 베르니케뇌병(증)

베르니케뇌병(증)(Wernicke's encephaopathy)은 티아민 결핍에 의해 발병되는 급성질환이며 신속한 치료를 요하는 질환이다.

베르니케뇌병(증)은 보통 알코올중독으로 인해 발생할 수 있다. 그리고 영양결핍, 임신오조, 암, 항암화학요법, 간질환, 신질환을 원인으로도 발병이 가능하다. 신경계증상

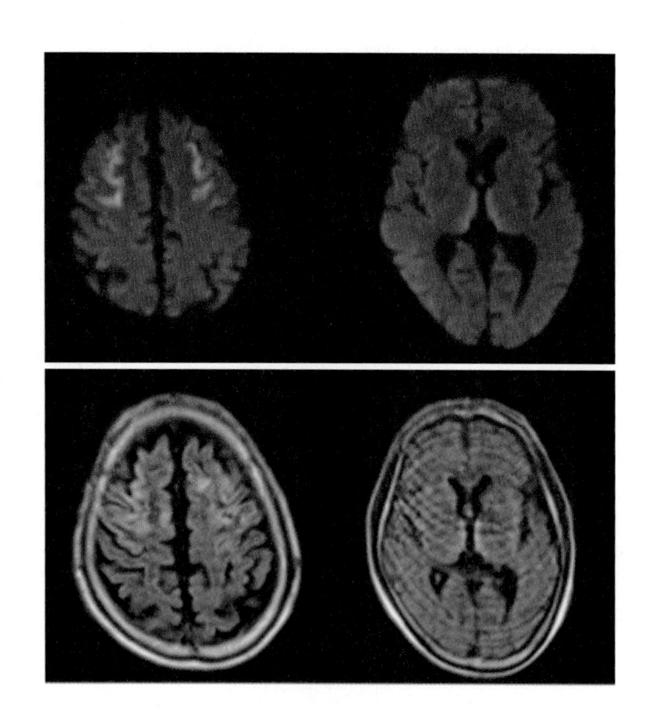

그림 37-4 베르니케뇌병(증) 환자의 뇌 자기공명영상

Axial DWI(위)와 FLAIR(아래)영상에서 양측전두엽과 시상내측에 고신호강도가 관찰되고 있다. (한민수 등. 대한신경과학회지. 2013;31(2).)

80%에서 몸통실조가 나타나며 말초신경병도 흔한 증상이다.

베르니케뇌병(증) 진단은 알코올중독이나 기타 영양상태의 결핍을 초래할 수 있는 병력이 있는 환자에서 특징적인 안구운동장애, 의식변화, 실조증을 보일 경우 일단 임상적으로 의심할 수 있으며, 티아민을 치료와 진단적 목적으로 투여하여 호전되면 임상진단이 가능하다. 음주력이 없다거나 전형적인 임상증상이 아닌 경우 진단과 치료가 늦어질 수도 있다. 신속한 치료가 되지 않을 경우, 신경학적 후유증을 남길 수 있으므로 주의를 요한다. 베르니케뇌병(증)에서는 무엇보다 조기진단과 조기치료가 중요함을 명심해야 한다.

신경영상검사도 진단에 도움을 줄 수 있다. 베르니케뇌병(증)에서 뇌 자기공명영상 검사는 민감도는 비교적 낮지만 임상진단이 어려울 때 진단에 도움이 되는 검사라고 할 수 있다. 뇌자기공명영상은 특징적인 병변부위를 확인할 수 있는 유용한 도구로서, 병변과 임상증상간의 관계를 이해하는데 도움이 된다(그림 37-4).

베르니케뇌병(증)이 의심되면 일단 티아민 50 mg을 정맥주사하고, 50 mg은 근육주사한다. 이후 매일 50-100 mg을 가능하면 경구로 투여하거나 경구투여가 어려운 경우 근육주사하도록 한다. 안증상은 티아민투여 후 수시간 내에서 수일 내에 회복되는 것이 보통이다.

일반적으로 지속적인 구토를 보이는 질환인 경우 수액공급 때 포도당만 계속 투여하게 되면 체내 축적된 티아민이 고갈되면서 의인(iatrogenic) 베르니케뇌병(증)을 유발시킬 수 있으므로 항상 티아민을 병행 투여하도록 한다.

10. 알코올금단으로 인한 뇌병(증)

알코올과 관련된 신경질환은 여러 가지가 있으나 그 중 만성 알코올중독자가 갑자기 알코올섭취를 중단했을 때 발생할 수 있는 현상이 알코올금단증상으로, 특히 떨림섬망(delirium tremens)이 대표적이다. 떨림섬망은 알코올중독으로 입원한 환자 중 5-40%에서 발생하며, 사망률이 5-15%에 이를 정도로 심각하다. 사망원인은 주로 폐렴, 간경변, 부정맥, 탈수, 고열이다. 알코올 중단 후 수 시간 내에 과다활동과 전신떨림 증상이 나타나기 시작하며 10-30시간 사이 최고조에 이른다. 이후 6-48시간 사이에 전신 또는 부분발작이 시작되며 이어서 혼동, 망상, 환청, 환시, 환각, 초조현상이 나타난다. 이후 48-96시간이 지나면서 동공확대, 열, 빈맥, 과다발한과 같은 자율신경 과다활동을 동반한 떨림섬망이 이어진다. 간혹 4-5주 간 증상이 지속되는 경우도 있다.

치료는 충분한 수액공급, 전해질과 산-염기교정, 체온유지가 중요하며, 충분한 티아민과 복합비타민을 투여하고, 증상완화를 위해 벤조디아제핀계 약물을 투여한다. 벤조디아제핀에 반응하지 않는 경우 페노바르비탈이나 프로포폴을 사용할 수 있다.

11. 저산소뇌병(증)

뇌는 따로 에너지원을 저장할 수 있는 저장고가 없는 장기로서 항상 지속적인 산소공급과 함께 당공급이 필수적이다. 뇌는 총 심박출량의 약 20%를 공급받으며 분당 500-600 mL의 산소와 75-100 mg의 당을 필요로 한다. 이는 신체를 유지하기 위해 필요한 양의 절반에 해당한다. 뇌로 가는 혈류가 30초 정도 중단되면 신경세포에서 대사이상이 시작되고, 2분 정도 중단되면 뇌기능이 멈추기 시작하며, 5분 정도 경과하면 신경세포가 손상되기 시작한다. 뇌는 스스로를 보호하기 위한 자동조절기능이 있어 혈압이 변동되어도 일정한 뇌혈류량을 유지한다. 혈압이 떨어지면 관류압도 떨어지게 되고, 이를 보상하기 위해 혈관이 확장하여 혈류량을 유지하므로 혈액은 증가한다. 그러나 자동조절기능도 관류압이 일정 한계 이하로 떨어지면 이를 보완할 수 없게 되어 뇌혈류는 점차 감소하게 된다. 뇌혈류량 감소, 산소농도 저하, 산소이동저하, 산소이용능력이 저하되면 결국 저산소뇌병(증)이 발생한다. 허혈에 예민한 뇌구조로는 해마, 소뇌, 뇌피질, 기저핵으로, 흔히 허혈뇌손상이 발생하는 부위이다. 심정지, 심근경색이나 부정맥과 같은 심장질환, 과다한 출혈이나 감염에 따른 저혈압, 이물이나 흡인으로 인한 기도폐색, 흔치 않지만 일산화탄소중독이 저산소뇌병(증)을 일으키는 원인이 될 수 있다.

경도의 저산소증은 초기 판단력장애, 무관심, 협동운동부전을 초래하나 저산소상태가 계속되면 기억력, 시각기능, 언어기능저하를 비롯해 실어증상이 나타날 수 있다. 반면에 갑자기 발생한 심한 저산소증이나 무산소증은 매우 빠른 시간 내에 의식장애를 일으킬 수 있다.

정도에 따라 다르겠으나 심한 저산소증상태로 5분 이상 경과하게 되면 불가역적인 뇌손상이 발생할 수 있다. 심정지 후 나타나는 뇌손상은 허혈과 재관류손상에 의하여 발생하며 중추신경계는 부위에 따라 저산소증에 대해 손상정도가 상이하다. 뇌줄기는 비교적 저산소증에 대해 상대적으로 손상을 덜 받는 부위로서 같은 조건에서 대뇌가 손상되어도 뇌줄기는 손상정도가 덜 할 수 있다. 그러나 대뇌는 뇌줄기에 비해 예민하여 손상이 더 쉽게 발생한다. 언어장애, 기억장애, 운동장애, 감각장애, 실조, 근경련과 같이 다양한 신경증상이 나타나며 심한 경우 식물인간이나 뇌사에 이를 수 있다.

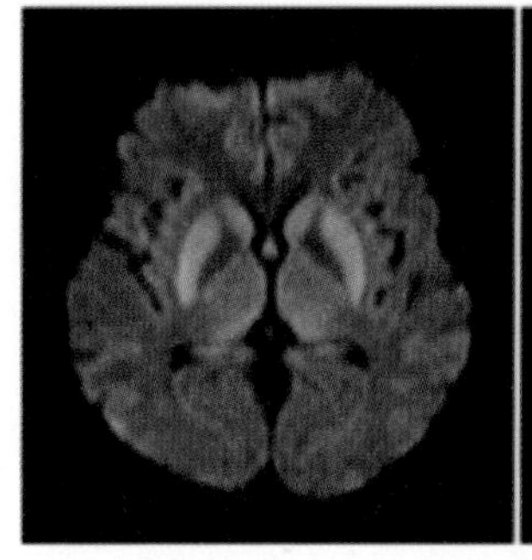
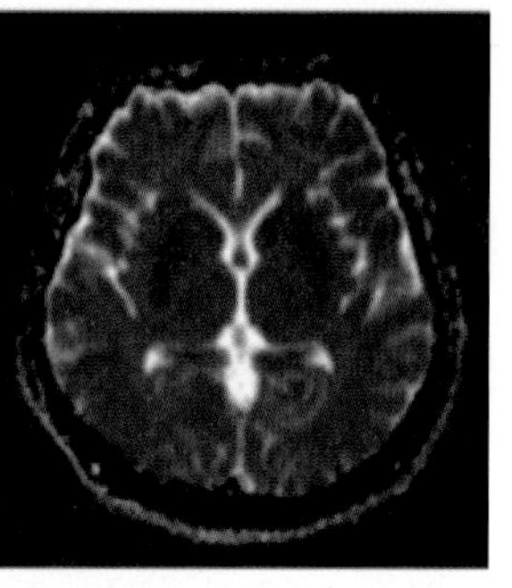

그림 37-5 저산소뇌병(증)환자의 MRI소견
DWI영상에서 양측기저핵과 시상내측부위에 비교적 뚜렷한 고신호강도 관찰(좌). ADC map영상은 양측기저핵에 물분자확산운동제한 소견이 관찰되나 시상부위에서는 동등신호강도를 보임(우). (최혜영 등. 대한자기공명의과학회지. 2008;12.)

뇌영상소견은 저산소상태에 얼마나 노출되었는가에 따라 달라질 수 있으며 또한 영상검사를 언제 실시하는가에 따라 다양한 소견이 나타날 수 있다. 급성기에는 주로 기저핵, 시상, 대뇌피질, 해마, 소뇌에 병변이 나타나며 아급성기 이후에는 대뇌피질, 심부백질과 심부회질에 병변이 나타날 수 있다. 뇌경색과 마찬가지로 저산소뇌손상에서도 허혈뇌병변으로 인해 세포독성부종때문에 물분자확산운동제한(restricted diffusion of water)과 이로 인해 DWI영상에서의 신호강도는 시간이 지남에 따라 몇가지 변화가 나타난다. 보통 허혈뇌병변의 경우 급성기에 세포독성부종이 심해 물분자확산운동제한때문에 DWI영상에서 신호강도가 높아지고 현성확산계수(apparent diffusion coefficient, ADC) 영상에서는 저신호강도를 보인다. 이후 세포독성부종이 감소하여 아급성기에 이르면 물분자확산운동제한이 회복되므로 현성확산계수영상에서 정상조직과 비슷한 신호강도를 관찰할 수 있다. DWI영상에서는 시간이 경과해도 지속적으로 고신호강도를 보일 수 있는

데 이는 DWI영상에서 나타나는 T2 비침(shine through) 효과 때문이라고 할 수 있다(그림 37-5). 갑작스런 심정지로 전신적 저산소상태가 발생했을 경우, 우선 심폐소생술을 실시하면서 바로 병원으로 이송해야 한다. 심폐소생술로 자발순환이 회복되었다면 뇌손상을 막기 위한 조치로 저체온요법을 실시할 것을 권고하고 있다.

참고문헌

1. Betjemann JP, Lowenstein DH. Status epilepticus in adults. Lancet Neurol 2015;14:615–24.
2. Brophy GM, Bell R, Claassen J, et al. Guidelines for the evaluation and management of status epilepticus. Neurocrit Care 2012;17:3–23.
3. Dhar R. Status epilepticus. The Washington Manual of Critical Care. 3rd ed. Philadelphia: Lippincott Williams & Wilkins. 2017;472–8.
4. Fisher RS, Cross JH, French JA, et al. Operational classification of seizure types by the International League Against Epilepsy: Position Paper of the ILAE Commission for Classification and Terminology. Epilepsia 2017;58:522 - 30.
5. Foreman B, Mendiratta A. Seizure and status epilepticus. Decision making in emergency critical care. Philadelphia: Lippincott Williams & Wilkins. 2014;302–14.
6. Hemphill JC, Rabinstein AA, Samuels OB. The practice of neurocritical care by the neurocritical care society. Neurocritical care society 2015.
7. McGarvey ML, Becker DA. intensive care unit manual. 2nd ed. Philadelphia: Saunders. 2014;662–8.
8. Oddo M, Bracard S, Cariou A, et al. Update in Neurocritical Care: a summary of the 2018 Paris international conference of the French Society of Intensive Care. Ann Intensive Care 2019;9:47.
9. Young J. The ICU book. 4th ed. Philadelphia: Lippincott William & Wilkins. 2013;817–29.
10. 김원주. 중환자실에서 지속뇌파검사의 유용성. J Neurocrit Care 2010;3:7–12.
11. 대한신경과학회. 신경학. 3판. 서울: 범문에듀케이션. 2017.
12. 대한신경집중치료학회. 신경집중치료핸드북. 서울: 진기획. 2017.
13. 송홍기. 신경계 중환자실에서 발작의 치료와 감시. J Neurocrit Care 2010;3:S118–21.
14. 양철우. 신경과 영역에서 산-염기 및 전해질 불균형. J Neurocrit Care 2011;41:S13–7.
15. 이가현, 정대수. 뇌전증지속상태의 치료. J Neuro crit Care 2016;9:1–6.

중환자의학

38

CRITICAL CARE MEDICINE

급성뇌졸중

차재관

뇌졸중은 진단 및 치료분야의 발전에도 불구하고 국내에서 세 번째로 높은 사망 원인이다. 노령 인구의 급속한 증가로 인해 발생 빈도는 더욱 증가할 것으로 예상된다. 국내에서 뇌졸중 발생률 통계는 부족한 실정이나 질병관리본부, 건강보험심사평가원, 대한뇌졸중학회가 공동으로 조사한 자료에 의하면 2004년을 기준으로 뇌졸중 발생률은 인구 10만명당 216건(남자 213건, 여자 220건)이였다. 2014년 조사에 의하면 의사진단 유병률은 인구 50세 이상 인구의 3.6%(남자 3.8%, 여자 3.4%)였다.

뇌졸중은 사망을 일으킬 뿐만 아니라 후유 장애를 남기는 질환이기 때문에 사회 경제적인 부담이 크다. 국내의 경우 국민건강보험에서 뇌졸중에 대한 지출 비용은 8,700억이며 2005년에 비해 55%나 증가되었다. 특히 2020년부터는 노인인구의 증가로 뇌졸중 사망이 두 배 이상 증가될 것으로 예상되어 경제적 부담은 더욱 커지게 될 것이다.

뇌졸중으로 인한 사망은 주로 급성기에 일어난다. 그러므로 급성기에 체계화된 진단 및 다학제 집중치료체계 도입은 사망률을 의미 있게 줄인다. 과거 뇌졸중의 진단과 치료는 임상적 진단 기법과 보존적인 치료가 주를 이루었다면 최근에는 보다 정밀한 진단영상기법 도입과 적극적인 시술 그리고 전문화된 집중 치료실 운영이 큰 줄기를 이룬다.

이 장에서는 허혈성 및 출혈성 뇌졸중의 분류, 임상증상, 그리고 급성기 치료 방법 및 중환자실의 일반적 관리에 대해 다루고자 한다.

I 뇌졸중의 정의와 분류

뇌졸중은 뇌혈관에 발생한 병적 변화로 인해 뇌에 이상이 초래되는 질환을 말한다. 세계보건기구에서는 '갑자기 발생하는 국소 또는 전반적인 뇌기능 장애를 보이는 임상증후로 뇌혈관질환 외에는 다른 원인을 찾을 수 없는 경우(1980)'로 뇌졸중을 정의하였다. 뇌졸중은 크게 뇌경색이라 불리우는 허혈성 뇌졸중과 뇌출혈이라고 불리우는 출혈성 뇌졸중으로 나뉜다. 출혈성 뇌졸중은 위치에 따라 뇌내출혈(intracerebral hemorrhage), 거미막하 출혈(subarachnoid hemorrhage), 뇌실내출혈(intraventricular hemorrhage)로 나뉜다. 또한 뇌졸중 증상이 24시간 이내에 소실되는 일과성 뇌허혈(transient ischemic attack)도 뇌졸중의 한 종류로 포함시킨다.

표 38-1 허혈 뇌졸중의 TOAST 분류

큰동맥죽경화증
심장성색전증(고위험 및 중증도위험)
작은 동맥폐색
기타원인
원인불명 a. 2가지 이상 원인 공존 b. 미발견 원인 c. 불완전 검사

1. 허혈뇌졸증의 분류

허혈뇌졸증의 분류는 혈역동학적 발생기전과 임상적 특징에 따라 분류된다.

현재까지 몇 개의 분류법이 사용되나 TOAST (trial of ORG 10172 in acute stroke treatment, TOAST)분류법을 널리 사용한다(표 38-1).

1) 큰동맥죽경화증

큰동맥죽경화증(large artery atherosclerosis)이란 대뇌 겉질 기능장애, 무시장애와 같은 증상들을 동반하거나 뇌 줄기와 소뇌 증상을 가지며 뇌혈관 영상에서 허혈 증상과 연관된 뇌동맥의 50% 이상 협착을 동반하는 뇌경색을 말한다. 발생 기전은 뇌혈관 혹은 경동맥의 동맥경화증에 기인한 경계구역경색(border zone infarction)과 색전 뇌경색(artery to artery embolism)이며 치료방법과 예방법이 급성 관상동맥질환과 유사하다. 특별히 심장성 색전증과의 감별을 위해 세밀한 검사들이 필요하다.

2) 심장성색전증

심장성색전증(cardioembolism)은 심장에서 발생하는 색전으로 인한 뇌경색으로, 심방세동이 주된 인자이며 그 외 심장색전을 일으키는 원인들은 표 38-2과 같다. 심방세동은 심장성 색전을 가장 많이 일으킨다. 심장성 색전증은 초기치료와 예방약제 선택에 따라 그 예후가 달라지므로 급성기 뇌경색 환자 발생시 심장에 대한 철저한 검사가 필요하다.

표 38-2 심장성색전증의 고위험 및 중등도위험

고위험 심장질환	중등도위험 심장질환
기계인공심장판막(mechanical prosthetic valve)	승모판 탈출증
심방세동을 동반한 승모판 협착	승모판 고리 석회화
심방세동	심방세동이 없는 승모판 협착
좌심방 및 좌심방귀 내 혈전	좌심방 소용돌이(left atrial turbulence)
동기능부전증후군(sick sinus syndrome)	심방중격류(atrial septal aneurysm)
최근 발생한 심근경색(4주 이내)	열린 타원구멍
좌심실내 혈전	심방조동(atrial flutter)
확장심근병	단독 심방세동(lone atrial fibrillation)
좌심실벽의 무 운동 영역	생체인공판막
심방 점액종	비세균 혈전심내막염(nonbacterial thrombotic endocarditis)
감염 심내막염	울혈성심부전
	좌심실벽의 저 운동영역
	심근경색(4주 이상 6개월 이내)

표 38-3 TIA에서 뇌졸중 발생 가능성을 평가하기 위한 ABCD2 점수

예측인자	점수
연령(A)	
≥ 60	1
< 60	0
내원 시 혈압(B)	
≥ 140/90 mmHg	1
< 140/90 mmHg	0
TIA의 임상양상(C)	
편측 운동마비	2
편측 운동마비 동반하지 않은 언어장애	1
기타 증상	0
증상 지속시간(D)	
≥ 60 min	2
10 – 59 min	1
< 10 min	0
당뇨병(D)	
있음	1
없음	0

3) 작은 동맥폐색

순수운동뇌졸중, 순수감각뇌졸중, 감각운동뇌졸중 또는 실조성 반신불완전마비 증상들을 보이며 뇌영상에서 1.5 cm 미만의 병변을 보이는 경우로 정의한다. 호발하는 위치는 중대뇌동맥, 뇌기저동맥, 후대뇌동맥과 같은 큰 동맥에서 출발하여 뇌의 깊은 부위, 주로 기저핵, 속섬유막(internal capsule), 대뇌 부챗살(corona radiata), 시상, 교뇌로 혈류를 공급하는 관통동맥 영역이다. 호발 부위는 고혈압성 뇌내출혈부위와 유사하며 이 두 가지 질환들은 공통된 병리기전들을 공유하기 때문이다. 작은 동맥 폐색을 보이는 뇌경색 환자들은 향후 뇌출혈의 발생 확률도 높은 것으로 알려져 있다.

4) 기타원인

비동맥경화성의 혈관질환과 응고상태 그리고 혈액응고질환 등의 드문 원인에 의해 발생한 뇌경색으로 정의한다.

5) 원인불명

색전 뇌경색이 의심되어 광범위한 검사를 시행했는데도 불구하고 색전 요인을 찾을 수 없는 경우나, 두 가지 기전이 공존하는 경우 또는 환자의 사정으로 검사를 제대로 시행하지 않아 진단을 내리기 어려운 경우 등이 여기에 포함된다.

6) 일과성 허혈 발작

일과성 허혈 발작(transient ischemic attack, TIA)은 혈류장애로 생긴 국소신경학 결손 혹은 시각 이상이 발생 24시간 이내에 완전히 사라지는 현상으로 정의한다. TIA의 경우 재발의 위험이 높아 자세한 검사와 재발 예방을 위한 적절한 조치가 필요하다. 일반적으로 연령, 위험인자의 정도, 신경학적 결손의 특징, 그리고 그 지속시간에 따라 가중치를 두어 뇌경색 발생의 위험도를 측정하는 ABCD2 점수체계 표 38-3를 이용하며 4점이상인 경우 중증도 이상의 위험도를 가진다고 간주한다.

2. 출혈뇌졸중의 분류

출혈뇌졸중의 가장 흔한 유형은 뇌내출혈과 거미막하출혈이다. 우리나라에서 전체 뇌졸중의 약 20% 정도를 차지한다. 출혈뇌졸중은 크게 뇌내출혈과 거미막하 출혈로 나눌 수 있다.

1) 뇌내출혈

주로 관통동맥의 약한 부위에서 출혈이 발생하는 고혈압성 뇌내출혈이 대부분이다. 고혈압성 뇌내출혈은 흔한 순서대로 기저핵-속섬유막 또는 조가비핵(putamen)출혈, 시상출혈, 교뇌출혈, 소뇌출혈로 나눌 수 있다. 엽상출혈(lobar hemorrhage)의 경우 고혈압보다는 아밀로이드 혈관병과 관련이 있거나, 뇌종양, 뇌동정맥기형 에서의 출혈을 의심해야 한다. 그러나 위의 원인들이 배제되고 고혈압이 동반된 환자라면 고혈압성 엽상출혈을 의심해야 한다.

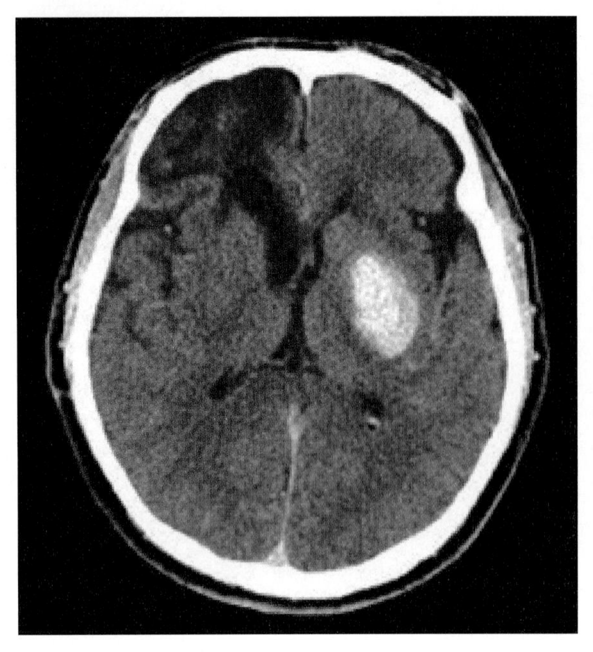
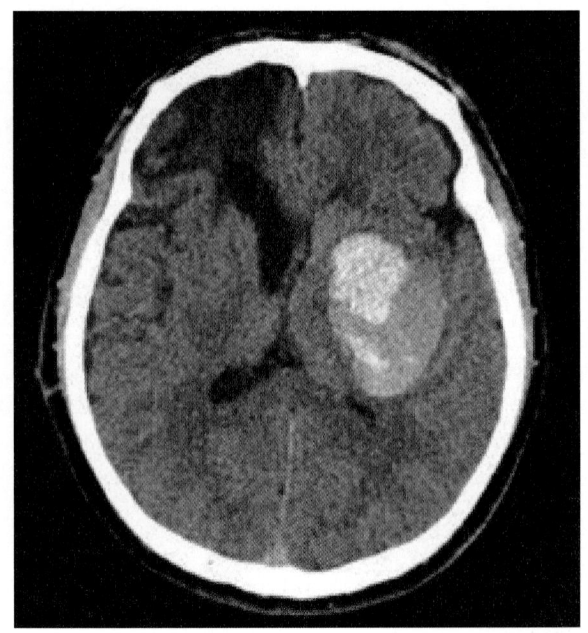

그림 38-1 뇌내출혈 환자의 시간에 따른 출혈 악화 소견

뇌내출혈은 발생하는 위치에 따라 임상양상과 예후가 다르다. 시상과 소뇌출혈의 경우 가까운 위치의 뇌실을 침범하여 뇌실내출혈의 원인이 된다. 뇌내출혈로 갑자기 생긴 혈종은 두개내압 상승으로 이어지고 임상증상 악화를 초래한다.

뇌내출혈 발생 후 출혈량과 뇌부종의 증가는 예후에 중요한 영향을 줄 수 있다. 뇌출혈 발생 후 3시간 이내에 73%에서 출혈량이 증가하고, 35%에서 임상적으로 악화될 수 있다(그림 38-1). 출혈량의 증가는 대부분 3시간 이내에 발생하지만 길게는 12시간까지 발생한다.

2) 거미막하 출혈

거미막하 출혈 원인의 85%가 뇌동맥류파열이다. 뇌동맥류는 크기가 클수록 잘 파열되는 것으로 알려져 있다. 부위별로도 후교통동맥, 전교통동맥, 중대뇌동맥 순서이다. 동맥류파열에 의한 거미막하 출혈은 치명적이다. 약 10%는 병원에 도착하기 전 사망하고, 전체 환자 중 30%는 1개월 내 사망하며, 생존자도 심각한 장애를 가진다.

3. 뇌졸중의 위험인자

뇌졸중 위험인자는 조절 가능한 위험인자와 조절 불가능한 위험인자로 나눌 수 있다. 일반적으로 나이, 성별, 가족력, 출생 시 저체중, 그리고 유전요인들은 대표적인 조절 불가능한 위험인자들이다. 특히 연령의 경우 55세 이상에서 10세 증가할 때마다 뇌졸중의 위험도는 2배씩 증가한다. 고혈압은 가장 대표적인 조절 가능한 위험인자로 고혈압의 관리만으로 뇌졸중 발생을 60%정도 낮출 수 있다.

당뇨병은 죽상경화증을 악화시키며 뇌졸중 발생 위험은 두 배 이상 높인다고 알려져 있다. 당뇨병이 있는 뇌졸중 환자에서 장단기적 예후가 당뇨병이 없는 환자들에 비해 나쁜 것으로 알려져 있다.

심방세동이 있을 경우 뇌졸중 위험이 다섯 배까지 높아진다. 심방세동과 연관된 뇌졸중은 예후가 좋지 않은 경우가 많고 노인 인구 증가에 따라 심방세동과 연관된 뇌졸중 비율이 증가하고 있다.

혈중 콜레스테롤의 증가는 심장동맥질환보다는 그 영

표 38-4 뇌졸중 발생 위험인자

조절 불가능한 위험인자	
연령 성별 저체중 출생 유전요인	
조절 가능한 위험인자(근거 확실)	
고혈압 흡연 당뇨병 이상지질혈증 심방세동 기타 심장질환	비만 무증상 경동맥협착 신체활동 비파열 두개내 동맥류 폐경 후 호르몬치료 식이와 영양
조절 가능하나 근거는 부족한 위험인자	
음주 대사증후군 염증과 감염 경구피임제	폐쇄 수면 무호흡 편두통 고호모시스테인혈증 응고항진상태

향력이 작지만 허혈성 뇌졸중 위험을 높인다. 특히 큰동맥 죽상화증과 연관된 뇌졸중 위험이 증가한다. 기존의 연구들을 통해 HMG-CoA (3-hydroxy-3-methylglutaryl-CcA) 전환효소억제제인 스타틴 사용이 혈중지질을 낮추며 허혈성 뇌졸중 발생을 억제하는 것이 알려져 있다. 이외에도 흡연, 비만, 허혈성 심장질환 등 근거가 명확한 위험인자들과 호모시스테인혈증, 응고항진상태, 그리고 감염 등 아직은 근거가 부족한 위험인자들이 있다(표 38-4).

Ⅱ 뇌졸중의 진단

1. 문진

뇌졸중 발생 환자에서 시간 경과에 따라 뇌손상이 급속히 진행된다. 그러므로 빠른 문진이 필수적이다. 가장 중요한 사항은 뇌졸중 증상 발현 시간이다. 그러나 대부분의 뇌졸중 환자들이 의식 저하나 신경학적 손상 때문에 이를 정확히 기술하지 못하므로 보호자를 통해 정보를 얻는 경우가 많다. 특별히 증상 발현 시간을 정확히 모르는 경우 마지막으로 정상인 모습을 보였던 시간을 물어보는 것도 중요하다. 이 정보는 급성기 뇌졸중 환자에서 시술하게 되는 정맥혈전용해술이나 동맥 색전 제거술에 있어 가장 필수적이다.

급성기 뇌졸중으로 의심되는 환자에서 뇌졸중과 유사 증세를 보이는 기타 다른 질환들의 감별이 필수적이다(표 38-5). 또한 뇌졸중 발생 시 상황과 기저질환 등 필수적인 정보 획득이 중요하다(표 38-6).

급성기 뇌졸중 환자에서 두통이 동반되는 경우가 흔하다. 그 중 외상성 동맥박리에 의한 뇌경색과 거미막하 출혈에서는 진단에 중요한 정보를 제공한다. 특히 거미막하 출혈 환자는 극심한 두통(머리에서 망치로 두들기는 느낌)등을 호소하는 경우가 많다. 또한 출혈량이 많거나 뇌척수액통로를 막아 두개내압이 상승되면 구토를 동반하며 시신경에 유두부종을 관찰할 수 있다.

2. 진찰소견

급성기 뇌졸중 환자에서 시행해야 하는 중요한 의학적 검사는 심혈관계에 대한 주요 소견을 확인하는 것이다. 심장 잡음 및 부정맥, 목과 뇌에서 잡음 청진을 시행한다. 이런 검사들은 심근경색, 부정맥, 대동맥 박리 등과 같은 심장성 색전증에 대한 질환들의 조기발견에 도움이 된다.

3. 신경학적 검사

급성기 뇌졸중 환자에서 신경학적 검사는 빠르게 이루어져야 한다. 이를 위해 통상적인 신경학적 검사보다 점수체계를 갖춘 뇌졸중 척도들을 이용한다. 그 중 National Institute of Health Stroke Scale (NIHSS)을 최근 많이 사용한다. NIHSS는 의식수준, 주시, 시야 얼굴마비, 팔마비, 다리마비, 감각, 운동실조, 언어장애(증), 구음장애 그리고 무시 등 15개 검사항목으로 구성된다. 이 척도는 급성기

표 38-5 뇌졸중과 감별이 필요한 질환

전환반응	뇌신경 이상 소견이 없고, 신경학적 이상이 혈관영역을 따르지 않음. 검사할 때마다 다른 소견을 보임
고혈압뇌병(증)	두통, 섬망, 뚜렷한 고혈압, 뇌부종
저혈당	당뇨병의 병력, 낮은 혈당, 의식저하
편두통합병증	유사한 병력, 조짐 증상, 두통
간질	간질의 병력, 발작 후 마비

표 38-6 뇌졸중 병력 청취 시 필수사항

증상이 언제 발생하였는가?	• 증상의 악화나 호전이 있었는가? • 증상 발생 며칠 사이에 비슷한 증상이 있었는가? • 이러한 비슷한 증상들은 완전히 회복이 되었었나?	
새로운 뇌졸중의 증상은 무엇인가?	국소 신경증상	• 마비나 운동실조 • 실어증이나 무시증후군 • 감각이상 • 겹 보임 시야장애 • 조음장애
	전반적 증상	• 의식변화 • 두통, 구역, 구토
최근(6주 이내) 의학적 문제는?	• 과거 뇌졸중–뇌경색이나 뇌출혈 • 다른 신경계질환 • 심근경색이나 기타 심장질환 • 출혈경향 • 수술 • 외상	
복용하고 있는 약물은?	• 항응고제 • 항혈소판요법 • 고혈압약 • 인슐린	
현재의 혈압은?		

뇌졸중 환자의 중증도를 비교적 빠른 시간에 객관적으로 파악할 수 있으며 시차를 두고 환자 증상의 변화를 관찰할 수 있다는 점에서 유용하다. 또한 급성기 뇌졸중 환자가 집중치료실에 입원한 경우 환자의 악화 정도를 간호사도 손쉽게 파악하여 의료진 사이 환자의 상태를 빠르게 공유할 수 있다. NIHSS 신뢰도 및 재현성은 우수하며 현재 한국어판 NIHSS(표 38-7)가 표준화되어 있다. NIHSS는 응급센터에서 이루어지는 모든 처치에 척도가 된다. 예를 들어 급성기 허혈성뇌졸중 치료에서 이 척도를 기준으로 혈전용해제 사용이 이루어진다. 그러므로 응급센터내에서 급성기 뇌졸중 환자는 적어도 10분내에 이 척도를 이용하여 환자의 신경학적 소실에 대해 평가해야 한다.

급성기 뇌졸중은 침범된 뇌혈관의 위치에 따라 특징적인 임상 증상들이 나타나 진단을 하는데 도움이 된다(표 38-8). 예를 들어 좌측 중대뇌동맥이 침범된 경우 우측 팔, 다리 마비를 동반한 실어증이 발생하고, 후대뇌동맥 병변의 경우 병변 반대측 시야이상이 발생한다. 그러므로 각각의 뇌동맥의 혈관영역과 좌우 차이에 따른 신경학적 증상

표 38-7 한국어판 NIH뇌졸중 척도

지시사항	척도 정의	점수
1a. 의식수준: (1) 기관내삽관, 언어장벽, 구강기도의 외상/붕대 등에 의하여 완전한 평가에 방해를 받더라도 한 가지 반응을 반드시 선택해야 한다. (2) 3점은 유해자극에서도 움직임이 없는 경우에만 선택한다. (자세 반사는 제외)	0 = 명료, 예민하게 반응함 1 = 명료하지 않으나, 약한 자극에 깨어나 지시에 따르거나 또는 반응을 함 2 = 명료하지 않고, 여러 번 자극을 주어야 주의집중이 유지되거나, 강한 또는 아픈 자극을 주어야 움직이는 경우(상동적 움직임은 제외) 3 = 반사적인 운동이나 자율신경계에 의한 반응만을 보이는 경우, 또는 완전 무반응, 이완 또는 무반사 반응 상태	□점
1b. 의식수준에 관한 질문: 현재 월(月)과 나이를 질문한다. (1) 대답은 정확해야 하며, 유사하다고 해서 부분 점수를 주지 않는다. (2) 실어증이나 혼미상태로 질문을 이해하지 못하는 경우에는 2점을 준다. (3) 기관내삽관, 구강기도의 외상, 여러 가지 원인의 심한 구음장애, 언어장벽, 그 밖에 실어증 외의 다른 어떤 문제로 말을 할 수 없을 경우에는 1점을 준다. 첫 번째 대답으로만 평가해야 하며, 검사자가 언어적 또는 비언어적 암시로 환자를 도와주지 않는 것이 중요하다.	0 = 두 가지 질문에 정확하게 대답함 1 = 한 가지 질문에만 정확하게 대답함 2 = 두 가지 질문 모두 정확하게 대답하지 못함	□점
1c. 의식수준에 관한 지시: 환자에게 눈을 떴다 감았다 하게 한 후 마비되지 않은 쪽 손을 쥐었다 펴라고 지시한다. (1) 만약 손을 사용할 수가 없으면 다른 1단계(one-step) 명령으로 대치한다. (2) 분명하게 시도를 하나 근위약 때문에 완전히 수행하지 못할 경우에는 정상적으로 시행한 것으로 점수를 준다. (3) 만약 환자가 지시에 반응을 하지 않는 경우에는 몸짓으로 지시 내용을 보여주어 따라하게 하고 그 결과에 따라 점수를 준다. (지시를 못 따름, 하나 또는 두 가지 지시를 따름.) (4) 외상, 절단, 또는 다른 신체적 장애가 있으면 다른 적당한 1단계 지시사항으로 평가를 한다. 첫 번째 시도만으로 점수를 준다.	0 = 두 가지 지시를 정확하게 시행함 1 = 한 가지 지시만 정확하게 시행함 2 = 두 가지 지시 모두 수행하지 못함	□점
2. 최적의 주시: 수평 안구운동만을 검사한다. 자발적 또는 반사적(눈머리 반사) 안구운동으로 평가하지만 온수 눈떨림 검사는 시행하지 않는다. (1) 만약 환자가 자발적 또는 반사적 동작으로 극복될 수 있는 안구의 동향편위가 있는 경우는 1점을 준다. (2) 만약 환자가 단독 뇌신경마비(3번, 4번 또는 6번뇌신경)가 있으면 1점을 준다. (3) 주시검사는 모든 실어증 환자에게 시행할 수 있다. (4) 안구외상, 붕대, 기존의 이미 실명된 상태, 또는 다른 시력이나 시야의 장애가 있는 환자들은 반사운동으로 평가해야 하며, 검사자가 적절한 방법을 선택한다. (5) 검사자가 환자와 눈을 맞춘 상태에서 환자의 좌우로 움직이면 때로 부분적인 주시마비 여부를 밝힐 수 있다.	0 = 정상 1 = 부분적인 주시마비, 이 점수는 단안 또는 양안 주시에 이상이 있으나, 강제적인 편향이나 완전 주시마비는 없는 경우 2 = 강제적인 편위 또는 완전 주시마비가 있으며 눈머리반사에 의해 극복되지 못하는 경우	□점

의 특징을 이해하고, 환자의 문진과 간단한 신경학적 검사를 통해 뇌졸중 환자의 손상부위를 어느 정도 파악할 수 있다.

거미막하 출혈의 경우 신경학적 상태 파악을 위해

표 38-8 침범 뇌동맥에 따른 뇌졸중 증상 및 징후

혈관 종류/뇌졸중 유형	증상 및 징후
중대뇌동맥	병변 반대측 안면, 체간 또는 팔, 다리 이하의 위약 및 감각저하. 지배 반구(dominant hemisphere)를 침범하는 경우 실어증(aphasia), 비지배 반구(nondominant hemisphere)를 침범하는 경우 무시 증후군(neglect syndrome)이 발생 가능.
전대뇌동맥	병변 반대측의 팔, 다리 이하의 위약 및 감각저하. 전두엽 병변 영역에 따라 탈억제(disinhibition), 무기력 및 무의욕, 집행기능 장애 등의 증상이 발생 가능.
후대뇌동맥	병변 반대측의 시야 이상. 지배 반구를 침범하는 경우 혼동(confusion) 및 실어증, 좌측 뇌 침범시 실서증 없는 실독증(alexia without agraphia) 발생 가능.
뇌저동맥	다음 중 다양한 증상의 조합이 발생 가능: 체간 및 사지의 운동실조(ataxia), 안면 및 체간, 사지의 위약 및 감각저하, 구음장애(dysarthria), 동공 비대칭(pupil asymmetry), 시선 이향(disconjugate gaze), 시야 손실, 의식저하 및 반응성 감소 환각(hallucination), 초조(agitation), 기억상실(amnesia) 등의 증상 발생 가능.
상소뇌동맥	구음장애 및 사지의 운동실조
전하소뇌동맥	보행 장애 및 사지 운동실조 병변 동측의 5, 7, 8번 뇌신경 기능 장애 발생 가능: 동측 안면의 위약 및 감각저하, 급성 청력 손실
후하소뇌동맥	현훈(vertigo), 구역 및 구토, 보행 장애 및 운동실조
추골동맥	병변 동측의 상, 하지 운동실조 및 호너 증후군(Horner syndrome), 병변 반대측의 감각저하, 현훈, 연하곤란, 쉰 목소리(hoarseness) 발생 가능.
관통 동맥 열공증후군 중대뇌동맥 관통혈관 부위 기저동맥 관통혈관 부위	병변 반대측의 편마비 단독(pure motor stroke) 또는 병변 반대측의 운동실조 및 편마비 동반(ataxic-hemiparesis); 피질 징후(cortical sign)는 나타나지 않음.
후대뇌 동맥 관통혈관 부위	병변 반대측의 감각저하 단독(pure sensory stroke); 피질 징후는 나타나지 않음.

Hunt-Hess 척도를 사용한다(표 38-9). 또한 동맥류가 파열되는 위치를 짐작할 수 있는 특징적인 증상들이 있다. 중대뇌동맥류 파열의 경우 반신마비, 전대뇌동맥류에서는 양측 하지마비가 나타난다. 후교통동맥류 파열 시 눈돌림 신경마비가 발생한다.

4. 진단의학검사

급성기 뇌졸중 환자에서 진단의학검사는 뇌졸중 원인 감별 및 치료적 접근 가능성을 알기 위한 항목들로 이루어진다. 이 검사들은 혈당, 전해질, 혈소판측정 등을 포함한 전체 혈구 계산과 프로트롬빈시간, 활성화부분트롬보플라스틴시간과 신장기능검사 등이다. 특히 국제표준화 비율로 표시된 프로트롬빈시간은 정맥 혈전용해제 사용에 있어 중요한 검사이다. 저혈당은 급성기 뇌졸중과 감별이 필요하므로 신속하게 확인하여야 한다.

급성기 뇌졸중 환자에서 심전도는 반드시 검사해야 한다. 급성기 뇌졸중 환자에서도 자주 급성심근경색이 동반하며 반대로 급성심근경색 환자에서 뇌졸중이 동반될 수 있다. 또한 허혈성 뇌졸중 환자의 20-30%는 심방세동으로 인해 발생한다. 그러므로 응급센터 내에서 급성기 뇌졸중 환자에게 동반되는 심혈관 이상과 뇌졸중 원인 파악을

표 38-9 Hunt-Hess 척도

1단계	무증상 혹은 경도의 두통과 경부과다굳음
2단계	중증도나 심한 두통과 경부과다굳음 그러나 다른 신경계장애 없음
3단계	의식은 졸림 혹은 섬망 상태, 경도의 국소신경학적 결손
4단계	지속적인 혼미 혹은 반혼수상태, 초기의 대뇌제거경축과 식물상태
5단계	깊은 혼수와 대뇌제거경축

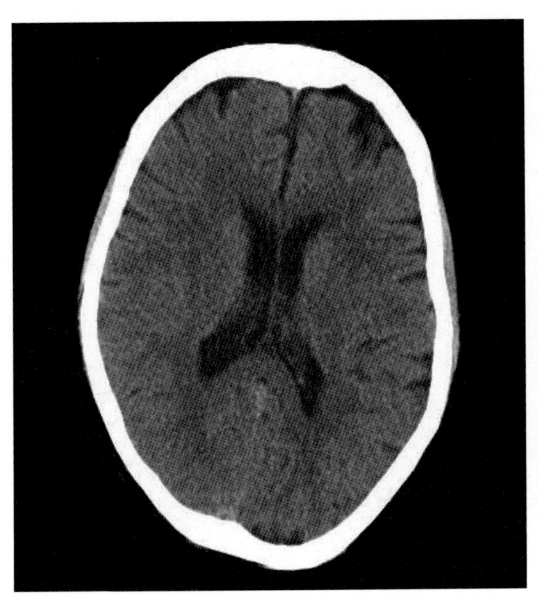

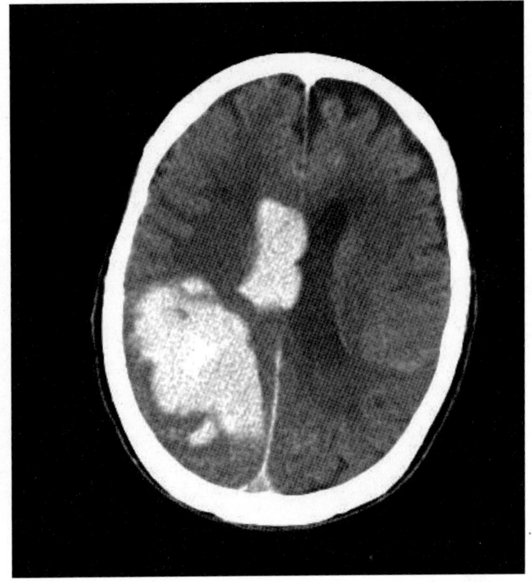

그림 38-2 정상 컴퓨터단층촬영 소견 및 뇌내출혈 컴퓨터단층촬영 소견

위해 신속하게 심전도를 측정해야 한다.

5. 영상학적 진단

급성기 뇌졸중 치료는 보존적인 방법에서 보다 적극적인 방법으로 바뀌고 있다. 특히 급성기허혈성뇌졸중의 경우 혈전용해술의 범위가 늘어나 영상학적 검사들을 이용해 손상된 뇌조직의 범위 및 혈관폐색상태를 빠른 시간내에 파악해야 한다. 응급센터에서는 주로 CT와 MRI를 이용한다. 각 영상기법은 서로 장단점을 가지고 있어 각각 응급센터 형태와 영상의학과 특성에 따른 영상촬영 순서를 정해야 한다.

특히 응급센터내에서 급성기 뇌졸중 의심환자는 신속한 진단과 치료가 중요하다. 이를 위해서는 응급센터, 뇌졸중센터, 영상검사실, 그리고 진단의학검사실 사이에 유기적인 협조가 필요하다. 급성 뇌졸중 진단과정에서 CT 혹은 MRI 촬영에서 지체되는 경우가 많다. 이를 해결하기 위해 뇌졸중 코드 시스템을 구성해야 한다. 이는 뇌졸중 진료에 연관된 부서와 인원들이 실제상황에서 빠뜨리지 않고 해야 할 일들을 문서화된 프로토콜로 구성함으로써 뇌졸중 진단과 치료에 걸리는 시간을 단축하는 것이다. 영상검사에서 발생하는 시간 지체를 해결해야 한다.

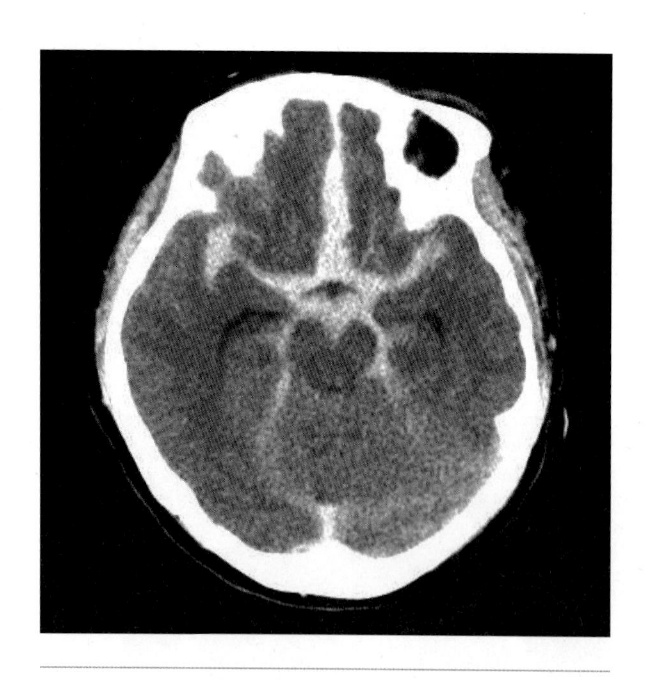

그림 38-3 거미막하 출혈 컴퓨터단층촬영 소견

1) 컴퓨터단층촬영

급성기 뇌졸중에서 가장 추천되는 영상검사는 컴퓨터단층촬영이다. 수 분 내에 검사가 완료되고 쉽게 뇌내출혈을 진단할 수 있기 때문이다(그림 38-2). 뇌경색의 경우 증상 발생 후 24시간이 지나도 컴퓨터단층촬영 영상에서 병변이 잘 보이지 않으나 임상양상과 신경학적 검사 그리고 컴퓨터단층촬영을 통해 뇌출혈을 배제한 후 급성기 허혈성 뇌졸중을 빠르게 진단할 수 있다. 거미막하 출혈이 있으면, 수조(cistern)나 고랑(sulcus)과 틈새(fissure)부위가 고음영으로 나타난다(그림 38-3). 그러나 출혈량이 적으면 이러한 고음영이 보이지 않는 경우가 많아 주의가 필요하다. 그러므로 극심한 두통이 갑자기 발생하여 거미막하 출혈 가능성이 있는 경우에는 척추천자까지 필요할 수 있다.

(1) 관류 컴퓨터단층촬영(Perfusion CT)

관류 컴퓨터단층촬영을 하면 이미 비가역적인 손상을 받은 뇌허혈조직과 허혈반음영(ischemic penumbra)부위를 구별하는 데 도움이 된다. 관류영상은 대표적으로 뇌혈류(cerebral blood flow, CBF), 뇌혈액량(cerebral blood volume, CBV), 그리고 평균통과시간(mean transit time, MTT)등 세 가지 종류의 영상을 얻는다. 이를 통해 급성 허혈뇌졸중 환자들의 허혈 뇌조직의 크기를 예상할 수 있다. 예를 들어 뇌경색중심부는 MTT가 증가되고 CBV가 감소되는데 비해 허혈반음영(ischmic penumbra)에서는 MTT와 CBV가 모두 증가한다.

(2) 컴퓨터단층촬영 혈관조영술

컴퓨터단층촬영 혈관조영술은(CT angiography, CTA) 뇌경색환자에서 혈관 협착과 곁순환의 상태를 파악하게 하여 치료에 대한 반응 및 예후 예측을 가능하게 한다. 또한 컴퓨터단층촬영 혈관조영술은 뇌동맥류나 뇌동정맥기형에 의한 출혈의 진단을 용이하게 한다. CTA는 자기공명혈관조영술(MR angiography, MRA)보다 더 정확하게 뇌혈관의 협착 및 폐색을 진단한다.

2) 자기공명영상(Magnetic resonance images, MRI)

MRI는 급성기 뇌졸중 환자의 조기진단에 유용하다. 확산강조영상(diffusion weighted imaging, DWI)을 통해 뇌경색 발생 수분 내에 뇌허혈손상 영역을 쉽게 확인할 수 있다(그림 38-4). 컴퓨터단층촬영이 뇌출혈의 진단에 가장 널리 쓰이는 방사선진단(법)이지만, 기울기에코영상(gradient-echo imaging, GRE)을 이용하여 자기공명영상에서도 출혈을 정확하게 진단할 수 있으며, 컴퓨터단층촬영에서 보이지 않는 작은 미세출혈도 진단할 수 있다.

(1) 관류강조영상

관류강조영상(perfusion weighted imaging, PWI)은 뇌의 모세혈관 혈류를 영상화한 것이다. 이 영상기법을 통해 재개통이 빠르게 이루어지지 않으면 괴사로 진행될 수 있는 허혈성 반음영대와 비가역적 허혈손상을 받은 부분을 구분한다. CT 관류강조영상처럼 MTT, CBV, CBF, 그리고 최고통과점시간(time to peak, TTP) 영상들을 얻는다.

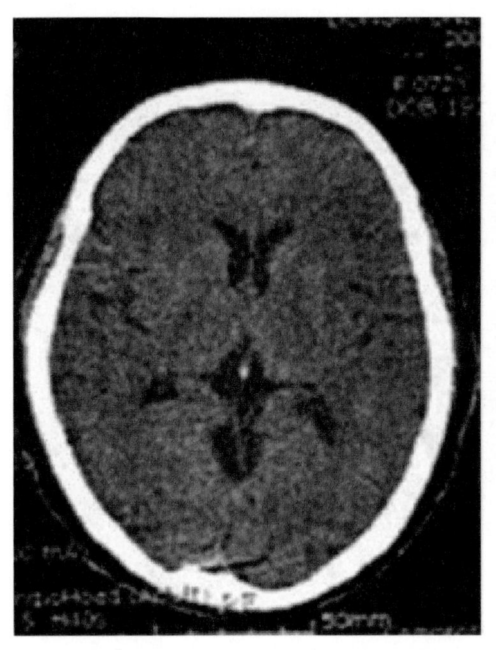

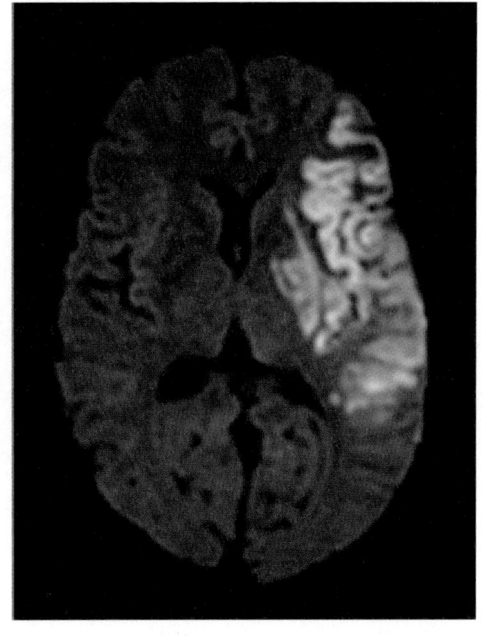

그림 38-4 급성뇌경색 환자에서 컴퓨터단층촬영과 자기공명영상의 차이

MRI에서는 DWI와 PWI의 크기 차이를 허혈반음영대로 정의한다. 증상발생 6시간이 넘은 급성 허혈뇌졸중 환자들을 대상으로 DWI와 PWI를 이용해 적절한 치료 대상을 선정하여 동맥내혈전제거술 치료 성적이 향상되었다는 임상연구들이 발표되어 향후 사용이 늘어날 것이다.

(2) 자기공명혈관조영술

자기공명영상을 이용한 뇌혈관영상은 조영증강자기공명혈관조영술(contrast-enhanced MRA, CE-MRA) 과 유체속도강조 자기공명 혈관조영술(time-of-flight MRA, TOF MRA)을 이용하여 얻을 수 있다. 조영증강 자기공명 혈관조영술은 대동맥활로부터 윌리스고리까지 한꺼번에 촬영이 가능하다. 유체속도강조 자기공명 혈관 조영술은 조영제 사용이 필요 없다. 그러나 유체속도강조 자기공명 혈관조영술의 경우 협착의 정도가 과장되고 해상도가 떨어지는 단점이 있다.

3) 뇌혈관조영술

뇌혈관조영술은 뇌혈관을 가장 정확하게 검사하는 방법이다. 허혈성 뇌졸중에서 심한 뇌동맥협착이나 폐색의 위치를 정확히 진단한다. 거미막하 출혈의 경우 뇌동맥류의 위치를 알기 위해 실시한다. 최근에는 경동맥내막절제술이나 스텐트 그리고 혈전제거 기계장치들이 많이 사용되며 카테터를 이용한 뇌혈관조영술이 늘고 있다.

Ⅲ 급성기 뇌졸중의 치료

급성기 뇌졸중 치료는 치료를 얼마나 빨리 시작 하느냐에 따라 예후가 상당히 달라진다. 특히 급성기 허혈성 뇌졸중의 경우 정맥혈전용해제 치료 시간의 단축이 예후에 미치는 영향이 크다. 이런 이유로 급성기 뇌졸중의 치료를 위해 시간을 지체하지 않고 신속하게 컴퓨터단층촬영을 찍을 수 있는 진료 체계가 필요하다(표 38-10). 이런 과정을 거쳐 허혈성 뇌졸중과 출혈성 뇌졸중을 감별하여 각각

표 38-10 급성기 뇌졸중 환자 진료 순서

시간[a]	진단 접근법
0-10 분	활력징후 확인
	병력 청취: 증상 및 징후, 발병 시간, 최근 수술 기왕력 등
	혈액검사 시행: 혈당, 프로트롬빈시간/활성화부분트롬보플라스틴시간, BMP*, 온혈구검사, 트로포닌-I
10-20 분	활력징후 추적 관찰
	신경학적 검진 시행 및 NIHSS score 측정
20-40 분	영상 검사 시행: 컴퓨터단층촬영, 컴퓨터단층촬영 혈관조영술, 관류 컴퓨터단층촬영 또는 자기공명영상[b]
40-60 분	치료 방침 결정(정맥 내 혈전 용해제 사용 및 동맥 내 혈전 제거술 시행 여부 고려)

a. 상대시간 척도, 각 단계를 완료할 수 있는 최대 할당 시간으로 정의.
b. 이미지 종류는 기관 별로 차이가 있을 수 있음, 컴퓨터단층촬영 및 자기공명영상은 뇌 영상에 해당한다.
* BMP: basic metabolic panel

표 38-11 급성기 뇌경색에서 혈압 조절의 원칙

급성기 뇌경색 환자
1. 수축기혈압이 220 mmHg 이상 혹은 확장기 혈압이 120 mmHg 이상; 라베탈롤 10 mg 정맥투여(1분 혹은 2분 동안) 조절이 안 되면 10-20분 간격으로 반복 투여할 수 있음(최대 300 mg까지 투여 가능) 혹은 라베탈롤 10 mg 정맥투여 뒤 분당 2-8 mg 주입 혹은 Nicardipine 시간당 5 mg 정맥투여 5분마다 시간당 2.5 mg 증량(최대 시간당 15 mg 투여 가능) 만약 혈압이 조절되지 않으면 나트륨니트로푸루시드 투여 고려.
2. 수축기혈압이 220 mmHg 혹은 확장기 혈압이 120 mmHg를 넘지 않는 경우 혈압조절이 필요 없음. 경과 관찰이 필요. 단, 대동맥 박리, 심한 심부전, 고혈압 뇌증이 있는 경우 신속한 혈압조절이 필요함.
혈전용해제 투여 받은 환자
혈전용해제 투여 중 혹은 2시간 동안 혈압 측정을 매 15분 간격으로, 6시간 동안은 매 30분 간격으로, 16시간 동안 매 1시간 간격으로 혈압을 측정
1. 수축기혈압이 185 mmHg 이상 혹은 확장기 혈압이 110 mmHg 이상인 경우 상기와 같은 방법으로 치료
2. 수축기혈압이 185 mmHg 혹은 확장기 혈압이 110 mmHg를 넘지 않는 경우 혈압조절 필요 없음. 경과 관찰 필요.

다른 치료단계를 거친다. 또한 급성기 뇌졸중 환자들은 초기에 신경학적 악화 혹은 내과적 합병증이 동반하는 경우가 많다. 이를 위해서 다학제적 접근과 집중적인 환자관리가 필요하다. 뇌졸중치료실(stroke unit)의 도입은 급성기 뇌졸중 환자 합병증과 사망률을 낮출 수 있다.

1. 급성기 뇌졸중의 일반적 관리

1) 기도 유지

크기가 큰 뇌경색이나 뇌간 뇌경색의 경우 기도 유지가 어려운 경우가 많다. 뇌경색 환자에서 흡인성 폐렴 예방을 위해 기도 유지는 중요하다. 흡인성 폐렴은 뇌졸중의 가장 흔한 합병증이며 주요 사망원인이다. 호흡 장애가 있는 급성기 뇌졸중 환자는 기도열림과 산소공급을 하는 것이 좋다. 산소 포화도가 92-95% 이하이면 저산소증의 교정이 필요하다. 그러나 저산소혈증이 없는 환자에게 일상적인

표 38-12 자발 뇌내출혈에서 고혈압치료지침

1. 수축기혈압이 150-220 mmHg이고 혈압조절의 금기가 아니면, 수축기압을 140 mmHg로 낮추는 것은 안전하고 기능 예후 향상에 효과적이다.
2. 수축기혈압이 220 mmHg를 넘는 경우에는 자주 혈압을 측정하면서 혈압강하제 정맥내 투여로 혈압을 적극적으로 낮추도록 한다.

산소 공급은 의미가 없다.

2) 수액치료

급성기 뇌졸중에서 적혈구 응집, 백혈구 활성화, 섬유소원 및 혈소판 응집 등으로 인해 혈액점도가 높아질 수 있다. 그러므로 수액 공급을 통한 혈액 희석으로 혈액흐름을 증가시켜 뇌허혈을 개선시킬 수 있다. 그러나 실제 임상에서 모든 뇌경색 환자들을 대상으로 혈액 희석을 시키는 것은 부작용을 유발할 수 있다. 또한 다기관 연구들에서 이에 대한 긍정적인 결과가 없어 적혈구증가증이 있는 뇌경색 환자들을 제외하고는 혈액희석요법을 권장하지 않는다.

급성기 뇌졸중 환자에서 탈수는 불량한 예후와 관련이 있다. 특히 의식장애가 있는 경우 탈수의 위험이 높아 이를 보충하는 수액요법은 필요하다. 이 경우 포도당이 포함된 수액은 뇌손상을 유발할 가능성이 있어 피하는 것이 좋다. 그러므로 탈수가 있거나 저혈량증이 있을 때를 제외하고 뇌졸중 증상 개선을 목적으로 한 혈액희석제 투입은 권고하지 않는다.

3) 혈압조절

급성기 뇌졸중에서 혈압조절은 뇌졸중 양상이 허혈성 뇌졸중인지 출혈성뇌졸중인지에 따라 다르다.

(1) 뇌경색

뇌경색 발생 직후 생기는 혈압상승은 허혈로 손상된 부위에 혈액을 공급시키려는 자기방어기전이다. 그러므로 급격한 혈압조절은 바람직하지 않다. 이러한 혈압 상승은 수일 후 자연적으로 원상태로 돌아오는 경우가 많다. 그러나 혈압이 220 mmHg 혹은 확장기 혈압이 120 mmHg 이상 지속되거나 대동맥박리, 급성심근경색, 울혈성 심장기능상실, 혹은 콩팥기능이상이 동반되는 경우에는 혈압강하요법이 필요하다. 이를 위한 치료 지침은 다음과 같다(표 38-11).

(2) 뇌출혈

고혈압은 혈종의 확대, 혈종부위 부종 증가, 재출혈과 같은 뇌출혈의 예후를 악화시키는 인자와 연관이 있다고 생각되어 왔으나, 수축기혈압이 210 mmHg 이하에서는 고혈압이 혈종의 증가나 신경학적 악화와 연관이 있다는 명확한 증거가 없었다. 그러나, 최근 대규모 전향적 임상연구에서 수축기혈압 150-220 mmHg 사이의 초급성기 뇌출혈 환자들에서 목표 수축기혈압을 140 mmHg 이하로 조절한 경우 안전성에 문제는 없고, 예후가 호전되는 양상을 보였다. 그러므로 이전보다는 좀더 적극적인 혈압조절을 고려해 볼 필요가 있다. 뇌출혈 환자들을 위한 치료지침은 다음과 같다(표 38-12).

4) 체온

급성기 뇌졸중에서 체온상승은 예후에 악영향을 미친다. 그러나 현재까지 인위적인 체온조절이 뇌졸중의 예후를 호전시킨다는 보고는 없다. 입원 당시 체온이 높은 경우 발열 원인을 적극적으로 찾아 교정하는 것은 중요하다.

급성기 뇌졸중 발생 후 신경보호를 위해 적절한 저체온요법은 동물실험과 소규모 임상에서 가능성을 보여준다. 체온이 약 1도 저하될 때 전신 대사량은 약 6% 감소된다. 대사량의 저하는 궁극적으로 뇌혈류량의 감소로 이어지고 결국 두개내압 저하로 연결된다. 이러한 이론적 배경으로 시작된 저체온요법은 심폐소생술 후 환자에서는 높은 근거를 가지고 이용되나 허혈성 뇌졸중 후에 신경보호

효과 목적을 위한 시도에서는 근거가 수준이 낮다. 최근까지 연구결과들을 보면 주로 33도 이상을 유지하는 적절한 저체온요법(mild to moderate hypothermia)을 시도하며 피부표면 냉각법(skin surface cooling)과 혈관내 냉각법(intravascular cooling)을 이용한다. 뇌졸중 후 신경보호와 뇌부종 억제를 위해 저체온요법을 수일 이상 지속하며 이 과정에서 떨림이 문제되는 경우가 많다. 이를 막기 위해 세로토닌 계열의 약물이나 마그네슘, 또는 메페리딘 등의 약물을 일차적으로 쓴다. 이런 약물에도 반응이 없는 환자들에게는 근이완제를 사용할 수 있다. 하지만 근이완제 사용은 신경학적 검사를 어렵게 하므로 되도록 삼가한다. 저체온요법에서는 혈압하강 과정만큼 재가온(rewarming) 과정이 중요하다. 저체온요법의 실패가 재가온 과정에서 자주 일어나므로 재가온 속도를 시간당 0.05도 정도로 서서히 한다.

현재까지 대규모 임상에서 그 효과가 확실하게 입증되지 않았다. 특히 저체온요법 시행 시 저혈압, 부정맥, 전해질불균형, 폐렴 등의 부작용이 발생하므로 주의가 필요하다. 하지만 최근의 연구들에서 성공적인 혈관재개통술을 마친 급성기 뇌졸중 환자들처럼, 적극적인 저체온요법과 같은 신경보호효과의 효과가 극대화될 수 있는 환자군에서 긍정적인 결과들을 보이고 있다.

5) 혈당조절

급성기 뇌졸중 환자에서 혈당상승은 악영향을 미친다. 급성기 뇌졸중 환자에서 당뇨병 과거력이 없어도 스트레스등에 의해 고혈당이 나타나며 당뇨병이 있는 환자들에서 혈당조절의 문제가 생겨 고혈당이 나타난다. 혈당의 상승은 조직 산도를 유발하여 뇌부종이 악화된다. 이를 막기 위해 적극적인 인슐린 사용을 통한 혈당조절 임상연구가 이루어졌으나 기대효과를 거두지 못했다.

일반적으로 혈당이 300 mg/dL 이상 증가하는 경우 인슐린 사용이 필요하다. 뇌졸중 발생시 저혈당이 동반되는 경우는 거의 없으나 혈당이 60 mg/dL 이하로 떨어지면 적극적인 교정이 필요하다.

6) 심장감시

뇌졸중 환자들은 급성기에 심혈관계 이상을 초래할 가능성이 높다. 특히 허혈성 뇌졸중의 경우 심장허혈, 심부정맥, 그리고 심부전 등 심장계통 후유증을 보일 가능성이 높다. 특히 심방세동은 허혈성 뇌졸중의 주요 발병인자이다. 그러므로 급성기 뇌졸중 환자의 경우 48시간이상 심전도의 관찰이 필요하다. 따라서 급성기 뇌졸중 환자를 위한 뇌졸중치료실(stroke unit)이 적극 권장되고 있다.

7) 경련

뇌경색 발생 후 경련은 흔하지 않으며, 뇌출혈의 경우 16% 정도 나타나는 것으로 알려져 있다. 그러므로 예방적인 목적인 항경련제 투여는 권장되지 않는다. 일반적으로 재발의 확률이 높은 경련환자에서 항경련제를 투여하는 것이 좋다. 특별히 의식이 나쁜 뇌출혈 환자들 중 뇌파에서 간질파형이 나타나는 환자에게는 항경련제 투여를 한다.

2. 급성기 뇌경색에서 혈관재개통 요법

급성기 뇌경색에서 막혀 있는 혈전의 제거는 허혈성 반음영의 생존 가능한 뇌세포들을 살려 기능을 회복시키기 위해 시행한다. 그러나 이러한 치료는 모든 환자에 적용되지 않고 항상 좋은 예후를 기대할 수 없다. 그러므로 보다 나은 치료효과를 위해 적응증과 금기증을 고려한 대상 환자 선별이 중요하다.

1) 정맥내 혈전용해술

정맥내 혈전용해술은 1995년 NINDS rt-PA (National Institute of Neurological Disorders and Stroke recombinant tissue Plasminogen Activator) 연구에서 3시간 이내의 뇌경색 환자에서 rt-PA의 사용한 군이 대조군에 비해 발병 90일후 모든 신경학적 척도에서 의미있는 효과를 보였다.

표 38-13 정맥혈전 용해술의 적응증(2015. 뇌졸중 진료지침 개정판 발췌)

1. 신경학적 장애가 동반되고 경미하지 않은 허혈성 뇌졸중
2. 신경학적 장애가 자발적으로 신속히 호전되지 않아야 함
3. 신경학적 장애가 심한 환자는 치료 시 주의해야 함
4. 거미막하 출혈으로 인한 증상이 아니어야 함
5. 최근 3개월 이내에 두부 외상 및 뇌졸중이 없어야함
6. 최근 3개월 이내에 심근경색이 없어야 함
7. 최근 21일 이내에 소화기 및 비뇨기계 출혈이 없어야 함
8. 최근 14일 이내에 주요 수술을 시행하지 않았어야 함
9. 최근 7일 이내 압박불가능한 동맥 천자를 시행하지 않았어야 함
10. 두개내 출혈의 과거력이 없어야 함
11. 혈압은 수축기혈압 185 mmHg 및 확장기 혈압 110 mmHg 이내로 조절되어야 함
12. 신체 검진 당시, 출혈 및 외상(골절 포함)이 발견되지 않아야 함
13. 경구 항응고제를 복용하고 있다면 INR 1.7 이하여야 함
14. 과거 48시간 이내 헤파린을 투여받았다면, aPTT가 정상범위 이내로 조절되어야 함
15. 혈소판 수치는 100,000/mm^3 이상이어야 함
16. 혈당 수치는 50 mg/dL (2.7 mmol/L) 이상이어야 함
17. 경련 후 발생한 신경학적 장애가 아니어야 함
18. 컴퓨터단층촬영에서 저음영병변이 뇌반구의 1/3 이상인 다엽경색이 아니어야 함
19. 환자또는 보호자가 치료에 따르는 위험 및 이익에 대해 이해하고 있어야 함

또한 독립적 일상생활의 가능성이 대조군에 비해 30% 이상 높았다.

유럽에서 진행된 ECASS-3 연구에서 증상발현 3시간에서 4.5시간 내의 환자들에서도 rt-PA를 투여한 군에서 그렇지 않은 군에 비해 90일째 신경학 척도가 의미있게 호전되었다.

정맥내 혈전용해술의 사용은 다음과 같은 치료지침을 따라야 한다(표 38-13). rt-PA의 용량은 0.9 mg/kg(최대용량 90 mg)으로 초기 1/10의 양을 한번에 주사하고 나머지는 1시간에 거쳐 서서히 주사한다. rt-PA 사용 전 혈압의 관리는 표 38-11에 의거해 시행한다. rt-PA 투여 후 최소 24시간이상 뇌졸중치료실에서 집중관찰하고 활력징후와 NIHSS를 이용한 신경학적 변화를 관찰해야 한다. 출혈합병증은 24-36시간 내에 흔하며 일단 발생하면 사망률이 매우 높다. 따라서 rt-PA 사용 후 심한 두통, 혈압상승, 의식장애, 및 구토가 발생하면 즉시 컴퓨터단층촬영을 시행한다. 출혈이 발생한 경우 채혈하여 응고검사를 하고 섬유소원상태를 역전시켜야 한다. 출혈이 멈출 때까지 매 2시간마다 응고검사를 하고 필요에 따라 신선냉동혈장(24시간 동안 매 6시간마다 2단위), 혈소판농축제(4단위), 동결침전제재(5단위)를 주입하고, 1시간 후 섬유소원이 200 mg/dL미만이면 다시 5단위를 정맥주사한다.

rt-PA 사용 후 24시간 이내 에는 항혈소판요법이나 항응고제를 투여하지 말아야 한다. 또한 코위관 삽입, 배뇨관 삽입, 동맥측정관 삽입은 되도록 피한다.

2) 동맥내 혈전용해술

동맥내 혈전용해술은 동맥이 막힌 부위에 직접 카테터를 통해 혈전용해제를 투여하거나 물리적으로 혈전을 부수거나 꺼내어 재개통시키는 방법이다. 정맥혈전용해제 사용에 비해 많은 인원과 시설이 요구되지만 재개통률이 높으며 치료허용시간을 발병 후 6시간까지 늘릴 수 있다. PROACT (Prolyse in Acute Cerebral Thromboembolism)

연구에서 발병 후 6시간 이내의 중대뇌동맥영역의 뇌경색 환자를 대상으로 프로우로키나제를 투여한 군에서 대조군에 비해 우수한 치료효과를 보였으나, 대상환자가 적어 통계적 유의성이 없어 미국 FDA 승인을 얻지 못했다.

이후 특수 고안된 기구들인 MERCI device, Penumbra system, Ekos microcatheter 등의 다양한 기구들이 사용되어왔다. 이런 기구들을 이용한 임상 연구들에서 70% 이상의 혈관 재개통율을 보임에도 불구하고 환자의 예후를 호전시킨다는 것을 증명하지 못했다. 최근 들어 Solitair나 Trevo와 같은 스텐트를 이용한 새로운 혈전제거술이 개발되었다. 특별히 2014년과 2015년 사이에 집중적으로 발표된 5개의 대규모 임상에서 두개내 동맥 폐색으로 인한 증상 발생 6시간 이내 급성기 뇌경색 환자들에서 스텐트를 이용한 색전 제거술로 상당히 빠른 혈관재개통이 가능하게 되었고 대조군에 비해 90일째 신경학적 척도가 의미 있게 호전되었다.

이러한 결과는 첫째로 이전에 쓰인 기구들에 비해 혈관재개통에 걸리는 시간이 상당히 빨라졌고, 둘째로 다양한 영상기법의 사용을 통해 혈관재개통에 적합한 환자들을 선택하는 방법이 향상되었기 때문이다. 증상 발현 후 6시간이 지난 환자에서도 Brain CT 또는 MRI 관류 강조영상을 이용하여 혈전제거술을 시행하고 효과를 얻을 수 있다. 하지만 대상환자의 선정 과정에서 환자의 임상적 중등도 그리고 관류 강조영상등을 포함한 다중기법영상의 결과들을 포괄적으로 분석하여 판단할 필요가 있다.

3. 급성기 뇌경색에서 두개내압 치료

급성기 뇌경색이 발생하면 수일 내에 부종이 생겨 환자의 사망률이 증가한다. 이를 막기 위해 우선 머리를 20-30° 정도 올려 정맥혈이 잘 배출되도록 해야 한다. 또한 유리수나 저삼투액 투여 제한과 이뇨제 혹은 삼투압요법을 시행한다.

삼투압요법은 고삼투압약물을 투여해서 세포 내 수분을 감소시켜 두개내압을 낮추는 방법이다. 임상적으로 만니톨과 글리세롤을 사용하나, 만니톨의 경우 전해질 불균형과 신부전 등 부작용이 발생할 가능성이 크다. 또한 만니톨을 중단하면 혈관에서 세포외액으로 수분이 유입되어 부종이 더 심해지는 반동부종이 발생할 수 있다. 또한 만니톨 사용에 대한 임상적인 근거도 부족하다. 만니톨의 경우 0.5 g/kg-1.5 g/kg의 용량을 사용한다. 이 경우 실제로 측정한 삼투압과 계산식 (2×Na[mEq/L] + BUN [mg/dL]/2.8+ Glucose[mg/dL]/18)을 이용한 삼투압의 차이를 얻으면 간접적으로 혈중 만니톨 농도를 알 수 있다. 수치가 55이상인 경우 신장기능저하를 유발할 가능성이 높아 사용에 주의해야 한다. 이외에도 고장식염수를 사용할 수 있다. 국내에서는 가장 농도가 높은 고장식염수가 11.7%로 약 4,004 mOsm의 삼투압을 갖는다. 고장식염수는 반드시 중심정맥투여를 권고한다. 특히 뇌졸중 환자에서 사용시 11.7%의 고장 식염수 60 mL를 5-10분동안 천천히 투여한다.

두개내압을 조절하기 위해 $PaCO_2$를 낮추어 혈관 수축을 유발하여 두개내압을 떨어뜨릴 수 있다. 기계환기를 통해 $PaCO_2$의 농도를 29-33 mmHg 정도로 유지하면 두개내압 저하에 도움이 될 수 있으나 이에 대한 근거는 부족하다.

두개내압 조절을 위해 티오펜탈(thiopental), 펜토바비탈(pentobarbital) 혹은 프로포폴과 같은 수면마취제를 사용하여 뇌대사를 낮추어 부종을 억제할 수 있다. 그러나 약물에 따라 심장독성이 있거나 호흡중추의 억제효과가 있어 매우 제한된 경우에만 사용한다.

그 외 방법으로 스테로이드 투여는 효과보다 감염의 우려가 높아 사용하지 않는다.

4. 악성 중대뇌 뇌경색에서 수술적 요법

중대뇌동맥영역 2/3 이상이 침범한 급성 뇌경색의 경우 광범위한 뇌부종이 발생해 수일 이내 사망할 가능성이 높다. 이를 막기 위해 반두개절제술을 이용한 감압술을 시행한다. 최근에 시행된 세가지 대규모 임상에서 48시간 이내에 반두개절제술을 한 군에서 사망 및 심한 장애의 빈도를 50%로 줄였다. 대상이 되는 환자에서 반두개절제술 시행을 적극적으로 고려해야 한다. 이 경우 환자의 기대 수명과 경색위치(우성 혹은 비우성반구)를 고려해야 하다. 또한 수술을 성공적으로 한다 하여도 수술의 목적이 생명연장에 있으므로 환자가 심한 장애를 가지고 살아갈 가능성이 높아 보호자들과 충분한 상의가 필요하다.

5. 급성기 뇌경색에서 항혈전제 사용

급성기 뇌경색은 뇌동맥 혈전 생성에 의해 신경학적 손상이 발생한 병이므로 혈전의 진행을 억제하기 위해 항혈전제의 즉각적인 투여가 필요하다. 일반적으로 항혈전제는 항혈소판요법과 항응고제로 나뉜다.

1) 항혈소판요법

급성기 뇌경색에서 아스피린 조기투여는 사망률과 재발률을 낮추면서 출혈 빈도 차이가 없어 적극 권장된다. 사용 용량은 160 mg이상으로 한다. 급성기 뇌경색 환자에서 아스피린의 투여는 중등도 이상의 뇌졸중 재발을 줄인다. 현재까지 급성기 뇌졸중 재발이나 사망률을 줄이는 결과를 보이는 항혈소판요법은 아스피린 이외에 없다.

최근 아스피린과 클로피도그렐 병합사용에 대한 연구가 활발하다. Clopidogrel in High-risk patients with Acute Non-disabling Cerebrovascular Events (CHANCE) 연구에서 일과성 뇌허혈이나 작은 뇌경색 환자(NIHSS ≤3)를 대상으로 클로피도그렐 300 mg의 초기 부하용량과 아스피린을 병용 투여하여 단독 요법보다 90일 동안 재발성 뇌졸중 발생을 의미 있게 줄였다. 또한, 뇌졸중, 심근경색, 혈관성 사망 등의 복합평가변수 발생도 의미 있게 감소했다. 그 동안 병합 요법에서 문제가 된 중증도 출혈 빈도가 아스피린 단독 요법과 비교하면 차이가 없었다. 최근에 발표된 Platelet-Oriented Inhibition in New TIA and Minor Ischemic Stroke (POINT) 연구와 유사하나 이 연구의 경우 초기 클로피도그렐 투여량이 600 mg였고 아스피린을 90일동안 계속 병합하였다. 연구결과 허혈성 혈관질환 발생이 아스피린 단독사용에 비해 의미 있게 줄었다. 그러나 출혈 발생이 증가되었다. CHANCE와 POINT 연구 결과들을 정리하면 경미한 급성기 뇌경색 환자에서 클로피도그렐과 아스피린 병합요법이 아스피린 단독에 비해 뇌경색 재발을 막는데 도움이 된다. 그리고 아스피린은 21일까지만 투여하는 것이 출혈의 부작용을 막는데 도움이 된다. 하지만 CHANCE와 POINT연구들이 작은 뇌경색(minor stroke)을 주로 포함하여 정확하게 어느 뇌졸중 유형에서 효과가 있는지에 대한 정보가 부족하다.

2) 항응고제

급성기 뇌경색에서 경험적으로 항응고제를 많이 사용해왔으나 이에 대한 신빙성 있는 자료는 드물다. 특히 1980년대 이후의 연구들을 종합적으로 분석해보면 급성기 뇌경색에서 항응고제가 효과가 있다는 근거는 없다.

이런 연구들로 인해 급성기 뇌경색 초기 항응고제 사용을 권장하지 않는다. 뇌경색 발생 기전으로 보아 심장성 뇌경색의 급성기에 항응고제의 하나인 헤파린 사용에 대한 이론적 근거를 가지나 이에 대한 명확한 근거는 적다. 최근에 개발된 비타민K 비의존 경구 항응고제(non-vitamin K antagonist oral anticoagulant, NOAC)의 경우 작용시간이 빠르고 출혈이 적어 심방세동과 연관된 급성기 뇌경색 환자에서 사용할 수 있는 가능성을 보여준다.

3) 신경보호제의 투여

뇌허혈 과정 중 신경손상을 유발하는 여러 단계들을 차단하는 신경보호제들로는 NMDA수용체차단제, GABA 대항체, 그리고 신경영양인자(neurotrophic factor) 등이 알려져 있다. 그러나 현재까지 효능이 입증된 것은 없다.

6. 급성기 뇌경색에서 초기 신경학적 악화

급성기 뇌경색에서 초기 신경학적 악화는 뇌경색 후 예후 악화의 중요원인이다. 일반적으로 급성기 뇌경색 환자의 17-40%에서 보고된다. 주로 뇌경색 범위 확장, 혈관재폐색, 출혈변환, 그리고 뇌부종에 의해 발생한다.

1) 뇌경색의 확장

급성기 뇌경색의 확장은 신경학적 악화를 초래한다. 뇌경색 확장을 막기 위해서는 적절한 항혈전제 사용, 혈액희석(hemodilution), 혈량과다증(hypervolemia)을 통한 혈액순환증가 그리고 허혈성 연쇄반응과 연관된 인자들을 억제하는 신경보호제 사용을 고려할 수 있다.

그러나 현재까지 위의 언급한 치료들이 뇌경색 확장을 억제한다는 확실한 근거는 없다. 특히 신경보호제 사용의 유용성에 대해 보고된 것이 없다.

뇌혈류량의 증대를 위해 알부민을 사용하는 시도들이 있으나 아직 명확한 결론을 짓지 못했다.

그러므로 현재까지 급성기 뇌경색 환자에서 뇌경색 확장을 억제하기 위해서는 탈수 예방이 필수적이다. 이 경우 심부전이 없으면 하루 1-2 L 정도의 생리적 식염수 투여를 고려한다. 또한 뇌혈류의 유지를 위해 수축기 기준 150 mmHg 이상의 혈압 유지가 필요하다.

2) 뇌경색의 초기 재발

뇌경색의 확장과 초기재발은 임상적으로 명확히 감별하기가 어렵다. 뇌경색의 확장이 같은 혈관영역에서 신경학적 증상이 악화되는 것이고, 초기 재발은 다른 혈관영역에 새로운 신경학적 증상이 나타나는 것을 의미한다. 대개 뇌경색 발생 후 2주까지 초기 재발률은 4% 정도이고 뇌경색의 기전에 따라 큰 차이가 있다.

작은 동맥폐색과 연관된 뇌경색은 그 재발률이 작으나 심장성 뇌경색과 큰동맥죽상경화증과 연관된 뇌경색의 경우 높은 재발률을 보여 주의가 필요하다.

3) 뇌경색의 출혈전환

뇌경색 환자는 혈전용해제와 항혈전제를 사용하기 때문에 뇌허혈 부위로 출혈 전환이 이루어질 수 있다. 특히 막힌 혈관이 재개통되는 경우 약물의 사용과 관계없이 출혈 전환이 관찰되는 경우가 많다.

7. 고혈압성 뇌출혈의 치료

1) 내과적 치료

뇌출혈 후 최상의 결과를 얻기 위해서는 혈압 및 두개내압 조절 그리고 심혈관계의 관리가 필수적이다. 두개내압상승은 두개내압이 20 mmHg 이상인 경우로 정의한다. 두개내압 조절은 두개내압을 20 mmHg 이하로 하고 뇌관류압을 50-70 mmHg으로 유지하는 것을 원칙으로 한다. 두개내압 상승으로 인한 의식저하 환자에서는 침습적인 두개내압 감시가 필요하다. 소량의 뇌출혈 환자에서는 두개내압 조절이 필요 없다. 일반적인 두개내압 관리는 뇌경색에서 사용하는 방법과 유사하다. 의식이 저하된 환자에서는 뇌실내 카테터삽입을 통한 배액, 신경근육차단제, 과호흡요법을 사용할 수 있다. 그 외 바르비투르산염 혼수법을 사용할 수 있으나 뇌혈류를 감소시킬 수 있어 두개내압 감시가 필요하며 저혈압에 유의해야 한다.

2) 외과적 치료

뇌내출혈에서 진행된 대규모 임상들에서 수술적 요법에 대한 유용성이 밝혀지지는 않았다. 그러나 소뇌출혈이 있으면서 뇌줄기압박으로 인해 신경학적으로 악화되는 경우 가능한 한 빨리 혈종을 제거하는 것이 원칙이다. 또한 STICH (Surgical Trial in Intra Cerebral Hemorrhage)연구에서 표면으로부터 1 cm 미만에 위치한 엽상 출혈의 경우 수술적 치료에 효과를 보이는 경향을 보였다. 그러나 출혈이 소량이거나 신경계 손상이 미약할 경우 수술로 얻을 이득은 별로 없다. 또한 신경계 손상이 심한 뇌내출혈

표 38-14 항응고제, 항혈소판요법 투약 후 발생한 뇌출혈의 치료법

비타민K길항제	– 투약 중지 – 해독제 투여 · 비타민 K (1–10 mg) 정주: 과민반응의 우려가 있으므로 천천히 정주할 것 · 신선동결혈청(15–20 mL/kg) 투여: 혈량과다의 위험 주의 – 프로트롬빈 시간: 응고인자 VII이 회복되면서 정상화되지만, 응고인자 II의 결핍효과는 반영하지 못함 – 프로트롬빈 시간은 매 6시간마다 재측정하고 필요시 해독제 투여
비타민K비의존 경구항응고제	– 투약 중지 – 다비가트란의 경우 idarucizumab 5 g IV – 프로트롬빈 시간, 활성화프로트롬빈 시간 도움이 되지 않음 – PCC, 혹은 Activated PCC 가 도움 · PCC 50 U/kg · APCC 50 U/kg
헤파린	– 투약 중지 – 프로타민황산염(30 mg) 천천히 정주 – 활성화 부분 트롬보플라스틴 시간 감시 – 과량의 프로타민황산염 투여는 과잉 응고효과가 있을 수 있음
혈전용해제	– 투약 중지 – 헤마토크리트, 프로트롬빈시간, 활성화부분트롬보플라스틴시간, 혈소판 수, 피브리노겐 측정 – 최소 4 unit의 수혈 준비 – 피브리노겐을 최소 150 mg/dL 이상으로 올리기 위하여 4–6 unit의 동결침전제를 투여 – 피브리노겐을 매 4시간마다 측정 – 피브리노겐을 150 mg/dL 이상으로 올리기 위하여 수혈과 동결신선혈장 정주를 함께 시행
항혈소판요법	– 투약 중지 – 혈소판 수혈

PCC – Prothrombin complex concentrate, APCC – Activated prothrombin complex concentrate

의 경우에도 사망할 우려가 높거나 병세 호전을 기대하기 어렵다. 수술의 시기에 대해서도 정확하게 정해진 것은 없다. 그러나 뇌내출혈 2,186명에 대한 메타분석에서 출혈 후 8시간 이내에 수술을 시행하는 것이 예후를 개선시킨다는 분석이 있다.

최근 MISTIE III (Minimal invasive surgery plus rt-PA for intracerebral evacuation III) 연구에서 뇌출혈 크기 30 mL이상의 환자들의 경우 고식적인 치료에 비해 최소침습 수술과 rt-PA를 사용한 혈전제거방법을 시행한 환자에서 시술 1년 후 양호한 예후(modified Rankin Scale 0-3) 빈도에서 차이를 입증하지 못했다. 그러나 안정성에 문제가 없고 초기 사망률이 고식적 치료에 비해 낮아 향후 최소침습과 rt-PA를 이용한 혈전제거 방법에 대한 보다 많은 연구가 필요하다.

8. 출혈경향에 의한 뇌내출혈의 치료

광범위한 항혈소판요법과 항응고제 사용 증가는 향후 뇌내출혈이 늘어날 수 있음을 시사한다. 따라서 항혈소판요법 혹은 항응고제를 복용하던 환자가 갑작스런 두통, 신경학적 이상, 그리고 의식저하를 보인다면 이들 약물과 관련된 뇌내출혈을 의심해야 한다. 특별히 항응고제를 사용하는 경우 국제표준화비율을 이용한 프로트롬빈시간을 주기적으로 측정해야 한다. 또한 활성화 부분 트롬보플라스틴시간 및 혈소판 수를 측정해야 한다. 헤파린 사용 후 발생한 출혈의 경우 헤파린 대항체인 프로타민황산염을 헤파린 100단위 당 1 mg의 용량으로 사용한다. 와파린 사용의 경우 대항체인 비타민K 약 10 mg을 정맥 혹은 피하 주사하며, 일반적으로 국제 표준화비율을 정상화하는 데에 6시간 이상 걸린다. 그러나 최근에 개발된 NOAC의 일종인 다비가트란의 경우 idarucizumab 5 g을 정맥투여하며, 그 외 응고인자 Xa에 연관된 약물들(리바록사반, 아픽사반, 에독사반)에서는 특별한 해독제가 없으며 또한 응고 상태를 모니터할 검사가 없다. 출혈 경향에 상승에 의한 뇌내출혈의 응급조치는 표 38-14와 같다.

9. 뇌내출혈의 예후

뇌내출혈은 뇌경색에 비해 초기 사망률이 높다. 자발성 뇌출혈의 경우 발생 30일째 사망률이 35-50%에 이르며 주로 발생 2일 이내에 사망한다. 주로 고령일수록 GCS (glasgow coma scale)이 낮을수록, 크기가 클수록, 천막하 출혈(infratentorial hemorrhage)인 경우, 초기 CT 검사에서 뇌실내 출혈이 동반되거나 심장병과 당뇨병 등 기저질환이 동반되는 경우에 사망률은 증가한다. 치료 시 의료진들은 다음과 같은 신경계 합병증에 주위를 기울여야 한다.

1) 뇌혈관 연축

뇌혈관 연축은 출혈 후 3일 후부터 시작하여 7일째까지 최고조에 이르고 17일 이후에는 잘 발생하지 않는다. 뇌혈관 연축을 막기 위해서는 칼슘차단제인 니모디핀 60 mg을 매 4시간 마다 경구투여하는 것이 환자의 예후를 향상시킨다. 또한 뇌혈관 연축 여부를 집중치료실에서 간단히 알기 위해서는 거미막하 출혈 후 2주까지 경두개 도플러를 시행하여 혈류속도의 갑작스런 증가를 감시하여 진단한다.

일반적으로 뇌혈관 연축을 막기 위해 3H요법으로 치료하는데 혈량과다증, 혈액희석, 고혈압을 유도한다. 최근에는 연축 혈관 풍선확장술이나 혈관확장제 직접주입술이 효과가 있다는 보고도 있다.

2) 수두증

거미막하 출혈이 발생하면 뇌척수액이 혈액과 섞여 흡수 장애로 인해 교통 수두증(communicating hydrocephalus)이 생길 수 있다. 이 경우 뇌실천자를 시행해 뇌척수액을 배액시키거나 뇌실복강 션트(ventriculoperitoneal shunt)를 실시한다.

3) 경련

거미막하 출혈에서 발작은 비교적 흔히 일어난다. 발작이 일어나면 항경련제를 즉시 투여한다. 그러나 현재까지 예방적 항경련제 투여에 대한 근거는 부족하다.

Ⅳ 급성기 뇌졸중 환자의 합병증 관리와 재활

급성기 뇌졸중 환자는 치료 및 예방뿐만 아니라 조기재활도 중요하다. 이 시기에 욕창방지를 위한 체위변화, 관절구축을 막기 위한 조기가동, 요로감염을 예방하기 위한 배뇨조절 그리고 조기가동화 등의 재활치료가 필요하다. 또한 조기 사회적응을 가능하게 위해서 음식 먹기, 옷 입기, 치장하기 등의 일상적 생활 동작 훈련이 필요하다. 급성기 뇌졸중 환자에서는 뇌졸중의 증상과 연관된 인지장애, 시각장애, 언어장애, 강직, 삼킴 곤란 그리고 통증에 대한 다각적인 접근이 필요하다.

참고문헌

1. Anderson CS, Heeley E, Huang Y, et al. Rapid blood-pressure lowering in patients with acute intracerebral hemorrhage. N Engl J Med 2013;368:2355-65.

2. Cha J-K. Critical Care Medicine. 3rd ed. Seoul: Koonja Publishing Inc. 2016;469-87.

3. Cho W-S, Kim JE, Park SQ, et al. Korean clinical practice guidelines for aneurysmal subarachnoid. hemorrhage 2018;61:127-66.

4. Hemphill JC, Greenber SM, Anderson CS, et al. Guidelines for the management of spontaneous intracerebral emorrhage: A guideline for healthcare professionals from the American heart association/American stroke association. Stroke 2015;46:2032-60.

5. Ko SB, Park HK, Kim BM, et al. 2019 upadate of Korean clinical practice guidelines of stroke for endovascular recanalization therapy in patients with acute ischemic stroke. J stroke 2019;21:231-40.

6. Lee JH, Jung KH, Cha J-K. Textbook of Neurology. 3rd ed. Seoul: Pan Mun education Publishing Inc. 2017;645-95.

7. Molyneux AJ, Kerr RS, Yu LM, et al. International subarachnoid aneurysm trial (ISAT) of neurosurgical clipping versus endovascular coiling in 2143 patients with ruptured intracranial aneurysms: a randomised comparaison of effects on dependency, seizures, rebleeding, subgroups, and aneurysm occlusion. Lance 2005;366:809-17.

8. Powers WJ, Rabinstein AA, Ackerson T, et al. 2018 guidelines for the early management of patients with acute ischemic stroke: A guideline for healthcare professionals from the American heart association/American stroke association. Stroke 2018;49:e46-e110.

9. The NationalInstitute of Neurological Disorders and Stroke (NINDS) rt-PA Stroke Study Group: Tissue plasminogen activator for acute ischemic stroke. N Engl J Med 1995;333:1581-7.

10. Yoon BW, Kim E-G, Lee KB. Stroke. 2nd ed. Seoul: Pan Mun education Publishing Inc. 2015.

중환자의학

39

CRITICAL CARE MEDICINE

두개내압 관련 문제 및 이차 뇌손상

고상배

신경세포는 한 번 손상이 발생하면, 회복이 느리거나 초기 상태로 회복되기 어렵기 때문에, 초기 손상이 얼마나 심한지의 여부가 예후를 결정하는 중요한 요소가 된다. 하지만, 일부 환자는 초기 손상이 그리 심하지 않더라도 치료과정에서 발생하는 이차 뇌손상에 의해 영구적 장애와 결손이 발생하여 초기에 예측하였던 것보다 예후가 좋지 않게 되는 경우가 있다. 이차 뇌손상의 종류에는 뇌부종 및 뇌압상승, 뇌허혈 및 경련 등이 있고, 이러한 이차 뇌손상을 조기에 발견하여 영구적 결손이 발생하기 전에 치료하는 것이 신경계 중환자실에서 근무하는 중환자 전담의의 가장 큰 역할이라고 할 수 있다. 외과계 중환자실이나 내과계 중환자실에 입원하는 환자에서도 치료 과정 중에 종종 신경학적 손상과 합병증을 경험하게 되므로, 이차 뇌손상의 조기 발견 및 치료에 대해서는 중환자 전담의가 반드시 알고 있어야 할 내용이다.

I 뇌압

1. 정상 뇌압과 뇌혈류

1) 정상 뇌압

뇌압은 두개내(intracranial) 뇌조직과 뇌척수액의 압력을 뜻하며, 정상 성인에서는 약 5-15 mmHg이다. 척수천자 후 압력계(manometer)를 이용하여 뇌압을 측정하면 cmH_2O의 압력 단위를 갖게 되는데, (1 mmHg가 1.36 cmH_2O에 해당하므로, 단위를 변환하면 정상 뇌압은 7.5 - 20 cmH_2O 범위가 된다.

2) 두개내공간의 구성 요소

뇌압은 두개내압력이므로, 두개내에 위치하는 조직의 압력이 반영되게 된다. 뇌와 두개골의 성장이 완료되면 뇌는 단단한 두개골로 완전히 둘러싸이게 되어 공간이 제한되게 되는데, 이러한 두개내공간은 뇌실질(parenchyme, 약 1400 g, 80%), 뇌척수액(cerebrospinal fluid, 150 mL, 10%) 및 혈액(blood, 150 mL, 10%)으로 구분해 볼 수 있다. 뇌실질내 출혈이나 부종이 발생하면 뇌실질의 부피가 증가하게 되므로, 뇌척수액이나 혈액의 부피가 감소해서 보상작용을 하게 된다. 이러한 보상작용이 완전하지 않으면 두개내 전체 조직의 부피가 증가할 수밖에 없지만, 두개내공간은 두개골에 의해 둘러싸여 부피가 제한되므로 결국 압력이 증가하게 된다. 수두증(hydrocephalus)이나 뇌실내출혈(intraventricular hemorrhage)처럼 뇌척수액 부분의 부피가 증가하는 경우도 뇌압을 증가시키며, 폐환기가 감소되어 혈중 이산화탄소 분압($PaCO_2$)이 증가하

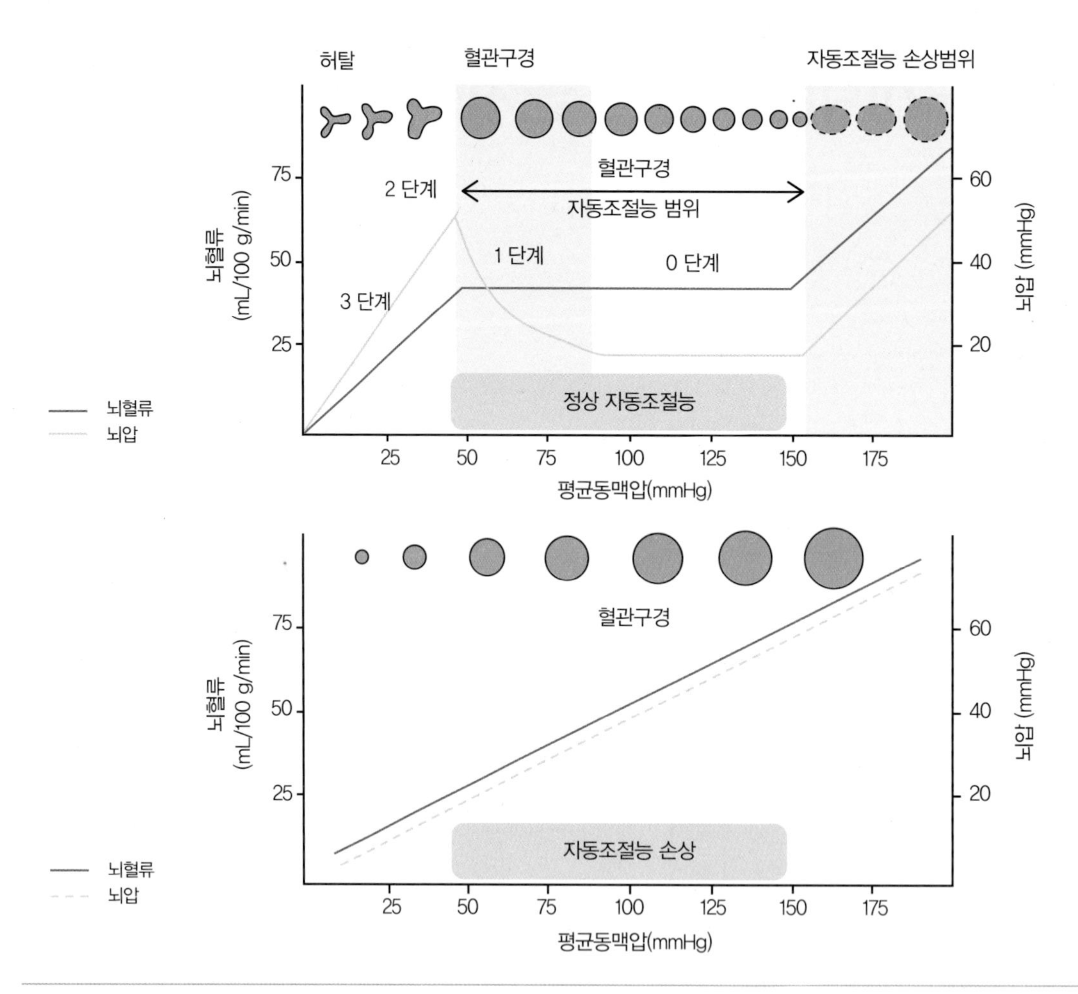

그림 39-1 자동조절능 상태에 따른 혈압, 뇌혈류 및 뇌압의 관계

A) 자동조절능이 정상이면 뇌관류압이 변동하여도 일정한 범위 안에서는 뇌혈관의 수축과 이완작용으로 인해 뇌혈류는 일정하게 유지된다.
B) 자동조절능이 저하되면 뇌혈류는 뇌관류압 및 혈압에 직접 비례하게 된다.

여도 두개내혈관이 확장되어 두개내 혈액의 부피가 증가하므로 뇌압을 상승시키게 된다. 반대로 수술로 뇌출혈이나 종양을 제거하거나 삼투압제제를 투약하여 부종을 감소시키면 뇌실질의 부피를 감소시키므로 뇌압이 감소되게 되며, 뇌척수액의 부피를 줄이기 위해서는 뇌실외단락술(extraventricular drain, EVD)을 시행하거나 요추배액(lumbar drainage)을 시행한다. 두개내 혈액의 부피를 감소시키기 위해서는 과호흡(hyperventilation)으로 혈중 이산화탄소 분압($PaCO_2$)을 낮추거나, 저체온치료나 진정마취제를 투약하여 뇌대사를 감소시키면 대사-혈류 커플링(metabolism-blood coupling)에 의해 뇌혈류가 감소하게 되어 뇌압이 감소한다. 실제 환자에게 뇌압상승에 대한 치료를 결정할 때에는 앞에서 언급한 여러가지 방법 중에서 환자의 개별 특성과 질환을 고려하여 우선순위를 두어 치료방법을 선택하게 된다.

3) 뇌압, 뇌관류압과 자동조절능의 관계

뇌 혈액 순환을 결정하는 구동력이 되는 것을 뇌관류압(cerebral perfusion pressure, CPP)이라 한다. 뇌관류압은 심장에서 혈액을 밀어내는 평균동맥압과 뇌압과의 차이로 정의되는데(CPP = MAP-ICP), 뇌의 혈역학적 관점으로 보면 뇌압은 뇌의 혈액순환을 방해하는 저항 역할을 하게 되므로, 뇌관류가 적절히 일어나기 위해서는 평균 동맥압이 반드시 뇌압보다 높아야 한다. 뇌압과 동맥압이 변하면서 뇌관류압은 계속 변동되는데, 정상인의 경우에는 뇌관류압 50-150 mmHg 범위에서는 뇌혈관의 수축과 이완을 통해 저항을 변경하여 뇌혈류를 일정하게 유지하게 되며 이를 뇌혈류의 자동조절능(cerebral autoregulation)이라 한다(그림 39-1).

자동 조절능 범위라도 혈압이 감소되면 뇌혈류를 유지하기 위해 뇌혈관의 저항이 감소되어 혈관이 이완된다. 혈관이 이완되면 뇌혈액량이 증가하므로 뇌압은 상승되게 되며, 이는 뇌관류압을 더욱 감소시키고 자동조절능에 의해 뇌혈류를 유지하기 위해 혈관이 더 확장되므로 뇌압이 더욱 상승되게 된다. 이러한 현상을 혈관확장연쇄반응(vasodilatory cascade)라고 하며, 뇌관류압이 낮은 상태에서 회복되지 않을 때 지속적 뇌압상승을 유발하는 중요한 기전이 된다. 이렇게 혈관확장연쇄반응에 의해 증가되는 뇌압을 고원파(plateau wave)라고 하며, 다른 용어로는 룬드버그 A파라고 부른다. 뇌관류압이 50 mmHg 이하로 감소되면 뇌혈관은 허탈(collapse)되고, 뇌관류압이 저하됨에 따라 뇌혈류는 비례하여 감소되게 된다. 반대로 뇌관류압이 증가되면 혈관은 수축작용에 의해 뇌혈류를 일정하게 유지하려 하지만, 뇌관류압이 150 mmHg 이상으로 증가하면 자동조절능이탈(autoregulatory breakthrough)현상에 의해 뇌관류압에 비례하여 뇌혈류가 수동적으로 증가하게 된다. 이러한 현상은 고혈압성 뇌병(증)(hypertensive encephalopathy), 혈관탓부종(vasogenic edema) 및 뇌출혈의 주요 기전이 된다.

한편 뇌손상이 심해서 자동 조절능이 모두 소실된 상황에서는 자동조절능의 범위가 없이 뇌관류압에 따라 뇌혈류는 수동적으로 변동되게 되므로, 조금만 혈압이 낮아지더라도 비가역성 뇌손상이 발생할 수 있는 수준까지 뇌혈류가 감소할 수 있으므로 주의하여야 한다. 또한 혈압이 상승되면 비례하여 뇌압이 증가되므로, 뇌압상승에 주의하여야 한다.

4) 뇌압상승에 의한 뇌손상의 기전

두개내의 뇌압은 모든 부위에서 일정하지는 않고, 측정 부위마다 다르다. 주로 손상이 발생한 조직 주변의 뇌압이 가장 높고, 멀리 떨어질수록 뇌압이 낮아지게 된다. 이처럼 뇌압이 상승하면 뇌압의 국소적 경사에 의해 뇌압이 높은 곳에서 낮은 쪽으로 뇌조직이 이동하게 되는데, 이를 뇌탈출(herniation)이라고 한다. 뇌탈출의 종류에는 여러 가지가 있는데, 전두엽 병변에 의해 대뇌낫(falx cerebri)하방으로 전두엽 조직이 이동하는 대뇌낫밑탈출(subfalcine herniation)이 발생하면 전두개동맥의 분지인 뇌량주위동맥(pericallosal artery)이 압박되어 전두엽 뇌경색이 발생할 수 있다. 내측 측두엽 (temporal lobe)병변은 천막(tentorium)을 통해 갈고리돌기(uncus)가 탈출되는 천막경유탈출(transtentorial herniation)이 종종 발생한다. 탈출되는 갈고리돌기 바로 아래에는 동안신경(oculomotor nerve)이 위치하므로 하방으로 탈출되는 갈고리돌기에 의해 동안신경이 압박받으면 동공 크기가 커지고 동공 반사가 느려거나 완전 소실되기도 한다. 측두엽이나 두정엽(parietal lobe) 병변은 천막경유탈출을 유발하면서 후대뇌동맥을 압박하여 후대뇌동맥 분지에 새로운 뇌경색을 촉발하기도 한다. 천막상부 병변에 의해 천막을 중심으로 수직 압력기울기가 주로 발생한다면 중심하방탈출(central downward hernation)이 발생하면서 뇌간에 주로 손상이 발생하게 된다. 소뇌병변이 주된 병변이라면 소뇌편도가 큰후두구멍(foramen magnum)을 통해 하방으로 이동하는 소뇌편도탈출(cerebellar tonsillar herniation)이 발생하며, 이는 전방의 연수(medullar oblongata)를 압박하면서 급격히 호흡부전이 발생할 수도 있다. 뇌압이 많이 상승하면 뇌관류압이 저하되고, 자동조절능의 범위 이하로 뇌관류압이 낮아지면 전반적으로 뇌혈류가 감소되어 전허혈(global ischemia)이 발생할 수 있다. 뇌손상이 심할수록 자동조절능이 완전히 손상되는 경우가 흔하기 때문에, 뇌압변동에 의한 뇌혈류 변화에 매우 민감하게 된다. 이처럼 뇌압이 상승하면 뇌탈출에 의한 이차 손상이 발생하거나, 전허혈에 취약하게 되므로 뇌압의 상승과 관련되는 초기 임상 증상에 대해서는 잘 알고 있어야 한다. 뇌압이 상승하면 두통, 구토, 유두부종 및 뇌 신경마비(특히 동안신경 마비)가 발생하며 의식이 저하되고, 뇌탈출이 임박한 경우에는 혈압이 상승하면서 서맥이 동반되는 쿠싱반사(Cushing's reflex)가 발생하므로 생체징후도 조심스럽게 확인하여야 한다. 하지만, 이러한 증상이 모든 환자에서 관찰되지는 않기 때문에 임상증상만으로 뇌압상승 여부를 판단하기에는 부족하다. 따라서 뇌압상승이 우려되는 뇌손상 환자에서는 뇌압을 직접 측정할 필요가 있다.

2. 뇌압의 측정

1) 침습적 측정 방법

침습적 뇌압 측정법에는 여러 가지 방법이 있지만, 가장 표준이 되는 방법은 뇌실외배액(EVD) 카테터를 이용하여 뇌실 내 압력을 측정하는 방법이다. 뇌실외배액 카테테는 그 말단부가 몬로구멍(Foramen of Monro)에 위치하도록 삽입하게 되므로, 뇌압 측정은 외이도의 귀구슬(tragus)를 기준으로 측정한다. 이는 환자가 누워있는 자세에서 귀구슬의 위치가 몬로구멍의 위치와 해부학적으로 근사하기 때문이다. 뇌실압력 측정법은 카테터를 통해 뇌척수액을 배액하거나 약물을 주입하는 등의 치료적 용도로도 사용할 수 있고, 압력 측정의 오차가 의심되면 언제든지 뇌압을 영점조정할 수 있다는 장점이 있다. 단점으로는 뇌 병변이 국소적으로 있는 경우에는 종괴 주위의 뇌압은 높지만, 병변에서 멀리 떨어진 부위의 뇌압은 정상일 수도 있으므로, 전체 뇌실압이 뇌병변 주위에서 측정한 것이 비해 낮게 측정될 수 있다는 점을 알고 있어야 한다. 또한, 뇌압을 연속적으로 측정하려면 배액 카테터의 측면에 삼면스탑코크(3-way stopcock) 등을 별도로 설치하여야 하므로 감염의 가능성이 있다.

뇌실질에 압력 모니터를 삽입하여 압력을 측정하는 방법은 병변 주위의 국소 뇌조직압을 직접 측정할 수 있다는 장점이 있다. 센서의 종류에 따라 공기압착식(pneumatic), 압전식(piezoelectric), 광섬유방식(fiberoptic) 등으로 차이가 있고, 카미노(Camino®) 모니터나 스피겔버그(Spiegelberg)모니터가 대표적인 예가 된다. 단점으로는 탐침을 삽입하면서 영점 조절을 한 후에는 반복해서 영점조절하기 기 어렵고, 그에 따라 삽입 후 시간이 경과할수록 참값에서 벗어나게 된다. 하지만 국소적 뇌병변이 있는 환자에서는 국소 뇌조직압을 연속해서 측정할 수 있기 때문에 중환자실에서 뇌압측정을 목적으로 많이 사용하고 있다.

2) 비침습적 뇌압측정법 및 간접검사법

(1) 박동지수

뇌압상승을 간접적으로 반영하는 지표들에 대해서는 여러 연구가 있다. 비침습적인 초음파를 이용한 방법들이 활발하게 이용되고 있는데, 대표적인 것이 경두개초음파(transcranial Doppler)이다. 뇌압이 상승하면, 두개내 동맥 중 원위부 직경이 작은 혈관들이 뇌압에 의한 영향을 쉽게 받게 되어 뇌혈류의 파동성이 증가하게 된다. 따라서, 경두개초음파로 측정하는 파동성의 지표인 박동지수(pulsatility index)는 뇌압이 상승하면 비례하여 함께 증가하게 된다. 측정하는 혈관의 위치에 따라 정상 범위가 약간씩 다르지만, 정상인에서 중대뇌동맥의 박동지수는 평균 0.69±0.11로 알려져 있다. 하지만 박동지수는 뇌압 이외의 생리학적 변동에 의해서도 변화할 수 있는데, 예를 들어 대동맥판막의 역류가 발생하거나, 심박수가 감소해도 증가할 수 있다는 것에 주의하여야 한다. 초음파는 측정자에 따라 서로 다른 결과가 얻어질 수도 있는 단점이 있는데, 박동지표는 초음파 측정방향과 혈류의 진행방향 사이의 각도에 영향을 받지 않기 때문에, 초보자도 측정하는 데에 지장이 없다는 장점이 있다. 하지만 박동지표로

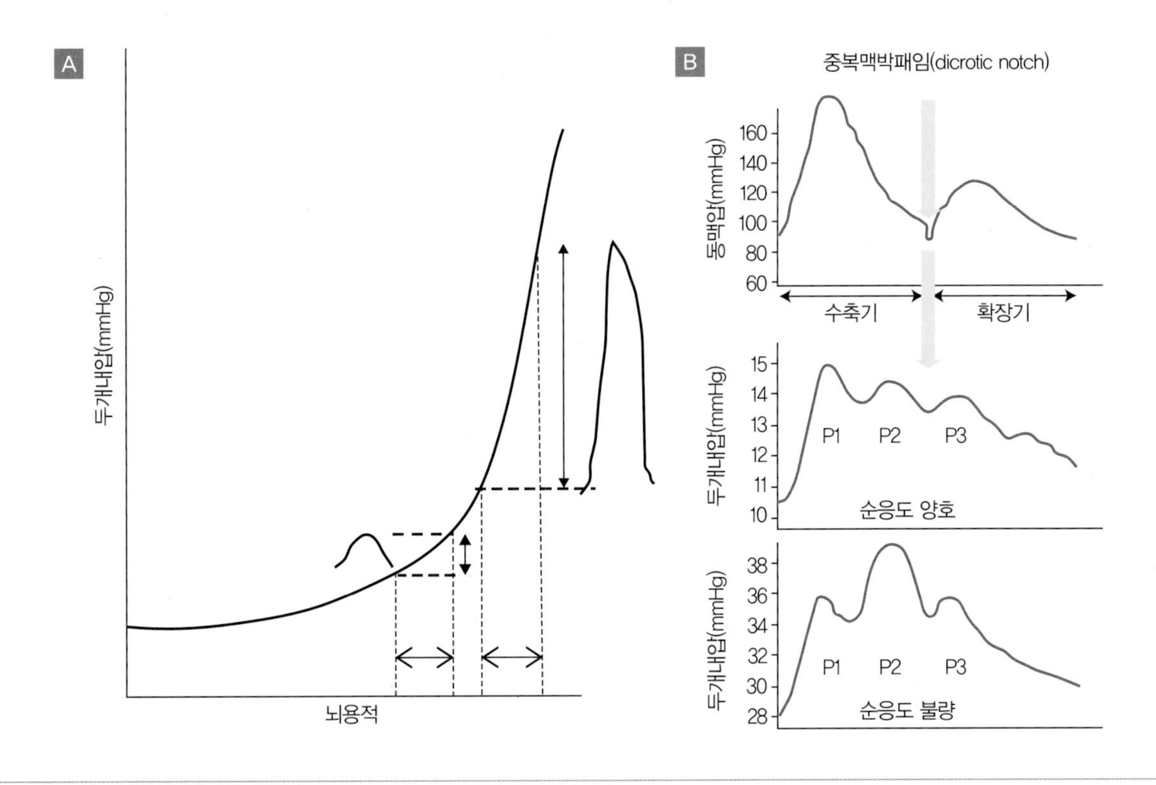

그림 39-2 뇌압과 뇌의 유순도 및 뇌압의 파형

예측하는 뇌압의 정밀도는 그리 높지 않다. 정밀도를 높인 방법은 두깊이경두개초음파(2-depth transcranial Doppler)이다. 안구를 통해 안구내와 도개내의 안구동맥의 박동지수를 각각 두 깊이에서 측정한 후, 안구 외부에서 공기 압력을 가하여 두개내혈관의 박동지수와 안구내 혈관에서의 박동지수가 동일해지는 지점을 확인하면, 추가로 가해진 압력만큼이 뇌압에 해당하므로 비침습적이지만 더 정확하게 뇌압을 예측할 수 있다. 하지만 복잡한 장치가 필요하여 아직 임상에서 사용되기보다는 항공우주의학의 연구분야에서 주로 사용되고 있다.

(2) 시각신경집지름

이차원 초음파나 컴퓨터단층촬영/자기공명영상 등 영상장치를 이용하여 시각신경집지름(optic nerve sheath diameter)을 측정하면 뇌압상승이 있는지를 간접적으로 확인하는 데에 도움이 된다. 안구 뒤 시각신경 주위는 뇌척수액과 연결되어 있는 해부학적 공간으로, 뇌압이 증가하면 시각신경을 싸고 있는 시각신경집지름이 증가하게 된다. 뇌압상승을 의심해 볼 수 있는 수치는 직경 약 5.0 mm 정도이며, 국내 환자를 대상으로 시행한 연구에서도 외국의 연구와 마찬가지로, 정상 뇌압상승인 대조군에서는 자기공명영상으로 측정한 시각신경집지름은 평균은 4.37 mm였고, 연령이나 성별에 따라 차이가 나지 않았다. 하지만 시각신경집지름은 개인별로 차이가 날 수 있는데, 키, 몸무게, 체질량지수 등과는 관련되지 않고, 안구의 횡단직경(transverse diameter)이 가장 관련되는 지표로 알려져 있다. 따라서, 시각신경집지름만 측정하는 것보다는 시각신경집지름을 안구의 횡단직경으로 나눈 값이 더 정확한 의미를 가지며, 정상인은 0.19 이하의 값을 갖고 뇌압이 상승될수록 0.23 이상으로 증가된다. 초음파로 측정할 때에는 8MHz 선형(linear) 초음파탐침(probe)를 이용하여 측정하고, 안구 바로 뒤에서는 정확하게 측정이 되지 않기 때문에 3 mm 정도 후방에서 측정하는 것이 좋다. 횡단면(transverse plane)에서 측정이 잘 되지 않는 경우에는 관상면(coronal plane) 등 측정하는 방법을 달리하면 더 정확한 결과를 얻을 수 있다. 측정하는 검사자의 기술에 따라 결과가 차이가 날 수 있다.

(3) 동공반사측정기(Pupillometer)

뇌신경검사 중 뇌압의 상승에 가장 민감하게 변동되는 검사는 동공반사이다. 동공반사가 소실되면 예후가 불량할 것으로 판단할 수 있지만, 동공의 수축이 미미하거나, 동공의 크기가 작을 경우, 특히 노인의 경우에는 기본적으로 동공의 크기가 젊은 사람에 비해서 작기 때문에 동공반사가 정상인지 여부를 판단하기에 애매한 경우가 종종 있다. 한 연구에 따르면, 중환자실 의사와 간호사가 독립적으로 동공반사를 측정했을 때 그 일치도가 50-60%에 불과하다는 결과도 있다. 따라서, 객관적인 측정을 위해 자동동공측정기(automated pupillometer)가 개발되어 임상에서 사용되기 시작하였다.

자동동공측정기는 적외선 카메라를 이용해 표준화된 방법으로 동공반사를 측정하면서 초당 30-40 프레임의 영상을 촬영하여, 동공의 크기, 수축속도, 평균수축 속도, 수축된 동공의 크기, 이완속도 등을 계산한다. 이러한 데이터를 기반으로 하여 z-score 방법으로 정규분포에 가까운 값을 NPi (Neurological pupillary index)라는 값을 표시해 준다. 이는 0부터 5까지의 값으로 정확한 계산 방법은 특허로 인해 공개되어 있지 않지만, 4에서 5까지의 값이 정상 범위이며, 3이상의 값은 동공반사는 느리지만 반응은 있는 것을 의미한다. 일반적으로 뇌압이 높을수록 NPi 값이 하락하지만, 뇌압과 NPi 값의 산술적 대응은 정확하지 않다. 다만, 뇌압상승이 의심되는 환자에서 NPi 값이 갑자기 하락한다면 뇌부종에 의한 뇌압상승을 염두에 두고 환자의 상태를 확인할 필요가 있다.

3. 뇌압상승의 병태생리학적 기전과 유순도

뇌압상승의 대부분의 원인은 뇌실질의 부피가 증가하기 때문이다. 하지만 뇌실질의 부피가 증가하더라도 뇌척수액과 뇌혈액의 용적이 감소되는 보상작용으로 인해 바로 뇌압이 증가하지는 않고, 보상작용의 한계에 도달하면 뇌압이 상승되기 시작하며, 그 관계도 선형적이지 않다. 일정 용적에 도달하기 전까지는 뇌압상승이 더디다가 특정 임계점에 도달되면 작은 용적 변화에도 뇌압이 급격하게 상승하게 된다(그림 39-2).

심장의 박동하면서 뇌 안으로 혈액이 유입되면 뇌압파도 함께 변동하게 된다. 심장의 수축기에 맥락얼기(choroid plexus)가 박동하면 첫 번째 압력파가 발생하는데 이를 P1파(충격파, percussion wave)라 한다. P1파가 끝나면 정맥의 반동현상에 의해서 발생하는 두 번째 P2파(조수파, tidal wave)가 시작된다. 정상적인 상황에서는 반동현상으로 발생하는 에너지가 흡수되면서 P2파가 P1파보다 작지만, 뇌의 순응도가 감소하면 반동현상이 심해지면서 P2의 크기가 증가하여 때로는 P1보다 파형이 더 커지게 된다. 이처럼 P2가 P1파보다 큰 역전현상은 뇌의 순응도(유순도, compliance)가 매우 감소된 것을 시사하므로, 실제 뇌압이 높지 않더라도 급격히 뇌압이 악화될 수 있는 위험이 있음을 시사한다(그림 39-2B). 대동맥판이 닫히며 수축기가 끝나고 이완기가 시작되면, 혈압파형과 마찬가지로 뇌압파형에도 중복맥박패임(dicrotic notch)이 관찰된다. 이완기는 세 번째 뇌압 파형인 P3가 관찰된다. 뇌압상승 초기에는 심장의 박동에 의해 뇌로 유입되는 혈액양의 변동을 충분히 보상할 수 있으므로 뇌압파의 맥압(pulse wave)도 작지만, 뇌압이 상승하면서 보상작용이 한계에 이르면 심장의 박동에 의한 뇌혈액양의 작은 변동으로도 뇌압의 변동이 커져 뇌압파의 맥압이 증가하게 된다(그림 39-2A). 정상 뇌압파의 맥압은 2-3 mmHg이지만, 뇌압이 증가하면 맥압이 5-10 mmHg로 상승할 수도 있다. 이처럼 뇌압의 맥압도 뇌의 순응도를 간접적으로 반영하는 지표이다.

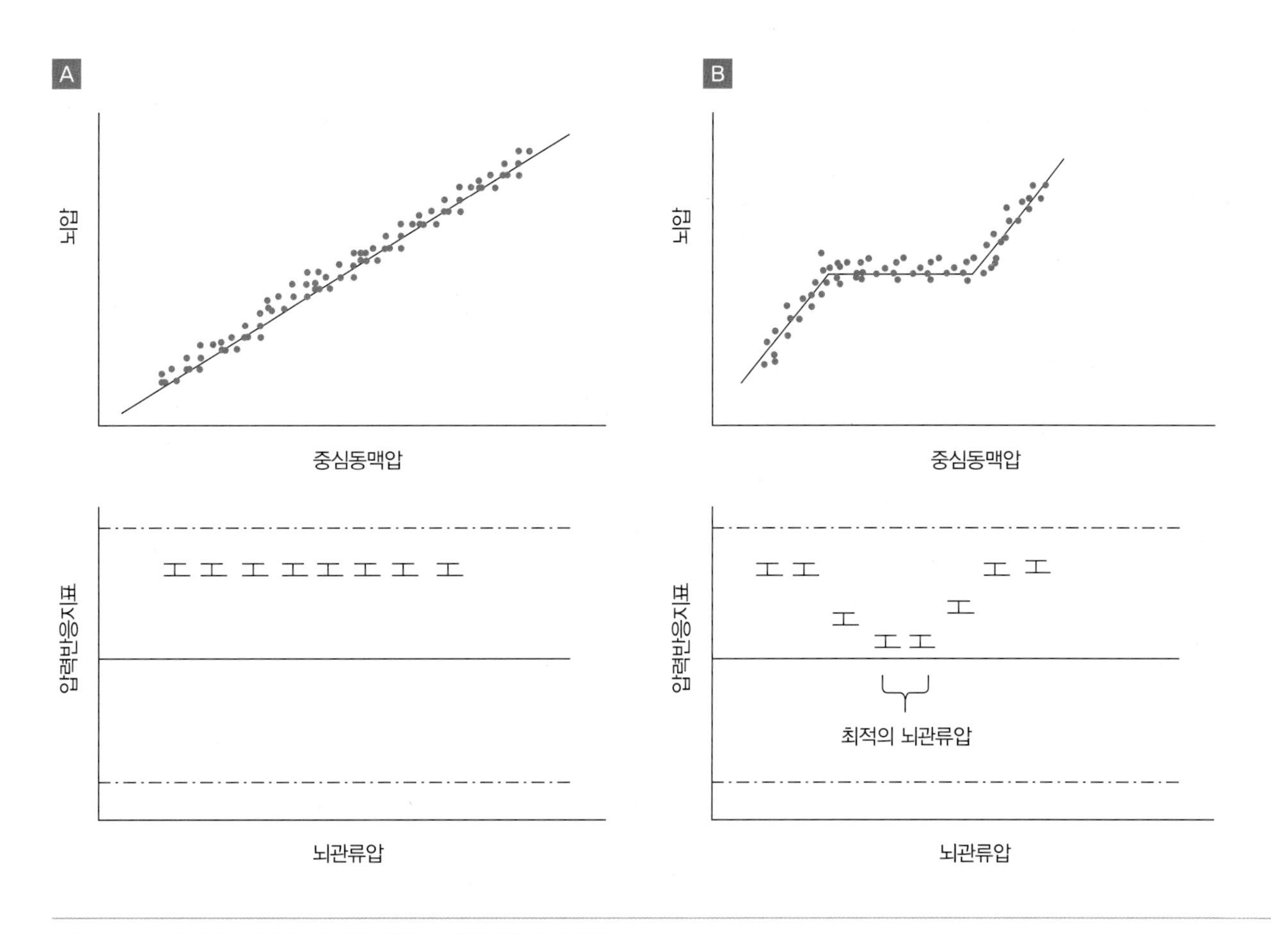

그림 39-3 압력반응지표를 이용한 최적의 뇌관류압 범위 찾기

4. 뇌압과 자동조절능 지표: 압력반응지표 (Pressure reactivity index)

신경계 뇌손상 환자에서 자동조절능이 유지되는 혈압 또는 뇌관류압의 범위를 알게 되면, 개별환자의 혈압/뇌관류압의 목표를 설정하여 목표지향치료(goal directed therapy)를 시행하는 데에 매우 도움이 된다. 자동조절능이 있는지 확인하기 위해서는 혈압과 뇌혈류를 연속해서 측정해야 한다. 하지만, 뇌혈류를 정확하게 연속 측정하기가 쉽지 않기 때문에, 뇌혈류 대신에 뇌압을 연속하여 측정하면 혈압과 뇌압 간의 관계를 통해 자동조절능이 유지되는 범위를 판단할 수 있다. 앞에서 살펴본 것처럼 자동조절능이 소실되면 뇌혈류가 혈압에 직접 비례하고, 자동조절능이 정상이면 자동조절능의 범위의 혈압/뇌관류압에서는 혈압이 변동하더라도 항상 뇌혈류가 일정하게 유지된다. 혈압이 증가되면 뇌혈류를 일정하게 유지하기 위해 혈관이 수축하므로 뇌압이 감소하며, 자동조절능의 하단 경계로 혈압에 저하되면, 뇌혈류를 유지하기 위해 혈관은 확장되고, 뇌압은 상승된다(그림 39-1). 이처럼 자동조절능이 정상이라면 뇌압-혈압의 관계가 음의 상관관계이거나 0에 가까워지고, 자동조절능이 소실되면 뇌압과 혈압의 관계가 비례하므로, 양의 상관관계를 보이게 된다. 따라서, 혈압과 뇌압의 관계를 정량적으로 표시하기위해 이동상관계수(moving Pearson's correlation)로 계산한 수치를 압력반응지표(Pressure Reactivity Index, PRx)라고 한다. 약 3분 내지 5분간의 짧은 기간 동안, 3초 내지 5초 동안 평균혈압과 평균 뇌압과의 상관관계를 통해 계산할 수 있다. PRx 값이 0.2 보다 크면 자동조절능의 소실을 시사하고, 0.2 이하이거나 음수이면 자동조절능이 정상인 것을 의미한다. 압력반응지표를 이용하면, 개별 환자에 가장 최적의 혈압/관류압을 계산해 낼 수 있다. 자동조절능이 가장 잘 활동하고 있는 혈압 범위에서 압력반응지표 수치가 가장 낮게 나오기 때문이다. 특정 혈압/뇌관류압별로 압력반응지표의 평균을 구해보면, 가장 자동조절능이 잘 유지되고 있는 부분에서 압력반응지표 수치가 가장 낮고, 뇌관류압이 양 극단으로 갈수록 자동조절능이 소실되어, 해당관류압에서의 압력반응지표의 평균이 커지게 되는 현상인 U-자 모양의 곡선을 그리게 되므로, U 모양 곡선의 하방 꼭지점에 해당하는 관류압이 최적의 뇌관류압이 된다(그림 39-3). 이 개념은 외상성 뇌손상 환자을 포함한 다양한 뇌손상 환자들에서 검증되었고, 계산된 최적의 뇌관류압에서 멀리 벗어날수록 사망률과 신경학적 예후가 불량한 것으로 확인되었다. 지주막하출혈 환자에서는 혈관연축이 발생할수록 PRx 값이 상승하게 되며, 지연성허혈뇌손상(delayed cerebral ischemia)가 발생하면 PRx 값이 더 상승하게 됨이 알려져 있다. 뇌출혈환자에서도 출혈양은 비슷하더라도, PRx 값이 높은 군에서 사망률이 높았다.

Ⅱ 뇌압상승의 치료

1. 치료의 기준

뇌압이 증가되었을 때 치료가 필요하다고 판단하는 시작하는 기준은 전통적으로 약 20 mmHg로 알려져 왔는데, 외상성 뇌손상 환자를 대상으로 시행한 후향적 관찰연구에서 얻어진 결과에 근거를 둔다. 뇌압 모니터링이 반드시 필요한지에 대한 해답을 얻기 위해 무작위배정 임상연구가 시행되었고, 그 결과가 2012년에 발표되었다. 이 연구는 324명의 13세 이상 심한 외상성 뇌손상 환자를 대상으로 하여, 진료지침에 의거하여 뇌압을 모니터하면서 20 mmHg 이상일 때 치료 단계를 증량하는 치료군(n=157)과 신경영상 및 신경학적 검사를 기준으로 치료하는 영상-검진 그룹(n=167)에서, 생존율, 3개월 및 6개월째 기능적 평가 및 신경심리 평가 결과를 비교하였다. 기능적 상태 및 인지 상태는 두 치료군에서 차이가 없었고, 6개월째 사망률도 뇌압 모니터링 군에서 39%와 영상-검진군에서 41%로 차이가 없었다. 중환자실 재원기간도 양 군에서 각각 12일과 9일로 차이를 보이지 않았지만, 뇌압을 감소시키기 위한 치료가 시행된 기간은 영상-검진군이 4.8일, 뇌압 모니터링 군에서 3.4일로 차이가 있었다(P=0.002). 합병증 및 부작용의 비율은 양 군에서 차이가 없었다. 따라서 이 결과를 바탕으로 하여 뇌압 모니터링을 하면서 반드시 뇌압을 20 mmHg 이하로 조절하여야 한다는 것은 근거가 희박하게 되었다. 그 후 2012년과 2013년에 발표된 여러개의 관찰 코호트 연구에서 얻은 결과를 바탕으로 하여, Brain Trauma Foundation 진료지침 4판에서는 뇌압 모니터링을 모든 환자에게 적용할 근거는 없지만, 병원내 사망률이나 2주내 사망률을 감소시키는 데에는 부분적인 효과가 있다고 정리하였고, 후향적 관찰연구에서 뇌압이 22 mmHg 이상일 때 사망률이 증가한다는 것을 보여서 뇌압의 치료 기준을 22 mmHg로 제시하였다.

이후 BOOST-II 연구가 2017년에 발표되었는데, 이 연구는 119명의 중증도 외상성 뇌손상 환자에서 뇌압과 뇌조직의 산소분압을 함께 모니터링하면서 지료하는 것과 뇌압만 모니터하는 것의 치료 효과차이를 분석한 연구이다. 이 연구에서 환자의 수는 많지 않았지만 뇌압과 뇌조직의 산소분압을 함께 모니터하며 치료한 환자군에서 사망률이 감소하고, 기능적 예후가 더 호전됨을 보여주었다. 동일한 연구 프로토콜로 현재 제 3상 임상연구가 진행되고 있어 결과가 기대된다.

2. 원칙

뇌압이 상승된 환자의 치료에 앞서서 뇌척수액 배액이 응급으로 필요한지를 먼저 확인할 필요가 있다. 예를 들어 수두증처럼 뇌척수액의 순환에 이상이 있는 경우에는 삼투압제제 등의 치료보다는 원인이 되는 뇌척수액 순환을 치료하는 뇌실외배액술(EVD)가 가장 필요하다. 이미 뇌실외배액술을 받은 환자라면, 배액관이 잘 작동하고 있는지를 확인하여야 한다. 기관삽관술을 받은 환자가 호흡기 모드와 환자의 호흡이 잘 동조되지 않거나, 심한 초조반응이 있는 경우, 또는 뇌손상환자에서 잘 발생하는 발작교감과항진증(Paroxysmal sympathetic storming, Paroxysmal autonomic instability with dystonia)처럼 교감신경의 항진상태에는 뇌압이 상승하게 된다. 따라서 이러한 경우에는 적절한 진통제와 진정을 위한 약물을 투여하여야 한다. 다른 중환자실 환자에서는 진통제와 진정제를 사용하는 경우, 매일 진통제 사용을 중단하면서 투약의 필요성을 확인하지만, 뇌압이 증가된 환자에서는 진통/진정제를 중단하였을 때 반동작용으로 뇌압이 급격히 상승할 수 있기 때문에 매우 주의하여야 한다.

3. 혈류역학적 조절: 뇌관류압의 최적화

앞에서 설명한 대로, 뇌혈류의 자동조절능이 유지되는 범위에서는 혈압/뇌관류압이 변동하여도 뇌압은 일정하지만, 혈압이 자동조절능의 하방경계에 가깝게 저하되면 뇌혈류를 유지하기 위해 뇌혈관이 확장되기 때문에 뇌압이 증가되는 모순반사(paradoxical reflex)가 발생할 수 있다(그림 39-1). 또한 자동조절능이 소실된 경우에는 혈압과 뇌압이 직접적으로 관련되므로, 혈압이 상승하면 뇌압이 올라가게 된다.

이처럼 뇌압상승환자에서 혈압이 지나치게 높은 경우는 혈압을 낮추어야 하며, 혈압이 낮아 혈관확장연쇄반응을 유발하는 경우에는 혈압을 높여 주기만 해도 뇌압이 저절로 감소되기도 한다. 혈압이 낮은 상태에서 뇌압이 높은 경우, 혈압을 상승시키는 치료 없이 무리하게 삼투압제제를 투약하면 혈압이 더욱 감소하면서 뇌압상승을 악화시키기 때문에 주의하여야 한다.

4. 삼투압제제

뇌압을 조절하기 위한 약물로 가장 흔하게 사용되는 것이 삼투압제제(osmotic therapy)이다. 삼투압제제는 고장성(hypertonic) 용액이기 때문에 뇌와 혈액 사이에 삼투압 경사를 일으켜 뇌조직에서 혈액으로 수분의 이동을 촉진하여 뇌의 부종을 줄이는 효과가 있다. 대표적인 약물로는 만니톨과 고장성식염수(hypertonic saline)가 있다. 만니톨은 이뇨효과가 있으며, 투약 직후에는 순환혈액량을 증가시키므로 적혈구용적률(hematocrit)을 감소시켜 미세순환을 호전시키는 작용을 하기도 한다. 국내에서 사용되는 만니톨의 제형은 15-25%로서, 가장 많이 사용하는 20% 용액을 기준으로 계산해 보면, 약 1,098 mOsm/L이다. 기존의 연구를 보면, 0.5 g/kg 이하의 용량은 뇌압을 낮추는 효과가 예측이 불가능할 정도로 다양하고, 0.25 g/kg의 용량을 투여하면, 만나톨 투약 후 뇌압이 조절되는 환자의 비율이 절반에도 도달하지 못한다. 따라서, 일반적으로 사용하는 용량은 최소 0.5-1.5 g/kg의 용량을 사용하는데, 동공반사가 소실되기 시작한 외상성 뇌손상 환자에서 0.7 g/kg 용량보다는 1.4 g/kg 용량이 더 효과적으로 동공반사를 회복시키는 등, 확실한 뇌압감소 효과를 얻기 위해서는 더 많은 용량이 필요하다. 일반적으로 사용하는 20% 만니톨 100 mL에는 20 g의 만니톨이 포함되어 있으므로, 만니톨을 사용할 때에는 환자의 체중을 고려하여서 투여용량이 적절하게 계산되었는지를 꼭 확인할 필요가 있다.

만니톨을 장기간 사용하면, 신독성이 발생할 수 있는데, 만니톨의 누적 투약용량과 신독성의 발생에는 밀접한 관련이 있다. 기존에 신장기능이 저하되어 있거나, 혈압이 낮거나 신독성 약물을 함께 사용하고 있는 경우, 또는 하루 200 g 이상의 만니톨을 사용하는 환자에서 더 위험도가 높다. 만니톨은 이뇨효과가 있으므로 여러 번 사용하면 소변량이 늘어나면서 순환혈액량이 줄게 되는데, 적절히 교정되지 않으면 콩팥전질소혈증(Pre-renal azotemia)이 발생할 수 있으므로, 수액균형에 유의하여야 한다. 혈중 만니톨은 콩팥세뇨관을 파괴시킬 수 있기 때문에 체내에 남아있는 만니톨의 농도를 알면 콩팥독성을 예측할 수 있지만, 상용화된 방법으로 만니톨의 농도를 측정하기는 쉽지 않다. 흔히 임상에서 혈장 오스몰농도를 이용하여 320 mOsm을 기준으로 만니톨의 투약여부를 결정하는 경우가 있지만, 그 과학적 근거는 확실하지 않다. 오히려 혈중 만니톨의 농도는 혈중 오스몰 농도 자체보다는 오스몰갭(Osmolar Gap)과 더 잘 비례한다. 즉, 만니톨을 지속적으로 사용하게 되면, 혈중 오스몰 농도는 증가하게 되지만, 정상인에서 혈중 오스몰 농도를 구성하는 가장 중요한 세 가지인 나트륨, 혈액요소질소(blood urea nitrogen; BUN), 포도당으로 계산하게 되는 계산오스몰(Calculated osmol) 수치(2Na + BUN/2.8 + Glucose/18, 단위 mOsm)에는 포함되지 않기 때문에, 측정된 오스몰 농도와 계산된 오스몰 농도와 차이를 보이게 된다. 이 차이를 오스몰갭(Osmolar Gap)이라고 하는데, 오스몰갭이 만니톨 농도와 매우 잘 비례하므로, 오스몰갭을 이용하여 만니톨 사용의 적절성 여부를 결정하면 된다. 오스몰갭이 55 mOsm 미만이면 콩팥독성이 잘 발생하지 않지만, 60 이상인 경우는 빠르게 콩팥독성의 빈도가 증가하므로 주의하여야 한다. 실제 임상에서는 만니톨 투약 전에 혈중 오스몰갭을 측정하여 다음 번 만니톨을 사용할 것인지 여부를 결정하게 된다. 만니톨 사용 후 콩팥독성이 발생하면, 신대체치료(renal replacement therapy)가 필요할 수 있는데, 뇌압과 자동조절능의 관점에서는 혈액투석보다는 지속적신대체요법(CRRT)이 더 좋다. 또한, 만니톨 사용으로 콩팥독성이 발생한 환자에서 투석요법을 통해 너무 빠르게 콩팥수치를 교정하면 반대로 뇌부종이 악화될 수 있기 때문에 각별히 주의하여야 한다.

고장식염수는 3%부터 23.4% 제제까지 다양한 종류가 있고, 국내에서는 11.7%가 생산되어서 공급되고 있다. 삼투압효과로 인해 뇌의 수분을 감소시키는 원리는 만니톨과 동일하고, 그 외에도 뇌혈류를 호전시키며 항염증 효과가 있는 것으로 알려져 있다. 23.4% 용액이 있는 경우는 30 mL (240 mOsm)를 한 번에 주사하고, 국내처럼 11.7% 용액만 사용 가능한 경우는 60 mL를 투약한다. 투약 속도가 너무 급하면, 말초혈관의 저항도(Systemic vascular resistance)가 순간적으로 감소되어 혈압이 수 분간 매우 낮아지게 되므로, 투약 속도에 주의하여 천천히 주입하여야 한다. 기존의 연구에서 고장식염수의 농도가 다르더라도 투여 오스몰의 양이 비슷하면 비슷한 뇌압조절효과를 발휘하므로, 환자와 치료자의 상황에 맞추어서 치료 용량을 결정하면 된다. 하지만 3% 식염수처럼 농도가 낮은 고장식염수는 매우 과량을 투여하여야 하므로, 폐부종의 위험이 많아서 사용에 유의하여야 한다. 고장식염수를 말초정맥으로 오랫동안 주사하면 말초정맥염, 정맥폐색 및 조직괴사를 초래할 수 있기 때문에 응급상황을 제외하고는 중심정맥으로 투여하는 것이 좋다. 고장식염수를 사용하면 당연히 혈중 나트륨 농도가 상승하게 되므로 주기적으로 혈중 나트륨 농도를 모니터 해야 한다. 일반적으로 155 mEq/L를 초과하면 고장식염수 투약을 주저하게 되지만, 나트륨농도가 더 증가하더라도 뇌압을 낮추는 효과는 지속되며, 고장식염수 투여를 중단하여야 할 혈중나트륨 농도나 오스몰농도의 수치는 정확하게 알려져 있지 않으므로, 개별 상황에 따라 투약여부를 결정하게 된다. 고장식염수를 투입하여도 교뇌수초용해증(pontine myelinolysis) 같은 합병증은 매우 드물다.

5. 과호흡

과호흡요법은 혈중이산화탄소분압을 낮추어서 뇌혈관 수축을 유도하고 뇌혈액양을 감소시켜 뇌압을 낮추게 된다. 뇌압상승을 치료하는 방법 중 매우 빠르게 효과를 낼 수 있지만, 효과가 오래 지속되지 않고, 뇌혈류를 감소시키므로 뇌허혈의 위험이 증가한다. 뇌손상을 입은 환자들에서 6시간 이상 과호흡치료를 시행한 후 Xenon-컴퓨터단층촬영을 통해 뇌혈류를 측정했을 때, 약 1/3의 환자들에서 뇌혈류가 18 mL/100 g/min 이하로 감소되어 뇌허혈의 위험도가 높았다. 과호흡요법으로 목표하는 혈중 이산화탄소분압은 대략 30 mmHg 근방이지만 뇌압이 상승된 환자는 이미 과호흡을 하며, 목표 이산화탄소 분압 이하로 저하되어 있는 경우가 흔하므로 실질적으로 도움이 되는 경우는 많지 않다.

6. 저체온요법

저체온요법은 심정지 환자에서는 신경보호효과를 목적으로 입증되어 사용하지만, 뇌압이 상승된 환자들에서도 뇌압조절 목적으로도 사용할 수 있다. 저체온요법이 뇌압을 낮추게 되는 기전은 뇌의 대사작용을 감소시키기 때문에, 뇌대사-뇌혈류의 커플링 작용에 의해 뇌혈류가 감소되기 때문이다. 동물실험에 따르면 체온이 1도 감소될 때마다 약 6-8%의 대사감소효과가 있다. 따라서 환자의 체온을 37℃에서 33℃로 낮추면 약 25-30%의 뇌대사가 감소되고, 그에 맞춰 뇌혈류가 감소되므로 두개내 뇌혈액양이 감소되어 뇌압이 감소한다. 체온을 감소할 때 뇌혈류가 감소되더라도 대사-뇌혈류의 커플링에 의해 감소되는 것이므로, 일반적으로 허혈문턱(ischemic threshold)이라고 알려져 있는 10 mL/100 g/min 이하로 뇌혈류가 감소되어도 뇌허혈은 발생하지 않는다. 뇌압조절을 목적으로 하는 저체온요법은 35.5°C 정도부터 시도해 볼 수 있고, 뇌압 강하효과는 체온이 낮을수록 강해지므로, 필요하다면 33℃까지 내려볼 수 있다. 저체온요법의 뇌압조절효과를 약물과 비교한 연구에 따르면, 저체온요법만으로도 약 10 mmHg의 뇌압이 감소하여 과호흡법(6 mmHg), 만니톨(8 mmHg), 바비튜레이트 혼수요법(8 mmHg)과 비교하여도 거의 대등하거나 우월한 효과로 판단된다. 저체온요법을 사용하면, 뇌하수체의 체온조절중추의 체온목표와 심부체온과의 차이를 메꾸기 위해 떨림이 발생하게 된다. 정상인에서 약 35.5의 체온이 떨림의 역치가 되는데, 뇌손상 환자는 체온조절중추의 목표체온이 상승된 경우가 많기 때문에 정상체온에서도 떨림이 발생하기도 한다. 저체온치료를 하면서 떨림 현상을 적절히 조절하지 못하면, 오히려 뇌를 포함한 전신에 좋지 않은 영향을 준다. 임상에서 흔히 사용하는 떨림척도(bedside shievering assessment scale, BSAS)를 보면, 떨림이 전혀 없는 경우를 0, 얼굴 주변에 있는 경우를 1, 상체에 있는 경우를 2, 전신 떨림이 있는 경우를 3으로 표시하는데, 떨림척도 0에 비해 떨림척도 3은 전신대사량이 2.5배 증가하므로, 뇌압이 오히려 증가하고 뇌산소분압이 악화되어 이차 뇌손상이 유발될 수 있기 때문에 전신 떨림은 반드시 잘 조절해야 한다. 저체온요법 방법중에도 혈관내냉각법이 표면냉각법이 비해 떨림 발생이 더 적다고 알려져 있다. 떨림을 조절하는 방법으로 비약물적 방법과 약물적 방법으로 나눠볼 수 있다. 비약물적 방법 중에서는 가장 손쉽게 피부역가온(skin counterwarming) 방법이 있다. 피부역가온이란 따뜻한 공기를 피부에 닿게 하여 피부의 온도 수용체를 체온이 높은 것으로 혼란시켜 떨림을 억제하는 방법인데, 따뜻한 공기를 피부에 닿게만 하여도 떨림을 억제하는 효과가 있다.

약물요법로는 비교적 안전하게 사용할 수 있는 마그네슘이 있다. 수술 직후의 환자에서 떨림을 억제하고, 정맥으로 주사하면 떨림의 역치를 약 0.3℃ 정도 낮춰주어 떨림을 감소시키는 데에 효과가 있다. 보통 혈중 마그네슘 농도 2.0 mmol/L 이상을 목표로 하여 약물 용량을 조절하며 투약한다. 이외에도 항불안제로 개발된 buspirone 등의 약물도 떨림역치를 감소시키는데, 30 mg 정도의 고용량을 투약하면 도움이 된다. 일차적인 안전한 약물로 효과가 없으면 그 다음으로는 dexmedetomidine (Precedex)이나 meperidine 등의 약물을 사용하게 되며, 필요에 따라서는 두 약물을 병용하거나, Fentanyl이나 propofol 등의 약물을 사용하기도 한다. 중환자실에서 자주 사용하는 진정제인 Remifentanil은 떨림을 조장한다는 보고도 있기 때문에 주의해서 사용하여야 한다. 모든 치료에 반응하지 않는 떨림은 신경근이완제를 사용하여 조절하기도 하는데, 지속시간이 짧은 로큐로니움 등의 약물을 사용하여 잠시 동안만 유지하도록 한다.

저체온요법이 종료되면 환자의 체온을 다시 상승시키게 되는데, 그 때에 뇌대사량이 늘어나고 뇌혈액량이 증가하면서 뇌압이 다시 상승하여 환자의 상태가 악화되는 경우도 드물지 않다. 일반적으로 뇌압치료를 목적으로 저체온요법을 시행하면, 심정지환자와는 달리 최고 1주일 이상 저체온 요법을 유지하게 되는데, 재가온시에 상태가 악화되면 다시 체온을 낮추게 되므로, 저체온요법의 유지 기간이 더 오래 걸리기도 한다. 재가온시에는 체온 상승속도를 매우 천천히 하는 것이 뇌압의 반동상승을 방지하는 데에 도움이 된다. 심정지환자의 재가온속도는 시간당 0.25℃ 정도이지만, 뇌압상승환자는 시간당 0.05-0.1℃ 정도로 서서히 체온을 올리고, 뇌압의 악화 정도에 따라 상승속도를 탄력적으로 조절하여야 한다.

외상성 뇌손상환자에서는 뇌압이 20 mmHg 이상 높을 때 뇌압 조절을 목표로 저체온 치료가 시행한 EUROTHERM3235 연구는 저체온 치료의 효과를 입증하지 못했다. 총 387명의 외상성 뇌손상 환자가 뇌압이 20 mmHg 이상 상승되었을 때 표준 치료를 하는 대조군과 체온목표 32-35℃로 저체온 치료를 하는 치료군으로 나눠 치료 효과를 분석하였다. 양 군에서 뇌압이 조절되지 않으면 2단계 치료로 삼투압치료를 추가하였는데, 저체온 치료군은 저체온 치료를 시행하여도 뇌압 조절이 되지 않을 때 삼투압 치료를 하도록 연구가 설계되었다. 삼투압 치료로도 뇌압이 조절되지 않으면 3단계 치료로 바비튜레이트 혼수 요법과 두개절제술을 시행하였는데, 3단계 치료가 필요한 환자는 저체온 치료군에서 44%, 대조군에서 54%였다. 하지만 저체온 치료군에서 6개월째 글라스고 아웃컴지표(glasgow outcome scale)이 1.53으로 대조군보다 해로운 결과를 보였고, 중증도 장애나 양호한 회복 수준으로 좋아진 환자는 저체온 치료군에서 26%, 대조군에서 37%로 알려져서 외상성 뇌손상환자에서는 저체온 치료를 일괄적으로 뇌압조절의 목적으로 사용하여서는 도움이 되지 않는다.

중환자실에 입원한 뇌손상 환자는 경련발작 및 뇌압상승 등 다양한 이차 뇌손상을 겪을 수 있고, 가장 흔하고 치료 가능한 이차 손상이 뇌압상승이므로 중환자를 다루는 의료진은 뇌압조절의 원칙과 치료방법에 대해서는 반드시 숙지하고 치료에 임하여야 한다.

참고문헌

1. Choi HA, Badjatia N, Mayer SA. Hypothermia for acute brain injury-mechanisms and practical aspects. Nat Rev Neurol 2012;8:214-22.

2. Choi HA, Ko SB, Presciutti M, et al. Prevention of shivering during therapeutic temperature modulation: the Columbia anti-shivering protocol. Neurocrit Care 2011;14:389-94.

3. Ko SB, Choi HA, Parikh G, et al. Multimodality monitoring for cerebral perfusion pressure optimization in comatose patients with intracerebral hemorrhage. Stroke 2011;42:3087-92.

4. Ko SB. Multimodality monitoring in the neurointensive care unit: a special perspective for patients with stroke. J Stroke 2013;15:99-108.

5. Ko SB. Optic Nerve Sheath Diameter on Brain Magnetic Resonance Imaging: A Single Center Study. J Neurocrit Care 2015;8:16-24.

중환자의학

40

CRITICAL CARE MEDICINE

급성신장손상

장재원

집중 치료를 받는 중환자의 경우, 급성신장손상(acute kidney injury, AKI)이 동반되면 사망률이 증가함은 잘 알려진 사실이다. 심장 수술을 받은 4,118명의 코호트 연구에서 수술 후 48시간 내에 혈청 크레아티닌의 증가 폭이 클수록 30일 사망률이 증가한다는 보고와 중증의 패혈증 환자에서 혈청 크레아티닌의 초기 값이 높을수록 사망률이 증가하며, 정상 범위를 벗어나는 경우 치료에 의해 혈청 크레아티닌 농도가 정상 범위로 이동할수록 사망률이 낮아진다는 연구 결과 등을 생각해 보면, 신장기능의 변화는 환자의 예후에 직접적인 영향을 미친다고 하겠다.

최근에 급성신장손상에서 회복된 후 퇴원 시 보이는 신장기능이 향후 10년 동안의 신장기능 악화 및 사망률과 연관이 있다는 연구까지 고려한다면, 중환자의 치료에 있어 급성신장손상의 발생을 예방하는 것은 물론, 급성신장손상이 발생한 경우, 조기에 발견하여 최상의 신장기능을 회복하도록 치료하는 것은 매우 중요할 것이다.

I 임상적 의의와 원인

중환자의 치료에 있어 흔히 보는 형태는 급성신장손상과 만성의 급성 악화라고 하겠다. 임상적으로 급성은 수시간에서 수일 사이에 신장기능이 급속도로 악화되는 경우를 말하며, 만성신장병의 급성 악화라고 하는 경우는 만성신장병으로 지내던 환자가 어떤 원인에 의해 신장기능이 급속도로 악화되는 경우를 말한다. 중환자들을 통해 흔히 접하는 이 두 가지 분류의 원인들을 살펴보면, 일차적인 신질환의 경우는 드물며 신독성이나 허혈성에 의한 경우, 혈관 내 혈액량이 부족한 경우, 혹은 요로 폐쇄 등에 의해 나타난다.

그런데 급성신장손상에 관한 문헌을 고찰해 보면 35개가 넘는 정의가 존재하며, 이로 인해 중환자실 환자의 신부전의 빈도는 1-25%까지 다양하게 나타난다. 또한, 사망률도 15-60%로 그 범위가 넓어 급성신장손상에 대한 연구가 쉽지 않은 상태였다.

최근 들어, 과거의 acute renal failure을 acute kidney injury (급성신장손상)으로 부르기 시작하였는데, 그 이유는 실제 임상에서 일어나는 많은 신장기능 부전이, 사구체 여과율이 감소되지 않은 세포 손상 및 무증상의 고질소혈증부터 신대체요법이 요구되는 신부전 상태까지 다양하게 일어나기 때문이다. 급성신장손상은 이 모든 범주를 아우르는 용어로, 신장손상의 정도를 세분화함으로써 신장손상을 조기에 발견하고 신장손상의 정도에 따른 치료의 효과를 비교 판단하는데 도움을 주고자 사용하기 시작했다.

급성신장손상의 원인은 크게 3가지로 분류되는데, 첫 번째가 신전성 급성신장손상(prerenal AKI)으로 체액량이나 혈액량의 감소에 따른 신장 관류량의 감소에 기인한다. 이로 인해 신조직은 허혈 상태에 빠지게 되는데 체액을 보충하고 혈압을 올려줌으로써 신장손상의 빠른 회복을 기대해 볼 수 있다.

두 번째는 신성 급성신장손상(intrinsic AKI)으로 신전성 급성신장손상의 심한 형태도 원인이 될 수 있는데, 일반적으로 60-70 mmHg 미만의 평균 동맥압으로 30분 이상 유지되는 경우, 신성 급성신장손상을 일으키게 된다. 그 외 신성 급성신장손상의 다른 원인으로 혈관염, 사구체 신염, 세뇨관 괴사, 아미노글라이코사이드, 조영제, 비스테로이드성 소염 진통제, 마이오글로빈, 헤모글로빈 등과 같은 신독성 물질, 간질성 신질환 등에 의한 경우로 구분된다. 세 번째는 신후성 급성신장손상(postrenal AKI)으로 요관, 방광, 요도 등에 문제가 있어 소변이 내려가는 경로에 장애가 있는 경우를 말한다. 폐쇄수신증은 물론, 비폐쇄수신증(non-obstructive hydronephrosis)이라 하더라도 질소혈증의 악화가 진행되고 있으면 중재적 시술을 반드시 실시하여야 한다.

급성신장손상의 원인들을 감별하기 위하여 문진과 신체 검사가 가장 중요하며 이것으로 원인을 짐작할 수 있다. 중환자를 치료하면서 흔히 접하는 신성 급성신장손상은 급성 세뇨관 괴사인데, 이의 원인은 허혈성에 의한 경우와 신독성 물질에 의한 경우로 세분된다. 급성신장손상의 조기 발견은 신전성 급성신장손상 단계에서 정상 신장기능으로의 회복을 기대할 수 있지만, 이 단계를 지나치면 세포 손상 및 신수질과 피질부의 저산소증으로 신장손상은 확대 심화되며, 오랜 시간을 거쳐도 정상 신장기능으로 완전히 회복되지 못하는 경우가 생기기도 한다. 또한, 신장손상의 조기발견은 더 많은 신독성 물질에 대해 모르는 사이에 장시간 노출되는 것을 예방할 수 있으므로 환자의 임상 경과를 세밀히 관찰하는 것은 중요하다고 하겠다.

표 40-1은 신전성 급성신장손상과 신성 급성신장손상을 감별하는 검사지표들을 정리한 것이다. 혈장 BUN/크레아티닌비가 흔히 쓰이지만 장출혈, 스테로이드의 복용, 고단백 섭취, 테트라사이클린의 사용, 패혈증과 같은 고이화 상태인 경우에도 BUN이 증가할 수 있으므로 주의가 필요하겠다. 표 40-2에 나열된 경우처럼 FENa도 원인 감별에 착오를 일으킬 수 있으므로 환자의 병력과 임상상을 고려하여 적절히 응용하는 것이 필요하다고 하겠다.

Ⅱ 진단

1. 급성신장손상의 진단 기준들

신부전증의 진단은 혈청 크레아티닌 검사를 통해 사구체 여과율을 예상함으로써 가능하지만, 이에 사용되는 공식들은 만성신부전 상태의 환자에 해당되는 것이므로 그 의미에 한계가 있다고 하겠다. 또한, 혈청 크레아티닌의 일반적 정상 범위인 0.5-1.4 mg/dL는 남녀의 정상 범위를 모두 포함하고 있어 그 해석에 주의를 기울여야 한다. 즉, 특별한 신질환이 없는 건강 검진자 10,000명을 대상으로 할 때, 여자는 0.5-0.8 mg/dL에, 남자는 0.9-1.1 mg/dL에 주로 분포한다고 하였으므로 혈청 크레아티닌의 1회 측정치의 단면적 해석보다는 혈청 크레아티닌의 미세한 변화를 통해 신장기능의 변화를 판단하는 것이 임상적인 상황을 파악하는데 훨씬 도움이 될 것이다.

Risk, Injury, Failure는 급성신장손상의 심한 정도를 혈청 크레아티닌과 소변량의 변화에 따라 분류하고 있으며, 신장기능 소실 기간이 4주 이상이면 Loss, 3개월 이상이면 ESRD로 신장손상의 결과를 분류하고 있다(그림 40-1). 이 분류는 그 동안 너무나 다양하게 존재했던 급성신장손상의 정의를 단일화했다는데 의의가 있다고 하겠다. 하지만, 민감도가 낮다는 이유로 Acute kidney injury network (AKIN)에서 새로운 기준이 제시되었다.

표 40-1 신전성 급성신장손상과 신성 급성신장손상의 감별진단에 유용한 요 지수들

진단적 지수	신전성	급성세뇨관괴사
요나트륨분획배설률(%)	< 1	> 1
요나트륨(mEq/L)	< 20(또는 10)	> 40(또는 20)
유리수분청소율	< −20	> −1
크레아티닌청소율	> 20	< 20
요 : 혈장 크레아티닌비	> 40	< 20
요 : 혈장 요소질소비	> 10(또는 8)	< 10(또는 3)
요 : 혈장 삼투질농도비	> 1.5	< 1.1
요 비중	> 1.020	< 1.010
요 삼투질농도(mOsm/kg H_2O)	> 500	< 350
혈장 혈액요소질소: 크레아티닌비	> 20	< 10–15

요나트륨분획배설률 = (요량×요나트륨농도×100)/(신사구체여과율×혈장나트륨농도)
= (요나트륨농도×혈장크레아티닌농도×100)/(요크레아티닌농도×혈장나트륨농도)

표 40-2 요나트륨 분획 배설률의 예외

신전성이면서 1% 이상인 경우

이뇨제 복용, 염류 소실이 동반된 만성신부전, 부신 기능 부전증, 중탄산염뇨

신성이면서 1% 이하인 경우

1. 신장 내에 강력한 혈관 수축이 생긴 경우
   방사선조영제, 급성 양측성 요로폐쇄, 심한 화상, 패혈증
   색소뇨(근색소, 혈색소), 비스테로이드성 소염진통제, 암포테리신 B
   노르에피네프린, 도파민, 간질환, 심폐회로 사용 시

2. 혈관 염증
   급성 사구체 신염, 급성 혈관염, 신이식 거부 반응

2. AKIN (Acute Kidney Injury Network) AKI criteria

RIFLE 분류 후, 사구체 여과율에 관한 조건이 생략된 새로운 진단 기준이 제시되었다(표 40-3).

특히, 48시간 이내에 혈청 크레아티닌이 최고 측정치 기준으로, 초기 값에 비해 50% 미만으로 상승하더라도 상승폭이 0.3 mg/dL 이상이면 급성신장손상으로 간주하였다는 점이 특색이다.

3. KDIGO (Kidney Disease Improving Global Outcome) AKI criteria(표 40-4)

서로 비슷한 듯 다른 두 가지의 기준들은, 2012년 KDIGO 단체에 의해 진료, 연구, 공중보건에 사용하기 용이한 기준으로 통합되어 제시되었다. 기본적으로 급성신장손상은, 48시간 이내에 혈청 크레아티닌이 0.3 mg/dL 이상 증가하거나, 최근 7일 이내에 측정되거나 추정되는 기저 혈청 크레아티닌 수치보다 1.5배 이상 증가한 경우, 또는 최소 6시간 동안의 소변량이 0.5 mL/kg/h 미만인 경우

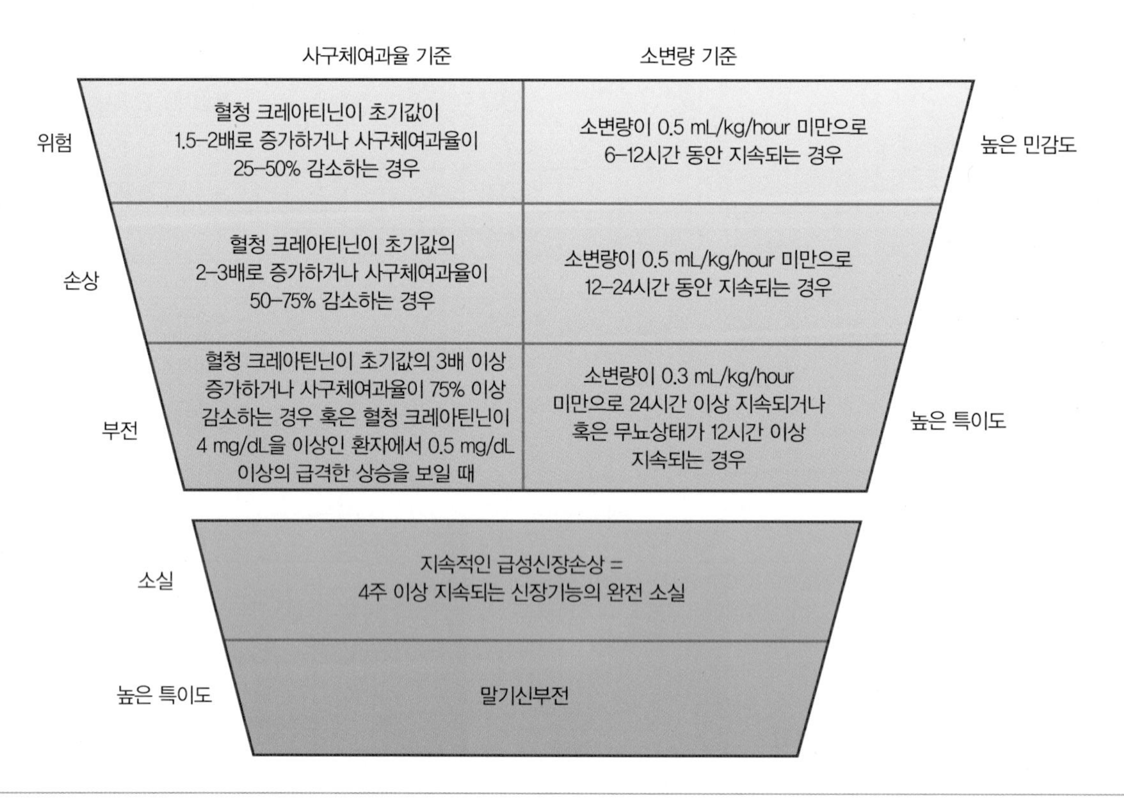

그림 40-1 RIFLE 분류

표 40-3 급성신장손상에 대한 AKIN 의 기준 및 병기

병기	혈청 크레아티닌 기준	소변량 기준
1	혈청 크레아티닌이 초기값보다 0.3 mg/dL 이상 증가하거나 초기값의 1.5-2배로 증가된 상태를 보이는 경우	소변량이 0.5 mL/kg/hour 미만으로 6-12시간 동안 지속되는 경우
2	혈청 크레아티닌이 초기값의 2-3배로 증가된 상태를 보이는 경우	소변량이 0.5 mL/kg/hour 미만으로 12-24시간 동안 지속되는 경우
3	혈청 크레아티닌이 초기값에 비해 3배 이상 증가하거나 혈청 크레아티닌이 4.0 mg/dL 이상인 환자가 0.5 mg/dL 이상의 추가 상승을 보이거나 신대체요법을 받고 있을 때	소변량이 0.3 mL/kg/hour 미만으로 24시간 이상 지속되거나 혹은 무뇨 상태가 12시간 이상 지속되는 경우

혈청 크레아티닌이나 소변량 기준 중 한 가지만 충족해도 병기를 정할 수 있음

로 정의되었다. 급성신장손상의 중증도는 표 40-4와 같다.

4. 급성신장손상의 조기표지자

임상적으로 혈청 크레아티닌의 변화는 신장기능의 변화를 반영하지만, 신장기능의 소실이 상당 부분 일어난 후에야 혈청 크레아티닌의 수치가 변하는 단점이 있다. 즉, 신장손상의 속도에 비해 혈청 크레아티닌의 변화가 둔하기 때문에 최근에는 급성신장손상의 조기 표지자를 발견하려는 노력이 이루어지고 있다. 신장손상을 조기에 발견

표 40-4 급성신장손상에 대한 KDIGO의 기준 및 병기

병기	혈청 크레아티닌 기준	소변량 기준
1	혈청 크레아티닌이 초기값의 1.5-1.9배로 증가하거나 초기값보다 0.3 mg/dL 이상 증가하는 경우	소변량이 0.5 mL/kg/hour 미만으로 6시간 이상 12시간 미만으로 지속되는 경우
2	혈청 크레아티닌이 초기값의 2.0-2.9배로 증가하는 경우	소변량이 0.5 mL/kg/hour 미만으로 12시간 이상 24시간 미만으로 지속되는 경우
3	혈청 크레아티닌이 초기값의 3.0배 이상 증가하거나 혈청 크레아티닌이 4.0 mg/dL 이상 증가하거나 신대체요법을 받고 있거나 18세 미만의 환자에서 사구체 여과율이 35 mL/min/1.73m2인 경우	소변량이 0.5 mL/kg/hour 미만으로 24시간 이상 지속되거나 무뇨 상태가 12시간 이상 지속되는 경우

할수록 수액 정주로 신장기능을 회복시킬 확률이 높기 때문이다.

1) KIM-1 (Kidney Injury Molecule-1)

소변 내 KIM-1은 다양한 신질환에서 증가하며, 향후 있을 이식편의 소실을 예측하는데 도움이 된다고 하였다.

2) NGAL (Neutrophil Gelatinase-Associated Lipocalin)

허혈성, 신독성, 재관류 및 조영제에 의한 신장손상에서 증가하는 것으로 알려져 있다. 심장 수술 후 4-6시간에 소변 내 농도가 최고치에 도달하는 것으로 보고되었으며, 어른보다는 어린이를 대상으로 한 연구에서 급성신장손상의 예측도가 높다.

3) IL-18 (Interleukin-18)

Caspase-1에 의해 활성화되어 신장손상을 매개한다고 알려져 있다. 급성 세뇨관 괴사 시 증가하며 소변으로 배설된다. 급성호흡곤란증후군 환자에서 소변 내 IL-18의 증가는 급성신장손상의 발생을 예측하게 하며 사망률의 증가와 연관되어 있다고 하였다.

4) Cystatin-C

Cystatin C는 노인, 어린이, 이식, 간경변 및 영양실조 환자에서 신장기능을 표시하는데 크레아티닌보다 더 정확할 수 있다고 보고되었다. 급성신장손상의 경우, 혈청 크레아티닌보다 1.5일 정도 먼저 증가하는 관계로 더 예민한 조기 지표로 제시된 바도 있다. 하지만, 나이, 성별, 근육량, 비만, 갑상선 기능, 흡연, 염증 및 악성 종양에 의해 달라질 수 있어 각 군에서 정상 범위를 재정립해야 하는 추가적 연구가 필요한 상태이다. 세뇨관 손상의 지표로 소변의 Cystatin C를 측정하는 것은, 혈청 Cystatin C보다 급성신장손상의 초기 지표로서의 더 유용할 가능성이 있으나, 무뇨 시 검사가 불가능하다는 단점이 있다.

Ⅲ 치료

중환자실의 급성신장손상 환자의 치료 목적은 (1) 혈류역학적 상태와 체액의 상태를 최적화하며 (2) 신장손상의 악화 및 확대를 최소화하고 (3) 대사적 이상을 교정하며 (4) 요독을 제거함과 동시에 (5) 적절한 영양 상태를 유지하는데 있다.

1. 일반적인 원칙들

급성신장손상의 원인을 치료하는 것이 가장 중요한데 신전성 급성신장손상인 경우, 충분한 수액 혹은 혈액을 투여하여 혈관 안에 효과적인 혈액량을 유지하고, 심기능의 개선을 통해 심박출량을 향상시키며, 앤지오텐신 전환효소 억제제나 비스테로이드성 소염진통제의 사용을 피하여 신장 내 혈액의 흐름을 원활히 하는 것에 주안점을 둔다. 특히, 고령의 환자나 심부전, 복수를 동반한 간경변증, 신증후군, 이뇨제 병합 투여 환자에서는 상기 약물이 급성신장손상의 원인이 될 수 있지만 다행히도 약제를 중단하는 경우, 이전 상태로 회복된다고 알려져 있다. 간경변으로 인한 심한 복수는 신혈류의 장애를 초래하므로 알부민 정주와 함께 복수 천자를 시행하여 복압을 낮춰 주기도 한다.

신후성 급성신장손상인 경우에는 요로 결석, 전립선비대증, 신경성 방광, 후복막의 섬유화증 등과 같은 소변 배설의 장애 요인을 제거하면 되는데, 이를 위해 스텐트를 삽입하거나 방광 도관의 유치 혹은 경피적 신루술(percutaneous nephrostomy)을 실시하는 것이 치료의 근간을 이루게 된다. 대부분의 환자들은 폐쇄 병변이 해결된 후 다뇨를 보이게 되는데, 이 경우 혈압을 유지하기 위해 수액을 정주하기도 한다.

신성 급성신장손상의 경우, 급성 세뇨관 괴사가 가장 흔한데 허혈성에 의한 경우와 신독성 약물에 의한 경우가 있다. 우선, 신성 급성신장손상이 잘 일어날 고위험군을 인지하는 것이 중요한데 체액 결핍, 울혈심부전, 부종성 질환, 신독성 약제의 병합 및 고용량 투여, 고령과 만성신부전 환자가 해당된다. 이러한 고위험군에서 신독성 약물은 혈중농도를 유지하면서 가능한 적게 사용해야 하며 약제의 중단 시점을 명확히 해야 한다. 또한, 신독성 약제들의 병합을 피하고 정상 체액량을 유지하면서 주기적인 혈청 크레아티닌 측정을 실시한다.

수액을 정주함으로써 방사선 조영제, 시스플라틴, 암포테리신 B 등에 의한 급성신장손상을 예방하거나 경감시키며 헤모글로빈뇨증과 마이오글로빈뇨증에서도 수액의 정주, 소변의 알칼리화 등으로 신장손상을 예방할 수 있다. 요산이나 고용량의 메소트릭세이트, 설파디아진, 아사이크로빌 등은 요의 흐름을 높게 유지하여 세뇨관 내 약물 침전을 예방할 수 있을 것이다. 만니톨은 횡문근융해증 환자에서 요 배설량을 증가시키고 신부전증을 예방하는데 도움이 된다고 알려져 있다.

급성신장손상의 원인을 치료한 후에는, (1)체액 상태가 정상이 되도록 필요에 따라 이뇨제를 지속적으로 정주하며 (2)수액을 사용하여 소변량이 증가할 수 있도록 조치를 취하고 (3)적절한 영양 공급을 실시하여 면역력과 골격근을 유지하며 상처의 회복을 돕고 (4)신장손상이 간에서의 약물 대사를 둔화시킬 수 있으므로 약제 독성의 발생에 대하여 항상 주의를 기울인다.

급성신장손상의 합병증으로는 (1)체액 이상 (2)고칼륨혈증 (3)감염이 있으며, 이를 예방하거나 조기에 조치를 취하는 것이 사망률을 낮추는 것과 직결됨을 기억해야 한다. 정상 체액 상태를 유지하기 위해서는 체중을 매일 재고 섭취량과 배설량을 측정하여 체중의 변화량과 비교한다. 활력징후가 정상 범위에서 유지되는지 확인하고 정맥혈의 산소 포화도가 70% 이상, 중심 정맥압이 8-12 mmHg, 평균 동맥압은 65 mmHg가 되도록 하며, 흉부 X선촬영을 통해 폐부종을 피하고 맥박산소측정기를 사용한다. 고칼륨혈증은 급성신장손상에 흔히 동반되며 횡문근융해, 항암화학요법, 심한 용혈 등이 동반된 경우 심하게 나타난다. 혈청 칼륨이 정상 범위를 벗어나거나 심전도 변화가 있을 때, 혹은 신경 근육계 증상이 있으면 치료를 시작해야 한다. 만약 내과적 약물 요법에 반응하지 않거나 고칼륨혈증의 악화 속도가 빠르면 투석을 바로 시작하는 것이 바람직하다.

급성신장손상의 경우, 감염으로 인한 균혈증이 있어도 열이 나지 않는 경우가 있으므로 임상상을 고려하여 적극적인 배양 검사와 각종 검사를 실시한 후 항생제를 조기에 시작하는 것이 중요하겠다. 그 외 혈청 인의 농도가 높은 경우, 수산화알루미늄, 탄산칼슘 등을 사용하며 악화되는 경우 혈액여과법이 효과적이다.

이상의 일반적인 대증 요법에도 불구하고 신장기능의 호전이 없거나 악화되는 경우, 혈액투석이나 복막투석, 혹은 지속적 신대체요법을 실시하게 된다. 급성신장손상으로 인한 신대체요법의 적응증은 (1)오심, 구토, 식욕 감소 등과 같은 요독 증상이 있거나 (2)정신 상태의 악화 및 뇌병(증)이 있는 경우 (3)심낭염 (4)출혈성 경향이 있는 경우 실시하게 된다. 출혈성 경향의 조절을 위해 데스모프레신 투여와 헤마토크리트 30-35%를 유지하는 수혈을 시도해 본다. 그 외에 (5)체액 과다가 약물 투여로 조절이 안 되는 경우 (6)고칼륨혈증이 대증요법에도 불구하고 악화되는 경우 (7)핍뇨 환자에서 대사성 산증이 심해지는 경우에 신대체요법을 시행해 볼 수 있겠다.

신대체요법들 중, 빠른 시간 안에 노폐물과 과잉 수분을 제거하면서 대사적 이상을 교정할 수 있는 장점을 가진 혈액투석이나 지속성 신대체요법이 중환자의 치료에 흔히 적용되고 있다. 신성 급성신장손상이 회복되는 과정에서 신대체요법으로 인해 환자의 체액량이 감소되어 있다면, 신장기능이 다시 악화되거나 회복이 지연될 수 있으므로 최적의 체액 상태로 주의 깊게 조절해야 한다. 또한, 신대체요법으로 낮아진 혈액요소질소(blood urea nitrogen, BUN) 농도는 삼투성 이뇨를 유발하지 않을 수 있으므로, 다뇨기가 발생하지 않을 수도 있다.

2. 신대체요법의 시작 시기

급성신장손상이 동반된 중환자의 경우, 과거에는 잔존 신장기능이 거의 없는 무뇨 상태, 대증요법으로 해결되지 않는 고칼륨혈증, 폐부종, 요독에 의한 증상 발현 시 신대체요법을 적용하였으나, 최근에는 급성신장손상이 심하거나 악화 추세를 보이는 경우, 기저질환의 중증도가 높거나 초기 치료에 대한 반응이 저조한 경우에 신대체요법을 조기 적용하고 있다. 이런 이유로 급성신장손상 3기(RIFLE criteria의 F에 해당)에서 신대체요법이 시작되며, 패혈증이나 체액 과다, 즉각적인 신장기능의 회복이 어렵다고 판단되는 경우, 그 이전에 신대체요법을 시작하기도 한다.

Gettings 등 연구에서 외상이 동반된 급성신장손상 환자의 경우, 지속적 신대체요법을 조기에 시작했던 환자군(신대체요법 시작 당시 BUN의 농도 43 ± 13 mg/dL)이 늦게 시작했던 환자군(신대체요법 시작 당시 BUN의 농도 95 ± 28 mg/dL)에 비해 생존율이 높았다. Ronco 등도 초미세여과량에 상관없이 지속적정정맥혈액여과법을 시작할 당시의 혈액요소질소 농도가, 사망군에 비해 생존군에서 유의하게 낮았음을 보고하였다. Bell 등 연구 결과 급성신장손상의 새로운 분류법인 RIFLE 분류에 따라 지속적 신대체요법 후의 생존율을 비교해 보았을 때, 실패(failure)군의 30일 사망률이 위험(risk)군에 비해 3.4배 높았다. 코호트 연구들의 메타-분석은 신대체요법의 조기 적용이 사망률을 낮춘다고 하였으며, 전향적 무작위 연구들의 메타 분석도 같은 경향을 보였다. 복부 수술 후 실시한 신대체요법에서도, 조기 실시군에 비해 늦게 시작한 군의 사망 위험도가 1.85배 정도 높았다. Oh 등은 지속적 신대체요법 시작 당시의 혈액요소질소보다는 6시간 이내의 소변량이 예후를 결정한다고 보고하여, 급성신장손상 시 소변량이 감소하기 전에 신대체요법을 실시하는 것이 타당함을 시사하였다.

이러한 연구 결과들을 고려할 때, 급성신장손상 환자에서 신대체요법을 조기에 실시하는 것은 생존율을 향상시킬 가능성을 강하게 시사하지만, 신대체요법이 필요 없을지도 모르는 환자까지 신대체요법을 받게 하는 과잉 진료를 초래할 가능성이 있다. 이를 극복하기 위해 생화학적인 예측 지표의 확립이 필요하지만, 성인 환자에서 아직까지 뚜렷이 표지자는 없다.

최근, 급성신장손상 환자에게 신대체요법을 조기에 실시하는 기준으로 소변량의 변화를 제시한 연구가 있었다. 이뇨제 정주 후, 2시간 동안의 소변량이 200 mL 미만인 경우, 무조건 6시간 이내에 신대체요법을 실시하는 것과 투석의 절대적 적응증을 보이는 경우에만 투석을 실시하였던 연구로 생존율에는 차이는 없었다. 혹자는 혈장 NGAL 농도 < 400 ng/mL이면서 이뇨제에 반응이 있다면, 신대체요법을 보류하는 것이 좋겠다는 의견을 제시하고 있다.

Ⅳ 혈액투석

1. 원리

혈액투석을 하게 되면 혈액과 투석액이 필터 내에서 만나게 되는데, 혈액과 투석액은 섞이지 않지만 반투막의 특성 때문에 혈액의 노폐물은 투석액으로, 투석액의 성분 중 농도가 높은 것은 혈액 내로 이동하게 된다. 이때 노폐물의 이동에 관여하는 원리는 확산으로, 노폐물은 농도가 높은 혈액에서 농도가 낮은 투석액으로 이동하게 된다. 혈액투석이 잘 되려면 반투막의 특성이 중요한데, 노폐물이 통과할 구멍의 크기가 클수록, 구멍의 수가 단위 면적당 많을수록, 반투막이 얇을수록 노폐물의 이동이 원활하게 일어난다. 또한, 노폐물은 분자량이 적을수록 크기가 작아 빠르게 움직여 원활한 확산이 일어나게 되므로, 혈액요소질소(분자량 60 dalton)과 같은 저분자 물질의 제거에 유리한 방법이다.

신장손상으로 혈액투석을 실시하는 환자를 보면, 전신 부종이나 폐부종과 같은 체액 과다 상태를 보이는 경우가 흔하다. 이 경우 필터 내에서 혈액 부분에 양압을 걸어주거나 투석액 쪽에 음압을 걸어주면, 이 압력에 의해 혈액에서 투석액 쪽으로 과잉 수분의 이동이 일어나게 된다. 이를 초미세여과라고 하며, 이로 인해 투석 후 전신 부종이나 폐부종이 호전을 보이게 된다. 초미세여과 시 일어나는 수분의 이동으로 인해 이 속에 녹아 있는 노폐물과 각종 이온들도 함께 쓸려 제거되는데, 이 원리를 대류라고 하며 노폐물의 제거 원리 중의 하나이다. 하지만 혈액 투석의 경우, 노폐물의 주된 원리는 확산이라고 하겠다.

2. 임상적 연구 결과 및 치료 방침의 응용

급성신장손상 환자나 말기신부전 환자는 혈액투석을 필요로 한다는 점에서는 같게 보여질 수 있겠지만, 급성신장손상 환자가 필요로 하는 투석량이 만성신부전 환자보다 훨씬 많다는데 주의하여야 한다. 그 이유는 급성신장손상 환자에서 (1) 말초의 혈액 순환이 변화하고 (2) 몸의 각 구성 성분들 간에 용질과 수분 교환에 변화가 일어나며 (3) 대사 상태가 변화하고 (4) 전신에 염증 소견을 보이는 경우가 많기 때문이다. 이로 인해 노폐물의 분포 용적, 즉 정화해야 할 체격과 혈액량이 커지게 되는 결과를 낳게 된다.

Paganini 등 연구에서 급성신장손상의 중증도가 경하거나 매우 중한 경우는 투석량이 생존율에 영향을 미치지 못하지만, 중등도가 중증인 경우는 투석을 많이 해주는 것이 생존에 유리하였다. Schiffl 등은 급성신장손상 환자 160명을 대상으로 한 전향적 연구에서 매일 혈액투석을 받는 군이 이틀에 한 번 받는 군보다 생존율이 높았고, 급성신장손상의 회복 기간도 짧았다. 또한, 환자의 예후에 영향을 미치는 요소는 핍뇨가 없는 경우에 비해 핍뇨가 생기면 사망 위험도가 3.0배 증가하며, 패혈증이 없는 경우에 비해 패혈증이 동반되면 사망 위험도가 3.2배 증가하였다. 또한, APACHE III 점수가 1점 증가할 때마다 6%의 사망 위험도가 증가하며, 이틀에 한 번 혈액투석을 받는 것이 매일 투석을 받는 경우보다 3.9배의 사망 위험도가 높았다. 따라서, 집중 치료를 받는 급성신장손상 환자의 경우, 투석량을 증가시킬 필요가 있다면 주 6회의 투석을 실시하는 것도 필요함을 숙지하는 것이 좋겠다.

Ⅴ 지속적 신대체요법

1. 종류와 원리

급성신장손상이 동반된 중환자에게 적용될 수 있는 지속적 신대체요법의 종류로는 지속적정정맥혈액투석법, 지속적정정맥혈액여과법, 지속적정정맥혈액투석여과법이 있다. 지속적정정맥혈액투석법은 혈액투석의 확산 원리가 하루 24시간 동안 적용되는 것이다. 지속적정정맥혈액여과법은 혈액 여과의 특성이 하루 24시간 동안 적용되는 것인데, 혈액투석에서 언급했던 초미세여과가 노폐물 제거의 주된 기전이 되는 것이다. 다량의 초미세여과액과 함께 노폐물이 동시에 제거되면, 혈액으로부터 상당량의 혈장 소실이 일어나는데 이를 노폐물이 없는 수액으로 보충하게 되면 결국 혈액 내 노폐물의 농도는 감소하게 된다. 혈액투석에 비해 혈액 여과가 갖는 장점은 베타-2 마이크로글로불린과 같은 중분자 노폐물을 제거할 수 있다는 것이다. 하지만, 혈액요소질소 같은 저분자 노폐물의 제거 능력은 혈액투석에 비해 상대적으로 떨어지는 단점이 있어, 이를 보완하기 위해 최근 지속적정정맥혈액투석여과법이 급성신장손상이 동반된 중환자의 신대체요법으로 흔히 사용되고 있다.

2. 혈액투석과 비교

실제 임상에서 급성신장손상을 동반한 중환자는 그 중증도가 심할수록 혈역학적으로 불안정하여 혈압이 낮은 반면, 이를 극복하기 위한 수액요법으로 폐부종과 전신부종, 심비대증을 동반한 체액 과다 상태를 흔히 보인다. 또한, 패혈증과 같은 고이화 상태가 동반되어 제거해야 할 노폐물이 정상인에 비해 훨씬 많은 경우가 흔하다.

혈액투석에 비해 지속적 신대체요법을 실시하는 경우, 체외로 노출되는 혈액량이 적고 필터를 통과하는 혈류의 흐름이 느릴 뿐만 아니라 시간당 초미세여과 되는 과잉 수분의 양도 적어 환자의 혈압에 미치는 영향이 혈액투석보다 작다. 반면, 혈액투석은 하루 중 4시간 정도만 실시하는데 비해, 지속적 신대체요법은 24시간 동안 실시할 수 있으므로 하루 동안에 제거할 수 있는 과잉 수분의 양이 혈액투석보다 훨씬 많다.

이로 인해 수액을 통한 영양 공급 및 다량의 수혈이 가능하게 되어 환자를 치료하는데 유리하다. 또한, 단위 시간당 노폐물의 청소율은 혈액투석이 우수하지만, 지속적 신대체요법은 24시간 실시할 수 있다는 장점 때문에 청소된 노폐물의 양도 혈액투석보다 훨씬 많다.

3. 적응증

혈액투석에 비해 지속적 신대체요법이 가진 장점들 때문에, 저혈압을 보이는 심부전, 패혈증, 간부전, 다장기기능장애(기능이상) 환자에게 사용할 수 있으며, 단위 시간당 노폐물의 제거가 혈액투석에 비해 천천히 일어나므로 혈액 내 삼투압의 변화가 적어, 뇌압이 상승하는 간부전, 뇌졸중, 두부 외상 및 뇌부종 환자에게 적절하게 사용할 수 있다. 고이화 상태를 보이는 패혈증, 다장기 부전 및 광범위한 화상 환자 및 심한 과잉 체액 상태를 보이는 환자, 수술 중 다량의 수혈을 요구하는 간이식 환자, 수술 중 섬세한 체액 조절이 필요한 말기 및 만성신부전 환자의 관상동맥 우회로 수술 등에 적용할 수 있다.

4. 임상적 연구 결과 및 치료 방침의 응용

다장기기능장애(기능이상) 환자들인 경우, 문헌들을 분석한 결과, 간헐적인 혈액투석에 비해 지속적 신대체요법을 실시한 경우가 사망률이 낮았다. Chang 등은 지속적 신대체요법을 실시한 환자가 혈액투석에 비해 중환자임에도 불구하고 전체 사망률에는 차이가 없었으며, 신장 이외에 2개의 추가적인 장기부전 환자군에서는 혈액투석에 비해 지속적 신대체요법이 생존율을 향상시킴을 보고하였다. 현재로서는 혈압이 불안정한 급성 신장손상 환자에서 지속적 신대체요법을 실시하는 것은 정석이 되어가고 있다.

1) 지속적 신대체요법에서 투석량의 효과

Ronco 등은 급성신장손상이 동반된 중환자 425명에 대한 전향적 무작위 연구를 통하여 지속적정정맥혈액여과법을 실시하는 경우, 적어도 초미세여과량은 35 mL/kg/hour로 하는 것이 환자의 생존률을 향상시킨다고 하였다. Saudan 등 연구에서는 중환자실에서 신대체요법이 필요했던 206명의 환자를 대상으로 지속적정정맥혈액여과법(초미세여과량 25±5 mL/kg/hour)과 지속적정정맥혈액투석여과법(투석량 18±5 mL/kg/hour과 초미세여과량 24±6 mL/kg/hour)을 비교한 결과, 혈액여과에 투석량을 부가하는 것이 생존율을 향상시켰다. 하지만, RENAL study, IVOIRE study, HICORES study 등과 같은 다기관 무작위 전향적 연구들에서 투석량의 증가가 급성신장손상 환자의 예후를 향상시키지 못함을 보였다. 더군다나, RENAL study의 연장 연구에서도 급성기에 투석량을 증가시켰던 것이 장기 생존율 향상 및 투석 의존도 감소에 도움이 되지 않는다고 보고되었다. 하지만, 투석량을 증가하여 부정적인 효과가 현저하지 않으므로, 지속적정정맥혈액투석여과법으로 투석량과 초미세여과량을 합하여 40 mL/kg/hour 이상으로 유지하는 것이 타당할 것으로 판단된다.

2) 지속적 신대체요법의 시작 시기에 따른 효과

투석량을 증가시킴에도 불구하고 중환자실에 입실하는 급성신장손상 환자의 사망률이 호전되지 않음에 따라 신대체요법의 시작 시기를 앞당기는 것이 효과적이지 않을까에 대한 연구들이 있었다. AKIKI Study에 의하면, 인공호흡기 및 카테콜라민을 투여받는 급성신장손상 3기의 환자들을 대상으로 신대체요법을 조기에 시작한 군과 늦게 시작한 지연군으로 나누었을 때, 사망률의 차이가 없었다. 지연 시작한 군 중에 투석을 끝까지 받지 않을 수 있었던 환자들의 생존율은 37.1%였던 반면, 늦게 투석을 받았던 환자의 생존율은 67.8%로 매우 높았으며, 조기시작군의 생존율은 48.5%였음을 고려할 때, 늦게 시작하는 것이 반드시 현명하지는 않을 수도 있음을 주지해야 하겠다. IDEAL-ICU study는 패혈증 초기의 급성신장손상(RIFLE criteria의 Failure, 급성신장손상 3기에 해당) 환자들을 대상으로 12시간 이내 신대체요법 시작한 군과 48시간 이후에 시작한 군 간에 사망률을 비교하였는데 두 군간에 차이가 없었다. 하지만, ELAIN study에서는 NGAL > 150 ng/mL을 보이는 급성신장손상 2기 환자군에게는 8시간 이내에 신대체요법을 시작하는 한편, 다른 한 군은 급성신장손상 3기에 도달한 후 12시간 이내에 신대체요법을 시작하였는데, 조기에 시작한 군에서 90일 사망률을 감소시킴을 보고하였다. Chon 등은 패혈증을 인지한 시점부터 신대체요법을 시작할 때까지의 시간이, 24시간을 초과하는 경우가 그렇지 않은 환자군에 비해 사망 위험도가 3.38배 증가함을 보고하였고, Baek 등은 혈장 NGAL이 심하게 증가된 패혈성 급성신장손상 환자에서 승압제 사용 24시간 이내에 지속적 신대체요법을 시작하는 것이 28일과 90일 사망률을 의미 있게 감소시킴을 보고하였다. 또한, 소변량이 감소한 환자가 인공호흡기와 Extracorporeal Membrane Oxygenator를 요구하는 경우, 지속적 신대체요법을 일주일 이상 요구할 확률이 높으므로 즉각적인 신대체요법을 시작해도 과잉 진료가 아님을 제시하였다.

3) 신대체요법을 통한 내독소(Endotoxin)제거의 효과

급성신장손상으로 중환자실에 입실하는 가장 흔한 원인은 패혈쇼크로 알려져 있으며, 패혈증으로의 진행하는 과정을 살펴보면, 내독소가 초기 시점에 연관되어 있다. 이를 근거로 패혈성 쇼크 환자에서 Polymyxin B에 혈액관류를 실시하여 내독소를 제거하려는 EUPHRATES Study가 시행되었는데, 28일 사망률에 차이가 없었다. 하지만, 내독소 혈증이 심하지 않은 경우(Endotoxin Activity Assay 0.6-0.89)에는 90일 사망률에 호전이 있었음을 보고하였다.

Ⅵ 맺음말

급성신장손상이 동반된 중환자에게 실시하는 신대체요법은, 원인을 치료하는 것이 아니라 환자가 잘 회복될 수 있도록 도와 주는 지지요법임을 잊지 말아야 할 것이다. 따라서 최선의 지지요법만이 생존 기회의 극대화를 가져올 수 있음을 명심하여, 충분한 투석량을 보다 빠른 시기에 안정적으로 환자에게 실시하는데 최선을 다하여야 할 것이다.

참고문헌

1. AKIKI Study Group, Gaudry S, Hajage D, et al. Initiation Strategies for Renal-Replacement Therapy in the Intensive Care Unit. N Engl J Med 2016;375:122-33.

2. Baek SD, Yu H, Shin S, et al. Early continuous renal replacement therapy in septic acute kidney injury could be defined by its initiation within 24 hours of vasopressor infusion. J Crit Care 2017;39:108-14.

3. Bagshaw SM, Bellomo R. Cystatin C in acute kidney injury. Curr Opin Crit Care 2010;16:533-9.

4. Barbar SD, Clere-Jehl R, Bourredjem A, et al. Timing of Renal-Replacement Therapy in Patients with Acute Kidney Injury and Sepsis. N Engl J Med 2018;379:1431-42.

5. Chon GR, Chang JW, Huh JW, et al. A comparison of the time from sepsis to inception of continuousrenal replacement therapy versus RIFLE criteria in patients with septic acute kidney injury. Shock 2012;38:30-6.

6. EUPHRATES Trial Investigators, Dellinger RP, Bagshaw SM, et al. Effect of Targeted Polymyxin B Hemoperfusion on 28-Day Mortality in Patients With Septic Shock and Elevated Endotoxin Level: The EUPHRATES Randomized Clinical Trial. JAMA 2018;320:1455-63.

7. Gallagher M, Cass A, Bellomo R, et al. POST-RENAL Study Investigators and the ANZICS Clinical Trials Group. Long-term survival and dialysis dependency following acute kidney injury in intensive care: extended follow-up of a randomized controlled trial. PLoS Med 2014;11:e1001601.

8. Kidney Disease. Improving Global Outcomes (KDIGO) Acute Kidney Injury Work Group (2012) KDIGO clinical practice guideline for acute kidney injury. Kidney Int 2012;2:1-138.

9. Klein DJ, Foster D, Walker PM, et al. Polymyxin B hemoperfusion in endotoxemic septic shock patients without extreme endotoxemia: a post hoc analysis of the EUPHRATES trial. Intensive Care Med 2018;44:2205-12.

10. Leedahl DD, Frazee EN, Schramm GE, et al. Derivation of urine output thresholds that identify a very high risk of AKI in patients with septic shock. Clin J Am Soc Nephrol 2014;9:1168-74.

11. Lumlertgul N, Peerapornratana S, Trakarnvanich T, et al. FST Study Group. Early versus standard initiation of renal replacement therapy in furosemide stress test non-responsive acute kidney injury patients (the FST trial). Crit Care 2018;22:101.

12. Sawhney S, Marks A, Fluck N, et al. Post-discharge kidney function is associated with subsequent ten-year renal progression risk among survivors of acute kidney injury. Kidney Int 2017;92:440-52.

13. Srisawat N, Tangvoraphonkchai K, Lumlertgul N, et al. Role of acute kidney injury biomarkers to guide renal replacement therapy initiation, what we learn from EARLY-RRT trial and FST trial. J Thorac Dis 2018;10:E835-E838.

14. Zarbock A, Kellum JA, Schmidt C, et al. Effect of Early vs Delayed Initiation of Renal Replacement Therapy on Mortality in Critically Ill Patients with Acute Kidney Injury: The ELAIN Randomized Clinical Trial. JAMA 2016;315:2190-9.

중환자의학

41

CRITICAL CARE MEDICINE

급성대사장애

박정현

I 요붕증

1. 개요

항이뇨(anti-diuretic) 호르몬인 아르지닌 바소프레신(arginine vasopressin)은 뇌하수체 후엽에서 분비된 후 신장의 집합관에 작용하여 수분 투과도를 증가시킨다. 원위 신장단위에서 수분의 재흡수를 촉진시켜 요농축을 가능하게 하는데, 요붕증(diabetes insipidus, DI)은 이러한 원위 신장단위의 수분 재흡수 장애 시 발생한다. 신장기원 요붕증은 아르지닌 바소프레신에 대하여 원위 신장단위의 반응이 없거나 감소되어 있는 반면에, 중추성은 아르지닌 바소프레신 분비가 결핍되어 있다. 두 경우 모두 희석뇨, 다뇨, 탈수, 고삼투압 상태 및 이차성 다음다갈증 등을 초래한다.

2. 원인

중추성 요붕증의 원인으로는 시상하부나 뇌하수체절제와 같은 뇌수술, 두개인두종, 두부 외상, 뇌출혈, 뇌경색, 뇌동맥류, 뇌수막염, 뇌염, 무산소뇌병(증), 뇌의 육아종성 병변 및 선천성 요인 등이 있다. 신장기원 요붕증의 원인으로는 아쿠아포린(aquaporin)과 아르지닌 바소프레신 수용체의 선천적 변이, 고칼슘혈증, 저칼륨혈증, 약제(리튬, 데메클로사이클린, 빈블라스틴, 암포테리신B) 등이 있다. 다낭신장병, 낫적혈구병, 수질해면병, 사르코이드증을 포함한 여러 간질성 신장질환 역시 세뇨관 기능 이상(원위 수분 재흡수 장애)을 초래할 수 있고 이러한 질환들은 다뇨증과 관계가 있으며 종종 요붕증의 원인이 되기도 한다.

3. 검사 소견

중증의 환자에서 요붕증이 있을 때 가장 주된 검사소견은 고나트륨혈증인데, 요붕증에 특이한 것은 아니므로 임상적인 주의를 요한다. 급성 병증 환자가 아닌 경우 혈장 나트륨 농도의 상승은 갈증을 유발하므로 고나트륨혈증은 대개 볼 수 없지만, 의식 저하가 있거나 자유롭게 수분 섭취를 할 수 없는 상황이라면 탈수 및 고나트륨혈증 소견을 볼 수 있다.

4. 진단

임상적으로 안정된 환자에서 요붕증의 진단은 수분제한검사를 통해 탈수 및 고나트륨혈증을 인위적으로 유도

표 41-1 수분제한검사에 의한 고나트륨혈증에서 혈장 아르지닌 바소프레신 및 요 삼투질농도의 반응

	혈장 아르지닌 바소프레신	요 삼투질농도의 변화(mOsm/kg H_2O)	
	(pg/mL)	데스모프레신 투여 전	데스모프레신 투여 후
정상 반응	> 2	> 800	< 5%↑
완전 중추성 요붕증	0	< 300	≥ 50%↑
부분 중추성 요붕증	< 1.5	300–800	10–50%↑
완전 신장기원 요붕중	> 2	< 300	No change

하여 요량의 변화와 요농축능을 평가함으로써 확진할 수 있으나, 중환자와 같은 임상적으로 불안정한 상황에서의 수분제한검사는 장기 관류의 감소와 이로 인한 생리적인 장애들을 초래할 수 있어 추천되지 않는다.

이 경우 고나트륨혈증이 있다면 요 삼투질농도를 평가하여 요붕증을 진단할 수 있는데, 혈장 아르지닌 바소프레신을 측정하고 아르지닌 바소프레신이나 유사합성체인 데스모프레신을 외부에서 투여하여 전후의 요 삼투질농도를 측정함으로써 중추성 및 신장기원 요붕증을 감별할 수 있다(표 41-1).

5. 치료

경한 중추성 요붕증의 경우에는 중환자실에서 정맥 수액요법과 섭취와 배설량에 대한 엄격한 모니터링으로도 조절과 치료가 가능하다. 중증의 경우에는 다뇨증을 호전시키고 탈수의 위험을 줄이기 위해 바소프레신이나 데스모프레신의 투여가 필요하다. 바소프레신은 보통 1-10 U을 피하나 근육으로 투여를 하거나 지속 정맥주사로 저용량부터 증량할 수 있다. 지속 정맥주사로 사용할 경우 실시간 소변량과 혈압, 전해질 변화 등을 관찰하면서 적절한 용량으로 조절해야 한다. 바소프레신의 경우 반감기가 짧지만 강력한 혈관수축작용이 있어 소수의 예민한 환자에서는 내장허혈이나 심장허혈을 유발할 수도 있음을 유념해야 한다.

데스모프레신은 혈관 수축작용이 없어 안전한 대체제로 사용되며 하루 2-4 μg을 2회 분할하여 피하나 정맥으로 투여한다. 장기 투여 시는 비강액 형태로도 사용할 수 있는데, 하루 10-40 μg을 2-3회 분할 사용한다.

바소프레신과 데스모프레신은 신장기원 요붕증에서는 효과가 없다. 임상적인 측면에서 원인이 될 수 있는 약제는 가능한 모두 중단하여야 한다. 신장기원 요붕증에서는 티아지드계 이뇨제가 다뇨증을 완화시킬 수 있다. 이것은 근위 세뇨관에서의 나트륨과 수분 재흡수를 증가시킴으로써 수분재흡수 능력이 감퇴되어 있는 원위 신장단위에 도달하는 수분의 양을 줄이기 때문이다.

요붕증에서는 소변량이 많이 증가하는데, 드물게는 하루에 20 L가 넘는 경우도 있을 수 있다. 중증 탈수를 예방하기 위해 혈청나트륨 검사를 자주하고 수분 섭취배설기록을 면밀히 확인하여 적절한 수액보충을 반드시 시행하여야 한다. 저혈량증과 관계가 있더라도 요붕증에서의 소변은 극단적으로 희석되어 있으므로 저삼투성 수액을 주어야 한다. 유리수분결핍의 50%에 대해서는 첫 24시간 이내에 교정 되도록 하고 나머지 보충은 48시간에 걸쳐서 해야 한다.

예를 들어 첫 24시간에 2.4 L의 수분을 공급하겠다고 생각한다면, 매 시간당 소변량을 측정해서 다음 수액 공급 시에 이전 1시간 동안의 소변량에 100 mL을 더해 수액제로 수분을 공급하면 적절한 수분을 공급할 수 있다.

이때 주의해야 할 점은 전해질을 자주 측정해야 하고, 요붕증에 대한 치료가 같이 진행될 경우 소변량이 급격하게 감소하거나 증가할 수도 있어 이러한 변화도 고려해야 한다. 어떤 경우에도 과도한 수분공급은 피해야 한다.

Ⅱ 부신위기

1. 원인

일차성 부신부전(adrenal insufficiency)은 자가면역성 질환, 감염, 부신출혈 및 경색, 침윤성질환(사르코이드증, 아밀로이드증), 그리고 악성종양 등에 의해서 발생할 수 있다. 원인균으로 결핵균, 수막염균, 슈도모나스 종 등이 있고 선천성 면역결핍증이나 다른 종류의 미생물에 의한 난치성 패혈쇼크에서도 발생할 수 있다. Etomidate, ketoconazole, metyrapone과 같은 약물에 의하여 부신피질호르몬, 부신겉질호르몬의 생성이 저해되어 발생될 수도 있다. 이차성 부신장기능부전은 뇌하수체에서 분비되는 부신피질자극호르몬의 생성 및 감소에 의한 것으로, 가장 흔한 원인은 장기간 사용하던 코르티코스테로이드의 갑작스러운 복용 중단이며 기타 원인으로 뇌 신생물, 침윤성 뇌질환, 뇌하수체 염증, 뇌하수체 수술, 두부 방사선조사, 무산소성뇌병(증) 및 두부 외상 등이 있다.

부신위기(adrenal crisis)는 급성 중증 부신장기능부전으로 장기간에 걸쳐 비특이적 증상들이 선행되던 상태에서 갑작스럽게 발생하여 악화되는 경우가 많으며, 일차성 부신장기능부전이 있던 환자에서 좀 더 빈번히 관찰된다. 병발된 급성질환이 있거나, 수술, 내외과적 스트레스 및 갑상샘기능항진 등에 의해서 유발된다.

2. 증상 및 검사소견

부신장기능부전의 징후와 증상은 대부분 비특이적이지만, 임상적으로 관찰된 소견들을 통해 진단을 유추할 수 있다. 피로, 식욕부진, 오심, 구토, 복통, 설사, 체중감소, 전신쇠약, 기립성 어지러움, 근육통, 관절통, 무월경 및 염분갈망(salt craving) 등은 부신피질호르몬, 부신겉질호르몬의 부족에 의해 나타나는 현상들이다. 신체검사 소견으로는 미열, 혼돈, 저혈압, 빈맥, 복부압통, 젖분비과다 등이 있다. 체액 고갈은 일차성에서는 흔히 관찰되나 이차성 부신장기능부전에서는 잘 관찰되지 않는다. 그 이유는 체액량을 조절하는데 관여하는 광물코르티코이드의 생성이 부신피질자극호르몬보다는 레닌-앤지오텐신 계통에 의해 조절되는 정도가 훨씬 더 크기 때문에, 이차성 부신장기능부전에서 부신피질자극호르몬이 비록 감소되어 있어도 광물코르티코이드의 생성은 어느 정도는 유지가 되는 까닭이다. 피부나 잇몸의 과다색소침착은 일차성 부신장기능부전에서만 나타나고, 이차성 부신장기능부전에서는 관찰되지 않아 중요한 임상적인 감별점이 될 수 있다. 백반증(vitiligo)은 부신장기능부전에 동반된 자가면역성 질환에 의해 발생될 수 있다.

비특이적인 검사소견으로 저나트륨혈증, 고칼륨혈증, 고칼슘혈증, 질소혈증, 저혈당증, 간기능수치의 증가, 정상 음이온차이 대사성 산증 등이 있다. 온혈구계산에서 빈혈, 중성구감소증, 림프구증가증, 호산구증가증 등도 볼 수 있다.

3. 진단

부신장기능부전은 신속 부신피질자극호르몬 자극 검사를 이용하여 확진할 수 있는데, 합성 부신피질자극호르몬인 코신트로핀(cosyntropin)이 검사에 사용된다. 기저 혈청 코티솔을 먼저 측정하고, 이후 250 μg 코신트로핀을 정맥으로 투여한 뒤 30분과 60분 후에 각각 혈청 코티솔을 검사하여, 기저 혈청 코티솔이 3 μg/dL 미만이고 자극 후 가장 높은 코티솔이 18 μg/dL 미만인 경우 확진할 수 있다. 임의로 측정한 코티솔이 18 μg/dL 이상일 경우 중증이 아닌 이상 대부분의 부신장기능부전을 배제할 수 있으나 25 μg/dL 이상이라면 부적절한 반응으로 평가할 수 있다. 패혈증 상태에서의 상대적 부신장기능부전은, 패혈쇼크

표 41-2 부신위기의 초기치료

히드로코르티손	200 mg 정맥투여 후 매 8시간마다 100 mg 정맥투여하거나 시간당 12.5 mg을 점적 정맥주사한다. 며칠에 걸쳐 매 6시간마다 50 mg 투여로 감량하도록 하며 상태가 호전되면 궁극적으로 생리학적 보충용량까지 감량한다.
플루드로코르티손	하루 50–200 μg 경구투여한다. (히드로코르티손 용량이 하루 100 mg 미만이면 투여를 중단한다)
생리식염수	초기에 2–3 L 정맥투여하고 적절한 혈관 내 용적 유지가 가능한 용량으로 감량한다. 중심정맥압 모니터링이 도움이 될 수 있다.
포도당	정상 혈당 농도를 유지하기 위해 5% 포도당–생리식염수를 유지투여한다. 혈당 모니터링을 시행하여 저혈당을 감시하고 포도당 투여용량을 조절한다.

환자에서 코신트로핀을 정맥으로 투여한 후 혈장 코티솔의 최대 증가치가 9 μg/dL 미만인 경우 진단할 수 있다.

4. 치료

치료는 호르몬 보충요법, 수액과 포도당 공급으로 구성된다(표 41-2). 진단이 되지 않았다면 신속 코신트로핀 자극검사를 시행하는데, 이때 검사 전 히드로코르티손을 투여하지 않도록 하고, 만약 스테로이드 투여가 반드시 필요한 상황이라면 히드로코르티손 대신 측정 시 간섭효과가 없는 덱사메타손을 투여할 수 있다.

불응성 패혈쇼크에서 혈압을 상승시키기 위한 목적으로 코르티코스테로이드 사용을 적극적으로 권장하지는 않고 있지만, 다양한 승압제들에 효과가 없을 경우 추가적으로 사용해 볼 수는 있다. 또한 급성호흡곤란증후군에서도 코르티코스테로이드가 생존률을 증가시킨다는 과학적인 증거가 없어 코르티코스테로이드가 효과적일 것이라고 생각되는 원인 질환이 있는 경우에만 선별적으로 사용하는 것이 합리적일 것으로 보인다.

현재로서는 상대적 부신장기능부전에 대한 치료는 적극적으로는 권고되지 않고 있는데, 이러한 임상적 상황에서 치료 전 부신장기능부전의 확진을 위한 검사는 일반적으로는 권장되지 않는다.

Ⅲ 갑상샘독성발작

1. 개요

갑상샘은 전신 대사를 조절하는 티록신(T4) 및 삼요오드티로닌(T3)의 두 가지 호르몬들을 생성한다. 갑상샘 호르몬의 과도한 생성을 갑상샘항진(증)(hyperthyroidism), 과도한 호르몬에 의한 임상적 증상들을 갑상샘중독증(thyrotoxicosis)이라고 한다. 갑상샘독성발작은 갑상샘중독증에서 임상적으로 가장 중증의 형태라고 할 수 있다.

2. 원인

그레이브스병(Graves' disease)은 갑상샘 자극 면역 글로불린에 의해 과도한 T4, T3의 생성이 초래되는 자가면역질환으로 갑상샘항진(증)과 갑상샘독성발작의 가장 흔한 원인이다. 독성샘종, 선종, 선종과 독성다결절갑상샘종, 선종은 갑상샘항진(증)과 갑상샘독성발작을 유발하는 두 번째로 흔한 원인이며, 그 이외 다른 원인들으로는 아미오다론(amiodarone), 요오드유발 갑상샘항진(증)(Jod-Basedow disease), 갑상샘자극호르몬 생성 뇌하수체선종,

영양막질환(trophoblastic disease)의 일부 형태 등이 있으나 갑상샘독성발작이 유발되는 경우는 거의 없다. 아주 드물게 갑상샘중독증과 갑상샘독성발작이 갑상샘항진(증) 없이 발생하는 경우도 있는데, 갑상샘호르몬을 생성하는 난소갑상샘종, 선종(struma ovarii)을 예로 들 수 있다.

3. 증상

갑상샘항진(증) 혹은 갑상샘중독증에서 나타나는 흔한 증상으로는 심한 피로와 전신쇠약, 불안, 열불내성(heat intolerance), 호흡곤란 및 체중감소 등이 있다. 따뜻하고 촉촉한 피부, 가늘고 잘 부서지거나 끊어지는 모발과 탈모, 체온상승, 빈맥성 부정맥(동성빈맥, 심방세동, 심방조동,), 수축기 고혈압, 넓어진 맥압(pulse pressure), 심부건반사의 항진, 떨림, 인지장애 등의 소견들도 볼 수 있다. 그레이브스병의 경우에 경골전 점액부종(pre-tibial myxedema), 비장치대, 안구돌출, 안근마비 등의 소견도 있을 수 있다. 심한 발열, 발한, 오심 및 구토는 갑상샘독성발작의 흔한 초기증상이다. 신경학적 증상으로는 감각 변화, 조증(manic)성 행동, 섬망, 정신병(psychosis) 등을 포함하며 심한 경우 혼돈이나 혼수도 발생할 수 있다. 전형적인 심장 증상은 불응성 빈맥부정맥, 높은 심박출량 심부전이며 종종 심장전도장애, 서맥부정맥도 발생할 수 있다. 심한 고혈압이나 저혈압 소견도 보일 수 있다. 중환자에서 임상적으로 의미 있는 신경학적 혹은 심장 증상이 동반되어 있다면 갑상샘 기능을 평가해 보아야 한다.

4. 검사소견

갑상샘항진(증) 및 갑상샘중독증에서 혈장 유리 T4, T3는 대부분의 경우 상승되어 있으나 T4는 정상이면서 T3만 상승되어 있는 T3 갑상샘중독증도 있을 수 있다. 대부분의 경우 일차성 갑상샘항진(증)이므로 갑상샘자극호르몬은 감소되어 있다. 갑상샘중독증과 중독발작을 구분하는 T4, T3의 명확한 기준은 없지만 일반적으로 중독발작에서 갑상샘호르몬이 훨씬 더 높은 경향을 보인다. 비특이적인 검사실 소견으로 고칼슘혈증, 고혈당증, 간 기능검사 이상, 중성구감소증 등이 있다.

5. 치료

갑상샘중독발작은 생명을 위협하는 내분비질환으로 응급치료를 요한다. 과도한 호르몬 생산과 분비가 억제되어야 하나 갑상샘절제술이나 방사성요오드치료는 급성기에는 현실적으로 사용할 수 없다. Thionamide계 약물(propylthiouracil, methimazol, carbimazol)이 사용되고 있다(표 41-3). 갑상샘은 합성된 호르몬의 저장소 역할도 하므로 약물에 의해 호르몬 합성이 중단되어도 수일 간 혈액 속 T4 상승은 있을 수 있다. 요오드 및 요오드 포함 합성제제가 이러한 호르몬의 분비를 일시적으로 감소시킬 수 있어 thionamide 치료 시작 후 일반적으로 같이 투여한다. 만일 요오드가 thionamide 치료 전에 투여되면 호르몬 생성의 원료가 되어 오히려 호르몬 생성이 자극됨으로써 증상이 악화될 수 있어 주의를 요한다. Lithium 역시 갑상샘 호르몬의 분비를 억제하나 낮은 치료 효과로 일반적으로는 추천되지 않는다. 하지만 요오드 알러지가 있다면 고려될 수도 있다. 사용하게 되는 경우 혈장 리튬 농도는 반드시 모니터링하여 1 mEq/L를 목표로 한다.

T4와 T3가 직접적인 아드레날린성 자극제는 아니지만 간접적으로 과아드레날린 상태를 초래하는데, 이는 아드레날린 수용체의 반응성에 관여하는 것으로 생각된다. 베타 차단제는 떨림, 빈맥, 고혈압과 같은 증상을 완화시키므로 일반적으로 투여한다. Propranolol이 일차 선택약이지만 만일 만성폐쇄폐질환과 같은 금기증이 있다면 선택적 베타수용체 차단제인 metoprolol을 대신 사용할 수 있다. 중증 천식과 같이 부작용을 더 고려해야만 할 상황이라면 esmolol과 같은 초속효성 베타차단제를 사용할 수도 있다. 갑상샘은 T4를 더 많이 분비하며, 대부분

표 41-3 갑상샘 독성발작에서의 초기 약물 치료

갑상샘 호르몬 생성 억제제	
Propylthiouracil	1,000 mg 부하 경구투여 이후 매 4시간마다 200 mg 혹은 매 6시간마다 400 mg 경구투여
Methimazol	매 4시간마다 20 mg 경구투여
갑상샘 호르몬 분비 억제제	
Lugol's solution	매 8시간마다 1 mL 경구투여
Potassium iodide	매 6시간마다 포화용액 5 방울 경구투여
Sodium iodide	매 6시간마다 250 mg 정맥투여 최대 매 8시간마다 1 g 정맥투여
Lithium	매 8시간마다 300–450 mg 경구투여
베타 차단제	
Propranolol	2–10 mg 정맥투여로 시작하고 효과가 나타날 때까지 증량하여 매 6시간마다 40–120 mg 경구투여로 조정, 이후 효과있을 때까지 용량 조절
Metoprolol	5–15 mg 정맥투여로 시작하고 증량하여 매 4–6 시간마다 5–15 mg 정맥투여
Esmolol	1분 간 500 μg/kg 정맥투여하고 이후 분당 50–200 μg/kg로 점적정맥투여, 효과 있을 때까지 용량 조절
말초에서의 T4->T3 전환 억제제	
Dexamethason	매 6시간마다 2 mg 정맥투여
Propranolol	매 6시간마다 40–60 mg 경구투여

의 T3는 T4가 말초 조직에서의 탈요오드화를 통해 전환된 것이다. T3가 생물학적 활성도가 더 높으므로 이러한 탈요오드화의 억제는 증상을 완화시키는 데 도움이 된다. Propylthiouracil은 말초에서의 탈요오드화를 억제하는 기능이 있으며, 이러한 작용을 하는 여러 약제를 한 가지 이상 조합하여 부가적인 치료로 사용할 수 있다(표 41-3).

갑상샘독성발작을 중환자실에서 치료할 때는 고열을 조절하기 위해 아세트아미노펜과 함께 냉각담요 등 외부 냉각장치를 사용해야 한다. 갑상샘독성발작에서는 종종 체온이 40도가 넘는 고열이 발생한다. 아스피린은 티록신 결합 글로불린에서 티록신을 해리시키는 작용이 있어 오히려 고열을 악화시킬 수 있기 때문에 해열제로서는 사용되지 않는다. 하지만, 갑상샘중독증과 함께 급성관상동맥 증후군이 있는 경우에는 투여가 신중히 고려되어야 한다.

이상의 치료들과 함께 갑상샘독성발작의 가능한 유발 및 악화 요인들을 확인하고 적절한 치료를 같이 시작해야 한다. 자가면역성 부신장기능부전이 종종 동반되어 있을 수 있는데, 이 경우는 히드로코르티손 보충요법을 고려해야 한다. 가능하다면 신속 코신트로핀 자극 검사를 시행하여 부신장기능부전 여부를 확인하는 것이 필요할 수 있다.

Ⅳ 점액부종혼수

1. 개요

갑상샘저하증의 고도로 진행된 상태로 심한 저체온증 및 의식저하가 나타나는 경우를 점액부종혼수라고 한다.

점액부종혼수는 노인에서 주로 발생한다. 점액부종혼수는 집중 치료방법의 괄목할 만한 발전에도 불구하고 여전히 사망률이 50-60% 정도로 높은 무서운 내분비계 응급상황이다.

2. 원인

갑상샘저하증의 흔한 원인으로는 자가면역성 갑상샘염, 약제(amiodarone, 리튬 등), 과거 갑상샘절제술 혹은 방사성요오드 치료 후 부적절한 갑상샘호르몬 보충 요법 등이 있다. 드물게 과거에 갑상선질환이 있었고 현재는 무증상 갑상샘기능저하(subclinical hypothyroidism) 상태에 있는 경우에서도 다양한 급성 내과적 질환들, 수술 및 특정 약물(진정제, 수면제, 마약)복용 등으로 인해 점액부종혼수가 발생할 수도 있다.

3. 증상

점액부종혼수의 대표적인 증상으로는 극심한 피로와 전신 쇠약, 근육통, 집중력 저하, 변비, 주간졸림증(somnolence) 및 한랭불내성 등이 있고, 신체검사 소견으로는 저체온증, 극심한 서맥과 심전도에서의 전도장애, 무감동, 건조하고 거친 피부, 취약한 모발과 탈모, 안면 종창, 큰혀증, 쉰소리, 갑상샘종, 선종(goiter) 등이 나타나며, 대부분의 경우에서 갑상샘기능저하증의 전형적인 증상들이 훨씬 더 심하게 나타나는 양상을 보인다.

흉막 및 심낭 삼출, 심음의 저하, 심전도에서 저전압(low voltage) 소견, 이완기 고혈압도 나타날 수 있으며, 저혈압이 나타나는 경우도 있다. 심부건 반사는 전형적으로 감소되어 있으며 특징적으로 이완기의 지연 혹은 소실 소견을 보인다. 환자들이 전체적으로 심하게 부어 있는 것은 일반적인 부종처럼 간질 내 부종액의 증가 때문이 아니라 조직 내 이상, 비정상인 단백질의 축적으로 인한 결과이다.

실제 임상진료에서는 갑상샘저하증의 과거력이 있는 환자가 완전한 무반응 상태가 아니더라도 극심한 무기력, 둔감, 혼미나 명백한 혼수와 같은 의미 있는 의식 변화가 발생했을 때 점액부종혼수로 진단할 수 있다.

4. 검사소견

비특이적인 검사소견으로 저나트륨혈증, 저혈당, 고콜레스테롤혈증, 크레아티닌인산화효소의 증가 등이 있다. 동맥혈가스분석에서는 환기능의 저하에 따라 심한 고탄산혈증과 저산소혈증을 보일 수 있으며, 이에 대한 생리적 보상작용이 저하되어 호흡부전이 발생할 수 있다. 이차성 갑상샘저하증과 같은 드문 경우를 제외하면 대부분의 경우 혈장 갑상샘자극호르몬은 증가되어 있고 총티록신과 유리티록신(free T4) 농도는 매우 감소되어 있다.

중환자에서는 임상적인 갑상샘 질환이 없는 경우에도 갑상샘 호르몬 검사 수치의 이상을 종종 볼 수 있는데, 이것을 sick euthyroid syndrome이라고 한다. Sick euthyroid syndrome은 중증 질병에 대한 생리학적인 적응 반응으로 생각되며 치료를 필요로 하지 않으나, 실제 갑상샘 질환과의 감별진단이 어려운 경우가 있다. 가장 흔한 이상 소견은 유리삼요오드티로닌(free T3)의 감소로 중증 질환의 초기부터 관찰되며, 질병 기간 내내 관찰되는 경우도 있다. 유리티록신은 보통 정상이지만 아주 중증 질환인 경우에는 감소될 수도 있으며, 갑상샘자극호르몬 역시 보통은 정상이나 질환의 중증도가 심한 경우에는 감소될 수도 있다. 중증 질환의 회복기에 총티록신이나 유리삼요오드티로닌이 비정상인 경우 갑상샘자극호르몬이 일시적으로 증가되는 경우도 있다.

5. 치료

점액부종혼수는 응급치료를 요한다. 기계환기가 당장은 필요하지 않더라도 밀접한 임상양상의 관찰이 필요

표 41-4 점액부종혼수의 초기 약물요법

Levothyroxine, T4	부하요법으로 200–400 μg을 정맥으로 투여한다. (고령 및 과거 관상동맥질환이 있었던 경우는 감량해서 투여) 이후 유지요법으로 하루 100 μg을 정맥투여 하고, 이후 하루 50–200 μg 경구 투여로 변경한다. 정맥주사용 Levothyroxine을 구할 수 없는 경우는 비위관(nasogastric tube)을 통해 경구 Levothyroxine 500 μg을 부하용량으로 먼저 투여한다. 이후 유지요법으로 계속 투여한다. 고령이나 관상동맥질환이 있는 경우는 경구 Levothyroxine 200 μg을 8시간 간격으로 총 5번 비위관을 통해 투여한 후, 유지 요법으로 전환한다.
Hydrocortisone	동반된 부신장기능부전에 대하여 매 8시간마다 100 mg씩 정맥투여 한다. 가능한 빨리 신속 코신트로핀 자극검사를 시행해서 계속 투여 여부를 정확히 결정한다.

한데, 간혹 호흡부전이 급격히 진행될 수도 있기 때문이다. 의식이 변화된 환자에서는 저혈당을 항상 염두에 두고 혈당검사를 자주 시행하면서 저혈당인 경우 즉시 치료해야 한다. 콩팥 유리수분제거의 장애가 있으므로 저장액(hypotonic fluid)의 과도한 투여는 피해야 한다. 저체온증은 일반적인 가온요법으로 치료하며 적극적인 체외가온은 혈관확장 및 저혈압을 초래할 수 있어 조심해야 한다.

점액부종혼수의 치료는 levethyroxine 및 liothyronine (T3 합성체) 보충요법을 포함한다(표 41-4). 동반된 부신장기능부전도 드물지 않으므로 일반적으로 치료 초기에는 경험적인 hydrocortisone의 투여도 필요하다. 부신장기능부전을 배제하기 위해 부신자극호르몬 검사를 해야 하는 상황에서는 측정 방법상의 교란을 피하기 위해 dexamethasone의 투여도 대체치료로 고려될 수 있다.

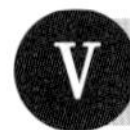 당뇨병케톤산증

1. 개요

당뇨병케톤산증(diabetic ketoacidosis)은 대개 1형 당뇨병 환자에서 발생하지만 대략 20%에서는 당뇨병의 병력이 없는 경우도 있다고 한다. 당뇨병케톤산증은 제1형 당뇨병 환자에서 부적절한 인슐린 치료가 원인이 되어 주로 발생하지만, 종종 감염과 같은 동반된 질환에 의해서 유발되기도 한다.

인슐린의 절대적 혹은 상대적 결핍과 함께 길항작용을 하는 호르몬(글루카곤, 카테콜아민, 코르티솔, 성장호르몬)들의 상승은 포도당생합성 및 글리코겐 분해를 통한 포도당 유리의 증가, 세포 내 포도당 대사의 장애, 그리고 지방조직에서의 지방분해에 따른 유리지방산의 증가로 인한 간에서의 케톤체 합성 증가로 이어져 케톤산증이 초래된다.

2. 증상

권태감, 피로, 전신쇠약감, 식욕부진, 오심, 구토, 복통, 갈증, 다음, 다갈, 다뇨증 등의 증상이 있으며 신체 검사 소견으로는 빠르고 깊은 쿠스마울(Kussmaul) 호흡, 아세톤향 호기, 복부 압통, 의식의 현저한 저하, 체액고갈에 의해 초래되는 다양한 징후 등등이 있다. 다뇨증은 극심한 당뇨(glycosuria)에 의한 삼투성 이뇨에 기인하며 체액의 고갈이 초래되어 궁극적으로는 콩팥 관류의 저하가 초래됨에 따라 신장기능이 감퇴된다.

3. 검사소견

핵심적인 검사소견은 고혈당(400–800 mg/dL)과 베타

표 41-5 당뇨병케톤산증의 치료

저혈량증의 교정	첫 1시간 동안 15–20 mL/kg의 생리식염수 투여하고 이후 시간당 4–14 mL/kg로 생리식염수 투여한다. 저혈량증이 교정된 후에는 고염소혈증의 예방을 위해 1/2 생리식염수로 전환한다.
정맥 인슐린 투여	0.1 U/kg의 속효인슐린을 정주투여하고 이후 시간당 0.1 U/kg로 점적 정주 시작하며 매 시간 혈당 측정하여 용량 조절한다. 인슐린 투여 전에 저칼륨혈증의 유무를 확인한다. 1시간 뒤 혈당이 50–70 mg/dL까지 떨어지지 않는다면 시간당 0.2 U/kg로 증량한다.
저혈당의 예방	혈당이 200 mg/dL 이하로 감소된 이후 인슐린을 시간당 0.05–0.1 U/kg로 감량하고 5% 포도당 및 1/2 생리식염수를 시간당 100–250 mL로 음이온차이가 정상화될 때까지 투여한다.
피하 인슐린으로의 전환	음이온차이가 정상화되고 혈당이 250 mg/dL 미만이며 환자의 경구식이가 가능할 때 정맥 포도당 및 인슐린 투여를 중지하고 경구 식이 및 피하 속효인슐린 투여를 시작한다. 6시간 간격으로 투여 전 혈당을 기준으로 하여 sliding dosage scale을 활용한다. 환자가 평소에 사용하던 중간작용인슐린이나 glargine은 반용량부터 피하투여해볼 수 있다.
칼륨의 투여	고칼륨혈증이 아닌 경우에 정맥 칼륨 투여를 시작한다.
저인산혈증의 교정	혈청 인산 농도를 모니터링하고 저인산혈증시 인산화칼륨이나 나트륨을 정맥투여한다.
중탄산나트륨 정맥투여의 고려	동맥 pH가 6.90 미만인 경우 정맥 중탄산나트륨 투여를 고려한다. 투여 전에는 저칼륨혈증이 없어야 한다.
유발인자에 대한 평가 및 치료	의심되는 유발인자의 배제를 위해서 적절한 진단적 검사 (예를 들면 감염에 대한 세균배양, 심근경색에 대한 혈장 표지자 검사 등)를 시행한다.

하이드록시부티레이트(β-hydroxybutyrate) 및 아세토아세테이트(acetoacetate)의 과생산에 의한 대사성 산증이고, 대부분의 경우 혈청 음이온차이(anion gap)는 상승되어 있다.

케톤산증을 초래하는 케톤산으로 아세톤(acetone), 아세토아세테이트, 그리고 베타 하이드록시부티레이트가 있는데, 반정량 니트로프루시드 검사법으로 케톤체의 존재는 확인할 수 있지만 당뇨병케톤산증에서의 주된 케톤산인 베타 하이드록시부티레이트는 검출하지 못하므로 케톤산증의 중증도를 평가하는데 있어 정확하지는 않다. 따라서 베타 하이드록시부티레이트의 혈청 측정법이 선호된다.

소수의 경우, 심한 대사성 산증에도 불구하고 혈청 음이온차이가 정상일 수도 있는데, 이것은 환자들이 충분한 경구 수분 섭취를 하여 정상적인 콩팥 혈류를 유지함으로써 케톤산의 생성에 비례하여 콩팥을 통한 케톤산 배출이 적절히 이루어졌기 때문이다.

4. 치료

고혈당에 의해 유발된 이뇨 및 칼륨뇨로 인한 전신 칼륨의 결핍에도 불구하고 혈청 칼륨 농도는 대부분 증가되어 있다. 이러한 고칼륨혈증은 인슐린 결핍으로 인한 세포 내에서 세포 바깥으로의 칼륨 재분포에 의한 것인데, 인슐린의 투여는 이것을 교정하여 세포 외 칼륨 농도를 정상 이하로 낮출 수 있다. 따라서 치료의 초기에는 저칼륨혈증이 발생할 수 있어 치료 과정에서 혈청 칼륨을 자주 측정하면서 적절한 농도의 혈청 칼륨을 유지할 수 있도록 칼륨의 정맥투여가 필요할 수도 있다. 이러한 치료가 섬세하게 이루어지지 않으면 치료 과정 중의 급격한 저칼륨혈증 때문에 아주 위험한 부정맥이 발생될 수도 있다.

당뇨병케톤산증 치료의 핵심은 수액, 인슐린 투여와 전

해질 조절이다(표 41-5). 초기의 생리식염수 정맥투여는 혈관 내 혈액 용적을 충분히 유지할 수 있도록 하고, 1/2 생리식염수는 고염소혈증을 최소화한다. 중증 대사성산혈증에서 고식적으로 중탄산염나트륨을 투여하는 경우도 있으나, 임상 시험에서 명백하게 효과가 입증되지 못했음을 기억해서 조심해서 사용해야 한다.

Ⅵ 고삼투성고혈당비케톤산증후군

1. 개요

고혈당증의 가장 중한 임상양상의 하나인 고삼투성고혈당비케톤산증후군은 당뇨병케톤산증과 유사한 임상양상을 나타내지만, 제2형 당뇨병이 있는 노인에서 주로 발생하며 심근경색, 뇌졸중, 감염과 같은 중한 질환들이 유발요인으로 선행되어 있는 경우가 많다.

고삼투성고혈당비케톤산증후군에서는 상대적인 인슐린 결핍에 의한 고혈당성 삼투성 이뇨가 발생하여 혈관 내 용적 고갈이 초래되고, 이로 인해 증가된 혈장 삼투압이 중추신경기능 이상을 유발한다. 치매나 뇌졸중과 같은 기저질환들에 의해 자발적인 수분섭취가 제한된 경우라면 임상양상이 더 악화될 수 있다.

2. 증상 및 검사소견

고삼투성고혈당비케톤산증후군 환자의 혈당은 종종 1,000 mg/dL을 넘으며 2,000 mg/dL을 넘기는 경우도 간혹 있지만 당뇨병케톤산증과 비교하여 케톤산증은 거의 관찰되지 않는다. 고삼투성고혈당비케톤산증후군에서 케톤산증이 없는 이유는 정확히 밝혀져 있지는 않은데, 당뇨병케톤산증에 비해 인슐린 결핍의 정도가 덜하고, 글루카곤 등과 같은 인슐린 길항 호르몬들의 농도가 낮아 간에서 케톤체 합성이 제대로 이루어지지 않기 때문인 것으로 추정되고 있다.

고삼투성고혈당비케톤산증후군 환자는 당뇨병케톤산증과 같이 다뇨, 다갈증을 종종 보이지만 고삼투압 상태로 인한 의미 있는 지적기능 및 의식의 변화는 고삼투성 비케톤산성증후군에서 좀 더 심한 양상을 보이며, 흔히 관찰되는 중추신경계의 중증 기능 장애로 인해 고삼투성비케톤성혼수(hyperosmolar non-ketotic coma)로 불리기도 한다. 당뇨병케톤산증에서 나타나는 특징적인 오심, 구토, 복통 등의 소화기 증상들은 없는 경우가 더 많다.

고삼투성고혈당비케톤산증후군에서 저장성 체액 손실은 고나트륨혈증을 유발하는 반면, 고혈당에 의한 혈장 삼투압의 증가는 세포 내에서 세포 외 구획으로의 수분 재분포를 유도하여 희석에 의한 혈장 나트륨의 감소를 유발하기도 한다. 하지만 이러한 혈관 내 용적을 증가시키는 효과로 인한 삼투성 이뇨는 결국에는 체액의 심각한 고갈을 초래한다. 혈청 삼투압이 유리수분결핍을 측정하는 핵심이지만 실제 임상에서는 편리성을 이유로 혈청나트륨 농도를 대체 활용하기도 한다. 일반적으로 고나트륨혈증의 정도는 유리수분결핍을 추측하는데 있어 고삼투압농도를 대신할 수 있지만 고혈당증이 심한 경우에는 잘못 해석될 수도 있다. 왜냐하면 실제 체외액에서의 삼투압은 나트륨과 포도당의 농도 합에 따라 결정되기 때문이다. 따라서 고삼투압농도 및 연관된 유리수분결핍의 조건에서도 혈당이 매우 높은 경우 저나트륨혈증을 관찰할 수 있는 것이다. 이러한 문제점 때문에 극심한 고혈당증이 동반된 환자에서 유리수분결핍에 대한 평가는 혈청나트륨보다는 삼투압을 활용해야 한다.

다른 방법으로는 고혈당증의 정도에 따라 나트륨 농도를 보정하는 것인데 혈당 수치가 100 mg/dL씩 상승할 때마다 혈장 나트륨 측정치에 1.6 mEq/L을 더하는 공식을 활용할 수 있다. 이러한 보정으로 고혈당증이 있더라도 혈청나트륨 수치로써 대략적인 유리수분결핍을 가늠할 수 있다.

3. 치료

고삼투성고혈당비케톤산증후군 환자의 치료는 케톤산증보다 고혈당증의 해소에 중점을 두는 점을 제외한다면 당뇨병케톤산증의 경우와 유사하다. 당뇨병케톤산증처럼 속효성 인슐린의 점적 정주투여가 필요하지만 혈당이 200-250 mg/dL 미만 시는 중단하고 이후 인슐린 피하투여로 전환해야 한다.

고삼투성고혈당비케톤산증후군에서 탈수와 저혈량증의 정도는 당뇨병케톤산증에 비해 더 심하다. 따라서 상당한 양의 수액보충이 충분히 필요하며, 수액치료는 쇼크 상태가 악화되지 않도록 반드시 인슐린 투여 전에 시작한다. 이는 인슐린 투여에 의해 포도당이 세포 내로 이동함으로써 혈장 삼투압이 감소하고, 세포 내 구획으로 수분의 삼투성 이동이 발생하는데, 이로 인해 혈관 내 용적이 더 감소할 수 있기 때문이다. 초기 수액요법으로는 생리식염수를 사용해야 한다. 저장성 수액은 고장성 상태를 완화시키는 데는 더 효과적이지만 혈관 내 용적의 확장효과 측면에서는 생리식염수에 비해 효과적이지 못하다. 따라서 혈관 내 용적의 감소 정도가 경미한 경우에는 초기 수액요법으로 저장성 수액(half saline)을 고려할 수도 있다. 생리식염수를 사용하는 또 다른 중요한 이유는 저장성 수액을 사용할 때 혈장 삼투압의 급격한 저하로 뇌부종이 유발될 수 있기 때문이다. 초기의 혈류역학 소견이 안정되어 있거나, 생리식염수의 투여 후(통상적으로 1-3 L)에 안정화가 이루어지면, 혈청나트륨 농도를 확인하면서 저장성 수액으로 바꾸어야 한다.

Ⅶ 저혈당

1. 개요

중증도와 지속시간에 따라 저혈당은 무증상에서부터 영구적인 신경계 손상 및 사망까지 초래할 수도 있다. 치명적으로 낮은 혈장 포도당 농도는 외부에서의 부적절한 인슐린 투여, 췌장에서 인슐린 생산의 이상, 비정상인 증가, 종양성 질환에 의한 인슐린 유사체의 생성 등에 의한 혈액 내 순환 인슐린의 과잉으로 발생한다. 중환자들의 경우는 동반된 패혈증, 간기능 이상, 콩팥부전, 부신장기능 저하증, 약제(에탄올, 베타차단제, 아스피린, 인슐린 및 설포닐우레아 등)와 같은 원인 등이 저혈당의 발생과 흔히 관련이 되어 있다. 포도당을 많이 포함하는 정맥영양을 갑자기 중단할 때도 심한 저혈당이 발생될 수 있다.

2. 증상

저혈당에 대한 휘플(Whipple) 진단기준의 3가지 항목(Whipple's triad: 저혈당에 의한 증상, 50 mg/dL 미만의 혈액 포도당 농도, 그리고 포도당 투여 시 증상의 호전)을 모두 만족하면 저혈당을 확진할 수 있다. 저혈당의 증상 및 징후는 신경포도당결핍증상(neuroglycopenic manifestation) 및 자율신경계증상으로 분류된다. 신경포도당결핍증상에는 두통, 시각 장애, 위약감, 집중력 저하, 혼돈, 행동양식의 변화, 섬망, 혼미, 혼수 및 발작 등이 있다. 자율신경계증상은 아드레날린 자극 매개증상(불안, 심계항진, 빈맥, 떨림)과 콜린성 자극 매개증상(발한, 배고픔, 오심, 구토, 감각이상)을 포함한다. 아드레날린성 증상은 베타차단제의 투여로 완화될 수는 있으나, 저혈당에서의 회복을 오히려 지연시킬 수 있어 매우 조심해서 사용해야 한다.

임상적으로 저혈당의 확진은 대략 혈당 농도가 50 mg/dL 미만이어야 하지만, 기준을 만족하지 않더라도 무반응이나 혼수와 같은 임상적으로 심각한 증상이 있고, 저혈당 발생의 위험인자를 가진 환자라면 즉시 경험적인 포도당 정맥투여를 시행한다. 만약 응급으로 혈당 검사를 시행할 수 없는 환경이라면, 향후 확진 검사를 위한 채혈을 미리 하고서도 검사 결과의 확인 때문에 포도당의 투여가 늦어

표 41-6 저혈당에서의 응급처치

치료 전략	임상적 상황	치료 내용
1. 즉각적인 포도당 대량주입	의식이 있는 경증의 저혈당	포도당 젤 20–40 g의 경구투여 혹은 50% 포도당 25 mL 정맥투여
	중등도–중증의 저혈당 혹은 의식이 없는 경우	50% 포도당 50 mL 이상 정맥투여
2. 포도당 유지 투여	경증–중증도의 저혈당	5% 포도당 점적정맥투여
	중증 혹은 불응성 저혈당	10% 포도당 점적정맥투여
	환자가 이미 5% 포도당 투여 중인 경우	10% 포도당으로 교환하거나 점적정맥투여 속도의 증가
3. 혈당 모니터링	의식이 있고 안정된 경우	1시간 이내에 혈당 재확인 및 4시간 간격으로 모니터링
	의식 저하가 있는 경우	20분 이내에 혈당 재확인 및 1시간 간격으로 모니터링. 추가로 포도당 정맥투여의 용법을 조절한다.
4. 약제의 재평가	인슐린 투여 중인 경우	인슐린의 필요성이나 인슐린 요구량을 재평가한다.
	저혈당 유발 약제를 복용 중인 경우	약제 복용을 중단하거나 유발 약제에 대하여 재평가한다.
5. 추가적인 처치	정맥확보가 되어 있지 않은 의식없는 환자	글루카곤 1 mg 근육주사 이후 정맥확보
	포도당의 정맥 대량주입에도 불구하고 치료반응이 없는 경우	히드로코르티손, diazoxide의 정맥투여 혹은 글루카곤이 나 octreotide의 점적정맥투여를 고려한다.

져서는 안 될 것이다. 혈액 인슐린 및 C-펩티드 농도, 특정 혈당강하제들의 혈액 농도 및 특수한 유발검사가 저혈당을 일으키는 흔하지 않은 원인을 찾는데 필요할 수는 있으나, 이러한 검사들은 일반적으로 잘 설명되지 않는 반복적인 저혈당을 경험하는 환자에서 시행된다.

3. 치료

치료는 지체 없이 혈액 내 포도당 농도를 상승시키는 것이며, 대부분의 경우 포도당의 정맥투여로 치료가 가능하다(표 41-6). 저혈당이 의심되는 응급상황에서 경험적인 포도당의 정맥투여는 설령 인지되지 않은 고혈당이 있다 하더라도 임상적으로 크게 문제가 되지는 않음을 기억해야 한다. 증상을 효과적으로 조절하기 위해 최초 포도당의 정맥 내 대량주입(intravenous bolus) 후 포도당의 점적 정맥투여를 시작하는 것이 매우 중요한데, 이는 초기에 주입된 대량의 포도당에 의해 저혈당의 불필요한 반복적인 발생을 막을 수 있기 때문이다.

포도당 점적 정맥투여 이후에 저혈당의 재발을 확인하고, 또 투여하는 포도당의 용량을 적절히 조절하기 위해 연속적으로 혈당 검사를 해야 하며, 이것은 특히 의식 변화가 있는 환자에서 중요하다.

부신장기능저하에서 히드로코르티손을 사용하는 것처럼 저혈당의 원인에 따라 포도당 정맥주사 이외에 특별한 약물요법가 더 필요한 경우도 있다.

포도당의 정맥 내 대량주입의 반복에도 불구하고 반응이 없는 경우도 있는데, 이때는 glucagon을 추가로 사용해 볼 수 있다. 소마토스타틴 합성유사체인 옥트레오타이드(octreotide)는 췌장에서의 인슐린 분비를 억제하는데, 항당뇨병 약물인 설포닐우레아의 과량투여에 의한 저혈당의 치료 목적으로 사용되어져 왔다. Diazoxide는 혈당상승 작용이 있지만 혈관을 확장시키는 특성도 있어 불응성 저혈당에 일반적으로 사용하기에는 제한점이 있다.

Ⅷ 중환자실에서의 당 조절

중환자들은 기존에 당뇨병의 병력이 없어도 고혈당이 흔히 발견되며, 기존에 당뇨병이 있었던 환자에서는 대부분의 경우 혈당 조절이 악화된다. 고혈당은 중환자에서 사망률을 높이는 위험인자로 알려져 있다. 중환자에서 고혈당이 발생하거나 악화되는 기전은 아직 완전히 밝혀지지는 않았지만, 스트레스에 의한 여러 호르몬들의 변화와 함께 중환자의 치료에 사용되는 다양한 약물들의 상호작용에 의해 발생되는 현상으로 이해되고 있다.

일반 환자들과는 달리 중환자에서는 고혈당을 정의하는 명확한 지침이 없었으며, 과거 각각의 연구자들마다 각기 다른 정의를 사용하였기에 중환자실에서 고혈당의 빈도는 3-71%로 매우 다양하게 보고되었다. 최근까지는 이러한 중환자에서의 고혈당은 중증 질환이라는 강력한 스트레스에 인체가 대항하는 긍정적인 적응 방식의 하나라는 견해가 우세하였다. 특히 뇌세포 등은 당을 사용하는 데에 있어 인슐린을 필요로 하지 않으므로, 오히려 스트레스에 처한 세포의 입장에서는 중등도의 고혈당은 오히려 긍정적인 영향을 미칠 수 있을 것으로 생각되었다. 따라서 혈당치가 12 mmol/L (220 mg/dL)를 초과하지 않으면 당조절을 굳이 하지 않아도 된다는 견해가 우세하였다. 여기서 12 mmol/L (220 mg/dL)의 근거는 혈당이 이를 초과하면 삼투성 이뇨 및 수액의 이동이 발생하기 때문이고, 또한 고혈당이 당뇨병 환자에게 면역기능의 저하를 초래해서 감염성 합병증을 초래한다는 사실이 알려졌기 때문이다.

2009년도 초에는 현재까지 연구 중 가장 대규모 연구인 NICE-SUGAR 연구가 발표되었는데, 이 연구에서는 인슐린 집중 치료군의 사망률이 혈당을 180 mg/dL 이하로 유지한 일반적 치료군 환자들에 비해서 유의하게 증가하여, 인슐린 집중 치료로 혈당치를 평균 107 mg/dL까지 낮게 유지한 환자들이 더 위험할 수 있음을 경고하였다. 이후의 메타분석들은 인슐린을 사용한 강력한 집중 치료가 사망률은 낮추지 못하면서 오히려 저혈당의 빈도만 높인다고 결론을 내렸다. 따라서 현재까지의 근거들을 종합해 보면, 중환자실에서는 혈당치를 140-180 mg/dL 사이로 조절하는 것이 가장 적합할 것으로 생각한다. 최근 연속적으로 혈당치를 측정하고, 이 측정치에 맞추어 인공지능(Artificial Intelligence, AI) 알고리즘 프로그램과 인슐린 및 글루카곤을 같이 탑재하여 저혈당의 발생 위험을 효율적으로 낮추면서도 정상 혈당치를 유지할 수 있는 인공췌장(bionic closed loop artificial pancreas) 기기들이 소개되고 있는데, 이러한 첨단 장치는 중환자에서도 위험한 저혈당의 발생은 줄이면서 예후를 조금 더 개선시킬 가능성이 있을 것으로 예상하며, 향후 임상진료에서의 활용이 기대된다.

Ⅸ 갈색세포종

1. 개요

갈색세포종은 부신의 크로마핀(chromaffin) 세포에서 유래하는 종양이며, 카테콜아민을 분비해서 혈압을 증가시키는 증상을 나타내는 경우가 종종 있다. 중년층에서 호발하며, 인구 백만 명 당 2-8명 정도 발생하는 비교적 희귀한 종양이다. 부신 이외의 교감신경절에서 발생하는 유사한 조직형과 임상 양상을 나타내는 종양은 부신경절종(paraganglioma)이라고 한다. 갈색세포종이라는 이름은 검정을 의미하는 그리스어의 phaios, 색깔을 의미하는 chroma, 세포 kytos, 그리고 종양을 의미하는 oma가 합쳐진 말이다. 임상에서 흔한 종양은 아니지만 아주 특징적인 증상들과 함께 종종 악성고혈압과 같은 응급상황을 초래할 수 있는 특징을 가지고 있다. 대략 10%에서 악성이며, 10%에서 부신 외의 장소에서 발견되고, 10%에서 양측성, 그리고 10%에서 가족성이라는 특징을 보인다고 해서 "10% 종양"이라는 별명으로 불리우기도 한다.

2. 증상

대부분의 증상은 종양에서의 카테콜아민의 과다 분비에 따른 교감신경계 자극 증상들이다. 혈압의 증가, 빈맥, 공황장애와 유사한 불안감, 과도한 발한과 창백함, 그리고 두통 등의 증상이 발작적으로 나타난다. 발작적으로 나타난 이러한 증상들은 몇 시간 후에 없어져 버리기도 한다. 고혈압이 있지만, 역설적으로 기립성 저혈압의 증상이 흔히 나타나기도 한다. 카테콜아민의 과도한 분비에 따라 지방조직의 분해가 증가하고, 이에 따라 혈액 내 지방산과 혈당치가 증가할 수 있다.

장기적으로는 체중 감소가 흔히 나타난다. 갈색세포종에서 분비되는 과도한 카테콜아민은 관상동맥의 미세순환에 장애를 초래하거나 직접적으로 심장근육세포에 독성 작용을 나타내며, 심근병(증), 심혈관질환, 심부전, 부정맥 및 심장급사 등도 초래할 수 있다. 이외에도 종양의 크기가 커지면 장폐색, 당뇨병성 케톤산혈증, 젖산혈증 및 쇼크 등의 증상이 초래되기도 한다.

부신에 나타나는 종양들 중에서 갈색세포종은 비교적 큰 종양이며, 종양의 크기가 클수록 오히려 종양 내에서 생성된 카테콜아민들이 종양 조직을 거쳐가면서 대사가 되어 버리는 경우가 있어, 발작적 고혈압을 포함한 증상들이 상대적으로 크기가 적은 종양들보다 심하지 않은 경우가 종종 있다. 종양의 크기가 증가할수록 악성일 가능성 역시 증가한다. 갈색세포종은 조직학적으로는 악성과 양성의 구분이 쉽지 않고, 종양의 크기와 생물학적인 양태, 즉 주변 조직의 침습과 전이 여부로 판단을 하는 경우가 많다.

갈색세포중에 의한 심한 발작은 매우 드물지만 생명을 위협할 수 있다. 이러한 발작은 저절로 발생하기도 하지만, 카테콜아민의 분비를 촉진하는 특정 약물들과 식품들, 종양에 대한 물리적인 압박 등에 의해 발생될 수 있다.

3. 진단

혈액 및 24시간 소변에서 카테콜아민 및 이의 대사 산물인 메타네프린이 증가되어 있음을 확인함으로써 진단할 수 있다. 생리적으로 이들 호르몬들의 상승이 초래될 수 있는 상황이라면 이 부분을 감안해서 해석을 하여야 한다. 검사실에서 측정할 수 있는 카테콜아민 및 그 대사산물들은 여러가지가 있는데, 각 항목들에 대한 검사에서의 특이도와 민감도는 각각 다 다르기 때문에, 가급적 여러 개의 항목들을 같이 검사할수록 확진에 유리하다. 하지만, 만약 한 두개의 검사만 해야 하는 상황이라면 혈액에서 메타네프린들(메타네프린, 노르메타네프린)을 측정하는 것이 가장 유리하다고 알려져 있다. 환자의 혈압이 정상인 상태에서도 보통은 카테콜아민들의 분비는 증가되어 있지만, 드물게 발작이 없는 상태에서 카테콜아민 분비가 정상인 경우도 있다. 이러한 경우는 24시간 소변을 통한 대사산물의 검사 혹은 특정 약물들을 사용한 억제(clonidine suppression test) 혹은 유발검사(glucagon provocation test)들이 필요할 수도 있다.

생화학적으로 확진되면 영상 진단을 통해 종양의 위치를 확인하여야 한다. 갈색세포종은 외부의 물리적인 자극에 의해 극적으로 카테콜아민 분비가 증가해서 위기 상황을 초래할 수 있기 때문에 동맥혈관조영술이나 경피적조직검사 등은 절대 피해야 한다. 드물게 갈색세포종이 유전성 종양증후군인 다발성내분비선종증(multiple endocrine neoplasia, MEN) 제2형 및 3형의 한 증상으로 나타나는 경우가 있는데, 이러한 경우는 타 종양의 유무에 대한 확인과 함께 가족들에 대한 선별검사도 고려해야 한다.

4. 치료

수술적 절제가 최선이다. 다만, 수술 전후에 이 종양의 특징에 따라 여러 가지 내과적인 문제들이 발생할 수 있기 때문에 충분한 경험이 있고, 시설과 인력이 갖추어 진곳에서 수술을 하는 것이 원칙이다. 마취와 수술적 절제를 위해 종양을 만지는 상황에서 갑작스럽게 종양 속에 저장되어 있던 카테콜아민이 혈액 속으로 분비가 되어 악성 고혈압 응급상황을 초래할 수 있다. 따라서, 수술 전에 충분히 알파차단제(phenoxybenzamine, prazosin, terazosin, doxazosin)를 투여해서 혈압을 미리 조절해 두어야 한다. 충분히 알파차단제를 투여한 이후 맥박의 증가를 조절하기 위해 조심스럽게 베타차단제(labetalol 등)를 추가할 수 있다. 알파차단제를 투여하지 않고 있는 상황에서 비특이적인 베타차단제인 propranolol은 절대 사용하면 안 되는데, 이 약물은 베타2 수용체를 통한 혈관확장을 차단함으로써 알파1 수용체 자극에 따른 혈관수축이 더 심해짐으로 생명을 위협할 수 있는 고혈압 발작이 초래될 수 있기 때문이다.

갈색세포종 환자는 장기적인 혈관수축과 레닌-앤지오텐신 시스템의 거의 완전한 억제에 따른 수분손실 때문에 만성적인 탈수 상태에 빠져 있다. 따라서, 수술 전 알파차단제를 투여하는 동안 생리식염수 등을 투여해서 만성적인 탈수 상태와 빈맥을 교정해 주어야 하며, 다른 고혈압 환자들과는 달리 수술 전에 비교적 자유롭게 소금을 섭취할 수 있도록 해 주어야 한다.

수술 후에 종종 극심한 저혈압이 나타나는 경우가 있다. 이 경우 통상적인 승압제나 수액 치료에 반응을 거의 하지 않는 경우가 있는데, 이러한 현상은 앞서 설명한 것과 같은 만성적인 탈수 때문에 혈관 내 용적이 감소되어 있기 때문이다. 또한 장기적인 알파수용체의 자극에 따른 수용체 발현의 감소 때문에 외부에서 사용하는 승압제에 대한 반응도 둔화되어 있다. 이런 경우는 일반적인 수액제들 보다는 가장 효과적으로 혈관 내 용적을 증가시켜 줄 수 있는 전혈 수혈을 해 주어야 한다.

참고문헌

1. Bancos I, Hahner S, Tomlinson J, et al. Diagnosis and management of adrenal insufficiency. Lancet Diabetes Endocrinol 2015;3:216-6.
2. Dellinger RP, Levy MM, Rhodes A, et al. Surviving sepsis campaign: international guidelines for management of severe sepsis and septic shock: 2012. Crit Care Med 2013;41:580-637.
3. Fenske W, Allolio B. Clinical review: Current state and future perspectives in the diagnosis of diabetes insipidus: a clinical review. J Clin Endocrinol Metab 2012;97:3426-37.
4. Frier BM. Hypoglycaemia in diabetes mellitus: epidemiology and clinical implications. Nat Rev Endocrinol 2014;10:711-2.
5. Griesdale DE, de Souza RJ, van Dam RM, et al. Intensive insulin therapy and mortality among critically ill patients: a meta-analysis including NICESUGAR study data. CMAJ 2009;180:821-7.
6. Kearney T, Dang C. Diabetic and endocrine emergencies. Postgrad Med J 2007;83:79-86.
7. Kitabchi AE, Umpierrez GE, Miles JM, et al. Hyperglycemic crises in adult patients with diabetes. Diabetes Care 2009;32:1335-43.
8. Klubo-Gwiezdzinska J, Wartofsky L. Thyroid emergencies. Med Clin North Am 2012;96:385-403.
9. Qureshi S, Galiveeti S, Bichet DG, et al. Diabetes insipidus: celebrating a century of vasopressin therapy. Endocrinology 2014;155:4605-21.
10. Umpierrez G, Korytkowski M. Diabetic emergencies - ketoacidosis, hyperglycaemic hyperosmolar state and hypoglycaemia. Nat Rev Endocrinol 2016;12:222-32.

중환자의학

42

CRITICAL CARE MEDICINE

급성간기능상실, 급성간부전

이창형

급성간부전증(acute liver failure)이란 평소 간질환 또는 간경변증을 가지고 있지 않던 사람에서 급격한 간세포 손상과 괴사가 생겨 혈액응고장애와 간성뇌증이 발생하면서 매우 빠른 속도로 간기능이 상실되는 경우로 정의한다. 다른 말로는 전격간부전증으로 부르기도 한다. 여러가지 다양한 원인에 의해 발생하는 심한 간세포 손상의 정점을 반영하지만 대개 임상적으로는 간세포성 황달, 혈액응고장애 및 간성뇌증으로 대변되는 전형적인 증상을 나타낸다. 뇌부종은 급성간부전증에서 특징적으로 발생하는 임상증상으로 뇌에 부종을 유발하여 뇌탈출증이 발생하고 뇌간을 압박하여 사망에 이르게 할 수 있다. 급성간부전증은 발생율이 10만명당 1명 미만으로 매우 낮지만 간이식이 활발하게 시행되기 이전 시기에는 환자의 약 90%가 사망하는 것으로 알려진 예후가 매우 불량한 질환이다. 현재에도 사망률은 약 50% 정도로 매우 높고 유발원인과 부적절한 치료와 관련되어 사망률에 차이를 보일 수 있으며 응급간이식을 필요로 하는 경우가 많다. 뇌부종, 폐혈증, 다발성장기부전, 출혈 및 감염이 사망의 주 원인이다.

최근 수십년에 걸쳐 중환자 치료기술의 발전과 응급 간이식이 효율적으로 시행되어 급성간부전증 환자의 생존율이 개선되어 왔다. 호흡기계, 순환기계, 신장기능에 대한 보존적 치료와 두개내압의 증가를 막고, 대사 불균형과 패혈증을 방지하는 노력이 필요하기 때문에 다학제적인 치료접근이 요구된다. 급성간부전증은 매우 드물게 발생하지만 사망률이 매우 높으므로 내과적 치료에도 호전이 없는 매우 심한 급성간부전증 환자는 간이식이 필요성 여부를 빨리 판단하여 간이식의 부적응증이 발생하기 전에 전문치료기관으로 환자를 이송하여 간이식을 시행하는 것이 바람직하다.

I 임상양상 및 진단

기존에 간질환이 없던 사람에게서 갑자기 간기능 악화가 발생하면서 혈액응고장애 소견을 보이는 경우에 급성간부전증의 가능성을 항상 염두에 두어야 한다. 급성간부전증의 진단을 위해서는 혈액응고장애와 함께 의식변화가 진단에 꼭 필요한 요소이며 초기에는 초조, 정신착란으로 시작하여 대개 심한 혼수상태로 진행된다. 간성뇌증의 정의와 분류는 West Haven coma grade system을 주로 이용한다(표 42-1). 급성간부전증의 진단 기준은 기존 간질환을 가지고 있지 않은 환자에서 처음 간질환의 소견이 시작된 후 26주 이내에 혈액응고장애(INR ≥ 1.5)와 의식장애(간성뇌증)가 발생하는 것을 말한다. 반면에 심한 황달 및

표 42-1 간성뇌증의 진단기준

분류	단계	임상양상	특징
환자 나이	최소	임상적으로 인지장애 징후 없음 정신측정학적/신경생리학적 검사에서만 이상소견 확인	도구를 이용한 인지기능검사에서만 이상소견을 보임
	1	지남력은 유지되어 있으나 경미한 인지 또는 행동변화를 보이는 상태 행복감 또는 불안감, 집중시간 감소, 수면 형태의 변화	경미한 임상증상을 보이나 진단의 재현성이 떨어짐
현성 (overt)	2	지남력 장애(특히 시간 지남력 장애), 퍼덕떨림(flapping tremer, asterixis), 기면(lethargy), 성격의 변화, 부적절한 행동	지남력 장애와 퍼덕떨림이 가장 특징적임. 임상증상이 비교적 재현성 있게 나타남
	3	공간 지남력 장애, 졸림, 반혼수(semicoma), 혼란상태	근육강직이나 간대, 반사항진
	4	모든 자극에 반응이 없는 상태	혼수(coma)

INR이 2.0 이상으로 증가하지만 간성뇌증이 동반되지 않은 경우에 급성간부전증과 구별하여 급성 간손상으로 진단한다. 이 질환은 예후가 급성간부전증에 비해 양호하고 간이식의 필요성도 낮다. 심한 간손상이 발생한 환자에서 처음 환자를 접할 때 별 특징 없는 증상 때문에 진단을 놓치는 경우가 있다. 그러나 급성간부전증은 혈액응고장애와 간성뇌증의 두가지 증상을 확실하게 동반하기 때문에 이 두가지 특징적인 임상소견 유무를 관찰하면 급성간부전증과 급성 간손상을 구별해서 진단할 수 있다.

급성간부전증의 임상적인 분류는 황달이 발생한 후 간성뇌증이 발생할 때까지 기간을 기준으로 초급성(7일 미만), 급성(7일에서 28일), 아급성(28일초과 26주미만)으로 나누어 분류하는 방법을 많이 이용하고 있고 예후를 예측하는데 유용하다. 아세트아미노펜 과다 복용이 원인일 경우는 대개 초급성으로 나타나고 바이러스간염, 특이체질성 약물반응 또는 원인을 알 수 없는 경우는 대개 급성 또는 아급성의 임상양상을 나타낸다.

초급성간부전증은 자발적 호전을 보이는 경우가 많지만 혈액응고장애와 간성뇌증이 가장 높은 빈도로 발생한다. 간성뇌증의 증상이 없는 상태에서 수시간 내에 혼수상태로 급속히 진행할 수 있다. 전반적으로 예후가 가장 좋지만 뇌부종이 발생하는 빈도가 높다. 아급성간부전증의 경우는 예후가 가장 나쁜 것으로 알려져 있으나 역설적으로 혈액응고장애의 정도는 심하지 않고 뇌부종의 발생은 매우 낮게 보고되고 있다.

간성뇌증을 동반한 경우 혼수의 심한 정도와는 관계없이 생명을 위협할 수 있는 상태로 진행할 수 있으므로 즉시 중환자실 또는 간질환을 전문적으로 치료할 수 있는 특수병동에 입원시켜서 치료하여야 한다. 또한 병의 경과가 매우 빠르게 진행하는 경우가 흔하므로 간이식이 가능한 센터로 이송을 시키고 간이식을 고려하여야 한다.

급성간부전증 환자는 발생 원인에 관계없이 결국에는 다발성장기부전으로 진행하는 공통적인 특징을 가지고 있다. 대개 저혈압 및 말초혈관의 확장에 따른 전신혈관저항의 감소 성향을 보이며 그람음성균에 의한 패혈증 소견을 보인다. 그러나 아급성간부전증을 제외하고는 문맥압항진증 소견과 복수 등은 대개 관찰되지 않는다. 간신증후군의 일환으로 발생하는 신부전이 발생할 수 있고 이는 간기능이 호전되면 함께 호전된다. 간기능의 심한 손상으로 인해 선천적인 면역방어기전이 장애가 발생하여 감염증이 흔하게 발생한다.

급성간부전증은 대개 광범위한 간조직의 괴사를 보이고 매우 심하게 진행할 경우에는 간이식이 시행되어야 할 경우가 많으므로 간조직 검사의 역할은 낮다. 그러나 간조직 검사가 유용한 경우는 첫번째 특수한 치료가 요구되는 경우(예, 자가면역간염, 윌슨병, 악성종양 침윤)이거나 급성 간손상과 만성간질환의 급성악화를 구별해야 할 경우에 국한된다. 또한 출혈의 위험성이 매우 높으므로 일반적인 경피적 조직검사보다는 경정맥간생검을 이용하는 것이 출혈의 위험성을 줄이고 안전하게 조직검사를 시행할 수 있는 방법이다.

Ⅱ 유발원인별 임상소견과 치료

급성간부전증을 유발한 특정 병인에 대한 치료와 집중적인 보존적 치료로 나누어 시행할 수 있다. 간부전증을 유발한 원인을 우선적으로 파악하여 특정병인에 대한 치료를 시행하여 간손상의 진행을 중단 또는 경감시켜야 한다. 급성간부전증을 유발하는 원인은 약물, 독소, 바이러스, 대사장애 및 허혈성 손상 등 매우 다양하고 국가 및 지역적으로 다양하게 차이가 난다. 유발원인을 규명하는 것은 특정병인에 대한 구체적인 치료와 예후 측면에서 매우 중요하다. 또한 집중적인 보존적 치료를 시행하여 감염 및 이차적인 합병증의 발생을 막아야 한다. 다른 한편 응급간이식 리스트에 환자를 등재할 것인지를 판단하여야 한다.

급성간부전증 환자에서 코르티코스테로이드의 사용은 확실한 효과가 증명된 바가없고 이런 심한 질환을 가진 환자에서 부작용 또는 합병증만 유발할 뿐이므로 일부 자가면역간염에 의해 유발된 급성간부전증 외에는 사용에 주의가 요망된다.

바이러스에 의한 급성간부전증은 주로 개발도상국에서 주된 원인이며 대부분은 B형간염바이러스에 의해 발생하고 A와 E형간염바이러스는 덜 흔하다. 아세트아미노펜을 비롯한 약물에 의한 급성간부전증은 유럽과 미국에서 가장 많은 원인을 차지한다. 그 외에 다른 원인들, 허혈간손상, 윌슨병, 독버섯 중독, 자가면역간염 및 전신바이러스 감염 등도 급성간부전증을 유발할 수 있다. 개발도상국에서의 약물에 의한 급성간부전증은 isoniazid 등에 의한 것이 많고 아세트아미노펜은 매우 드물게 보고되고 있다. 우리나라에서는 한약, 건강보조식품, 민간요법 등 다양한 약물에 의해 급성 간손상이 발생하고 있다.

병력청취와 여러가지 진단검사를 시행함에도 불구하고 원인을 알 수 없는 경우가 약 15% 정도로 비교적 많다. 환자가 혼수상태로 빠지기 전에 정확한 병력청취를 시행하지 못한 것이 발생 원인을 규명하지 못하는 한가지 원인으로 작용했을 수 있다. 그러나 다양한 발생 원인에도 불구하고 최종적인 임상경과는 대부분 유사한 양상으로 진행된다. 즉, 악화되는 의식장애에 동반되는 출혈성 경향, 감염, 신부전 등으로 인해 간이식을 시행하지 않으면 생존율이 매우 불량하다.

1. 바이러스 감염

A, B 및 E형 간염은 개발도상국에서 매우 흔하지만 미국이나 유럽에서는 발생 원인의 10% 미만을 차지한다. 특히 B형간염은 전세계적으로 가장 흔한 원인이며 특히 아프리카와 동아시아에서 매우 흔한 원인이다. 우리나라에서는 B형간염이 급성간부전증의 가장 많은 원인이며 2008-2009년에는 급성 A형간염으로 인한 급성간부전증 발병이 일시적으로 증가하였다.

미국에서 간이식이 보편화되기 이전 시기에는 B형간염이 미국 내 급성간부전증 발생 원인의 40-50%를 차지할 정도로 가장 흔하였다. 1990년 이전에는 아세트아미노펜에 의한 급성간부전증은 미국 내에서 큰 원인이 되지 못하였다. 그러나, 최근에는 아세트아미노펜에 의한 급성간부전증은 전체 발생 원인의 약 50%로 증가한 반면 B간염은 약 7%정도로 감소하였다. 유럽에서도 미국에서와 비슷한 양상의 발생 원인을 보이고 있다.

1) B형간염

B형간염은 급성간염이 발생하거나 만성 B형간염에서

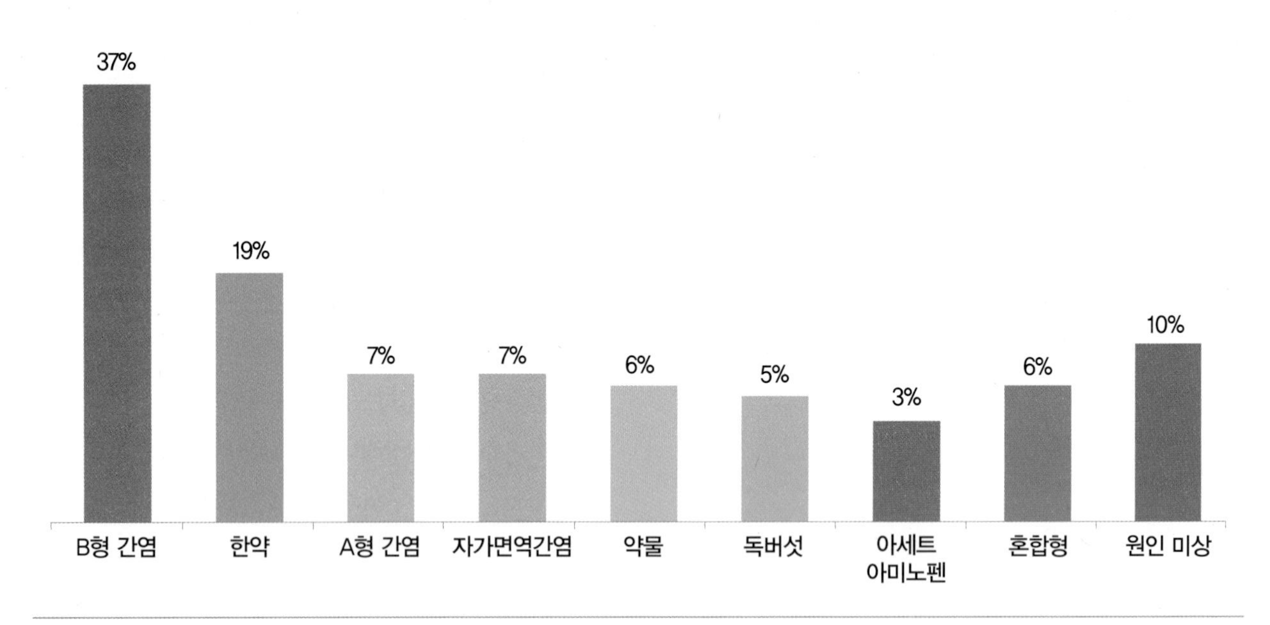

그림 42-1 국내 급성간부전의 원인

급성악화가 발생하면서 급성간부전증을 유발할 수 있다. 입원환자의 약 1~4%에서 급성간부전증을 유발한다. 우리나라에서 발생하는 급성간기능상실, 급성간부전의 가장 많은 원인을 차지한다(그림 42-1). 급성간부전증 시에 HBsAg 및 HBV DNA 치가 급격하게 감소하므로 진단에 어려움을 겪을 수 있다. 만성 B형간염바이러스 보유자에서 면역억제제 사용 또는 항암제 사용 후에 B형간염바이러스의 심한 재활성이 생겨 급성간부전증을 유발하는 경우가 흔하다. 그러므로 면역억제제를 사용하기 전에 B형간염바이러스의 감염이 있는지 여부를 검사하고 HBsAg 양성인 경우 HBV DNA에 관계없이 예방적 항바이러스제(tenofovir, entecavir)를 투여하는 것이 권장된다. 면역억제제 혹은 항암치료의 시작과 함께 또는 항암치료 시작 7일전 항바이러스제 투여를 시작하여야 한다. 예방적 항바이러스 치료 종료시점은 면역 억제(항암화학요법) 종료 후 최소 6개월간 지속하고 rituximab을 사용하는 경우 치료 종료 후 최소 12개월간 사용한다.

B형 및 D형간염바이러스의 동시감염 또는 중복감염으로 인해 급성간부전증을 유발할 수 있다. B형 및 D형간염바이러스의 동시감염의 약 20% 정도에서 급성간부전증으로 진행할 수 있고 중복감염에서는 약 5%에서 급성간부전증을 유발할 수 있는 것으로 알려져 있다. D형간염바이러스의 감염에 대해서는 특별한 치료법이 알려져 있지 않으며 예후는 다른 경우에 비해 매우 불량한 것으로 알려져 있다. 심한 급성간부전증의 경우에는 간이식이 가장 효과적인 치료로 생각된다.

2) A 및 E형 간염

A와 E형 간염은 배설물-구강경로(feco-oral route)로 전파되며 대개 자연적으로 치료되나 드물게 급성간부전증으로 진행할 수 있다. A형간염은 성인의 급성 바이러스간염의 약 50% 이상을 차지하나 대부분 자연적으로 호전되는 임상경과를 보이지만 0.5% 미만에서 급성간기능상실, 급성간부전으로 진행할 수 있고 40~50% 정도의 환자는 사망을 하거나 간이식을 받게 된다.

E형간염 바이러스는 러시아, 파키스탄, 멕시코, 인디아

등 유행지역에서 특히 임신과 관련하여 간부전증을 유발하는 중요한 원인이며 매우 높은 사망률을 나타낸다. 감염된 모체로부터 신생아로 수직감염이 발생할 수 있고 감염된 태아의 약 50% 이상에서 급성간부전증을 유발할 수 있는 것으로 알려져 있다.

3) C형간염

C형간염은 거의 급성간부전증을 유발하지 않는다. 간혹 B형간염과 중복감염시에 급성간부전증이 발생하였다는 연구보고는 있다.

4) 기타 바이러스

유발가능한 바이러스로는 헤르페스바이러스, 거대세포바이러스, 엡스타인 바 바이러스, 바리셀라 조스터 바이러스, 파보바이러스 B19 및 아데노바이러스 등이 있다. 단순헤르페스바이러스는 면역억제자들이나 임산부에서 고려해보아야 할 원인이며 간혹 심한 임상양상을 보인다. 치료로는 거대세포바이러스는 ganciclovir 정맥주사, 단순헤르페스 및 바리셀라 조스터 바이러스는 acyclovir (5~10 mg/kg iv q8hr) 정맥주사를 사용한다.

2. 약물유발성 급성간부전증

1) 아세트아미노펜

(1) 임상양상

선진국에서 가장 많은 원인이다. 북유럽과 미국에서는 아세트아미노펜에 의한 간손상이 가장 흔하다. 미국에서는 전체 급성간부전증의 약 50% 정도를 아세트아미노펜 과다 복용이 차지한다. 의도적인 과다 복용보다는 우발적인 경우가 더 흔하다. 간부전증의 발생은 용량의존성 독성으로 발생한다. 간부전증은 150 mg/kg이상 섭취했을 때 발생할 수 있다. 그러나 알코올 중독, 영양실조(glutathione 결핍 유발) 및 마약성 진통제와 함께 사용할 때는 일반적인 치료 용량에서도 간독성이 발생할 수 있다.

아세트아미노펜에 의한 급성간부전증은 다른 유발원인들에 비해 특징적으로 초급성간부전의 임상 양상을 보인다. 간효소치는 매우 높게 상승하고 낮은 빌리루빈치를 보인다. 다른 유발 원인에 비해 혈액응고장애와 간성뇌증이 가장 높은 빈도로 발생한다. 간성뇌증의 증상이 없는 상태에서 수시간 내에 혼수상태로 급속히 진행할 수 있다. 환자를 처음 접할 당시에 병력청취를 정확하게 하지 못하고 환자가 갑자기 혼수상태로 진행되어 아세트아미노펜 복용력을 알 수 없게 되어 진단의 기회를 놓칠 가능성이 높다.

드물지 않게 급성 신장손상을 유발하지만 내과적 치료만으로도 비교적 양호한 생존율을 보인다. 즉, 아세트아미노펜 이외의 다른 원인에 비해 간이식을 시행하지 않고도 생존율이 유의하게 높다. 그러나, 간성뇌증을 유발한 경우에는 1/3에서 여전히 사망하는 것으로 알려져 있다.

(2) 치료

NAC (N-acetylcysteine)치료는 간에서 NAPQI를 해독하는데 필요한 글루타치온 비축을 회복시키는 작용이 있어 아세트아미노펜 과다복용의 치료로 사용된다. 또한 대량의 NAC는 간내에서 ATP 합성을 위한 기질을 공급하여 미토콘드리아 에너지대사를 유지하는 작용도 있다. 이 기전이 아세트아미노펜 과다복용의 후기에도 NAC가 효과를 나타내는 기전으로 생각된다. 대개 복용 12시간내에 사용하면 치명적인 간손상으로 진행하는 것을 방지할 수 있다. 그러나 아세트아미노펜 과다복용의 후기에 사용해도 효과를 나타낼 수 있으므로 복용 24시간 이후에도 사용할 것을 권장한다. 사용방법은 부하용량으로 140 mg/kg을 경구로 투약한 후 매 4시간마다 70 mg/kg씩 17회 연속으로 경구 투약하거나 150 mg/kg을 30분 동안 부하용량으로 정맥주사한 후 70 mg/kg을 4시간동안 정맥주사하고 다시 16시간동안 70 mg/kg을 정맥주사한다. 대부분의 환자에서 치료에 따른 부작용을 나타내지 않으며 전신증상이 회복되거나 간이식이 진행될 때까지 지속적으로 치료

표 42-2 특이체질성 약물반응에 의한 급성간부전증: 원인 약제

Isoniazid	Valproic acid
Pyrazinamide	Labetalol
Sulfasalazine	Amiodarone
Isoflurane	Tolcapone
Phenytoin	Dapsone
Itraconazole	Allopurinol
Statins	Etodolac
Nicotinic acid	Methyldopa
Propylthiouracil	Didanosine
Imipramine	Ketoconazole
Ciprofloxacin	Efavirenz
Gemtuzumab	Abacavir
Nitrofurantoin	Carbamazepine
Terbinafine	Doxycycline
Disulfiram	Trimethoprim-sulfamethoxazole
Methyldopa	Amoxicillin-clavulanate
Cocaine	MDMA (Ecstasy)
Hydroxycut	Kava Kava
LipoKinetix	Greater celandine
Comfrey	Herbalife
Ma Huang	He Shon Wu
Senecio	

하는 것이 좋다. 최근의 무작위 대조군 연구에 의하면 경증 또는 중등증의 간성뇌증을 가진 환자에서 급성간부전증 발생 초기에 NAC를 사용했을 때 아세트아미노펜 외에 다른 원인에 의한 급성간부전증에서도 생존률을 증가시킬 수 있는 것으로 보고되었다.

2) 특이체질성 약물반응에 의한 간독성

아세트아미노펜 이외의 약물유발성 급성간부전증은 대개 특이체질성 약물반응에 의해 발생하는 경우가 대부분이며, 아급성 임상양상을 취하는 경우가 흔하다. 원인 약물 복용 후 6개월 이내에 간손상이 발생할 수 있다. 낮은 간효소치와 매우 높은 빌리루빈치를 보인다. 생존율이 매우 낮으며 간이식을 시행해야 하는 경우가 아세트아미노펜에 의한 급성간부전증보다 더 흔하다. 간이식을 시행하지 않는다면 단지 20% 정도의 생존율을 보인다.

처방약, 일반의약품 및 한약 등 대부분의 약물이 원인이 될 수 있으나 원인 약물을 밝혀내는 것이 매우 힘들다. 비교적 흔하게 이러한 간손상을 유발하는 약물로는 항생제(항결핵제 및 sulfa drugs), 비스테로이드 진통소염제, 신경질환약물 및 정신질환 약물이 있다(표 42-2).

3. 자가면역간염

주로 아급성간부전의 임상 양상으로 발생하며 빌리루빈은 심하게 상승하지만 간효소치의 상승은 상대적으로 낮다. 일부 자가면역간염환자에서는 크르티코스테로이드에 잘 반응하는 경우가 있다. 이런 경우에는 초기에 투여하면 효과가 있는 것으로 알려져 있다. 그러나 이미 급성간부전증이 발생했을 경우에는 그 역할은 아직 명확하지 않으며 심한 감염증의 가능성을 증가시키고 간이식의 성공율을 떨어뜨릴 수 있다. 또한 황달이 매우 심하거나 간성혼수 또는 INR이 매우 높은 경우에는 코르티코스테로이드에 반응을 하지 않을 가능성이 높다. 즉, 자가면역간염에 의한 급성간부전증의 경우는 너무 심하게 진행된 경우가 많아서 코르티코스테로이드 치료의 효과가 없을 것이라고 생각되고 있다. 후향적 코호트 연구에서 코르티코스테로이드 치료는 자가면역간염, 특이체질성 약물반응 및 원인불명의 급성간부전증에서 생존율을 향상시키지 못하였다. 코르티코스테로이드에 반응을 하지 않을 경우에는 빨리 간이식을 하는 것이 권유된다.

4. 임신연관 증후군

발생 원인은 간혈관계의 혈관경련수축이 원인으로 생

각되고 있다. 대부분의 경우 혈청 간효소치가 20배 이상으로 증가한다. 그러나 빌리루빈은 높게 상승하지 않는다. HELLP 증후군은 간경색을 유발하며 간내에 큰 혈관종을 만들고 혈액복막 및 급성간부전증을 유발한다. 임신에 의한 급성지방간은 매우 드물게 발생하며 임신후기에 주로 발생한다. 아주 심한 간손상을 유발하며 산모와 태아 모두에게 치명적인 질환이다. 소수포성 지방간과 혈청내 요산의 증가를 특징으로 한다. 대부분의 경우 내과적 치료로 좋은 예후를 보이는 경우가 많고 특히 출산 후에 대개 빠르게 회복되는 것을 볼 수 있다. 그러므로 임신과 관련되어 발생하는 모든 심한 간질환은 임신을 중단시키는 것이 가장 중요한 치료이다.

5. 윌슨병

구리대사의 장애로 발생하며 K-F환(Kayser-Fleischer corneal ring)이 관찰되기도 한다. 혈청 빌리루빈이 증가하고 상대적으로 알칼라인 포스파타제는 낮은 경향이 있다. 용혈성빈혈(Coomb's negative hemolysis)을 관찰할 수 있다. 급성간부전증은 주로 젊은 여성에서 발생하는 경우가 많다. 내과적 치료만으로는 매우 높은 사망률을 보이므로 간이식을 시행하는 것이 유일하고 효과적인 치료방법이다.

6. 버드-키아리증후군

매우 드문 급성간부전증의 원인이다. 간정맥에 급성혈전이 발생하면서 급성간부전증을 유발할 수 있다. 우상복부 통증과 심한 간비대 및 체액저류를 특징적으로 관찰할 수 있다. 간비대 소견은 다른 대부분의 급성간부전증은 간의 크기가 작아지는 현상을 보이므로 다른 원인과 구별할 수 있는 특징적인 소견이다. 치료방법으로는 항응고치료, 경정맥경유간내문맥전신단락술(TIPS) 또는 간이식이 있다. 간이식이 유일하며 가장 효과적인 치료법이다. 이식전에 악성종양에서도 혈전전상태로 인해 간정맥혈전증을 유발할 수 있으므로 악성종양의 가능성을 배제하는 노력이 필요하다.

7. 허혈성간손상

저산소혈증, 간허혈 및 간정맥 충혈 등으로 인해 급성간부전증이 발생할 수 있다. 심정지, 심부전, 호흡부전 또는 패혈증 등이 허혈성간손상을 유발할 수 있는 주된 기저질환이다. 초급성간부전증의 임상 양상을 보인다. 급격하고 심한 간효소치의 상승(ALT > 1,000)은 기저질환을 치료하거나 전신순환을 회복시켜 주면 빠르게 호전되는 것을 볼 수 있다. 대개의 경우 간이식은 필요치 않다. 예후는 발생한 간손상의 심한 정도보다는 기저질환 심한 정도 및 치료반응 여부에 의해 좌우된다. 병원내 사망률이 60%를 넘는 것으로 알려지고 있다.

8. 독버섯

독버섯을 섭취한 후 수시간에서 하루 이내에 위장관 증상(복통, 구역, 구토, 심한 설사)이 발생하고 4~5일 후에 급격한 간효소치의 상승이 생기면서 급성간부전증으로 진행한다.

버섯 섭취 후 장간순환으로 독소가 흡수되어 간세포내에서 mRNA 합성을 방해하여 용량의존적 간독성을 유발한다. 복용한지 오랜 시간이 경과하지 않았다면 위흡인 및 세척을 시행하고 활성탄을 투여한다. 소변으로 아마톡신(amatoxin)을 배설시키기 위해 100~200 mL/h의 소변양을 유지하도록 한다. 페니실린 G는 아마톡신이 혈장단백에 결합하는 것을 억제하여 소변으로 배설을 증가시켜 치료에 도움이 되는 것으로 알려져 있다. silibinin의 효과도 보고되어 있다. 급성간부전증이 발생한 경우에는 MARS (molecular adsorbent recirculating systems)가 유용하다. 그러나, 간이식이 유일한 구명 치료방법이므로 간이식 리스트에 등록하는 것이 필요하다.

9. 기타 원인

림프종과 같은 악성종양의 침윤, 열충격 및 간질 발작 등에 의해서도 급성간부전증이 발생할 수 있다.

10. 원인불명

15-20%의 급성간부전증 환자에서 원인을 알 수 없는 경우가 있다. 진단이 되지 않은 모호한 아세트아미노펜 간독성, 특이체질성 약물반응, A-E형 간염 외의 바이러스 간염 및 확인되지 않은 대사성 및 유전성질환 등에 의한 것이 여기에 포함된다. 정확한 병력청취가 되기 전에 환자가 혼수상태로 진행되는 것이 원인을 규명하지 못한 원인이 될 수 있다. 유발 원인은 다양하겠지만, 결국 급성간부전증의 진행은 유사한 임상경과를 보인다. 즉, 혼수가 심하게 진행되면서, 출혈, 감염, 신부전, 다발성장기부전이 발생하고 결국 간이식을 시행하지 않으면 매우 높은 사망률을 나타낸다.

Ⅲ 급성간부전증의 합병증 및 치료

급성간부전증 환자는 간성뇌증, 혈액응고장애 뿐만 아니라 전신순환장애, 호흡장애, 급성신부전등 다발성 장기부전과 패혈증, 두개내압 증가 및 뇌부종 등 여러가지 심각한 합병증을 동반하게 된다. 이러한 동반 합병증에 대한 적절하고 집중적인 치료가 매우 중요하다.

1. 순환장애

급성간부전증 환자는 대개의 경우 과혈류순환 상태에 있다. 과혈류순환상태는 높은 심박출량, 전신 혈관저항의 감소 및 전신 동맥압의 감소 상태를 말한다. 입원 전부터 있던 음식물 섭취부족과 간성뇌증으로 인해 체액고갈이 매우 흔하게 관찰되므로 수액요법이 필요하다. 중심정맥압을 측정하여 수액소생을 시행한다. 신장혈류동태는 간경변증 환자에서 볼 수 있는 간신증후군과 유사한 양상을 나타낸다. 그러므로 간기능이 호전되면 신장기능도 함께 호전된다. 아세트아미노펜에 의한 급성간부전증의 경우에는 직접적 독성 효과로 인해 급성신장손상이 생길 수도 있다. 이런 경우에는 지속정정맥혈액투석이 필요할 수 있다. 수액을 보충해도 평균 동맥압이 80 mmHg 이하이면 혈관수축제를 사용하여야 한다. 노르에피네프린이 가장 효과적이라고 알려져 있으나 아직 충분한 근거는 부족하다. 수액 치료와 노르에피네프린 치료에 반응을 하지 않는 경우에는 바소프레신(또는 terlipressin)을 추가적으로 사용하는 것을 고려해야 한다. 그러나 두개내압에 미치는 바소프레신의 영향으로 인해 사용 여부에 대해서는 논란이 있다. 수액치료 및 혈관수축제에 반응을 하지 않는 경우에는 기능성 부신피질부전이 동반되었을 가능성을 고려해야 한다. 급성간부전증에서는 부신기능부전증을 흔히 볼 수 있다. 부신기능검사를 시행해서 확진하고 하이드로코티손을 정맥투여하여 교정해주어야 한다. 심근손상의 특이 지표인 심장 트로포닌 I 이 급성간부전증 환자의 60-80%에서 증가된다. 심근손상 때문이 아니라 다발성장기부전의 일환으로 증가된 경우로 해석하는 것이 타당하다.

조직내 관류를 증가시키기 위해 적절한 수액의 투여와 동맥압 및 심박출량을 유지하기 위해 혈관수축제 및 승압제의 사용이 필요하다.

2. 호흡장애

의식장애가 심하거나 급성호흡곤란증후군이 발생한 환자는 기계호흡이 필요하다. 성인호흡곤란 증후군은 급성간부전증 환자의 약 21%에서 주로 패혈증과 동반하여 발생할 수 있고 간이식의 비적응증이 된다. 임상적으로는 심한 동맥혈 저산소증과 흉부X선 촬영에서 양측 폐침윤을 관찰할 수 있다. 폐손상을 방지하기 위해 저일회호흡량 환기를 시행하고 적절한 산소공급을 유지하고 뇌부종의 발생을 낮추고 심한 과탄산혈증의 발생을 줄이기 위해 제한적 호기말양압환기의 사용이 필요하다.

3. 급성신장손상

급성신장손상은 급성간부전증 환자의 약 70%에서 발생하며, 주로 약물에 의한 직접 손상, 급성세뇨관괴사 또는 전신염증반응증후군과 연관되어 발생하는 것으로 생각된다. 급성간부전증이 심할수록 발생률이 높으며 특히 혈관수축제의 사용이 필요한 심한 간성뇌증을 가진 환자에서 높은 빈도로 발생한다. 가장 흔하게 급성신장손상을 유발하는 급성간부전증의 원인으로 허혈성 간손상, 임신에 의한 급성지방간, HELLP증후군, 열사병, A형간염, 약물유발성 간손상 등이 있다. 급성신장손상이 발생하면 생존률이 감소한다. 급성신장손상 환자의 약 30%에서 신대체요법이 필요하다.

신독성이 있는 약제를 중단하여야 하고, 신관류를 적절하게 유지하기 위해 수액치료, 수축촉진제 또는 혈관수축제의 사용이 필요하다. 간헐적 투석보다는 지속적 신대체요법이 적절한 치료로 생각된다. 왜냐하면 간헐적 신대체요법은 혈류역학적 불안정과 뇌부종을 유발할 가능성이 높다.

4. 감염증

급성간부전증 환자는 전신염증반응으로 인해 이차적으로 발생하는 심한 보체의 감소와 다형핵백혈구 및 쿠퍼세포의 기능장애로 면역체계의 기능부전이 발생하여 감염, 패혈증의 위험성이 증가한다. 간문맥을 통해서 장관으로부터 들어오는 세균과 독성물질을 제거하는 역할을 할 수 없게 되고 이로 인해 염증성 세포질유리칼슘의 분비가 증가하여 전신혈액 순환 및 여러 주요 장기의 손상을 유발할 수 있다. 주로 병원내 감염이 원인이며 감염의 징후가 초기에는 나타나지 않을 수가 있어서 임상경과의 초기에는 진단이 매우 힘들다. 일단 발생하면 사망률이 증가하게 되고 간이식을 시행할 수 없게 되므로 적극적인 감시가 필요하다. 패혈증 발생에 따른 사망률은 약 10~52%로 보고되고 있다. 가장 흔한 감염증은 폐렴, 하부요로감염, 혈관내 유치카테터에 동반하는 감염이다. 다약제 내성균의 감염이 많으며 진균감염 중에는 칸디다증이 가장 흔하다. 감염의 동반이 확인된 후에는 혈액배양과 함께 광범위 항생제를 사용해야 한다. 대표적으로 사용되는 항생제로는 광범위 베타락탐(eq., piperacillin-tazobactam, ticarcillin-clavulanate), 반코마이신 등이 있다. 당뇨병, 비경구적 영양 및 이전에 광범위항생제 사용 등의 진균감염의 위험성이 높은 환자에서는 칸디다증에 대한 치료가 필요하다. 추후 정확한 항생제 종류의 결정은 세균배양 결과에 근거해서 결정한다. 예방적 항생제의 사용은 사망률을 개선시킨다는 증거가 없으므로 일반적으로 권유되지 않는다. 다만, 간성혼수가 발생하였거나 발생할 가능성이 있는 경우, 다발성장기부전을 유발하였거나 간이식이 시행될 가능성이 있는 경우에는 사용을 고려할 수 있다.

5. 혈액응고장애

급성간부전증 환자는 간에서 혈액응고인자의 합성 장애가 발생하여 출혈성 경향이 높아진다. 그러나 한편으로는 혈액응고인자의 소모증가가 동시에 발생한다. 최근 연구들에 의하면 응고경로와 섬유소용해 경로 양쪽 모두에서 균형있게 장애가 발생하므로 혈소판수가 심각하게 낮은 상태가 아니면 심각한 출혈경향은 보이지 않는다고 보고하고 있다. 즉, INR이 증가한 것 만으로 출혈의 위험성이 크게 증가한 것을 의미하지 않는다.

혈액응고 지표는 응급간이식이 여부를 결정하는 가장 중요한 판단기준이므로 심각한 출혈이 발생하였거나 출혈을 유발할 수 있는 시술이 필요하기 전에는 신선냉동혈장, 동결침전제제 또는 혈소판을 사용해서 교정하지 않는 것이 좋다. INR은 단지 예후를 판단하는 기준으로만 사용할 것을 권장한다.

자연출혈이 발생할 수 있는데, 대개 모세혈관 출혈이 많고 점막병변에서 출혈한다. 가장 흔한 출혈부위는 위점막이며 위산분비 억제제의 예방적 사용이 필요하다. 시술과 관련해서 발생하는 출혈은 생명을 위협하는 심각한 상황을 유발할 수 있으므로 침습적 시술전에는 지혈안정에 대한 평가가 필요하다.

6. 간성뇌증, 두개내압 상승 및 뇌부종

간성뇌증은 급성간부전증을 진단하는 특징적인 증상일 뿐만 아니라 예후 인자이기도 하다. 간세포의 요소회로(urea cycle)에 장애가 발생하여 혈중 암모니아치가 급격하게 상승한다. 암모니아는 혈액뇌장벽을 통과하여 별아교세포내에서 글루탐산탈수소효소(glutamate dehydrogenase)에 의해 글루타민(glutamine)으로 분해된다. 글루타민의 삼투효과와 뇌세포에서 증가된 암모니아가 미토콘드리아에 독성을 유발하여 별아교세포의 부종이 생기고 이로 인해 뇌부종이 발생하고 두개내압이 현저하게 상승하게 된다. 뇌혈류의 자동조절장애로 대뇌소동맥의 혈관확장이 생기고 이로 인해 두개내 혈류량이 증가하는 것도 두개내압을 증가시키는 다른 원인으로 작용한다. 심한 두개내압 상승이 발생하면 편도탈출도 발생할 수 있다.

뇌부종은 급성간부전증 환자의 가장 중요한 사망원인이지만 실제적인 빈도는 아직 알려져 있지 않다. 두개내 글루타민치의 빠른 변화에 대한 적응이 잘 일어나지 않기 때문에 초급성간부전증과 젊은 환자에서 더 흔히 발생한다. 그러므로 35세 이하의 아세타아미노펜에 의한 급성간부전증 환자들과 혈중 암모니아의 농도가 높을수록 뇌부종이 더 많이 발생하는 것을 볼 수 있다.

두개내 압력치가 20-25 mmHg이상 증가할 경우 두개내압 증가로 정의한다. 급성간부전증의 가장 심각한 부작용의 하나이며 20~35 %의 사망률을 나타낸다. 두개내압 상승의 발생 빈도는 간성뇌증의 심한 정도와 관련이 있다. Grade III의 경우에는 25~35%, grade IV의 경우에는 75%에서 두개내압 상승이 발생할 수 있다. 다른 발생인자로는 여성, 젊은환자, 심한 간부전증(MELD > 32), 혈중 암모니아 농도가 150~200 μmol/L 이상 및 신부전 등이 있다.

3-4등급 간성뇌증이 발생하면 propofol을 사용하여 즉각적으로 진정시킨 후 기관내삽관 및 기계환기를 시행해야 한다. propofol은 두개내압을 감소시키고 항경련작용의 효과도 있다. 두개내압 증가는 조기진단 및 치료를 시행해서 영구적인 신경손상을 피하도록 해야 한다. 두개내압이 증가된 환자는 적극적으로 mannitol을 사용해야 하고 필요시에 두개내압을 낮출 수 있는 다른 치료를 시행하여야 한다. 또한 간이식 대기자 명단에 등록해야 한다.

1) 두개내압 모니터링

혈액내 암모니아치가 150 μmol/L이상으로 심하게 증가하거나 두개내 출혈의 임상소견을 보이는 환자는 두개내압 모니터링을 시행하여야 한다. 특히 젊은 환자이면서 뇌부종을 동반하고 두개내 출혈을 발생할 가능성이 높은 환자에서는 더욱 모니터링을 고려해야 한다. 후향적 연구에 따르면 급성간부전증 환자의 약 50%에서 두개내압 증가가 발생하며 사망률이 증가되는 것으로 알려졌다. 그러나 두개내압 모니터링의 장점을 확인하기 위한 무작위 대조군연구는 아직까지 시행된 것이 없다.

두개내압이 증가하면 사망 또는 심각한 부작용을 유발해서 간이식을 시행하지 못하게 할 수도 있다. 그러므로 두개내압 증가가 발생하는지 여부를 지속적으로 모니터링해서 조기에 진단을 하는 것이 중요하다.

지속적이고 실시간으로 두개내압을 정확하게 측정하기 위해서는 침습적 모니터링 방법을 사용해야 한다. 두개내압을 직접 모니터링하기 위해서는 두개골에 천두술(burr hole)을 만들어야 하는데 심한 혈액응고 장애를 가진 환자에서 위험한 상황을 발생시킬 가능성이 높다. 또한 여러 연구에 따르면 생존율 증가에 이득이 없는 것으로 알려졌다. 침습적 두개내압모니터링 방법으로는 Intraparenchymal microtransducers 또는 direct catheter(intraventricular, subdural or epidural)를 이용하는 두 가지 방법이 있다.

비침습적 방법으로는 경두개 도플러, 단층 촬영, 자기공명영상 및 시신경초직경 검사등이 있다. 두개내압이 증가하면 뇌혈관의 수축기 속도는 증가하고 확장기 속도는 감소하는데 이것을 도플러로 측정한다. 단층 촬영 및 자기공명영상은 뇌부종 때 관찰되는 영상의학적 소견을 관찰할 수 있다.

그러나, 영상의학적 소견이 관찰되지 않더라도 두개내압이 증가하지 않았다고 완전히 확신할 수 없다. 두개내압이 증가하면 시신경초의 직경이 증가하여 시신경이 팽창하는데 시신경초 직경을 측정하여 두개내압 증가여부를 파악할 수 있다.

2) 간성뇌증, 두개내압 상승 및 뇌부종의 치료

혈중 암모니아를 감소시키는 치료가 급성간부전증 환자에서 사용되어 효과적이었다는 연구결과는 아직 없다. 락툴로오스의 사용은 두개내의 암모니아치를 감소시킬 수는 있지만 간성뇌증의 호전과 사망률의 감소와는 관련이 없는 것으로 알려졌다. 무작위 대조군 연구에서 L-ornithine L-aspartate는 골격근에서 암모니아 해독작용을 증가시키는 것으로 알려져 있으나 급성간부전증에서 암모니아의 농도를 감소시키지 못하였고 생존율을 향상시킬 수도 없었다. rifaximin의 효과도 아직 증명된 연구가 없다. 간경변증 환자에서 암모니아치를 낮추는 것이 직접적인 치료효과를 증명하는 것과 관련이 없다고 알려져 있기 때문에 급성간부전증 환자에서도 유익성은 크게 있어 보이지는 않는다.

지속정정맥투석은 혈중 암모니아치를 현저하게 감소시킬 수 있으므로 신대체요법을 아직 시행할 필요가 없는 상태의 신장기능 손상을 동반한 급성간부전증 환자에서 사용이 권장된다. continuous high-volume hemofiltration 또한 임상적으로 유의하게 혈중 암모니아치를 감소시킬 수 있다.

두개내압 증가가 발생하는 것을 예방하기 위해서 환자의 머리를 30도 정도 올려주어 자극성통증을 경감시킨다. 발살바조작과 적절한 진정제 사용은 효과적으로 두개내압을 감소시키는 데 도움이 된다. 신경근차단제를 사용하거나 혈장내 나트륨의 농도를 증가(> 140 mmol/L) 시키는 방법도 두개내압 감소에 도움이 된다.

만니톨 또는 고장식염수를 정주하는 방법은 두개내압이 급격히 상승하거나, 혈청나트륨 농도가 잘 조절되지 않거나 두개내압이 지속적으로 높게 지속되는 경우를 대비해 사용을 유보해 놓을 필요가 있다. 고장식염수를 정맥내로 주입해서 혈청나트륨 농도를 145~155 mmol/L까지 증가시키면 혈액뇌장벽을 두고 적절한 삼투압차를 유지할 수 있어서 두개내압을 낮추고 두개내압 상승도 감소시킬 수 있다. 만니톨의 정맥주사(0.5~1.0 g/kg)는 두개내압을 감소시키는 효과적인 방법이며 생존율을 현저하게 개선시킬 수 있다. 그러나 반복적인 정맥주사로 인해 체액과잉과 고오스몰농도(hyperosmolarity, greater than 320 mOsm/L)가 발생할 수 있으므로 엄격한 모니터링이 꼭 필요하다.

과호흡은 저탄산혈증을 유발하고 뇌척수액을 알칼리화 시켜 뇌혈관수축을 유도한다. 이로 인해 두개내 혈류가 감소하여 결국 두개내압이 감소된다. 두개내압이 증가되어 있는 경우 $PaCO_2$를 25~30 mmHg까지 감소시키는 것을 권장한다.

체온을 32~33℃까지 체온을 감소시키면 유의하게 두개내압을 감소시킨다고 알려졌다. 그러나 최근 후향적 연구에서 저체온 치료는 전반적으로 생존율을 향상시키는 효과가 없고 패혈증 또는 출혈 부작용을 증가시키는 것으로 나타났다.

예방적 저체온증의 효과를 알아보기 위한 무작위 대조군 연구에서 지속적인 두개내압 증가 및 전체 생존기간에 관련하여 정상체온에 비해 유의한 효과를 나타내지 않았다.

비록 저체온 치료의 임상적 효과는 아직 무작위 대조군 연구에서 증명되지는 않았지만, 많은 치료자들이 임상에서 환자 치료 시에 대뇌산소요구량을 최소화하기 위해 고체온을 피하려는 조치를 시행하고 있다.

Ⅳ 간이식 및 예후인자

많은 환자에서 급성간부전증을 내과적치료로 회복시키는 것은 현재 불가능하다. 1980년대 이전만 하더라도 급성간기능상실, 급성간부전증 환자의 생존율은 10% 미만이었다. 최근 30년간 급성간부전증 치료에 괄목할 만한 성장이 있어서 현재 전반적인 생존율은 약 67%를 넘어서고 있다. 그러나 지금도 전체 급성간부전증 환자의 25~30% 정도에서만 간이식을 시행할 수 있다. 그 이유는 이런 긴급한 상황하에서 이식간을 획득하는 것이 쉽지 않고 유발원인도 복합적으로 변화했기 때문으로 생각된다.

즉, B형간염바이러스에서 아세트아미노펜으로 주 발생 원인이 변화하였고 아세트아미노펜은 다른 유발원인에 비해 예후가 좋은 편이어서 간이식을 시행하지 않고도 호전되는 경우가 더 많다. 급성간부전증으로 간이식을 받는 환자는 간경변증의 경우보다 나이가 젊고 더 건강한 편에 속하나 1년 이식간의 생존율이 간경변환자에서 간이식을 시행한 경우보다 불량한 것은 초응급상태에서 간이식 수술이 이루어지기 때문으로 생각된다.

간이식 후에 육체적으로 완전이 회복한다고 하더라도, 많은 환자에서 뇌부종이 발생하였기 때문에 향후 평생 정신장애를 가지게 되는 경우가 많다.

급성간부전증에서 예후를 예측하는 것은 매우 중요하다. 간경변증과는 달리, 간이식을 하지 않고도 완전히 회복할 수도 있기 때문에 간이식이 항상 꼭 필요한 것은 아니다. 간이식을 시행한다면, 향후 평생 면역억제제를 사용하여야 한다.

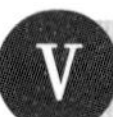

그 밖의 치료

1. 간 지지요법

HepatAssist 는 돼지 간세포를 이용한 인공간시스템으로 무작위 대조군연구에서 30일 생존율에 영향을 미치지 않았다. MARS (Molecular adsorbent recirculating systems)는 알부민을 이용한 투석효과를 이용해서 감염물질을 제거해서 nitric oxide의 양을 감소시켜 전신 및 대뇌혈류동태(cerebral hemodynamic parameters)를 개선시킨다. 그러나 생존율 향상은 관찰되지 않았다. 급성간부전환자의 생존율을 향상시키지는 못하였지만 간이식을 시행할 때까지 환자의 생존을 유지하는 가교치료를 위해 사용할 수 있다.

High volume plasma exchange는 혈장내에 존재하는 유해한 염증반응물질을 제거해서 간세포의 재생을 유도하는 치료방법이다. 무작위 대조군연구에서 transplant-free survival을 증가시켰다. cytokine과 독성물질을 제거해서 선천성면역계의 활성을 감소시키는 작용과 더불어 함께 사용되는 신선냉동혈장에 함유된 생리물질의 투여가 효과를 나타내는 것으로 생각된다. 이들 효과를 나타낸 환자의 54%가 아세트아미노펜 과용량으로 인한 급성 간손상 환자들이었다. 간이식의 적응증이 되지 않는 환자들에게 시도해 볼 수 있는 치료법이라고 생각된다.

2. 세포 이식술

간세포 이식술이 다른 대안으로 연구되고 있다. 간이식을 시행하기에 적당하지 않은 이식간이나 신생아 공여자로부터 간세포를 추출하여 분류한 다음 간문맥 또는 비장 동맥으로 주입해주는 방법이다. 크리거-나자병 또는 가족성 고콜레스테롤혈증에서 유의한 호전이 보고되었다. 그러나 이러한 호전은 일시적이었고 대부분의 환자에서 확실한 치료를 위해 간이식이 필요했다. 급성간부전증 환자에서도 간세포 이식술이 보고되었는데 대부분의 경우 간이식을 시행하지 않고 회복된 경우는 매우 드물었다.

줄기세포를 이용하여 간세포로 분화시키는 치료가 연구되고 있다. 배아줄기세포, 유도만능줄기세포, 간간세포, 조혈모세포 또는 중간엽줄기세포를 사용한다. 이 중에 중간엽줄기세포는 윤리적으로 문제가 없는 방법이다. 골수, 지방조직, 탯줄 또는 양수에서 획득할 수 있으며 간세포로 분화시킬 수 있다.

표 42-3 King's College Hospital Criteria for Fulminant Hepatic Failure

아세트아미노펜과 연관된 급성간부전증
동맥혈 pH < 7.3(간성혼수의 심한 정도와 관련 없음) 또는 아래의 3가지 인자를 모두 만족하는 경우
1. 3~4등급 간성뇌증 2. 프로트롬빈시간 > 100 sec 또는 INR > 6.5 3. 크레아티닌 > 3.4 mg/dL(301 μmol/L)
아세트아미노펜 이외에 다른 원인의 급성간부전증
프로트롬빈시간 > 100 sec 또는 INR > 6.7(간성혼수의 심한 정도와 관련 없음) 또는 아래의 3가지 인자중 3가지를 만족하는 경우
1. 나이 < 10 세 또는 > 40 세 2. 원인: 혈청반응 음성 간염, 특이약물반응, 할로탄 3. 황달발현 시점부터 간성뇌증 발생까지 시간 > 7 days 4. 프로트롬빈시간 > 50 sec 5. 혈청빌리루빈 > 18 mg/dL (308 μmol/L)

Ⅵ 예후 측정

1. 예후 추정 도구

급성간부전증 환자를 응급간이식의 대상자에 등록할지 여부를 임상적으로 결정하는데 유용한 도구를 말한다. 가장 흔히 사용되는 방법은 King's College criteria인데 아세트아미노펜에 의한 것과 다른 원인에 의한 급성간부전증을 각각 반영하는 두개의 하부기준으로 나누어져 있다(표 42-3). 매우 간단하며, 쉽게 적용할 수 있고 매우 특이도가 높은 방법이나 민감도가 낮다. 그러나, King's College criteria를 만족하면 매우 불량한 예후를 의미하므로 응급간이식 대상자로 등록하는 것이 좋다.

말기간질환 모델(MELD)은 응급 간이식여부를 결정하고 대상자로 등록하는데 매우 유용한 방법으로 증명되었다. 말기간질환 점수는 혈청 크레아티닌, 빌리루빈 및 INR 대입한 계산식($9.57 \times \log e$ [Cr (mg/dL)]+$3.78 \times \log e$ [bilirubin (mg/dL)]+$11.20 \times \log e$ (INR)+6.43)을 이용하여 산정할 수 있다. 몇몇 연구에서 응급간이식 여부를 결정하는데 말기간질환 점수 30점을 기준으로 했을 때 매우 높은 양성 예측값(> 80%)를 보이는 것으로 보고하고 있다. 그렇지만 전반적인 정확도는 King's criteria에 비해 높지는 않다.

SOFA score는 호흡기계, 심혈관계, 신장, 간, 뇌 및 조혈계의 장기부전의 심한 정도를 기술하는 방법으로 아세트아미노펜에 의해 유발된 급성간부전증의 경우에 King's criteria 또는 MELD에 비해 예후를 감별하는 데 훨씬 높은 감별력을 보였다는 연구결과가 있다. 그러나, 응급 간이식을 결정하는 부분에 대해서는 아직 충분히 효용성이 증명되지는 않았다.

Acute Liver Failure Study Group의 예후 측정지표는 혼수의 심한 정도, INR, 혈청 phosphate, bilirubin 및 novel circulating measure of apoptosis (M30)을 종합하여 산정하는 방법으로 매우 유망한 것으로 생각된다. 예후를 예측하는데 있어 King's criteria와 MELD를 능가하는 정확도를 보이는 것으로 알려져 있다. 그러나, M30 level의 측정은 널리 이용되는 방법이 아니므로 사용에 한계가 있다.

Ⅶ 결론

예후를 결정하는 가장 중요한 두가지 요인은 발생 원인과 혼수의 심한 정도이다. 아세트아미노펜, A형간염, 허혈성간손상 및 임신에 의한 급성간부전증은 간이식 시행하지 않고 최소 60%이상의 자연생존율을 보이나 약물유발성, B형간염, 자가면역간염 및 원인불명에 의한 급성간부전증은 30%이하의 생존율을 보인다. 그러나, 초기에 혼수가 발생한 경우에는 발생 원인에 상관없이 더욱 양호한 예후를 나타낸다.

급성간부전증 환자는 중환자전문의, 간질환전문의, 영상의학전문의 및 이식외과전문의로 구성된 타학제팀에 의한 치료와 관리가 필요하다. 전세계의 지역별로 유발원인이 다양하므로 가능한 원인에 대한 빠른 검사와 평가가 필요하다. 유발원인이 확인되면 특정원인에 대한 구체적인 치료를 제공하여 초기 임상경과를 좋게 할 수 있다. 이후에 급성간부전증의 합병증에 대한 치료와 집중적인 보존적 치료를 시행해야 한다. 급성간부전증 환자에서는 뇌부종과 두개내압 상승이 발생할 가능성이 매우 높으므로 엄격한 신경학적 모니터링이 필요하다. 간이식의 필요성을 결정할 수 있는 예후인자를 지속적으로 평가 및 모니터링함으로서 생존율을 향상시킬 수 있다.

참고문헌

1. Bajaj JS, Cordoba J, Mullen KD, et al. Review article: the design of clinical trials in hepatic encephalopathy--an International Society for Hepatic Encephalopathy and Nitrogen Metabolism (ISHEN) consensus statement. Alimentary pharmacology & therapeutics 2011;33:739-47.
2. Bajaj JS, Wade JB, Sanyal AJ. Spectrum of neurocognitive impairment in cirrhosis: Implications for the assessment of hepatic encephalopathy. Hepatology (Baltimore, Md) 2009;50:2014-21.
3. Bernal W, Wendon J. Acute liver failure. The New England journal of medicine 2013;369:2525-34.
4. Lee WM. Acute liver failure. Seminars in respiratory and critical care medicine 2012;33:36-45.
5. Lee WM. Recent developments in acute liver failure. Best practice & research Clinical gastroenterology 2012;26:3-16.
6. McPhail MJ, Kriese S, Heneghan MA. Current management of acute liver failure. Current opinion in gastroenterology 2015;31:209-14.
7. Montrief T, Koyfman A, Long B. Acute liver failure: A review for emergency physicians. The American journal of emergency medicine 2019;37:329-37.
8. O'Grady JG, Alexander GJ, Hayllar KM, et al. Early indicators of prognosis in fulminant hepatic failure. Gastroenterology 1989;97:439-45.
9. Park SJ, Lim YS, Hwang S, et al. Emergency adult-to-adult living-donor liver transplantation for acute liver failure in a hepatitis B virus endemic area. Hepatology (Baltimore, Md) 2010;51:903-11.
10. Rajaram P, Subramanian R. Acute Liver Failure. Seminars in respiratory and critical care medicine 2018;39:513-22.
11. Rovegno M, Vera M, Ruiz A, et al. Current concepts in acute liver failure. Annals of hepatology 2019.
12. Rovegno M, Vera M, Ruiz A, et al. Current concepts in acute liver failure. Annals of hepatology 2019.
13. Singanayagam A, Bernal W. Update on acute liver failure. Current opinion in critical care 2015;21:134-41.
14. Squires JE, McKiernan P, Squires RH. Acute Liver Failure: An Update. Clinics in liver disease 2018;22:773-805.
15. Wang DW, Yin YM, Yao YM. Advances in the management of acute liver failure. World journal of gastroenterology 2013;19:7069-77.
16. 대한간학회 간경변증 진료가이드라인. 정맥류, 간성뇌증 및 관련 합병증. 2019;59-83.

중환자의학

43

CRITICAL CARE MEDICINE

위장부전

배정민

위장관 질환의 악화로 중환자가 되기도 하고, 중환자 치료 중에 위장관 합병증이 발생하기도 한다.

대표적인 위장부전으로 급성복증과 위장관 출혈 질환이 있다. 대부분 급성복증은 복강내감염을 동반하며, 급성복증의 심각성에 따라 패혈증으로 쉽게 진행하며, 패혈증에 따른 여러 전신 합병증이 발생할 수 있다. 따라서, 급성복증인 경우에는 수술 전후 패혈증으로 진행할 수 있고, 심지어 사망에 이를 수 있음을 고려하여 치료 계획을 세워야 한다.

위장관 출혈은 패혈증의 경과보다는 저혈량쇼크의 병태생리를 나타내게 되며, 그로 인한 급성신장손상 등 여러 장기의 기능 저하와 다량의 수혈과 수액 투여에 따른 폐기능 부전을 동반하는 경우가 많다. 이는 위장관 출혈의 수술 결정 과정에서 일정량의 출혈이나 비수술적 처치의 실패가 기준이 되므로 수술 당시에는 출혈량이 상당할 수가 있기 때문이다. 더군다나, 위장관 출혈의 수술 과정에서 소화 장기의 내강이 노출되어 오염될 빈도가 있어서 수술 후에는 저혈량쇼크와 패혈증의 복합적인 병태생리를 보일 수 있으므로 중환자 치료에 주의해야 한다.

위장부전의 다른 한 형태로 소화장기의 수술후합병증으로 재수술이 필요한 경우에도 중환자 치료가 필요할 가능성이 높다. 더군다나, 급성복증으로 수술한 이후의 재수술은 특히 수술후 심폐합병증이나 패혈증의 정도가 더욱 심하고 사망의 가능성 또한 높다. 이런 경우에는 여러 합병증이 복합적이므로 중환자 치료에 있어 매우 주의깊게 접근해야 한다.

급성복증

급성복증이란 빈번히 응급 수술을 필요로 하는 복통을 일컫는다. 따라서, 반드시 응급수술을 해야만 하는 복통이 아니라, 수술을 염두에 두고 관찰해야 할 복통을 이른다. 급성복증은 복강내 질환뿐만 아니라 급성 심근경색증 등의 심장질환, 폐렴이나 폐색전 등 흉강내 질환, 대사성 질환 등의 다양한 원인에 의해 발생할 수 있다. 급성복증은 반드시 수술을 요하는 질환을 의미하지는 않으므로 자세한 병력 청취와 신체 검진, 실험실 검사 및 영상의학적 검사를 통해 응급 수술이 필요한 질환과 내과적으로 치료해야 할 질환을 감별하는 것이 중요하다(표 43-1).

그러나, 중환자 치료 중인 환자에서 잠재적인 급성복증을 감별하는 것은 매우 어려운 일이다. 이러한 숨어있는 잠재적인 급성복증은 중환자의 경과를 점점 악화시키는 원인이기도 하다. 환자의 불량한 영양 상태, 면역 저하 상태, 마약성 진통제 사용, 항생제 투여, 의식 저하, 기도삽관 상

표 43-1 급성복증의 원인

원인	기준	질병
내과적 원인	내분비 대사성원인	요독증 당뇨성 위기 에디슨증 위기 급성 간헐적 포피린증 유전성 메디터라니언 열
	혈액학적 원인	백혈병 겸상적혈구 위기 기타 혈액 장애
	독성 물질 및 약물	납중독 기타 중금속 중독 마취제 금단 흑색과부거미 중독
외과적 원인	출혈	고형 장기 손상 동맥류 파혈 및 누출 자궁외 임신 파열 위장관 게실 출혈 위장관 동정맥 기형 창자 궤양 출혈성 췌장염 Mallory-Weiss 증후군 자발성 비장 파열
	감염	충수염 담낭염 멕켈씨 게실염 간고름집, 고름집, 농양 게실 고름집, 고름집, 농양 요근 고름집, 농양
	천공	위장관 궤양 천공 위장관 암종 천공 보헤브 증후군 게실 천공
	장관 폐색	소장 및 대장 폐색 에스장결장 염전 감돈 탈장 염증성 장 질환 위장관 악성 종양 장중첩
	허혈	버거씨 병 장간막 혈전 및 색전 난소 염전 허혈성 대장염 고환 비틀림 교액성 탈장

태 등은 급성복증을 진단하는데 장애물이 될 수 있다. 또한, 심폐우회시술에 등에 의한 저혈류 상태는 장간막 허혈, 마비성 장폐색, 스트레스성 위염, 급성 비결석성 담낭염 및 급성 췌장염 등과 연관성이 있으며, 혈관수축성 약물이나 기계환기 등도 상기 급성복증을 야기할 수 있다.

급성복증이 의심스러울 때는 외과의사와 협진하여, 급성복증을 감별하기 위해 초음파, 복수 천자, 복강경 탐색 등을 동원하여 감별하는 노력을 해야 하며, 수술적 치료의 필요성 등에 대하여 중환자의 전신 상태를 고려한 최적의 치료를 시행하는 것이 중요하다.

I 장폐색

장폐색은 응급실뿐만 아니라, 중환자실에서도 자주 접하는 급성복증의 하나이다. 장폐색은 경우에 따라서 비수술적으로 치료되기도 하고, 수술이 필요하기도 하는 양면성이 있는 급성복증으로 환자의 상태에 따라 치료의 결정이 좌우되므로 매우 주의해야 한다.

환자의 대부분은 구토를 하며 방귀가 나오지 않고, 배가 불러오고, 장운동의 주기에 따라 복통이 주기적으로 나타나는 특징이 있다. 검사실 검사에서는 대부분 백혈구 증가증이 나타나며, 복부 엑스선 사진에서 공기-체액선이 나타나므로 쉽게 진단이 된다. 복부 단층 촬영에서도 확장된 창자의 소견이 있으면 진단된다. 원인으로는 대부분 소장의 유착이 원인이며, 이는 과거 복부 수술력과 연관이 높고, 수술력이 없더라도, 장폐색은 발생할 수 있다.

장폐색 중에서 부분장폐색과 마비성장폐색의 정확한 감별은 어렵다. 전신 상태와 생체 징후가 안정적이라면 초기 치료는 비위관 삽입, 수액 공급 등의 비수술적 치료가 우선이다. 그러나, 부분 장폐색과 마비성 장폐색이 시간이 경과하면서 전신 상태가 악화되거나, 비수술적 치료로 호전이 되지 않으면 수술적 치료가 필요한 경우도 있으므로 외과의사와 긴밀히 상의해야 한다. 대부분의 경우에 비수술적 접근으로 3-4일 또는 5-6일 정도 경과 관찰하였음에도 가스 배출 등의 장폐색의 호전이 없다면 수술을 고려해야 한다.

고전적으로 장폐색의 응급 수술 적응증은 막힌 창자의 괴사의 가능성이 있을 때이며 이를 교액성장폐색이라고 한다. 교액성장폐색을 시사하는 임상 소견으로 국소적인 압통과 반발통, 백혈구 증가증, 발열 등이다. 기타, 비수술적 치료 중이었다면, 복부 진찰 소견이 악화되거나, 백혈구 증가증이 심화되고, 섭취배설량 불균형이 심해지고, 생체 징후가 악화된다면, 응급 수술을 염두에 둬야 한다.

유착에 의한 장폐색 이외에 장폐색의 원인으로 종양, 탈장, 염증 등이 원인이 될 수 있으며, 특히, 종양이나 탈장이 원인이 되어 발생한 장폐색은 호전이 되지 않을 가능성이 높으므로 전신 상태가 안정적이더라도 수술적 치료를 우선적으로 고려하는 경우가 있다.

중환자에서는 진정제 사용, 패혈증, 폐렴, 항생제 연관 설사 등이 원인이 되어 마비성 장폐색이 자주 발생하므로 주기적으로 마비성 장폐색에 대해서 의심해야 한다.

이렇게 중환자에서 장폐색이 생기면 중환자에 필요한 경장 영양도 불가능하므로, 중환자에서 경장 영양을 고려할 때는 반드시 장폐색의 유무를 확인해야 한다. 대부분의 중환자실을 갖춘 병원에서는 영양집중지원팀이 병원 내에 설치, 운영되고 있으므로 영양집중지원팀에 의뢰를 하거나, 외과에 의뢰를 하여 장폐색의 유무를 확인하는 것이 도움이 된다.

Ⅱ 소화성 궤양 천공 및 스트레스성 위염

소화성 궤양의 합병증은 흔한 급성복증의 원인이며, 중환자에서도 소화성 궤양과 비슷한 병태생리적 원인으로 스트레스성 위염이 발생한다.

응급환자에서는 대부분 갑작스런 복통으로 응급실을 내원하여, 복부의 압통 및 영상 검사에서 자유 공기를 단순 복부 사진이나, 복부 단층 촬영에서 확인되면 진단적 가치가 높다. 특히 복부 단층 촬영에서는 초기에 위장-십이지장주위에 국한된 체액저류와 자유 공기가 있는 경우가 많다.

중환자에서는 고전적으로 두부 외상이나 중증 화상 환자에서 쿠싱 궤양이나 컬링궤양 (스트레스 궤양)으로 알려져 있었으나, 중환자에서 발생하는 궤양과 병태생리적으로 유사한 부류로 분류되면서 현재에는 스트레스성 위염으로 통칭하고 있다. 스트레스성 위염은 천공과 출혈을 모두 일컫는 말로, 천공이 되면 즉각적인 수술적 치료가 필요하며, 출혈인 경우에는 출혈양과 임상 양상에 따라 비수술적 치료와 수술적 치료를 모두 고려해야 한다. 이러한 스트레스 위염의 출혈 예방은 중환자 치료의 한 요소로 매우 중요하다.

진정 상태의 중환자에서 소화성궤양천공 또는 스트레스위염천공을 발생을 조기에 발견하기는 어렵다. 그럼에도 불구하고, 가벼운 진정 상태라며 제한된 복부 진찰이 가능하며, 복막 자극 징후가 의심되거나, 중환자 원래의 병태생리에서 갑작스런 패혈증의 악화나, 단순 복부 사진에서 갑작스런 마비성 장폐색이 발생하였다면, 반드시 외과와 상의하여 복부 단층 촬영 등을 통해 복강내 상태를 평가하는 것이 중요하다.

Ⅲ 급성 비결석성 담낭염

급성쓸개염, 급성담낭염은 흔히 접하는 복부 응급 질환의 하나이다. 급성쓸개염, 급성담낭염은 대부분 담석증과 동반하여 발생하지만 2-12%의 예에서는 영상의학적 검사나 수술 소견에서 담석을 발견할 수 없는데, 이를 급성 비결석성 담낭 염이라고 한다. 특히 이 질환은 심한 외상, 장기간의 금식, 단식, 전비경구적 영양, 수술, 심한 화상 등의 위험인자와 기저질환이 있는 고령의 환자에게서 잘 발생하며 초기 진단과 치료가 어렵기 때문에 결석성 담낭염에 비해 예후가 나쁘다.

급성 비결석성 담낭염의 발생 기전으로는 담즙 정체로

인한 담낭내압의 증가, 허혈성 손상, 담관 내 감염 등이 중요한 원인으로 알려져 있다. 마약성 진통제의 사용은 오디 괄약근의 긴장도를 증가시켜 담낭내압을 상승시킴으로써 비결석성 담낭염의 발생과 연관되어 있으며, 보조 환기요법 또한 담낭내압을 증가시킬 수 있다. 다양한 승압제들은 내장 혈류를 감소시켜 담낭에 허혈성 손상을 유발할 수 있다.

중환자에서 발생한 급성 비결석성 담낭염은 병력 청취와 신체 검진이 힘들기 때문에 조기에 진단하기가 어려운 경우가 대부분이다. 초음파 검사는 비교적 시술이 간편하며 비침습적이고 이동이 어려운 환자에서도 시행할 수 있어 급성 비결석성 담낭염이 의심되는 환자에서 가장 먼저 시행되는 검사이다. 급성 비결석성 담낭염을 시사하는 초음파 소견은 담낭벽 비후, 담낭 주변의 액체 저류, 담낭의 팽창, 담즙 찌꺼기 등이 있다. 이외에도 복부 전산화 단층촬영, 간담도계 스캔 등이 진단에 도움을 줄 수 있다.

급성 비결석성 담낭염은 담낭 파열이나 괴저 등과 같은 합병증의 발생 빈도가 높아 빠른 진단과 치료가 필수적이다. 보존적 치료로는 혈류역학적 안정 유지, 항생제요법 등이 있다. 담낭 절제술은 합병증이 발생한 담낭염의 치료에 효과적이며, 수술 전 진단이 잘못된 경우 수술 중 다른 장기에 대한 평가와 치료가 가능하다는 점에서 표준 치료로 인정되고 있다. 하지만 급성 비결석성 담낭염은 주로 전신 상태가 매우 좋지 않은 환자들에서 발생하며, 담낭파열과 같은 합병증이 동반된 경우가 많기 때문에 수술에 따른 질병 이환율과 사망률이 매우 높다. 수술 고위험군 환자를 대상으로 초음파를 이용하여 담낭에 관을 삽입한 후 담즙을 배출시키는 경피적 담낭 조루술이 안전하고 근치적인 치료로 사용될 수 있다는 연구 결과들이 보고되었다.

Ⅳ 급성 췌장염

급성 췌장염은 담석, 음주, 대사장애, 약물, 복부 손상 등 다양한 원인에 의해 유발되는 췌장의 염증성 질환 이다. 급성 췌장염은 경한 임상경과를 거쳐 합병증 없이 저절로 호전되는 경증 췌장염부터 췌장 조직의 괴사, 다발성 장기 부전과 같은 합병증을 수반하는 중증 급성 췌장염에 이르는 다양한 임상경과를 보인다. 급성 췌장염의 중증도를 파악하기 위한 방법으로는 Ranson 의 예후 지표, APACHE-II (Acute Physiology And Chronic Health Evaluation II) 점수가 이용되어 왔으며 Ranson의 예후 지표가 3점, APACHE-II 점수가 8점을 초과하는 경우 중증 급성 췌장염으로 정의한다.

표 43-2 BISAP 점수

혈액요소질소 > 25 mg/dL
정신상태 장애
전신염증반응
나이 > 60
흉막삼출액

최근 제안된 BISAP (Bedside Index for Severity in Acute Pancreatitis) 점수는 췌장염 징후 발생 24시간 이내에 계산하며 각 항목당 1점씩을 더하여 3점 이상인 경우 합병증 발생 위험이 증가할 것으로 예측할 수 있다(표 43-2). 복부 전산화 단층촬영을 이용한 점수 체계는 전산화 단층촬영 소견과 괴사 분율에 따른 점수를 더하여 계산하며 6점 이상인 경우 중증 급성 췌장염을 시사한다. 이외에도 췌장 괴사, 고름집, 고름집, 농양, 가성낭종 등의 국소 합병증이 있는 경우 또는 쇼크, 호흡부전, 신부전 등 장기 부전이 동반된 경우를 중증 급성 췌장염으로 정의하며, 췌장염의 약 20%가 중증 급성 췌장염의 경과를 보인다.

1. 중증 급성 췌장염의 치료 원칙

중증 급성 췌장염 환자의 치료는 중환자실에서 이루어져야 하며 원인 인자의 제거 및 다발성 장기 부전에 대한 보존적 치료와 조기 경장 영양, 합병증에 대한 치료가 병행되어야 한다. 췌장염의 원인은 음주, 담석 및 특발성인

표 43-3 상부위장관 출혈의 원인과 빈도

원인	빈도(%)
미란성 위염	29.6
십이지장 궤양	22.8
위궤양	21.9
정맥류	15.4
식도염	12.8
미란성 십이지장염	9.1
Mallory-Weiss 열상	8.0
종양	3.7
식도 궤양	2.2
기타	7.8

경우가 90% 이상을 차지하며, 이외에도 약물, 대사이상, 감염, 외상 등이 췌장염의 원인이 될 수 있으므로 병력 청취 및 칼슘, 중성지방을 포함한 생화학적 검사가 필요하다. 생화학적 검사와 초음파 검사 결과 담석에 의한 중증 급성 췌장염이 의심되는 경우 증상 발생 72시간 이내에 역행성 담췌관조영술을 시행하여 담석을 제거해야 한다.

중증 급성 췌장염에서는 전신 모세혈관의 누출로 혈관 내액이 소실되어 저혈량증과 췌장 괴사로 이어지므로 적극적인 수액 공급을 통해 저혈량증을 교정하는 것이 중요하다. 췌장염 환자는 경과 중 염증과 관련된 발열, 백혈구 증가증 등의 징후를 보일 수 있으며 췌장괴사 환자의 약 1/3에서 감염이 동반되나 예방적 항생제 사용은 일반적으로 추천되지 않는다. 중증 급성 췌장염은 질병 경과가 길고 전신적 염증반응 상태로 인한 대사항진 상태이므로 적절한 영양을 보충해 주는 것이 중요하다. 급성 췌장염에서 췌장의 외분비 기능을 자극하지 않도록 하기 위해 경구 영양보다는 정맥영양 용법이 선호되어 왔으나, 장점막 장벽을 유지시켜 장내 세균의 전위를 막기 위해 경장 영양이 보다 중요하다는 인식에 따라 환자가 혈류역학적으로 안정된 이후 가급적 이른 시기에 경관영양을 진행하는 방법이 추천되고 있다.

2. 췌장괴사 감염의 치료

췌장괴사는 다발성 장기 부전이 동반되지 않은 경우 정맥내 수액요법 및 통증 조절로 대개 호전되나 다발성 장기 부전이 7일 이상 지속되는 경우, 38.3°C 이상의 발열이 지속되거나 백혈구 수치가 20,000/mm^3 이상인 경우는 췌장 괴사조직의 감염을 시사한다. 췌장 괴사는 조영증강 컴퓨터단층촬영으로 진단하며, 증상 발생으로부터 72시간 이내에 시행하는 경우 중증도를 과소평가할 수 있으므로 72시간 경과 후 시행하는 것이 바람직하고, 필요한 경우 반복적으로 시행하여 진단에 도움을 받을 수 있다. 췌장 괴사 감염이 의심되는 경우 컴퓨터단층촬영 유도하 경피적 췌장괴사 흡인술을 시행하여 그람염색 및 호기성, 염기성 세균, 진균에 대한 신속한 배양 검사를 진행하며, 감염이 확인되면 적절한 항생제요법와 함께 수술적 괴사조직 제거술이 시행되어야 한다. 괴사조직 제거술 시행 시점에 대해서는 논란이 있어 왔으나 최근에는 가능한 괴사 조직의 경계가 명확해지는 시점인 4-6주 이후로 시술을 미루고 수술적 괴사 조직 제거술 또는 내시경적 괴사조직 제거술을 고려하도록 추천하고 있다.

V 위장관 출혈

중환자실에 입원 중인 환자의 위장관 출혈은 흔히 커피 찌꺼기 색의 비위관 배액물, 흑색변, 혈변, 토혈 또는 헤마토크리트의 감소를 동반한 저혈량증의 징후로 발견된다. 중환자실에 입원 중인 환자에서 발생하는 상부위창자출혈의 원인은 상부위창자출혈을 주소로 입원하는 환자와 크게 다르지 않아 소화성 궤양 출혈, 스트레스 연관 점막 질환 등이 대부분을 차지하며, 이외에 식도 정맥류와 같은 다양한 원인에 의해 발생할 수 있다(표 43-3). 고령 환자의 하부위장관 출혈에 있어 서는 게실과 혈관이형성이 중요

표 43-4 하부위장관 출혈의 원인

대량 상부위장관 출혈
대장 기원
게실
혈관 이형성
치핵
장염(염증성, 감염성 또는 방사선 유발 장염)
종양
허혈
정맥류
단발성 직장 궤양
동정맥 기형
혈관염
소장 기원
혈관 이형성
종양
장염(염증성, 감염성 또는 방사선 유발 장염)
메켈 게실
혈관-창자루

한 원인을 차지한다(표 43-4). 중환자실에서 발생하는 위장관 출혈은 사망률을 약 5배가량 증가시키므로, 이에 대한 예방과 적절한 진단 및 치료가 중요하다.

출혈이 의심되는 환자에서는 먼저 혈압, 맥박을 포함한 혈류역학적 징후를 파악하고 적절한 크기의 정맥로를 확보하여 수액 또는 혈액을 공급해야 한다. 수혈의 역치와 적정선은 환자의 혈류역학적 안정성과 동반 질환, 추가 출혈 위험에 따라 판단되어야 하며, 최근의 무작위 배정 연구 결과들은 적혈구 수혈의 역치 혈색소를 7 g/dL로 삼을 것을 제안하고 있다. 이는 문맥 고혈압을 동반한 정맥류 출혈 환자에서도 마찬가지로, 헤모글로빈을 7-8 g/dL로 유지함으로써 문맥압 항진과 추가 출혈 위험을 줄일 수 있는 것으로 알려져 있다.

환자가 혈류역학적으로 안정되면 내시경을 시행하여 출혈 병소를 확인하고 재출혈 위험을 평가하며 필요한 경우 지혈술을 시행할 수 있다. 그러나 혈변이 있는 환자에서 혈류역학적 불안정을 보이는 경우 대량 상부위창자출혈 가능성이 있으므로 상부위장관 내시경 검사를 고려해야 한다. 내시경을 통한 지혈술에 실패하거나 출혈 병소가 명확하지 않은 경우 혈관조영술을 시행할 수 있으며, 출혈 속도가 0.5-2 mL/min 이상인 경우 조영술을 통해 출혈 병소를 확인하고 색전술을 통해 지혈을 시도할 수 있다. 출혈이 지속되나 동반 질환, 혈액응고 장애 등으로 내시경을 시행하기 어려운 경우 방사선 핵종 스캔을 시행해볼 수 있다. 방사선 핵종 스캔은 출혈 속도가 0.05-0.1 mL/min로 느린 경우에도 출혈 병소를 확인할 수 있다는 장점이 있으나 진단적인 역할만을 하며 22-42%에서 잘못된 결과를 얻게 된다는 단점이 있다. 소장 출혈이 의심되는 경우 캡슐내시경을 통한 위치 확인 후 소장내시경을 시행하여 정확한 진단 및 치료에 도달할 수 있다. 최근 컴퓨터단층촬영 기술의 발달로 위장관 출혈의 진단에 있어 컴퓨터단층촬영 조영술이 시행되고 있으며, 조영술과 비교하여 덜 침습적이고 소장 질환의 진단에 도움을 받을 수 있다는 장점이 있으나 효용성에 대해서는 연구가 더 필요하다. 대량출혈과 관련하여 지속적인 혈류역학적 불안정을 보이거나 급성복증의 징후가 동반된 경우 수술적 치료를 고려해야 한다.

1. 상부위장관 출혈

상부위장관 출혈은 Treitz 인대 근위부에서 비롯된 출혈로 정의한다. 상부위장관 출혈이 의심되는 경우 정맥로 확보를 통해 적절한 수액과 혈액제제를 공급하고 출혈 병소를 확인하는 것이 중요하며, 병력 청취와 신체 검진 및 위세척 등을 통해 진단에 도움을 받을 수 있다. 특히 정맥류 출혈의 경우 비정맥류 출혈과는 구분되는 치료가 필요하므로 간경화나 문맥고혈압의 가능성이 있는지에 대해 파악하는 것이 중요하며, 이전 출혈 병력이나 수술 병력, 쉐담도계를 비롯한 시술 병력을 통해 출혈 병소와 원인을 유추할 수 있으므로 면밀한 병력 청취가 필요하다. 만성간질환이 있는 경우 거미모양 혈관종, 여성형 유방, 손바닥 홍반, 복수 등의 징후를 나타내므로 신체 검진을 통해 정보를 얻을 수 있다. 병력을 통해 상부위장관 출혈을 충분히 의심할 수 있는 경우에도 내시경 검사에 앞서 위세척을 시행함으로서 내시경 검사 중 시야를 확보하고 시술과 관련된 흡인 위험을 줄일 수 있다. 그러나 활동성 상부위장관 출혈이 있는 환자의 16%에서 위세척 결과 특이 소견을 나타내지 않을 수있으므로 판단에 주의가 필요하다. 장기간 위비관을 가지고 있는 환자의 경우 위비관에 의하여 위벽이 자극됨으로써 출혈이 발생할 수 있음을 고려해야 한다.

대락적인 위장관 출혈의 수술 적응증으로는 6 units이상의 수혈과 적극적 수액 공급에도 생체 징후가 불안정하거나, 내시경적 지혈이 실패하거나, 일시적 내시경적 지혈에도 불구하고 2차례 이상의 출혈이 재발하거나, 쇼크를 동반하거나, 하루에 3units이상의 수혈을 필요로 하는 소량 출혈이 지속될 때이다.

1) 비정맥류 출혈

소화성궤양은 인구의 약 5-10%에서 발생하며, 이중 15%에서 출혈이 발생한다. 소화성 궤양 출혈의 두 가지 주된 원인은 헬리코박터필로리 감염과 비스테로이드성 항염증제 사용이 있으며, 모든 소화성 궤양 출혈 환자에서는 적절한 방법을 통해 헬리코박터필로리 감염 여부를 확인하고 헬리코박터필로리가 확인된 경우 제균 치료를 진행함으로써 재출혈을 예방할 수 있다. 또한 병력 청취를 통해 비스테로이드성 항염증제 사용 유무를 확인하고, 가능하다면 비스테로이드성 항염증제를 사용하지 않도록 주의해야 한다.

지혈술 후 재출혈은 대개 48시간 이내에 발생하며, 대부분의 경우에서 내시경을 다시 시행하여 출혈 병소를 확인하고 필요한 경우 지혈술을 시행하게 된다. 내시경을 통한 지혈술이 어려운 경우 조영술 또는 수술 여부에 대해 판단해야 하며, 난치성 상부위창자출혈의 약 65%에서 조영술 및 색전술을 통한 지혈술이 효과적인 것으로 보고되고 있다. 수술이 필요한 경우는 반복적인 출혈에 따른 저혈량쇼크, 두 번 이상의 내시경 지혈 술에도 불구하고 지속되는 출혈, 다량의 출혈을 요하는 지속적인 출혈 등이 있다. 소화성 궤양 출혈에서 재출혈 위험을 감소시키기 위해서는 산 분비의 억제가 중요하며, 이는 중성 위 내 환경이 혈소판 활성화와 혈액 응괴(blood clot) 형성에 중요한 역할을 하기 때문이다. 위산 분비의 억제를 위해 과거에는 히스타민-2 수용체 길항제가 사용되어 왔으나, 여러 연구를 통해 프로톤 펌프 억제제가 보다 효과적인 것으로 알려져 급성 상부위창자출혈에 있어 프로톤 펌프 억제제가 일차적으로 사용되고 있다.

스트레스 위염은 스트레스 궤양, 출혈성 위염, 스트레스 미란, 미만성 점막 손상, 미란성 위염 등 다양한 용어로 사용되어 온 질환으로, 생리적으로 심한 스트레스와의 연관성, 광범위한 점막 손상, 임상경과의 다양성 등이 주된 특징이다. 대개 경미한 표재성 출혈과 연관되어 있으나 일부에서는 다량 출혈이나 천공으로 이어질 수 있다. 수술적 치료가 필요한 임상적으로 중요한 스트레스 위염은 0.1-4%의 빈도로 발생하지만, 위장관 출혈이 동반되면 사망률이 50-77%로 급격히 증가하므로 적절한 예방과 진단, 치료가 중요하다.

중환자에서 스트레스 위염은 위 내 산도 및 점막 관류의 감소와 직접적으로 연관되어 있다. 점막 관류는 급성 중증 질환 자체 또는 기계환기 등에 따라 감소하며, 감소된 점막 관류로 인한 점막 중탄산염 분비의 감소, 세포 재생 기전의 장애, 산 완충작용의 감소 등에 따라 스트레스 위염이 발생한다. 스트레스 위염의 위험인자로는 기저 질환의 중증 도, 48시간 이상의 기계환기가 필요한 호흡 부전, 혈액응고 장애 등이 중요한 위험인자로 제시되고 있으며 이외에도 다발성 장기 부전, 패혈증, 글루코코티코이드 사용, 1주일 이상의 중환자실 입원, 중추신경계 외상, 넓은 범위의 화상과 연관되어 발생할 수 있다. 고위험군 환자에서는 히스타민-2 수용체 길항제, 수크랄페이트, sodium alginate 등의 예방적 투여를 통해 스트레스 위염의 출혈을 감소시킬 수 있다. 최근 연구에서 프로톤 펌프 억제제가 히스타민-2 수용체 길항제보다 효과적이라는 보고가 있었으나, 지속적인 위산 분비 억제가 병원 내 폐렴의 빈도와 클로스트리듐디피실레 연관 설사를 증가시킬 수 있으므로 이득과 손실을 고려하여 사용 여부를 판단해야 한다. 히스타민-2 수용체 길항 제, 수크랄페이트 및 프로톤 펌프 억제제 등은 함께 투여하는 약물의 대사와 흡수를 방해할 수 있으므로 시간 간격을 두고 투여하는 것이 바람직하다.

2) 정맥류 출혈

정맥류는 간경화 환자의 약 50%에서 동반되어 있으며, 정맥류 출혈은 상부위창자출혈의 15%를 차지한다.

비정맥류 출혈과 비교하여 정맥류 출혈은 수혈 요구량이 많고 재원 기간이 길며, 높은 재출혈률 및 사망률과 연관되어 있다. 정맥류 출혈이 의심되는 경우 내시경을 통해 출혈 병소를 확인하고 지혈술을 시행하는 것이 중요하며 내시경 치료에 실패하는 경우 다음 치료를 준비하는 동안 Sengstaken-Blakemore 관을 유치함으로써 약 80%에서 지혈 효과를 기대할 수 있다. 그러나 관 유치는 흡인, 식도괴사, 식도천공, 기도압박 등의 합병증을 유발할 수 있으므로 빠른 시간 내에 근치적인 치료를 진행하는 것이 중요하다.

정맥류 출혈에 있어 약물요법은 중요한 보조적 역할을 하며, 소마토스타틴 및 소마토스타틴 유사체를 사용하여 문맥압을 낮춤으로써 수혈 요구량과 재출혈률, 사망률을 감소시킬 수 있다. 바소프레신 역시 문맥압을 감소시키나 심장, 말초혈관, 내장 혈관의 허혈을 초래할 수 있어 주의가 필요하다. 비선택적 베타차단제는 정맥류 출혈을 예방하는 효과가 있으나 급성 출혈의 치료에 있어서는 역할이 없으며, 활동성 정맥류 출혈이 모두 조절되어 환자가 안정되면 시작하여야 한다. 간경화가 있는 환자에서 정맥류 출혈은 자발성 세균 복막염과 같은 합병증을 동반하므로 7-10일간 예방적 항생제를 사용하는 것이 바람직하다.

정맥류 출혈의 약 10-20%는 내시경적 치료 및 약물 치료에 반응하지 않으며 단락(shunt) 치료가 필요하다. 목정맥경유간속문맥전신순환션트(transjugular intrahepatic portosystemic shunt)를 통해 문맥압을 신속히 낮추고 정맥류 출혈을 조절할 수 있으며, 성공률은 90%에 이르는 것으로 보고되고 있다. 그러나 황달이 있거나 신장기능이 저하된 환자, 약물 불응성 간성 혼수가 있는 경우는 단락 치료의 적응이 되지 않으므로 주의가 필요하다.

2. 하부위장관 출혈

하부위장관 출혈은 Treitz 인대 원위부에서 비롯된 출혈로 정의한다. 하부위장관 출혈은 상부위장관 출혈에 비해 발생 빈도가 낮으며 혈류역학적 불안정을 동반하는 경우가 비교적 적고 약 80%에서 자발적으로 멈추지만, 이 중 25%에서 재출혈이 발생하며 출혈이 반복되는 경우 사망률이 10-15%로 증가한다. 하부위장관 출혈의 원인은 다양하며 50세 미만에서는 치핵, 50세 이상에서는 게실과 혈관 이형성이 출혈의 주된 원인이다.

하부위장관 출혈이 의심되는 환자의 8-12%에서는 출혈 병소를 찾지 못한다. 하부위장관 출혈의 경우에도 병력청취와 신체검진이 중요하며, 특히 심방세동, 심근경색, 저혈압 등의 병력과 심한 복통은 허혈을 시사하는 소견 이다. 면역이 저하된 환자에서는 거대세포 바이러스 결장염 가능성을 염두에 두어야 한다.

Ⅵ 허혈성 결장염

허혈성 결장염은 폐색성 또는 비폐색성 원인에 따른 혈류 감소에 따라 발생하며, 이들 원인은 소장과 대장 모두에 허혈을 유발할 수 있으나 대개 허혈성 결장 염의 형태로 나타난다. 폐색성 원인으로는 복부 대정맥 류, 복부 수술, 색전, 혈전, 종양에 의한 압박, 혈관염 등이 있으며 비폐색성 원인으로는 심부전, 저혈량증, 저혈압, 승압제 사용, 바소프레신 정주 등이 있다. 허혈성 결장염은 대부분 당뇨, 신장기능 부전, 말초혈관 질환 등을 동반한 고령 환자에서 발생하며 주로 복통을 호소하고 증상 발생 24시간 이내에 혈변 또는 혈성 설사를 동반할 수 있다. 복부 단순촬영과 컴퓨터단층촬영에서 비특이적으로 장 점막이 두꺼워진 소견을 보이며, 대장내시경 또는 구불결장경을 통해 진단한다. 치료는 금식, 단식, 수액 정주 등을 포함한 보존적 치료가 주를 이루며, 시간이 경과하면서 호전되는 일과성 경과를 보인다. 그러나 10-20%에서 괴사, 패혈증과 같은 합병증에 이르므로 복통, 복부 팽만, 발열, 백혈구 증가증, 대사성 산증 등허혈의 악화를 시사하는 징후들을 면밀히 감시해야 하며 괴사가 의심되는 경우 응급 수술이 필요하다.

참고문헌

1. Boyer TD, Haskal ZJ. The role of transjugular intrahepatic portosystemic shunt in the management of portal hypertension. Hepatology 2005;41:386-400.
2. Davila RE, Rajan E, Adler DG, et al. ASGE guidelines: the role of endoscopy in the patient with lower-GI bleeding. Gastrointest Endosc 2005;52:656-60.
3. Feuerstadt P, Brandt LJ. Colon ischemia: recent insights and advances. Curr Gastroenterol Rep 2010;12:383-90.
4. Fisher L, Lee Krinsky M, Anderson MA, et al. ASGE guideline: the role of endoscopy in the management of obscure GI bleeding. Gastrointest Endosc 2010;72:471-9.
5. Freeman ML, Werner J, van Santvoort HC, et al. Interventions for necrotizing pancreatitis: summary of a multidisciplinary consensus conference. Pancreas 2012;41:1176-94.
6. Freeman ML, Werner J, van Santvoort HC, et al. Interventions for necrotizing pancreatitis: summary of a multidisciplinary consensus conference. Pancreas 2012;41:1176-94.
7. Launey Y, Duteurtre B, Larmet R, et al. Risk factors for mortality in postoperative peritonitis in critically ill patients. World J Crit Care Med 2017;6:48-55.
8. Lin PC, Chang CH, Hsu PI, et al. The efficacy and safety of proton pump inhibitors vs histamine-2 receptor antagonists for stress ulcer bleeding prophylaxis among critical care patients: a meta-analysis. Crit Care Med 2010;38:1197-205.
9. Marti M, Artigas JM, Garzon G, et al. Acute lower intestinal bleeding: feasibility and diagnostic performance of CT angiography. Radiology 2012;262:109-16.
10. Morar R, Richards GA, Galpin J, et al. Outcome of patients with severe abdominal sepsis in intensive care - Experience at Charlotte Maxeke Johannesburg Academic Hospital: Clinical case study. South Afr J Epidemiol Infect 2010;25:23-7.
11. Papachristou GI, Muddana V, Yadav D, et al. comparison of BISAP, Ranson's, APACHE-II, and CTSI scores in predicting organ failure, complications, and mortality in acute pancreatitis. Am J Gastroenterol 2010;105:435-41.
12. Pezzilli R, Zerbi A, Dicarlo V, et al. Practical guidelines for acute pancreatitis. Pancreatology 2010;10:523-35.
13. Townsend, Courtney M, et al. Sabiston Textbook of Surgery EBook: The Biological Basis of Modern Surgical Practice. Elsevier Health Sciences 2016;1120-59.
14. Van Santvoort HC, Besselink MG, Bakker OJ, et al. A step-up approach or open necrosectomy for necrotizing pancreatitis. N Engl J Med 2010;362:1491-502.

15. Villanueva C, Colomo A, Bosch A, et al. Transfusion strategies for acute upper gastrointestinal bleeding. N Engl J Med 2013;368:11-21.

중환자의학

44

CRITICAL CARE MEDICINE

파종혈관내응고

곽상현

I 정의

파종혈관내응고(Disseminated Intravascular Coagulation, DIC)는 응고과정의 증가로 혈액 내 단백 분해효소의 과 활성으로 인한 전반적인 혈관 내 섬유소 형성을 특징으로 하는 질환으로 소모 응고병 또는 탈섬유소 증후군이라고도 알려져 있다. 파종혈관내응고로 인하여 심한 출혈이 나타날 수 있으며 각 장기에 부적절한 혈류공급으로 장기부전의 결과를 야기시킬 수 있다.

대부분 원래 가지고 있던 질환과정을 경험한 후에 파종혈관내응고의 특징들이 나타나지만 진단되지 않은 악성종양이나 독사에 물린 경우는 파종혈관내응고의 특징적 증상들이 처음부터 나타나기도 한다. 파종혈관내응고는 여러 가지 다양하고 심각한 질병들과 관련이 있으며 이 중 박테리아 패혈증, 악성종양 그리고 양수색전증이나 전치태반 등과 같은 산과적 질환에서 가장 흔하게 나타난다(표 44-1). 중환자실에서의 파종혈관내응고의 발병률은 9-19%로 다양하며, 45-78%의 높은 사망률과 관련이 있다.

표 44-1 파종혈관내응고 원인

감염	그람음성 박테리아 패혈증 그 외 박테리아, 진균, 로키산열, 말라리아
면역반응	급성 용혈성 수혈반응, 이식거부반응, 면역치료, 이식편대숙주병
외상 및 조직 손상	뇌손상(총상), 광범위한 화상, 지방색전증, 횡문근융해증
약물	섬유소 용해제, 트립신 억제제, 와파린(단백질 C 결핍증 있는 신생아), 프로트롬빈 복합체 농축물, 약물남용(암페타민)
혈관질환	거대 혈관종(Kasabach-Merritt syndrome) 대동맥류
유독동물외상	뱀, 곤충
산과적 합병증	태반조기박리독혈증, 양수색전증, 사망태아의 체류, 전자간증, 패혈성 유산
간질환	전격 간부전, 간경화, 임신성 지방간
악성종양	샘암종(전립선, 췌장), 급성전골수성백혈병, 그 외 종양
그 외 원인	쇼크, 호흡부전 증후군, 대량수혈

II 원인이 되는 기저질환

파종혈관내응고는 기저 원인이 항상 존재하며 동시에 이러한 원인질환의 파종혈관내응고로의 발전은 좋지 않

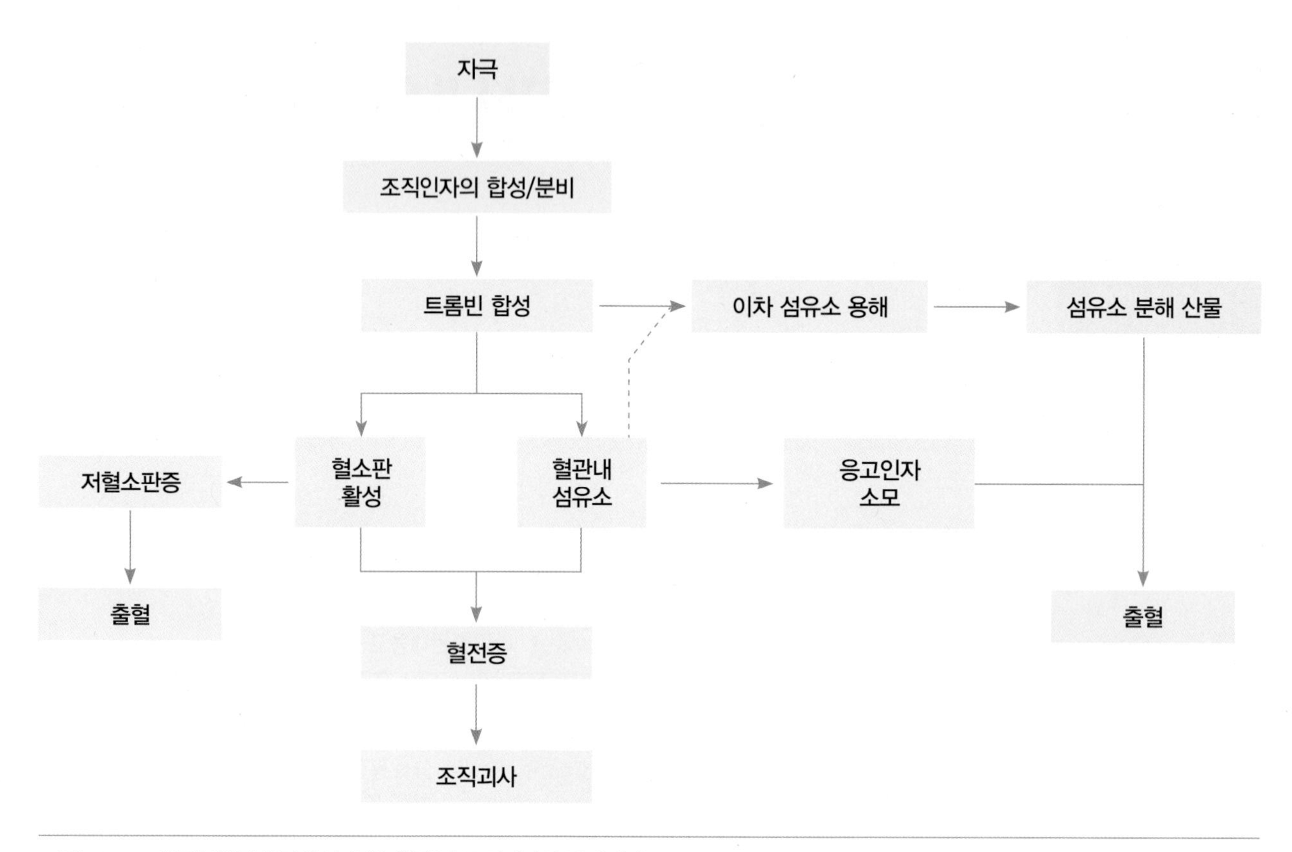

그림 44-1 혈류역학적 환자에서 출혈, 혈전 및 조직괴사의 병태생리

은 결과와 관련이 있다. 감염은 파종혈관내응고의 가장 흔한 원인이다. 파종혈관내응고는 그람 양성 또는 그람 음성 등에 의한 다양한 종류의 박테리아 감염, 진균, 바이러스, 리케차, 원생동물과 같은 미생물에 의한 감염에 의해서도 발생할 수 있다. 태반과 자궁 내용물은 정상적으로 모체 순환으로부터 나오는 풍부한 조직인자와 전구 응고물질을 포함하므로 특히 임신 3기에서는 산과적 합병증에 파종혈관내응고가 동반될 수 있다. 파종혈관내응고는 양수색전증과 같이 급성으로 또한 전격적으로 나타나며, 치명적인 파종혈관내응고에서부터 사산아가 남아 있는 경우와 같은 만성 혹은 아급성 파종혈관내응고까지 다양하다. 파종혈관내응고와 연관된 다른 산과적 문제로는 태반조기박리, 독소혈증 및 패혈유산 등이 있다.

간부전이 파종혈관내응고를 일으키는 것인지 혹은 간부전이 존재하는 것이 단지 플라스민, 섬유소분해산물의 청소율을 손상시켜 혈관내응고 작용을 악화시킨 것인지는 확실치 않다. 뱀 독에는 응고와 내피 투과성에 영향을 미칠 수 있는 다양한 물질들이 포함되어 있다. 방울뱀이나 다른 독사들은 외독소의 생산과 조직 괴사에 의한 내독소의 분비를 통해 심각한 파종혈관내응고를 발생시킬 수 있다. 외상, 수술 및 쇼크에 의한 파종혈관내응고의 가능성과 정도는 조직 손상의 범위와 연관된 장기에 영향을 받게 되어 있다. 특히 뇌에는 조직 인자가 풍부하게 있기 때문에 외상성 뇌손상은 급성 파종혈관내응고를 촉진시킨다. 큰 대동맥류, 거대 혈관종, 그리고 다른 혈관 기형은 이상, 비정상인 혈관 구조에서 국소적으로 시작하지만 전신적 순환계에 전파될 수 있는 임상적 혹은 준임상적 파종혈관내응고를 야기할 수 있다.

Ⅲ 병태생리

파종혈관내응고는 비록 급격히 진행되는 경우에서 광범위한 출혈이 나타날 수는 있으나, 근본적인 병태생리는 응고과정의 일종이다. 파종혈관내응고의 병태생리(그림 44-1)는 어떤 원인에 의해서든 응고전구물질이 순환계로 유입되면 응고체계와 혈소판을 활성화시키고 이는 섬유소-혈소판 혈전들의 파종성 침착을 자극하는 것이다. 응고전구물질을 자극시키는 인자는 조직인자이며, 정상에서는 혈액 내에는 존재하지 않는 지질단백질의 일종이다. 하지만 파종혈관내응고에서는 조직 손상으로 인해 조직인자가 혈액 내로 들어오게 되고 그것이 악성세포에 의해 동화되거나 염증매개체에 의해 단핵세포와 내피세포의 표면에서 발현된다. 염증반응과 응고 체계의 성분들이 패혈증과 같은 파종혈관내응고의 형태로 상호 발현되는 것이다. 조직인자는 응고 단백분해효소 트롬빈의 생성을 촉진시키고 트롬빈은 섬유소 형성과 혈소판 활성화를 유발한다. 어떤 특정한 파종혈관내응고에서는 조직y인자를 제외한 전구응고물질(예: 일부 악성종양에 있는 시스테인 단백분해효소나 점액소)과 트롬빈을 제외한 단백분해효소(예: 췌장염에서 분비되는 트립신, 뱀독에 의한 외인성단백질)가 전구응고자극원이 되기도 한다.

급성이면서 보상되지 않은 파종혈관내응고에서는 간에서 합성되는 것보다 훨씬 더 빠른 속도로 응고인자가 소모되며, 혈소판도 골수의 거핵세포에서 배출되는 양을 초과하여 소모된다. 그 결과 혈액검사상 프로트롬빈 시간 및 활성화부분트롬보플라스틴 시간의 증가와 저혈소판증이 나타난다. 파종혈관내응고에서 섬유소 생성이 증가되면 그에 따른 섬유소 용해가 촉진되어, 플라스미노겐 활성물질이 플라스민을 생성하여 섬유소와 섬유소원을 섬유소분해산물로 분해하도록 한다. 섬유소분해산물은 체내에 순환하는 강력한 항응고제이며 이것이 결국 파종혈관내응고에서 출혈 증세를 나타내는 원인을 제공한다. 혈관 내에 섬유소의 축적은 적혈구의 파괴를 초래하여 혈액 도말검사상 분열적혈구가 관찰되기도 한다. 분열적혈구가 관찰된다고 하지만 용혈빈혈은 파종혈관내응고에서는 흔하지 않다. 특히 파종혈관내응고로 인한 미세혈관혈전증은 전신적인 혈류 역학적, 대사적 파괴가 함께 동반된다면 여러 장기로 가는 혈류공급을 억제하여 결국 다발성장기부전에 이르게 한다.

Ⅳ 임상증상

파종혈관내응고의 임상증상은 원인이 되는 자극의 성질, 강도, 기간에 의해 결정된다. 간질환이 병행되는 경우 모든 병인에 대한 파종혈관내응고를 강화시킨다. 경증의 파종혈관내응고는 때로는 무증상이고 검사상으로만 이상, 비정상으로 진단된다. 파종혈관내응고의 혈전 합병증은 암환자의 트루쏘 증후군(Trousseau's syndrome), 만성 기저질환이 있는 경우 가장 흔하게 일어난다. 수지나 사지의 괴저, 출혈성 피부 괴사, 전격성 자반 등도 파종혈관내응고에서 나타날 수 있는 증상이다.

출혈은 급성과 보상되지 않은 파종혈관내응고에서 가장 흔한 임상 증상이다. 출혈은 중재 부위 또는 해부학적 이상 부위에 국한될 수 있지만, 넓게 퍼지는 출혈반이나 점막층과 구멍으로부터 퍼지는 삼출 같은 더 심한 상태로 진행하려는 경향이 있다.

Ⅴ 검사소견 & 진단

중증도의 급성 파종혈관내응고의 진단은 검사결과로 통상적으로 어렵지 않다. 응고인자의 소모와 억제는 프로트롬빈시간, 활성화부분트롬보플라스틴시간, 트롬빈시간의 연장을 초래하고 혈소판의 소모는 저혈소판증을 초래한다. 이차적인 섬유소용해는 섬유소분해산물 역가의 증가를 초래하고, 이는 라텍스 응집반응 또는 디-이합

표 44-2 파종성혈관내응고를 진단하기 위한 ISTH 점수체계

검사		점수
혈소판	≥ 100,000	0
	50,000–99,999	1
	<50,000	2
디 이합체(μg/mL)	≤ 0.39	0
	0.40–4.0	2
	> 4.0	3
프로트롬빈시간 연장	≤3	0
	>3 과 <6	1
	≥6	2
피브리노겐(mg/dL)	>100	0
	<100	1

원래 ISTH 점수 : (혈소판 + 디 이합체 + 프로트롬빈 + 피브리노겐) ≥ 5 : 명시적 파종성혈관내응고
변형 ISTH 점수 : (혈소판 + 디 이합체 + 프로트롬빈) ≥ 5 : 중증 패혈증에서 명시적인 파종성혈관내응고

체(D-dimer) 분석으로 측정할 수 있다. 이러한 지표들로 International society on thrombosis and hemostasis (ISTH)에서는 일반적으로 쓰이는 여러 지표들을 이용한 점수체계로 파종혈관내응고를 진단하는 체계를 제안하였다(표 44-2).

이 외에도 말초 혈액 도말 에서 분열적혈구가 보일 수 있으나, 이는 파종혈관내응고에 민감하거나 특이적이지 않다. 만성이나 보상된 형태의 파종혈관내응고는 진단이 더욱 어렵고, "파종혈관내응고 선별" 응고 검사에서 이상, 비정상이고 매우 다양한 형태를 보인다. 증가된 섬유소분해산물과 연장된 프로 트롬빈시간은 활성화부분트롬보플라스틴시간 이상이나 혈소판 수보다 일반적으로 더 민감한 측정법이다. 소모된 응고인자와 혈소판의 과보상적인 합성은 어떤 만성 파종혈관내응고에서는 프로트롬빈시간과 활성화부분트 롬보플라스틴시간의 감소 또는 혈전증을 일으킨다. 심지어 섬유소분해산물의 증가된 수치는 이러한 경우 이차적인 섬유소 용해를 의미한다. 간질환이 동반된 환자 에서 파종혈관내응고 감별진단은 가장 어렵다. 간부전의 응고병(증)이 파종혈관내응고와 감별하기가 어려운 이유는 진행성 간부전의 일부에서 파종혈관내응고가 동반 되기 때문이다. 간부전에서 응고인자의 합성 저하와 활성화된 응고 인자 청소율의 감소, 이차적인 섬유소용해, 그리고 혈소판 감소증이 복합된 경우에는 응고병(증)을 파종혈관내응고와 감별하기는 실질적으로 불가능하다. 혈전성혈소판감소자반증, 용혈요독증후군 등의 혈전미세혈관병증 등에서 나타나는 혈소판 소모와 혈소판 감소증은 응고인자의 활성화와 이차섬유소 용해를 동반하지 않는다. 따라서 프로트롬빈시간, 활성화부분트롬 보플라스틴시간, 트롬빈시간, 섬유소분해산물은 이러한 질환에서 일반적으로 정상이다. 순수한 용혈을 동반한 분혈적혈구의 발현은 파종혈관내응고보다 혈전성혈소판 감소자반증과 용혈요독증후군에서 더욱 현저하다. 일차 섬유소용해는 별개의 존재로 논의되고 있다. 심각한 출혈 경향이 있는 환자들은 높은 섬유소분해산물(디-이합체) 수치와 심각한 저섬유소원혈증을 포함하는 섬유소 용해의 검사 소견 즉, 응고인자의 상대적인 적은 소모와 정상에 가까운 혈소판 수치 등의 검사 소견을 보인다(그림 44-2, 표 44-3).

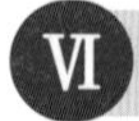

VI 치료

파종혈관내응고의 성공적인 치료를 위해 원인 질환의 해결이 우선되어야 한다. 혈류역학적 지지요법, 응고인 자와 혈소판 보충, 응고와 섬유소용해의 약물적 억제 등 치료는 일시적인 방법일 뿐이다. 증상이 없고 스스로 조절되는 대부분의 파종혈관내응고는 응고병(증)의 검사 소견만 나타낼 뿐이므로 치료가 필요 없다. 그러나 활동성 출혈이 있거나, 출혈 위험성이 높은 파종혈관내응고 환자는 저혈소판증의 교정을 위한 혈소판이나, 소모된 응고 인자를 보충하고 연장된 프로트롬빈시간과 활성화부분트롬보플라스틴시간을 교정하기 위해 신선냉동혈장의 수혈이 필요하다. 심한 경우에선 출혈을 개선시키기 위하여 많은 양의 혈장(예: 6U/24시간)이 필요하다. 심한 저섬유소원혈증 환자에선 섬유소원이 풍부한 혈장인 동결침전

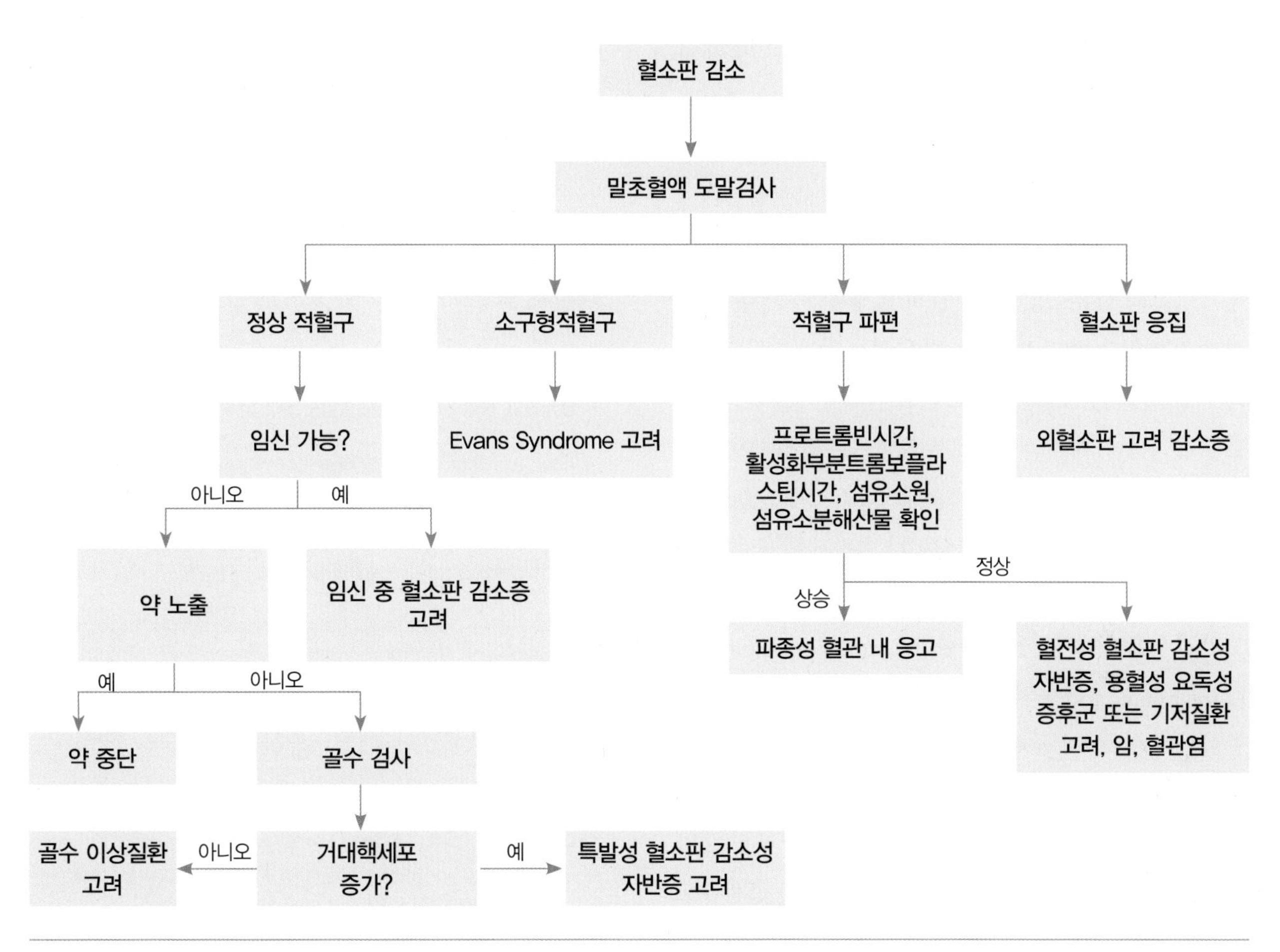

그림 44-2 중환자실의 혈소판 감소증 환자 진단과정

표 44-3 파종혈관내응고와 감별진단

감별진단	추가적 진단소견
파종혈관내응고	활성화부분트롬보플라스틴시간과 프로트롬빈시간 연장, 섬유소분해산물 증가, 낮은 수치의 항트롬빈 또는 C 단백질
파종혈관내응고가 없는 패혈증	혈액배양 검사상 양성, 패혈증 진단기준 양성, 골수천자검사상 hematophagocytosis
대량 실혈	대량출혈, 낮은 헤모글로빈, 활성화부분트롬보플라스틴시간과 프로트롬빈시간 연장
혈전성 미세혈관병증	혈액도말검사상 분열적혈구, 쿰즈검사 음성 용혈, 열, 신경학적 증상, 신장기능부전, 응고검사 대부분 정상, ADAMTS13 수치 감소
헤파린에 의한 혈소판감소증	헤파린 사용, 정맥 또는 동맥 내 혈전, 헤파린유발성혈소판감소증 검사상 양성, 헤파린 중단 후 혈소판 수치 증가; 응고 검사는 대부분 정상
면역성 혈소판감소증	항혈소판 항체, 골수천자검사상 거핵세포수치 정상 또는 증가, thrombopoietin감소; 응고검사는 대부분 정상
약에 의한 혈소판감소증	골수천자검사상 거핵세포수치 감소 또는 약에 의한 항혈소판 항체의 발견, 약중단후 혈소판 수치 증가; 응고검사는 대부분 정상

ADAMTS13, A disintegrin and metalloproteinase with a thrombospondin type 1 motif, member 13

물의 수혈이 유용하다. 혈액제재가 "fuel the fire"로써 파종혈관내응고를 가속화시킬 것이라는 이론적인 주장들은 임상적인 경험에 비추어 보면 근거가 되지 못한다. 항트롬빈Ⅲ의 주입은 특히 패혈증을 동반한 파종혈관내응고 등의 특정 경우에 고려해볼 수 있다. 파종혈관내응고에서 응고와 섬유소용해의 약물적 억제제의 사용은 논쟁의 여지가 있다. 헤파린은 트롬빈 활성을 막아 혈관내응고와 이로 인한 이차적인 섬유소용해를 억제하여 이론적으로는 유리하다. 하지만 실제로는 헤파린은 급성 파종혈관내응고에서 출혈경향을 가속화한다. 따라서 혈전증, 선단청색증(acrocyanosis), 그리고 암이나 혈관기형, 죽은 태아의 체류, 급성 전골수구성백혈병이 동반된 파종혈관내응고의 경우에만 헤파린을 사용한다. ε-aminocaproic acid이나 tranexamic acid 등의 항섬유소용해제는 일반적으로 파종혈관내응고에서 금기시된다. 이러한 약제는 파종혈관내응고의 이차적 섬유소용해 반응을 막음으로써, 섬유소침착을 지속시켜 혈전증을 촉진시킨다. 하지만 생명을 위협할 정도의 출혈이 있는 파종혈관내응고에선 항섬유소용해제가 효과적일 수 있는데 특히 이는 과다한 수혈이 출혈을 조절 하지 못한 경우이다. 이러한 상황에선 저용량의 헤파린의 동시주입이 혈전증의 위험을 줄일 수 있다. 항응고와 항염증 반응을 모두 가져오는 패혈증 치료 시 사용했던 recombinant human activated protein C(rhAPC)는 이제 임상에서 사용이 권고되지 않는다. 재조합된 조직인자경로억제제 (recombinant tissue factor pathway inhibitor)와 항트롬빈Ⅲ 농축제가 검사 소견이나 파종혈관내응고의 임상적인 요인들을 향상시키는데 효과가 있긴 하지만, 이들의 전반적인 생존율 향상에 대해서는 논란이 있다.

참고문헌

1. Dhainaut JF, Yan SB, Joyce DE, et al. Treatment effects of drotrecogin alfa (activated) in patients with severe sepsis with or without overt disseminated intravascular coagulation. J Thromb Haemost 2004;2:1924–33.
2. Fauci AS, Braumwald E, Kasper DL, et al. Harrison's principles of internal medicine. 20th ed. New york: McGraw Hill. 2018;830–8.
3. Hock C, Dennis M. Disseminated intravascular coagulation: old disease, new hope. MBJ 2005;327:974–7.
4. Levi M, Cate H. Disseminated intravascular coagulation. N Engl J Med 1999;341:586–92.
5. Levi M. Current understanding of disseminated intravascular coagulation. Br J Hematol 2004;124:567–76.
6. Marcel Levi. Hematology: Basic Principles and Practice. 6th ed. Churchill and Livingstone: Saunders Elsevier. 2013;2001–12.
7. Marcelo Blaya, Marc J, Kahn. Intensive Care Unit Manual. 2nd ed. Churchill and Livingstone: Saunders Elsevier. 2014;606–12.
8. Neil A. Lachant. Hemorrhagic and thrombotic disorders: Joseph E Parrillo; R Phillip Dellinger. Critical care medicine : principles of diagnosis and management in the adult. 4th ed. Philadelphia: Elsevier. 2014;1369.
9. Taylor FB Jr, Toh CH, Hoots WK, et al. Scientific Subcommittee on Disseminated Intravascular Coagulation (DIC) of the Internationa Society on Thrombosis and Haemostasis (ISTH). Towards definition, clinical and laboratory criteria, and a scoring system for disseminated intravascular coagulation. Thromb Haemost 2001;86:1327–30.
10. Toh CH, Dennis M. Disseminated intravascular coagulation: old disease, new hope. BMJ 2003;327:974–7.
11. Wada H. Disseminated intravascular coagulation. Clinica Chimica Acta 2004;13–21.

중환자의학

45

CRITICAL CARE MEDICINE

혈전증 및 폐색전증

나상훈

정맥혈전증(venous thromboembolism, VTE)은 서양의 보고에 따르면 입원 환자 전체 사망 원인의 세 번째에 이르는 중대한 질환군이다. 의심을 하지 않는 경우 진단하기 어려워 가능성이 높은 환자를 의심하는 것이 우선적으로 중요하다. 의심이 되는 경우 영상검사를 하고 진단을 한 이후에는 혈전의 원인에 따른 항응고제 치료의 이익(폐색전증에 의한 치사율 감소 및 심부정맥혈전증의 악화나 혈전 재발률 저하)과 손실(출혈위험성)을 고려하여, 치료여부 및 항응고제의 종류 및 방법 그리고 치료기간을 결정해야 한다.

2013년 리바록사반(rivaroxaban)이 정맥혈전증의 치료에 임상적으로 처음 사용된 이래, 2015년 이후부터는 다비가트란(dabigatran), 아픽사반(apixaban), 에독사반(edoxaban) 등 4가지 새로운 항응고제(novel or non-vitamin K oral anticoagulant, 이하 NOAC)이 모두 정맥혈전증에 사용 가능하다. 특히 최신 가이드라인에서는 기존의 비타민K 억제제인 와파린(warfarin)보다 NOAC의 권고등급이 더 높아, NOAC이 정맥혈전증 항응고치료의 일차적인 표준 치료이다.

이번 장에서는 먼저 정맥혈전증 질환의 분류에 사용되는 통상적인 용어의 정의 및 분류방법을 살펴보고, 이어서 환자의 진단 및 치료 과정을 실제 진료의 흐름에 따라 알아야 할 치료방침에 필요한 자료를 순서대로 제시하며 기술할 것이다.

I 질환의 정의 및 분류

정맥혈전증은 크게 폐색전증(pulmonary embolism, PE)과 심부정맥혈전증(deep vein thrombosis, DVT)으로 나누어지며 각각의 치료적 관점에 따른 분류는 아래와 같다.

1. 폐색전증의 임상분류

1) 고위험 폐색전증(High risk PE or Massive PE)

폐색전증에 의하여 급성 우심부전이 생기고, 이로 인해 저혈압이나 쇼크(단기간의 수액 치료에도 지속적으로 수축기혈압이 90 mmHg 미만인 경우)가 발생한 경우에 한해 적용되는 임상적 진단명이다.

심정지 상황을 유발할 정도의 심한 폐색전증도 고위험군에 속한다(그림 45-3 참조). 즉각적인 혈전용해 치료를 하지 않는 경우 30-50% 정도의 입원 사망률을 보이는 가장 심한 형태의 정맥혈전증이다.

2) 중등도 위험 폐색전증(Intermediate risk PE or Submassive PE)

우심부전이 있지만 저혈압이 동반되지 않은 경우이다. 우심부전과 심장생화학표지자인 트로포닌 (troponin)이나 뇌나트륨이뇨펩티드 (BNP)의 상승이 둘 다 동반된 경우를 중등도-고위험군, 우심부전이나 심장생화학표지자 중 한 가지만 이상이 있는 경우를 중등도-저위험군으로 분류한다. 중등도 위험군의 폐색전증의 일반적인 입원 사망률은 8-10% 정도이다.

3) 저위험 폐색전증(Low risk PE)

PE가 진단되었지만 저혈압이나 우심부전, 혹은 심장생화학표지자인 트로포닌, 뇌나트륨펩티드의 상승이 없는 경우이다.

보통 고위험은 전체의 약 5% 전후, 중등도위험은 약 20%, 나머지 대부분의 저위험 폐색전증으로 분류되는 것으로 알려져 있다. 임상적으로 항응고요법 치료의 대상은 구역기관지(segmental) 이상의 폐색전증이며, 컴퓨터단층촬영의 해상도 발전으로 최근 진단이 증가하고 있는 진단명인 구역기관지가지에만 국한된 폐색전증(isolated subsegmental PE, ISSPE)의 경우 아직 정립은 되어 있지 않지만, 통상적으로 관련 증상이 없는 경우에는 항응고치료의 대상이 아니다.

2. 하지 심부정맥혈전증의 임상분류

1) 근위부 심부정맥혈전증(Proximal DVT)

오금정맥(popliteal vein)을 포함하여 그보다 근위부 정맥인 대퇴부정맥(femoral vein), 장골정맥(iliac vein)에 발생한 심부정맥혈전증을 말한다. 증상 여부와 상관없이 대부분의 경우 항응고치료의 대상이다.

2) 원위부 심부정맥혈전증(Distal DVT)

오금정맥보다 원위부인 종아리 부위의 정맥에 발생한 심부정맥혈전증으로, 전경골정맥(anterior tibial vein), 비골정맥(peroneal vein) 등의 종아리정맥 심부정맥혈전증(calf vein DVT)을 말한다. 부종, 통증 등의 심한 증상이 있는 경우 바로 항응고요법을 시작하지만, 증상이 심하지 않는 경우에는 초기 항응고요법을 시작하지 않고 1-2주 이내의 추적 영상 검사상 근위부 심부정맥혈전증으로 진행/악화된 경우에 치료의 대상이 된다.

3. 정맥혈전증을 유발할 수 있는 기저질환이나 위험인자에 따른 분류

폐색전증 환자의 약 50%에서 심부정맥혈전증이 동반되어 있으며, 심부정맥혈전증 환자의 약 70%에서 폐색전증이 동반되어 있다고 보고된다. 위에서 기술한 폐색전증 및 심부정맥혈전증은 주로 해부학적 위치 및 임상양상에 대한 분류이며 아래와 같이 발생 원인이나 유발인자의 유무에 따른 분류를 하기도 한다.

1) 정맥혈전증을 생기게 하는 혈전호발성 원인 질환이 있는지 여부에 따라

① 일차성 정맥혈전증(primary VTE): 혈전호발성향증을 가진 환자에서 발생하는 경우
예: 항트롬빈 결핍증(anti-thrombin deficiency), C 혹은 S 단백질 결핍증(protein C or S deficiency), 항인지질항체 증후군 등

② 이차성 정맥혈전증(secondary VTE): 가역적 위험인자에 의한 경우.
예: 하지 골절 후, 수술 후, 중증 질환으로 중환자실 입실 중인 경우, 거동이 불편하여 주로 침대 생활을 하는 경우, 호르몬제 복용 등

③ 특발성 정맥혈전증(idiopathic VTE): 일차성 혹은 이차성에 해당하는 정맥혈전증 발생의 원인 질환이 없이 발생한 경우.

4. 정맥혈전증이 잘 생길 수 있는 유발 위험인자가 있는지 여부에 따라

위 분류는 겹치는 부분이 있으며, 초기에 사용하는 항응고제의 종류 및 유지 요법을 위한 치료기간의 결정 등의 치료적 관점을 보면 아래 세 가지로 분류하는 것이 유용하다.

1) 유발인자가 있는 정맥혈전증(Provoked VTE)

다리 골절 등에 의한 일시적 거동 불가, 수술이나 입원 치료 중인 경우, 일시적인 유발인자가 제거될 가능성이 많은 경우 3-6개월기간 동안만 항응고 치료가 권고되는 경우이다(예: 골절 후에 일시적인 거동불가, 호르몬 요법 등).

2) 유발인자가 없는 정맥혈전증(Unprovoked VTE)

초기 평가 시에 병력 청취 등으로 원인이나 위험인자가 없는 경우로, 추가적인 검사 결과에 따라 입원 이후 일부는 원인 질환인 혈전 호발성 질환이 진단되어 일차성 정맥혈전증(primary VTE)로 나중에 분류가 바뀔 수 있다. 항응고제 치료에 따른 출혈의 고위험군이 아니라면 기본적인 3-6개월 간의 항응고 치료 이후에도 지속적으로 항응고요법을 유지하는 연장 항응고요법의 적응이 된다.

3) 암과 연관된 정맥혈전증(Cancer-associated VTE)

암으로 진단되어 수술, 방사선 요법, 항암화학요법 등으로 치료중인 활동성 암환자에서 발생한 정맥혈전증으로 재발이 잘 되고, 사용하는 항암화학요법 제제와의 약물 상호작용 고려가 필요하고, 저분자량헤파린의 지속 투약이 항응고방법 중에 있다는 점 등 일반적인 경우의 정맥혈전증과 예후, 항응고요법의 종류에 차이가 있어, 유발인자(provoking factor)가 암인 경우 유발된 정맥혈전증(provoked VTE)가 아닌, 별도의 암과 연관된 정맥혈전증으로 분류한다. 일반적으로 암에 대한 수술, 방사선치료 혹은 고식적 항암요법을 포함한 치료를 하고 있는 기간 중에는 항응고요법을 유지하며, 마지막 암에 대한 치료요법을 종결한 시점부터 3-6개월까지 항응고요법을 연장하는 것이 권고된다.

5. 정맥혈전증 질환의 정의 및 분류 요약 및 권고

정맥혈전증의 진단 및 치료에 대한 표준을 권고하는 가이드라인은 ACCP (American College of Chest Physician)에서 제시한 것이 가장 많이 사용되며, 2016년 ACCP 가이드라인이 가장 최신 버전이다. 폐색전증의 경우에는 2019년 유럽심장학회의 권고지침이 가장 최신이며, 특히 폐색전증의 위험도에 따른 분류 및 최신 치료 지침이 가장 잘 반영되어 있는 지침이다. 여러 진단 및 분류 방법 중에 폐색전증에서는 임상 위험도에 따른 분류인 고위험/중등도 위험/저위험 폐색전증 분류와 심부정맥혈전증의 경우에는 해부학적 위치를 통한 근위부/원위부 정맥혈전증(proximal/distal DVT)라는 분류가 가장 치료방침 결정에 유용하며, 3-6개월간의 초기 항응고요법 이후에 재발 방지를 위한 연장 항응고요법을 판단하기 위한 분류에는 유발인자가 있는/유발인자가 없는/암과 관련된 정맥혈전증(provoked/unprovoked/cancer-associated VTE)로 분류하는 것이 유용하다.

Ⅱ 증상 및 징후

정맥혈전증 진단을 하는데 가장 중요한 점은 우선 의심을 하는 것이다. 폐색전증의 경우 갑작스러운 호흡곤란이 있는 경우, 심부정맥혈전증의 경우에는 한쪽 다리가 다른 쪽과 비대칭적으로 부종이 생기는 경우 의심해야 한다. 정맥혈전증의 가능성이 있는지, 추가 검사는 어떤 검사를 하면 좋은지는 Wells 점수나, 제네바 점수 등의 임상 스코어 시스템을 적용하는 것이 도움이 될 수 있다. 임상 스코어를 통하여 정맥혈전증의 가능성이 높은 경우에는 D-이합체(D-dimer) 검사 없이 바로 영상 검사를 진행하며, 낮거

표 45-1 심부정맥혈전증의 가능성을 평가하기 위한 Wells 점수

심부정맥혈전증의 가능성을 평가하기 위한 Wells 점수 평가 항목	점수
현재 암에 대한 치료 중인가? (고식적 치료를 포함하여 최근 6개월 이내)	+1
최근에 하지를 움직이지 못하게 골절 등으로 석고붕대를 한 적이 있는가?	+1
최근 3일 이상 침대 생활을 하거나, 4주 이내에 수술은 받은 적이 있는가?	+1
하지의 심부정맥 주행을 따라 만졌을 때 통증이 있는가?	+1
다리 전체가 부은 상태인가?	+1
경골 돌출부에서 10 cm 아래의 부은 쪽 다리 둘레가 정상보다 3 cm 이상 크게 측정되는가?	+1
부은 쪽 다리에 함요부종이 있는가?	+1
부은 쪽 다리에 표면에 측부혈관이 보이는가? (정맥류는 제외)	+1
심부정맥혈전증 이외에 다른 원인일 가능성이 높은가?	−2

* 점수의 총합: 0 = 낮은 가능성, 1–2 = 중간 정도의 가능성, ≥3 = 가능성 높음
* 심부정맥혈전증의 가능성: 낮은 가능성 = 3%, 중간 정도 가능성 = 17%, 높은 가능성 = 75%

표 45-2 폐색전증의 가능성을 평가하기 위한 Wells 점수

폐색전증의 가능성을 평가하기 위한 Wells 점수 평가 항목	점수
심부정맥혈전증을 의심하는 증상이나 징후가 있는가?	+3
폐색전증 이외의 다른 원인일 가능성이 낮은가?	+3
분당 100회 이상의 빈맥	+1.5
최근 3일 이상 침대 생활을 하거나, 4주 이내에 수술은 받은 적이 있는가?	+1.5
심부정맥혈전증의 과거력이 있는가?	+1.5
객혈이 있는가?	+1
현재 암에 대한 치료 중인가? (고식적 치료를 포함하여 최근 6개월 이내)	+1

* 점수의 총합: 0–1 = 낮은 가능성, 2–6 = 중간 정도의 가능성, ≥7 = 가능성 높음
* 폐색전증의 가능성: 낮은 가능성 = 15%, 중간 정도 가능성 = 29%, 높은 가능성 = 59%

나 중등도의 가능성인 경우에는 D-이합체 검사를 먼저 하여 양성인 경우에만 영상검사를 진행하는 것이 추천된다(표 45-1, 45-2, 45-3).

표 45-3 폐색전증의 가능성을 평가하기 위한 개정된 제네바(Geneva) 점수

개정된 제네바(Geneva) 점수 평가 항목	점수
나이가 65세 이상인가?	+1
심부정맥혈전증이나 폐색전증의 과거력이 있는가?	+3
최근 1개월 이내에 전신마취하에 수술을 받았거나, 하지의 골절이 있었는가?	+2
고형암이나 혈액암을 포함하여 현재 치료 중이거나, 완치 판정을 받은 지 1년 이내의 활동성 암이 있는가?	+2
한쪽 다리만 비대칭적으로 부종이 있는가?	+3
객혈이 있는가?	+2
분당 맥박수가 75–94회로 빠른 편인가?	+3
분당 맥박수가 95회 이상인가?	+5
하지의 심부정맥 주행을 따라 만졌을 때 통증이 있거나 한쪽 다리에만 부종이 있는가?	+4

* 점수의 총합: 0–3 = 낮은 가능성, 4–10 = 중간 정도의 가능성, ≥11 = 가능성 높음
* 폐색전증의 가능성: 낮은 가능성 = 8%, 중간 정도 가능성 = 28%, 높은 가능성 = 74%

III 정맥혈전증 검사

1. D-이합체(D-dimer)

임상적인 평가 점수상으로 정맥혈전증의 가능성이 낮거나 중등도의 가능성인 경우에는 D-이합체 검사를 먼저 하며 음성일 경우 정맥혈전증이 아닌 것으로 배제가 가능하다. 임상적인 평가 점수상으로 가능성이 높은 경우에는 D-이합체 검사가 정상인 경우에도 약 10-20% 정도의 가능성이 있으므로, 정맥혈전증을 배제할 수 없어, 바로 정맥혈전증 진단을 위한 영상검사를 시행해야 한다.

2. 압박 하지초음파 검사(Compressive L/E USG)

심부정맥혈전증이 의심되는 경우 일차적으로 권고되는 검사이다. 검사자의 주관이 개입될 수 있지만 조영제를

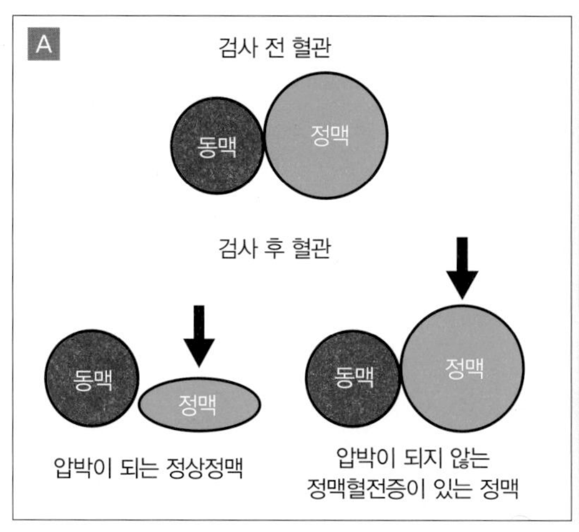

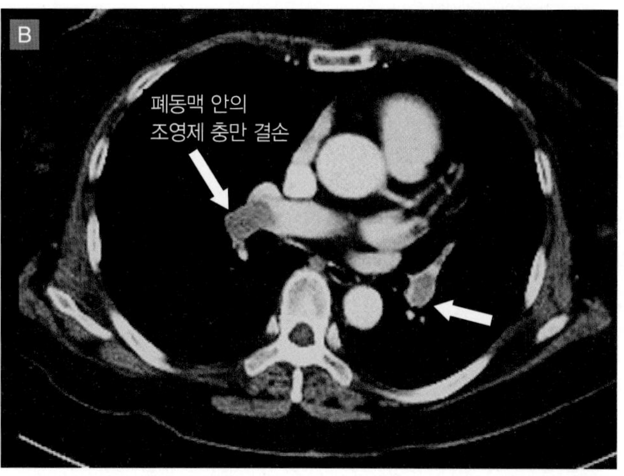

그림 45-1 하지정맥초음파 및 컴퓨터단층촬영 폐동맥 조영검사.
(A) 심부정맥혈전증이 없는 정상인 경우 동맥(빨강)에 비하여 정맥(파란색)의 경우는 초음파 탐촉자(probe)로 누르면(화살표) 압박이 되지만(아래 왼쪽), 심부정맥혈전증가 있는 경우 압박이 되지 않는다(아래 오른쪽). (B) 컴퓨터단층촬영 폐동맥 조영검사 상 폐색전증으로 생각되는 조영제가 차지 않는 충만결손(filling defect; 화살표)이 다수 관찰된다.

쓰지 않고 현장에서 시행이 가능하다. 검사 진행 시 장골 대퇴정맥 부위는 바로 누운 자세에서 검사가 진행되지만, 대퇴부의 뒷부분, 오금정맥 그리고 종아리의 정맥이 경우 옆으로 눕거나, 엎드린 자세를 10여 분 이상 유지하면서 검사가 진행 되므로, 자세변화를 할 수 없는 환자는 전체 하지정맥에 대한 평가가 제한적일 수 있다(그림 45-1).

3. 컴퓨터단층촬영 폐동맥 조영검사

폐색전증을 효과적으로 진단할 수 있어 가장 많이 사용된다. 조영제를 사용하여 폐동맥부위를 스캔한 후 3-5분 지연 영상으로 하지를 스캔하면, 간접조영검사로 하지의 심부정맥혈전증도 같이 검사를 할 수 있다. 조영제를 사용하므로 콩팥기능이 저하된 환자에서 시행 시 주의를 요하며, 임산부에서는 주로 젊은 여성이므로 유방에 대한 방사선 노출 위험성이 있다(그림 45-1).

4. 폐관류/환기 스캔

컴퓨터단층촬영 폐동맥 조영검사를 하기 어려운 임산부에서는 방사선량은 컴퓨터단층촬영 검사와 비슷하지만, 같은 정도의 방사선양을 조사하는 시간이 길고 천천히 조사가 되므로, 유방에 대한 방사선 안정성이 높아 우선적으로 시행이 권고된다. 환기 스캔에서는 정상이지만, 관류 스캔에서 결손이 보이는 경우 진단할 수 있으며, 해상도가 낮아, 진단을 위한 일차적 검사는 임산부와 같이 특수한 경우라 아니라면, 최근에는 컴퓨터단층촬영 폐동맥 조영검사가 일차적으로 시행된다.

5. 폐동맥 조영 검사

폐색전증의 진단을 위하여는 폐동맥 조영검사를 시행하고, 심부정맥혈전증을 진단하기 위하여는 하지정맥 조영검사를 할 수 있으며, 컴퓨터단층 촬영이나 하지정맥초음파가 일차적인 진단검사로 사용되는 최근에는 진단적 목적만으로는 사용되지 않고, 통상 혈전제거술/혈전용해술 등의 중재시술치료의 적응이 될 때 제한적으로 시행되고 있다.

6. 기타 도움이 되는 검사

1) 심장생화학지표자: 트로포닌 혹은 뇌나트륨이뇨펩티드

폐색전증이 진단된 환자에서 위험도 평가를 위해 시행을 하며, 우심부전이나 심장생화학지표자의 상승이 있는 경우 중등도 이상의 위험을 보이는 폐색전증으로 생각해 볼 수 있다.

2) 심초음파

폐색전증이 의심되면서, 특히 혈역학적으로 불안정할 경우에는 현장에서 바로 시행할 수 있기 때문에, 컴퓨터단층촬영보다 먼저 시행할 수 있다. 폐색전증을 진단할 수 있는 폐동맥 기시부나, 우심실-우심방에서 혈전을 발견하는 경우는 드물어 진단을 위한 목적으로 사용하는 것은 아니지만, 만약 심초음파에서 급성 우심부전을 시사하는 우심실의 크기확장이나 D모양으로 압박되어 있는 좌심실 등의 소견이 없다면, 폐색전증 때문이 아닐 가능성이 높으므로 저혈압의 원인으로서의 폐색전증의 배제가 가능하며, 급성심근경색이나 심낭삼출압박증(cardiac tamponade) 등의 다른 질환의 가능성을 함께 평가하는 것이 가능하다는 장점이 있다.

3) 혈전호발성향(Thrombophilia) 검사

모든 정맥혈전증 환자에서 일상적으로 시행하는 것은 권고되지 않는다. 50세 미만, 내장정맥혈전 등의 흔하지 않은 위치에 정맥혈전증이 생긴 경우, 정맥혈전증의 가족력, 재발한 정맥혈전증 등일 경우에는 시행하는 것이 권고된다. 혈전호발성향을 보이는 일차적 원인이 될 수 있는 질환인 항트롬빈 결핍증, C 단백 결핍증, S 단백 결핍증과, 이차적 혈전호발질환 중 가장 흔한 항인지질항체증후군을 진단하기 위한 3가지의 항체인 루푸스항응고인자(lupus anticoagulant), 항 카디오리핀 항체(anti-cardiolipin Ab-IgG/M), 그리고 베타-2 당단백질 I 항체(anti-beta2 glycoprotein I Ab-IgG/M) 검사를 시행하는 것이 권고된다. 서양에서 가장 흔한 유전적 혈전호발성향은 5번응고인자 결핍(Factor V Leiden deficiency)으로 가장 먼저 시행해야 하는 검사이지만, 한국을 포함한 동아시아 인종에서는 보고된 증례가 없으므로, 시행할 필요는 없으며, 국내 거주/방문 중인 서양인에서 정맥혈전이 진단된 경우에만 제한적으로 시행할 수 있다.

4) 암이 있는 지에 대한 검사

정맥혈전증이 진단된 이후 나중에 활동성 암이 진단되는 경우가 있으며, 전체 암환자 중약 5-10%에서는 암의 첫 증상이 정맥혈전증으로 나타나는 경우가 있다. 체중감소, 암과 관련된 증상여부를 면밀히 체크하고 검진을 시행하여 이상이 있는 경우에 시행하며, 일상적으로 모든 환자에서 시행하는 것은 서양의 최신 진료지침에서는 권고되지 않는다.

Ⅳ 출혈 위험성 평가

정맥혈전증 진단을 한 이후에는 출혈 위험성에 따라서 치료방침이 달라질 수 있기 때문에 항응고치료에 따른 출혈의 위험성 평가를 반드시 해야 한다. 고위험 폐색전증이라 하더라도 출혈위험이 매우 높은 경우에는 혈전용해제 사용이 오히려 중대한 출혈합병증을 유발할 수가 있고, 출혈위험도에 따라, 급성기 치료기간도 3개월이나 6개월을 정하거나, 급성기 항응고치료 이후에 재발 방지를 위한 연장 항응고치료여부를 판단할 때 항응고치료에 의한 중대한 출혈의 위험성을 같이 참조해야 하기 때문이다(표 45-4).

Ⅴ 정맥혈전증의 치료

혈전 자체를 제거하는 치료를 일차적 치료라 하며, 크

표 45-4 정맥혈전증 환자에서 항응고치료에 따른 출혈의 위험도 산정(ACCP 2016 guideline)

출혈의 위험인자			
(1) 65세 이상 (2) 75세 이상 (3) 출혈 과거력 (4) 암 (5) 전이성 암 (6) 신장기능 감소(크레아티닌청소율 < 30 mL/min) (7) 간기능 이상(간경화, 아스파르테이트아미노전달효소/알라닌아미노전이효소 > 정상상한치의 2배, 혈청 알부민 < 3.6 g/dL) (8) 혈소판감소증(< 100K) (9) 뇌졸증 동반(과거력이 있거나 뇌 영상검사 소견) (10) 당뇨병 (11) 빈혈(혈색소 < 10 or 적혈구용적률 < 30) (12) 항혈소판제제 복용 (13) 항응고제 조절이 잘 되지 않음 (14) 활동력이 저하되는 동반 질환 (15) 최근의 수술력 (16) 낙상이 자주 됨 (17) 알코올 남용 (18) 비스테로이드소염제 사용			
출혈 위험성 분류			
장애	**저위험군 (위험인자 없음)**	**중등도 위험군 (1개 위험인자)**	**고위험군 (2개 이상의 위험인자)**
기저 위험도 (%)	0.6	1.2	4.8
증가된 위험도 (%)	1.0	2.0	8.0
전체 출혈 위험도 (%)	1.6	3.2	12.8
첫 3개월 이후의 년간 출혈 가능성			
기저 위험도 (%)	0.3	0.6	≥ 2.5
증가된 위험도 (%)	0.5	1.0	≥ 4.0
전체 출혈 위험도 (%)	0.8	1.6	≥ 6.5

* 위험인자 평가의 예시; 80세 환자의 경우 "(1) 65세 이상" 이면서 "(2) 75세 이상"이므로, 위험인자가 2개가 되므로, 출혈 발생 고위험군으로 분류할 수 있다.

게 약제를 이용하는 혈전용해술(thrombolysis)과 혈전자체를 제거하는 혈전제거술(thrombectomy)가 있다.

혈전제거술/혈전용해술은 중재시술을 하는 방법과 수술적 방법이 있다. 일차적 치료는 고위험/전격성 폐색전증과 같이 혈역학적으로 불안정한 경우나, 장골대퇴정맥 심부정맥혈전증이 심하여 하지의 심한 부종이나 정맥혈전증 치료후 심한 혈전증후증후군(post-thrombotic syndrome)을 예방하기 위한 목적 등 제한적인 적응증에 대하여 시행되며, 이차적 치료인 항응고요법(anticoagulation)은 이미 생성된 혈전의 진행을 막음으로써 생리적으로 존재하는 자연적인 혈전용해기전에 의하여 저절로 혈전이 줄어들도록 도움을 주는 방법이며 급성 출혈 등의 항응고 금기증이 없는 모든 정맥혈전증 환자에서 시행하는 치료이다.

1. 일차적 치료: 혈전용해술/혈전제거술 (thrombectomy/thrombolysis)

일차적 치료는 제한적으로 시행을 하며, 폐색전증과 심부정맥혈전증에 대한 일차적치료의적응증 및 방법에 차이가 있어 따로 기술이 필요하다. 공통되는 점은 일차적 치료의 적응에 해당하는 환자군이라 하더라도 동시에 출혈의 고위험군(표 45-4)이 아닌 경우에만 혈전용해치료가 권고되며, 만약 출혈고위험군에 대하여 일차적 치료를 하는 경우 정맥혈전증에 대한 치료 효과보다 혈전용해술에 의한 중대한 출혈 합병증 발생 가능성이 높을 수 있으므로 주의를 요한다. 일차적 치료의 적응이 되는 환자는 전체 정맥혈전증 환자 중에 흔하지 않은 경우이지만, 적응이 되는 경우에는 혈역학적 안정(폐색전증의 경우)을 위하여 적극적으로 시행해야 한다.

1) 혈역학적으로 불안정한 고위험/전격성 폐색전증 (High risk PE or Massive PE)

심한 폐색전증에 의해 급성 우심부전이 생기고, 그에 따른 저혈압(수축기혈압 < 90 mmHg)이 발생해 초기 수액치료로 혈압이 오르지 않고 혈압상승제의 사용이 필요한 경우이며, 혈전용해제 투여 등의 일차적 치료 이전에 적절한 수액의 투여 및 혈압상승제의 사용 등의 일반적인 쇼크에 대한 치료를 우선적으로 시행해야 한다. 최소한 500 mL의 수액을 15-30분 이내에 정맥주입 하고, 이후에도 저혈압이 지속되는 경우에는 혈압상승제로 노르에피네프린을 우선적으로 사용할 수 있다. 500 mL 이상의 수액을 일상적으로 주입하는 경우에는 폐부종의 위험이 증가할 수 있는 것으로 알려져 있으므로 500 mL 이상의 급속주입은 하지 않는 것이 좋다.

(1) 혈전용해술

고위험 폐색전증이면서 동시에 출혈의 저위험군 혹은 중간위험군에 해당되는 경우에 시행한다(고위험군에서는 일상적으로 시행하는 것은 권고되지 않음). 처음 진단 시에는 중등도위험 폐색전증이었지만, 항응고치료를 적절하게 시행하는 도중에도 지속적으로 증상의 악화나 저산소증이 동반되는 경우에는 선택적으로 구조 혈전용해술(rescue thrombolysis)을 시행할 수 있다.

- 사용 약제 및 방법:

알텝라아제(alteplase; 조직플라스미노겐활성제) 100 mg 을 2시간 동안 지속적 정맥내주입

혹은

알텝라아제 15 mg을 급속 정맥내주입 후 85 mg을 2시간 동안 지속적 정맥내주입

(2) 카테터를 이용한 혈전제거술, 수술적 혈전제거술

혈압저하나 쇼크가 동반된 고위험/전격성 폐색전증으로 일차적 치료가 필요하지만 혈전용해제사용의 금기증으로 하지 못할 경우이거나, 혈전용해제 치료 후에도 쇼크가 지속되거나, 혈전용해제 사용 후 효과가 나타나는 수시간 이내에 사망에 이를 정도로 심한 중증의 폐색전증인 경우에 경험이 많은 중재시술 전문가나 외과의사가 있다면 시행할 수 있다.

2) 증상이 심한 장골대퇴정맥의 심부정맥혈전증(extensive iliofemoral DVT)

(1) 혈전용해술(정맥주사보다는 카테터를 이용한 중재시술 방법이 선호됨)

폐색전의 경우 일차적 치료의 치료목적은 사망률의 감소이지만, 심부정맥혈전증의 경우에는 만성합병증인 혈전 후 증후군(post-thrombotic syndrome, PTS)의 발생을 줄이기 위한 목적의 치료로 시행하는 것이 차이가 있다. 심부정맥혈전증에 대하여 일차적 치료로 혈전용해술을 시행하는 적응증은 ① 장골대퇴정맥에 발생한 심부정맥혈전증 ② 증상 발생 14일 이내, ③ 평소 일상생활 가능, ④ 기대 여명 1년 이상, ⑤ 동시에 출혈의 고위험군이 아닌 경우에만 시행한다. 폐색전증에서와는 달리 정맥주사보다는, 카테터를 이용한 중재시술을 하는 것이 조금 더 나을 것으로 권고된다. 또한 카테터를 이용한 중재시술이 필요하므로, 시술이 가능한 중재시술전문가가 있는 경우에만 시행할 것이 권고된다.

(2) 수술적 혈전제거술

혈전 자체를 제거하므로 향후 심부정맥혈전증의 만성합병증인 혈전 후 증후군(PTS)의 발생을 줄인다는 연구가 일부 보고되고 있지만, 장기간 효과가 있는지는 확정적이지 않으므로, ① 장골대퇴정맥에 발생한 심부정맥혈전증 ② 증상 발생 7일 이내, ③ 평소 일상생활 가능, ④ 기대 여명 1년 이상, ⑤ 혈전제거 수술이 가능한 전문가가 있는 경우를 모두 만족할 경우에만 시행하는 것을 권고하고 있다.

2. 이차적 치료/항응고요법

고위험/전격성 폐색전증일 경우의 혈전용해제 투여 및 심한 장골대퇴정맥의 심부정맥혈전증일 경우의 카테터를 이용한 혈전제거술/혈전용해술과 같은 일차적 치료의 경우 일반적으로 출혈의 고위험군(표 45-4)에서는 오히려 혈전제거술/혈전용해술을 시행 후 중대한 출혈발생 가능성이 높아 상대적 금기인데, 통상 정맥혈전증이 잘 생길 수 있는 환자군을 보면 일차적 치료의 적응이 되는 환자는 많지가 않다. 당뇨가 있는 70세, 아스피린을 먹고 있는 74세와 같이 흔하게 보는 환자군의 경우에도 이미 2개 이상의 출혈발생 위험인자가 있으므로, 항응고제 사용에 따른 출혈의 고위험군으로 일차적 치료의 적응이 되지 않기 때문이다. 따라서, 이차적 치료인 항응고요법이 대부분의 정맥혈전증 환자군의 치료에 해당하며, 일차적 치료를 받은 이후에도 반드시 이차적 치료를 이어서 시행해야 한다. 이차적치료/항응고요법은 모든 정맥혈전증 환자에서 시행하는 치료로 다음에 나오는 VI. 항응고요법에서 별도로 자세히 다룰 예정이다.

3. 항응고제가 금기인 경우의 정맥혈전증의 치료: 하대정맥필터(IVC filter)

현재 출혈이 동반된 정맥혈전증 환자의 경우에는, 급성 출혈이 조절될 때까지 항응고치료는 금기이다. 이 경우의 치료로는 중재시술이 가능할 경우 항응고요법이 가능해 질때까지 폐색전증의 합병을 예방하기 위하여 하대정맥필터를 넣는 것을 고려해야 한다. 근위부 심부정맥혈전증이 있는 경우와, 심부정맥혈전증은 없이 폐색전증만 있는 경우를 나누어 생각해야 한다.

1) 근위부 심부정맥혈전증이 진단된 환자의 경우

항응고요법을 하지 못하는 기간 동안에 하대정맥필터를 삽입하여 새로운 혹은 추가적인 폐색전증의 발생을 예방하는 것이 권고된다. 삽입한 하대정맥필터는 항응고요법 금기증인 급성 출혈이 호전이 되면 항응고요법을 시작하면서 통상 2주 이내에 하대정맥필터를 제거하는 것이 권고된다. 항응고요법을 할 수 있는데도 심부정맥혈전증이 심한 편이라는 이유로 항응고요법을 하면서 동시에 추가적으로 하대정맥필터를 하는 것은 권고되지 않는다.

2) 급성 폐색전증이 진단되었지만, 근위부 심부정맥혈전증은 없는 환자의 경우

현재 폐색전증으로 합병될 수 있는 심부정맥 혈전증이 없으므로, 급성 출혈로 항응고요법이 단기간 금기라 하더라도, 일상적으로 하대정맥필터를 삽입할 필요는 없다. 원위부 심부정맥혈전증이 있는 경우에는, 급성 출혈이 동반되어 항응고요법을 하지 못하는 기간 동안에 증상이나 영상검사로 추적관찰을 하다가, 근위부 심부정맥혈전증으로 진행이나 악화가 되는 경우에는 그때 하대정맥필터를 삽입하는 것이 권고된다.

VI 항응고요법

항응고요법의 방법으로는 초기 항응고치료, 급성기 항응고치료(3-6개월), 연장 항응고치료의 3가지의 시기로 나누어 진다.

1. 초기 항응고치료

이때 사용할 수 있는 주사 항응고약제의 용량 및 방법은 아래와 같다.

1) 저분자량헤파린 혹은 폰다파리눅스(fondaparinux) 피하주사

대부분의 정맥혈전증환자에서 일차적으로 권고되며, 콩팥기능의 감소(크레아티닌청소율 <30 mL/min)가 있는

표 45-5 초기 항응고치료에 사용되는 대표적인 약제 주사 항응고제

저분자량헤파린	용법/용량	비고
에녹사파린(enoxaparin)	하루에 두 번 1 mg/kg 피하주사 혹은, 하루에 한 번 2 mg/kg 피하주사 **비고 암과 관련된 정맥혈전증의 경우에는** 하루에 두 번 1 mg/kg 피하주사 혹은 하루에 한 번 1.5 mg/kg 피하주사	크레아티닌청소율 < 30 mL/min인 경우에는 하루 한 번 1 mg/kg 피하주사로 저분자량헤파린 중 유일하게 에녹사파린을 사용을 할 수 있다는 일부보고 있음.
달테파린(dalteparin)	하루 한 번 200 units/kg 피하주사 혹은 하루 두 번 100 units/kg 피하주사(하루 총 량 18,000 units 까지 사용가능) **비고 암과 관련된 정맥혈전증의 경우에는 첫 1개월 동안 하루 한 번 200 units/kg 피하주사, 이후 2-6개월까지 하루 한 번 150 units/kg 피하주사를 하는 용법이 권고됨.**	암과 관련된 정맥혈전증 일경우 우선적으로 사용이 권고되는 약제임(CLOT 임상연구에 근거)
나드로파린(nadroparin)	하루 두 번 85.5 units/kg 피하주사	
폰다파리눅스 (fondaparinux)	체중 50 kg 미만인 경우, 하루 한 번 5 mg 피하주사 체중 50-100 kg 사이인 경우, 하루 한 번 7.5 mg 피하주사 체중 100 kg 초과인 경우, 하루 한 번 10 mg 피하주사	투여방법이 간단하며, 합성약제로, 여러 장점이 있는 약제이지만, 가격이 상대적으로 2-3배 비싸며, 2.5 mg/0.5 mL 제형만이 사용 가능하여, 위의 3약제가 한 번에 1-2 주사기를 사용하는 반면, 폰다파리눅스의 경우 50 kg이상의 체중인 경우 한번에 3-4개의 주사기 피하주사를 요하므로, 잘 사용하지는 않게 됨.

경우에는 사용할 수 없다. 대부분의 저분자량헤파린의 투여용량은 unit/kg로 되어 있으며, 모든 약제가 2-3가지의 고정용량주사기(prefilled syringe) 형태로 되어 있으므로, 계산된 용량에 가장 가까운 조합으로 사용하면 된다(표 45-5).

2) 헤파린 정맥주사

콩팥기능이 감소되어 있는 경우(크레아티닌청소율 <30 mL/min)에 주로 사용하게 된다. 아래 2가지 방법은 효과가 동일하므로, 익숙한 방법으로 투여를 하면 된다.

- 80 units/kg을 급속 정주 이후에 시간당 18 units/kg 용량을 지속적 정맥주입 혹은
- 5,000 units을 급속 정주 이후에 시간당 1,000 units 용량을 지속적 정맥주입

  → 이후 활성화부분트롬보플라스틴시간을 기저 검사 수치의 1.5-2.5배로 유지하거나, 혹은 46-70 초 사이를 유지하도록 정맥주입 용량을 조절

3) 초기 항응고치료의 투여기간 및 중단

초기치료로 사용하던 저분자량헤파린이나 헤파린은 비타민K억제제인 와파린을 사용하는 경우에는 최소 5일 간은 중복하여 사용해야 하며(와파린 투약 초기 5일 간은 오히려 혈전이 증가할 수 있는 상태가 유지되므로), 와파린 투약 후 2.0 이상의 국제표준화비율(INR) 검사 결과가 24시간 이상 유지되면 헤파린 정맥주입을 중단할 수 있다.

2. 급성기 항응고치료(3-6개월)

2015년 이후의 최근 가이드라인부터는 활동성 암이 동반되어 있거나 콩팥기능의 감소(크레아티닌청소율 < 30)가 되어 있는 2가지 경우를 제외하고는 급성기 항응고치료 경구약제로 와파린보다 새로운 항응고제(novel or non-

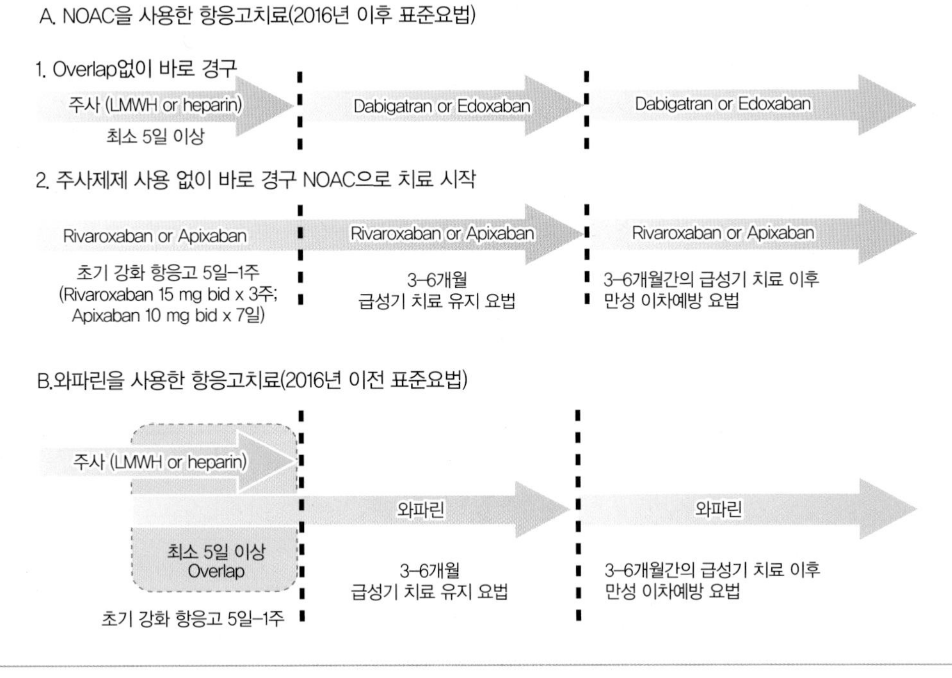

그림 45-2 와파린과 새로운 경구항응고제(NOAC)를 이용한 항응고요법의 투약 방법

vitamin K oral anticoagulant, NOAC)의 사용을 더 우선적으로 추천하고 있다.

모든 새로운 경구항응고제(NOAC)는 와파린에 비하여 치료효과는 거의 같은 상태에서 중대한 출혈합병증(특히 뇌출혈)의 발생 위험은 절반 정도로 유의하게 감소 시키는 장점이 있으며, 또한, 투약 후 약물농도가 안정적으로 유지되므로 약물 효과에 대한 모니터링이 필요하지 않고, 약제에 의한 약물상호작용도 와파린보다 적고, 음식에 의한 영향이 거의 없어 새로운 경구항응고제(NOAC) 사용 시에는 음식제한이 필요 없다는 장점이 있다. 약제의 종류에 따라 초기에 주사항응고제를 최소 5일간 사용 후 경구항응고제로 전환을 하거나(다비가트란 혹은 에독사반), 초기에 새로운 경구항응고제를 고용량으로 사용 후 유지용량으로 전환(리바록사반 혹은 아픽사반)하는 방법이 있다(그림 45-2).

3. 연장 항응고 치료(Extended Anticoagulation)

정맥혈전증환자에서 급성기 항응고치료의 기간은 최소 3개월이 필요하며, 해당되는 임상 군에 따라 6개월까지 사용하기도 한다. 초기 3-6개월간의 항응고요법은 모든 환자에서 권고되지만, 3-6개월 이후에 재발방지를 위한 연장 항응고요법은 재발위험성이 높지만, 지속적인 3-6개월 이후의 항응고요법을 하는 경우 출혈위험성이 높지 않은 경우에 하며, 모든 환자에서 하는 것은 아니고, 혈전호발경향이 있거나, 2회 이상 재발성 정맥혈전증이 있던 경우에 통상 권고된다.

연장 항응고치료를 할 때에는 아래와 같은 사항이 권고된다.

- 3-6개월까지 사용한 항응고제를 바꾸지 않고 그대로 사용한다.
- 연장 항응고요법의 적응이 되는 재발성 혹은 유발인자가 없는 정맥혈전증이지만, 출혈위험성, 환자의 선호도 등에 의하여 연장항응고를 하지 않기로 결정하였을 경우에는, 정맥혈전증의 재발방지를 위한 이

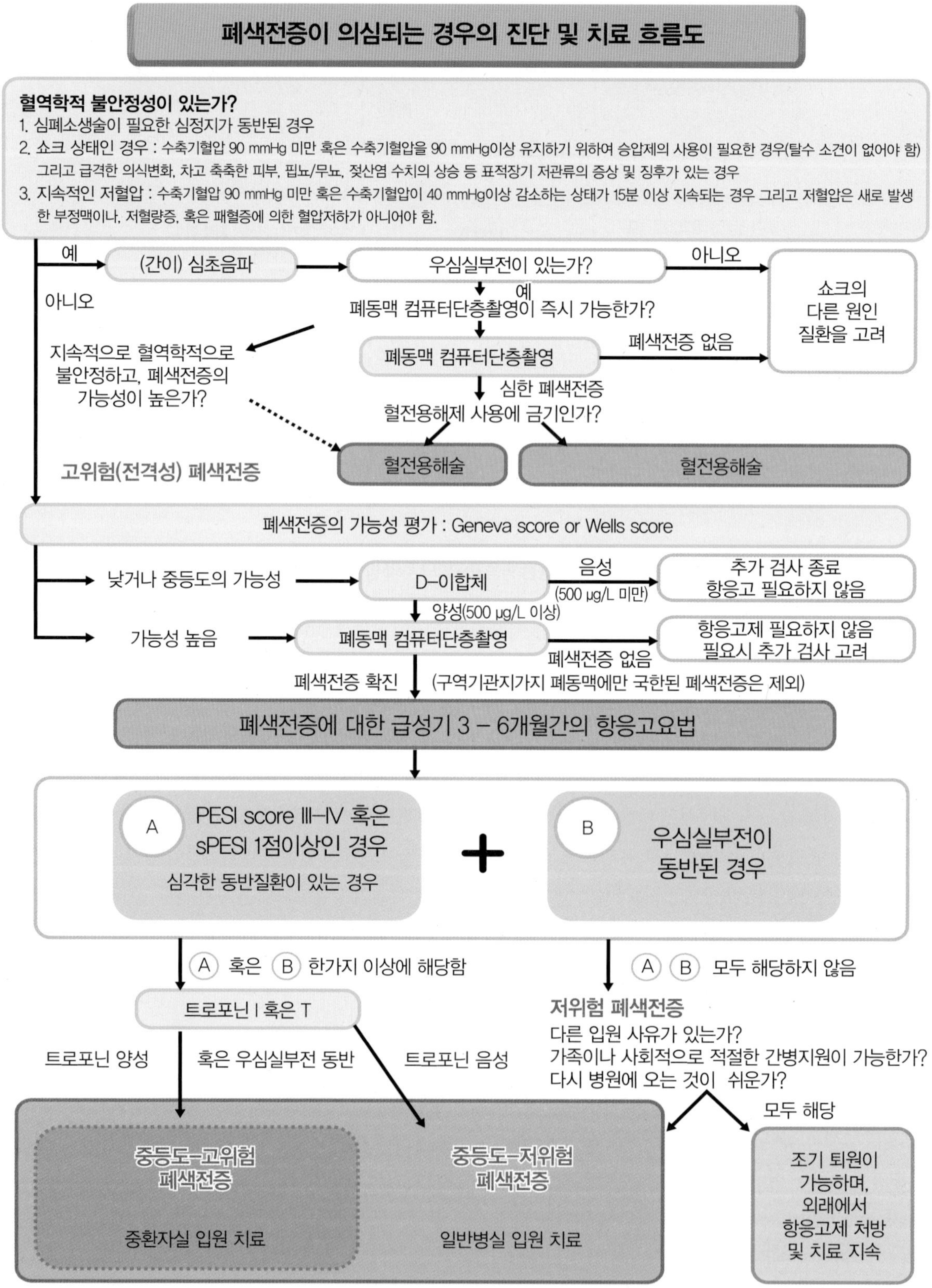

폐색전증이 의심되는 경우의 진단 및 치료 흐름도

혈역학적 불안정성이 있는가?

1. 심폐소생술이 필요한 심정지가 동반된 경우
2. 쇼크 상태인 경우 : 수축기혈압 90 mmHg 미만 혹은 수축기혈압을 90 mmHg이상 유지하기 위하여 승압제의 사용이 필요한 경우(탈수 소견이 없어야 함) 그리고 급격한 의식변화, 차고 축축한 피부, 핍뇨/무뇨, 젖산염 수치의 상승 등 표적장기 저관류의 증상 및 징후가 있는 경우
3. 지속적인 저혈압 : 수축기혈압 90 mmHg 미만 혹은 수축기혈압이 40 mmHg이상 감소하는 상태가 15분 이상 지속되는 경우 그리고 저혈압은 새로 발생한 부정맥이나, 저혈량증, 혹은 패혈증에 의한 혈압저하가 아니어야 함.

예 → (간이) 심초음파 → 우심실부전이 있는가?

아니오 → 쇼크의 다른 원인 질환을 고려

예 → 폐동맥 컴퓨터단층촬영이 즉시 가능한가? → 폐동맥 컴퓨터단층촬영

폐색전증 없음 → 쇼크의 다른 원인 질환을 고려

심한 폐색전증 → 혈전용해제 사용에 금기인가? → 혈전용해술 / 혈전용해술

지속적으로 혈역학적으로 불안정하고, 폐색전증의 가능성이 높은가? → 혈전용해술

고위험(전격성) 폐색전증

아니오 → 폐색전증의 가능성 평가 : Geneva score or Wells score

낮거나 중등도의 가능성 → D-이합체 → 음성 (500 μg/L 미만) → 추가 검사 종료 항응고 필요하지 않음

양성(500 μg/L 이상) → 폐동맥 컴퓨터단층촬영

가능성 높음 → 폐동맥 컴퓨터단층촬영 → 폐색전증 없음 → 항응고제 필요하지 않음 필요시 추가 검사 고려

폐색전증 확진 (구역기관지가지 폐동맥에만 국한된 폐색전증은 제외)

폐색전증에 대한 급성기 3 – 6개월간의 항응고요법

(A) PESI score III–IV 혹은 sPESI 1점이상인 경우
심각한 동반질환이 있는 경우

\+

(B) 우심실부전이 동반된 경우

Ⓐ 혹은 Ⓑ 한가지 이상에 해당함 → 트로포닌 I 혹은 T

트로포닌 양성 혹은 우심실부전 동반 → 중등도–고위험 폐색전증: 중환자실 입원 치료

트로포닌 음성 → 중등도–저위험 폐색전증: 일반병실 입원 치료

Ⓐ Ⓑ 모두 해당하지 않음 → **저위험 폐색전증**
다른 입원 사유가 있는가?
가족이나 사회적으로 적절한 간병지원이 가능한가?
다시 병원에 오는 것이 쉬운가?

모두 해당 → 조기 퇴원이 가능하며, 외래에서 항응고제 처방 및 치료 지속

그림 45-3 폐색전증의 진단 및 치료 흐름도

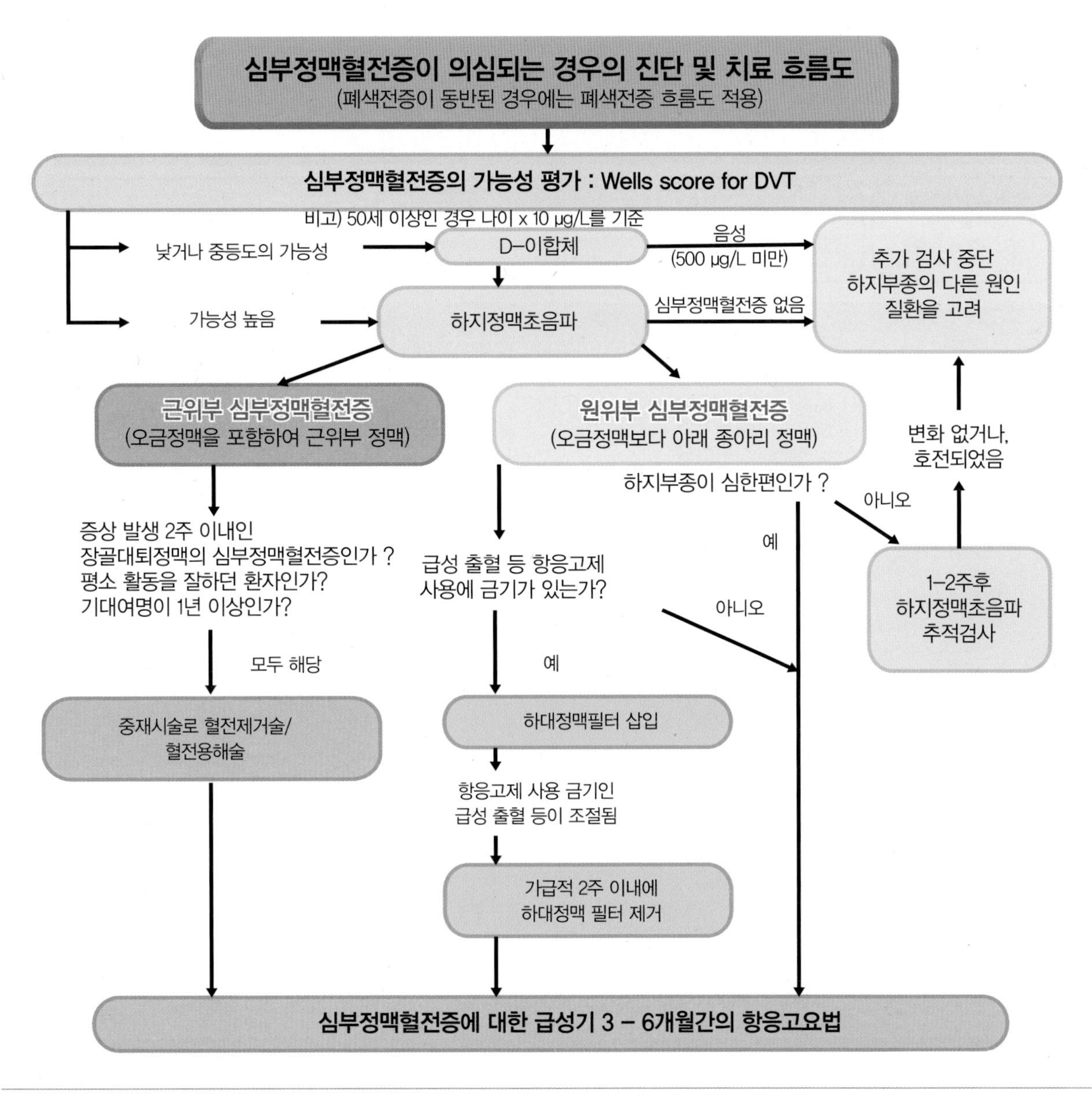

그림 45-4 심부정맥혈전증의 진단 및 치료 흐름도

차예방목적으로 하루 한 번 아스피린 100 mg 복용을 할 수 있다.

- 연장 항응고요법은 이전의 "평생 항응고요법"의 개념이 아니며, 최소한 1년에 한 번 출혈위험도와 항응고의 이득을 평가하여, 연장항응고요법을 지속할 것인지 주기적인 평가를 해야 한다.

Ⅶ 정맥혈전증의 진단 및 치료 흐름도

정맥혈전증의 진단 및 치료는, 가능성이 있는 환자를 선별하여 적절한 임상적 평가와 검사를 진행하여, 질환의 임상 분류, 중증도 및 출혈위험도에 따라 일차적 치료인 혈전용해제/혈전제거술을 하거나, 항응고요법을 하는 것이 필요하며, 급성호흡곤란이나 혈역학적인 불안정성을

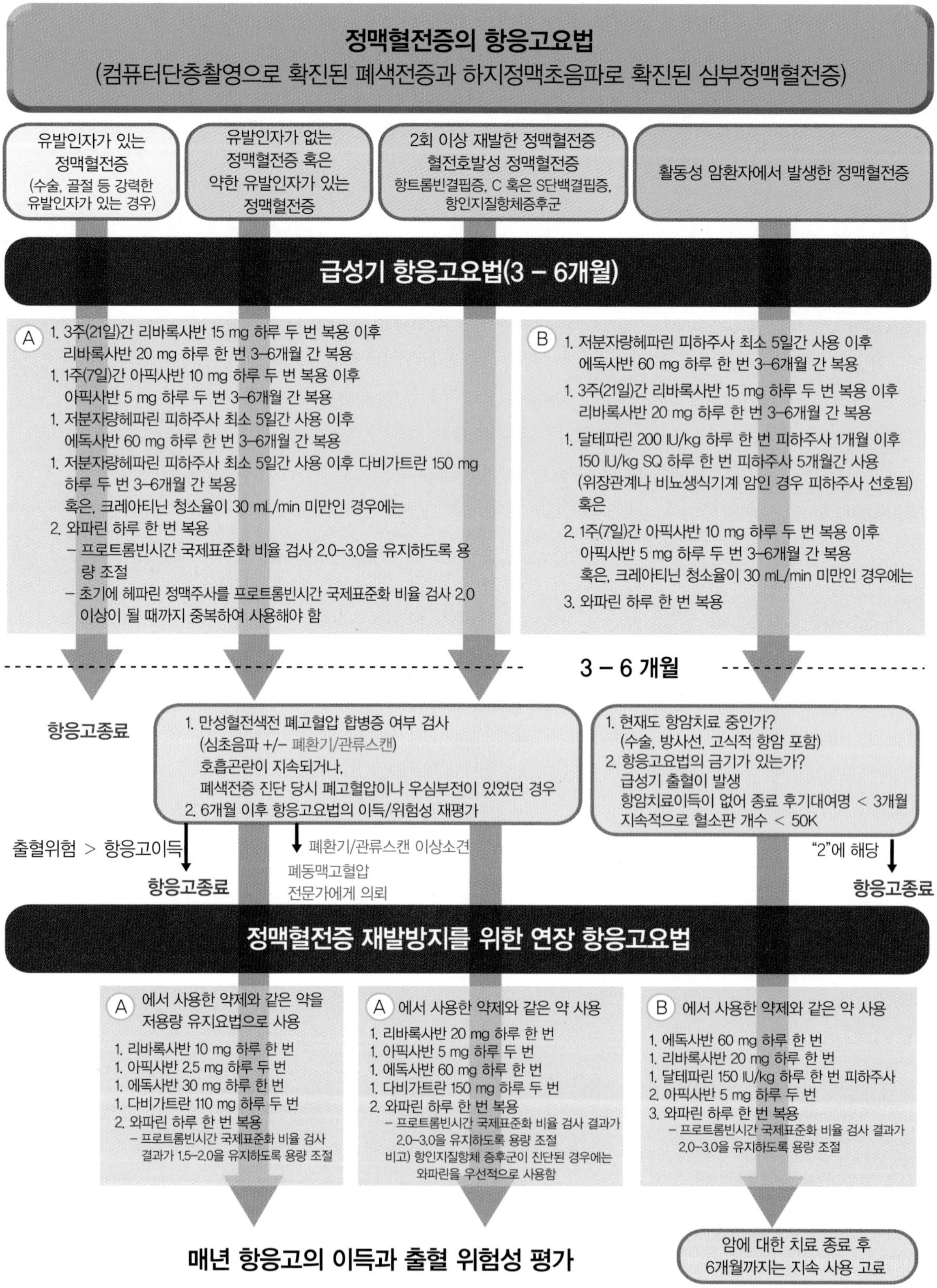

정맥혈전증의 항응고요법
(컴퓨터단층촬영으로 확진된 폐색전증과 하지정맥초음파로 확진된 심부정맥혈전증)

- 유발인자가 있는 정맥혈전증 (수술, 골절 등 강력한 유발인자가 있는 경우)
- 유발인자가 없는 정맥혈전증 혹은 약한 유발인자가 있는 정맥혈전증
- 2회 이상 재발한 정맥혈전증, 혈전호발성 정맥혈전증, 항트롬빈결핍증, C 혹은 S단백결핍증, 항인지질항체증후군
- 활동성 암환자에서 발생한 정맥혈전증

급성기 항응고요법(3 - 6개월)

A

1. 3주(21일)간 리바록사반 15 mg 하루 두 번 복용 이후 리바록사반 20 mg 하루 한 번 3-6개월 간 복용
1. 1주(7일)간 아픽사반 10 mg 하루 두 번 복용 이후 아픽사반 5 mg 하루 두 번 3-6개월 간 복용
1. 저분자량헤파린 피하주사 최소 5일간 사용 이후 에독사반 60 mg 하루 한 번 3-6개월 간 복용
1. 저분자량헤파린 피하주사 최소 5일간 사용 이후 다비가트란 150 mg 하루 두 번 3-6개월 간 복용
   혹은, 크레아티닌 청소율이 30 mL/min 미만인 경우에는
2. 와파린 하루 한 번 복용
   - 프로트롬빈시간 국제표준화 비율 검사 2.0-3.0을 유지하도록 용량 조절
   - 초기에 헤파린 정맥주사를 프로트롬빈시간 국제표준화 비율 검사 2.0 이상이 될 때까지 중복하여 사용해야 함

B

1. 저분자량헤파린 피하주사 최소 5일간 사용 이후 에독사반 60 mg 하루 한 번 3-6개월 간 복용
1. 3주(21일)간 리바록사반 15 mg 하루 두 번 복용 이후 리바록사반 20 mg 하루 한 번 3-6개월 간 복용
1. 달테파린 200 IU/kg 하루 한 번 피하주사 1개월 이후 150 IU/kg SQ 하루 한 번 피하주사 5개월간 사용 (위장관계나 비뇨생식기계 암인 경우 피하주사 선호됨)
   혹은
2. 1주(7일)간 아픽사반 10 mg 하루 두 번 복용 이후 아픽사반 5 mg 하루 두 번 3-6개월 간 복용
   혹은, 크레아티닌 청소율이 30 mL/min 미만인 경우에는
3. 와파린 하루 한 번 복용

3 - 6 개월

항응고종료

1. 만성혈전색전 폐고혈압 합병증 여부 검사
   (심초음파 +/- 폐환기/관류스캔)
   호흡곤란이 지속되거나,
   폐색전증 진단 당시 폐고혈압이나 우심부전이 있었던 경우
2. 6개월 이후 항응고요법의 이득/위험성 재평가

출혈위험 > 항응고이득 → 항응고종료

폐환기/관류스캔 이상소견 → 폐동맥고혈압 전문가에게 의뢰

1. 현재도 항암치료 중인가?
   (수술, 방사선, 고식적 항암 포함)
2. 항응고요법의 금기가 있는가?
   급성기 출혈이 발생
   항암치료이득이 없어 종료 후기대여명 < 3개월
   지속적으로 혈소판 개수 < 50K

"2"에 해당 → 항응고종료

정맥혈전증 재발방지를 위한 연장 항응고요법

A 에서 사용한 약제와 같은 약을 저용량 유지요법으로 사용

1. 리바록사반 10 mg 하루 한 번
1. 아픽사반 2.5 mg 하루 두 번
1. 에독사반 30 mg 하루 한 번
1. 다비가트란 110 mg 하루 두 번
2. 와파린 하루 한 번 복용
   - 프로트롬빈시간 국제표준화 비율 검사 결과가 1.5-2.0을 유지하도록 용량 조절

A 에서 사용한 약제와 같은 약 사용

1. 리바록사반 20 mg 하루 한 번
1. 아픽사반 5 mg 하루 두 번
1. 에독사반 60 mg 하루 한 번
1. 다비가트란 150 mg 하루 두 번
2. 와파린 하루 한 번 복용
   - 프로트롬빈시간 국제표준화 비율 검사 결과가 2.0-3.0을 유지하도록 용량 조절

비고) 항인지질항체 증후군이 진단된 경우에는 와파린을 우선적으로 사용함

B 에서 사용한 약제와 같은 약 사용

1. 에독사반 60 mg 하루 한 번
1. 리바록사반 20 mg 하루 한 번
1. 달테파린 150 IU/kg 하루 한 번 피하주사
2. 아픽사반 5 mg 하루 두 번
3. 와파린 하루 한 번 복용
   - 프로트롬빈시간 국제표준화 비율 검사 결과가 2.0-3.0을 유지하도록 용량 조절

매년 항응고의 이득과 출혈 위험성 평가

암에 대한 치료 종료 후 6개월까지는 지속 사용 고려

그림 45-5 정맥혈전증의 항응고요법 치료 흐름도

보일 수 있는 폐색전증의 진단 및 치료(그림 45-3), 심부정맥혈전증의 진단 및 치료(그림 45-4), 그리고 진단된 정맥혈전증의 항응고요법(그림 45-5)에 대한 전체적인 흐름도는 아래와 같다.

Ⅷ 정맥혈전증 발생 예방 치료

아시아권에서의 정맥혈전증 발생 유병률은 서양의 1/4-1/10로 빈도가 낮아 정맥혈전증이 진단된 이후의 치료는 서양의 가이드라인을 그대로 적용하는 것이 가능하지만, 예방 목적의 치료는 서양의 가이드라인을 그대로 따르기 어려울 것으로 판단된다. 하지만, 중환자실이나 중증질환으로 입원한 환자의 경우 정맥혈전증 발생의 고위험군이므로, 적응증이 된다면 정맥혈전증 예방을 적극적으로 하는 것이 좋을 것 같다. 방법으로는 약물 투여를 통한 예방법이 있으며, 압박 스타킹이나 간헐적 공기 압축법(intermittent pneumatic compression, IPC) 그리고 가능한 경우 조기가동화 등의 비약물적 예방도 같이 시행되며, 특히 출혈 위험성이 정맥혈전증예방을 위한 이득보다 더 높은 경우에는, 비약물적 예방요법이 더 권고되고 있다. 약물을 이용한 정맥혈전증 예방을 하는 경우에는 아래와 같은 내용은 숙지가 필요하다.

- 일률적인 약물 예방은 요하지 않겠지만, 이미 정맥혈전증의 과거력이 있던 환자, 혈전호발성향이 있는 환자의 정맥혈전증발생 고위험 수술 시에는 약물예방이 적극적으로 고려되어야겠다.
- 치료적 용량으로 사용되는 약제의 경우 "에녹사파린 1 mg/kg 하루 두 번 피하주사, 폰다파리눅스 5-10 mg 하루 한 번 피하주사, 리바록사반 15 mg 하루 두 번 3주간 사용 후 20 mg 하루 한 번 복용"의 용법이지만, 예방목적의 약물사용의 경우 치료용량보다는 적은 용량이므로 주의를 요한다. 예방목적으로 사용 시의 용량 및 방법은, "애녹사파린 40 mg 하루 한 번 피하주사, 폰다파리눅스 2.5 mg 하루 한 번 피하주사, 리바록사반 10 mg 하루 한 번 경구 복용"으로 적은 용량이다. 또한, 예방적 목적의 약물 투약의 경우 장기간 투약의 안전성은 알려져 있지 않고, 예방용량이라 하더라도 장기간 사용 시에는 출혈위험이 증가할 수 있으므로, 정맥혈전증의 발생가능성이 높은 시기에 단기간으로 통상 7-14일(최대 1개월 이내)의 사용이 일반적으로 권고된다. 이미 진단된 정맥혈전증의 치료목적의 처방 시 위의 예방목적의 용량 및 용법을 사용하면 안되므로 주의를 요한다.

Ⅸ 중환자 진료 시의 정맥혈전증

중환자실에 입원하거나, 중증외상, 패혈증, 쇼크, 호흡부전 등의 중증질환으로 입원한 환자의 경우 지금까지 기술한 정맥혈전증의 일반적인 진단 및 치료를 하면 되지만, 몇 가지 특수하게 고려할 상황이 있으며, 아래와 같은 사항은 추가로 주의를 요한다.

- 초기 정맥혈전증의 가능성이 낮거나 중등도인 경우 영상검사 전에 D-이합체를 검사한 후 추가 영상검사 여부를 판단하지만, 수술 이후나 각종 외상, 염증, 감염 등이 같이 동반되어 있는 중환자의 경우에는 비특이적으로 이미 D-이합체가 상승하였을 가능성이 높으므로, 정맥혈전증이 의심되는 경우 영상검사(컴퓨터단층촬영 혹은 하지정맥초음파)를 우선적으로 시행하는 것이 좋다.
- 중환자실 입원 사유인 수술 이후나 각종 외상, 염증, 감염 및 활동성 암 환자의 경우 이미 정맥혈전증 발생의 고위험군이므로, 설명할 수 없는 혈압의 저하나, 저산소증, 비대칭적 하지의 부종이 발생하는 경우 적극적으로 정맥혈전증의 가능성을 염두에 두고 영상검사 시행 및 진단 이후 항응고치료를 조기에 시작할 수 있도록 해야 한다.

- 중환자실 입원 사유인 수술 이후나 각종 외상, 염증, 감염 및 활동성 암 환자의 경우, 정맥혈전증의 고위험군이기도 하지만, 동시에 항응고제 사용 후에 출혈발생의 고위험군인 경우가 대부분이므로, 정맥혈전증 진단 이후 항응고제 사용을 하는 기간동안 임상적인 출혈합병증의 발생가능성을 주의깊게 지속 관찰하여야 한다.
- 폐렴이나 복부장기 출혈 등이 의심되어 시행되는 컴퓨터단층촬영을 할 때 우연히 정맥혈전증(폐색전증 혹은 심부정맥혈전증)이 의심되는 소견이 같이 발견되는 경우가 많다. 급성 출혈이 있는 경우가 아니라면, 구역기관지 이상의 폐색전증(segemneta PE)나 근위부 심부정맥혈전증(proximal DVT)의 경우 적극적인 치료적 항응고요법을 시작하는 것이 권고되지만, 구역기관지가지부에만 국한된 폐색전증(islated subsegemtal PT, ISSPE)나 원위부 심부정맥혈전증(distal DVT)의 경우 일상적으로 치료적 항응고요법을 시작하기보다는, 최초 영상검사 시행 1-2주 후에 추적영상검사를 시행하고, 구역기관지이상이나 근위부 이상으로 정맥혈전증이 진행하는 경우에만 선별적으로 치료적 항응고요법을 시작하는 접근법을 사용하는 것이 필요하겠다.

참고문헌

1. 2019 ESC Guidelines for the diagnosis and management of acute pulmonary embolism developed in collaboration with the European Respiratory Society (ERS). European Heart Journal 2019;1-61.
2. Clive Kearon, Elie A, Akl, et al. Antithrombotic Therapy for VTE Disease. CHEST Guideline and Expert Panel Report. Chest 2016;149:315-52.
3. Soo-Mee Bang, Moon Ju Jang, Kyoung Ha Kim, et al. Prevention of Venous Thromboembolism, 2nd Ed. korean Society of Thrombosis and Hemostasis Evidence-Based Clinical Practice Guidelines. J Korean Med Sci 2014;29:164-71.
4. Young Hwan Kim, Seung-Kee Min, Jin Mo Kang, et al. Diagnosis and Treatment of Lower Extremity Deep Vein Thrombosis: Korean Practice Guidelines. J Korean Soc Radiol 2016;75:233-62.
5. 나상훈, 오병희 외 서울대학교병원 순환기내과 교수진. 서울대학교병원 심혈관 진료 매뉴얼. 2판. 서울: 군자출판사. 2018;213-33.

중환자의학

46

CRITICAL CARE MEDICINE

외상환자의 평가

홍석경

외상은 다른 질환에 비해 비교적 젊은 연령에서 발생하며 초기 처치가 적절히 이루어지지 않으면 높은 사망률뿐만 아니라 심각한 노동력상실을 초래하여 이로 인한 사회적, 가정적 파장이 커서 최소화하기 위한 노력이 필요하다. 2018년도 통계에 따르면 외상은 전 연령에서 세 번째로 높은 사망원인이며 40대 이하 환자에서는 가장 높은 사망원인이다. 외상 후 수시간 내에 수술 및 집중치료를 제때 받지 못해 발생하는 사망률을 예방가능 사망률이라 하며 2015년 기준 우리나라는 30.5%로 일본 15%, 미국 10%에 비해 높게 유지되고 있다. 외상에 의한 예방가능 사망률을 낮추기 위해서는 외상을 최소화하기 위한 사회적 안전조치 등의 예방노력, 병원 전 처치 및 이송체계 개선 그리고 병원단계에서의 적극적 치료들이 중요한 연결고리가 된다. 본 장에서는 병원단계에서 시행되는 치료에 대해 논의한다.

외상환자는 초기에 신속하게 중증환자를 구분하여 수술을 포함한 중환자 집중치료를 적극적으로 시행하는 것이 가장 중요하다. 중증외상환자는 초기 접근 시부터 사망할 수 있다는 전제로 적극적인 진단과 치료를 시행해야 하며 생명을 위해할 수 있는 심각한 손상이 발견되면 타 부위 손상에 대한 정밀검사가 이루어지지 않았더라도 우선적으로 치료하고, 이후에 단계적으로 최종진단과 치료를 시행한다. 따라서 중증외상환자의 치료는 외상전문의에 의해 신속하고 체계적으로 이루어져야 한다.

중증외상환자의 초기 평가는 가장 위해가 될 가능성이 있는 있는 환자를 구분하는 부상자분류, 생명이 위해가 될 손상 여부를 확인하는 일차조사, 그리고 모든 손상부위를 머리에서 발끝까지 면밀하게 확인하는 이차조사 단계를 거친다. 이 과정 중 혈류역학적으로 불안정한 경우 지체없이 소생술과 함께 원인을 적극적으로 해결하여야 한다.

I 부상자 분류

생명을 위협할 수 있는 심각한 손상을 동반했을 가능성이 높은 환자를 구분하여 신속하게 진단과 치료를 받을 수 있게 하는 것이 목적이다. 우리나라와 같이 둔상에 의한 외상이 대다수를 차지하는 경우 초기 외상환자의 손상부위를 진단하는 것은 쉽지 않다. 단시간 내에 손상 및 환자와 관련된 정보를 수집하는 데에는 한계가 있지만, 지금까지 알려진 바로는 생리지표, 해부학 손상부위, 손상기전 등으로 구분하여 파악하는 것이 가장 효율적인 것으로 알려져 있다.

표 46-1 생리지표

글래스고혼수척도 14 이하
수축기혈압 90 mmHg 이하
호흡수 분당 10회 이하 혹은 29회 이상(1세미만 영아의 경우 20회 이하)

표 46-2 해부학적 손상부위

머리, 목, 몸통 사지 끝, 팔꿈치와 무릎의 모든 관통상
동요가슴
두개 이상의 장골 골절
으깨지거나 벗겨지는 심각한 연부조직 손상
손목 발목 이상의 절단
불안정한 골반 골절
개방 또는 함몰된 두개골절
마비

생리지표(표 46-1)는 의식과 함께 혈압, 맥박, 호흡수 등의 활력징후를 이용한다. 그러나 심각한 손상이 있더라도 젊은 연령의 경우 보상기전에 의해 초기에는 생리지표가 안정적으로 유지될 수 있다는 사실에 유의하여야 한다.

해부학적 손상부위에 의한 분류는 신체검사만으로 심각한 손상부위를 확인하여 신속하게 부상자를 분류하는 방법이다. 특히 대량재난으로 인해 많은 외상환자들이 동시다발적으로 발생한 경우 가장 효율적인 분류방법이다. 그러나 외견상 손상의 정도가 큰 연부조직손상, 화상, 사지손상 등은 신속한 분류가 가능하나 흉부, 복부, 척추, 혹은 골반 손상 등 체강 손상을 놓칠 수 있다는 한계가 있다(표 46-2).

외상은 특징적으로 환자의 상태 외에도 손상기전을 통해 손상부위 및 손상부위 및 손상정도를 어느정도 예측할 수 있다. 특히, 국내와 같이 관통 상보다는 둔상이 많은 경우에는 손상기전을 정확히 이해하여야 초기에 신속하게 진단과 치료가 가능하다(표 46-3). 예를 들면, 추락 시 신체에 가해지는 에너지는 환자의 체중, 추락 높이, 추락속도, 추락 전의 신체손상 여부 등에 의해 좌우된다. 예를 들면, 6 m 이상의 높이에서 추락하는 경우 심각한 손상을 일으킬 가능성이 매우 높으며 손상부위는 착지 부위에 따라 결정되지만, 추락이 6 m 이상인 경우 일반적으로 골절, 척추손상, 복강손상의 순으로 나타난다.

표 46-3 손상기전

추락
성인: 6 m 이상
15살 이하의 소아: 3 m 또는 아이키높이의 2배 이상
고위험 자동차 사고
자동차 내 사용자의 위치가 > 30.5 cm, 혹은 자동차의 일부가 > 46 cm 이상 밀려들어온 경우
자동차부터의 튕겨나감(부분 혹은 완전함)
동승자의 죽음
보행자/자전거 운전자가 뒤집혀진 경우, 던져진 경우
시속 30 km 이상 속도의 오토바이 사고

II 일차조사(ABCDE)

1. 기도유지(Airway)

기도유지는 환자의 의식상태 평가와 함께 외상 특히 안면외상 등으로 상기도에 이물질이 막혀 있는지 여부를 확인하는 단계이다. 기도유지가 되지 않는 경우 이는 응급상황으로 수 분 내에 처치가 이루어지지 않으면 조직으로의 산소전달이 이루어지지 않아 치명적인 결과를 초래하며, 더욱이 외상성 뇌손상을 동반한 환자의 경우 이차적 뇌손상을 추가적으로 일으킬 수 있다. 기도유지가 필요한 환자들은 무호흡, 목소리가 나오지 않거나 쉰소리가 나는 경우, 보조호흡근, 부호흡근을 사용하는 경우, 청색증이 있는 경우, 글라스고우혼수점수가 8점 이하인 경우 등이다. 위와 같은 경우에는 재빨리 기관지내관을 삽관하여 기도

유지를 시도하여야 한다.

턱 처올리기 및 턱 들기로 일시적인 기도유지는 가능하나, 의식이 없거나 구역반사가 없는 경우 최종적인 기도유지방법을 고려하여야 하는데 기관내관은 빠른연속기관삽관(rapid sequence intubation)을 통해 준비과정부터 최종 위치확인까지 민첩하고 정확하게 이루어져야 한다. 그리고 경추손상 가능성이 있는 환자들은 이송 및 기관삽관 시 경추보호 하에 시행하여야 한다.

성문이 부어 있거나 안면외상에 의한 구인두출혈 등으로 인해 일반적인 기관지내관 삽관이 어려울 것으로 예견되는 경우에는 윤상갑상연골절개술을 시행한다.

2. 호흡(Breathing)

기도유지가 확인되면 호흡여부를 관찰한다. 일반적으로 모든 외상환자는 초기에 산소를 공급한다. 기도열림이 되었다고 호흡이 제대로 이루어진다고 볼 수 없다. 시진 혹은 청진을 통해 호흡부전 여부를 확인하여야 한다. 흉벽이 비대칭적으로 움직이거나 흉벽이 열린 경우, 목정맥이 팽창되어 있는 경우, 흉부에 관통상이 있는 경우, 청진상 호흡음이 들리지 않는 경우, 흉벽의 모양이 기형적으로 함몰되어 있는 경우, 흉부에서 잡음(crepitus)이 들리거나 폐하기종이 있는 경우에는 호흡부전을 의심하고 즉각 호흡보조를 시행하여야 한다. 추가검사로는 흉부 엑스선, 초음파 등이 유용하게 사용될 수 있다. 호흡부전만 있는 경우에는 기도유지 후 기계환기 적용으로 치료가 가능하지만, 혈흉이나 기흉 등이 동반된 경우 흉관 삽입이 필요하며, 삽관 직후 1,200 mL 이상의 다량의 혈흉을 보이는 경우 대량수혈과 함께 개흉술 등 중재술을 시행한다.

3. 순환(Circulation)

외상환자의 예방가능사망률의 주원인은 출혈쇼크이다. 그러나 외상과 관련된 심인 혹은 신경쇼크가 발생하거나, 두 가지 형태의 쇼크가 중복되어 나타날 수도 있으므로 유의하여야 한다. 초기 소생술에 대한 효과는 의식수준, 피부색깔, 활력지표 등을 통해 판단한다.

출혈환자에서 무엇보다도 중요한 것은 지혈을 하는 것이다. 대량출혈을 일으킬 수 있는 신체 체강은 흉강, 복강, 후복막강, 골반, 장골 등이 있다. 신속히 출혈의 부위를 확인하는데 도움이 되는 흉부 엑스선, 골반 엑스 선, 외상초음파, 진단적 복강세척술 등의 검사를 통해 소생술과 동시에 지혈이 되도록 하여야 하며 활동성 출혈이 있는 경우 소생술을 시행한다는 이유로 지혈 중재술이 지연되지 않도록 하여야 한다.

4. 장애(Disability)

외상성 뇌손상을 동반한 환자는 예후가 매우 불량하므로 일차조사에서 이를 감별하는 것은 매우 중요하다. 일차조사 시 신경계 손상을 확인 할 수 있는 소견은 의식상태, 동공검사, 편향징후, 척수손상 여부 등이다. 의식상태 확인은 일반적으로 글라스고우혼수점수가 간단하고 빠른 방법이다. 외상성 뇌손상이 의심되는 경우 뇌컴퓨터단층촬영을 반드시 시행하여야 한다.

초기 외상환자의 의식저하는 뇌기질의 허혈증상 중 하나로 이는 직접적인 두부손상에 의해서도 발생할 수 있지만 쇼크에 의해 뇌관류가 감소되어 이차적으로 발생할 수도 있다. 따라서 의식소실이 동반된 환자는 즉각적인 평가 및 처치가 필요한 환자로 분류하여 적극적인 치료를 시행하며 쇼크로 인해 이차 손상이 발생하지 않도록 하여야 한다.

그 밖에도 외상환자의 경우 저혈당, 알코올, 약물 등으로 인해 의식저하가 동반될 수 있으므로 유의하여야 한다.

5. 노출(Exposure)

전신을 노출하여 손상부위를 면밀히 관찰하여야 한다. 그리고 확인 후에는 담뇨, 보온된 공기주입, 따뜻한 수액 주입을 통해 저체온에 노출되지 않도록 하여야 한다. 특히 중증외상환자에서 저체온은 출혈가중, 산소전달능력 저하 등 악영향을 끼칠 수 있다.

Ⅲ 일차조사

혈역학적으로 비교적 안정적인 경우에는 컴퓨터단층촬영이 손상부위를 확인하는 데 큰 도움이 되지만 혈역학적으로 불안정하여 이송이 불가한 경우 이동 엑스선 촬영 및 외상초음파를 통해 확인할 수 있다. 흉부 엑스선, 골반 촬영, 경추측면사진(C-spine lateral) 등은 쇼크를 일으키는 원인을 예측하는데 큰 도움이 되므로 일차조사와 함께 반드시 시행하여야 한다.

외상초음파는 복부 엑스선에서는 확인이 불가한 복부 손상여부를 예측하는데 도움이 되며, 주요 확인 부위는 간과 콩팥 사이의 모리슨 파우치, 비장과 신장 사이의 공간(splenorenal space), 방광 뒤 쪽의 더글라스낭 등 신체내 체액(혈액)이 고일 수 있는 부위이다. 외상초음파는 컴퓨터단층촬영에 비해 현장에서 시행할 수 있다는 장점이 있지만 손상부위에 대한 정확한 정보를 제공하지 못하고 시행하는 사람에 따라 차이가 있을 수 있으므로 환자의 임상상태와 함께 평가하여 치료계획을 세워야 한다.

또한 외상성 뇌손상이 의심되는 경우에는 반드시 뇌컴퓨터단층촬영를 확인하여야 한다. 최근에는 중증외상환자에서 조기에 전신컴퓨터단층촬영을 일차조사의 일환으로 시행하는 기관들의 보고도 늘어나고 있다.

Ⅳ 이차조사

이차조사는 머리에서 발끝까지 손상여부를 꼼꼼히 확인하는 과정으로 병력청취, 신체검사 그리고 신경학적 검사가 포함된다. 이는 일차조사가 완료된 후 소생술을 통해 활력징후가 안정화된 경우에 한하여 시행하며, 이차조사 중에 다시 혈압이 떨어지는 등 활력징후나 의식변화가 있으면 다시 일차조사를 반복해서 시행한다. 추가 인력이 투여되면 이차조사를 동시에 시행 가능하지만 이차조사가 일차조사를 방해하지 않아야 한다. 특히 의식저하를 동반한 환자들은 더욱 신중히 시행한다. 추가적으로 혈액검사 및 방사선검사도 이차조사에 포함된다. 각종 손상부위에 대한 진단이 완료되면 치료계획을 세우게 되는데, 이때 다발성 외상환자의 경우 외상관련 외과의들이 서로 우선 순위를 상의하여 치료 순서를 정한다.

손상기전에 대한 정보는 환자나 목격자를 통해 얻는다. 외상의 에너지 및 방향, 종류(관통상, 둔상)등을 포함한 외상기전은 초기에 매우 가치 높은 정보이다. 위의 표 46-4는 손상기전에 따른 손상의심부위이다. 또한 이송자에게 이송 중 환자의 상태에 대한 정보도 매우 중요하다. 그 밖에 환자의 병력을 간단히 청취할 수 있는 질문은 아래와 같이 간단히 요약할 수 있다.

1. 병력청취

- 알러지
- 최근 복용 약물
- 과거 병력/임신
- 마지막 식사 시간
- 손상과 관련된 사건과 환경

2. 이학적 검사

두부에서부터 아래로 내려가면서 확인한다. 머리는 두피에 외부적으로 외상의 흔적(열상, 멍, 골절)이 있는지 확인하고 눈검사는 의식, 시력 등 환자의 상태를 파악에 큰 도움이 된다. 악안면은 출혈 및 부종으로 인해 시진만으로는 손상여부를 확인이 어려운 경우가 많으므로 직접 만지면서 골절여부를 확인한다. 일반적으로 악안면 손상은 기

표 46-4 손상기전에 따른 손상의심부위

손상기전	손상의심부위
전방충격(자동차추돌)	경추
	전방 흉요동
	심근타박상
	기흉
	외상성대동맥파열
	간 및 비장 손상
	골반 혹은 무릎 후방탈골 혹은 골절
측면충격(자동차추돌)	경추손상
	측방흉요동
	기흉
	외상성 대동맥파열
	횡경막파열
	비장, 간, 신장손상
	골반, 비구골절
후방충격(자동차추돌)	경추손상
	경부 연부조직손상
튕겨나감	모든 부위 손상 가능성
보행자사고	두부손상, 외상성대동막파열, 복부손상, 하지 및 골반골절

도유지에 문제가 되지 않는다면 치료의 우선순위에 두지 않아도 된다.

경부는 두부 및 안면손상이 있는 경우 동반손상 가능성이 높으므로 검사를 통해 손상여부가 확인되기 전에는 경추보호를 반드시 시행하여야 한다. 의식이 없는 환자는 단기간의 경추보호대 착용으로도 욕창이 생길 수 있으므로 검사를 통해 손상여부를 확인하여 보호대를 제거한다. 목부위의 시진, 촉진, 청진을 시행한다. 경추 부위의 통증, 피하기종, 기도편향 등을 확인하고 목동맥 박리는 청진을 통해 목동 맥에서 잡음이 들리는지 확인하여 진단할 수 있다. 경부에 열상이 있는 경우 특히 넓은목근을 관통하는 열상, 활동성출혈, 팽창하는 혈종, 기도압박 등이 동반된 경우 섣불리 건들지 않고 준비된 수술실에서 훈련된 외과 의사가 확인하여야 한다.

흉부는 시진과 촉진 청진을 통해 중요한 정보를 얻을 수 있다. 흉부시진 상 발견되는 불규칙한 호흡양상 및 흉강의 움직임 등은 심각한 흉부손상을 시사하며, 특히 흉골주위 통증, 멍 등은 심장손상을 의심할 수 있다. 목정맥 확장, 청진을 통해 기흉, 혈흉 등이 있으면 흉부 엑스선 및 외상초음파가 진단하는데 절대적 도움이 된다. 단 고령환자는 상대적으로 경미한 흉부손상에도 호흡곤란을 일으킬 수 있으므로 주의하여야 한다.

복부는 수술적 치료가 필요한 손상의 여부를 확인하는 것이 가장 중요하다. 초기에는 이학적 검사가 정상일 지라도 복부 손상을 배제할 수는 없으므로 경험 많은 외상전문의가 반복적으로 시행하여 변화추이를 관찰하는 것이 중

표 46-5 출혈쇼크 환자의 수액용법에 따른 반응에 따른 분류

구분	신속 반응 (rapid response)	일시적 반응 (transient response)	무반응 (No response)
생명 징후	정상으로 복귀	일시적 향상	계속 이상, 비정상
실혈량	최소(10-20%)	많음 현재 출혈 중(20-40%)	극심함(40% 이상)
혈액의 필요성	낮음	높음	시급함
혈액제제	Type and crossmatch	보통에서 높음	Type of Rh-O
수술중재 필요성	가능성 있음	안됨	시급함.

요하다. 골반골절 및 하부늑골골절이 동반된 경우 복부손상을 의심할 수 있다. 후복막강의 장기손상은 이학적 검사나 일반촬영, 외상초음파로는 제한적이라 복부컴퓨터단층촬영이 필요하다.

회음부위 외상은 열상, 혈종, 출혈 유무를 확인한다. 직장손상이 의심되면 직장수지검사를 통해 직장 내 출혈, 괄약근기능, 직장손상여부를 확인한다. 특히 도뇨관을 삽입 전 요도에 출혈이 있는지 반드시 확인하여야 한다. 그리고 가임기 여성은 반드시 임신여부를 확인한다.

근골격계 손상은 타박상, 통증, 기형여부와 함께 사지의 움직임이 이상한 경우 의심하여야 한다. 골반골절도 마찬가지로 시진을 통한 골반부위 멍등을 포함한 외상의 흔적, 골반 촉진 시 통증유발여부를 확인한다. 회음부 및 고환에 혈종이 있는 경우 골반손상을 의심할 수 있다. 심각한 사지 손상이 있는 경우 맥박, 감각 및 운동신경, 구획증후군 동반여부를 반드시 확인하여야 한다.

V 외상환자의 쇼크

쇼크를 동반한 외상환자는 쇼크 원인을 감별하는 것은 매우 시급하고 중요하다. 외상에 의한 쇼크는 대부분 단순히 소생술로만은 환자를 생존시키는 데 제한적이고 쇼크의 원인을 교정하기 위한 수술 및 시술을 반드시 시행되어야 한다. 외인성 손상에 의한 것으로 출혈, 긴장성 기흉 등이 대표적인 예로, 외상환자의 초기 소생술 못지 않게 손상부위에 치료가 시행되어야 한다는 것은 아무리 강조해도 지나치지 않다.

1. 출혈쇼크

외상환자에서 가장 흔한 쇼크의 원인은 출혈이다. 출혈의 정도에 따른 임상양상(표 11-2 참조)은 현장에서 실시간으로 파악하기 어려운 점이 있어 초기 수액에 대한 반응을 통해 수 분 내에 출혈 정도를 예측하기도 한다(표 46-5). 신속 반응군은 출혈량이 많지 않은 경우이므로 출혈여부를 재확인하고 필요 시 추가적 지혈술 필요여부를 확인한다. 일시적 반응군은 실혈양이 많으며 아직 출혈중이지만 아직 생존가능성이 높은 경우이다. 따라서 적극적인 소생술 및 지혈술을 시행하였을 때 생존 가능성이 높다. 그러나 적절한 치료가 조기에 이루어지지 않을 경우 환자를 잃을 수도 있다. 무반응군은 이미 실혈양이 많고 출혈이 지속되는 경우로 적극적인 치료에도 사망할 가능성이 매우 높다.

출혈을 동반한 외상환자에서 가장 중요한 치료는 조기 진단 및 신속한 지혈술이다. 외상기전에 따라 출혈가능 부위를 먼저 배제하여야 한다. 관통상의 경우는 관통부위에 따라 출혈부위를 조기에 확인하여 그에 따른 지혈술이 가능하지만, 둔상의 경우 손상부위 확인이 어려울 수 있다. 비록 대량출혈이 아니더라도 작은 혈관에서 지속적인 출혈이 있다면 쇼크가 발생할 수 있으므로 유념하여야 한다. 대량출혈에 의한 쇼크를 일으킬 수 있는 신체부위는 흉강, 복강, 후복 막강, 골반, 장골, 및 외출혈이 있다. 따라서 출혈부위를 확인하여 수술을 포함한 지혈술을 시도하는 것이 그 무엇보다도 시급하고 중요하다.

흉강의 경우는 2-3 리터의 대량출혈이 발생할 수 있으며 단순 흉부 엑스선만으로도 진단에 도움이 된다. 흉관삽입은 진단 및 치료적 목적으로 시행할 수 있다. 흉관을 통해 이상의 출혈이 지속되는 경우 개흉술을 고려하여야 한다.

복부출혈은 복부상처, 압통, 복부팽만 등을 통해 알수 있으나, 평가 전 이미 대량의 수액이 투여된 경우 초기진단이 어려울 수 있다. 복부출혈에 의한 쇼크가 의심되는 경우 외상초음파, 진단적복강세척술을 시행하는데 위의 검사들은 손상부위를 확인할 수는 없으나 응급상황에서 개복술의 필요여부를 결정하는 데 큰 도움이 된다. 정확한 복강내 손상부위를 확인하기 위해서는 복부 컴퓨터단층촬영이 가장 도움이 되지만 이는 환자의 이송에 따른 위험이 있어 제한적으로 시행되어야 한다. 최근에는 검사의 동선 및 검사시간이 단축되어 초기에 중증외상환자에서 전신컴퓨터단층촬영을 시행하는 것들도 시도하고 있다. 복부출혈이 확인된 경우 혈관색전술 혹은 개복술을 시행할 수 있다. 생리학적으로 매우 불안정하거나 복부외상이 심각한 경우 손상통제수술을 고려하여야 한다.

후복막강에서의 출혈을 감별하기 위해서는 외상기전 및 외부 이학적 검사에서 임상증상으로 의심하여야 하며 이를 확인할 수 있는 검사는 복부컴퓨터단층촬영이 유일하다.

골반출혈은 이학적 검사 및 골반 엑스선 촬영에서 보이는 골절양상에 따라 예측이 가능하다. 혈류역학적으로 불안정한 경우 외고정에 의한 골반안정화, 거즈팩킹, 혈관색전술, REVOA (Resuscitative endovascular balloon occlusion of aorta) 등을 시도할 수 있다. 이는 의료기관에서 익숙하고 우선적으로 유용할 수 있는 시술을 우선적으로 시행한다.

장골골절 및 외출혈은 이학적 검사 및 엑스선 검사로 확인이 가능하다. 일반적으로 외부압박을 먼저 시행하며 이로 지혈이 충분히 이루어지지 않을 경우 지혈대를 고려한다. 그러나 지혈대는 조직, 신경의 이차 손상을 가중할 수 있으므로 최후의 치료방법으로 보류한다.

2. 폐쇄쇼크

정맥환류 감소로 인해 심장의 충전이 안되어 발생하며, 주 원인은 긴장성 기흉, 심낭압전, 혈흉 등이 있다.

호흡음 감소, 목정맥 확장, 종격동 이동 등이 특징적인 소견으로 흉부 엑스선 및 외상초음파가 진단에 도움이 된다.

가장 확실한 진단방법은 흉부컴퓨터단층촬영이 있으며, 심각한 흉부손상이 동반되어 검사가 불가한 경우 진단적 치료적 목적으로 양측에 흉관을 삽입하는 것인데 일반적으로 2번째 늑간 쇄골중앙선 혹은 4,5번째 늑간의 전액와선에 삽입한다.

3. 신경쇼크

외상 직후 신경쇼크는 완전 척수손상 시 발생한다. 일반적으로 T5 상부 척추신경 손상이 있는 경우 교감신경 소실 및 이에 대한 부교감신경의 저항이 나타나지 않는 것이 특징적이다. 신경쇼크는 교감신경 신호의 소실에 의한 것이다. 이는 말초혈관이 이완되고 이로 인해 혈액이 저류되고 결국 심장으로의 정맥순환이 감소되어 쇼크를 일으킨다. 교감신경 신호의 소실은 역시 심장의 박동성, 수축성에도 영향을 미친다. 따라서 전형적인 신경쇼크는 혈압 감소와 함께 서맥, 따뜻한 사지, 그리고 척수손상과 관련된 운동, 감각기능 소실 등이 있다. 그러나 척수손상환자의 경우 출혈쇼크는 74%에서 동반 된다고 보고되고 있어,

쇼크 발생 시 출혈여부를 가장 먼저 배제하여야 한다.

신경쇼크에서 가장 중요한 것은 혈류역학적으로 안정화하여 추가적 이차손상을 최소화하는 것이다. 따라서 타부위 출혈이 동반된 경우 이를 시급히 교정하는 것이 중요하며 출혈쇼크가 배제되었다면 적극적인 소생술을 통해 활력징후를 안정화시킨다. 수액요법만으로 비교적 회복이 잘되나 도파민(dopamine), 페닐에프린(phenylephrine) 등의 혈관수축제를 쓰면 도움이 된다. 수상 후 신경학적 기능이 회복되면서 쇼크도 함께 회복이 된다. 최종적인 수술적 치료는 혈류역학적 안정을 찾은 후 정규수술에 준해 진행한다.

4. 심인쇼크

심인쇼크는 충분한 유효순환용적에도 불구하고 심박출량 감소로 인해 조직의 관류가 감소되면서 발생하게 되는데 원인으로는 심장의 직접적인 손상에 의한 심낭압전, 심장파열, 심장판막손상, 심근손상이 있는 경우와 외상 후 교감신경계활성화에 의해 심근부담이 증가하면서 이차적으로 부정맥, 심근경색 등이 발생하는 경우가 있다.

심낭압전의 경우 Beck's triad라 하는 목정맥확장, 심음감소, 저혈압 등이 나타나지만 폐손상이 동반되어 기흉이나 혈흉이 있는 경우 구분하기 힘들 수 있다. 심낭 압전이나 심장파열은 매우 드물지만 치명적인 손상으로 외상초음파를 통해 진단할 수 있으며, 외상에 의한 심낭압전은 심장파열에 기인하므로 실혈양과 상관없이 반드시 수술적 교정을 시행하여야 한다.

심근손상이 있는 경우 무증상에서 심부전까지 매우 다양한 형태로 나타날 수 있는데 흉부손상이 의심되는 흉골골절, 다발성늑골골절, 흉벽 혹은 명치부위 혈종 혹은 압통 등이 동반된 경우 의심해 봐야 한다. 초기 진단이 중요한데 일단 흉부외상이 있는지 외상기전 및 이학적 검사를 통해 의심하는 것이 중요하며 심효소 측정은 크게 도움이 되지 않으며 심전도, 심초음파 혹은 폐동맥카테타 등이 도움이 된다.

외상에 의한 심부전이 동반된 경우 외상의 기전이 크거나 동반손상이 있는 경우가 많으므로 다른 교정 가능한 원인들을 교정하는 것이 선행되어야 한다. 수액보충만으로 충분하지 않는 경우 도부타민(dobutamine) 등의 수축촉진제를 사용한다. 그러나 베타1뿐만 아니라 베타2효과를 동반하고 있는 경우 이에 의한 혈관확장, 빈맥 등이 동반될 수 있다. 약물만으로 치료가 되지 않을 경우 대동맥 내풍선펌프(intra-aortic balloon pump, IABP) 혹은 체외막산소공급(extracorporeal membrane oxygenation, ECMO) 등을 고려할 수 있다.

5. 외상쇼크

외상 후 초기에 한가지 이유로 쇼크를 발생할 만큼 심각하지는 않지만 단순출혈과 함께 연부조직손상 혹은 장골골절 등으로 인한 호염증반응의 활성화가 복합되면서 쇼크로 진행한다. 따라서 초기에 소생술을 통한 안정화와 손상부위 교정으로 치료가 가능하며 일반적으로 심각한 쇼크를 유발하지는 않는다.

6. 패혈쇼크

외상환자들이 초기에 패혈쇼크를 보이는 경우는 매우 희박하다. 따라서 초기에는 다른 원인에 의한 쇼크를 진단하여야 한다.

Ⅵ 초기소생술

1. 수액요법

외상환자에서 쇼크가 발생하면 우선적으로 2개의 16 G 이상 굵은 정맥로를 확보한다. 정맥로는 내경이 크고 길이가 짧을수록 많은 수액을 다량 투여할 수 있으므로 사지의 말초정맥에 확보하는 것이 선호된다. 특히 출혈 쇼크로 혈액량이 적은 환자의 경우 무리하게 쇄골하정맥 혹은 목정맥에 중심정맥관을 잡다보면 기흉 등 기계적 합병증을 동반할 가능성이 높으므로 유의하여야 한다. 사지에 손상을 당한 경우 손상부위에는 정맥로를 확보하지 않으며, 횡경막 하방에 손상이 있는 경우 최소 한 개 이상은 상대정맥쪽에 혈관로를 확보한다. 응급상황에서 무균적 처치가 미흡한 상태에서 혈관로를 확보한 경우 가능한 빠른 시간에 제거한다. 그 밖에도 소생술 시 사용할 보온된 수액, O형 혈액, 신속주입시스템 등을 구비해 두어야 한다.

초기 수액은 젖산링거액을 사용한다. 특히 생리식염수는 대사성산증을 악화시킬 수 있으므로 주지 않는다. 교질액이나 고장식염수를 통한 소생술도 혈액응고장애를 악화시킬 수 있으므로 추천되지 않는다. 출혈이 있는 경우에는 수액보다는 혈액제재를 가능한 빨리 투여한다. 최종적인 지혈술만이 출혈환자의 가장 훌륭한 소생술이다. 소생술과 함께 가능한 빠르게 지혈술을 시행한다. 그러나 일단 지혈이 되었거나 출혈이 멈춘 경우 수액요법은 최소화한다. 수액과다는 환자 예후에 좋지 않기 때문이다.

2. 손상통제소생술 (Damage Control Resuscitation)

1) 저혈압 소생술

저혈압 소생술은 초기 쇼크발생 이후 지혈될 때까지 시행되는 소생술이다. 일반 소생술은 혈액, 수액, 및 약물을 통해 조직 및 주요 장기에 관류를 충분히 유지하여 기능을 보전시키는 것을 목표로 한다. 그러나 지혈이 이루어지지 않은 상태에서 소생술을 통해 과도하게 혈압을 상승시키게 되면 손상된 혈관의 관류압이 상승하거나, 형성된 혈전을 떨어뜨려 오히려 출혈량이 가중되는 결과를 초래한다. 과도한 수액 및 약물의 투여는 혈액응고장애, 폐부종, 복강구획증후군, 사지 및 장 허혈 등의 부작용을 초래한다. 따라서 과다출혈에 의한 쇼크의 경우 신속한(1시간 이내) 지혈술이 이루어지기까지 소생술의 목표를 비교적 낮게 유지한다. 저혈압 지혈술의 목표는 수축기혈압 70-90 mmHg, 의식이 유지되는 정도, 요골동맥이 촉진되는 것을 임상에서 목표로 한다. 단, 저혈압 소생술은 신속한 지혈술이 전제되어 있는 환자에서 선택적으로 시행되어야 하는데 외상성 뇌손상을 동반한 환자 및 지혈술까지 지연되는 경우(병원의 치료여건이 여의치 않거나, 타병원으로의 전원)에는 저혈압성 소생술이 적용되어서는 안 된다.

저혈압 소생술은 기존의 충분한 소생술 후 지혈술을 시행하는 것보다 발전한 치료개념으로 적극적 지혈술이 소생술보다 우선 되었을 때 향상된 치료성적을 기대할 수 있으며 저혈압 소생술이 출혈양을 줄일 수 있다는 점은 많은 연구에서 알려지고 있다.

2) 지혈소생술

대량출혈에 의한 쇼크인 경우 소생술은 일반수액보다는 혈액을 통해 시행한다. 대량출혈로 즉시 수혈이 필요한 경우 교차적합검사 시간이 많이 걸릴 경우 항원이 없는 O형혈액 이나 Rh-음성 적혈구이다. 그러나 응급상황이라도 혈액형을 알고 있다면 O형 혈액보다는 같은 혈액형의 혈액이 선호된다.

농축적혈구와 함께 신선냉동혈장 및 혈소판을 함께 투여하여 혈액응고장애를 교정하여야 실혈량 및 사망률을 줄일 수 있다. 또한 소생술과 함께 출혈을 조장하는 치명적3인자(lethal triad) 혈액응고장애, 산혈증, 저체온 등을 함께 교정하도록 노력한다. 응고장애는 다량의 수액 및 혈액이 투여에 의한 희석, 외상유도응고장애, 저체온에 의한 혈소판기능감소 등으로 발생할 수 있다. 따라서 적혈구 외에 혈장제재를 반드시 함께 수혈한다. 외상 후 저관류 등 다양한 원인으로 발생하는 대사성산증 또한 혈액응고장애를 가속화시킬 수 있으므로 투석 등을 통해 적극적으로 교정한다. 저체온을 막기 위해 과량 투여되는 수액은 주입

전 39℃까지 온열하고, 담요나 보온기를 통해 환자가 저체온에 빠지지 않도록 한다.

Tranexamic acid는 섬유소분해를 막은 효과가 있어 대량출혈환자에서 사용하면 도움이 된다. 출혈을 동반한 외상환자에서 발생하는 외상유도응고장애의 주요 병태생리는 섬유소분해가 과도하게 활성화되는 것으로 항섬유소분해효과가 있는 tranexamic acid 투여가 출혈환자의 사망률을 의미있게 감소시키는 것으로, CRASH-2 대규모 연구에서 보고되었다. 그러나 출혈 3시간 이후에 투여하면 오히려 역효과가 나타나므로 출혈 발생 후 가능한 빨리 투여한다.

참고문헌

1. Alpar EK. Gosling P Trauma A scientific basis for care.
2. ATLS® Advanced Trauma Life Support 10th Ed.
3. Bickell WB, Wall MJ, Pepe PE, et al. Immediate versus delayed fluid resuscitation for hypotensive patients with penetrating torso injury. N Eng J Med 1994;331:1105-9.
4. Boffard KDManual of definitive surgical trauma care. 3rd Ed.
5. Borgman MA, Spinella PC, Perkins JG, et al. The ratio of blood products transfused affects mortality in patients receiving massive transfusions at a combat support hospital. J Trauma 2007;63:805-13.
6. Crash-2 collabortors Effects of tranexamic acid on death, vascular occlusive events, and blood transfusion in trauma patients with significant haemorrhage (CRASH-2). a randomised, placebo-controlled trial The Lancet 2010;376:23-32.
7. Holcomb JB, Tilley BC, Baraniuk S, et al. Transfusion of plasma, platelets, and red blood cells in a 1:1:1 vs a 1:1:2 ratio and mortality in patients with severe trauma: the PROPPR randomized clinical trial. JAMA 2015;313:471-82.
8. Holcomb JB, Wade CE, Michalek JE, et al. Increased plasma and platelet to red blood cell ratios improves outcome in 466 massively transfused civilian trauma patients. Ann Surg 2008;248:447-58.
9. Kashuk JL, Moore EE, Johnson JL, et al. Postinjury life threatening coagulopathy: 1:1 fresh frozen plasma: packed red blood cells the answer. J Trauma 2008;65:261-71.
10. Mattox KL, Moore EE, Feliciano DV. Trauma. 9th Ed.
11. Turner J, Nicholl J, Webber L, et al. A randomized controlled trial of pre-hospital intravenous fluid replacement therapy in serious trauma Health. Technology Assessment 2000;31.

중환자의학

47

CRITICAL CARE MEDICINE

두부 및 척수손상

황 금

I 두부손상

두부손상은 장애, 사망, 그리고 사회경제적 손실을 유발하는 가장 주요한 원인이다. 초기 외상으로 인한 신경손상이 바로 일어나는 것이 아니라 수시간에서 수일에 걸쳐 일어나는 이차 손상에 기인한다. 두부손상환자와 처음 접하게 될 때 환자가 경미한 경우가 아니라면 진찰과 각종 검사를 모두 시행한 후에 종합적인 판단 후 처치가 이루어지는 일반적인 경우와 달리 응급상황에서는 즉각적인 진찰과 응급치료가 동반되어야 하는 경우도 발생할 수 있다. 이는 이차 손상을 유발할 수 있는 여러 요소를 초기에 예방하고 정상범주로의 복구시키는 것이 초기치료의 가장 중요한 부분이기 때문이다. 두부손상환자도 일반 외상환자와 마찬가지로 일차평가에 있어 응급소생(기도, 호흡 및 순환 유지)이 가장 중요하다. 특히 두부손상의 약 20-35%에서 동반 손상을 갖고 있으므로 이에 대한 확인도 필수적이다.

1. 두부손상 환자의 진찰과 신경학적인 검사

1) 진찰

(1) 활력징후

두부손상 환자에게는 출혈이나 뇌부종과 같은 현상으로 뇌압의 상승이 나타나게 되고, 이러한 경우 혈압의 상승과 서맥이 관찰되게 되는데 이를 쿠싱 반응이라고 한다. 혈압의 상승은 제4뇌실저에 위치한 승압중추에 대한 압박으로 나타나게 되며, 이러한 뇌압의 상승이 지속될 경우 뇌의 비가역적인 손상이 발생하고 자동조절 능력의 소실로 결국에는 혈압하강이 오게 되어 환자의 소생이 불가능한 상태가 될 수 있다. 호흡의 변화는 뇌의 손상부위에 따라 특징적인 변화를 보이게 된다.

(2) 두부 진찰소견

두피 및 안면부에 대한 관찰을 통해 열상, 좌상, 개방성 상처 유무를 확인하게 된다. 측두골의 기저골절이 있을 경우 뇌척수액의 이루나 고실 혈종, 유양돌기 부위의 좌상 및 반상출혈(Battle's 징후)를 관찰할 수 있으며, 전두골의 기저골절이 있을 경우 뇌척수액의 비루나 안와주변의 반상출혈(Raccoon's eye 징후)를 나타나게 된다.

2) 신경학적인 검사

(1) 의식상태

신경학적 검사 중 가장 중요한 요소로 환자자신과 외부환경간의 인지능력으로 정의된다. 의식을 활성화하는 부위(상행망상체활성화계, ascending reticular activating system)의 손상에 따라 의식장애의 정도가 다르게 나타나며, 일반적으로 명료, 기면, 혼미, 반혼수, 혼수의 5단계로 나눈다. 그러나 이러한 구분은 주관적이며 각 단계의 구분이 모호하기 때문에 개안, 언어, 운동반응으로 이루어진 글라스고우혼수점수를 보편적으로 사용한다(표 47-1). 두부외상의 정도를 판단하는데 널리 사용되며 최소 3점에서 최고 15점까지 분포하며 3-4점은 위독, 5-8점은 중증, 9-13점 혹은 5분 이상의 의식소실 또는 국소신경학적 장애의 소견이 있을 경우 중등도, 14점 혹은 15점이면서 기억력손실이나 단기간의 의식소실이 동반된 경우를 경도, 15점이면서 의식의 소실이나 기억손실이 없는 경우를 최소 두부손상으로 구분한다. 망상체의 기능저하는 허혈, 저산소증, 저혈당증, 독성물질, 간질 후 상태 등 여러 원인이 있을 수 있으므로 이로 인한 의식저하도 염두해 두어야 한다.

표 47-1 글라스고우혼수점수

개안반응	자발적으로 눈을 뜬다	4
	명령에 따라 눈을 뜬다	3
	통증자극에 의해서 눈을 뜬다	2
	전혀 눈을 뜨지 않는다	1
운동반응	간단한 명령에 따른다	6
	통증에 국재성 반응이 보인다	5
	통증에 도피성 반응을 보인다	4
	통증을 가할 때 이상 굴절 반응이 일어난다	3
	통증을 가할 때 이상 신전 반응이 일어난다	2
	통증을 가할 때 운동성 반응이 없다	1
구두반응	명확하게 대화를 수행할 수 있고 지남력이 있다	5
	말이 혼돈되고 지남력이 상실되었다	4
	부적절하고 혼란된 말을 한다	3
	검사자가 이해하지 못하는 소리를 한다	2
	아무런 소리를 내지 않는다	1
점수		15

(2) 동공

동공의 대광반사를 통해 뇌 구조적 이상 여부를 확인하게 되며, 양측의 직경 차이가 1 mm 이상일 때 동공부등이라고 한다. 이러한 동공부등은 천막상부의 종괴현상으로 인해 헤르니아가 나타나는 초기에 동측성 동공 산대가 관찰되며 대광반사가 느려지게 된다. 이러한 현상이 진행되면 동공은 최대로 산대되고 대광반사의 소실이 온다. 직접 대광반사가 있으나 간접 대광반사가 없다면 반대측 시신경손상의 가능성이 있으며, 양측 동공이 축동 되어있으나 대광반사가 있는 경우는 대사성 뇌증, 간뇌나 교뇌 병소 또는 과량의 마약과 같은 약물 투여를 의심해야 한다.

(3) 운동반응

의식장애가 기면상태에 미치지 못하면 외부 통증자극을 통해 평가하게 되는데, 이때 관찰하게 되는 것이 운동반응이다. 일반적으로 두부손상으로 인해 혈종 등이 발생하게 되면 반대측의 반신마비가 흔히 일어나며, 드물게 헤르니아 반대편의 뇌각이 소뇌천막에 압박을 받아 동측에 반신마비가 나타나기도 하는데 이를 Kernohan's notch 현상이라고 한다. 사지마비나, 양측 상지 혹은 양측 하지마비의 소견이 관찰될 경우 척수손상을 먼저 고려해야 한다.

(4) 뇌간반사

뇌간손상여부를 관찰하기 위한 방법으로 안구두부반사(oculocephalic reflex, doll's eye maneuver), 안구 전정반사(oculovestibular reflex, caloric test)를 시행하여 평가한다.

3) 방사선학적 평가

두부손상환자에게 컴퓨터단층촬영검사는 많은 정보를 주게 되어, 응급수술이 필요한지 아닌지를 구분하게 한다. 뇌실질의 해상도나 미만성 손상을 관찰하는 데에는 자기공명영상이 더 좋으나 두부손상 환자의 특성상 검사시간이 짧고, 뇌압감시장치나 인공호흡기에 의존하는 경우 등 자기공명영상을 초기에 시행하는 데에는 제한이 있어 컴퓨터단층촬영이 선호된다.

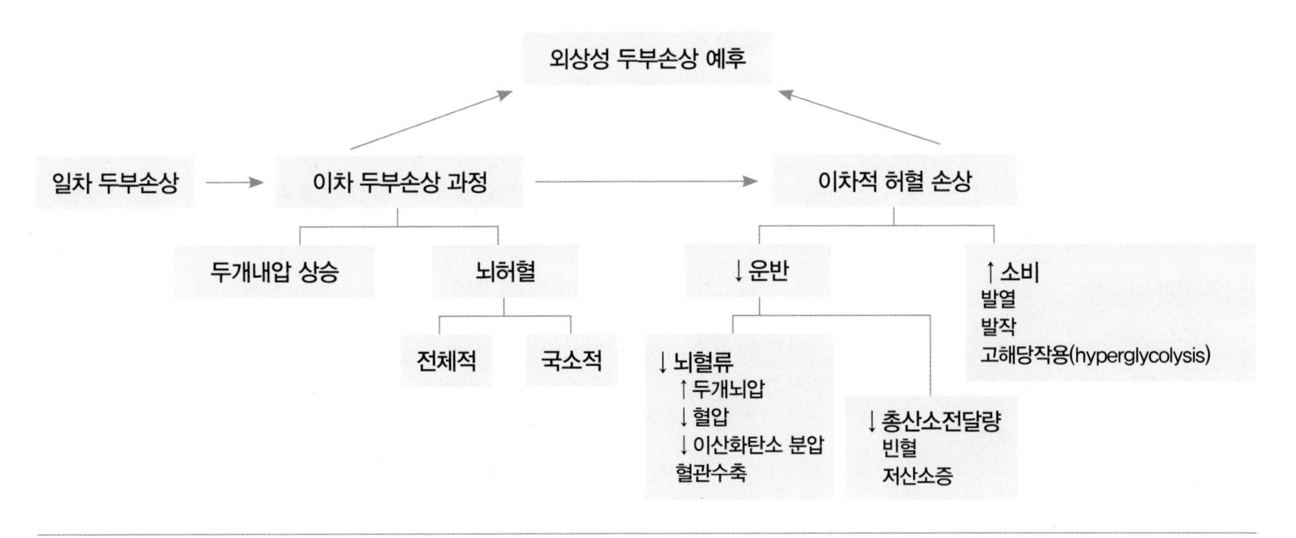

그림 47-1 외상성 두부손상환자의 예후에 영향을 미치는 다양한 요소

2. 두부손상환자의 중환자실 치료

뇌손상은 1차와 2차 뇌손상으로 나누어진다. 1차 손상은 환자가 병원 도착 전에 일어났던 손상으로 중등도에 따라 예후에 영향을 미치나 치유할 수 없는 것이며, 따라서 두부손상의 치료는 2차 뇌손상을 최소화하는 데 목표를 둔다(그림 47-1).

1) 외상성 두부손상의 병태생리

(1) 일차 뇌손상

미만성 손상과 국소성 손상으로 나누며, 미만성 손상이 더 흔한 형태의 두부손상으로 약 56% 정도이다. 그러나 두개내혈종이나 좌상 등에 의한 국소적 손상의 경우에서 일반적으로 사망률은 높은 것으로 알려져 있다.

① 미만성 축삭 손상

두부손상으로 인해 일어나는 축삭의 절단은 외상직후에도 나타나지만 지연성으로도 나타난다. 경도의 손상 시에는 신경재생으로 인해 회복되나 중증도의 손상에는 부적절하게 회복되어 심한 장애를 갖게 한다. 일반적으로 뇌진탕은 6시간 미만의 의식소실을 한 경우에 지칭되며 6시간 이상의 의식소실을 동반하게 되면 미만성 축삭 손상이라고 부른다.

② 두개내혈종과 좌상

- 경막하혈종: 두부손상으로 발생하는 가장 흔한 국소적인 두개내병소로 사망률이 50%정도로 매우 높다. 혈종의 두께 및 중심선의 변위에 따라 환자의 생존에 밀접한 관계가 있으며, 뇌부종, 뇌압 상승과 더불어 뇌혈류의 감소로 급속히 악화되기 때문에 응급개두술이 필요하게 된다.

- 경막상혈종: 거의 대부분의 경우 두개골 골절을 동반하며 의식의 변화가 초기에 없다가 나타나는 의식명료기(lucid interval)를 보일 수 있다. 대개 수술적 치료 이전의 의식상태에 따라 환자의 예후가 결정되며 또한 나이, 치료까지의 걸린 시간, 대광반사 유무, 글라스고우혼수점수, 컴퓨터단층촬영 소견 등도 예후에 영향을 준다. 일반적으로 천막상부의 30 mL 이상의 혈종, 천막하부의 10 mL 이상의 혈종, 혈종의 두께가 15 mm 이상일 때, 중심선의 변위가 5 mm 이상일 때, 혹은 다른 병변을 동반할 때 수술적 적응이 된다.

• 뇌실질내 혈종: 일반적으로 전두부나 측두부에 잘 발생하며, 외상초기에는 보이지 않던 혈종이 24-48시간 내에 지연성으로 컴퓨터단층촬영상 나타나는 경우도 있다.

(2) 이차 뇌손상

세포수준에서의 변화로 부종과 사멸이 일어나고 염증성 과정이 진행되면 혈관과 세포에 영향을 주어 두개내압 상승과 뇌허혈을 일으키게 된다.

① 외상후 뇌부종과 뇌압상승

중증두부손상 후에는 뇌부종과 뇌혈관의 울혈로 인해 뇌부종이 발생하고 이로 인해 두개내압의 상승이 나타나게 된다. 이러한 뇌종창은 혈종을 제거한 후에 국소적인 부종, 전반적인 부종, 또는 전신적인 합병증에 의해 나타날 수 있으며, 이러한 현상은 불량한 예후와 밀접한 관계가 있다.

② 외상 후 뇌혈류의 변화

초기 외상 후 24시간 이내에는 저관류 상태가 유지되며, 이는 뇌혈류량의 감소에 기인한다. 이러한 저관류는 환자의 불량한 예후와 밀접한 관계가 있다. 그리고 외상 후 1-3일 째 약 40% 정도의 환자에게서 충혈 상태가 일어나는데 뇌혈류량의 증가와 더불어 혈관내 혈류속도의 증가로 일어나기 때문이며, 이러한 현상은 소아에서 더 흔한 현상이고 이 시기에 뇌혈류의 증가로 많게는 67%의 사망률을 보이기도 한다. 외상 후 4-15일째에는 혈관수축기이며 비교적 낮은 뇌혈류와 증가된 혈관내 혈류속도 및 반구지수(hemispheric index)의 증가로 나타난다. 반구지수란 경두개초음파상 내경동맥의 평균 혈류속도에 대한 중대뇌동맥의 평균 혈류속도비로서 보통 3이상일 시 뇌혈관연축의 지표로 사용된다. 중등도 이상의 두부손상환자 혈관검사상 약 19%에서, 경두개 도플러상 약 30%에서 혈관수축이 관찰되었고, 이러한 외상 후 뇌혈류의 변화는 뇌전반적으로 혹은 국소적으로 나타날 수 있다.

2) 중환자실에서 두부손상 환자의 감시

이차 손상에 있어 제일 중요한 과정은 바로 뇌압상승과 뇌허혈이라 할 수 있다. 따라서 중증 두부손상환자에게 뇌실천자를 통한 뇌압감시와 경정맥 산소측정기(jugular bulb oximetry)를 이용한 뇌관류를 감시하여야 한다. 그 외에도 심전도, 맥박수, 혈압, 체온, 투입-산출(input-output)이 지속적으로 감시 되어야 한다.

(1) 뇌압감시

두부손상 후 임상적 특징으로만 뇌압의 상승을 확인할 수는 없다. 또한 컴퓨터단층촬영에 중심선의 변위나 기저조의 소실이 나타나지 않아도 뇌압의 상승이 있을 수 있기 때문에 두부손상환자에게 뇌압감시는 필수적이다. 집중감시의 가장 주된 목적은 적정한 뇌관류, 산소화를 유지시켜 이차 손상을 줄이는 것이다. 저혈압이나 증가된 뇌압으로 인해 뇌관류는 감소하게 되어 나쁜 결과를 초래하게 된다. 따라서 뇌관류압을 이루고 있는 평균동맥압과 뇌압을 측정하여 50 이상을 유지할 수 있도록 감시를 해야 하며, 감시된 뇌압이 20-25 mmHg 이상일 경우 치료의 대상이 된다. 글라스고우혼수 점수가 8점 이하의 중증 두부손상 환자와 혈종, 좌상, 부종, 헤르니아, 혹은 기저조의 압박과 같은 비정상 컴퓨터단층촬영 소견을 보인 환자는 뇌압감시의 지침으로 되어있으며, 정상 컴퓨터단층촬영 소견을 보이는 환자라도 40세 이상이거나 편측 혹은 양측의 운동기능이상, 90 mmHg 미만의 혈압소견 중 2가지 이상이 보일 경우에도 뇌압감시를 하는 것이 선택사항으로 되어 있다. 뇌압감시장치 설치의 합병증으로 뇌출혈이 있으므로 출혈성 환자에서는 주의를 기울여야 한다. 또한 다른 합병증으로 감염이 있는데 뇌실 내 감염의 위험은 약 1-10% 정도이며 초기 3일 이내에는 염증이 거의 없어 뇌압측정기간을 짧게 하는 것이 좋다.

(2) 뇌허혈

뇌허혈 또한 뇌압상승과 마찬가지로 환자의 임상양상만으로는 알아내기 모호한 경우가 있으므로 감시가 필요하다.

① 뇌관류

뇌관류압을 70 mmHg 이상으로 유지하기 위해 수액과 승압제를 사용하다 보면 급성호흡곤란증후군을 유발할 수 있기 때문에 50-70 mmHg를 유지하는 것이 추천되며, 압력에 대한 자동조절능력이 보전되어 있는 환자의 경우 뇌관류압을 높게 유지하여도 무방하다. 뇌관류압에 목표를 둔 치료는 자동조절능력이 보존되고 있을 경우가 더 바람직하고 보존되어 있지 않을 경우 뇌관류압을 60 mmHg 이상으로 하지 않는 것이 더 좋은 결과를 보여주었다고 한다. 뇌관류압을 측정하는 가장 간단한 방법은 평균 동맥압에서 뇌압을 빼주는 방법이다. 다만 이러한 산술적인 뇌관류압의 측정은 뇌압상승이나 혈압저하에서만 허혈 여부를 평가할 수 있다. 경두개도플러를 이용한 속도측정은 혈류량이 정확히 혈류속도에 비례하지는 않고, 국소적인 조직관류를 측정할 수는 없다. 그러나 경두개도플러를 통한 중대뇌동맥 혈류속도측정은 상대적 뇌혈류변화를 나타낸다. 혈류속도의 증가는 뇌충혈상태일 경우에도 나타날 수 있어 혈관수축과 구분하기 위해서는 hemispheric index (Lindegaard index), 즉 두개내혈관과 두개외혈관의 속도비를 이용한 감별이 필요하다. 국소적인 뇌혈류 측정을 위해서는 열확산 방법과 레이저 도플러 방법을 이용할 수 있다. 최근에는 다중채널 컴퓨터단층촬영술을 이용한 뇌관류 측정이 보급되고 있다. 이 방법은 관심구역 설정을 통한 국소부위 및 전반적인 뇌관류 상태를 볼 수 있다는 장점이 있으나 조영제 사용 및 방사선 노출, 환자 이동 등의 단점이 있어서 선별적으로 시행해야 한다.

② 적정뇌혈류

경정맥 산소포화도(jugular venous oxygen saturation, $SjvO_2$)는 정상에서 55-71%이나 중증 두부손상 시 32-96%로 평균치는 높고 범위는 넓어진다. 가장 큰 제한점은 국소적인 허혈을 발견할 수 없다는 점이다. 그러나 $SjvO_2$가 50% 이하가 되면 뇌대사의 변화가 발생하며 20% 이하에서는 비가역적인 손상이 유발된다.

(3) 이차 허혈성 손상 감시

① 간질

발작은 뇌조직 산소 대사율($CMRO_2$) 및 포도당 대사율을 증가시키며, 만약 뇌혈류량이 대사율에 미치지 못하면 뇌허혈성 손상이 일어날 수 있게 된다. 두부손상 후 약 15% 환자에게서 발작이 일어날 수 있다.

② 저혈압

중증 두부손상환자에게 병원 내원 전후의 저혈압은 예후에 심한 영향을 주며, 90 mmHg 이하의 수축기혈압을 나타냈던 저혈압 소견은 예후에 가장 많은 영향을 주는 요소 중 하나로 알려져 왔다. 반복적인 저혈압 소견은 결국 사망률에 강한 영향을 준다. 뇌관류압을 산정하는데 사용되는 평균동맥압이 더 중요할 것으로 판단되나 수축기혈압과 평균동맥압간의 일정한 상관관계가 있지 않아 어려움이 있다. "Brain Trauma Foundation" 에서 보고한 외상성 두부손상 지침 4판에 따르면 연령에 따라 50-69세의 환자에서는 수축기혈압 100 mmHg 이상으로, 15-49세 혹은 70세 이상의 환자에서는 수축기혈압 110 mmHg 이상으로 유지하는 것을 권장하고 있다.

③ 저탄산혈증

과호흡을 통해 빠르게 뇌압하강효과를 얻을 수는 있지만 혈액의 평형도 빨라 효과가 오래 지속되지 못하므로 단기적인 목적으로만 사용되어야 하며, 호기말이산화탄소분압(end tidal PCO_2)을 35-40 mmHg로 맞추는 것이 좋다.

④ 저산소증

두부손상환자에 있어서 전신성 저혈압과 저산소증으로 인해 이차 뇌손상이 발생하며 중증 두부손상환자의 약 22.4%에서 저산소증이 발생한다. 심한 저산소증이 아닌 경우에는 동맥혈 내 저산소증은 뇌혈류량의 증가로 보상된다. 폐에 발생하는 합병증으로 인해 저산소증이 발생 시 두부손상환자에게는 24-50%의 사망률의 상승이 나타나게 된다. 따라서 동맥 내 산소포화도는 95 mmHg 이상을 유지하는 것이 목표치이다.

⑤ 빈혈

뇌압의 상승효과를 가져오기 때문에 두부손상 후 특히 다발성 손상환자에게는 매일 혈색소를 검사하여야 한다.

⑥ 발열

체온 1℃상승할 때마다 체성 대사율은 10-13%상승하게 되고 뇌혈류량과 뇌조직 산소대사율을 현저히 증가시킨다.

3) 중환자실에서 두부손상 환자의 치료

초창기에는 전통적으로 단계적 치료로 두개내압 상승에 대하여 뇌척수액 배액, 근이완제, 만니톨, 과호흡, 바비트레이트 혼수 치료를 단계적으로 시행하였었으나, 90년대 중반부터는 두부손상의 생리기전에 근거를 둔 치료방법이 제시되었다. 그 중 한 가지인 뇌관류압 치료방법은 뇌혈관확장 일련의 단계적 반응을 근간으로 악순환을 끊기 위해 혈압을 올리는 치료 방법이고, 또 다른 방법은 Lund 치료로 부종의 형성을 최소화하기 위해 미세혈관압력을 감소시키기 위한 제안이다. 마지막 방법은 다양한 기전의 두부손상환자에 맞춤식 치료 방법으로 초기 저관류가 주된 문제이면 관류압을 유지 하는데 초점을 두고, 이후 뇌부종에 의한 뇌압상승이 문제면 뇌압을 낮게 유지하도록 치료하는 시간에 따른 적절히 목표를 수정해가는 방법이다.

(1) 일반적인 뇌압감압과 뇌관류의 증진을 위한 치료

진정약물요법 및 바비튜르산염 혼수치료: 두부손상환자의 통증이나 격앙된 상태가 뇌압상승, 혈압상승, 체온의 상승 및 인공호흡치료에 영향을 끼치기 때문에 진정 시키는 약물요법가 병행되어 왔다. 바비튜르산염 약물은 뇌보호와 뇌압을 낮추는 효과와 혈관의 긴장도와 저항성의 변화, 뇌대사의 저하, 자유기에 유도되는 지질 과산화와 흥분성의 억제 등의 작용을 한다고 알려져 있다. 따라서 대사요구량을 낮추게 되고 뇌혈류량이 적어도 되는 환경을 조성하게 되어 뇌압을 낮추는 효과를 얻게 되고 전체적인 뇌관류에 효과를 얻을 수 있다. 다양한 바비튜르산염 약물 중 펜토바르비탈이 가장 많이 쓰이는 약제이다. 중증 두부손상환자에게 예방적인 바비튜르산염 혼수치료는 권장되지 않는다. 적극적인 감압과 관련된 약물 치료 및 수술적 치료에도 불응하는 뇌압 상승 시 주로 이용되는 치료 방법으로, 두개내압 감압과 사망률 감소에 효과가 있다. 그러나 약제에 의한 심한 저혈압, 심수축력의 감소, 저체온, 반동성 두개내압의 상승 등의 위험이 있다. 그래서 바비튜르산염을 이용한 치료 시 혈류역학의 감시는 필수이다. Eisenberg RCT7에서 제안한 부하용량으로 30분간의 10 mg/kg에 이어 매 시간마다 5 mg/kg 3번, 이후 유지요법으로 1 mg/kg/hr로 사용하는 프로토콜이 가장 많이 사용된다.

이때, 펜토바르비탈 혈중농도를 3-4 mg 유지하는 것을 권유하나 치료효과나 합병증과는 관련이 없으며, 혼수치료 시 가장 신뢰성이 있는 감시는 뇌파검사를 통한 돌발파 억제의 확인이다.

① 과호흡

과호흡은 동맥혈 이산화탄소분압을 낮추어 뇌내 혈관의 수축을 일으키고 뇌혈류량의 감소시킴으로써 뇌압을 낮추는 효과를 얻게 된다. 그러나 초기 두부외상 후에는 뇌혈류량의 감소가 동반되어 있을 수 있으므로 24시간 이내에는 과호흡을 피해야 하며, 뇌압조절을 위한 예방적 과

호흡으로 동맥혈 이산화탄소분압 25 mmHg 이하는 추천되지 않는다. 다만 뇌압상승에 대한 일시적인 뇌압감압효과를 위한 단기간의 과호흡치료는 선택적으로 시행할 수 있다.

② 뇌척수액 배액

"Brain Trauma Foundation" 에서 보고한 외상성 두부손상 지침 4판에 따르면 뇌척수액의 간헐적인 배액보다 지속적인 배액을 통하여 더 효과적으로 뇌압을 감소시킬 수 있다고 보고하고 있으며, 중증 두부손상 후 초기 12시간 이내에 글라스고우혼수점수가 6점 미만인 환자에서 뇌압을 낮추기 위해 뇌척수액 배액을 고려할 것을 권장하고 있다.

③ 삼투치료

만니톨은 즉각적인 혈장 확장 효과로, 적혈구용적률을 낮추며 적혈구의 변형을 증가시켜 결국 혈액의 점성을 낮추게 되고 이에 따라 뇌혈류량의 증가가 뇌 내로의 산소이동을 원활하게 한다는 것이다. 따라서 만니톨이 수분 내에 효과가 나타나며 뇌관류압이 70 mmHg 이하에서 뇌압을 낮추는 이유이다. 또한 삼투압 효과로 혈장과 세포간의 농도차가 교정되는 15-30분 정도의 지연효과이다. 이러한 현상은 임상적 상황에 따라 90분에서 길게는 6시간 정도의 차이를 나타내며 동맥성 저혈압, 패혈증, 신독성 약물, 또는 기존 신장기능저하 환자들에게는 신부전증을 유발할 위험도가 증가하게 된다. 뇌압조절을 위해 만니톨은 매 4-8시간마다 한 번에 주입을 하며 몸무게(kg)당 0.25-1.0 g을 주입하며 작용기간은 약 4시간 전후이며, 만니톨효과를 극대화하기 위해 만니톨주입 약 15분 후에 퓨로세마이드를 주사하기도 한다. 고장성 수액-기본적이 뇌압을 낮추는 기전은 뇌-혈관장벽이 손상되지 않은 경우 삼투압의 현상으로 물의 이동을 유발하여 뇌내 수분을 줄이는 것이다. 고장성 수액의 효과는 미세순환에도 도움을 주는 것으로 알려져 있는데, 이것의 기전은 다음과 같다. 혈관 내피세포와 적혈구를 탈수화시켜 혈관 직경의 확장과 적혈구의 변형을 유도하여 혈장용적을 증가시키게 되고 이에 따라 혈류의 증가를 유도하는 것이다. 그러나 정상범주의 나트륨농도를 갖고 있는 두부손상환자의 경우는 뇌교 중심부 수초용해(central pontine myelinolysis)를 유발하지는 않으나 저나트륨증을 갖고 있는 환자에게서는 주의가 필요하며, 기존 심폐기능에 문제가 있는 환자에게는 폐부종을 악화 혹은 유발시킬 수 있다고 알려져 있어 주의가 필요하다.

④ 저체온치료

많은 외상센터에서 뇌압조절을 위해 중환자실에서 예방적으로 저체온증을 유도하고 있으나 아직까지 일정하게 사망률 혹은 이환률에 대한 영향을 보여주고 있지는 않다. 또한 섭씨 32-33도로 혹은 33도 이상으로 할 것인지, 저체온 기간을 48시간 이내 혹은 이상으로 할 것인지, 그리고 저체온 치료 후 복원시킬 때 시간당 혹은 매일 혹은 그 이상 천천히 섭씨 1도씩 올릴 것인지에 대한 정확한 기준은 밝혀지지 않았다. 그러나 저체온 치료를 받은 환자들의 경우 글라스고우예후점수 4, 5점의 더 나은 결과를 보여주는 경향이 있다고 하며, 48시간 이상의 저체온 치료는 사망률을 줄이는 데에도 기여한다는 소견을 보여 주기도 한다. 반면에, 조기(2.5시간 이내)에, 단기간(손상 후 48시간 이내) 예방적 저체온 치료는 광범위 손상 환자에서 권장되지 않는다.

⑤ 스테로이드제재

두부손상환자에게 스테로이드의 사용은 환자의 예후나 뇌압감소에 전혀 영향이 없는 것으로 알려져 사용하지 않는다. "Brain Trauma Foundation" 에서 보고한 외상성 두부손상 지침 4판에 따르면 스테로이드가 효과없다는 것만이 유일한 레벨 1으로 보고되어 있다.

(2) 그 외 두부손상에 관련된 치료

① 외상 후 간질

두부손상환자에게 간질의 빈도는 약 12%정도이며 발

생시점에 따라 조기(7일 이내), 만기(7일 이후)로 나누게 되며 각각의 발생빈도는 약 1.4-15%, 5%이다. 글라스고 우혼수점수가 10점 이하, 피질의 좌상, 함몰골절, 경막하 혈종, 경막상 혈종, 뇌실질내 혈종, 관통성 두부 손상, 외상 후 24시간 이내의 발작이 외상 후 간질이 될 수 있는 위험요소이다. 그러나 예방적 항경련제의 사용은 만기 간질의 발생에 영향이 없어 두부손상 후 1주 이상의 예방적 사용은 추천되지 않는다. 만기시점에 발생하는 발작은 일반적인 간질에 준해 치료를 해야 하며, 조기 외상 후 간질의 예방적 항경련제로는 페니토인이 효과적인 것으로 알려져 있다. 다만, 조기 외상 후 간질은 나쁜 예후와 관련은 없는 것으로 보고되고 있다.

② 혈전색전증에 대한 예방

중증 두부손상환자에게 정맥성 혈전색전증의 발생의 위험도가 높으며, 많게는 약 40-80% 정도로 보고가 된다. 혈전색전증의 치료로는 기계적 방법과 약물적 치료 방법이 있는데 특히 저분자량헤파린을 이용한 약물요법의 경우 두부손상으로 인해 수술적 치료 후 경과가 얼마되지 않았거나, 두개내 출혈이 잔존하고 있는 경우 사용에 제한이 된다. 그렇기에 신경외과적 수술이나 두부손상 환자에게서 색전증 예방으로는 출혈의 위험성이 사라지기까지는 스타킹이나 간헐적 공기 압박 등의 기계적 방법을 이용해야 한다. 그 후 반복된 컴퓨터 단층촬영 등을 통하여 출혈의 위험성이 감소하면 약물적인 색전 예방법을 병행한다.

③ 예방적 항생제요법

중증 두부손상환자들의 경우 기도삽관뿐만 아니라 다양한 침습적인 모니터링 장치로 인한 감염률이 높다. 이러한 감염은 결국 이환률, 사망률 및 병원 내 치료기간의 증가를 가져오게 되며, 많게는 인공호흡기치료를 받는 환자의 약 70% 정도에서 폐렴소견이, 뇌압 모니터링 장치를 갖고 있는 환자의 약 27%에서 감염이 발생한다고 한다. 뇌실내도관삽입(External ventricular drainage, EVD) 후 5일이 지나면서 감염의 위험도가 높아진다는 보고가 있어 이 기간이 경과하기 전후로 도관을 제거 하고 필요 시 새로운 경로로 삽입하기도 하나 이와 상충 되게 도관 유지기간과 감염률과 관계가 없다는 보고도 있다. 또한 삽입 유지기간보다는 전신성 감염여부나 뇌실내출혈이 오히려 감염에 영향을 미친다는 보고가 있다. 또한 예방적 항생제의 사용 여부가 이러한 뇌실내도관삽입시술 이후 발생하는 감염에 영향이 없다는 보고가 있다. 따라서 뇌실천자나 뇌압모니터링 장치 삽입 시 소독된 상태에서 시행하고, 항생제 주입 도관의 이용 및 도관 삽입시술 절차를 최소화 한다면 카테터관련감염을 예방할 수 있을 것으로 판단된다. 또한 기관내삽관이 된 환자에서 장기간의 예방적 항생제 사용은 오히려 항생제에 저항성 균이 발현되게 하는 위험이 있으므로 단기간 사용이 추천 되지만 1주 이내의 조기 기관절개술이나 기관내관 조기제거는 사망률 감소나 폐렴의 발생률 감소와는 무관한 것으로 알려져 있다.

④ 영양공급

두부손상 후 가장 좋은 공급방법은 소화기계통을 이용하는 것이며, 사망률 감소를 위해 두부손상 후 72시간 이내에 시작하여 첫 1주내에 전체 칼로리를 주어야 한다. 두부손상 환자에게서도 역시 기본적으로 영양상태 평가 후 조기 장관영양을 해야 하는 것은 다른 질환의 중환자와 동일하다. 단 신경외과적 약물 및 그로 인한 환자상태가 영양과의 상호작용이 있음을 알아야 한다. 먼저 만니톨 및 고장성 용액은 두부손상시 가장 흔히 쓰는 약물로서 반복 사용 시 나트륨과 염화물의 혈중농도가 증가할 수 있으며, 흔히 쓰이는 발프로산은 혈중 암모니아가 급격히 상승할 수 있음을 알아야 한다. 바비튜르산염은 혼수치료 및 진정치료에 흔하게 사용되는 약제로, 환자의 열량요구량을 20% 정도 감소시키며, 열량 이외에도 단백질 요구량은 약 40% 정도 감소시킨다. 장기간의 혼수치료 및 펜타닐, 모르핀 등의 약물들은 장운동을 저하시키기에 추후 장관영양 공급 시 문제를 야기하기도 한다. 저체온 치료를 하는 경우, 장관영양 공급은 재가열 시기에 시작할 수 있다.

⑤ 두부 이외의 외상에 대한 치료시기

생명에 영향을 주는 것은 응급으로 진행을 하나 그렇지 않은 외상에 대해서는 뇌압상승이 안정된 이후로 연기해야 한다.

Ⅱ 척수 손상

중환자실에서 척추의 신경계 혹은 근골격계 손상을 동반하는지 주의 깊게 관찰할 필요가 있다. 과거력을 포함한 병력 청취와 신경학적 검사가 기능적 수준과 손상 부위를 판단하게 해주며, 영상의학적 검사는 척추의 근골격계와 척수의 안정성을 판단하게 해준다. 컴퓨터단층촬영과 자기공명영상은 서로 상호 보완적인 검사로 척수 손상 환자의 접근과 관리에 대한 유용한 정보를 제공해준다. 급성 척수 손상은 다양한 종류의 외상에 의해 발생할 수 있으나 비외상성 원인에 의한 척수 병증에 의해서도 발생 가능하다. 급성 척수 손상은 20-30대에 발생하여 영구적인 장애를 남길 뿐 아니라 신체적, 정신적, 경제적 손실을 초래하게 된다. 척수병증은 시기 적절하게 대응할 경우 회복이 가능하므로 반드시 임상증상에 대하여 즉각적으로 인식해야 한다. 흔한 3대 임상증상으로 근력 이상(비대칭적인), 감각의 소실 및 대뇌의 기능이 보존된 괄약근 기능 이상(소변 저류, 변실금 혹은 요실금)을 들 수 있다. 통증은 척추 레벨과 항상 연관되어 나타나지는 않는다. 척수 손상 환자의 중환자실 관리 목표는 1) 신경학적 손상 및 기존의 신경학적 결손의 악화 예방, 2) 신경학적인 회복이 가능한 생리적 환경 조성, 3) 척주의 안정화이다.

척수 손상의 55%는 경추부에서 발생하며, 이외에 흉추, 흉요추, 요천추부의 발생은 비슷한 정도이다. 신경 손상의 정도에 따른 발생율은 불완전 사지 마비(34.4%)가 가장 많고, 완전 하지 마비(25.1%), 완전 사지 마비(22.1%), 불완전 사지 마비(17.5%)순이었다. 경추부의 손상이 많은 이유는 경추가 머리의 무게를 지탱하며, 운동 범위가 가장 많기 때문이며, 흉추부의 상당 부분은 흉요추 경계부위에서 발생하는데 그 이유는 흉추의 전만에서 요추의 후만으로 이행되는 부위이며, 흉곽에 의하여 고정된 흉추가 상대적으로 고정 안 된 요추부로 이행되기 때문이다.

1. 척수손상의 분류

1) 완전손상과 불완전손상

(1) 완전손상

손상 부위 이하의 운동 및 감각 기능의 완전 소실 상태를 말한다. 심부 건반사의 유무만으로는 완전손상과 불완전손상을 감별할 수 없을 뿐만 아니라, 예후 판정에도 신빙성 있는 지표가 되지 못한다.

(2) 불완전손상

손상부위 이하에서 운동 또는 감각 기능이 조금이라도 남아있는 상태를 말하며, 완전손상 시에는 회복 가능성이 거의 없으나, 불완전손상 시에는 적절한 치료로 상당히 회복 되는 경우가 종종 있다. 불완전척수손상 시에는 어느 한 가지 증후군만 단독으로 나타나기보다는 불완전 복합 손상으로 나타나는 경우가 대부분이다(그림 47-2).

① 경부간부증후군

상위 경수와 뇌간부 손상을 동반하는 증후군으로 교차마비(cruciate paralysis) 양상을 보이며, 증상은 호흡부전, 사지부전마비, 경추 부위와 안면에 감각 이상이 있다. 하지에 비해 상지의 운동 마비가 현저해서 중심척수증후군(central cord syndrome)과 비슷한 양상을 보인다.

② 전방척수증후군

전방척수증후군(anterior cord syndrome)은 주로 과굴곡 손상 시, 즉 추체의 골절이나 골편 또는 파열된 추간반

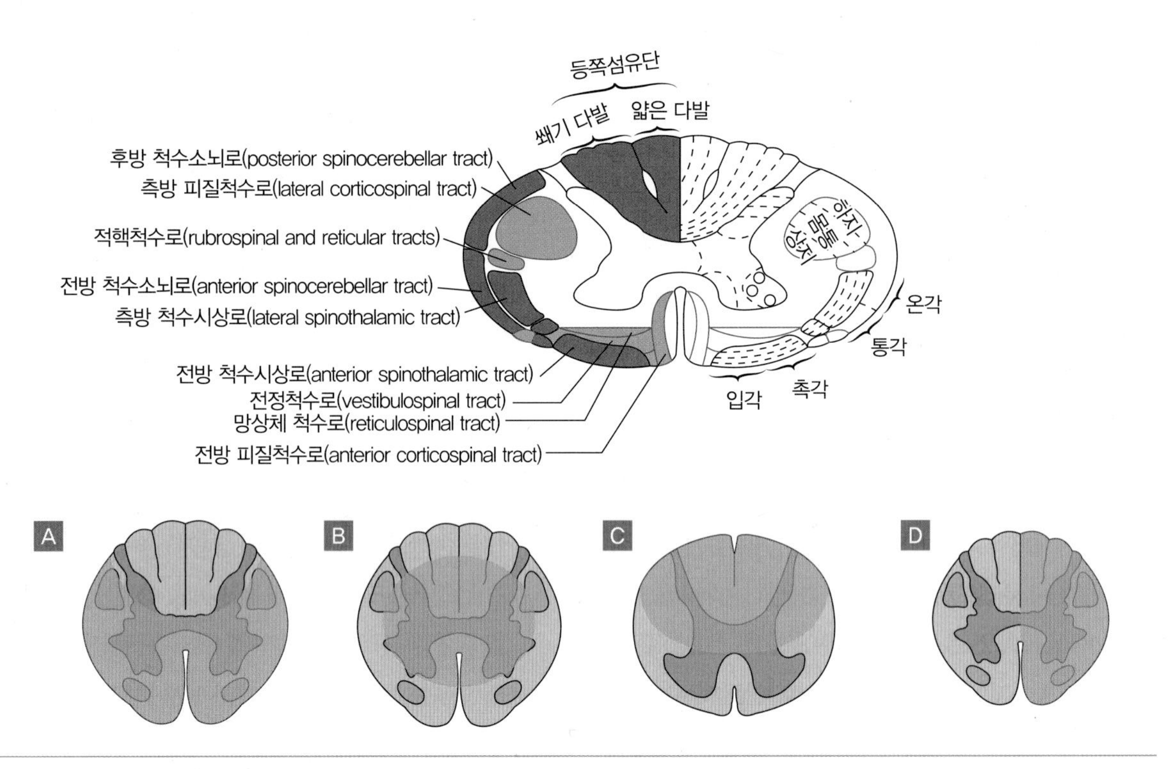

그림 47-2 불완전 손상의 종류

A) 전척수 증후군, B) 중심척수 증후군, C) 후방척수 증후군, D) 측방척수 증후군

이 전척수 동맥을 압박하여 발생하는 것으로 추정하고 있으나, 이러한 혈관의 손상 없이도 척추의 전방이 심하게 압박된 경우에 발생되기도 한다. 피질척수로(corticospinal tract)의 손상으로 병변 이하 부위의 양측성 마비가 발생하며, 외측척수시상로(lateral spinothalamic tract) 손상으로 병변 이하 부위의 양측성 통각 및 온도각이 소실되나 척수 뒤기둥(posterior column)에는 손상이 없어서 촉감, 진동감 및 위치감은 보존된다.

③ 중심척수증후군

중심척수증후군(central cord syndrome)은 심한 척추증이나 척추관 협착증이 있는 중년이나 노인이 경추부의 과신전 손상을 당했을 때 발생하며, 골절이나 탈구 없이도 흔하게 발생한다. 보통 제5-6-7 경추부에서 호발되며, 척수의 중심부위의 부종이나, 타박 또는 출혈에 의해서 발생한다. 피질척수로가 중심으로부터 경추부, 흉추부, 요추부 순으로 위치하기 때문에 상지마비가 하지보다 심하며, 특히 상지의 말단부(손, 손가락 등)에 심한 마비가 발생한다. 지각장애는 불규칙적이고 다양하게 나타나며, 통각이나 온도 감각은 양측성으로 소실되며 촉각, 진동감, 위치감 등은 부분적으로 남아있게 된다. 이러한 환자들 중에 어느 정도 시간이 흐르면 증세의 호전을 보이나 때로는 어느 정도 이상은 증상의 호전 없이 양상지의 말단부에 운동장애를 남기기도 한다.

④ 후방척수증후군

후방척수증후군(posterior cord syndrome)은 추방 척수동맥의 손상으로 인하여 척수 후방으로 주행하는 감각 신경의 기능이 소실되어 발생한다. 운동 기능이나 통각은 소실이 없지만 후방척수동맥은 양측으로 두 개가 분포하므로 동시에 손상을 받기 어려워 임상에서는 거의 볼 수 없다.

⑤ 외측척수증후군

외측척수증후군(lateral cord syndrome, Brown-Sequard syndrome)은 자상, 총상, 회전 손상에 의해 척수의 반쪽 만이 손상된 경우를 말한다.

손상 당한 동측 이하 부위에 운동 마비와 척수 후방을 주행하는 촉감, 위치감, 진동감 등이 소실되고, 반대측 이하 부위에는 통각과 운동 감각이 소실되며, 손상 부위에서는 모든 감각이 소실된다. 이러한 증상은 외상의 경우 보다는 척수 종양 환자에서 주로 관찰되는 소견으로 척수 손상에서는 드물다.

⑥ 척수원추증후군

척수원추증후군(conus medullaris syndrome)은 제 11흉추부터 제1요추 사이인 흉요추 이행 부위손상 시에 발생하여, 초기에는 하위 신경원성 마비가 발생하였다가 시간이 지남에 따라 상위 신경원성 마비가 나타날 수 있다.

⑦ 마미총손상

척수는 제1-2 요추부 사이에서 끝나고, 이 하부위는 마미총으로 이행하는데, 이 부위 손상 시 마미총증후군이 나타난다. 마미총손상(cauda equina injury)은 말초신경으로 다른 척수 손상보다는 예후를 보여 일부 말초신경의 재생이 있을 수 있고, 중추신경에서 보이는 이차 손상이 발생하지 않는다.

2. 척수 손상의 평가

어떠한 중증 손상 환자든 최초 우선 처치는 기도, 호흡, 순환의 평가와 안정화가 우선시된다. 방사선 검사를 통한 안정성이 확인되기 전에 불필요한 척수의 조작은 피해야 한다. 척수 손상은 대개의 경우 다발성 손상 환자에서 발생하는 경우가 많아 특히 두부 손상과 동반되어 발생하는 경우 놓치는 경우가 있을 수 있으므로, 의식저하가 있더라도 상하지의 근력저하나 병적 반사의 여부를 반드시 확인하여야 한다. 표재성 손상과 타박상의 진찰은 신경 손상이 중성심인지 말초성인지 국소화하여 감별진단에 도움이 된다. 전체 척추의 촉진은 통증을 유발함으로써 중요 척추 손상부위 위치 파악에 도움이 된다. 그러나 통증은 척추 손상의 범위와 안정성을 확정 짓지는 못한다. 도수검사상 통증이 발견된다면 통증 유발 부위 척추의 근골격계 손상의 평가를 위해 방사선학적 영상검사가 필요하다. 간혹 심각한 척추 외상에서 극돌기간 공간의 확장이나 인접 척추의 계단식 탈골이 후방 촉진에 의해 발견되기도 한다.

3. 척수 손상 합병증의 치료

만성기의 합병증 치료는 다음과 같다(표 47-2).

1) 호흡기계의 관리

많은 경우의 척수 손상 환자에서 중환자실 입실 당시 이미 기관내삽관이 되어 있을 가능성이 높다. 특히 경수 손상 환자에서 글라스고혼수점수 8점 미만의 중증 두부 손상 혹은 뇌압 상승 소견을 보이는 두부 손상을 동반했을 가능성이 높다. 국소부종, 골절 혹은 경부의 출혈에 의해 기도가 억제되는 경우에도 역시 기관내삽관이 필요하다. 척추 불안정성을 보이는 손상 환자의 기관내삽관은 숙련된 기술을 가진 시술자만 가능할 수 있다. 과도한 경부 조작이 척수 손상을 악화시킬 가능성이 높아 경추를 신전할 수 없는 경우에는 비기관삽관(nasotracheal intubation), 내시경 또는 비디오 스콥을 통한 기도내삽관이 추천되며 술기중의 저혈압을 피하기 위한 감시가 필요하다. 석시닐콜린은 골격근으로부터의 갑작스러운 칼륨 해리를 일으켜 심혈기능에 이상을 일으키는 경우가 있어 주의 깊은 사용이 요구된다. 경추 보호대를 제거해야 하는 상황이라면, 신경외과의가 경추의 고정을 위하여 동행해야 한다.

척수 손상 환자는 다양한 호흡기 합병증(신경인성폐부종, 폐렴, 무기 폐, 늑막 삼출, 폐색전증)과 수상일 이후 호흡 부전이 발생 가능하므로 중환자실에서의 근접 관찰이 필요하다.

표 47-2 계통별 집중 치료

계통	문제점	치료
신경계	이차 손상	고정 수술적 감압 적절한 관류 및 산소 공급 스테로이드
심혈관계	심인성 쇼크 자율신경과민반응	침습적 모니터링, 체액 보충, 혈관수축제, 심근 수축제 자극 제거, 혈관 이완제
혈류	심부정맥혈전증	저분자량헤파린
호흡계	호흡부전 폐렴 무기폐	기관내삽관, 기계환기, 기관절개술 항생제 투여 폐활량 자극, 호기말양압
소화기계	스트레스성 궤양 장폐색 복막염	H2-차단제 투여 수술 및 항생제 투여
비뇨기계	요로 감염	항생제 투여
피부	욕창	예방적 프로토콜, 성향 및 재건 수술
정신계	불안, 우울, 자살	안정, 통증 조절, 심리 상담

경추 4번을 기준으로 이 시상 상부 부위에 손상이 있다면 급작스러운 호흡부전이 발생할 가능성이 있어 주의 깊은 관찰이 요구된다. 경추 3번 이상의 부위에 척수 손상이 존재하는 경우 횡경막 및 늑간근의 기능이 소실되며 이로 인하여 무호흡 또는 호흡 정지가 발생하게 되어 대부분의 환자에서 기계환기가 필요하다. 경추 3번에서 5번 사이에 병변이 있는 경우 횡경막 기능은 부분적으로 보존이 가능하나 늑간근 기능의 부전으로 폐용적의 감소, 기침 감소 및 저환기 등이 유발될 수 있다. 호흡기계 합병증은 척수 손상 환자에서 이환율과 사망률을 높이는 가장 흔한 합병증으로 신경학적 폐부종, 심부정맥혈전증, 폐동맥색전증 및 폐렴 등이 대표적이다. 척수 손상 환자에서 정맥혈색전증 및 폐색전증의 예방을 위해 저분자헤파린이나 미분획헤파린의 사용이 추천된다. 폐렴 역시 척수 손상 환자에서 매우 빈번한 합병증으로 5-20%의 초기 발병률을 보인다. 혈전증과 마찬가지로 예방이 최선의 치료로 기계환기시의 호기말양압을 통하여 무기폐의 발생을 줄이고, 적극적인 흉부 물리 치료와 무균적 가래 흡입이 추천된다. 초기 환자에서 위무력증이 쉽게 발생하므로 흡인을 줄이기 위한 비위관 삽입 및 위내용물 흡인이 추천 된다. 기관내흡인 시 드물게 심각한 서맥을 초래할 수 있으므로 충분한 예방 산소 투여 후 실시 하는 것이 좋다. 좌측 주기관지의 급격한 각도로 인하여 좌측 하부 폐부의 폐렴이 발생하기 쉬우므로 단순 흉부 영상의 주의 깊은 관찰이 요구된다.

표 47-3 척수 쇼크와 출혈성 쇼크의 차이점

	척수 쇼크	출혈성 쇼크
혈압	저하	저하
맥박	서맥	빈맥
피부온두	상승	저하
의식	정상	저하
이완성 마비	있다	없다
소변량	정상	저하

2) 심혈관계 관리

초기 소생과 저혈량성 쇼크를 일으킨 출혈을 제거한 이후에도, 척수 손상 환자의 68% 이상은 저혈압을 겪는 것으로 보고되고 있다. 다수의 경추 혹은 상부 흉추 척수 손상 환자에서 척수 교감신경절의 손상에 의한 신경학적 쇼크가 발생가능할 수 있다(표 47-3).

교감신경 자극 전달의 감소는 서맥, 저혈압, 혈관계 저항 감소를 동반한 심혈관계 기능저하를 유발할 수 있다. 혈류역학적 감시가 추천되며, 수액 공급 및 혈관 수축제를 사용하여 장기 관류압을 유지시키는 것이 기본 처치이다. 심장 기능 향상뿐 아니라 혈관 긴장도를 증가시키는 박동성/수축성 혈관 수축제의 우선 선택이 추천된다. 신경학적 쇼크 환자의 71%에서 서맥이 발생한다고 하며, 이 중 20% 정도에서 수축압 유지를 위해 강심제의 투여가 필요하다. 가시적 혈압 상승의 목표치는 여전히 불명확하다. 경험적 자료에 의하면 저혈압은 관류압을 저하시켜 손상을 악화시킨다. 평균 동맥압이 70-80 mmHg을 유지하도록 하는 것이 추천된다. 척수 손상 환자에서 심혈관계 합병증은 정상인보다 증가하게 되는데, 일부 연구에서는 만성 척수 손상 환자에서 심장 질환이 발생할 위험은 정상인의 3배, 뇌혈관 질환이 나타날 확률은 4배 이상 높은 것으로 보고하고 있다. 움직임의 저하, 고지혈증, 혈당조절 장애, 혈전증 발생률 증가, 만성염증 등의 심혈관계 합병증 위험인자들의 증가가 이런 환자들의 발병률을 높인다. 아직까지 척수 손상 환자의 심혈관계 위험인자 조절 원칙이 특별히 적립된 것은 없으나 일반적인 각 질환의 가이드 라인을 적용하여 예방하는 노력이 필요하겠다.

3) 위장관계 관리

위장관 운동성 저하는 모든 외상 환자에서 발생 가능하며 특히 척수 손상 환자에서 빈번하게 발생한다. 급성 위장관 마비가 발생할 수 있으며 흡인의 방지를 위해 위흡인 및 위장운동 촉진제의 투여가 필요하다. 비위관을 통한 위 내용물의 배액량이 줄어들고 단순 영상 확인을 통해 위장관 운동성이 돌아오기 시작했다고 판단되면 경장 영양을 시작하도록 한다. 위장관 궤양 및 출혈은 전체 척수 손상 환자에서 2-20% 정도 발생된다. 1932년에 Harvey Cushing은 신경학적 질환이 있는 환자에서 발생한 위장관 궤양, 천공, 출혈의 총 11개의 증례를 토대로 감소된 교감신경 신호 때문에 지속적인 미주 신경 활동으로 인해 발생한다고 보고하였다. 이후 신경 손상 환자의 궤양을 쿠싱 궤양이라 명명하였다. 경수 손상 환자에서 흉요추부 손상 환자보다 위장관 출혈성 합병증 발생 가능성이 높다. 위장관 출혈은 보통 수상 1달 이내에 발생하며 10일 이내에 가장 위험하다. 가장 효과적인 약물에 대하여는 아직 의견이 분분하나 pH 4 이상으로 유지하는 것이 위장관 출혈을 줄여줄 수 있다는 연구가 보고 되었다. 장마비와 변비는 척수 손상 환자에게 매우 흔한 합병증이다. 변비를 예방하기 위해 위장관 요법(규칙적인 배변 완화제, 관장)을 조기에 시행해야 한다. 스트레스궤양과 위장관계 출혈의 예방목적으로 H2 길항제 또는 프로톤 펌트 억제제를 투여한다. 경구 영양을 조기에 시작하는 것이 경정맥 영양보다 스트레스 궤양을 줄이는데 효과적이며, 중환자실에서의 장기 경정맥 영양은 배제하는 것이 추천된다.

4) 피부 관리

욕창은 척수 손상 환자에 있어서 주요한 합병증으로 예방 관리가 곧 치료라고 해도 과언이 아니다. 사지 마비와 하지 마비의 환자의 경우 움직임에 제한이 있기 때문에 욕창에 취약한 경향이 있다. 척추 안정을 위한 자세 및 운동 제한, 낮은 혈압, 피부의 관류 저하가 동반된 척수 손상 환자에서는 6시간 이내에 욕창이 발생할 가능성이 높다. 감압을 위한 잦은 체위 변경과 적절한 욕창의 치료가 필요하다. 공기 쿠션 침대 및 체위변경 침대의 이용으로 욕창 발생 빈도를 감소시킬 수 있으며 기존의 욕창 완화를 유도할 수 있다. 중환자실에서 적절한 욕창관리를 위한 임상 지침이 구비되어야 하며, 에어 매트리스 등을 활용하여 피부 압력 부위를 줄임과 동시에 압력이 가해지기 쉬운 천골부,

대퇴 대전자, 궁둥뼈 결절, 외측 복사 부위 등을 수시로 관찰해야 한다.

5) 강직과 통증 관리

상위 신경원성 병변의 경우 대부분 강직을 보이게 된다. 사지 마비 환자의 90%는 강직을 보이게 되나 모든 환자가 강직의 치료가 필요한 것은 아니다. 과다굳음과 강직은 손상 1주 이내에 중요한 문제가 될 수 있다. 가장 기본적인 치료는 근육을 신전시키는 물리 치료로서 중환자실에 입실한 환자라고 하더라도 척추 불안정성에 대한 적절한 조치가 되어있다면 조기 물리 치료 및 작업 치료가 선행되어야 하며 막연한 불안감으로 조기 재활 치료가 미루어져서는 안 된다. 바클로펜, 디아제팜 및 단트롤린은 과다굳음에 유용한 약제들이다. 통증과 우울증은 대부분의 환자에서 나타나며 즉각적으로 대처해야 한다. 통증 전문가가 종종 도움이 될 수 있으며 중환자실 입실 이후의 섬망이 빈번하므로 정신과적인 지지 체계가 기본적으로 필요하다.

6) 방광 관리

소변 저류는 흔하게 관찰되며 자가 도관 또는 내제 도관이 필요할 수 있다. 배뇨 기능이 마비되어 있으므로 초기에는 유치도뇨관으로 배뇨를 하는데 상태가 안정이 되면 간헐적인 도뇨법으로 방광을 훈련시킨다. 처음에는 4시간마다 도뇨를 했다가 잔뇨량에 따라서 6시간, 8시간, 12시간, 하루로 점차 배뇨 횟수를 한 번으로 줄여서 자동 방광(automatic bladder)을 만들어 소변이 차면 자동적으로 배뇨되도록 배뇨 횟수를 조절한다. 이때 2시간마다 3-4분씩 방광부위를 가볍게 두드려주거나 눌러서 배뇨를 돕고, 자동적으로 배뇨되면서 잔뇨량이 100 mL 이하가 되면 도뇨법을 중지한다. 자율신경 과민반응(autonomic hyperreflexia)이란 경추로부터 제6흉추체 사이에 척수 손상이 있을 경우 척추 쇼크에서 회복되는 시기에 발생하는 것인데, 척수 손상 하방 부위에 대한 자극 시 갑작스러운 혈압 상승, 두통, 서맥 등의 증상을 나타내는 것을 말한다. 예를 들면, 도뇨관이 막혀 배뇨가 안 되고 있거나, 또는 자동 방광이 되어 스스로 배뇨하던 환자가 다시 배뇨가 안 되어 방광이 차 있을 경우 흔히 발생하며, 드물게는 대변이 꽉 차 있거나 또는 욕창의 감염 등으로 인해서도 발생한다. 증상은 갑자기 두통을 호소하고 안절부절못하거나 땀을 흘리며, 이때 혈압은 매우 높아져 있으며, 점점 올라가 심하면 뇌출혈을 일으켜 사망에 이르기도 한다. 따라서 방광 훈련을 하고 있거나 도뇨관을 끼고 있는 환자가 두통을 호소하면 응급으로 도뇨관을 갈아 끼워주고 혈압 강하제나 신경 안정제를 투여하여야 한다.

참고문헌

1. A joint project of the Brain Trauma Foundation, AANS, CNS, AANS/CNS joint section on Neurotrauma and Critical Care:Guidelines for the management of severe traumatic brain injury. 4th ed. Brain trauma foundation 2016;8–205.

2. Albert TJ, Levine MJ, Balderston RA, et al. Gastrointestinal complications in spinal cord injury. Spine 1991;16:S522–5.

3. Anushtup De, Prabal Roy, Vinod K, et al. Lowmolecular-weight heparin and unfractionated heparin in prophylaxis against deep vein thrombosis in critically ill patients undergoing major surgery. Blood Coagulation and Fibrinolysis 2010;21:57–61.

4. Borel CO, Guy J. Ventilatory management in critical neurologic illness. Neurol Clin 1995;12:627–44.

5. Brenno Belazi Nery de Souza Campos, Fabio Santana Machado. Nutrition therapy in severe head trauma patients. Rev Bras Ter Intensiva 2012;24:97–105.

6. George ER, Scholten DJ, Buechler CM, et al. Failure of methylprednisolone to improve the outcome of spinal cord injury. Am Surg 1995;61:659–63.

7. H. Richard Winn. Yomans Neurological Surgery. 6th ed. W.B. Saunders comp 2011;3166–266, 3397–423.

8. Jonas P DeMuro, Adel F Hanna. Prophylaxis of Deep Venous Thrombosis in Trauma Patients. A Review. J Blood Disorders Transf 2013;4:1–4.

9. Karlet MC. Acute management of the patient with spinal cord injury. International Journal of Trauma Nursing 2001;7:43–8.

10. Karlsson AK. Autonomic dysreflexia. Spinal Cord 1999;37:383–91.

11. Lu J, Ashwell KW, Waite P. Advances in secondary spinal cord injury: role of apoptosis. Spine 2000;25:1859–66.

12. Shawkat H, Westwood MM, Mortimer A. Mannitol: a review of its clinical uses. Continuing Education in Anaesthesia, Critical Care & Pain 2012;12:82–5.

13. Stevens RD, Bhardwaj A, Kirsh JR, et al. Critical care and perioperative management in traumatic spinal cord injury. Journal of Neurosurgical Anesthesiology 2003;15:215–29.

14. The Korea Neurosurgical Society. Neurosurgery. 3rd ed. Seoul: Joongang Publishing Inc. 2007;392–444.

15. The Korean Society of Neurotrauma. Neurotrauma. Seoul: koonja. 2019;91–102, 371–95.

중환자의학

48

CRITICAL CARE MEDICINE

흉복부외상

이재길

I 흉부외상

흉부외상은 외상 환자의 주된 사망 원인 중 하나이다. 흉부외상은 폐좌상, 늑골골절, 폐 출혈, 폐포허탈, 심장 손상 또는 대동맥 손상에 의한 흉강내출혈 등이 발생할 수 있으며, 저산소증, 고이산화탄소혈증, 산증 또는 저혈압 등을 유발할 수 있다.

흉부외상환자에 대한 초기 처치는 미국 전문외상소생술(Advanced Trauma Life Support, ATLS)에 따른 일차평가 및 소생에 따른다. 우선적으로 기도를 확보하고, 호흡을 유지하며, 출혈 여부의 확인 및 적절한 지혈술, 수액 및 혈액 소생 등을 포함한다. 생명을 위협하는 흉부 손상은 빠르고 가능한 간단하게 응급 처치를 시행하여야 하며, 기도를 확보하고 바늘이나 흉관을 통해 응급 감압을 시행한다.

1. 기도 손상 또는 폐쇄

기도폐쇄는 응급상황으로 일차평가에서 반드시 확인하고 치료하여야 하는 상태이다. 기도폐쇄는 구강내 또는 기도내출혈에 의한 혈액, 치아 또는 구토물 등의 이물질, 기도 손상에 의한 부종 등으로 발생할 수 있다. 기도폐쇄는 저산소증을 유발하고, 심한 경우 호흡을 방해하여 호흡부전을 유발할 수 있다. 구강 및 기도 내에 있는 혈액이나 구토물 등의 이물질은 재빨리 흡인하여 제거해 주어야 하며, 위의 방법으로 기도 확보를 하기 어려운 경우에는 기관내삽관 또는 윤상갑상연골절개술을 시행하여 호흡을 원할하게 할 수 있도록 기도를 확보하여야 한다.

2. 긴장성 기흉

긴장성 기흉은 폐손상으로 폐의 공기가 흉강내로 나오게 되어 흉강의 압력을 올림으로써 폐와 대정맥, 심장의 허탈을 유발하여 저산소증과 저혈압을 일으키는 질환이다. 흉강내에 공기가 축적되면서 종격동이 반대쪽으로 밀리게 되고, 폐와 대정맥이 눌려지면서 정맥환류가 감소되어 심장으로 들어오는 혈액량이 감소하게 되어 “폐쇄성 쇼크”를 유발한다(그림 48-1).

긴장성 기흉은 내장 측 흉막이 손상되었을 때 양압환기를 시행하는 경우에 나타날 수 있으며, 폐손상에 의한 기흉이나 중심정맥관 삽입 중 폐손상이 유발된 경우에도 발생할 수 있다. 빠른 호흡이나 저산소증, 저혈압 등이 동반될 수 있으며, 긴장성 기흉은 영상학적 진단이 이루어지기 전이라도 환자 임상적인 상태에 따라 빠르게 치료를 시행

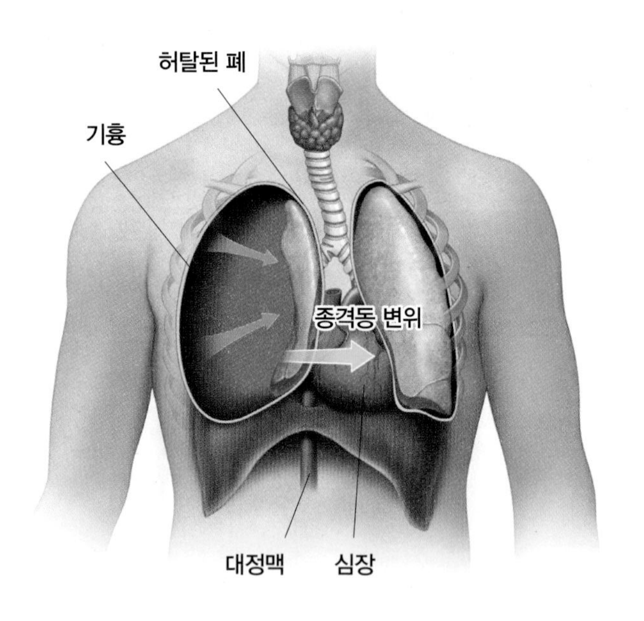

그림 48-1 긴장성 기흉
폐에서 흉강으로 '일방 밸브(one-way valve)' 방식으로 공기가 누출되어 흉강내 공기가 쌓이게 되어 폐와 대정맥, 심장을 누르게 되어 저산소증, 저혈압을 유발하게 된다. (Adopted from ATLS student course manual, 10th Ed. American College of Surgeons, 2018)

표 48-1 긴장성 기흉의 증상

증상
흉통
빠른 호흡
호흡곤란
빈맥
저혈압
기도 이탈(deviation)
호흡음 감소(기흉이 있는 폐)
목정맥 확장
청색증

하여야 한다. 최근에는 응급외상초음파를 통해 진단에 도움을 주기도 한다. 긴장성 기흉을 의심할 수 있는 임상 증상은 표와 같다(표 48-1).

긴장성 기흉이 진단된 경우에는 굵은 바늘을 2번째 늑간 전흉부에 삽입하여 감압을 시행하거나, 흉관을 삽입하여야 한다.

3. 혈흉

긴장성 기흉과 혈흉의 임상 양상은 다르게 나타난다(표 48-2). 기흉과 달리 혈흉은 흉강내에 혈액이 차는 것을 의미하며, 대량혈흉은 폐를 눌러 산소 교환을 억제하여 저산소증을 유발할 수도 있으며, 대량출혈에 의한 저혈량증을 일으킬 수도 있다. 대량혈흉은 한 쪽 흉강내에 약 1,500 mL 이상의 혈액이 있는 것을 의미하며, 산소전달을 용이하기 위해서는 흉관삽관을 통해 배액시켜야 한다. 그러나 폐손상 또는 혈관손상에 의해 대량출혈이 동반된 경우에는 응급개흉술을 요하기도 한다. 대량혈흉이 있는 환자에서는 적절한 소생술이 필요하며, 수액 공급과 더불어 수혈을 통해 혈액량을 보충하여여 하며, 지속적인 출혈이 있는 경우에는 개흉술을 시행한다.

4. 동요가슴 및 폐좌상

동요가슴은 2개 이상의 인접한 갈비뼈가 분절성으로 골절되면 호흡에 따라 역행호흡(흡기 시에 흉곽이 함몰되며, 호기 시에는 흉곽이 상승)이 발생하여, 저산소증을 유발하게 되는 것을 동요가슴이라 한다(그림 48-2). 동요가슴의 다발성 갈비뼈 골절에 의한 경우가 많으므로 심한 폐좌상이 동반된 경우가 많다. 그러나 임상증상이 초기에는 나타나지 않는 경우가 있어 다발성 갈비뼈 골절 환자에서는 동요가슴의 가능성을 염두에 두어야 한다. 동요가슴은 우선 진통제를 투여하면서 통증을 감소시키고 산소를 투여하여 호흡을 원할하게 유지할 수 있도록 도와주어야 한다. 그러나 저산소증이 심하고, 호흡부전이 발생한 경우에는 기관내삽관을 통한 기계호흡 또는 비침습적 기계호흡을 시행한다.

5. 심장눌림증

심장눌림증은 심장막 안쪽에 혈액이 차게 되면서 심장

표 48-2 긴장성기흉과 대량혈흉의 임상증상 비교

	호흡음	타진	기관지 위치	목정맥
긴장성기흉	감소 또는 없음	과공명음	치우침	확장
대량혈흉	감소	둔탁음	중앙	하탈

을 눌러 심장의 용적이 줄어들어 발생한다. 심장의 복귀정맥혈이 감소하여 심박출량이 감소된다. 심장눌림증은 흔히 관통상에서 발생하나, 둔상에서도 발생할 수있다. 심장눌림증은 빠른 진단과 치료를 필요로 하는 상태로, 심음 감소, 저혈압, 목정맥 확장 등의 증상을 동반한다. 그러나 응급상황이나 중환자실 등에서는 심음을 확인하기 어려운 경우가 많으며, 저혈량증이 있는 경우에는 목정맥확장이 보이지 않아 진단에 어려움이 있다. 응급 상황에서는 긴장성기흉과 심장눌림증을 임상적으로 구별하기는 어려우며, 흉부 타진 시 차이를 통해 진단에 도움을 받을 수도 있다. 흉부초음파는 응급실 또는 중환자실에서 심장눌림증을 진단하는데 도움을 주며, 빠르고 정확하게 시행할 수 있는 방법으로, 경험자의 경우에는 약 90-95 %에서 진단할 수 있다. 폐손상의 초기뿐만 아니라 소생과정에서도 발생할 수 있으며, 적절한 소생술에도 불구하고 회복되지 않는 경우 반복적인 초음파 검사를 시행하여야 한다. 심장눌림증이 진단되면 검상하 천자를 통해 도관을 삽입하여 일시적으로 심장막을 감압해주거나, 응급 개흉술을 시행하여 심장막 감압 및 심장 손상을 확인하여 필요한 조치를

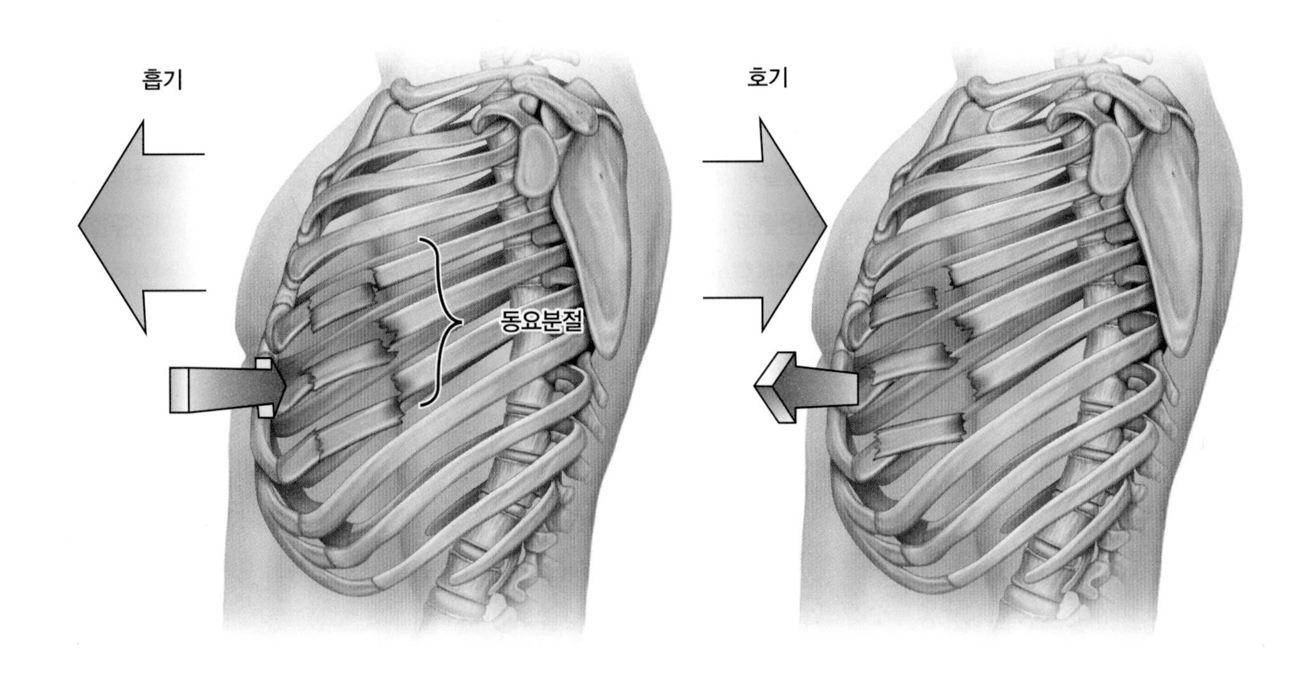

그림 48-2 동요가슴

다발성, 분절성 늑골 골절에 의해 동요분절이 생기면 흉곽의 정상적인 움직임이 제한된다. 흡기 시에는 동요분절이 흉곽과 반대로 흉강으로 딸려 들어가게 되며, 호기 시에는 동요분절이 밖으로 밀려 나오는 현상이 발생하여, 호흡 및 환기 저하를 일으킬 수 있다. 늑골 골절 뿐만 아니라 갈비연골관절의 골절이나 탈구도 동요가슴을 유발할 수 있다.

취해주어야 한다.

6. 비침습성기계환기

폐손상에 의한 호흡부전이 발생한 경우에는 기계호흡이 필요할 경우가 있다. 최근들어 침습적인 기계호흡보다는 비침습적 기계호흡이 폐손상에 의한 호흡부전증 환자에서 기도삽관률, 전반적인 합병증 및 감염, 중환자실 재원 기간 단축 등의 효과가 있다는 보고가 있다. 비침습척 기계환기는 기도삽관 관련 감염을 줄일 수 있으나 동요 가슴 환자에서는 증거는 명확하지 않은 실정이다. 최근 연구결과에서는 동요가슴이 동반된 폐손상환자에서 예방적으로 기도삽관을 하는 것보다 가능한 조기에 비침습적 기계환기를 적용하는 것이 예후에 차이가 없다는 것이 밝혀졌다.

7. 인공호흡기의 적용

폐손상이 있는 경우 많은 환자에서 기계호흡이 필요한 경우가 있다. 동요가슴 뿐만 아니라 다발성 늑골골절, 심한 폐좌상 등에 의해 저산소증 또는 호흡부전이 동반되는 경우에는 기계호흡을 통해 폐에 대한 지지요법을 시행하여야 한다. 인공호흡기를 적용할 때 이차적인 폐손상을 예방하기 위한 전략을 유지하여야 한다. 일반적인 급성호흡기능상실, 급성호흡부전증에 대한 폐보호전략에 따라 인공호흡기의 설정을 유지하는 것이 바람직하다. 그러나 폐의 직접적인 손상과 더불어 간접적인 손상이 동반되어 있는 경우가 많기 때문에 환자의 상태에 따라 호흡기 설정은 달라질 수 있다. 기계호흡을 하는 경우에는 호기말양압과 지속성기도양압을 반드시 적용하여야 한다.

8. 폐손상에서 체외막산소공급

폐손상 환자에서 체외막산소공급은 외상에 의한 응고장애 등으로 관삽입에 따른 출혈의 위험성 때문에 적용이 되지 않는 경우가 많았다. 뇌손상에 의한 출혈이 동반된 환자들에서는 혈액응고억제제를 이용한 체외막산소공급은 뇌출혈을 악화시켜 사망에까지 이르게 할 수 있어 고전적으로는 금기증으로 되어 있다. 또한 급성 출혈이 있는 환자들에서도 금기증으로 되어 있어 외상성 손상환자에서는 제한적으로 사용되고 있다. 특히 국내 다발성 외상환자들이 대부분 교통사고나 추락 같은 둔상에 의한 여러 부위의 손상을 동반하고 있어 체외막산소공급을 적용할 수 있는 환자들이 많지는 않은 실정이다. 그러나 동반손상이 심하지 않고, 폐손상에 의한 폐실질내출혈로 발생한 급성호흡기능상실, 급성호흡부전증, 심정지 환자에서 자발순환이 회복된 경우, 폐손상에 의한 급성호흡곤란증후군이 발생한 환자들에 있어서 체외막산소공급은 환자들이 회복될 가능성을 제공할 수 있는 방법 중 하나이다. 최근에 출혈이 있는 외상환자에서 항응고제를 사용하지 않고 체외막산소공급을 성공적으로 시행한 보고들이 있어 국내에서도 점차 늘어나고 있는 실정이다. 현재까지 폐손상환자에서 체외막산소공급에 대해서는 논란이 많은 상태로 적용시기 및 적용에 대한 적응증들은 더 많은 연구가 필요한 실정이다.

Ⅱ 복부외상

다발성외상환자에서는 복강내출혈 또는 골반부 출혈의 가능성을 의심하고 초기 평가를 시행하여여 한다. 특히 한국과 같이 둔상이 흔하게 발생하는 곳에서는 외상 초기부터 다발부위에 출혈이 동반되는 경우가 있어, 이를 염두에 두고 초기 평가 및 소생술을 시행하게 된다. 복부 및 골반 손상에 의한 출혈의 진단 및 치료가 늦어지는 경우 사망에까지 이를 수 있다. 후복막에 손상이 있는 경우에는 임상증상이 명확하지 않아 진단이 늦어질 수 있으므로 초기 평가 및 진단 시 주의하여야 한다.

1. 복부외상의 평가 및 진단

혈역학적으로 불안정한 환자는 저혈압의 원인이 복부 또는 골반 손상에 의한 것이 아닌지 빠르게 감별하여야 한다. 환자의 병력, 신체진찰 및 진단 검사 등을 통해 복강 또는 골반 손상에 의한 출혈이 발견되는 경우에는 즉각적인 지혈술이 필요하다. 그러나 혈역학적으로 안정되어 있고 복막염의 증거가 없는 경우에는 자세한 검사를 통해 복부 손상의 유무를 확인하고 치료 방법을 결정한다.

병력청취할 때 사고의 경위나 기전 등을 확인하는 것은 손상 부위를 유추하는데 도움을 줄 수 있다. 신체 진찰 시에는 복부 뿐만 아니라 회음부의 손상 유무를 확인하며, 열상, 자상, 조직 손실 유무 등을 확인하다. 복부 촉진 시 압통이나, 반발통이 있다면 복부 손상을 의심할 수 있다.

복부 손상 유무를 확인하기 위해 외상 초음파를 침상 옆에서 시행할 수 있으며, 심장막, 간신와, 비신와, 더글라스와를 확인한다. 외상 발생 초기에는 복강내손상이 있다 하더라도 외상초음파에서 이상이 발견되지 않을 수 있으므로 반복적으로 시행하는 것이 중요하다. 혈역학적으로 불안정한 환자에서 복강내손상을 확인하기 위해 전산화단층촬영을 초기에 시행하는 것은 권고되지 않으며, 외상초음파에서 복강내 체액 저류가 보이고 불안정한 환자에서는 응급 수술을 시행하여 출혈부위를 확인하고 지혈하여야 한다.

2. 복부외상의 치료

복부외상 환자의 초기 평가 및 치료는 전문외상소생술 지침에 따라 시행한다. 우선적으로 기도를 확보하고, 호흡을 유지시키며, 신속한 출혈부위의 확인 및 지혈과 함께 간단한 신경학적 검사들 통해 응급 처치가 필요한 손상부위를 찾는 것이다.

복부 손상환자에서 응급개복술을 시행하는 적응증은 다음과 같다(표 48-3).

3. 출혈성 쇼크의 치료

출혈성 쇼크가 의심되는 환자에서 가장 중요한 치료는 조기에 출혈 부위를 찾아 지혈하는 것으로, 수술이나 영상의학적 중재술을 통해 지혈할 수 있다. 복부외상이나 골반골절에 의한 대량출혈이 발생한 경우 과거에는 고식적인 외과적 수술을 통해 지혈하고 손상된 장기를 절제하는 수술을 시행하였으나, 최근에는 손상통제수술를 통해 최단 시간 내에 응급 지혈을 하고 중환자실에서 환자의 상태를 안정시킨 후에 근본적인 치료를 시행하는 방향으로 진행되고 있다.

Ⅲ 손상통제수술

1. 배경

외상에 따른 대량출혈은 다량의 수액 및 혈액 공급을 필요로 한다.

대량수혈에 따른 체온의 저하, 전신 순환 관류 저하에 따른 조직의 허혈 및 산증, 응고 인자의 희석 및 소모에 의한 응고장애가 나타날 수 있으며, 위 3가지-산증, 저체온

표 48-3 복부손상에서 개복술의 적응증

· 저혈압이 동반된 둔상환자, 외상초음파에서 체액저류가 보이거나 임상적으로 복강내출혈의 증거가 있는 경우
· 저혈압이 동반된 복부 관통상 환자로 전복막이 관통되어 있는 경우
· 복강내관통 총상
· 복강내장기의 탈출
· 관통상 후 위, 직장, 비뇨생식기계 출혈
· 복막염
· 복강내유리공기, 후복막 유리공기, 횡격막 파열
· 위장관, 방광, 콩팥, 또는 복강내장측실질의 손상

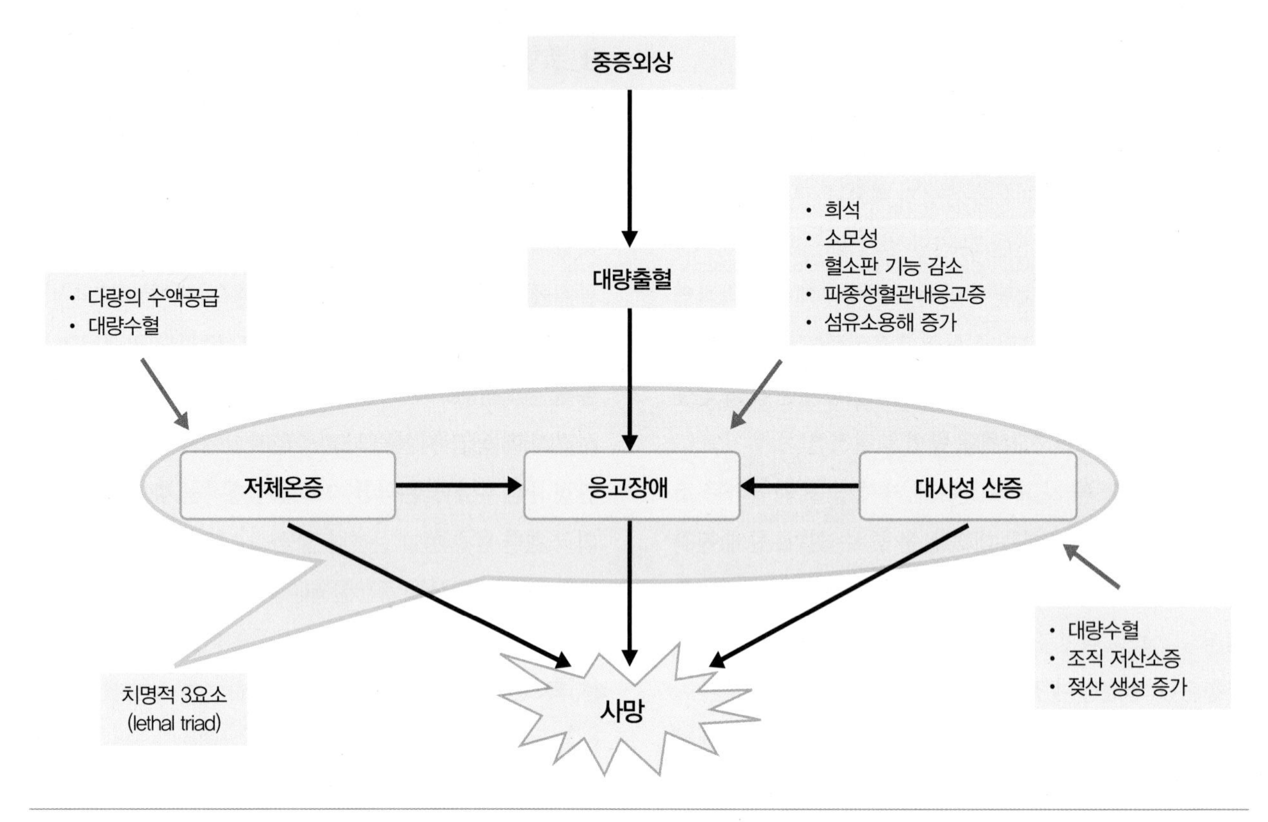

그림 48-3 외상환자에서 대량출혈에 의한 치명적 3요소의 발생과정

증, 응고장애-를 치명적 3요소(lethal triad)라 한다(그림 48-3).

이런 치명적 3요소는 응고장애를 악화시켜 지속적인 출혈을 유발하며, 대량출혈을 지속적으로 유지하는 악성 순환에 빠지게 하여 결국 환자를 사망에까지 이르게 할 수 있다.

대량출혈이 발생하면 다량의 수액과 혈액 공급이 필요하고, 이는 저체온증을 유발하게 된다. 체온이 낮아지면 혈소판의 응집이 억제되고, 여러 응고 인자의 기능도 억제되어 혈액응고가 일어나지 않아 출혈이 지속될 수 있다. 또한 손상 부위의 출혈에 의한 응고 인자 및 혈소판의 소모, 다량의 수액 공급에 의한 희석 등으로 응고 인자 부족증은 악화된다. 이와 함께 조직으로 산소 공급이 감소되어 젖산의 생성이 늘어나고, 수혈에 의해 대사성 산증이 나타날 수 있다. 대사성 산증은 혈관의 수축을 억제하고, 응고 기전을 불활성화시켜 출혈을 더욱 조장할 수있다.

최근에는 대량출혈이 없는 환자에서도 손상에 의한 전신 반응으로 급성외상성응고장애가 나타날 수 있으며, 이는 대량출혈을 일으키거나, 환자를 악화시키는 원인으로 작용할 수 있다. 따라서 중증외상환자에서는 응고장애를 조기에 진단하거나, 출혈이 있는 경우에는 조기 지혈을 하여 추가 적인 출혈을 막아야 한다. 또한 치사 삼징후를 예방하기 위한 치료를 조기에 시행하거나, 발생 후에는 가능한 빨리 치료하여 적절하게 지혈 효과를 얻어야 한다.

따라서 복부외상에 의한 출혈뿐만 아니라, 손상에 의한 대량출혈이 발생하는 경우에는 조기에 지혈을 하고 산증과 저체온증, 응고장애에 대한 적절한 치료가 시행되어야 한다.

고전적 치료 개념

응급실	수술실	중환자실/사망

손상통제수술

응급실	수술실	중환자실	수술실	중환자실
	1. 응급개복술 2. 응급지혈술(거즈 패킹) 3. 오염원 제거 4. 복벽의 임시 봉합	1. 안정화 2. 치명적 3요소의 교정	1. 패킹 제거 2. 근본적 치료술 3. 복벽 봉합	

그림 48-4 손상통제수술과 고식적인 치료개념의 비교

2. 손상통제수술의 개념

외상성 출혈로 인해 혈류역학적으로 불안정한 환자에서 고전적으로는 응급 개복하에 출혈부위에 대한 완전한 치료를 시행하여 왔다. 그러나 오랜 시간 동안의 수술 및 부적절한 소생(과도한 수액공급 및 신선동결혈장과 혈소판농축액을 부적절한 사용)은 응고장애를 악화시켜 지혈이 적절하게 일어나지 못하게 하여 결국은 환자의 상태를 악화시키고, 수술 직후 사망까지 이르는 안 좋은 치료결과를 유도하였다. 이에 외상성 출혈이 발생한 환자에서는 가능한 빠른 시간(golden hour) 내에 일차적으로 지혈을 하거나 손상부위가 광범위하거나 결찰술을 시행할 수 없는 경우에는 임시적인 수술거즈의 패킹을 시행하여 압박에 의한 지혈을 시킨다. 이후 복부는 임시로 폐복하고, 중환자실에서 산증과 저체온증, 응고장애를 적극적으로 교정하여 환자의 상태를 안정화시킨 후 단계적으로 수술을 시행하게 되는데, 이를 손상통제수술이라 한다(그림 48-4).

3. 손상통제수술의 목적 및 적응증

손상통제수술의 일차적인 목적은 신속한 지혈을 통해 출혈을 최소화하고, 복강내장손상이 있는 경우 일차 봉합 또는 절제를 통해 복강내감염을 최소화하고, 추가적인 손상을 방지하는 것이다. 따라서 복부 손상이 심한 중증 환자에서 상태가 불안정한 경우에는 손상통제수술을 고려할 수 있으며, 일반적인 적응증은 표 48-4과 같다.

표 48-4 손상통제수술의 적응증(by International trauma care)

저체온증 ≤ 34 ℃
산증 : pH ≤ 7.2
혈중 중탄산염 ≤ 15 mEq/L
적혈구 수혈 ≥ 4,000 mL
혈액제재 수혈 ≥ 5,000 mL
수술 중 수액 공급 ≥ 12,000 mL
수술 중 응고장애의 증거

4. 손상통제수술의 방법

복부외상에 의한 간이나 장간막 손상 또는 대동맥 및 대정맥의 손상으로 대량출혈이 발생한 경우에 손상통제수술을 시행하게 되는 경우에 일차적으로 손상부위 혈관의 결찰이나 봉합술로 지혈을 시행한다. 비장손상의 경우에는 손상정도가 심하면 비장절제술을 통해 출혈부위를

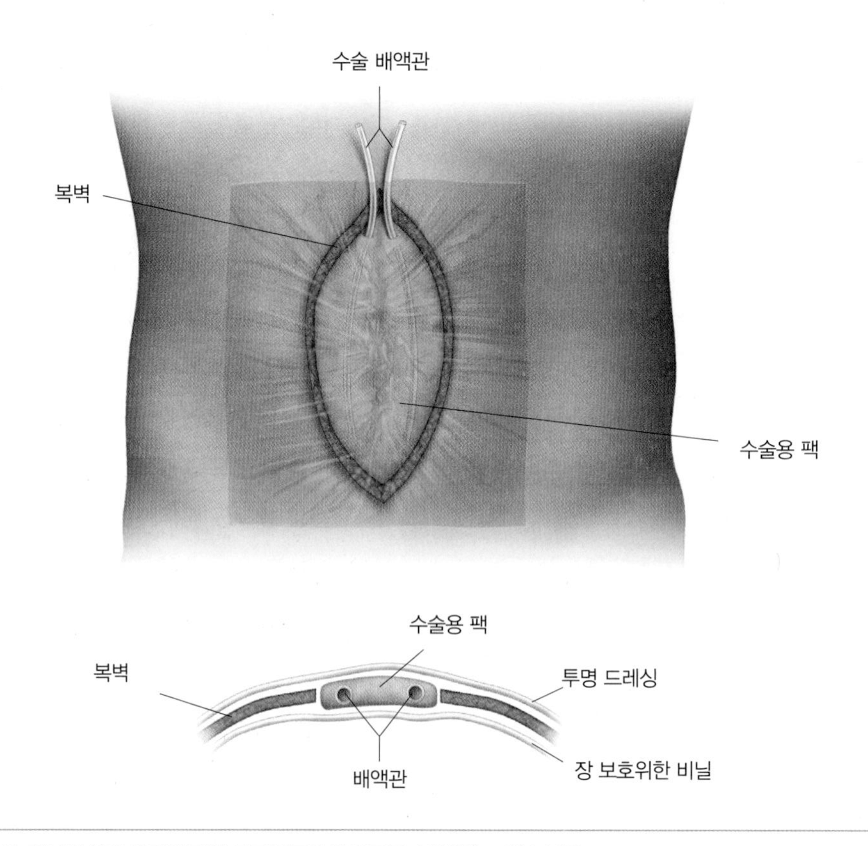

그림 48-5 손상통제수술 후 개봉창상을 유지하면서 진공보조음압치료를 시행하는 개복 상처

제거할 수 있다. 결찰이나 봉합술 또는 절제술로 출혈부위를 제거하거나 조절하지 못하는 경우에는 출혈부위를 손으로 압박하거나, 거즈 또는 수술용 패드를 이용하여 출혈부위를 압박하여 출혈량을 줄이도록 한다. 장 천공이 동반되어 있는 경우에는 봉합사나 피부봉합용 스테플러를 이용하여 신속하게 천공부위를 봉합하여 일차적인 오염원을 해결하도록 노력한다. 손상 부위가 넓은 경우에는 장을 묶어주거나 수술용 장절제기를 이용하여 재빨리 절제하며, 문합술은 환자가 안정된 후에 시행하게 된다. 이후에도 수술 부위에서 응고장애에 의한 출혈이 지속되거나, 장의 부종이 심해 복벽을 봉합할 수 없는 경우에는 복벽을 닫지 않고 개방한 상태로 유지하면서, 진공보조음압치료를 시행하고 중환자실에서 치사삼징후를 해결하고 환자를 안정화시켜야 한다(그림 48-5).

5. 손상통제수술 후 중환자실 치료

손상통제수술 후 중환자실에서 치료 목표는 환자의 치사삼징후를 교정하고 안정화시키는 것이다. 체온이 35℃ 이하로 낮게 유지되는 경우에는 혈소판 응집이 억제되고 응고인자의 활성화를 억제하므로 35-36℃ 이상으로 유지하여야 한다. 대량출혈에 따른 소생술은 저체온을 유발하며, 이를 교정하기 위해서는 수액 및 혈액을 가온하여 주입하거나, 급속주입기를 이용하여 가온하여야 한다. 또한 담요를 덮어주고 공기가온기를 사용하여 환자의 몸을 데워주어야 한다. 응고장애를 교정하기 위해서는 대량수혈에 따른 지침을 만들어 사용하도록 하며, 농축적혈구:신선

동결혈장:혈소판농축액의 수혈은 1-2:1:1의 비율로 유지하는 것이 응고장애를 교정하여 환자의 생명을 유지하는데 도움이 된다.

6. 손상통제소생술

최근에는 외상에 의한 출혈성 쇼크 환자의 치료에 손상통제소생술(damage control resuscitation)의 개념이 적용되고 있다. 이는 다량의 혈액을 필요로 하는 외상환자에서 치사삼징후를 예방하기 위해 수액을 최소화하고, 조기에 혈액을 투여하여 응고장애를 예방하면서, 추가적인 출혈을 최소화하기 위한 방법이다. 손상통 제소생술은 허용성 저혈압, 지혈성 소생술(hemostatic resuscitation) 및 손상통제 수술로 구성되어 있다. 허용성 저혈압은 성공적인 지혈이 이루어질 때까지 수축기혈압을 정상보다 낮게(<90 mmHg) 유지하는 것으로, 이는 외상환자의 사망률에 큰 차이를 주지는 못하지만 30일 사망률은 더 낮추는 것으로 보고하고 있다. 손상통제소생술에 대한 모식도는 그림 48-6와 같다.

Ⅳ 복부구획증후군

복부구획증후군은 외상환자에서 발생할 수 있는 치명적인 복강내고압증으로, 복부의 심한 팽만으로 소변량의 감소와 호흡 시 흡기압력의 증가, 중심정맥압의 증가 등을 일으킬 수 있으며, 적절한 처치가 시행되지 않으면 사망에까지 이르게 된다.

1. 복부구획증후군의 분류

1) 일차성 복부구획증후군

일차성 복부구획증후군은 복부의 손상이나 후복막혈종, 복막염 등의 복강내장기의 이상에 의해 발생하는 것이다.

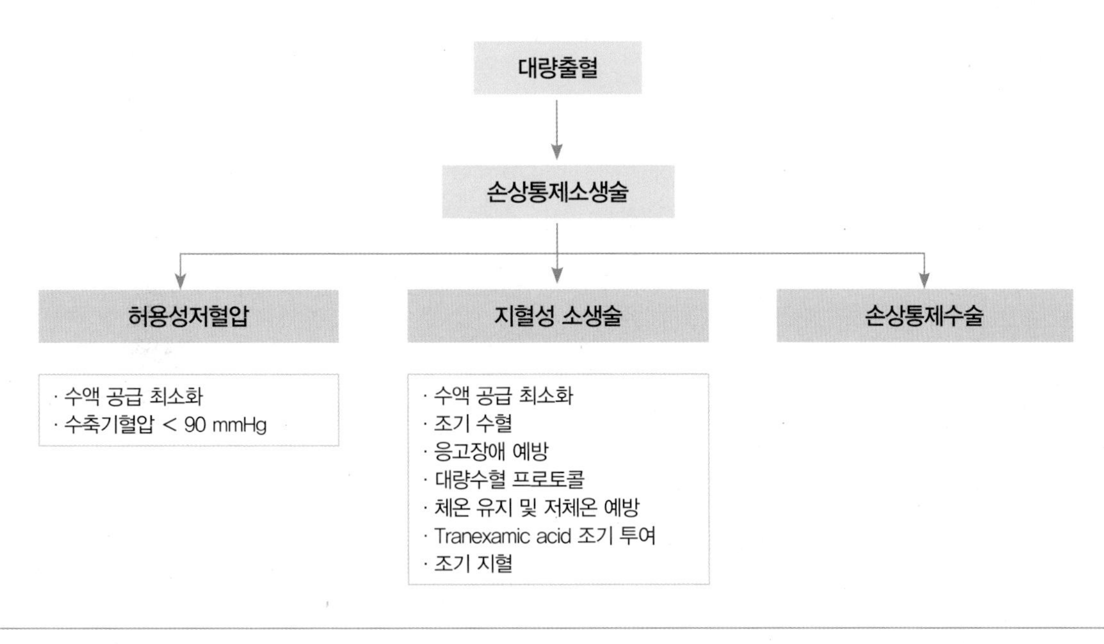

그림 48-6 손상통제소생술의 모식도

2) 이차성 복부구획증후군

이차성 복부구획증후군은 복부의 손상이나 복강내장기의 손상 없이 발생하는 것으로 패혈증이나, 복부 장기 이외의 손상에 의한 출혈 등으로 대량의 수액에 의한 소생술이 시행되었을 경우에 발생할 수 있다.

3) 복부구획증후군의 원인

복부구획증후군은 중환자의 20% 정도에서 발생하며, 패혈증이나 급성호흡기능상실, 급성호흡부전증 등의 비외상성 원인에 의해서도 발생할 수 있다(표 48-5).

복강내고압 및 복부구획증후군은 외상 환자뿐만 아니라 소생술을 시행받거나, 기계호흡을 하고 있는 모든 중환자에서 발생할 수 있다.

4) 복부구획증후군의 발생빈도

복강내고압과 복부구획증후군의 발생률은 보고나 정의에 따라 다양하게 보고하고 있으며, 중환자의 경우 약 18-81%까지 다양하게 보고하였으나, 최근에는 복강내고압 및 복부구획증후군에 대한 정의에 대한 지침을 마련한 이후에는 중환자에서 복부구획증후군은 약 1-5%로 보고하고 있다.

5) 복부구획증후군의 병태생리

복강내압력이 증가하게 되면 신체 모든 부위에 영향을 미치게 된다(그림 48-7).

(1) 뇌

복강내압력이 증가하면 흉곽내 압력을 같이 증가시키게 되며, 이는 정맥환류를 감소시키고, 중심정맥압을 상승시키게 된다. 이에 의해 뇌의 정맥 순환이 감소되어 뇌의 부종을 유발할 수 있다. 이에 따라 의식의 저하 등 뇌기능을 떨어뜨리게 된다.

(2) 심혈관계

복강내압력이 증가하면 하대정맥을 압박하여 정맥환류가 감소하며, 횡격막을 흉강으로 상승시키게 된다. 이는 심장의 혈액을 감소시키게 되고, 폐의 압력을 증가시키게 되어 심근 수축력을 저하시킬 수 있다. 또한 심근의 산소

표 48-5 복강내고압 및 복부구획증후군의 위험인자

복벽 순응도의 감소	모세혈관 누출/수액 소생술
복부 수술 다발성 외상 화상 엎드린 자세	산증 손상통제수술 저체온증 높은 APACHE II 점수 다량의 수액 공급 또는 양(positive)의 수액평형
복강내 내용물의 증가	**기타 원인**

과다한 장내 내용물
  위마비/위 팽만증/장마비
  대장 가성폐쇄증
  장염전
과다한 복강 내용물
  급성 췌장염
  혈복강/기복증
  복강내감염/복강내고름집, 농양
  복강내/후복막 종양
  간기능부전증/복수
	패혈증
	응고장애
	기계호흡
	비만
	호기말양압 > 10 mmHg
	복막염
	폐렴
	쇼크/저혈압

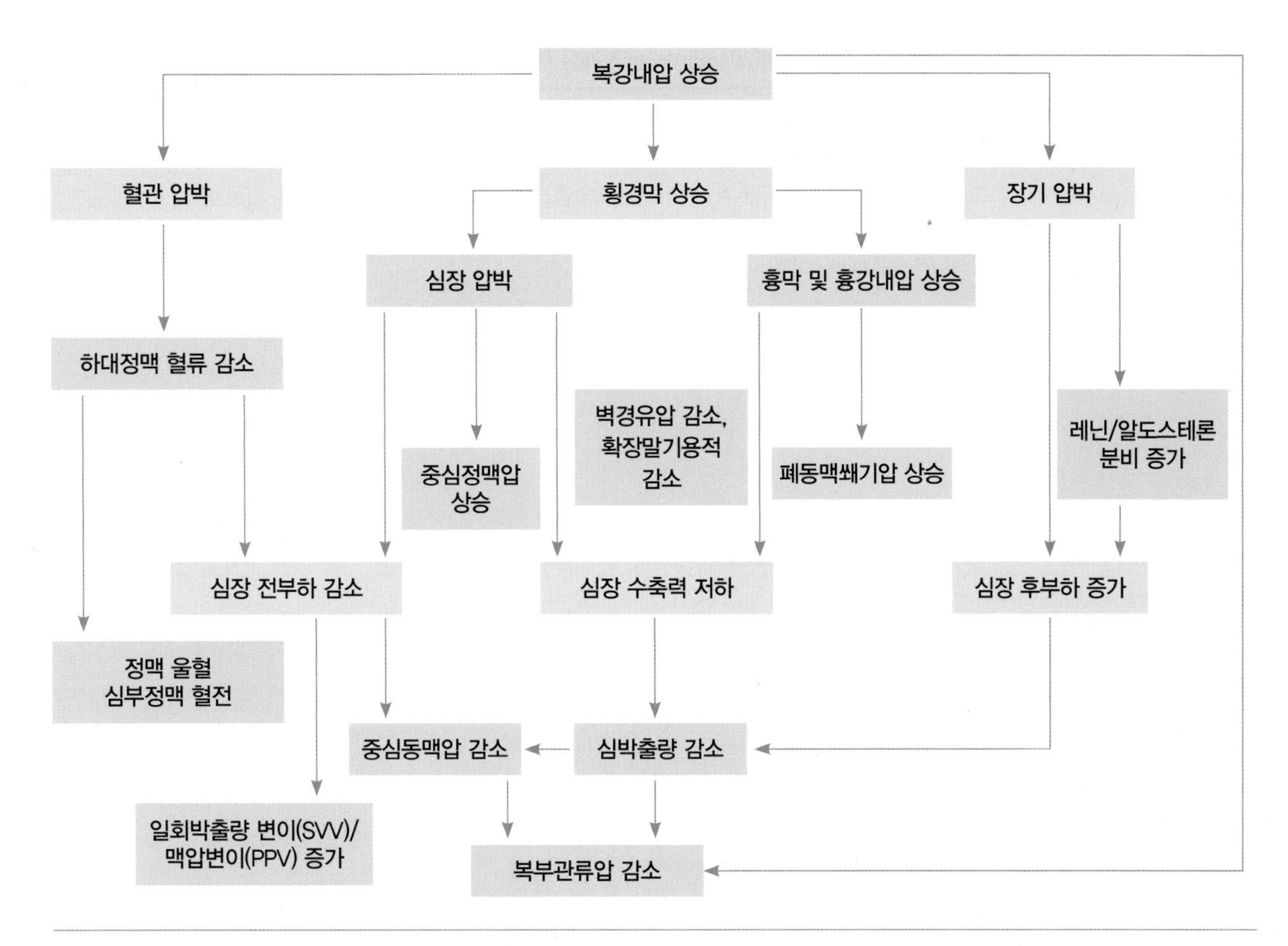

그림 48-7 복강내고압에 의한 병태생리학적 변화 (Adopted from the de Laet IE et al. Med Intensiva 2007)
SVV: stroke volume variation, PPV: pulse pressure variation

요구량은 증가되지만 적절한 산소 공급이 되지 못해 허혈성 변화를 일으킬 수 있다.

(3) 폐

횡격막의 상승에 따라 흉강의 부피가 감소하게 되고 흉곽의 순응도가 감소한다. 이에 따라 기능적 잔류용적이 감소하며, 환기-관류 불균형이 증가하고, 산소 교환이 잘 이루어지지 못하게 된다. 폐의 부종과 더불어 급성호흡곤란증후군이 발생할 위험성이 높아진다.

(4) 간

복강내압력이 상승하면 간을 압박하게 되고, 간문맥 혈류를 저하시키게 되어 간기능의 저하를 유발할 수 있다. 이에 의해 간효소 등이 상승하고, 빌리루빈이 상승하여 황달이 발생할 수 있다.

(5) 콩팥

간과 마찬가지로 복강내압력이 상승함에 따라 콩팥 실질의 혈류도 영향을 받게 되며, 심박출량의 감소, 신동맥의 혈류 감소 등으로 사구체 여과율이 감소하게 된다. 또한 혈류역학적 불안정이 동반한 경우에는 핍뇨 등이 동반되고 이는 콩팥 기능을 더욱 악화시키게 된다. 전신 염증반응 및 혈류역학적 변화에 따라 레닌-앤지 오텐신-알도스테론계가 활성화되어 신동맥을 수축시키는 것도 콩팥 기능을 저하시키는 원인이 될 수 있다.

표 48-6 복강내고압 및 복부구획증후군에 대한 정의(2013년 WSACS 개정 지침)

1. 복강내압은 복강내에 내재되어 있는 항정상태의 압력을 의미함
2. 복강내압 측정은 방광을 통해 하며, 무균적 생리식염수 최대 25 mL를 방광내에 넣고 측정한다.
3. 복강내압은 mmHg 단위로 표현하며, 압력변환기는 중간 겨드랑이선에서 영점조정을 하여, 복부 근육의 수축이 없을 때 누운 상태에서 호기말에 측정한다.
4. 중환자에서 통상적인 복강내압은 약 5–7 mmHg이다.
5. 복강내고압은 복강내압이 12 mmHg 이상으로 유지되거나 반복적으로 상승하는 것으로 정의한다.
6. 복부구획증후군은 복강내압이 20 mmHg 이상이고, 장기부전증이 새롭게 발생하는 경우로 정의한다.
7. 복강내고압의 단계 Grade I, 복강내압 12–15 mmHg Grade II, 복강내압 16–20 mmHg Grade III, 복강내압 21–25 mmHg Grade IV, 복강내압 > 25 mmHg
8. 일차성 복강내고압 또는 복부구획증후군은 수술적 또는 영상의학적 중재시술을 필요로 하는 복부 손상이나 복부 질환과 연관성이 있다.
9. 이차성 복강내고압 또는 복부구획증후군은 원인 부위가 복부가 아닌 경우를 의미한다.
10. 재발성 복강내고압 및 복부구획증후군은 일차성 또는 이차성 복강내고압/복부구획증후군에 대해 수술 또는 내과적 치료를 시행한 후 발생한 복강내고압/복부구획증후군을 의미한다.
11. 복부관류압 = 평균동맥압 - 복강내압
12. 다발성 구획증후군은 두 개 이상의 해부학적 구획에서 구획압력이 증가하는 상태
13. 복부 순응도는 복벽과 횡격막의 탄성도에 의해 결정되는 복부 팽창이 쉽게 되는 정도를 측정하는 것이다. 복강내압력의 변화에 의한 복강내용적의 변화로 표현하여야 한다
14. 개복창상은 개복술 후에 피부와 근막은 닫지 않은 채 임시 복벽봉합이 필요한 것을 의미한다.
15. 복벽의 편측화(lateralization)는 복벽의 근육과 근막이 중심선에서 측면으로 멀어지는 현상이다.

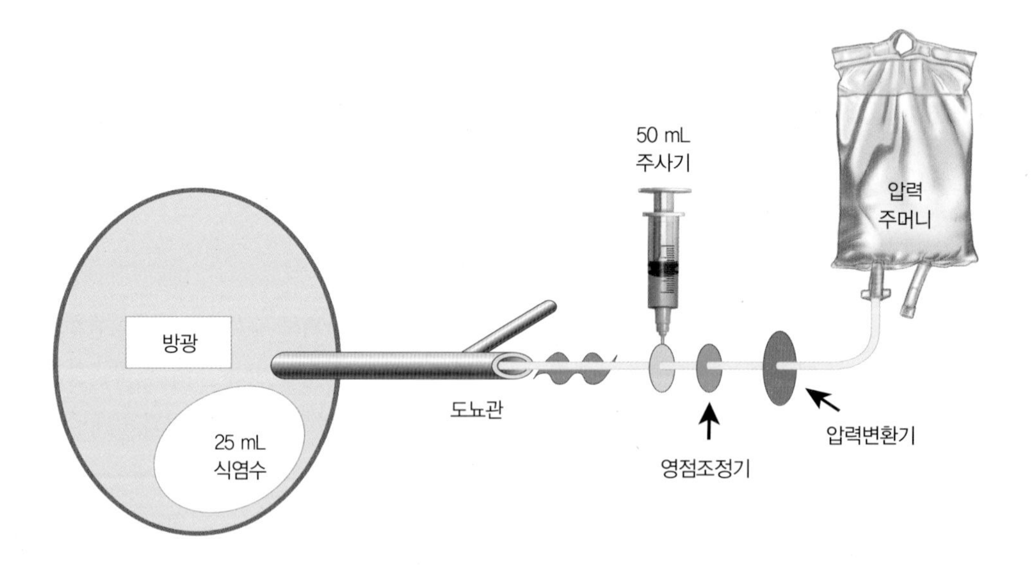

그림 48-8 방광내압 측정을 통한 복강내압력의 측정
(Adopted from Malbrain ML et al. Best Pract Res Clinical Anaesthesiol, 2013)

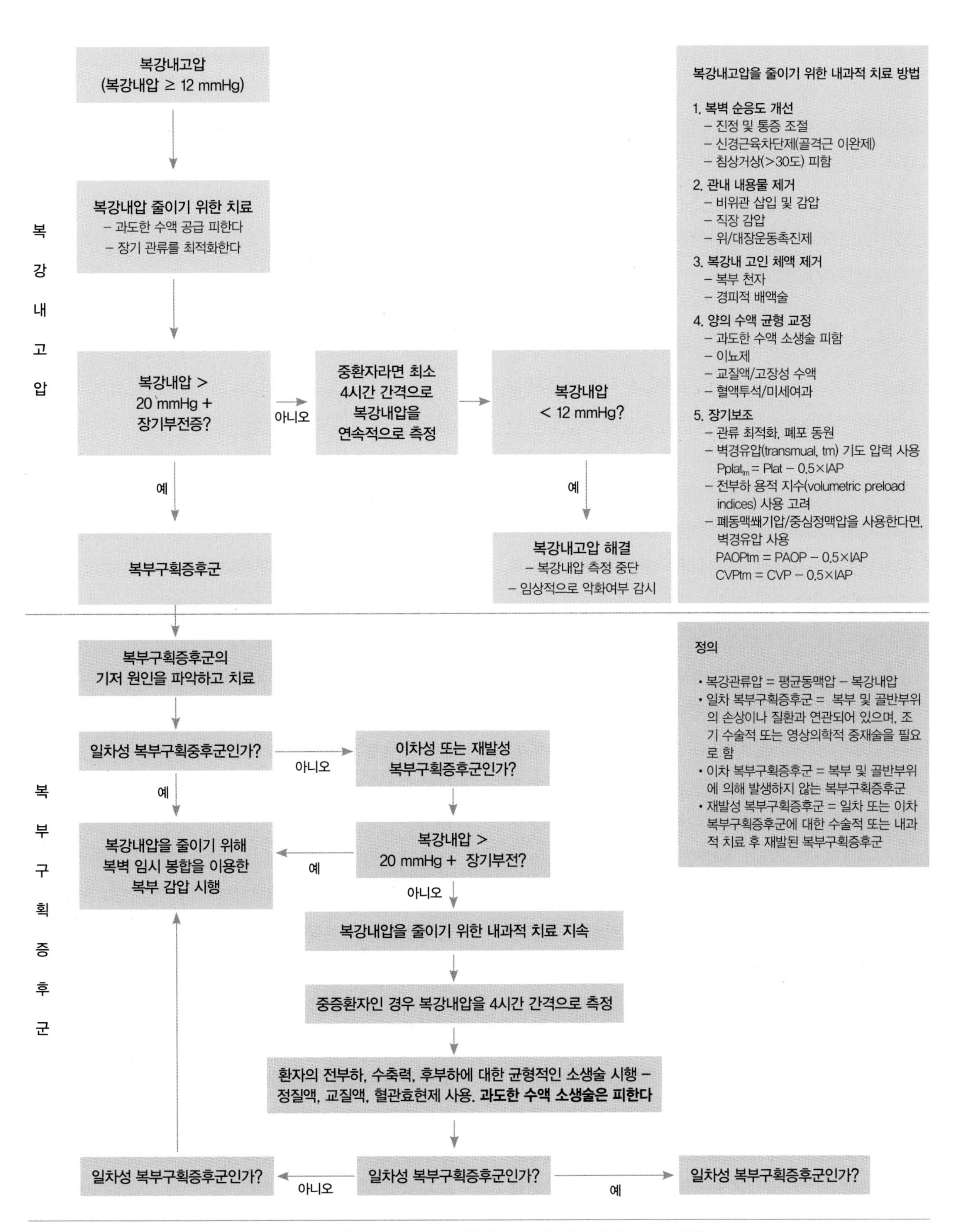

그림 48-9 복강내고압 및 복부구획증후군에 대한 치료 알고리즘 (세계복부구획증후군 학회 2013 지침)

복강내압 ≥ 12 mmHg
복강내압을 감소시키기 위한 내과적 치료 시작
복강내압을 4–6시간 간격 또는 지속적으로 측정
복강내압 ≤ 15 mmHg로 유지
관내용물 제거
복강내공간 점유병변 제거
복벽 순응도 개선
수액공급 최적화
전신/국소 관류 최적화
1 단계
비위관/직장관 삽입
병변 찾기 위한 복부초음파
적절한 진정 및 통증 조절
과도한 수액 소생술 금지
목표지향 수액 소생술
위/대장 운동촉진제 시작
교착드레싱, 복부 가피 제거
음 또는 영의 수액 균형
2 단계
경장 영양 최소화
복부 컴퓨터 단층촬영
역트렌델렌버그 자세 고려
고장성 수액, 교질액 이용한 소생술
소생술의 방향을 위한 혈류역학적 감시
관장 시행
경피적 카테터 배액술
안정적인 경우 이뇨제 사용하여 수분 제거
3 단계
대장내시경 이용 감압
수술적 병변 제거 고려
신경근 억제제 고려
혈액투석/미세여과 고려
경장 영양 중단
4 단계
복강내압 ≥ 20 mmHg 이고 새로운 장기부전이 있는 경우, 복강내고압/복부구획증후군은 내과적 치료에 반응하지 않는 것.
수술적 복부 감압에 대해 심각하게 고려할 것.

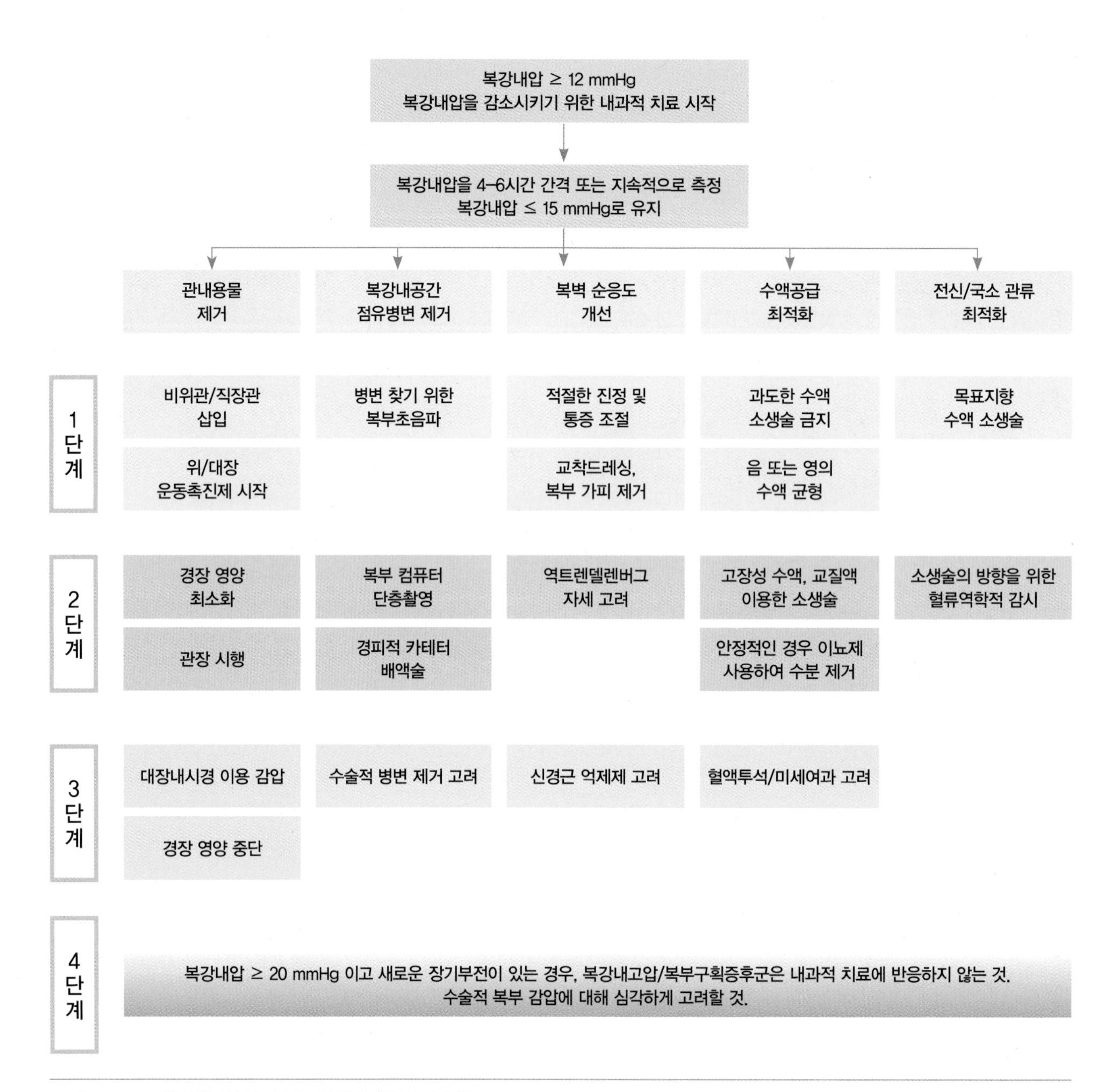

그림 48-10 복강내고압 및 복부구획증후군의 내과적 치료

(6) 소화기계

복강내압력의 증가 및 심박출량 감소는 장간막 혈류를 감소시키며, 간문맥의 혈류 정체에 따른 소화기관의 부종 및 허혈 등은 장의 소화기능을 저하시키게 된다. 심한 경우에는 장의 폐색까지 유발될 수 있다. 또한 장의 세균 전위(bacterial translocation)등도 발생할 수 있어 패혈증이 유발되는 원인으로 작용하기도 한다.

6) 복부구획증후군의 정의

2007년 세계복부구획증후군 학회에서 복강내고압 및 복부구획증후군에 대한 지침서를 마련하였으며, 이는 2013년 개정되어 배포되었다. 이에 따른 복강내고압 및복부구획증후군에 대한 정의는 표 48-6와 같다.

7) 복부구획증후군의 진단

복강내압력을 측정하는 방법은 크게 직접 측정와 간접 측정이 있으며 통상적으로 방광을 통해 복강내압을 측정하는 간접 측정 방식이 가장 쉬우면서도 일반적인 방법으로 널리 사용되고 있다(그림 48-8).

방광 내에 유치된 도뇨관을 통해 생리식염수를 약 20-25 mL 넣은 후 방광의 불수의적인 수축이 없어지고 평형이 이루어진 후에 압력을 측정한다.

환자는 눕힌 상태에서 측정하며, 영점조정은 겨드랑이 중간선을 따라 시행한다. 환자가 의식이 있는 경우에는 호흡 또는 움직임에 따라 복벽의 압력이 생기므로 정확한 측정이 어려울 수 있다.

복부구획증후군은 복강내압이 20 mmHg 이상으로 유지되거나 반복적으로 측정되면서, 복강내압력에 증가됨에 따라 장기부전증이 새롭게 발생하는 경우에 진단할 수 있다. 적절하게 진단되지 않고 장기부전증이 심하게 발생하는 경우에는 사망까지 이를 수 있으며, 특히 35 mmHg 이상으로 유지되는 환자에서 적절한 처치가 이루어지지 않으면 거의 모든 환자에서 사망할 수 있다.

8) 복부구획증후군의 치료

일반적인 치료 원칙은 세계복부증후군학회(WSACS)에서 제시하는 복강내고압 및 복부구획증후군에 대한 치료 알고리즘을 따른다(그림 48-9).

복부구획증후군으로 진행할 가능성이 있는 높은 복강내압을 보이는 환자에 대해서는 우선 다각적인 내과적 치료를 시행해 볼 수 있다(그림 48-10).

첫째, 복벽의 긴장도를 낮추기 위해 진정제나 근이완제를 사용할 수 있다. 하지만 이에 관한 전향적 연구 결과는 부족한 상태로 현재까지는 근거가 부족하며, 펜타닐은 잠재적으로 복부 근육의 긴장도를 높일 수 있어 사용하지 않아야 한다.

둘째, 체위 변경을 최소화하는 노력을 해야 한다. 상체를 약 20° 거상하면 복강내압이 2 mmHg 정도 올라가는 것으로 알려져 있으며, 복와위 또한 복강내압을 증가 시킬 수 있어 복강내고압이 있는 환자들에서는 체위 변경을 최소화하도록 권고하고 있다.

셋째, 비위관 삽입, 관장 및 복수 배액술 등을 고려할 수 있다. 대부분의 복강내고압증 환자에서 장마비가 동반되어 있기 때문에 비위관 삽입 및 관장 등을 통한 장내 압력 감압을 위한 노력이 복강내압력을 낮추는 데에 도움이 될 수 있으며 복수 배액을 통해 직접적인 감압도 복강내압력을 낮출 수 있다.

넷째, 장운동을 촉진시키기 위한 약제들(erythromycin, metoclopramide, neostigmine) 등도 잠재적으로 복강내압력을 낮추는 데에 도움이 될 것으로 생각되나 직접적인 근거는 부족하다.

마지막으로, 과도한 수액이 투여되지 않도록 적절히 제한해야 하며 이뇨제나 신대체요법 등을 통해 수액 균형을 잘 맞추어야 한다. 복강내고압증 환자에 대해서 적절한 수액 제한을 위해 고장성 결정질이나 콜로이드 제제의 수액 투여 등을 고려해야 한다.

이러한 노력에도 불구하고 복부구획증후군으로 진행하는 환자에 대해서는 적극적으로 수술적 감압술을 고려해야 한다.

참고문헌

1. Atema JJ, Gans sL, Boermeester MA. Systematic review and meta-analysis of the open abdomen and temporary abdominal closure techniques in non-trauma patients. World J Surg 2015;39:912-25.

2. Balogh ZJ, Lumsdaine W, Moore EE, et al. Postinjury abdominal compartment syndrome: from recognition to prevention. Lancet 2014;384;1466-75.

3. Cirocchi R, Montedori A, Farinella E, et al. Damage control surgery for abdominal trauma. Cochrane database Syst Rev 2013;3:CD007438.

4. Cohen MJ. Towards hemostatic resuscitation: the changing understanding of acute traumatic biology, massive bleeding, and damage control resuscitation. Surg Clin North Am 2012;92:877-91.

5. de Laet IE, Malbrain M. Current insights in intra-abdominal hypertension and abdominal compartment syndrome. Med Intensive 2007;31:88-99.

6. Diaz JJ Jr, Cullinane DC, Dutton WD, et al. The management of the open abdomen in trauma and emergency general surgery: part 1-damage control. J Trauma 2010;68:1425-38.

7. Kirkpatrick AW, Roberts DJ, De Waele J, et al. Intra-abdominal hypertension and the abdominal compartment syndrome: updated consensus definitions and clinical practice guidelines from the World Society of the Abdominal Compartment Syndrome. Intensive Care Med 2013;39:1190-206.

8. Malbrain ML, De Laet IE, De Waele JJ, et al. Intraabdominal hypertension: definition, monitoring, interpretation and management. Best Pract Res Clin anasethesiol 2013;27:249-70.

9. Ortiz-Diaz E, Lan CK. Intra-abdominal hypertension in medical critically ill patients: a narrative review. Shock 2014;41:175-80.

10. Rastogi P, Iyer D, Aneman A, et al. Intra-abdominal hypertension and abdominal compartment syndrome: pathophysiological and non-operative management. Minerva Anesthesiol 2014;80:922-32.

11. Richter T, Ragaller M. Ventilation in chest trauma. J Emerg Trauma Shock 2011;4:251-9.

12. Sartelli M, Abu-Zidan FM, Ansaloni L, et al. The role of the open abdomen procedure in managing severe abdominal sepsis: WSES position paper. World J Emerg Surg 2015;10:35.

13. Schreiber A, Yildirim F, Ferrari G, et al. Noninvasive mechanical ventilation in critically ill trauma patients: A systematic review. Turk J Anaesthesiol Reanim 2018;46:88-95.

14. Simon B, Ebert J, Bokhari F, et al. Management of pulmonary contusion and flail chest: An Eastern Associateion for the Surgery of Trauma practice management guideline. J Trauma Acute Care Surg 2012;73:S351-S61.

15. The Committee on Trauma, American College of Surgeon. ATLS Advanced Trauma Life Support Student Course Manual. 10th Ed. 2018. American College of Surgeon.

중환자의학

49

CRITICAL CARE MEDICINE

뇌사 진단과 뇌사 장기 공여자 관리

김은영

법률적으로 사망은 심폐기능의 비가역적인 정지 혹은 뇌사를 모두 포함한다. 뇌사는 다양한 원인으로 인해 대뇌 피질 및 뇌간에 비가역적인 기능 손실을 일으킬 수 있을 정도의 심각한 소상을 받은 경우 발생할 수 있으며, 1950년 인공호흡기의 도입 후 처음으로 뇌사의 개념이 중환자실 치료에 도입되었고, 이후 1960년도에 정식으로 첫 기술되었다.

중환자전담의가 뇌사 상태가 의심되는 환자에게 적시에 정확하게 뇌사를 진단하는 것은 다음의 여러 측면에서 매우 중요한 의의를 갖게 된다.

① 공여자 가족들이 우려하는 윤리적 측면에 대한 배려와 적극적인 의사소통을 통한 지지

② 한정된 중환자실 재원의 효율적이고 형평성 있는 분배

③ 장기기증에 대한 의견 여부 타진

특히 뇌사 진단은 장기 조직의 기증을 위해서 필수적인 전제 조건이다. 이 때 중환자전담의는 뇌사자가 장기 수여를 결정하는 뇌사 판정 및 전후의 관리 기간 동안 더 이상의 장기 손상이 진행하지 않고 최상의 장기 기능이 유지되도록 하며, 뇌사의 복잡한 생리학적 반응을 고려해 환자의 상태가 안정적으로 유지되도록 하는 것을 목표로 하는 뇌사자 관리 전략을 가져야 한다.

국내에서는 1998년 장기 등 이식 관련 법률이 제정되면서 뇌사 판정이 가능하게 되었으나, 아직까지 우리나라의 뇌사 판정은 장기 이식을 전제로 한 경우에만 가능하다. 이에 본 장에서는 뇌사 진단 및 판정 과정과 뇌사 장기 공여자의 생리적 변화와 관리에 대해 설명하고자 한다.

I 뇌사 진단 및 판정

1. 뇌사 판정의 선행 조건

뇌사는 병인이 알려진 비가역적인 혼수상태이며, 자발적인 호흡을 포함한 모든 뇌간 반사가 없는 상태를 의미한다. 이러한 심각한 뇌손상은 다양한 원인에 의해 유발될 수 있지만 가장 흔한 원인은 세가지로, 대뇌부의 외상, 출혈(경막하, 경막외, 뇌실질출혈 모두 포함) 및 심정지 후 저산소성 뇌손상이다.

뇌사의 임상적인 진단은 첫째, 비가역적인 신경 손상, 둘째, 대뇌의 임상 기능 소실, 셋째, 뇌간의 임상 기능 소실 및 구조적 질환의 비가역성이 확실해야 한다. 이를 위해 환자의 현 상태를 설명 가능한 명확한 원인 질환 또는 이유가 있어야 하며 치료 가능성이 없는 기질적 뇌 병변이 존재해야 한다. 또한 뇌손상을 유발할 수 있는 여러 가

표 49-1 뇌사 판정의 필수 선행조건

원인 질환	원인 질환이 확실하고 치료된 가능성이 없는 기질적 뇌 병변이 있다.
호흡 기능	깊은 혼수상태로 자발호흡이 없고 인공호흡기로 호흡이 유지된다.
생리적 상태	저체온 상태(직장 온도가 섭씨 32℃ 이하)나 쇼크 상태가 아니다.
배제 조건	치료 가능한 약물중독(마취제, 수면제, 진정제, 근육 이완제 또는 독극물 등에 의한 중독)이나 대사성 또는 내분비성 장애(간성 혼수, 요독성 혼수 또는 저혈당성 뇌증 등)의 가능성이 없다.

표 49-2 중추신경계 작용 약물의 반감기 (단위, 시간)

약물	반감기 (단위,시간)	약물	반감기 (단위,시간)
Amitriptyline	24	Lorazepam	15
Atracurium	0.5	Midazolam	6
Clonazepam	20	Morphine	3
Codeine	3	Phenobarbital	100
Diazepam	40	Rocuronium	1
Fentanyl	6	Thiopental	20
Ketamine	2.5	Vecuronium	2

역적 원인의 가능성을 배제해야 하는데, 여기에는 저체온, 저산소혈증, 이상 혈당증, 심각한 전해질 장애 및 저혈압이나 쇼크와 같은 심각한 생리 장애가 포함되며 이외에도 약물의 부작용, 약물 과용, 중독 등의 원인을 배제해야 한다(표 49-1).

특히 뇌기능의 저하를 일으킬 만한 중추신경계 작용 약물의 과다 복용이나 중독 가능성을 배제해야 하는데, 만약 뇌사 상태를 평가하기 전에 진정제나 진통제를 투약한 기왕력이 있는 경우에는 최소 마지막 투약 시간 이후 물질의 체외 배출을 위한 적절한 시간(일반적으로 반감기의 4배) 이상이 경과한 이후에 뇌사 판정을 진행해야 한다. 흔하게 사용되는 중추신경계 작용 약물의 반감기를 표 49-2에 나타냈다.

2. 뇌사 판정의 기준 및 판정 과정

우리나라의 장기 등 이식에 관한 법률에 따르면 자발호흡이 없고 인공호흡기로 호흡이 유지되면서, 원인 질환이 확실하고 치료될 가능성이 없는 뇌 병변이 있거나, 7가지 뇌간 반사 중 5개 이상의 반사가 없는 경우, 일산화탄소 중독, 대사성 장애, 자살 시도 등의 발생 원인으로 의학적 관찰이 필요한 경우가 아닌 경우에는, 뇌사 추정자의 신고를 해야 한다. 이 때 뇌사로 추정되는 환자를 진료한 의료기관의 장은 법률에 의거하여 장기구득기관의 장에게 알려야 하고, 통보를 받은 장기 구득 기관의 장은 국립장기이식관리기관장에게 그 사실을 신고하여야 한다. 이 때, 장기구득기관이라 함은 장기 등 이식에 관한 법률 제 20조의 규정에 의거하여 뇌사 추정자 및 뇌사 판정대상자의 파악과 관리, 뇌사 판정 및 장기 적출 절차의 진행 지원, 장기 등 기증 설득 및 기증자에 대한 지원 등의 업무를 수행하는 기관을 의미한다.

뇌사 판정 절차는 뇌사추정자의 가족 혹은 가족이 없는 경우에는 법정 대리인 또는 진료 담당의사가 신청 주체가 될 수 있다. 신청접수는 질병관리본부 장기이식관리센터(KONOS)에 통보한 뇌사 판정 의료기관의 장에게 하며, 뇌사 조사의 주체는 뇌사 판정 접수를 받은 뇌사 판정 의료기관의 신경과 전문의 1인 이상 포함된 전문 의사 2인 이상 혹은 진료 담당의사이다. 뇌사조사절차는 뇌사조사서를 작성하여 뇌사 판정 기준에 따라 선행조건이 맞는 경우, 2개월 이상 1세 미만의 소아는 48시간 간격으로, 1세 이상 6세 미만의 소아는 24시간 간격으로, 6세 이상에서는 6시간 간격으로 2회 시행한다. 두 번의 순차적 뇌사조사 사이의 관찰 간격은 환자 상태의 원인이 구조적 원인인 경우 적어도 6시간 이상, 대사성 원인, 약물 과용, 중독 등의 경우에는 최소 12-24시간 이상이어야 한다. 2회의 뇌사 조사 후 판정 기준에 적합하다고 판단된 경우에는 뇌사의 최종 확인을 위해 뇌파검사를 실시하여 평탄 뇌파

표 49-3 뇌사 판정의 판정기준

의식 및 호흡	외부자극에 전혀 반응이 없는 깊은 혼수상태를 보임
	자발호흡이 되살아 날 수 없는 상태로 소실됨
반사 및 운동 소실	두 눈의 동공이 확대, 고정되어 있는 것
	7가지의 뇌간 반사가 완전히 소실됨(광반사, 각막반사, 안구두부반사, 전정안구반사, 모양체척수반사, 구역반사, 기침반사)
	자발 운동, 제뇌 강직, 제피질 강직 및 경련 등이 나타나지 않음
무호흡	무호흡 검사 결과 자발호흡이 유발되지 않고, 나타나지 않음

* 무호흡 검사가 불충분하거나 중단된 경우에는 혈류 검사로 추가 확인한다.

가 30분 이상 지속되는지 평가한다. 환자의 연령에 따라, 1세 이상에서는 2차 조사 후 1회 뇌파검사, 생후 2개월 이상 1세 미만에서는 1차 조사 후와 2차 조사 후에 각각 시행하여, 총 2번의 뇌파검사를 실시한다. 만약 진단이 확실치 않을 경우에는 좀 더 복잡한 검사(예, 경두개도플러초음파 검사, 뇌혈관조영술)가 요구된다. 뇌사의 임상진단검사는 법률 명시에 따라 시행하며, 뇌사 진단에 참여하는 의사는 이식 장기 분배나 이식에 직접적으로 관여해서는 안 된다.

뇌사 조사 후 뇌사 판정은 표 49-3에서 나타낸 판정기준을 모두 만족하며 두 번의 뇌사 조사 및 뇌파 검사가 완료된 후 시행되며, 뇌사 판정 의료기관장이 뇌사조사서를 첨부하여 뇌사 판정 위원회에 요청하여 진행한다. 뇌사 판정은 전문 의사 위원 2명과 비 의료인 위원 1명을 포함한 과반수 출석과 출석 위원 전원의 찬성으로 결정하고 법적인 환자의 사망시간은 뇌사 판정 위원회 시간으로 정한다(그림 49-1).

3. 뇌사 판정의 이학적 검사 및 신경학적 검사

뇌사 판정을 위해서는 혼수상태를 확인하기 위한 이학적 검사 및 뇌간 반사 소실을 확인하기 위한 신경학적 검사가 필요하다.

1) 혼수상태

혼수상태는 환자가 의식이 없고, 인지하지 못하는 한 상태를 말한다. 혼수를 일으키는 가장 흔한 원인은 심장마비(31%)와 뇌경색 혹은 대뇌 출혈(36%)이다.

(1) 자발 운동 및 운동 반사의 소실 확인

혼수상태의 환자는 유해한 외부 자극에 대한 반응의 부재를 보인다. 특히 일반적으로 통증을 유발하는 자극은 통증에 대한 회피를 하려는 의도적인 움직임을 유도하는데, 깊은 혼수상태의 환자들은 이런 통증에 대한 회피 반응을 보이지 않고 이때 보이는 반응은 무의미하거나 아예 없다는 특징을 가진다. 이학적 검사 시 이를 확인하기 위해서는 상안와융기 부위나 손톱 밑바닥 등에 강한 자극을 사용

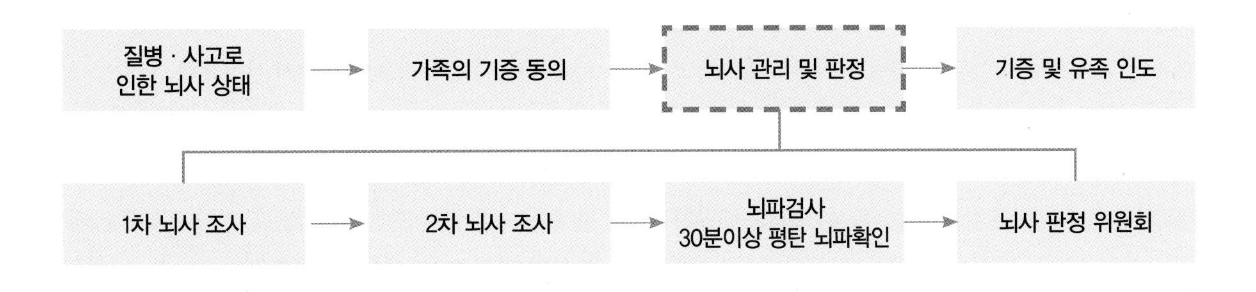

그림 49-1 뇌사 판정 과정 및 기증 절차

표 49-4 이상, 비정상인 동공반사와 원인

비정상 동공반사	원인
단측 산대, 무반응 동공	안구 외상, 최근 눈 수술 기왕력, 3차 뇌신경 손상
동공이 중앙에 위치, 반응이 있는 동공	대사성 뇌 병변, 진정제나 근 이완제 사용
동공이 중앙에 위치, 무반응 동공	급성 뇌 부전, 저산소성 뇌 병증 혹은 뇌사
크기가 작고 반응이 있는 동공	대사성 뇌 증, 마약성 진통제의 과용량 사용

해야 하며, 이에 대해 환자가 찡그린 소리를 보이거나 신음소리를 보이는 등의 움직임은 뇌사 환자에서 관찰될 수 없다. 만약 피질척수로나 내피막이 손상된 경우에는 통증 자극을 가하면 팔과 손목, 손가락은 굴곡, 상지는 내전하고, 하지에서는 신전, 내회전 족저굴곡이 나타나는 겉질제거경축을 보인다. 중뇌나 교상부와 같은 심부 대뇌 반구의 손상인 경우, 통증 자극을 가하면 상지에서는 팔은 신전, 회전을 보이며 손가락은 굴곡하고 하지는 족저 굴곡이 나타나는 대뇌제거경축을 보인다. 결국, 하부 뇌간을 포함하여 뇌사에 합당한 광범위 뇌손상이 생기면 통각을 가해도 사지가 모두 이완되어 자극에 대한 운동 반응이 나타나지 않는다. 이외에 환자에게 자발적인 움직임의 여부를 확인해야 하는데, 자발적인 간대성 근경련(불규칙하게 갑자기 몸을 움직이는 것)은 광범위 대뇌 부전의 비특이적 증상이 될 수 있고, 간대성 근경련발작의 표현으로 나타날 수 있다. 반면, 사지를 축 늘어뜨리는 것은 광범위한 뇌손상 혹은 뇌간 손상을 의미한다. 국소적인 운동능의 장애는 척수 손상이나 일정 부위에 국한된 뇌 병변을 의미하며 자세고정못함을 보이는 간대성 움직임은 광범위 대사성 뇌증 때 보일 수 있다.

뇌사 환자에게서 관찰될 수 있는 움직임으로는 "발가락을 위아래로 까딱거림(the undulating toe)"이나 "발에 유해한 자극을 주었을 때 발등 굽힘, 무릎 굽힘, 허벅지 굽힘이 모두 관찰됨(triple flexion)"이나 "팔을 들어올린 뒤 가슴에 교차된 모양이 되도록 떨어뜨림"과 같은 하지 반사가 있다. 이들은 뇌사 조사과정에서 드물지 않게 관찰될 수 있으며, 관찰될 경우에는 정확한 신경학적 해석이 필요하고 모호할 경우 확진 검사를 수행해야 한다.

(2) 동공반사

자발적으로 눈을 뜨는 것은 '각성'을 의미하며, 이 경우에는 혼수의 진단을 내릴 수 없다. 자발적으로 눈뜨는 것은 '인지'(감금 증후군, locked-in state) 혹은 '인지 불가 상태'(식물인간)와 연관될 수 있다. 동공 산대는 즉각적인 약물 반응(항콜린제, 중추신경계 자극제, 아드레날린 효능성 약물) 혹은 비경련 발작과 연관 있을 수 있다. 반면, 양측 동공이 산대되고, 반응이 없는 경우는 광범위 뇌손상 혹은 뇌간이 눌리는 것을 의미한다. 기타 다양한 원인에 의해 이상, 비정상인 동공 반사 반응을 보일 수 있다(표 49-4).

2) 뇌간반사의 소실 확인

아래의 7가지 뇌간반사의 전체 소실 여부를 검사한다.

(1) 동공반사/광반사

양안에 밝은 광자극을 가하여 직접 및 공감성 동공반사를 평가한다. 뇌사상태에서는 동공이 확대 및 고정되어 있다.

(2) 각막반사

삼차 신경의 감각 기능과 안면신경의 운동기능을 평가한다. 휴지나 면봉의 끝을 말아 각막에 살짝 댄 다음 양쪽 눈을 동시에 즉각적으로 감는지 살펴본다. 뇌사상태에서는 휴지나 면봉의 끝을 각막에 건드려도 눈을 감거나 깜박이는 반응이 나타나지 않는다.

(3) 안구두부반사 또는 인형안구검사

환자의 피동적인 머리의 회전 운동에 따라 발생하는 보상적인 안구운동을 검사하는 것이며, 정상의 경우 머리가 돌아간 반대쪽으로 눈이 돌아간다. 인형안구검사라는 명칭은 인형의 눈이 인형의 움직임에 따라서 마치 전정안반사에 의한 안구의 움직임과 같이 움직이는 것에 착안하여 붙여진 이름이며, 혼수상태의 환자의 전정안반사의 유무를 평가하는 좋은 방법이다. 눈이 움직이지 않고 가운데에 고정되어 있거나, 머리와 같은 방향이나 비대칭적으로 눈이 움직이는 것은 뇌간 손상을 의미하는 것으로 이상, 비정상인 반응이다.

(4) 전정안구반사 또는 온도눈떨림 검사

전정 기관을 물 온도로 자극하여 눈 움직임을 유발하는 검사이다. 귀에 찬물(30℃ 정도) 또는 더운 물(44℃)을 고막 부위에 주입한다. 정상은 찬물 주입 시 주입한 쪽으로 안구의 움직임이 발생한다. 더운물 주입 시 주입한 쪽의 반대쪽으로 안구가 이동한다. 비정상 시는 반대쪽 또는 비대칭성으로 움직임이 발생한다. 뇌사 시는 안구 이동이 일어나지 않는다.

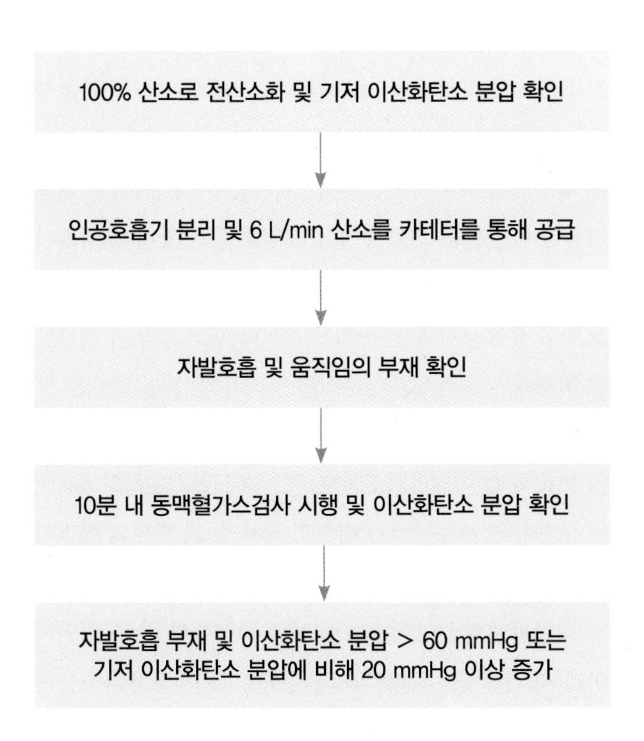

그림 49-2 무호흡검사의 시행 과정

(5) 기침반사

기관이나 기관지 내측을 기계적으로 자극하면 기침을 유발하는 검사이다. 뇌사 시는 기침 반사가 일어나지 않는다.

(6) 구개반사

인두, 혀뿌리 부위 설압자를 이용해 물리적 자극을 줄 때 구역 증상이 나타나는데 뇌사상태에서는 설인신경을 통한 뇌간 자극이 없으므로 구개반사가 일어나지 않는다.

(7) 모양체척수반사

얼굴이나 목 부위의 강한 통증 자극에 대하여 같은 쪽의 동공 크기가 커지는 반응을 말한다. 두경부의 통증에 대한 뇌간 교감신경계의 반사로 목, 얼굴 부위의 피부를 꼬집거나 긁어서 통증을 유발한다. 뇌사에서는 얼굴, 목 부위의 강한 통증을 주어도 동공 크기의 변화가 없다.

4. 무호흡 검사

뇌사의 가장 강력한 임상적인 판정기준이 되는 무호흡 검사는, 정상적으로는 동맥혈이산화탄소분압 증가가 호흡 중추를 자극시켜서 자발호흡을 유도하게 되는데 반해, 비가역적인 뇌손상을 입은 뇌사 환자의 경우에는 동맥혈 이산화탄소분압을 급격하게 증가시켜도 자발호흡이 생기지 않는다는 점을 이용해 이를 인위적으로 확인하는 검사이다. 무호흡 검사 시행 중에는 환자에게 갑작스런 저혈압, 저산소증 또는 부정맥이 발생할 수 있어 일반적으로 뇌사 조사의 마지막 단계에 시행하며 검사 중에는 중환자 전담의를 비롯한 전문의의 관찰과 적절한 대처가 중요하다. 무호흡 검사의 세부 시행 수칙 및 과정은 그림 49-2 및 아래의 기술과 같다.

① 검사 전 환자를 100% 산소로 충분히 전산소화 시키고, 동맥혈 가스 분석을 해서 기저 이산화탄소 분압을 측정한다. 이때 환자가 정상 이산화탄소혈증임을 확인해야 한다.

표 49-5 뇌사 확진 검사 비교

검사	뇌사 소견	장점	단점
뇌파검사	자극에 반응 없는 등전위	안전하다 침상에서 가능하다	대뇌피질 기능만 평가함 진정, 저체온의 영향 있음
뇌혈관 조영술	대뇌 혈관에 조영제 충만이 보이지 않음	진정제나 체온에 영향을 받지 않는다	조영제 투여 및 환자의 이동이 필요함
경두개 도플러초음파 검사	박동 수치가 높으면서, 이완기 혹은 반향 혈류가 없음	안전하다 침상에서 가능하다	Bone window가 필요하고 능숙한 기술자가 필요함

② 환자를 인공호흡기에서 분리하고 카테터를 구강인두튜브내로 삽입, 기관분기부까지 밀어 넣어 위치시킨 뒤, 산소를 분당 6리터의 속도로 흡입시켜 무호흡기간 동안 저산소증을 예방한다.

③ 인공호흡기 분리 후 자발호흡 움직임의 유무를 면밀히 관찰하며 10분 이내 동맥혈가스 분석을 시행한다.

④ 무호흡 검사의 목표는 기저보다 무호흡 검사 중 시행한 동맥혈가스검사의 이산화탄소 분압이 기저 이산화탄소 분압보다 20 mmHg 이상 증가함을 확인하는 것이며, 20 mmHg 증가해도, 자발호흡이 유도되지 않으면 무호흡 검사상 뇌사를 진단할 수 있다. 정상 체온에서, 무호흡 기간 1분당 동맥혈 이산화탄소 분압은 3 mmHg 만큼 증가하므로 목표로 하는 20 mmHg 이상의 이산화탄소 분압 증가를 이루기 위해서는 무호흡기간이 6-7분이면 충분하다. 따라서 최대 무호흡기간은 10분을 넘기지 않도록 하며 동맥혈 가스 분석을 재시행한 뒤에는 환자에게 호흡기를 재적용한다. 무호흡 검사 중 동맥혈 가스 분석의 시행 시점은 뇌사 관리 담당의 등의 전문의사가 결정한다.

⑤ 무호흡 검사는 임상적으로 매우 위험해서 검사 시행 중 발생하는 심각한 저산소증, 저혈압, 심각한 부정맥들의 사유로 완료하지 못할 수 있다. 만약 무호흡 검사를 완료하지 못했다면, 뇌사를 진단하기 위한 다른 확진 검사를 실시해야 한다.

5. 확진 검사

뇌사 확진 검사는 뇌파검사, 뇌혈관 조영술, 경두개 도플러초음파 검사가 있으며, 각각의 검사는 장단점이 있다 (표 49-5).

1) 뇌파검사

뇌파검사상에 보이는 평탄파(flat EEG)는 최소 30분 이상 16-18채널 이상의 뇌파 검사로 시행해야 하며 감수성(sensitivity) 2 μV 이상의 전기적 활성화가 없어야 한다. 뇌의 무반응 상태와 평탄 뇌파는 뇌기능이 가역적으로 회복 가능한 저체온증, 진정제에 의한 약물 중독 상태 및 심장마비로 인한 저산소성 뇌증 직후의 상태에서도 관찰될 수 있으므로 정확한 감별 진단이 요구 된다. 따라서 뇌파 기록지는 신경과 전문의사의 전문적인 평가와 해석을 요한다.

2) 뇌혈류 측정(뇌혈관조영술, 경두개 도플러초음파 검사)

뇌혈류의 부재는 임상적으로 뇌사 및 뇌 괴사의 병리학적 증거와 밀접하게 연관되어 있다.

뇌혈관조영술의 경우 조영제의 정맥주사 후 조영 되어야 할 대뇌 혈관이 관찰되지 않는다. 경두개도플러초음파 검사(transcranial Doppler ultrasonography, TCD)는 짧은 수축기 스파이크가 관찰되고 이완기 혹은 반향 혈류가 없음이 뇌사 환자에서 관찰된다.

Ⅱ 뇌사 장기 공여자 관리

이식 장기에 대한 수요는 꾸준히 늘고 있는데 반해 장기 공여 수는 해마다 크게 변하지 않고 일정한 수준을 보이고 있어 이식 장기 부족을 해결하기 위한 노력이 필요하다. 최근 심장사 후 장기 공여(donation after circulatory death, DCD) 하는 것에 대한 인식이 증가하고 있으나, 국내에서는 아직까지 어려운 형편이다. 또 과거에는 장기 기증의 고려 대상이 아니었던 고령이나 기저 동반 질환이 많은 고위험 뇌사자의 장기 기증 건수가 의학 발전 및 장기 수요의 증가로 인해 점차 증가함에 따라 이 같은 뇌사자들을 장기공여수술 전까지 적절하게 관리하여 이식 장기의 기능을 보존하고 궁극적으로 이식수술의 예후를 개선하는 것이 중요하다. 아울러 뇌간기능의 소실로 인해 정상적인 항상성이 관찰되지 않는 뇌사자의 경우 일반 환자와 다른 생리학적 반응과 합병증이 흔하게 발생하므로 이에 대한 포괄적이고 전문적인 중환자치료를 요하는 경우가 많다. 따라서 이를 위해 뇌사자 관리 및 치료를 맡는 중환자 전담의의 역할이 강조되고 있다.

1. 뇌사자 장기기증의 금기증

다음의 경우에는 뇌사가 확진 되었다 하더라도 장기기증의 금기에 해당하므로 장기 공여자 관리를 시행할 수 없다.

1) 감염증의 확진

- 세균감염: 결핵 및 괴저성 장 천공, 복강내패혈증 및 세균성패혈증으로 인한 다장기부전
- 바이러스감염: 사람면역결핍바이러스, 광견병, 수두 대상포진바이러스, 엡스타인-바바이러스, 웨스트나일 바이러스, 단순헤르페스바이러스 등
- 진균 감염: 크립토코쿠스, 아스페르길루스, 히스토플라스마증, 콕시디오이데스, 칸디다혈증
- 기생충 감염: 리슈만편모충증, 파동편모충, 분선충, 말라리아
- 프라이온 감염: 인간 광우병

2) 전신 질환

- 초미숙아: < 500 g 또는 제태 연령 32주 미만
- 현재 전이의 증거가 있는 과거의 암 병력
- 고형암: 비흑색종 피부암, 타장기 전이의 증거가 없는 원발성 중추신경계 악성종양, 원위 전립선암을 제외한 진행중인 암
- 혈액암: 백혈병, 림프종, 다발골수종
- 골수질환: 재생불량빈혈, 무과립구증

2. 뇌사 이후의 생리적인 변화 및 치료

뇌사자에서 전형적으로 보이는 생리학적인 변화는 전신에 걸쳐서 복잡하고 광범위하게 나타난다. 이 시기에 보이는 패혈증을 포함한 항상성의 소실은 기증 예정인 장기의 기능 부전 및 이식 예후를 나쁘게 할 수 있으므로, 중환자 전담의들이 뇌사자의 각 장기별 생리학적 변화를 예측하고 적절하게 관리하는 것은 매우 중요하다(표 49-6).

1) 심혈관계 변화 및 치료

뇌사 환자에서의 뇌 수질의 손상은 카테콜라민의 급증을 일으키고 이로 인해 심혈관계에서는 고혈압, 좌심기능부전, 심근 기절, 치명적인 부정맥 및 신경성 폐부종 등이 이차적으로 발생한다. 이후 뇌사가 진행됨에 따라 뇌 허탈에 의한 척수의 경색이 발생하고 교감신경계 긴장이 감소하면서 지속적인 저혈압이 발생한다. 결국 이는 뇌조직의 부종 및 뇌하수체 기능부전으로 이어지고, 뒤이은 중추성 요붕증에 의한 저혈량증에 의해 환자의 저혈압이 심화된다. 따라서 뇌사 환자들의 저혈압을 방지하기 위해서는 적

표 49-6 뇌사자에서 흔히 나타나는 생리적인 변화

	변화	원인	발병률
심혈관계	저혈압	혈관 마비, 관상동맥 혈류 감소 혈량 저하, 심근 기능 저하	81-97%
	부정맥	카테콜라민 폭풍 심근 손상 및 관상동맥 혈류 저하	25-32%
내분비계	중추성 요붕증	뇌하수체 후엽 손상	46-78%
기타	파종혈관내응고	조직 인자 방출, 응고병	29-55%
	저체온	시상하부 손상 및 대사율 저하 혈관 확장과 열 손실	거의 모든 환자
호흡기계	폐부종 호흡기연관폐손상	급성 혈량 변화로 인한 모세 혈관 손상 급성염증반응	13-18%

절한 수액요법과 데스모프레신, 강심제, 승압제 등을 적절하게 사용해야 하며 이때 목표는 평균 혈압 60 mmHg, 시간당 소변량 0.5 mL/kg 이상 유지되도록 해야 한다. 특히, 중추성 요붕증 환자에서 저혈압이 동반한 경우는 바소프레신을 승압제로 일차적으로 선택하는 것이 권고된다.

혈관 마비(vasoplegia)와 저혈압을 보이는 환자들에게 첫 번째로 중요한 치료는 적절한 수액을 공급하는 것이다. 뇌사자에게 적절한 수액요법을 위해 어떤 수액을 선택해야 하는 것이 좋을지에 대한 근거 수준은 아직 확립되어 있지 않으나, 만일 과량의 정질액을 사용하게 된다면, 균형 잡힌 수액을 사용하는 것이 고염소성산증을 예방하는데 도움이 될 수 있다. 수혈은 각 중환자실의 프로토콜대로 시행할 수 있으며, 일반적으로 교질액은 중환자의 상황에서 도움이 되지 않으며, 이식 장기의 생존을 고려했을 때, 장기 기증 예정자에서 고용량의 전분을 포함한 교질액은 가급적 사용을 지양하는 것이 좋다. 수액의 종류와 투여량은 환자의 상태를 고려해 적절하게 선택해야 한다. 뇌사자의 수액요법에 있어서 유의할 점은, 과도한 수액 과부하의 경우 폐부종의 원인이 될 수 있으며, 특히 폐를 기증하는 경우는 연속적 자동 맥압변이측정법(pulse-pressure variation) 같은 동적인 지표를 사용하여 적절한 수액요법을 하는 것이 폐 상태를 보전, 이식 가능한 장기를 확보하는데 도움이 될 수 있다.

심부전은 뇌사 이후에 흔하게 보고되며, 뇌사 초기에 경흉부심초음파를 하는 것을 권고한다. 좌심실 수축력이 45% 미만인 경우는 승압제가 필요하며 노르에피네프린을 일차 선택 약제로 사용할 수 있다. 뇌사 직후에 심근 기절이 종종 보고되므로, 반복적으로 경흉부 심초음파를 해서 심기능을 순차적으로 평가하는 것이 필요하다. 심장을 기증하는 경우, 필요에 따라서 뇌사자에서 관상동맥조영술이 기증 이전에 필요할 수 있으며, 이때 검사가 지연되지 않도록 하는 것이 중요하다.

2) 호흡기계 변화 및 치료

뇌사가 발생하면 교감신경계의 통제가 이루어지지 않으면서 전신적인 염증성 반응과 폐혈관 투과성의 증가가 촉진되고 결과적으로는 신경성 폐부종이 흔하게 발생된다. 이는 부적절한 산소화 및 저산소증의 원인이 될 수 있는데 뇌사자의 경우 신경성 폐부종에 더하여 외상, 흡인성 폐렴 및 지방 색전증 등의 다른 원인이 같이 병합되어 폐 기능이 손상되기 쉽다. 뇌사 진단 이후에 신경성 폐부종만 단독으로 있는 경우는 매우 드물며, 이러한 경우는 약간의 호기말양압으로도 폐부종이 쉽게 호전된다. 뇌사 환자가 폐장 기증 예정자라면 추가적인 폐 손상 여부를 확인하기 위한 기관지 내시경이 필요할 수도 있다. 호흡기 연관 폐 손상이 발생한 경우는 6-8 mL/예상 체중(kg), 낮은 일회 호흡량, 5 cm H_2O의 호기말양압 및 폐포허탈을 예방하기 위한 반복적인 폐포모집술을 시행해야 한다.

3) 내분비계 변화와 호르몬 치료

뇌사 환자에서는, 뇌부종의 진행으로 인해 두개내혈압이 상승하고 뇌간의 탈출이 진행하면서 뇌내 관류 부전이 심해지게 되고 결국 시상하부-뇌하수체 축 기능부전이 발생한다. 뇌사 후 가장 흔히 나타나는 내분비계 이상인 중추성 요붕증은 전체 뇌사 환자의 46-87%에서 보고되며, 시간당 250 mL 이상의 소변이 2시간 이상 나오고, 소변 비중이 1.005이하인 경우 중추성 요붕증을 의심해야 한다. 중추성 요붕증으로 인한 저혈량증 위험이 있는 장기기증 예정자에서는 저혈압 정도에 따라 바소프레신 0.5-1.0 mU/kg/hr로 지속 정주하는 것이 도움이 되며, 혈압이 안정적인 요붕증 환자에서는 신장 집합관의 V2 수용기에 선택적으로 작용하는 데스모프레신을 사용하는 것이 좋다. 전뇌하수체 기능 부전을 보이는 경우에는 갑상선자극호르몬 및 부신피질자극호르몬의 결핍으로 인한 갑상선기능저하증과 부신기능부전 등도 주의해야 한다. 미국장기이식센터(UNOS)는 장기 기증예정자들에게 레보티록신, 인슐린, 메틸프레드니솔론 등의 복합 호르몬 치료를 할 것을 권고하며, 필요하다고 판단될 경우 바소프레신 혹은 데스모프레신의 사용도 권장한다(표 49-7).

4) 전해질 장애 및 치료

뇌하수체부전으로 인한 중추성요붕증은 저혈량과 함께 심각한 고나트륨혈증을 유발한다. 아직 논란의 여지가 있으나 150 mmol/L 이상의 고나트륨혈증을 보인 장기기증자에게서 간이식을 받은 경우 장기 생존율이 안 좋았다는 연구가 있었으며, 심장이식 장기기증자의 나트륨 농도가 130 mmol/L이하이거나, 170 mmol/L 이상인 경우 이식 후 사망률이 높았다는 결과가 보고된 바 있다. 이는 장기기증예정자의 전해질불균형이 심한 경우 이식 장기의 생존율에 영향을 미칠 수 있다는 것을 반증한다. 따라서 이를 위해서는 적절한 수액 공급과 더불어 필요 시 바소프레신이나 데스모프레신의 사용이 요구될 것이다. 또한 뇌사자의 고혈당 역시 흔하게 관찰되는데 이는 스테로이드 투여로 더 심해질 수 있으며, 뇌간 기능 부전 이후 인슐린의 농도가 감소하는데 적정 수준인 140-180 mg/mL 혈당을 유지하기 위해 인슐린 보충이 필요하다. 혈당조절이 잘 되지 않을 경우 장기이식 받은 환자의 신장기능에 부정적인 영향을 줄 수 있어 세심한 주의가 필요하다.

5) 체온 조절

뇌사 이후 뇌 혈류가 감소함에 따라 시상하부의 혈류 공급이 떨어지고 시상하부-뇌하수체 축 기능부전이 발생

표 49-7 호르몬 치료 약제

약제	정주 용량	비고
메틸프레드니솔론	20-30 mg/kg	매 8-12시간마다 필요 시 정맥주사
레보티록신	0.8-1.4 μg/kg/h	일회 정맥주사 1-5 μg/kg
삼요오드티로닌	0.05-0.2 μg/kg/h	
속효인슐린	0.05-0.1 units/kg/h	모니터링 필요, 정상 혈당 시 50% 포도당 수액 사용
데스모프레신	2-4 μg	필요 시 매시간 투여, 소변량 3-4 mL/kg/hr이상 목표
바소프레신	0.5-1 milliunits/kg/h	소변량이 3-4 mL/kg/hr 이상 목표

한다. 이는 중추 체온 조절 기능을 소실시켜 환자는 외부 환경의 온도에 반응해 체온이 변화하게 된다. 따라서 뇌사 관리 도중 대량 수액 치료 및 신체 노출 등으로 인한 저체온이 쉽게 발생하게 되므로 장기기증 예정자의 체온을 수술 전까지 35℃ 이상으로 유지시키는 것이 중요하며, 이를 위해 환기 가스의 가온 및 가습, 수액 및 혈액의 가온 공급과 더불어 가온 담요 등을 적극적으로 사용해야 한다.

6) 염증반응과 스테로이드 요법

뇌사자에게서 발생하는 전신성 염증반응은 중성구의 폐 침윤을 일으키며, 장기 기증 예정자의 인터루킨-6이나 -8과 같은 염증매개물질의 증가는 이식 장기 부전과 연관성을 갖는다. 따라서 최근 뇌사 환자에게 Hemoadsorption 등을 통한 적극적인 염증 물질의 제거가 이식 장기의 기능 개선 및 보존에 도움이 될 수 있다는 대규모 연구가 발표된 바 있다. 항진된 염증반응을 억제하기 위해서 메틸프레드니솔론을 투약할 수 있으며, 대부분 일회 용량으로 15 mg/kg을 사용한다. 이는 산소화를 개선하고 혈관 외 폐 수분을 줄여 이식 가능한 폐 구득에 도움을 줄 수 있고 간, 심장, 신장에서의 염증 반응도 억제하는 효과를 가진다.

3. 장기공여수술을 위한 이동 및 복합 장기공여수술

뇌사자의 경우 대개 많은 양의 수액과 승압제를 포함한 다양한 약물을 투약 중에 있는 경우가 흔하다. 따라서 뇌사자 장기공여자를 수술실로 이동 시에는 수액과 약물의 일시적인 중단 및 변화가 발생할 수 있어 이에 따른 활력 징후의 변화를 야기할 수 있다. 따라서 심전도와 혈압 및 산소포화도를 모니터링하는 한편, 반드시 이동 중 발생할 수 있는 의학적 응급상황에 대비할 수 있는 경험 많은 의료진들이 이송을 담당해야 한다. 이동용 환기기 또는 호기말 양압 밸브가 있는 앰부 주머니로 환기 보조를 하면서 이송하며 수술실의 의료진에게 인계할 때까지 중환자 전담 의사가 동행한다. 장기공여수술은 광범위 개복술 및 개흉술을 포함한다. 따라서 수술 중 대량출혈과 저체온의 위험이 항상 존재한다. 이 때 심혈관계 안정성을 유지할 수 있도록 심혈관계 약물과 수액을 적절하게 사용하는 것이 필요하며, 수술 중 척수 반사로 인해 혈장 내 카테콜라민 증가로 인한 고혈압이 발생할 수 있으므로 수술장 내의 마취과 의사와 수술진은 이에 대비해야 한다.

참고문헌

1. Dimopoulou I, Tsagarakis S, Anthi A, et al. High prevalence of decreased cortisol reserve in brain-dead potential organ donors. Crit Care Med 2003;31:1113-7.
2. Frontera JA, Kalb T. How I manage the adult potential organ donor: donation after neurological death (part 1). Neurocrit Care 2010;12:103-10.
3. Kollef MH, Isakow W. The Washington Manual of Critical Care. 2nd ed. Philadelphia: Lippincott Williams & Wilkins. 2012.
4. KONOS (Korean Network for Organ Sharing). 장기이식관리 업무 안내. 2013.
5. Lanken. Intensive Care Unit Manual. 2nd ed. London: Elsevier. 2013.
6. Marino PL, Ovid Technologies I. The ICU book. Philadelphia: Lippincott Williams & Wilkins. 2013.
7. McKeown DW, Bonser RS, Kellum JA. Management of the heartbeating brain-dead organ donor. Br J Anaesth 2012;108:96-107.
8. Rosendale JD, Kauffman HM, McBride MA, et al. Aggressive pharmacologic donor management results in more transplanted organs. Transplantation 2003;75:482-7.
9. Salim A, Vassiliu P, Velmahos GC, et al. The role of thyroid hormone administration in potential organ donors. Arch Surg 2001;136:1377-80.
10. Smith M. Physiologic changes during brain stem deathlessons for management of the organ donor. J Heart Lung Transplant 2004;23:S217-22.
11. Wood KE, Becker BN, McCartney JG, et al. Care of the potential organ donor. N Engl J Med 2004;351:2730-9.
12. Youn TS, Greer DM. Brain death and management of a potential organ donor in the intensive care unit. Crit Care Clin 2014;30:813-31.
13. 보건복지부. 뇌사자 관리 매뉴얼. 2007.

중환자의학

50

CRITICAL CARE MEDICINE

이식 후 환자 관리

이재명

장기이식은 말기장기부전 환자에서 기존의 다른 치료법으로 회복이 어려운 상태로 판단되어, 해당 장기를 건강한 다른 사람의 장기로 대체, 이식하여 그 기능을 회복시키는 치료를 말한다. 수술 술기의 향상, 면역억제제의 발달, 수술 전후 환자 관리 향상 등을 통해 이식의 성공률이 높아짐에 따라, 장기이식은 말기장기부전 환자의 가장 좋은 치료법으로 자리 잡게 되었다. 현재 우리나라의 장기이식법에 따르면, 신장, 간장, 췌장, 심장, 폐장, 소장, 안구, 골수, 말초혈, 손·팔, 발·다리 등이 장기에 해당된다.

장기이식은 살아있는 사람 간 장기기증이식과 사후 장기기증이식으로 나뉘게 된다. 살아있는 사람 간(생체) 기증은 부부, 직계 존·비속, 형제자매, 4촌 이내의 친족 간, 타인 간 등의 관계에 있는 19세 이상 살아있는 자로부터 장기기증을 받는 것이다. 이식대상자는 살아있는 사람 간에 이미 결정하지만, 의료기관에서 미리 질병관리본부 장기이식관리센터(KONOS)에 이식대상자 선정 승인을 받아야만 이식수술을 진행할 수 있다. 생체장기기증이 가능한 장기에는 신장, 간, 췌장, 췌도, 소장, 폐, 골수, 말초혈이 있다.

사후장기기증이식은 "Dead donor rule"에 따라 사망이 선언된 환자에서 장기를 기증받아 이식수술을 진행하는 것이다. 사망의 정의에 따라 크게 두 가지, 뇌사(brain death) 장기기증과 순환정지(심장사) 후 장기기증(donation after circulatory death)으로 나뉘게 된다. 우리나라는 뇌사 장기기증은 비교적 활성화되어 있으나, 순환정지 후 장기기증은 현재 1차 뇌사조사를 통과한 경우에 한해서 환자가 심장사에 이를 경우에만 법적, 제도적으로 인정하고 있어, 활성화에 한계가 있는 실정이다.

뇌사장기기증이식의 경우, 이식대상자는 각 장기별 선정기준에 따라 점수화하여 대기 순위를 관리하고 있다. 점수에 고려되는 요소는, 각 이식의료기관에서 등록한 수혜자의 의학적 응급도 판별기준, 나이, 혈액형 동일여부, 기증자와 이식대기자의 지리적 접근도, 이식대기자의 대기시간, 과거에 골수 포함 장기 등을 기증한 사실이 있는지의 여부와 배우자, 직계 존·비속, 형제자매 또는 4촌 이내의 친족 중 뇌사자 장기기증 여부 등이 있다. 이 점수에 따라, 장기이식정보시스템(K-net)이라는 전산프로그램에 의해 객관적이고 공정하게 선정하고자 노력하고 있다.

장기이식 후 환자의 관리에 대해 이해하려면 우선 이식수술 자체에 대한 이해가 필요하다. 또한 기증자의 의학적 정보 역시 수혜자 관리에 매우 중요하다는 것을 이해하여야 한다. 이식수술 후 관리에 필수인 면역억제제의 효과와 부작용에 대해서도 알아야 하고, 면역억제 환자에게 필수적으로 따라오는 감염의 위험성에 대해서도 인지하여야 한다. 이식수술 후 발생 가능한 보편적인 주요 부작용들[예, primary graft dysfunction(원발성 이식편 기능저하)/nondysfunction(원발성 이식편 기능부전)]에 대해서도 알고 있어야 하며, 각 장기별 수술과 연관된 합병증에 대해서도 알고 문제 발생 시 대처할 수 있어야 한다.

이 장에서는, 위 내용들에 대해 하나씩 정리하면서 특히 중환자실에서 고형장기이식수술 후 환자 관리 시에 알아야 할 내용에 대해 알아보고자 한다.

I 이식수술 술기에 대한 이해

이식수술은 공여자의 새로운 장기를 수혜자에게 전달하는 것이므로, 이때는 반드시 새로운 장기를 수혜자의 몸에 연결하는 문합 부위가 발생하게 된다. 문합은 정맥과 정맥, 동맥과 동맥, 그리고 배액 부위나 그에 준하는 부위의 문합 순으로 이루어진다.

1. 신장

신장은 기증자의 신정맥(renal vein)을 수혜자의 장골정맥(external iliac vein)에 end-to-side(측단)문합 기법으로 연결하고, 기증자의 신동맥(renal artery)를 수혜자의 장골동맥(internal iliac artery)에 end-to-end(단단) 문합으로 연결하면 재관류가 발생하고, 장기의 기능이 좋은 경우 이미 소변이 나오는 상태에서 요관을 수혜자의 방광에 연결하는 순으로 수술을 진행한다. 물론 환자의 해부학적 구조나 혈관의 문제 등에 따라 문합 부위는 조금씩 달라질 수 있겠으나, 정맥, 동맥, 배액 부위 순은 변함이 없다. 신장은 대개 기존 수혜자의 신장은 놔두고, 좌측 또는 우측 하복부 후복막 공간에 공여자의 신장을 놓고 문합을 시행한다. 수혜자에게 다낭성 신장이 있는 경우에는 수혜자의 신장을 제거하기도 하고, 공여자로부터 말굽 신장(horseshoe kidney) 전체를 수혜받게 되는 경우 중심절개선을 통해 개복한 후, 복강 안에 이식신을 두고 문합술을 시행하기도 한다.

2. 간장

간이식의 경우에는, 간으로 유입되는 혈류가 간문맥(portal vein)과 간동맥 두 종류이다. 먼저 수혜자의 간을 절제해 낸 후, 정맥에 해당하는 간정맥을 상부와 하부의 하대정맥에 연결하고, 간문맥을 수혜자의 간문맥에 연결하게 된다. 하대정맥 혈류 차단 시 혈압이 불안정해지면 하대정맥의 혈류가 대퇴정맥을 거쳐 경정맥 또는 액와정맥으로 체외순환을 하여 들어갈 수 있도록 원심 펌프를 이용한 정정맥우회술을 준비한다. 이 때 이미 재관류가 발생하게 되는데 일시적인 혈압 저하에서부터 심정지 등의 다양한 혈역학적 변화가 발생할 수 있어 이식수술과정 중 가장 위험한 순간이다. 이후 간동맥을 연결하고 담도를 연결하게 되는데, 담도는 담도끼리 단단문합으로 연결할 수도 있고, 담도를 소장에 문합하는 choledochojejunostomy를 시행할 수도 있다. 수혜자의 하대정맥을 절제하지 않고 보존하는 방법을 piggy-bag 술기라고 부르며, 이 술기 사용 시 정맥우회술이 필요하지 않는 경우가 많고, 혈역학적으로 안정적이고 술기가 다소 간소화되는 장점이 있다.

3. 심장

심장이식은 인공심폐기를 이용한 체외순환하에서 수혜자의 기존 심장을 제거한 후 공여자의 심장을 이식하는 동소심장이식방법이 가장 널리 이용되고 있다. 양심방 이식술은 초창기에 많이 시행되던 수술 기법으로, 수혜자의 좌심방과 우심방의 후벽을 남겨 놓고 폐동맥 및 대동맥 판막 위에서 절개하여 수혜자의 기존 심장을 적출한 후 공여 심장의 좌심방과 우심방을 수혜자의 좌심방과 우심방에 연결하고 폐동맥 및 대동맥을 연결하는 방법이다. 그러나, 양심방 이식술 시 심방이 너무 크게 남게 되어 발생하는 단점들 때문에 최근에는 수혜자의 우심방을 상대정맥 및 하대정맥 부근에서 절제한 후 공여자의 우심방 및 상·하대정맥을 남긴 상태로 문합하는 양대정맥 이식술이 더 많이 이용되고 있으며, 이를 통해 판막 기능 이상이나 부정맥 등의 부작용이 감소하였다. 이 밖에도, 환자의 폐동맥고혈압이 심하거나 공여자의 심장이 너무 작은 경우 수혜자의 기존 심장을 남겨두고 우측 흉강내에 새로운 심장을 이식하는 이소심장이식방법이 있으나 잘 시행되지 않는다.

4. 췌장

췌장이식에는 췌장·신장동시이식, 신장이식 후 췌장이식, 췌장단독이식이 있다. 이식췌장은 복강내에 위치하게 하고, 혈관 문합은 비장정맥이나 문맥을 외 또는 총장골정맥에 측단문합으로, 비장동맥과 상장간막동맥을 연결하는 Y graft 동맥을 장골동맥에 측단문합으로 연결한다. 췌관의 배액 방법은 췌장-방광 문합술 또는 췌장-소장 문합술 중 선택한다. 췌장-방광 문합술은 소변으로 나오는 이식된 췌장의 소화효소 수치를 측정함으로써 거부반응을 미리 진단할 수 있는 장점이 있지만, 췌장에서 생성되는 모든 소화액이 소변을 통해서 빠져나가므로 대사성 산증, 탈수가 유발되고, 소화액에 포함된 소화효소가 방광벽을 자극하여 요로감염, 요도염, 방광염 등이 유발된다. 소변이 역류할 경우 역류성 췌장염이 발생할 수도 있다. 반면 췌장-소장은 위에 언급한 부작용은 없으나 거부반응의 조기 진단 가능성이 낮아진다는 단점이 있다.

5. 폐장

폐이식은 정중흉골절개술 또는 양측성 전개흉술에 흉골절개술을 시행하여 기존 폐를 적출한 후 문합을 시행한다. 다른 장기와 달리 술식에 따라 폐동맥, 폐정맥, 기관지 순으로 문합을 하기도 하고, 가장 뒤쪽에 위치하는 기관지를 먼저 연결하고, 그 다음 폐동맥, 폐정맥 순으로 문합하기도한다.

II 면역억제요법

장기이식 면역억제제의 사용 목적은 크게 3 가지, 1) 이식수술 직후의 급성 거부반응을 예방하기 위한 유도 요법, 2) 이식된 장기의 평생 기능 유지에 필요한 유지 요법, 3) 급성 거부 반응 발생 시 치료 요법이다. 이식 초기에는 다량의 항원이 혈중으로 유출되어 급성거부반응이 쉽게 초래될 수 있기 때문에, 수술 후 초기 3-6개월은 다량의 면역억제제를 투여해야 한다. 따라서, 이식 초반에는 면역억제의 효과는 최대화하고 약의 부작용은 최소화하기 위하여, 면역억제의 원리가 다른 면역억제제를 조합하여 사용하게 된다. 칼시뉴린 길항제(Calcineurin inhibitor)인 Tacrolimus 혹은 Cyclosporine, 항대사물질인 Mycophenolate mofetil (MMF), 그리고 스테로이드, 이렇게 3 종 용법 등이 그 예이다. 이식 후 시간이 경과하면 항원의 유출이 적고 이식장기에 대한 내성이 생겨 적은 양으로도 거부반응을 예방할 수 있다. 이식 후 6-12 개월 정도에 유지 용량에 도달하도록 한다.

1. 칼시뉴린 길항제

칼시뉴린 길항제는 FK 506 결합 단백을 활성화시키고 칼시뉴린의 기능을 방해하여 interleukin (IL)-2의 생산과 T세포활성화를 억제하는 작용기전을 갖고 있다. Tacrolimus(프로그랍®,타크로벨®,아드바그랍®)는 많이 사용되고 있는 약제로, Cyclosporine(산디문뉴오랄®,사이폴엔®) 보다 면역억제 효과가 200배 정도 높다. 두 약물 모두 공복에 복용하면 빠르게 흡수되어 경구 투약 후 1-3시간 후에 최대 농도에 도달한다. 반감기인 12시간 간격으로 복용한다. 가장 큰 부작용은 신독성인데, 수입사구체세동맥

(afferent renal arteriole)의 혈관수축을 유발함으로써, 신장으로 들어가는 혈류를 감소시키고, 사구체여과율도 떨어뜨리는 부작용을 갖는다. 환자가 만약 수술 전후에 저혈압인 적이 있거나 이뇨제를 오래 많이 사용한 경우에 더해 신독성 약물을 사용 중이라면, 신장기능 저해는 더 심각해질 수 있다. 한 연구에서는 219명의 심장 또는 폐장 이식 수혜자 중 6개월 이상 생존자의 91.3%가 신장기능 저하, 이 중 7.3%는 말기신부전으로 진행되었다고 보고하였다. Cyclosporine이 Tacrolimus보다 신독성이 더 심하여 만성신부전 발생 가능성이 더 높은 것으로 알려져 있다. FK 506은 경구 섭취가 불가능한 환자에서는 주사제제로 사용 가능하며, 약물 용량 호환에 맞추어서 사용한다.

2. Mycophenolate mofetil (MMF)

MMF(셀셉트®, 마이렙트®, 마이폴틱®)은 inosin monophosphate dehydrogenase를 억제하여 guanosine nucleotide의 신합성경로를 억제하는데, 림프구는 다른 세포들과 달리 다른 경로를 통하여 guanosine nucleotide 합성을 하지 못 하기 때문에 림프구 증식이 억제되는 기능을 갖는 면역억제제이다. 매우 강력한 면역억제효과를 갖고 있으면서도 Tacrolimus나 Cyclosporine의 신장 독성, 신경 독성 등의 문제가 없기 때문에 이 약제들과의 병합 용법으로 사용된다. 아직 혈중농도 검사법은 없다. 구역이나 설사 같은 위장관계 부작용이 가장 흔한 부작용으로, 보통 치료 초기에 흔하게 나타나고, 장기 치료로 갈수록 나타나지 않는 경향을 나타낸다.

3. 스테로이드

스테로이드는 대식 세포의 활성화인자인 IL-1, IL-6, m-RNA의 전사를 차단함으로써 IL-6과 IL-1의 생성 및 분비를 억제하여 동종항원인지 확인 후 초기 과정을 억제한다. 다른 면역억제제와 병용하면 면역억제 상승효과가 있어 유지 요법 및 거부 반응치료로 가장 많이 사용되고 있다. 스테로이드의 부작용은 누적 투여 용량에 비례해서 나타나므로, 단계적으로 복용 용량을 감소시켜야 한다. 약과 관련된 독성을 최소화하기 위해서 6-12개월이 지난 후 스테로이드 뿐만 아니라 다른 면역억제제도 점차적으로 용량과 종류를 감소시킨다.

4. Rapamycine

Rapamycine (Sirolimus로도 불림, 라파뮨®)는 FK 506과 같은 macrolide계 항생물질인데 면역억제작용과 더불어 여러 가지 사람 종양세포주에 대해 항증식작용을 한다. 세포질 내 수용체는 FK 506과 같은 FKBP (FK 506 binding protein) 12이지만 작용인자 영역이 달라, rapamycine-FKBP12 결합물의 표적은 칼시뉴린이 아니고 FKAP (FKBP12-rapamycine associated protein)-mammalian target of rapamycin (mTOR), RAFT 1 (rapamycine and FKBP12 target 1)이다. FK 506이 T 세포 초기의 활성화를 억제하여 cytokine 유도억제를 하는데 반해, mTOR 경로를 억제하여 림프구의 증식을 억제하고 IL-2의 신호전달의 단계를 억제한다.

5. Basiliximab

Basiliximab(씨뮬렉트 주®)은 IL-2의 수용체(CD25)에 결합하는 단클론항체로서, T 세포의 활성화를 억제한다. 1A 20 mg을 수술 당일과 나흘째, 두 번 투여하는 것만으로도 한 달 이상 면역억제 효과가 지속된다. 반감기가 짧고 가격이 비싸다는 단점이 있으나 급성거부반응의 빈도를 획기적으로 감소시킨다고 보고되고 있어, 재이식, 비혈연간이식, 사체이식에 권장된다.

6. Rituximab

Rituximab은 항 CD20 단클론항체로서, 혈중과 조직에서 나오는 B 세포를 빠르고 지속적으로 제거하는 기능을 갖는다. 혈액형 부적합 이식, 급성거부반응, CD20 양성 이식후림프세포증식병 등의 치료에 사용된다.

이식수술을 하는 센터라면, 각 센터에서 사용하는 면역억제제 용법을 프로토콜화 하여 놓았을 것이기 때문에, 이식 후 환자의 중환자실 관리를 할 때 각자가 일하는 병원에서 실제 사용하는 면역억제제 용법에 대해 잘 파악하고 있는 것이 도움이 될 것이다.

Ⅲ 합병증

1. 수술 관련 합병증

1) 출혈

이식수술 관련 부작용에는 여러 가지가 있을 수 있지만, 수술의 가장 흔한 부작용은 출혈인데, 혈관 문합 부위(특히 동맥 문합부)뿐만 아니라 박리한 모든 부위, 수술 관련 모든 부위에서 출혈이 발생할 수 있다. 특히 간이식 환자는 수술 직후 간 기능이 회복되기 전에 혈액응고장애 상태이므로, 수술 중 지혈이 불완전하게 되었다면 출혈 위험도가 높아 10% 내외로 발생하는 걸로 보고되고 있다. 혈역학적 변화에 더해서 복강내 배액관 양상 변화나 흉관의 배액 양상 변화, 신 이식의 경우 수술 부위 튀어나옴 등을 함께 관찰할 수 있다.

배액관은 막혀서 기능을 하지 않거나 잘못된 위치에 들어가 있으면 출혈이 없다고 잘못 판단하게 될 수 있기 때문에, 항상 제대로 배액관으로서 기능을 하는지 확인하여야 한다. 심장이나 폐장이식 환자에서는, 흉관 배액 양상의 변화가 없더라도 x-ray 상에서 갑자기 흉수 양이 증가하거나 한쪽 폐 부위만 하얗게 변해버리는 양상이 보이면 특히 흉막 출혈을 의심하여야 한다.

2) 혈관 관련 합병증

이식장기를 연결한 혈관 문합부가 좁아지거나 막혀서 합병증이 발생할 수 있다. 동맥혈이 막히는 경우에는 이식된 장기의 허혈과 괴사, 정맥혈이 막히는 경우에는 울혈과 괴사가 발생할 수 있는데, 이는 이식장기의 기능에 치명적인 영향을 끼칠 수 있고 이식장기를 잃을 가능성이 높기 때문에 응급으로 해결해주어야 한다. 특히 췌장이식 후 정맥 내에 혈전이 잘 생길 수 있어 이에 대한 모니터링이 주의 깊게 이루어져야 한다.

간이식 후 간동맥 또는 간문맥 혈류 역시 술 후 초음파 도플러검사 및 혈관재건컴퓨터촬영을 주기적으로 시행하여 문제를 미리 발견할 수 있도록 한다. 신이식의 경우 수술 후 1-2일째 갑자기 소변양이 감소하고 크레아티닌이 상승하면 스캔이나 도플러 검사를 통해 혈류를 확인하여야 한다.

3) 혈관 외 문합부 합병증

혈관 외 문합 부위 누출 또는 협착에 따라 각 장기별 합병증이 발생할 수 있는데, 간이식 후에는 담도협착이나 담즙이 새는 누출 현상이 흔하다.

신 이식 후 요관-방광 문합부 누출 혹은 협착이 발생할 수 있는데, 미리 요관에 double J 스텐트를 넣어서 예방 및 치료할 수 있다. 림프류(lymphocele)는 혈관 박리 시 림프액관을 완전히 결찰하지 않아서 발생하는데, 이로 인해 요관이 눌려서 막히거나 심부정맥혈전증, 다리 부종 등이 발생할 수 있다.

고여있는 물은 감염의 원발병소가 될 수도 있으므로 경피적 배액술을 시행하거나 복막을 뚫어 복강내로 배액시키기 등을 통해 해결해준다. 폐식 후 유미흉(chylous effusion), 공기 누출 등도 발생할 수 있는 합병증으로, 각 장기별 수술과 관련된 합병증을 잘 알고 있어야만 증상 발생 시 빠른 대처가 가능하다.

2. 이식 관련 합병증

1) 원발성 이식편 기능부전(Primary graft nonfunction) / 원발성 이식편 기능저하(Primary graft dysfunction)

이식수술은 성공적으로 이루어졌지만 여러 가지 원인에 의해서 이식수술 후 새로운 장기가 기능을 잘하지 못하는 일차성 기능부전 및 기능저하라고 한다. 일차성 기능부전은 사체 간이식 후 이식편 소실을 초래하는 가장 흔한 원인으로 5-10%에서 발생한다. 일차성 기능부전의 유일한 치료는 재이식술이다. 간이식에서 위험인자는 고령 기증자, 심한 지방간, 기증자의 심한 과나트륨혈증, 긴 냉허혈시간 등이 있다. 일차성 기능저하는 20-40%에서 발생하며, 간이식의 경우 혈청 AST/ALT 수치가 수천 IU/L까지 올라가지면 점차적으로 회복된다. 폐이식 후 일차성 기능저하 역시 이식 초기의 가장 흔한 사망 원인이며, 이식수술 후 광범위하게 발생한 허혈-재관류 손상으로 인한 이식편 손상으로 인해 발생한다. 심한 경우에는, 심장 원인의 폐부종, 감염, 거부반응 없이 미만성 폐포 손상의 형태로 발생할 수 있고 저산소증이 계속된다.

2) 거부반응

거부반응이란 우리 몸이 이식된 타인의 장기를 적으로 생각하고 방어력을 총동원하여 자기와 조직 형이 다른 이식된 장기를 파괴하는 일종의 면역 반응이다. 대부분 이식 후 4-21일 사이의 초기에 발생하며, 고열 및 몸살 같은 감기 증상, 이식 부위 동통 또는 압통, 두통 또는 피로감 등을 호소한다. 관련 장기의 피검사 수치 증가 등의 증상이 생길 수 있으나 특징적인 소견이 있다기보다는 환자마다 다양한 양상으로 나타날 수 있다.

신장 이식 거부반응의 증상으로는 소변량 감소, 배뇨통 또는 혈뇨, 부종 등이 있다. 간은 신장 등보다 면역학적인 반응이 적지만, 간이식 거부반응의 증상으로는, 발열 및 복통, 간 효소치 및 혈청빌리루빈치의 상승, T 관을 통한 담즙량 감소 등이 있다. 심장이식 후 거부 반응 시에는 심전도에서 저 전위차, 부정맥, 제Ⅲ음 또는 Ⅳ음의 출현 등의 증상이 있다. 폐이식 후 거부반응 시에는 호흡곤란, 저산소증, 백혈구 증가, 방사선 검사에서 폐문주위 부종 등의 증상을 보인다. 폐이식의 만성 거부반응은 폐쇄성 세기관지염(bronchiolitis obliterans)의 형태로 발생한다. 췌장이식 거부반응은 혈청 아밀라아제, 리파아제 증가에 더해 방광배액술의 경우 소변의 아밀라아제 소치 감소가 나타나고, 거부반응의 뒤늦은 증상으로 혈당이 조절되지 않는다.

거부반응을 막기 위해 면역억제제를 복용하는데 이식 초기에는 혈중농도 측정을 통해 적절하게 면역억제제의 혈중농도를 유지하는 것이 거부반응 예방에 중요하다. 확진은 조직 생검을 통해 이루어지는데, 전형적인 조직학적 소견으로는 염증세포들의 침투와 림프구 매개의 손상 및 내피세포염 등이 있다. 심장이식 후에는 거부 반응을 진단하기 위해 규칙적으로 심장생검(transvenous cardiac muscle biopsy)을 시행하는데, 이식 초기에는 거부반응이 위험이 높아 자주 생검검사를 하나, 이식수술 후 일 년 후에는 일 년에 한 번 정도로 필요 시 검사를 시행한다. 폐이식 환자에서는 경기관지 생검을 시행하는데, 거부반응을 의심할 만한 증상에 더해 기관지세포세척검사에서 감염균이 나오지 않으면 더 강하게 거부반응을 의심하여야 하며, 다른 이식수술에 비해 거부 반응의 진단이 어렵고 부정확한 편이다.

치료는 거부반응의 정도에 따라 스테로이드를 추가하거나 용량을 올리는 것부터 고용량의 스테로이드를 한 번에 사용하는 충격요법 등을 이용하여, 이 치료에 반응하지 않는 경우, Rituximab 등의 단클론항체 면역억제제를 사용할 수 있다.

Ⅳ 이식 환자의 감염 문제

감염은 이식 후 환자에서 가장 흔하게 발생하고, 또 중요한 합병증 중 하나이며 환자 사망의 주요 원인이다. 이식 후 전체 감염 중 50-60%는 세균성 감염, 20-40%는 바이러스성 감염, 5-15%는 진균성 감염, 5% 미만이 원충감염이다. 이식 후 감염은 대개 수술 후 1개월 이내, 면역억제요법을 최대 강도로 시행하는 시기에 가장 많이 발생한다. 이식수술이 아니더라도 일반적인 수술 후 문제가 될 수 있는 감염에 대해서도 항상 의심하여야 하므로, 창상관리, 요로감염의심, 폐렴, 중심정맥관 관련 혈류감염 등을 먼저 고려하여야 한다.

대개 장기가 이식되는 순간에 기증자의 균배양 검사 결과가 아직 나오지 않은 경우가 많기 때문에 처음에는 예방적 항생제에 준해서 치료를 하게 된다. 그러나, 만약 환자가 임상적으로 나빠지고 패혈증으로 진행하는 소견이 관찰되면, 반드시 기증자의 균배양 검사를 다시 확인하여야 한다. 기증자 관리 병원에서도 마찬가지로 이미 기증완료 및 사망한 환자더라도, 최종 균배양 검사를 꼭 확인하여 다제내성균 등 의미있는 검사 결과가 나올 경우, 반드시 수혜병원에 알려주어야 한다. 이런 기증자와 수혜자 병원 간의 긴밀한 의사소통을 통해서 다제내성균 보유 기증자의 장기도 적절한 항생제요법를 시행할 경우 환자 사망을 예방할 수 있다는 보고도 많다.

이식 후 기간에 따라 잘 발생하는 감염이 있으므로, 이에 대해 알고 있으면 도움이 된다. 바이러스에 대해 먼저 알아보자면, 거대세포바이러스(cytomegalovirus, CMV)는 이식 후 6주째 재활성화되어 가장 잘 발생하는 걸로 알려져 있다.

이외에도 이식 후 1-6개월 사이에 대상포진, 인플루엔자, 아데노바이러스, respiratory syncythial virus (RSV) 등 바이러스도 문제가 될 수 있다. 6개월 이후에는 대개 지역사회 감염이 더 문제가 되지만, 6개월 이내에 발생한 기회감염이 완전히 치료되지 않고 만성화될 수도 있는데, CMV 망막염, HBV, HCV, EBV 등이 문제가 된다. 진균감염은 이식 후 1개월 이내에는 Candida와 같은 효모균이 주로 문제를 일으키고, 1-6개월 사이에는 aspergillosis나 mucomycosis, pneumocystis jiroveci, nocardiasis 등이 주로 발생한다.

폐이식은 여러 이식수술 중에서도, 수술 후 장기가 외부 환경에 노출된다는 특이점이 있는 장기이고, 비교적 면역억제제를 고농도로 사용하기 때문에 특히 감염 문제에 더 신경써야 한다. 균배양 검사는, 수술 전후, 수술장 안에서도, 문합 직후 기관지내시경을 통해서 얻은 검체, 흉수, 흉벽에서도 시행한다. 만약 균배양 검사에서 methicillin resistant Staphylococcus aureus (MRSA), multi-drug resistant Pseudomonas species, non-tuberculous mycobacteria (NTMB)나 진균이 자랄 경우, 임상적 의미에 대한 해석과 함께 항생제 및 항진균제 선택, 용량, 투약 시기 등을 고민하여야 한다. 폐이식 수혜자에서 바이러스성 감염이 의심될 경우, 이는 지역사회에서 갖고 온 RSV, 아데노바이러스, 인플루엔자, 파라인플루엔자 등일 수 있고, 이것이 수술 후 임상적으로 분명해진 것일 수도 있다.

1. 거대세포바이러스(CMV) 감염

이식 환자에서 가장 흔하게 나타나는 바이러스이지만, 이제 거의 모든 센터에서 CMV 예방요법을 시행하기 때문에 임상적으로 아주 심각한 양상으로 나타나지 않는다. 게다가 우리나라의 경우 약 95% 이상이 CMV 항체를 갖고 있어 일반인에서는 증상을 동반하는 감염병이 발생하지 않고 무증상 감염 상태로 있게 되고, 이식수술 후 면역억제 때문에 재활성화 되더라도 이 중 일부에서만 증상이 있는 감염병으로 발병한다.

CMV 감염 위험은 이식수술 후 첫 1개월안에 가장 높은데, 증상은 기운이 없고 쉽게 피로하며 고열, 관절통, 두통, 시야의 장애, 폐렴 등으로 비특이적이므로, 의심하고 검사를 시행하는 것이 최선이다. 치료는 Acyclovir보다 25배 정도 활성화가 높은 Ganciclovir를 주로 사용하는데, 약제 부작용은 과립백혈구감소증과 같은 골수억제이므로 주의깊게 관찰한다.

2. 폐포자충 폐렴(Pneumocystis jiroveci pneumonia, PCP)

진단을 위해서는 유도 객담 또는 기관지폐포세척을 통해 얻은 호흡기 검체에서 microscopy with staining을 시행한다. Pneumocystis는 배양될 수 없다. PCP는 흡입되어 폐포 내에 존재하면서 집락을 형성, 교배와 증식을 반복하며 점차 폐포를 가득 채움으로써 폐포의 기능을 상실하게 만들어, 발열, 갑작스러운 호흡곤란, 객담이 없는 마른기침, 조산소증 등을 유발한다. 일차 선택약제는 trimethoprime-sulfomethoxazole (TMP-SMX, Bactrim®, Cotrim®)이며, 저산소증이 심할 경우 스테로이드를 병합한다. 치료 시작 후 4일 이내 악화되거나 일주일 내 호전이 없으면, 일차 약제 치료 실패나 다른 원인체에 의한 폐렴 동반 가능성을 의심하여야 한다. 이차 약제는 Clindamycin + Primaquine(항말라리아제)이다.

3. 침습성 아스페르길루스증(Invasive aspergillosis)

Aspergillus가 면역억제 환자에게 발생하는 침습성 아스페르길루스증은 80%가 폐, 5-10%가 부비강, 나머지는 파종성(disseminated) 형태로 나타난다. 증상은 발열, 기침, 흉부 불편감, 객혈, 호흡곤란 등의 증상으로 나타난다. 흉부 CT상에서 나타나는 특징적인 소견 중, CT halo sign은 조직학적으로 Aspergillus가 혈관을 침범해서 출혈이 발생하기 때문에 달무리와 같이 nodule 주변에 ground glass opacity (GGO) 형태의 음영이 감싸는 모양이 보이는 것이다. 시일이 지나면서 병변에 괴사가 진행되면서 초승달 모양의 공기 음영이 보이는 Air crescent sign이 관찰된다. 일차선택약제는 voriconazole이다.

4. 칸디다증(Candidiasis)

흔히 아구창이라고 불리는 칸디다성 구내염은 하얀색을 띄는 병변이 혀, 볼 안쪽에 나타나며 이 부분이 가렵고 쓰린 통증과 더불어 작열감이 느껴져 입맛이 떨어지는 등의 증상이 나타난다. Nystatin 현탁액, 경구용 fluconazole 100 mg, 하루 1회, 2주간 투약 등으로 치료한다. 식도 칸디다증은 흉부 불편감, 식욕저하, 연하통, 체중 감소 등의 증상으로 나타난다. Fluconazole 100-200 mg, 경구 또는 정주로 2-3주간 치료한다. 칸디다혈증은 중심정맥관에서 기인하는 경우가 많아, 중심정맥관 관련 칸디다혈증일 경우에는 중심정맥관을 제거하고 교체하여야 한다. 혈액배양에서 칸디다가 자라면 오염이 아니고 무조건 원인 병소일 것으로 생각하고 모두 치료하여야 한다. 칸디다혈증은 치료가 어렵고 혈류를 타고 여러 조직에 전이성 감염 병소를 만들 수 있어 특히 신경써서 치료하여야 한다. 항진균제를 유지하면서, 혈액배양 검사 상 음전 소견을 보일 때까지 추적검사를 계속하여야 한다. 치료유지 기간은 증상과 징후가 완전히 없어질 때까지, 그리고 마지막 혈액배양에서 음성이 나온 날로부터 최소 2주 이상 항진균제를 유지하여야 한다. 칸디다의 균종에 따라 항진균제의 종류별 감수성이 다르므로, 감염내과와 상의하여 적절한 항진균제를 사용하여야 한다.

5. Epstein-barr virus (EBV) 감염

EBV는 8종류 인간 헤르페스바이러스 중 하나로, 감염성 단핵구증, 구강모백반증, 버킷 림프종 등의 원인 바이러스이다. 미국의 질병 통제 및 예방 센터(DCD)에 따르면, 40세에 이르기까지 95%가 EBV에 감염되어 있다고 한다. 바이러스에 노출된 후, 몇 주간의 잠복기 후에 일차 급성 감염을 일으키고 이어서 완치되어 휴지기에 들어가며, 대부분 잠복 상태로 남아있는다. 장기 이식을 받은 사람은 면역 저하가 심각하기 때문에 이 바이러스의 재활성화가 문제될 수 있다. EBV 감염/전염단핵구증은 피로, 발열, 인후통, 림프절 종대, 비장이나 간종대의 징후로 의심할 수 있고, 이식후 림프절증식성질환(post-transplant lymphoproliferative disease, PTLD)를 유발할 수 있다.

PTLD는 면역억제로 인하여 림프구 또는 형질세포가 증식하는 병으로, 심장, 폐, 소장 및 다장기 이식에서는 20-25%, 신장 및 간이식에서는 1-5%로 보고된다. 치료는 면역억제제 감량이고, 항암 또는 rituximab를 이용한 면역치료제가 시도되며, 2년 생존률은 70-80%로 보고되고 있다. 이식 전 DBV 혈청 항체 음성 환자에서 호발할 수 있어 유의깊게 봐야 한다.

전염단핵구증의 가장 흔한 합병증은 비장 파열이며, EBV 감염 다른 합병증으로 인두염으로 인한 호흡곤란, 황달, 피부 발진, 췌장염, 발작, 또는 뇌염이 있다. 치료는 보전적 요법으로 휴식과 대증요법, 그리고 비장파열 주의 등이며, 항바이러스 약물이나 백신이 없다.

참고문헌

1. Gerald S, Lipshutz, Alan H. Pancreas-kidney and pancreas transplantation for the treatment of diabetes mellitus. Endocri-colojy and Metabolism Clinics of North America 2007;4:1015-38.
2. HK Chee, MG Song. Recent advancement in heart and lung transplantation. J Korean Med Assoc 2008;51:692-9.
3. James C. Lee, Joshua M. et al. Critical care management of the lung transplant recipient. Christie. Curr Respir Care Rep 2012:1;168-76.
4. Pappas PG, Kauffman CA, Andes DR, et al. Summary: Clinical Practice Guideline for the Management of Candidiasis: 2016 Update by the Infectious Diseases Society of America. Clinical Infectious Diseases 2016;4:409-17.
5. SM Jung, YK Lee, KW Kim, et al. Venovenous bypass using central venous catheter during liver transplantation. Korean J Anesthsiol 2008;1:127-8.

중환자의학

51

CRITICAL CARE MEDICINE

소아청소년의 기계환기

박준동

중증 질환을 가지고 있는 소아청소년 환자의 진료에 있어 성인 환자의 진료와 다른 부분이 있는지에 대한 논의에는 때로 여러 이견이 있다. 미숙아를 포함한 신생아를 대상으로 하는 집중치료는 성인과 비교하여 많은 부분에 차이가 있다는 것을 인정하지만 소아나 청소년 연령의 중증 질환 환자의 집중치료에 대해서는 성인과 큰 차이가 없다고 하는 견해도 있다. 하지만 환자의 체중 또는 체표면적의 차이나 성장 중이라는 특징적인 생리적 현상으로 인해 병리적 현상에 차이가 있을 수 있고, 특히 집중치료에 의해 생길 수 있는 장기적 합병증 측면에서는 성인과 소아청소년에 있어 그 접근 방법이 반드시 달라야 한다. 신생아 또는 소아청소년에 있어서 다양한 호흡기 질환은 여전히 유병률과 사망률에 있어 주요한 원인이며, 특히 중환자실에 입원하게 되는 경우에는 급성호흡기능상실, 급성호흡부전 또는 호흡부전이 임박한 상태로 인해 대부분 기계환기요법(mechanical ventilation)이 필요하다. 1800년대 초반 가사 상태로 태어난 신생아에게 기관내삽관 및 구강-구강 소생술이 시행된 이후 호흡부전이 있는 환자를 대상으로 기계적으로 환기를 도와주는 다양한 시도가 도입되었고 특히 1950년대 유럽에서 급성 회색질뇌척수염(polioencephalomyelitis) 유행에 따른 호흡부전 환자의 치료를 위해 다양한 기계환기기(mechanical ventilator)가 개발되기 시작했고, 1900년대 후반에 들어서는 기계공학의 발달과 전자공학의 발전과 더불어 기계환기요법은 공학적인 면뿐만 아니라 임상적인 면에서도 괄목할 만하게 발전하였다. 이러한 발전은 호흡부전 치료의 성과를 매우 향상시키고 기계환기요법에 필연적으로 따라오던 여러 가지 합병증을 감소시켰지만 지나치게 복잡해진 각종 기계와 세분화된 환기법(ventilation mode) 전략으로 인해 최근에는 적절한 기계환기기 설정에 대한 공감대가 없고 심지어 의료진 상호 간의 의사소통에도 문제가 생길 정도여서 기계환기요법에 대한 체계적인 이해가 요구되고 있다.

전세계적으로 소아중환자실이나 신생아중환자실에서 매일 기계환기요법이 시행되고 있지만, 많은 부분에 있어 아직 명확한 치료원칙이나 올바른 지침이 없고 또한 몇몇 지침은 성인에서의 경험으로부터 유추되어 왔다. 소아청소년 연령에서의 기계환기요법은 특히 가사상태로 태어난 신생아와 호흡곤란증후군이 있는 미숙아의 치료로부터 많은 경험들이 축적되어 왔던 탓에 많은 소아청소년과 의사들이 기계환기요법의 전략을 신생아 연령의 전략에 편향된 경험과 지식을 가지고 있는 것도 사실이다. 소아청소년 연령에서의 기계환기요법은 성인에서의 경우와도 약간의 차이가 있고 또 미숙아 또는 신생아의 경우와도 차이가 있다. 특히 소아청소년은 지속적으로 성장 중이기 때문에 치료를 적용하는 데 있어서나 특정 환기법을 적용하는 데 있어 항상 성장발달에 대한 문제를 고려해야 한다.

성인에서와 마찬가지로 소아청소년의 호흡부전을 흉곽 내에서의 가스교환 기능의 부전과 흉곽 내외로의 공기흐름을 만드는 펌프기능의 부전으로 나눌 수 있다. 가스교환 기능 부전의 예는 심한 폐렴, 급성호흡곤란증후군, 유독가스 흡입, 익사직전 등이며 펌프기능 부전은 상기도 폐색, 패혈증이나 혼수, 신경손상 또는 신경근육질환 등에서 발생한다.

I 소아청소년 호흡기계의 특징

소아청소년의 호흡기계는 몇 가지 측면에서 성인과 차이가 있다. 첫째, 영아나 어린 소아는 성인에 비해 호흡기계 기능적 여유가 적어 폐 자체의 문제 때문이든 다른 장기의 문제로 인한 이차적이든 호흡부전 상태로 진행하기 쉽다. 또한 기도의 해부학적인 구조와 호흡기계 역학(physics)도 성인과 비교하여 호흡부전에 더 취약하다.

영아의 후두개는 크고 오메가 모양으로 부드럽고 상대적으로 높게 위치하여 이 부위에 문제가 발생하게 되면 공기의 흐름이 원활하지 못하게 되어 쉽게 호흡부전에 빠진다. 영아의 기도에서 가장 좁은 부위는 성인에서처럼 성대부위가 아니고 성문하 부위 원뿔 모양의 윤상연골이 있는 부위이다. 기도의 공기흐름에 대한 저항은 반경의 네 제곱에 반비례하므로 영아 또는 소아청소년에서는 상대적으로 경미한 정도의 기도협착도 심한 호흡부전의 원인이 된다.

흉곽내기도협착이 있는 경우(예, 기관지확장(증), 기관지천식 등) 호기 동안 협착 부위보다 말초에 있는 기도의 내압은 흉곽내압력보다 낮아지게 된다. 영아나 소아의 기도는 상대적으로 유순도가 커 쉽게 접히게 되어 천명음과 함께 호기 시간이 길어지면서 공기저류(air trapping)에 따른 동적과팽창(dynamic hyperinflation) 상태가 된다. 성인의 경우 기도저항의 약 20% 정도가 말초 기도에서 발생하는데 비하여 유아와 6세 이하의 소아에서는 기도저항의 약 50%가 말초 기도에 의해 발생한다. 이런 이유로 하여 영아 또는 소아청소년에서 바이러스성 세기관지염과 같이 말초 기도저항이 증가되는 질환이 발생하면 전체 기도저항이 현저히 증가하여 이에 따른 호흡일의 증가에 따른 심한 호흡부전이 발생하게 된다.

영아 또는 소아청소년의 늑골은 성인에 비해 보다 더 수평적으로 위치해 있기 때문에 상대적으로 전후 운동폭이 좁게 된다. 이에 따라 호흡에 있어 늑간근육의 역할이 미미하고 대신 횡격막의 역할이 중요하게 되는데 흉곽 벽이 비교적 유연하기 때문에 복부팽만이 있는 상황에서 호흡부전이 발생하는 경우 더 심한 호흡부전을 보이게 된다. 흡기 시에 공기가 빨려 들어오는 대신 유연한 흉곽 벽이 안으로 빨려 들어오게 되어 흉부함몰이 발생하고 유아에서는 호흡부전 시에 특징적인 역설적 흉복부 운동(paradoxical thoraco-abdominal movement)이 발생하게 된다.

호흡기계의 탄성은 성장에 따라 변하게 된다. 성인에 비해 영아기에는 상대적으로 기능적 잔기용량이 적고 이런 특성은 마취를 할 때나 진정제를 투여한 경우 또는 중추신경계가 억제되어 있는 경우에 폐포의 안정성 측면에서 성인에 비해 매우 불리한 결과를 보이게 된다.

성인에 비해 소아청소년에서 흉곽의 용적-압력의 관계는 더 급격한 곡선을 이루어 기계환기기의 압력의 변화가 심해도 실제 흉강내압력의 변화는 덜 심하게 되는데 이에 따라 큰 압력의 변화에도 심혈관계 기능은 성인에 비해 더 안정적이다.

II 소아청소년에서 기계환기요법의 적응증

신생아 또는 소아청소년에서의 기계환기요법의 일반적인 목표는 성인과 비교하여 크게 다르지 않다. 첫째, 적절한 산소화와 환기를 위해 폐포환기를 증가시킴으로써

표 51-1 소아연령에서 고탄산혈증성 호흡부전

기전	기저질환
중추신경계 호흡동인의 저하	신생아: 미숙아 무호흡, 산모의 약물중독, 분만손상, 뇌실 내 출혈 소아청소년: 머리손상, 뇌수막뇌염, 약물중독, 익사직전
근력의 저하	신생아: 횡격막신경마비, 척수손상, 척수성근위축증 소아청소년: 근이영양증, 중증근무력증, 길리안바레증후군
흉곽 또는 폐 제한성질환	선천성 근골격계 기형, 폐섬유화증
기도폐색	신생아: 후두기관연화증, 비강폐색 소아청소년: 기관지천식, 기도이물질

가스교환을 지원하거나 조절하며, 둘째, 폐포허탈을 방지하거나 허탈된 폐포를 다시 팽창시켜 산소화와 폐유순도를 호전시키기 위해 적절한 기능적 잔기용량을 회복시키고 유지하며, 셋째, 높은 기도저항이나 저하된 유순도로 인해 증가된 호흡일을 감소시키고, 넷째, 적절하게 기도가 열려 있도록 하는 것이다.

하지만 기계환기요법에서 간과해서는 안 되는 것은 기저질환에서 회복되는 시기까지 기계환기요법에 의해 이차적으로 발생하는 폐손상을 최소화해야 한다는 것이다.

기계환기요법이 요구되는 호흡부전을 일으키는 기저질환은 연령에 따라 차이가 있지만, 호흡부전의 기전에 따라 분류하면 고탄산혈증성 호흡부전과 저산소혈증성 호흡부전 두 가지로 분류할 수 있다.

1. 저탄산혈증호흡부전

외부 공기를 폐포 내로 들여오고 폐포 내의 공기를 다시 외기로 내보내는 환기펌프기능에 이상이 있는 경우가 대부분으로 일반적으로 동맥혈 이산화탄소분압이 높은 호흡부전 형태를 나타낸다. 이런 호흡부전은 신경계에 일차적 문제가 있는 경우, 호흡근육의 기능에 문제가 있는 경우, 흉곽 또는 폐의 확장성에 문제가 있는 경우, 그리고 기도에 문제가 있는 경우로 분류할 수 있다(표 51-1).

표 51-2 저산소혈증의 기전

기전	기저질환
FiO_2* 저하	낮은 기압 또는 FiO_2
저환기	높은 $PaCO_2$*
오른왼쪽션트	산소 투여에 낮은 반응도
환기-관류 부조화	산소 투여에 좋은 반응도
부적절한 확산	산소 투여에 좋은 반응도

* FiO_2: fraction of inspired oxygen,
* $PaCO_2$: carbon dioxide partial pressure of arterial blood

2. 저산소혈증성 호흡부전

폐포까지 적절하게 공기가 교환되지만 폐포 또는 그 이하에서 산소와 이산화탄소의 교환이 적절하게 이루어지지 못하는 경우로 병태생리에 따라 넓은 부위의 폐포 허탈, 국소성 폐포질환, 폐동맥색전증, 비심장인성 폐부종, 심장인성 폐부종 등으로 분류할 수 있으며 저산소혈증의 기전은 표 51-2와 같다.

3. 지속적 호기말양압법 및 양압환기의 적응증

소아청소년 연령에서 호흡부전으로 인해 지속적 호기말양압법 또는 양압환기법이 필요한 경우를 절대적인 경우와 상대적인 경우로 구분하면 표 51-3과 같다.

표 51-3 양압환기 또는 지속적 호기말양압법의 적응증

절대적 적응증	상대적 적응증
부적절한 폐포환기	**호흡양상과 환기 기능의 유지**
무호흡	뇌압상승
$PaCO_2$ > 50–55 mmHg(만성 고이산화탄소혈증이 없는 상태)	순환부전
저환기 직전 상태	
$PaCO_2$의 증가	
폐활량(vital capacity) < 15 mL/kg	
사강 /환기량 비 > 0.6	
동맥혈산소화 부전	**호흡 효율성의 감소**
FiO_2 > 0.6에서의 청색증	만성호흡부전
FiO_2 > 0.6에서의 PaO_2 < 70 mmHg	순환 부족
심한 산소화 장애의 지표	
FiO_2 1.0에서 $AaDO_2$ > 300 mmHg	
Qs/Qt > 15%	

Ⅲ 기계환기요법과 관련된 호흡역학 지표

기계환기요법은 어떤 이유에서든지 호흡부전 상태에 놓인 환자를 대상으로 적절한 가스교환이 이루어지도록 도와주는 것인데 적절한 가스교환을 위해서는 물론이고 기계환기요법에 의한 이차적인 합병증을 최소화하기 위해서는 기본적인 호흡역학의 각종 지표에 대한 이해가 필수적이며 이러한 호흡역학과 관련하여 기계환기요법이 폐역학 및 가스교환에서 어떤 생리적 효과를 나타내는지에 대한 이해는 매우 중요하다.

1. 탄성반동

신생아는 흉곽 골격의 골화가 진행되지 않은 상태이며 상대적으로 적은 양의 근육으로 인해 흉곽의 탄성반동은 낮은 편이다. 작은 압력으로도 큰 용적의 변화를 얻을 수 있고, 이것이 신생아에서 기계환기요법을 할 경우 일반적으로 근육의 이완을 위한 처치가 필요하지 않은 이유가 된다. 신생아의 탄성반동의 주요 원인은 폐포의 표면장력이다. 폐표면활성물질의 부족이 원인인 신생아 호흡곤란증후군이나 이차적인 불활성화가 원인인 급성호흡기능상실, 급성호흡부전증후군 모두에서 표면장력의 증가는 폐포의 안정성을 떨어뜨려 쉽게 허탈에 빠지게 한다.

2. 유순도

호흡기계의 유순도는 주어진 압력변화에 그 호흡기계의 용적의 변화가 얼마인지를 계량화한 수치로 단위 용적을 변화시키기 위해 필요한 압력의 양으로 표시되는 탄성도와는 역수의 관계를 가진다. 유순도는 단위 압력의 변화에 의해 생긴 용적의 양으로 표시된다. 호흡기계의 전체 유순도는 폐유순도와 흉곽의 유순도의 합으로 표시할 수 있다. 출생 시 폐유순도는 매우 낮지만 이후 지속적으로 증가하게 된다. 성인에서와 마찬가지로 소아청소년에서도 폐 전체의 유순도가 모든 부위에서 일정한 것은 아니고 폐 각 부위 부위마다 유순도에 차이가 있으며 특히 폐 일부분에 병변이 있을 경우에는 부위에 따른 유순도의 차이가 더 커지며 이러한 부위에 따른 유순도의 차이가 기계환기요법의 전략 중 일정유량 전략에 비해 일정압력 전략이 더 효과적인 이유가 된다. 소아청소년은 성인에 비해 정상적으로 폐 및 흉곽의 유순도가 더 높다. 하지만 높은 유순도에 비해 변화에 대처할 여력이 많지 않아 기흉, 늑막 삼출액 등

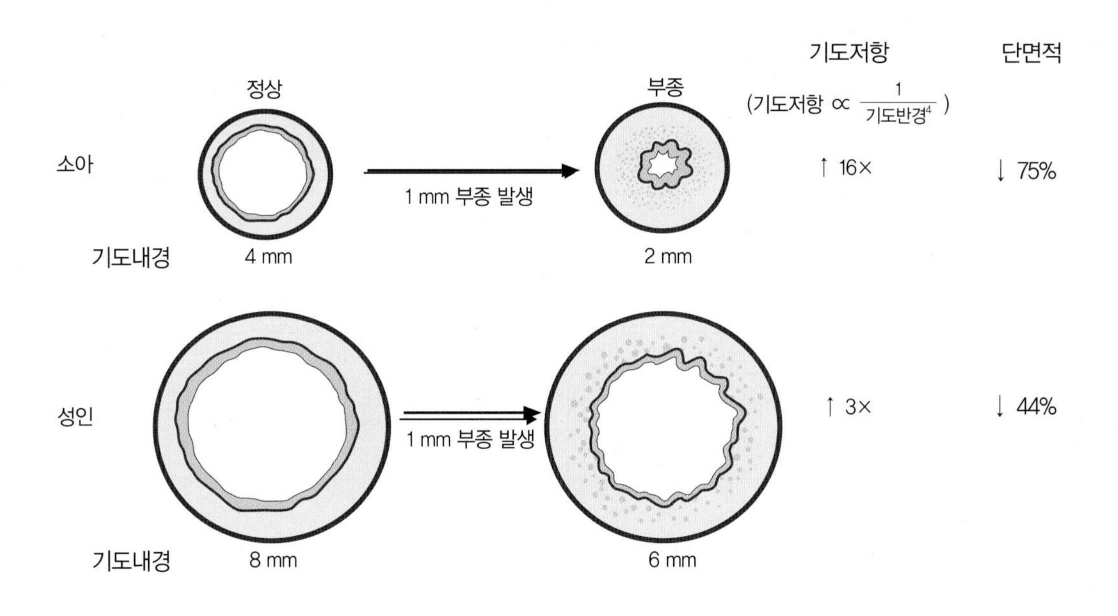

그림 51-1 부종에 따른 기도저항의 증가에 있어 소아와 성인의 차이

흉곽의 유순도가 떨어지는 경우와 폐부종 등 폐유순도가 떨어지는 경우 쉽게 저환기 상태에 빠질 수 있다.

3. 기도저항

기도저항은 단위 유량을 만들기 위해 필요한 압력의 차이로 표시되며 기계환기요법을 할 경우 환자 자신의 기도와 기계환기를 위해 적용된 인공기도의 저항의 합으로 표시된다. 역학적으로 유체의 저항은 유체가 지나가는 경로의 반경의 네 제곱에 반비례하기 때문에 상대적으로 기도가 좁은 소아청소년에서는 기도의 조그마한 부종으로도 저항이 심하게 증가될 수 있다(그림 51-1).

4. 시간상수

시간상수(time constant)는 호흡기계가 주어진 변화에 대해 얼마나 빨리 평형상태에 도달하는가 하는 시간의 개념으로 유순도와 기도저항의 곱으로 표시된다. 시간상수가 큰 호흡기계는 주어진 변화에 따라 평형상태에 도달하는 시간이 오래 걸리며 이런 경우는 성인에서는 만성폐쇄폐질환이 해당되며 소아청소년에서는 기관지폐이형성증이나 기관지 천식의 경우가 해당된다. 시간상수가 작은 호흡기계는 주어진 변화에 따라 평형상태에 도달하는 시간이 짧은 경우로 폐섬유화나 간질성폐질환, 급성호흡기능상실, 급성호흡부전증후군 등이 해당된다. 기계환기요법에서 시간상수가 가지는 중요성은 이 물리적 특성에 기초하여 흡기시간과 호기시간을 정해야하며, 특히 상대적으로 호흡수가 빠른 소아 연령에서는 시간상수에 대한 정확한 평가가 이루어져야만 부적절하게 긴 흡기시간으로 인한 문제점이나 지나치게 짧은 호기시간으로 인한 동적과팽창 또는 내인성 호기말양압 등의 문제를 피할 수 있다.

Ⅳ 환기법의 분류

기계환기요법의 목적은 적절한 가스교환을 이루면서 합병증은 최소화하는 것이라고 할 수 있다(표 51-4). 이 목적을 이루기 위해 환자 상태에 따라 다양한 환기법을 적

표 51-4 기계환기요법의 목적과 합병증

목적	피해야 할 합병증
폐포환기의 증가 및 고탄산혈증 및 호흡성산증의 방지	과호흡 및 뇌혈류량 감소
환기-관류 부조화의 감소 및 정상 산소화 유지	저산소성 조직 손상 산소 독성
허탈된 폐의 재팽창	폐포과팽창 폐 저관류 정맥환류 및 심박출량 감소 폐포의 용적손상
호흡일 감소 및 호흡근육 피로 제거	호흡동인의 억제 호흡근육의 무영양증 상기도저항의 증가

용할 수 있다. 환기법의 분류는 기계환기기의 제어변수(control variable)와 위상변수(phase variable)가 어떤가에 의해 결정된다.

1. 기계환기기의 제어변수

기계환기기의 제어체계(그림 51-2)는 제어변수, 위상변수, 조건변수(conditional variable) 등 세 가지 변수들의 조합으로 이루어져 있으며 이 중 제어변수는 환기기의 특성을 결정하고 위상변수와 조건변수는 환기법의 특성을 결정한다. 소아청소년 연령에서 흔히 사용되는 환기기는 대부분 유량을 제어변수로 가지고 있는 유량제어형(flow-control) 환기기이지만 최근 압력을 제어변수로 가지고 있는 압력제어형(pressure-control) 환기기도 소아청소년 연령에서 많이 적용되고 있다. 제어변수가 환기기의 기본적인 특성을 결정하지만 위상변수를 적절히 이용하면 유량제어형 환기기도 압력목표형 환기법에 이용할 수 있다.

2. 위상변수

소아청소년 연령에서 많이 사용되는 대부분의 환기기는 양압환기기이기 때문에 기계환기기의 위상변수는 흡기를 기준으로 분류한다. 호기가 지속되다가 흡기가 시작되는 시점을 어떤 신호를 이용하여 결정하는가 하는 것이 유발변수(triggering variable)이며, 흡기가 지속되는 동안 특정 수치를 넘지 않게 하는 변수가 제한변수(limiting variable)이며, 지속되던 흡기를 중지하고 호기할 수 있도록 하는 변수가 무엇인가 하는 것이 주기변수(cycling variable)이다. 특히 유발변수와 주기변수의 결정요소가 환자의 호흡동인 또는 환자의 폐역학인 경우에는 환자유발환기법, 환자주기환기법이라고 부르기도 한다.

3. 조건변수

조건변수는 환기기가 개념적으로 내부에 가지고 있는 "이러면 이렇게 하라"의 조건문으로 이루어져 있는 논리이다. 예를 들어 "환자의 자발호흡이 있으면 흡기호흡을 만들지 말고 환자의 자발호흡이 없으면 흡기호흡을 만들어라" 같은 조건문이 대표적인 조건변수가 된다.

4. 환기법의 분류

환기법은 특정 위상변수와 특정 조건변수의 조합이라고 할 수 있다. 특히 위상변수 중 유발변수와 주기변수

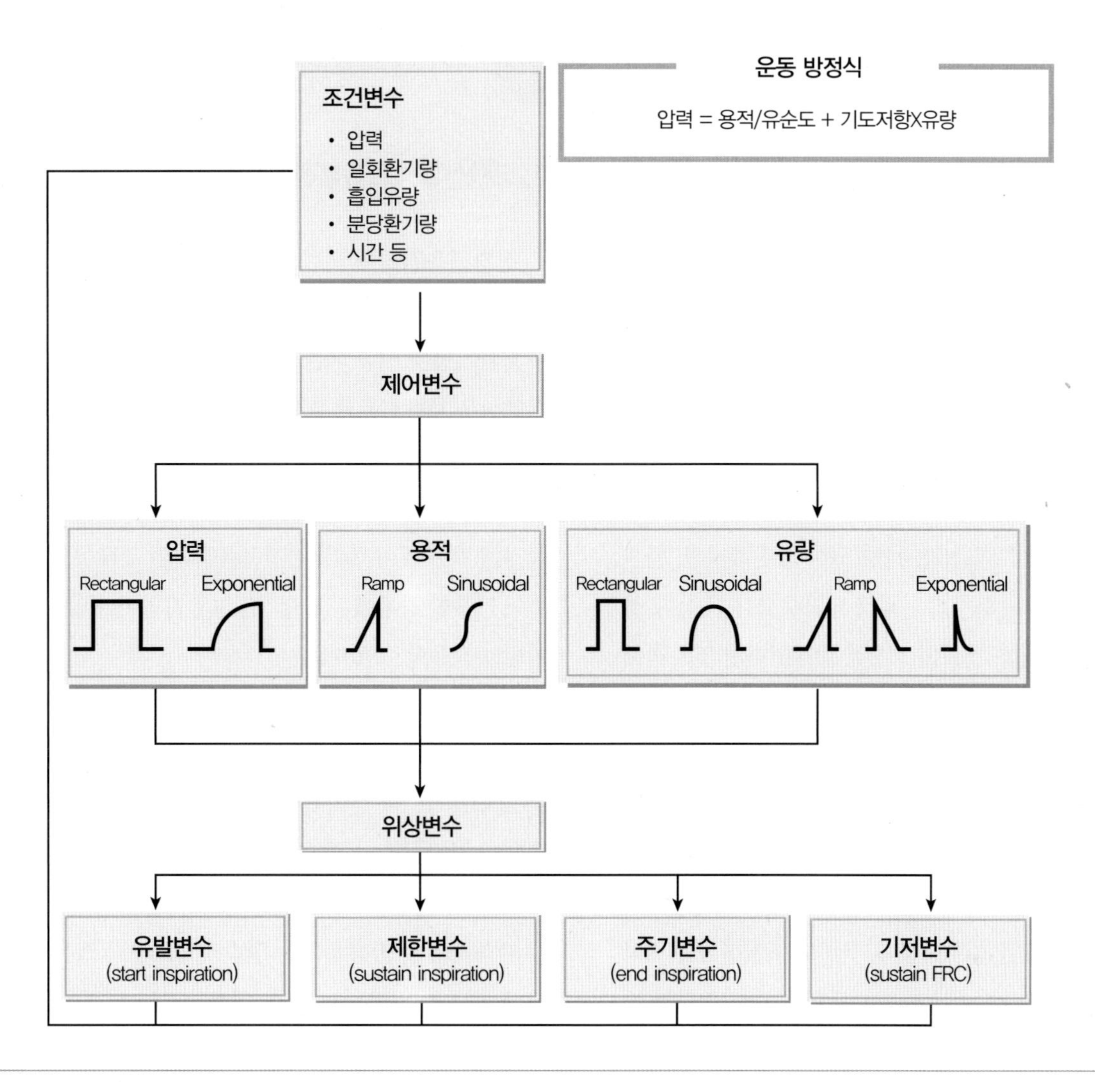

그림 51-2 기계환기기의 제어체계

가 환자의 호흡동인이나 폐역학에 의해 결정되는가 아니면 환기기에 의해 강제적으로 결정되는가 하는 것이 환기법 분류에 가장 중요한 근거가 된다. 조절강제환기법(controlled or continuous mandatory ventilation)은 조건변수 없이 유발변수와 주기변수가 모두 "시간"이 되어 흡기의 시작과 끝이 모두 환기기에 의해 결정되는 환기법이다. 보조강제환기법(assisted mandatory ventilation)은 유발변수는 환자에 의해 결정되지만 주기변수는 환기기에 의해 결정되는 환기법이고, 보조-조절강제환기법(assisted-controlled mandatory ventilation)은 위의 두 가지를 합쳐 놓은 형태다. 간헐적강제환기법(intermittent mandatory ventilation)은 조절강제환기법과 같으나 강제호흡 사이에 자발호흡이 가능하도록 하는 것이 다르며 동조간헐적강제환기법(synchronized intermittent mandatory ventilation)이란 강제호흡을 가능한 자발호흡에 맞추어 흡기가 이루어질 수 있도록 유발변수로 환자의 호흡동인을 이용하는 환기법이다.

최근에는 다양한 유발변수를 이용한 자발환기법이 이용되고 있다. 대표적 자발환기법은 압력지원환기법(pressure support ventilation)인데 이 환기법에서는 유발변수는 환자의 호흡동인에 의해 결정되고 주기변수는 환자의 호흡역학에 의해 결정되며, 흡기가 유지되는 동안에는 압력을 제한변수로 하여 설정한 압력으로 흡기를 유지하게 되는 가장 대표적인 환자유발, 환자주기 환기법이다.

5. 소아청소년에서 환기법의 적용

소아청소년에서 환기법의 적용은 간헐적강제환기법이 기준이 된다. 환자의 호흡부전의 정도에 따라 환기기의 분당환기수를 환자 연령에 따른 정상 환기수 이하로 설정할 수 있는 경우에는 간헐적강제환기법이 적절하지만, 환기기의 분당환기수를 환자의 생리적 환기수보다 더 높게 설정해야 할 만큼 심한 정도의 호흡부전이 있다면 일차적으로 보조-조절강제환기법을 고려해야 한다. 보조-조절강제환기법을 적용한 경우에도 환자 상태의 호전에 따라 생리적 환기수 이하로 분당환기수 설정을 줄일 수 있게 되면 간헐적강제환기법으로의 이탈을 고려한다.

고탄산혈증호흡부전에서는 일정유량 전략이 일정압력 전략보다 더 유리한 경우가 많다. 특히 기도저항이 현저히 증가되어 시간상수가 매우 커진 폐질환을 가지고 있는 경우에는 일정압력을 형성하기 위해 흡기 초기에 발생하는 아주 높은 유량은 오히려 적절한 환기를 방해하게 된다. 소아청소년 연령에서 일반적으로 많이 보게 되는 저산소혈증호흡부전에는 특별한 사유가 없는 한 일정압력 전략이 일정유량 전략보다는 더 효과적인 것으로 알려져 있다. 그 기전은 저산소혈증호흡부전을 일으키는 대부분의 폐질환은 비균질성 병변으로 유순도가 낮은 병변과 유순도가 높은 병변이 섞여 있게 되는데 이런 경우 일정유량 전략을 이용하게 되면 유순도가 높은 병변 부위만 반복적으로 팽창과 허탈을 되풀이하고 유순도가 낮은 병변은 거의 환기가 되지 않기 때문이다(그림 51-3).

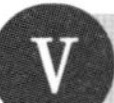 호흡부전 분류에 따른 기계환기요법 전략

1. 고탄산혈증호흡부전에서의 기계환기요법 전략

신경근육질환에 의한 호흡부전인 경우에는 조절강제환기법이 적절하다. 폐에는 특별한 병변이 없는 경우에는 기계환기법에 의한 폐손상을 최소화하기 위해 가능한 호흡양상을 자발호흡과 유사한 형태로 해주는 것이 좋다. 따라서 이런 경우에는 압력목표형보다는 용적목표형 전략이 더 좋으며 폐 허탈을 방지하기 위해 간간히 심호흡을 설정해 주는 것이 좋다. 신경근육질환인 경우에도 환자유발이 가능한 경우에는 간헐적강제환기법이나 압력지원환기법도 적용할 수 있다.

제한성 폐질환인 경우에는 일정압력 전략의 보조-조절강제환기법 또는 간헐적강제환기법이 좋다. 이 경우 압력은 일회환기량이 생리적인 용적 정도가 되도록 설정하며 대개는 시간상수가 작으므로 분당환기수를 원하는 정도로 증가시킬 수 있다.

폐쇄폐질환인 경우에는 일반적으로는 일정유량 전략이 초기의 높은 유량에 의한 최고흡기압 상승을 피할 수 있으므로 권장된다. 적절한 호기말양압을 적용함으로써 내인성 호기말양압을 피할 수 있다. 대개 시간상수가 크므로 분당환기수를 높게 증가시키는 것이 오히려 고이산화탄소혈증을 악화시킬 수 있어 만성질환인 경우에는 허용고탄산혈증을 고려해 볼 수 있다.

2. 저산소혈증호흡부전에서의 기계환기요법 전략

전반적인 폐허탈을 특징으로 하는 경우에는 일정압력 전략의 압력목표형 환기법이 좋다. 호흡부전의 정도에 따라 보조-조절강제환기법 또는 간헐적강제환기법을 결정하지만 어느 경우에도 적절한 호기말양압은 반드시 필요하다. 국소성의 폐 허탈이 있는 폐질환의 경우 기계환기요법이 조금 어려울 수 있다. 이런 경우에는 시간상수가 그

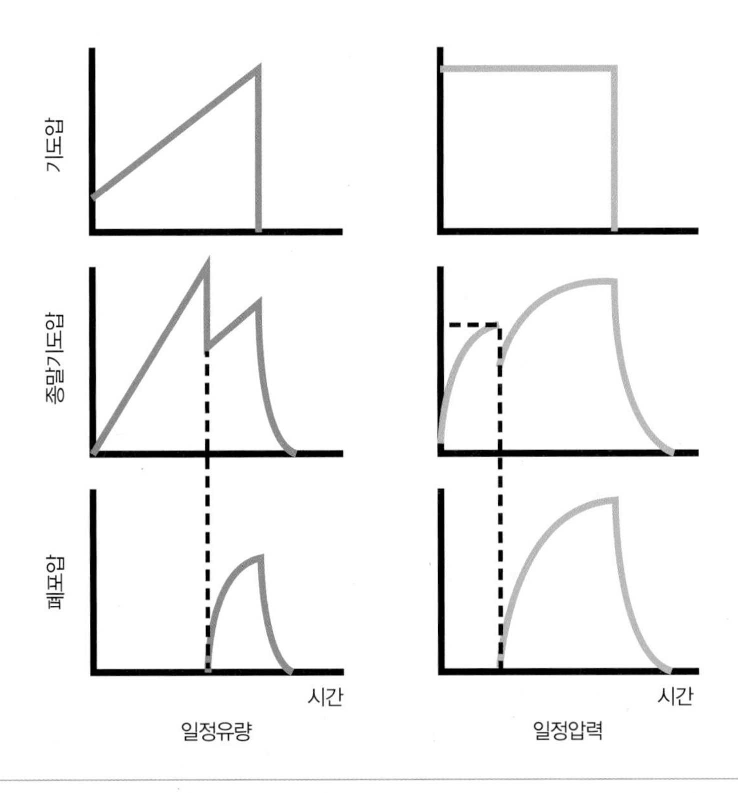

그림 51-3 Two-compartment 이론에 따른 일정유량 및 일정압력 전략에서의 압력, 용적 및 유량의 차이

리 크지 않더라도 일정압력 전략의 압력목표형 환기법에서 흡기시간을 충분히 설정함으로써 허탈된 부위의 재팽창을 이룰 수 있다. 이 경우에도 적절한 호기말양압은 필수이다. 폐부종의 경우에는 심장인성이든 아니든 상당히 높은 정도의 호기말양압을 설정할 필요가 있다. 충분한 흡기시간이 필요하고 경우에 따라서는 역비율 환기가 도움이 되는 경우도 있다. 폐부종의 경우에도 일정압력 전략이 일정유량 전략보다 더 효과적이다.

Ⅵ 소아청소년 기계환기요법에서 환기기 설정의 실제

1. 최고흡기압

압력목표형 환기법에서는 최고흡기압과 호기말양압의 차이(압력차, tidal pressure)에 의해 일회환기량이 결정된다. 즉 흡기말의 용적은 환자의 정적 유순도에 압력차를 곱한 값이다. 최근에 개발된 환기기는 대개 유량을 직접 측정하고 시간에 따른 적분을 통해 실제 환자에게 들어가는 일회환기량을 알 수 있다. 최고흡기압에 의해 일회환기량이 결정되고 일회환기량에 분당환기수를 곱한 값이 분당환기량이 되어 동맥혈이산화탄소분압에 직접적인 영향을 주게 된다. 같은 정도의 분당환기량을 유지하기 위해 일회환기량을 높이는 것보다는 분당환기수를 높이는 것이 기계환기요법에 의한 폐손상을 감소시키는데 더 유리한 것으로 알려져 있다. 또한 일정압력 전략으로 압력목표형 환기법을 이용하는 경우 최고흡기압은 평균 기도압에 영향을 주어 동맥혈산소분압에도 영향을 주지만 평균기도압 조절을 위해 최고흡기압을 조정하는 것보다는 호기말양압을 조절하는 것이 더 효율적이고 폐손상도 줄일 수 있다. 일정압력 전략을 위해 압력목표형 환기법을 이용하는 경우 압력차는 일회환기량이 6-10 mL/kg 정도가 되도록 설정하며 고원압(plateau pressure)이 가능한 30 cmH_2O를 넘지 않도록 한다.

2. 일회환기량

용적목표형 환기법에서는 일회환기량을 직접 설정해 주어야 하며 이때는 최고흡기압(또는 고원압)이 환자의 유순도에 따라 피동적으로 결정된다. 일정유량 전략으로 환기기를 설정할 때 신경근육계 질환으로 인한 경우에는 생리적 일회환기량인 6 mL/kg 이하로 설정하면 되지만 폐쇄폐질환의 경우에는 큰 시간상수로 인해 분당환기수를 충분히 증가시킬 수 없는 경우가 많으므로 일회환기량을 8-10 mL/kg 정도로 충분히 증가시켜 설정한다. 하지만 기계환기요법과 관련된 합병증의 주요한 원인이 용적손상이므로 가능한 과팽창되는 것은 방지해야 한다.

3. 흡기산소분율

흡기산소분율은 동맥혈산소분압을 높이는데 가장 중요한 설정이다. 하지만 고농도의 산소는 그 자체로 심각한 독성을 보이고 또 고농도의 산소를 흡입하면 탈질소화 무기폐(denitrogenation atelectasis)가 나타나므로 응급한 경우 짧은 시간 투여할 때를 제외하고는 가능한 흡기산소분율을 0.7 이상으로 높이지 않는다. 동맥혈산소분압을 결정하는 요소는 흡기산소분율과 평균기도압인데 평균기도압을 결정하는데 가장 중요한 요소는 호기말양압이다. 따라서 흡기산소분율과 호기말양압은 상호보완적인 관계에 있는데 일반적으로 적절한 설정은 필요한 흡기산소분율에 20을 곱한 수치로 호기말양압을 설정하는 것이다. 예를 들어 흡기산소분율이 0.7이면 호기말양압은 적어도 14 cmH_2O가 되도록 한다. 만일 흡기 산소분율 0.7에 호기말양압이 12 cmH_2O로 설정되어 있다면 이후 가스분석 결과에 따라 이 설정 조합에서 저산소혈증을 보이면 호기말양압을 더 높여야 되고, 고산소혈증을 보이면 흡기산소분율을 내려야 한다.

4. 호기말양압

기계환기요법에서 호기말양압의 중요성은 두 가지 면에서 강조된다. 첫째는 지속 확장의 개념인데, 기계환기요법과 관련된 폐손상의 주요 기전 중의 하나가 폐포가 확장과 허탈을 반복해서 생기는 뒤틀림 손상이므로 가능한 폐포가 호기말에 허탈되지 않도록 해야 한다는 것이고, 두 번째는 호기말양압은 평균기도압에 직접적으로 영향을 주어 동맥혈산소분압을 결정한다는 것이다.

적절한 호기말양압을 결정하는 것은 실제 임상에서 그렇게 쉽지는 않다. 가장 적절한 호기말양압은 기능적잔기용량을 유지하는 값이다. 하지만 임상에서 폐기능 검사를 매 환자마다 시행하는 것이 매우 어렵고 특히 기계환기요법이 필요한 기저질환이 폐실질의 병변에 의한 경우에는 적절한 호기말양압을 결정하는 것은 더욱 어려운 문제이다. 일반적으로 폐실질병변이 없는 경우, 즉 유순도가 정상이라고 생각될 경우에는 기도내관삽관에 의해 소실된 생리적 호기말양압을 회복시켜 주는 정도인 3-4 cmH_2O의 호기말양압이 적절하다. 폐실질병변이 있어 유순도가 감소되어 있는 경우에는 이미 상당수의 폐포가 허탈상태에 있고 또 여러 가지 이유로 폐포의 표면장력이 증가된 상태이므로 상당한 압력의 호기말양압이 필요하게 된다. 중등도의 호흡부전으로 흡기산소분율을 0.3-0.5 정도로 기계환기요법을 시작하게 되는 경우에는 6-10 cmH_2O의 호기말양압이 적절하고, 심한 저산소혈증호흡부전의 경우에는 흡기산소분율을 0.5 이상, 심한 경우 1.0까지 높여야 하는데 이런 경우에는 호기말양압을 10 cmH_2O 이상, 심한 경우에는 20 cmH_2O까지 높여야 할 경우도 있다. 이 경우 앞서 언급한 것처럼 흡기산소분율과 호기말양압의 관계는 20배 정도가 적절하다. 이렇게 높은 호기말양압을 설정해야 하는 경우에는 필연적으로 정맥환류량이 감소하므로 충분한 수액공급과 적절한 혈관수축제 투여가 필요하다.

5. 흡기시간

흡기시간은 직접 설정하거나 흡기/호기 비율을 설정하여 분당환기수와의 관계에서 간접적으로 결정될 수 있지만, 어느 경우든 적절한 흡기시간을 설정해야 한다. 압력목표형 환기법에서 적절한 흡기시간은 설정한 압력차에 의해 얻을 수 있는 최대 용적의 95%가 흡기되는 시간인 시간상수의 3배의 시간이 적절한 흡기시간이다. 일반적으로 소아청소년의 정상 시간상수는 0.15-0.2 정도이므로 적절한 흡기시간은 0.5-0.7초이다. 하지만 질환에 따라 시간상수가 달라지므로 기저질환에 따라 흡기시간을 설정해야 한다. 폐쇄폐질환의 경우에는 가능한 충분한 흡기시간을 설정해 주어야 하는 반면, 제한성 폐질환의 경우에는 흡기시간이 길어야 하는 경우는 많지 않다. 흡기시간과 분당환기수가 결정되면 호기시간이 결정되는데 호기시간은 흡기된 공기의 99%가 호기되는 시간인 시간상수의 5배의 시간이 반드시 필요하다. 경우에 따라 환자의 호흡부전이 너무 심해 시간상수의 8배에 해당하는 1주기 호흡을 위한 충분한 시간이 확보되지 않을 수도 있는데 이때는 필연적으로 흡기시간 또는 호기시간 중 한 가지를 포기해야 하고 환자 상태에 따라 어느 시간을 포기해야 할 것인가를 결정해야 한다.

6. 유량

유량제어형 환기기를 이용하여 압력목표형의 환기법을 적용하고자 할 때는 충분한 양의 유량을 설정해야 한다. 일반적으로 환자가 호기된 가스를 재호흡할 위험성이 없도록 호기 가스를 완전히 배출하는데 필요한 기저유량은 분당환기량의 2-4배다. 유량제어형 환기기를 이용하여 압력목표형의 환기법으로 일정압력 전략을 적용하기 위해서는 분당환기량의 4-6배 이상 정도의 기저유량을 설정한다. 성인 기준으로 30 L/min 이상이면 충분한 호기 가스의 배출이 이루어지며 소아청소년에서는 0.8 L/min/kg 정도의 기저유량이 적절하다. 이런 환기기를 이용하여 기계환기요법을 할 때도 폐쇄성 폐질환에서 지나치게 기저유량을 높이면 초기의 고유량으로 인한 높은 압력으로 적절한 환기가 되지 않을 수 있으므로 주의해야 한다.

7. 분당환기수

보조-조절강제환기법이나 간헐적강제환기법에서는 강제호흡의 분당환기수를 설정해야 한다. 폐실질 병변이 없는 경우에는 환자의 생리적 호흡수를 설정하면 되지만 폐실질 병변이 있는 호흡부전에서는 초기 분당환기수를 생리적 호흡수보다 더 높게 설정해야 할 수도 있다. 분당환기수는 일회환기량과 더불어 분당환기량을 결정하고 일회환기량은 용적손상의 가능성으로 인해 지나치게 높일 수 없으므로 환기에 가장 중요한 변수는 분당환기수가 되어 동맥혈이산화탄소분압을 결정하지만 분당환기수를 높여야 할 경우 지나치게 빠른 호흡으로 인해 사강환기만 이루어지거나, 내인성 호기말양압이 발생할 가능성이 있다. 분당환기수가 높아져 호기시간이 시간상수의 5배를 유지하지 못할 경우에는 더 이상 분당환기수를 높이지 말고 허용고탄산혈증을 고려해야 한다.

Ⅶ 기계환기요법 이탈

기계환기요법을 하다가 환자 상태가 호전되면, 환기기의 설정을 점진적으로 낮추게 되고 이후 더 이상 환기기의 보조가 필요 없게 되면 기관내관을 발관하게 된다.

이탈 과정에 있어 대부분의 경우 각 병원의 원칙이나 의료인 개인의 선호도에 따라 다른 원칙이 적용된다. 기계환기 이탈은 점진적으로 진행해야 하고 환자의 호흡근육의 강도가 따라올 수 있는 수준으로 진행해야 한다는 원칙이 적용된다. 기계공학의 발전과 진정제의 발달 등에 따라 소아청소년 연령의 환자에서도 이탈 과정이 안정적이고 빠르게 진행될 수 있게 되었고 발관실패의 빈도도 감소하고 있다.

1. 발관의 시점

불필요하게 긴 시간 동안 기관내관을 거치해두면 병원성 감염의 원인이 되기도 하고 기도의 손상이 심해지기도 하기 때문에 발관실패의 위험성을 피하면서 적극적으로 이탈과정을 진행할 필요가 있다. 일반적으로 신생아에서는 약 1/3 정도의 발관실패를 보이고 소아청소년에서도 5-15% 정도의 발관실패율을 보인다.

소아청소년에서 발관실패의 흔한 원인은 다음과 같다. 첫째, 진정이나 중추신경계 문제 등에 의한 호흡동인의 저하, 둘째, 해결되지 않은 폐질환, 상기도폐색, 진한 분비물, 폐부종 등에 의한 호흡근부담의 증가, 셋째, 근육의 위축, 영양부족, 전해질 이상 등에 의한 호흡근육기능의 이상 등이다.

신생아나 소아청소년에서 객관적인 발관 기준은 잘 알려져 있지 않다. 10 cmH_2O 이하의 낮은 압력으로 압력지원환기법을 적용하여 2-3시간 안정적인 경우 발관을 결정할 수 있다. 그 외 환기수 대 환기량 비율이나 압력과 유순도, 호흡수 및 동맥/폐포 산소분압차 등을 이용한 지표 등이 이용되기도 하지만 일률적으로 적용되는 기준은 없다.

2. 이탈 시의 환기법

이탈 과정에서 적용하는 환기법은 자발호흡법 중의 하나인 압력지원환기법이 대표적이다. 보조-조절강제호흡법에서 간헐적강제호흡법으로 이탈한 후 압력지원환기법이나 지속적 호기말양압법으로 이탈하는 것이 소아청소년에서 가장 보편적인 방법이지만 최근에는 비침습적 양압환기법이 발달하면서 이런 방법을 이용하는 것을 전제로 한 조기 이탈이 많이 시도되고 있다.

Ⅷ 고유량비강캐뉼라요법

구강을 통해 후두를 지나는 경로를 가지는 기관내관을 오래 하고 있으면 후두나 성대 부위, 또는 성문하 기관의 협착 등의 합병증이 발생할 수 있다. 일반적으로 성인에서 3주 이상 기관내관을 가지고 있을 가능성이 있으면 기관절개 등 기관내관 이외의 전문적인 기도 확보를 위한 방법을 고려하게 되는데 성인에 비해 소아는 상대적으로 기관내관과 관련된 합병증이 더 천천히 발생하지만 미숙아에서는 두세 달, 소아에서도 한 달 이상 기관내관을 가지고 있으면 기도의 협착이 발생할 가능성이 있기 때문에 다양한 방법의 비침습적 호흡보조요법을 고려하게 된다.

저산소증의 치료 등을 위해 기관내관, 기관절개술 등의 전문적인 기도 확보 없이 호흡보조요법을 할 수 있는 방법으로는 그동안 비강캐뉼라, 코 또는 안면 마스크 등을 이용하여 단순히 산소를 공급하거나 실제 양압환기법을 적용하기도 했지만 환자의 불편함과 충분하지 못한 가습 등의 제한점이 있었고, 특히 소아연령에서는 대부분 2 L/min 이하의 산소공급만 가능하다.

미숙아에서 무호흡 등의 치료를 위한 지속적 호기말양압을 적용하기 위해 도입된 고유량비강캐뉼라요법은 최근에 소아청소년 연령에서는 물론 성인 환자에서도 호흡보조요법의 중요한 방법 중의 하나로 그 적용이 점진적으로 증가하고 있다. 고유량비강캐뉼라요법의 정의는 가온가습된 공기와 산소의 혼합가스를 2 L/min 이상의 유량으로 비강 캐뉼라를 통해 공급하여 고농도의 산소를 공급하고 지속적으로 팽창압을 제공할 수 있는 치료법이다.

고유량비강캐뉼라를 이용한 호흡보조요법은 흡기산소분율을 조절할 수 있으며 흡입되는 공기유량을 최대 70 L/min까지 높일 수 있다. 특히 가온이 가능한 가습장치를 이용한 가온-가습된 공기 및 산소를 공급할 수 있다는 측면에서 기존의 장치에 비해 큰 장점을 가지고 있다.

1. 고유량비강캐뉼라요법을 위한 기구의 구성

고유량비강캐뉼라요법을 위한 기구는 제조회사에 따라 여러 가지가 있지만 공통적으로 필요한 구성은 다음과 같다.

① 가압 상태의 산소와 공기 공급원과 유량계 및 배합기
② 가온 장치가 있고 멸균 상태를 유지할 수 있는 물 저장 장치
③ 보온이 가능하거나 가온이 가능하여 온도 및 습도 조절이 가능한 도관
④ 폐색시키지 않는 비강캐뉼라연결장치

2. 고유량비강캐뉼라요법의 생리적인 효과

1) 해부학적 사강(Dead space)의 환기

코인후로 높은 유량의 가스가 공급되어 재호흡이 감소하며 사강이 감소하게 되고 폐포환기/분당환기의 비율이 증가한다. 따라서 이산화탄소의 배출이 쉽게 되고 이에 따라 호흡곤란의 정도를 감소시킬 수 있다.

2) 흡기 호흡일의 감소

적절한 흡기 유량을 제공하여 흡기 시의 기도저항을 감소시켜 흡기 호흡일을 감소시킨다.

3) 지속적 호기말양압 효과

고유량의 가스가 지속적으로 공급되어 호기 시에 높은 저항이 발생하며 이에 따라 기도내압이 증가하여 지속적 호기말양압 효과가 나타나다. 결과적으로는 폐의 기능적 잔기용량이 증가되는 효과가 있다. 환자의 체중 등에 따라 차이가 있지만 10 L/min 이상의 유량에서는 2-3 cmH_2O 정도의 호기말양압이 발생할 수 있는 것으로 알려져 있다.

4) 가습효과

기존의 방법과 비교하여 고유량비강캐뉼라를 이용하는 경우 가온 및 가습장치를 이용하여 제어된 유량의 가스를 공급할 수 있어 산소화 및 환자의 내성을 증가시키는 효과가 있다. 가습된 공기는 기도의 점막섬모의 기능을 개선하여 기도 분비물 배출이 잘 되게 되고 폐포의 허탈을 방지하고 기도가 좁아지는 것을 방지하여 기도저항을 떨어뜨리는 효과도 나타난다.

5) 흡기산소분율의 조절

비강캐뉼라나 마스크 등과 비교하여 공기 및 산소혼합기의 제어를 통해 실제 환자에게 흡입되는 가스에 있어 더 정확한 흡기산소분율의 조절이 가능하다.

2. 고유량비강캐뉼라요법의 적응증

고유량비강캐뉼라요법의 생리적 효과를 근거로 표 51-5와 같은 경우에 임상적인 효과를 기대할 수 있는데 특히 기관내관삽관 전이나 발관 후에 장점이 많다. 저산소증을 보이는 환자에서 기관삽관 후 기계환기요법을 적용하기 전에 비강캐뉼라 또는 마스크를 이용하여 고농도의 산소를 투여하거나 비침습적 양압환기법을 적용하였으나 고유량비강캐뉼라요법을 적용하면 환자의 편의도를 높이면서 산소를 공급할 수 있고, 특히 증상의 악화로 기관내관을 삽관해야 할 경우에도 마스크 등을 제거하지 않고 후두경을 통해 삽관을 할 수 있으며, 삽관 과정 동안에도 고농도의 산소를 투여할 수 있는 장점이 있다.

3. 고유량비강캐뉼라요법에서의 각종 설정

고유량비강캐뉼라요법의 적용이 증가하고 있지만 적절한 유량의 설정이나 이탈과정 등에 대한 일관된 견해는

표 51-5 고유량비강캐뉼라요법의 적응증

저산소혈증호흡부전 · 기관내관삽관 전 호흡보조요법 · 기계환기요법 이탈 과정에서 기관내관 발관 후 지속적 호기말양압 대체 · 미숙아 무호흡증에서 지속적 호기말양압 대체 · 기타 저산소증의 위험이 있는 폐질환: 폐렴, 폐부종 등
세기관지염 환자에서의 지속적 호기말양압 대체
기관내관삽관 과정에서의 산소공급
기관지내시경 등의 침습적 검사 동안의 산소공급 또는 호흡보조요법
이송 중인 중증환자
완화의료 대상 환자

아직 확립되어 있지 않다. 이 요법을 적용하기 위해서는 흡기가스의 온도, 흡기산소분율, 유량 및 캐뉼라 크기 등을 설정해야 한다(표 51-6).

1) 흡기가스 온도

가스의 온도는 적절한 가습을 위해 일반적으로 체온보다 1-2°C 낮게 설정한 후 환자 상태에 따라 조절한다. 온도가 지나치게 높으면 환자가 불편해하고 때로 연령이 많은 소아에서는 폐소공포증 비슷한 느낌을 호소하기도 한다.

2) 흡기산소분율

저산소증 호흡부전이 있는 환자에서는 초기에 흡기산소분율을 0.4-0.6 정도로 설정한다. 이후의 흡기산소분율은 환자 상태에 따라 조절하며 경피적 산소포화도 측정 장치를 이용하여 산소포화도가 94-99%로 유지되도록 조절한다.

3) 유량

유량을 설정하기 위한 기준은 아직 일관된 견해는 없다. 유량은 환자의 체중과 필요한 호흡보조의 정도에 따라 결정해야 하며 연령이나 체중에 따른 기준을 적용하는 경우가 많다. 연령을 기준으로 하는 경우 영아에서는 8-12 L/min, 소아에서는 20-30 L/min 정도를 설정하는 것이 일반적이며 체중에 따른 경우 처음에는 0.5-1 L/min/kg로 시작하고 필요한 경우 1.5-2 L/min/kg까지 증가시킨다. 2 L/min/kg 이상에서는 추가적인 효과는 없는 것으로 알려져 있으며 성인 체격의 소아청소년에서는 50 L/min 정도를 설정한다.

4) 캐뉼라 크기

캐뉼라 크기는 각 프롱의 직경이 콧구멍 직경의 반 정도가 적절하다. 너무 작으면 적절한 유량을 제공하지 못하게 되고 너무 크면 과한 압력이 걸리는 현상을 방지하는데 문제가 된다. 기계를 공급하는 회사에서 정해 놓은 기준을 이용하는 것도 좋은 방법이다.

4. 고유량비강캐뉼라요법으로부터 이탈

기저질환의 악화소견이 없으면서 고유량비강캐뉼라요법을 적용 후 24시간 이상 동안 환자의 상태가 안정적이면 이탈을 고려할 수 있다. 고유량비강캐뉼라요법을 적용하게 된 기저질환의 기전에 따라 다를 수 있지만 이탈 과정에서는 먼저 흡기산소분율을 0.3-0.4 정도까지 줄인다. 이후 유량은 환자 상태를 면밀히 관찰하면서 한시간에 1 L/min 속도로 줄이거나 4-6시간에 0.5 L/min/kg를 줄인다. 이탈과정에서 환자 상태가 악화되면 바로 이전 설정으로 되돌린다. 흡기산소분율 0.4 이하에서 산소포화도를 94% 이상 유지하는데 흡기 유량이 0.5 L/min/kg 이하로 되면 고유량비강캐뉼라의 제거를 고려할 수 있다. 이후에는 환자의 상태에 따라 일반적인 비강캐뉼라를 이용하여 산소를 공급하거나 대기 호흡 상태로 전환할 수 있다. 이탈 과정 중에는 물론이고 고유량비강캐뉼라요법 중인 환자에서 호흡부전이 진행하고 산소포화도 또는 산소분압이 유지되지 않거나 산혈증을 일으킬 정도의 심한 고이산화탄소혈증이 발생하면 언제든 비침습적 양압환기법 또는 기관삽관을 고려해야 한다.

표 51-6 연령 및 체중에 따른 흡기 유량 및 캐뉼라 크기 설정

연령	체중	흡기 유량	제조자 권장 캐뉼라 크기	
			Fischer & Paykel*	Vapotherm
≤ 1 개월	< 4 kg	5–8 L/분	S, M	Neonatal, Infant
1 개월–1 세	4–10 kg	8–20 L/분	M, L	Pediatric small
1–6 세	10–20 kg	12–25 L/분	L, XL	Pediatric small, Pedaitric (Adult small)
6–12 세	20–40 kg	20–30 L/분	XL, Small	Pedaitric (Adult small)
12–18 세	> 40 kg	25–50 L/분	Small, Medium	Pedaitric (Adult small), Adult

* XS, S, M, L, and XL in Optiflow™ Junior 2, Small and Medium in Optiflow™ Plus.

5. 고유량비강캐뉼라요법의 합병증

고유량비강캐뉼라요법의 합병증으로는 기흉, 복부 팽만, 비강 점막 손상 등이 있지만 대개의 경우 그 중증도가 높지 않고 기존의 마스크를 이용한 호기말양압 환기법 등과 비교하여 빈도가 더 높지는 않다.

신생아 또는 소아청소년 연령의 환자를 대상으로 하는 기계환기요법의 설정은 한두 가지의 이론에 의해 결정된다고 하기보다는 환자 상태에 따라 아주 다양한 상황을 고려해야 한다. 또한 한 환자에서도 질환의 상태에 따라 호흡동인과 호흡역학이 지속적으로 변화하므로 한번 환기기의 각종 변수를 설정하였다고 하여도 계속해서 환자의 호흡역학 및 동맥혈 가스분석 등을 감시하여 환기기의 설정을 적절하게 수정해야 한다.

최근에는 공학의 발달에 힘입어 환기기 자체에도 많은 발전이 있었지만 환기법도 매우 다양하게 개발되어 있다. 환기기와 환기법은 모두 의료인이 환자에게 기계환기요법을 적용하는데 가능한 한 편리하게 하고 또한 환자의 호흡 생리에 따른 요구에 적절하게 대응하면서 가능한 합병증을 최소화하는 방향으로 발전하고 있다. 이런 발전에 힘입어 기계환기요법의 합병증은 많이 감소했지만 이러한 빠른 발전은 의료인들이 환기기와 환기법을 이해하는데 더 많은 노력을 요구하고 있는 것도 사실이다.

앞으로도 환기기와 환기법은 더욱 발전할 것이지만 기존에 사용되어 온 환기기와 환기법에 대한 정확한 이해는 추후의 발전된 환기요법의 적용을 위해서 매우 중요하다.

참고문헌

1. AARC. Concensus statement on the essentials of mechanical ventilators–1992. Respir Care 1992;37:1000–8.
2. Bergman NA, Waltemath CL. A comparison of some methods for measuring total respiratory resistance. J Appl Physiol 1974;36:131–4.
3. Branson RD, Chatburn RL. Technical description and classification of modes of ventilator operation. Respir Care 1992;37:1026–44.
4. Chatburn RL. A new system for understanding mechanical ventilators. Respir Care 1991;36:1123–55.
5. Colice GL. Principles and practices of mechanical ventilation. 2nd 3rd ed. New York: McGraw–Hill. 2013;31–4136.
6. K JW. High flow nasal cannula oxygen therapy in children: a clinical review. Clin Exp Pediatr 2020;63:3–7.
7. Laghi F, Tobin MJ. Principles and practices of mechanical ventilation. 2nd ed. New York: McGraw–Hill. 2013;129:101–6235.
8. MacIntyre NR. Mechanical ventilation. 2nd ed. St. Louis: Saunders Elsevier. 2009;171–81.
9. Martin LD, Bratton SL, Walker LK. Handbook of pediatric intensive care. Baltimore: Williams & Wilkins. 1999;149–97.
10. Mikalsen IB, Davis P, Oymar K. High flow nasal cannula in children: a literature review. Scand J Trauma Resusc Emerg Med 2016;24–93.
11. Rimensberger PC, Hammer J. Mechanical ventilation in the neonatal and pediatric setting. Principles and practices of mechanical ventilation. 3rd ed. New York: McGraw–Hill. 2013;573–96.
12. Suter PM, Fairley HB, Isenberg MD. Optimum end–expirator pressure in patients with acute pulmonary failure. N Engl J Med 1975;292:284–9.

중환자의학

52

CRITICAL CARE MEDICINE

유소아의 응급상황

한승백

I 기도 및 호흡계 관리

1. 해부학적 고려

유소아의 코는 전체 기도저항의 반 정도를 차지하게 되고 콧구멍은 짧고 부드럽고 편평하고 둥근 형태를 가지고 있다. 유소아의 비강은 부종이나 분비물, 외부의 압력에 의해 쉽게 좁아진다. 머리와 후두부는 상대적으로 크고 아래턱뼈가 작고 혀가 커서 혀에 의해 기도가 눌릴 가능성이 높다. 후두는 높고 앞쪽에 위치하며 연구개와 약간 겹쳐져 있다. 후두개는 부드럽고 오메가 모양이어서 폐색이 되기 쉽고, 기도는 좁고 주변의 연부조직이 많아 움직임에 따라 기도 폐색의 선행 요인이 된다.

2. 기본적 기도 관리

기도 관리의 목적은 해부학적 폐색을 방지하고 위 내용물의 흡인을 막고 가스교환이 잘 되게 하는 것이다. 기도 관리에 있어 호흡양상을 평가하여 이후 악화와 호전을 예측하는 것이 중요하다. 고이산화탄소혈증에 비해 저산소혈증은 비가역적이고 치명적인 손상을 남길 수 있기 때문에 호흡곤란이 의심되는 상황에서 정확한 평가를 하기 전에 먼저 산소를 투여해야 한다. 의식 저하가 있거나 신경근육질환이 있으면 심한 호흡부전 상태에서도 호흡곤란 증상이 심하지 않을 수 있다. 의식이 있는 환자는 코인두기도를 사용하고, 의식이 없는 환자는 입인두기도를 사용한다. 산소를 투여하기 위해서는 코 삽입관, 후드나 마스크를 이용할 수 있고 코 삽입관으로 투여하는 산소농도는 40%까지 높일 수 있다. 후드를 이용하면 산소농도를 90%까지 높일 수 있으며 가습이 쉽다. 마스크로 산소를 투여할 경우에는 얼굴 크기에 맞는 것을 선택하고 산소농도를 60%까지 투여할 수 있다. 저장기가 있는 마스크는 100% 산소를 투여할 수 있다. 기관내삽관 전에 백-마스크 환기를 하는데, 정확한 방법으로 시행하면 대부분 유소아의 환기와 부분 기도 폐색에 호전을 보인다.

3. 기관내삽관

기관내삽관의 적응증은 여러 질환이 있으며 호흡부전이 가장 흔한 적응증이다(표 52-1). 기관내삽관을 하는 경우에 기관내관의 크기는 커프가 없는 튜브의 경우에 1세 이상의 유소아는 나이(연령)/4+4(내경 mm)이고, 커프가 있는 경우에는 1세 이상의 유소아는 나이(연령)/4+3.5(내경 mm) 이다. 내경이 5.5 mm 미만인 경우는 커프가 없는 것을 추천하나, 커프가 있는 튜브를 사용 시 커프 내 압력을 측정해야 한다. 삽관되는 튜브의 길이는 나이(연령)/2+12 (cm)이다. 유소아의 해부학적 기도의 특징 때문에 기관내삽관을 할 때 유소아의 어깨 아래에 천을 말아 놓아 구강과 기도의 각도를 일직선으로 만든다. 기관내관이 유소아의 기도보다 큰 경우와 커프가 과팽창이 된 경우는 기관내관 발관 후에 천명음이 생길 수 있고, 기관내삽관을 오래했던 경우는 성문하 협착증이 생길 수 있다. 기관내삽관을 한 경우에 소생술에 사용되는 약물을 혈관을 잡기 전에 투여할 수 있다. 약자로 LEAN이며, lidocaine, epinephrine, atropine과 naloxone이다.

표 52-1 중증 원외 폐렴 발생의 위험 인자

1. 청색증형 심장 기형이 없으면서 $FiO_2 \geq 0.6$ 에서 $PaO_2 <$ 60 mmHg인 환자
2. 급성으로 다른 처치에 반응하지 않는 $PaO_2 <$ 50 mmHg인 환자
3. 상기도 폐색이 있거나 있을 가능성이 있는 환자
4. 신경근육질환으로 최고 흡기 음압 > −20 cmH_2O이거나 폐활량 < 12–15 mL/kg인 환자
5. 기도방어반사(기침반사, 구역반사)가 없는 환자
6. 혈류역학적으로 불안정한 환자(심폐소생술 후 또는 쇼크 환자)
7. 과환기가 필요한 환자(뇌압상승, 폐동맥고혈압, 대사성 산증 환자)
8. 폐 분비물이 많아 적절한 흡인이 필요한 환자

4. 호흡계 사정 및 진찰

중환자실에 입원하는 대부분의 환자는 심폐기능부전 또는 호흡기능에 영향을 주는 급성 질환을 가지고 있다. 이런 환자들의 호흡기능과 관련된 변수들을 감시해야 한다. 호흡계 감시의 목적은 적절한 가스교환을 확인하고 부적절한 저산소혈증, 고산소혈증 및 과다 또는 과소 환기를 방지하는 것이다. 호흡 기능의 임상적 평가는 호흡부전이 있는 환자의 진단과 치료에 매우 중요하다. 유소아에서 호흡기능의 평가는 힘들어하는 것, 활동의 정도를 확인하는 것이다. 유소아는 통증이나 불안 등이 동반된 경우 진찰에 어려움이 있으나 자세, 호흡양상, 표정 등이 호흡부전의 정도를 평가하는 데 많은 도움을 준다. 폐렴이 있는 환자는 앞쪽으로 기대려고 하고 상부기도폐색이 있는 환자는 기도를 넓히려고 머리를 뒤로 젖히고 있는 경우가 많다. 신경근육질환에 의한 호흡부전 이외에는 빈호흡이 호흡부전의 가장 초기 증상이다. 끙끙거림이나 불규칙한 호흡, 코 벌렁거림, 부속 근육의 이용과 흉부 함몰 등이 호흡부전으로 악화될 중요한 증상들이다. 흉곽의 단순한 시진으로 중요한 정보를 얻을 수 있으며 흉곽 전후 직경이 증가된 경우에는 천식 등에서 발생하는 과팽창의 증거가 된다. 흉곽이 비대칭인 경우는 신경근육질환, 골격 기형, 기흉 또는 횡격막마비 등을 의심할 수 있다. 청색증은 가장 나쁜 징후이다. 동맥혈산소분압이 80 mmHg 이하가 되면 입술이나 혀의 중심성 청색증과 손발톱 바닥 등의 말초성 청색증이 보일 수 있으나 심한 빈혈이 있으면 청색증이 나타나지 않을 수도 있다. 호흡음으로 공기의 흐름과 기도 폐색, 폐나 흉강의 상태 등을 평가할 수 있는데 유소아의 흉곽은 상대적으로 얇아 성인보다 호흡음으로 병변의 위치를 더 정확하게 확인할 수 있다. 상기도에 염증이나 폐색 등의 문제가 있는 경우 협착음이나 둔탁한 호흡음이 들리며 기관지성 호흡음은 폐경화를 의미한다. 천명음은 하기도의 폐색을, 수포음은 폐경화나 폐부종이 있는 경우 발생한다. 기흉이 있으면 호흡음이 약해지고 심장음이 정상과 다른 위치에서 들릴 수 있다. 호흡부전으로 진행되면 호흡 운동이 약해지고 의식의 변화가 나타나며 저산소혈증이 심해진다.

5. 호흡계 감시의 종류

호흡계 감시는 침습적 감시와 비침습적 감시로 나눌 수 있으며 침습적 감시에는 채혈된 혈액을 이용한 가스 분석과 혈관 내 산소분압 측정전극을 이용한 가스분석 그리고

표 52-2 동맥혈 가스분석 결과의 정상치(정상 체온 및 헤모글로빈일 때)

	PaO_2 (mmHg)	$PaCO_2$ (mmHg)	pH	HCO_3 (mEq/L)	BE/BD
만삭	80–95	35–45	7.32–7.38	24–26	±3.0
조산(30–36주)	60–80	35–45	7.30–7.35	22–25	±3.0
조산(< 30주)	45–60	38–50	7.27–7.32	19–22	±3.0

기관지내시경 등이 있다. 비침습적 감시에는 산소포화도 검사, 경피적 산소 및 이산화탄소분압측정술과 폐기능검사가 있다. 검체는 주로 동맥혈을 사용하게 되지만 정맥혈이나 모세혈관혈도 사용할 수 있다. 동맥혈의 채혈은 거치된 동맥내도관을 통해 채혈하는 것이 가장 좋으며, 경피적으로 천자하는 경우에는 검사 결과에 영향을 줄 수 있다. 흔히 이용되는 혈관은 신생아는 제대동맥이고 그 외 요골동맥, 후경골동맥 등이다. 동맥혈 가스분석의 금기 사항은 피부 감염이나 화상으로 인해 손상이 있는 경우, 항응고제의 투여 및 응고 장애가 있는 경우이다. 중심정맥혈을 이용한 가스분석의 경우 산소포화도와 이산화탄소분압 등은 전신 관류를 평가하는데 중요한 정보를 제공한다. 정맥혈을 이용한 가스분석의 결과는 동맥혈에 비해 pH가 약 0.02-0.04 정도 낮고, 이산화탄소분압은 6-10 mmHg 정도 더 높다. 이 경우 산소분압은 산소화를 평가하는 데는 도움이 되지 못하고 관류의 평가에 간접적 정보를 제공한다. 유소아에서는 가온된 상태에서의 모세혈관혈을 이용한 가스분석이 많이 이용된다. 가온된 모세혈관은 동맥화한 모세혈관으로 pH와 이산화탄소분압을 반영하기는 하지만 정확하지는 않고 산소화 정도를 평가하는 데에는 부적합하다. 부위는 발뒤꿈치에서 채혈하며, 채혈 전에 미리 발뒤꿈치를 따뜻하게 한다.

모세혈관혈을 이용한 검사는 급성호흡부전보다는 만성호흡부전의 경우에 더 유용하다. 발뒤꿈치에서 반복해서 채혈을 하면 염증과 흉터가 생길 위험이 있다. 매우 드물지만 균혈증과 골수염이 생길 수 있으므로 채혈 시 주의해야 한다. 혈액가스분석의 측정치는 연령에 따라 정상치가 다를 수 있으며 특히 조산아나 신생아는 유소아에 비해 정상치가 다르다(표 52-2).

6. 산소포화도 측정

산소포화도는 조직에서의 산소공급을 평가하는데 도움이 된다. 산소포화도 측정은 방법이 쉽고 빠르며 안전하다. 간혹 청색증이 없어도 저산소증이 발생할 수 있다. 산소포화도는 임상 증상이 발생하기 전에 저산소증을 미리 감지할 수 있다. 맥박산소측정의 원리는 산소와 결합한 헤모글로빈은 상대적으로 자외선을 산소와 해리된 헤모글로빈은 적색 광선을 더 많이 흡수한다는 성질을 이용한다. 한쪽에는 두 가지의 광선을 방사하는 다이오드를 반대쪽에는 광센서를 착용하여 흡수도를 측정하고 박동성을 가진 동맥-헤모글로빈의 변화만을 측정한다. 측정값은 헤모글로빈의 산소포화도이며 이 값은 실제 측정치와 완전히 일치하지는 않는다. 실제 산소분압은 산소-헤모글로빈 해리곡선에 의해 결정되며 기능적인 산소포화도를 측정한다. 가온 과정과 보정 과정이 필요 없고 즉시 측정값을 알 수 있으며, 실시간 변화를 추적할 수 있다는 장점이 있지만 심각한 과산소혈증을 발견하지 못할 수 있고, 신생아나 유아에서는 측정치와 산소분압과의 연관성이 떨어질 수 있으며, 저혈압, 혈관수축제 사용, 저체온, 움직임이나 주변의 광선, 빛이 조직을 제대로 통과하지 않을 때 오작동할 수 있다는 단점이 있다.

표 52-3 E_{TCO2} 파형의 변화에 따른 임상적 상황

ETCO2의 감소	ETCO2의 증가	ETCO2파형이 형성되지 않는 경우
급격한 감소 급격한 저환기 심박출량의 급격한 감소 심한 폐색전증 공기 색전증 배선단절 또는 공기 누출 기도내관의 폐색	급격한 증가 심박출량의 급격한 증가 압박대의 급격한 제거 중탄산염의 빠른 정주	식도내삽관
점진적 감소 과환기 산소소모량의 감소 폐 환류의 감소	점진적 증가 이산화탄소생성의 증가	

표 52-4 임상적인 천식 중증도 평가 점수

	0	1	2
PaO_2 (mmHg)	21% 산소에서 70–100	21% 산소에서 < 70	40% 산소에서 < 70
청색증	없음	21% 산소에서 있음	40% 산소에서 있음
흡기호흡음	정상	대칭이 아님	감소 또는 없음
부가근육사용	없음	중등도	심함
호기천명음	없음	중등도	심함
뇌기능	정상	떨어지거나 초조함	혼수

7. 호기말이산화탄소분압측정술(End-tidal CO_2, $ETCO_2$)

호기말이산화탄소분압측정술은 호기에 나오는 이산화탄소 함량을 적외선의 흡수 정도로 측정하는 기계이다. 호기말에 이산화탄소 함량이 일정한 안정 수준에 도달했을 때의 수치를 측정하며 이것은 폐포 내의 이산화탄소 함량을 반영한다고 가정한다. 임상적으로 동맥혈이산화탄소분압을 간접적으로 측정하며 이때 상관계수는 0.62-0.92 정도로 동맥혈이산화탄소분압을 반영한다. 정상에서는 호기말이산화탄소 분압은 동맥혈의 이산화탄소 분압보다 2-6 mmHg가 낮다. 심폐소생술 시 예후 인자로 활용할 수 있으며, 호기말이산화탄소분압측정의 파형으로부터 특정 폐질환의 진단을 추정할 수 있다(표 52-3).

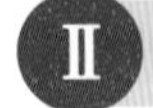

Ⅱ 호흡계 응급

1. 유소아 천식

유소아에서 발생하는 천식은 만성 기침, 쌕쌕거림, 가슴 답답함, 호흡곤란을 주 증상으로 하는 호흡기 질환으로 기관지 수축에 의한 증상이 발생한다. 반복적이고 발작적으로 나타나는 것이 특징이다. 유소아 천식은 발생 기전 및 유발인자가 성인의 천식과 비슷하지만 진단방법 및 예후가 차이가 있다. 병인에 알레르기성 염증 반응이 관여한다고 알려져 있으며, 유전적 요인과 환경적 요인 모두의 영향을 받는다. 유소아는 천신지속상태가 성인보다 더 빈번히 발생하며, 천식발작상태에서는 가스저류 및 폐의 과팽창 등의 위험성이 있고 심한 경우 무기폐, 기흉이나 종격동 기종, 심혈관계 기능저하 등으로 이어질 수 있다.

1) 천식의 중증도

천식의 중증도를 평가하는 기준은 여러가지가 있지만 중환자실에서 집중 관리가 필요한지에 대한 평가는 주로 동맥혈산소분압이나 동반 증상의 유무로 판단한다(표 52-4).

2) 천식지속상태의 치료

천식지속상태 치료의 일차 목표는 저산소증의 교정과 기도 폐색을 완화시키는 것이다. 중환자실에서 시행하는 호흡계 및 순환계, 그리고 신경기능에 대한 감시를 지속적으로 받아야 한다. 저산소증이 있으면 충분히 가습된 산소를 투여하고, 산소포화도가 90% 이상이 되어야 한다. 유소아는 섭취 부족과 불감손실의 증가에 따라 탈수 상태에 있을 가능성이 높기 때문에 적절한 수액을 투여한다. 천식지속상태 환자에서 베타2작용제는 가장 중요한 치료 약제 중의 하나이며 상태에 따라 흡입치료, 피하주사 또는 정맥주사로 투여한다. 기관지 평활근을 이완시키고 비만세포와 호염구에서 생산되는 매개물질을 조절한다. 가장 흔히 투여되는 베타2작용제는 알부테롤과 터부탈린이다. 심한 천식지속상태에서는 이프라트로피움 브롬화물(아트로벤트) 항콜린제제의 투여를 고려하는데, 베타2작용제와 같이 흡입 시에 기관지 확장을 일으킨다.

스테로이드는 천식지속상태의 중요한 치료이며 경구나 흡입요법으로 투여할 수도 있지만 혈관 내 투여가 권장 된다. 초기 투여는 기도 폐색이 악화되는 것을 막고, 응급 치료 및 입원 치료의 발생을 감소시킨다. 수 시간 이내에 염증매개생성을 억제시키는 효과가 있고, 24시간 이내에 작은 기도의 염증과 부종을 감소시킨다. 단기간의 스테로이드 투여는 부신 억제의 효과는 경미하다. 프레드니손이 가장 흔히 사용되며 1-2 mg/kg/일로 3-5일간 경구로 사용한다. 정맥으로는 메틸프레드니솔론을 2 mg/kg 사용한다. 위의 치료로 반응이 없으면 마그네슘을 투여할 수 있다. 마그네슘은 기관지확장을 일으키고 25-75 mg/kg를 20분 이상 정맥으로 투여한다. 메틸잔틴(Methylxanthine) 계통의 아미노필린을 투여할 수 있다. 최근에는 헬륨과 산소를 혼합한 가스를 흡입시켜 저항을 감소시키려는 치료들이 좋은 결과를 보고하고 있지만 특별한 기구와 가스를 구비해야 하는 제한점이 있다. 심한 천식지속상태에서는 기계환기요법이 필수적이고, 용적조절형환기기(volume-controlled ventilator)의 사용을 추천한다. 기관내삽관의 적응증은 의식이 떨어지는 경우, 무호흡, 지친 경우, 치료 후에도 동맥혈의 이산화탄소 수치가 상승되는 경우, PaO_2 <60 mmHg, pH <7.2인 경우이다. 천식 소아에서는 케타민이 기관지 확장의 효과가 있으므로 진정제로 추천된다. 신경근차단제로는 베쿠로늄이나 로쿠로늄이 쓰이고 석시닐콜린이 기관지 분비를 증가시키나 금기는 아니다. 기계호흡 시에 일회호흡량을 크게 하고(10-20 mL/kg), 호흡수는 정상 범위로 하고 호기 시간을 길게 맞춘다. 내인성호기말양압이 흉곽 내 압력을 증가 시 심장으로 들어오는 정맥 순환을 방해하여 저혈압이 발생할 수 있으므로 호기말양압을 낮게 맞춘다. 분당환기수를 증가시키는 것도 오히려 고이산화탄소혈증을 악화시킬 수 있어 적절한 진정과 함께 필요한 경우 신경근차단제를 투여한 후 환기수를 조절한다. 천식 환자에서 기관내삽관이 된 이후에 기흉이나 종격동 기종이 발생할 수 있으므로 주의한다. 최고 기도압을 낮게 맞춘다. 허용 고탄산혈증은 $PaCO_2$를 70-90 mmHg로 유지하며, 이것은 천식 환자의 사망률을 낮추는 효과가 있다. 감염이 동반된 경우에는 항생제를 투여하지만, 대부분은 바이러스 상기도 감염에 의한 천식의 악화가 발생하므로 항생제는 필요 없다.

2. 후두개염

상기도 감염 중에 생명을 위협하는 질환이다. 2-5세 사이에 호발하며, B형 헤모필루스 인플루엔자 백신이 나온 이후에 연령층이 더 높아지고 있다. 증상은 고열, 인후통과 연하장애가 발생하고 호흡곤란으로 이어진다. 목소리는 쉰 소리가 나고 협착음이 들릴 수 있다. 크루프와 비슷한 양상을 보일 수 있는데, 크루프에 준하여 치료를 해도 점점 악화되면 후두개염의 가능성을 생각한다. 원인균은 B형 헤모필루스 인플루엔자가 가장 많고, 폐렴구균(Streptococcus pneumonia), 황색포도상 구균(Staphylococcus aureus)과 그룹 A 용혈성 연쇄구균(group A-hemolytic streptococci)도 원인균이다. 후두개염이 의심되면 안정을 취하게 하고 자극을 주지 않는다. 기도유지가 잘된 자세를 취하고 소아를 눕히지 않는다. 소아가 공포스러워하는 검사나 시술을 하지 않고, 설압자로 혀를 누르거나 가래 흡인을 하지 않는다. 응급상황에서 기관내삽관과 환기를 할 준비를 한다. 영상 검사는 목의 연부 조직의 전후와 측면 영상을 촬영한다. 충분한 환기를 시키고 항생제를 빨리 투여한다. 필요 시 백-마스크 환기를 하고, 기관내삽관 및 바늘 윤상갑상연골절개술, 윤상갑상연골절개술과 기관절개술을 할 수 있는 준비를 한다. 기관내삽관을 한 후에는 충분한 진정제를 쓰고, 중환자실로 입원한다. 세프트리악손(100 mg/kg/day, 1-2회 나누어 투여), 세포탁심(200 mg/kg/day, 4회 나누어 투여)을 정맥으로 투여한다. 페니실린이나 세팔로스포린 알러지가 있으면 반코마이신과 아즈트레오남을 투여한다.

Ⅲ 패혈증

1. 원인 및 임상적 특징

패혈증은 유소아 사망의 흔한 원인이며, 세균, 바이러스, 기생충 또는 곰팡이가 원인이며, 임상 증상으로는 열, 빈맥, 빈호흡 및 백혈구증가 등을 보인다. 심한 패혈증에서는 백혈구감소가 나타나기도 한다. 패혈증이 의심되는 경우 열의 강도와 기간으로 심각한 상태를 예측하기는 어렵다. 전격적 수막구균혈증에서는 열이 나고 12시간 이내 사망하는 경우도 있다. 2-3개월 미만의 영아는 열이 없을 수도 있고, 2주 미만 신생아는 저체온을 보일 수도 있다. 유소아의 전신 상태와 말초혈액순환 정도를 같이 비교해 본다. 심한 패혈증은 기관의 기능부전, 저혈압, 의식변화, 소변량 감소, 혈소판 감소증 및 젖산염의 증가가 나타난다. 저나트륨혈증, BUN의 증가, 저혈당 및 저칼슘혈증을 보인다. 패혈쇼크는 수액요법 단독으로는 혈압이 오르지 않는 상태이며, 다발성 장기부전으로 악화된다. 가장 위험한 피부 증상은 출혈점 또는 자반이다. 파종혈관내응고가 나타나면 생명을 위협하는 상태이다.

2. 진단

패혈증에 의한 전신염증반응은 체온의 불안정, 빈맥, 빈호흡 또는 백혈구 증가 등이다. 빈맥과 빈호흡이 같이 있으면 심각한 감염일 가능성이 높다. 서맥은 심정지의 위험성을 알리는 신호이다. 패혈증의 초기 징후를 알아서 진행되는 것을 막는 것이 중요하다. 심하게 보채는 경우는 뇌수막염이나 두개내압이 증가한 경우를 의심해야 한다. 약하고 고음의 소리를 내는 울음 또는 유소아가 울지 않고 쳐져 있는 경우는 심각한 감염을 시사한다. 조직의 관류 불균형을 시사하는 특징 중 하나는 의식의 저하이다. 혈액 검사 및 배양 검사를 시행한다. 정상 모세혈관 재충만 시간은 정상 대기환경에서 3초 이내이나 탈수가 진행되거나 패혈쇼크에서 지연된다. 혈중 포도당과 칼슘 농도를 주기적으로 측정해야 한다.

3. 치료

충분한 환기와 심장 기능을 유지하는 것이 목표이다. 혈역학적 모니터와 말초혈관 확보, 소변 카테터, 중심정맥 및 동맥혈관 모니터를 시작한다. 패혈증이 의심되는 경우는 신속히 입원하여 결정질용액(crystalloid solution)과 항생제 투여를 시작한다. 광범위 항생제로 3세대 세팔로스포린을 투여하여 Neisseria와 Strepcoccus를 치료한다. Methicillin resistant Staphylococcus Aureus 의심 시 반코마이신을 투여한다. 활력징후를 측정하며 소변량을 측정한다. 맥박산소측정을 지속적으로 하고 기도 유지와 산소 공급 및 수액을 투여한다. 패혈 쇼크로 진단되면 첫 5분 이내에 기도 확보와 호흡유지 및 정맥로 확보가 필요하며 승압제의 투여가 필요하다(그림 52-1). pH가 7 미만이면 중탄산나트륨(sodium bicarbonate)를 1-2 mEq/kg 투여한다. 저혈당이 보이면 포도당을 0.25-1 g/kg를 투여한다. 헤모글로빈이 10 g/dL 이하이면 농축 적혈구 10 mL/kg 투여하고, 혈소판이 50,000/mm^3 이하이면 혈소판농축액을 0.2 unit/kg 투여한다. 응고 시간이 지연되면 신선 냉동 플라즈마(fresh-frozen plasma)를 10 mL/kg 투여한다. 패혈 쇼크에서 초기 치료 목표는 말초혈관재충만 2초 이내, 정상범위의 혈압 및 맥박수, 따뜻한 사지, 소변량 1 mL/kg/시간 이상, 정상 의식상태, Scv_2 70% 이상, 심장박출지수 3.3-6.0 L/분/m^2으로 한다. 이러한 치료에도 반응을 보이지 않는 쇼크 상태이면 공기가슴증이나 심장눌림증, 내분비적인 응급상황을 고려해본다. 뇌수막염이 의심되면 뇌척수액검사를 즉시 해야 하지만, 소아가 불안정하면 경험적 항생제를 먼저 투여하고, 뇌척수액검사는 나중에 시행한다.

Ⅳ 다발성 외상

1. 외상의 특징

대부분 둔상에 의한 외상이 발생하며, 관통상은 10-20%를 차지한다. 남아가 여아보다 2배 많이 발생한다. 자동차 사고가 외상에 의한 소아 사망원인의 50% 이상을 차지한다. 다른 주요 외상의 원인들은 추락, 익사, 중독과 화상 등이 있다. 유소아는 외상에 대한 해부학적, 생리적 및 정신적 반응이 성인과 다르다. 손상에 의한 물리적 에너지는 몸의 작은 부위에 충돌해도 체내에 전달되는 파급효과가 더 크다. 근육과 피하조직의 보호 기능이 약하고 외부 충격이 내부로 더 잘 전달된다. 따라서 외부에 외상이 없더라도 내부 기관의 손상의 가능성을 생각해야 한다. 유소아는 몸에 비해 머리가 크므로 머리 손상이 흔하게 발생한다. 흉곽에서도 늑골과 연골들이 유연하므로 외부의 충격에 의해 내부 손상이 심각하게 발생할 수 있다. 간과 비장도 앞쪽으로 위치에서 충격을 받으면 움직임으로 인한 손상을 잘 받는다. 긴 뼈들은 성장판이 있어 외상 후 성장 장애를 유발할 수 있다.

2. 소아 전문외상처치술

1) 일차 평가와 치료

첫 번째로 생명을 위협하는 손상의 유무를 판단한다. 두 번째로 수술적 치료가 필요한지를 판단한다. 마지막으로 생명을 위협하지 않는 손상인 경우 적절한 검사 및 치료를 시작한다. 일차 평가와 소생술은 첫 5-10분 이내에 하며, 생명을 위협하는 상태 인지를 확인한다.

일차 평가 동안에 활력징후는 5분마다 측정을 한다. 일차 평가에는 기도 및 경추보호, 호흡유지, 순환기능의 평가 및 출혈의 처치, 탈의 및 평가가 있다. 평가를 하는 동안에 저체온을 방지하고 몸을 따뜻하게 해 준다.

(1) 기도 확보

턱밀어올리기(jaw thrust) 방법으로 기도를 열고 입안의 이물질을 깨끗하게 한다. 유소아는 경추 손상이 적은 반면에 경수 손상의 위험이 높다. 호흡낭밸브마스크(bag valve-mask)로 인공호흡이 안 되면 구강 내로 기관내삽관을 시행

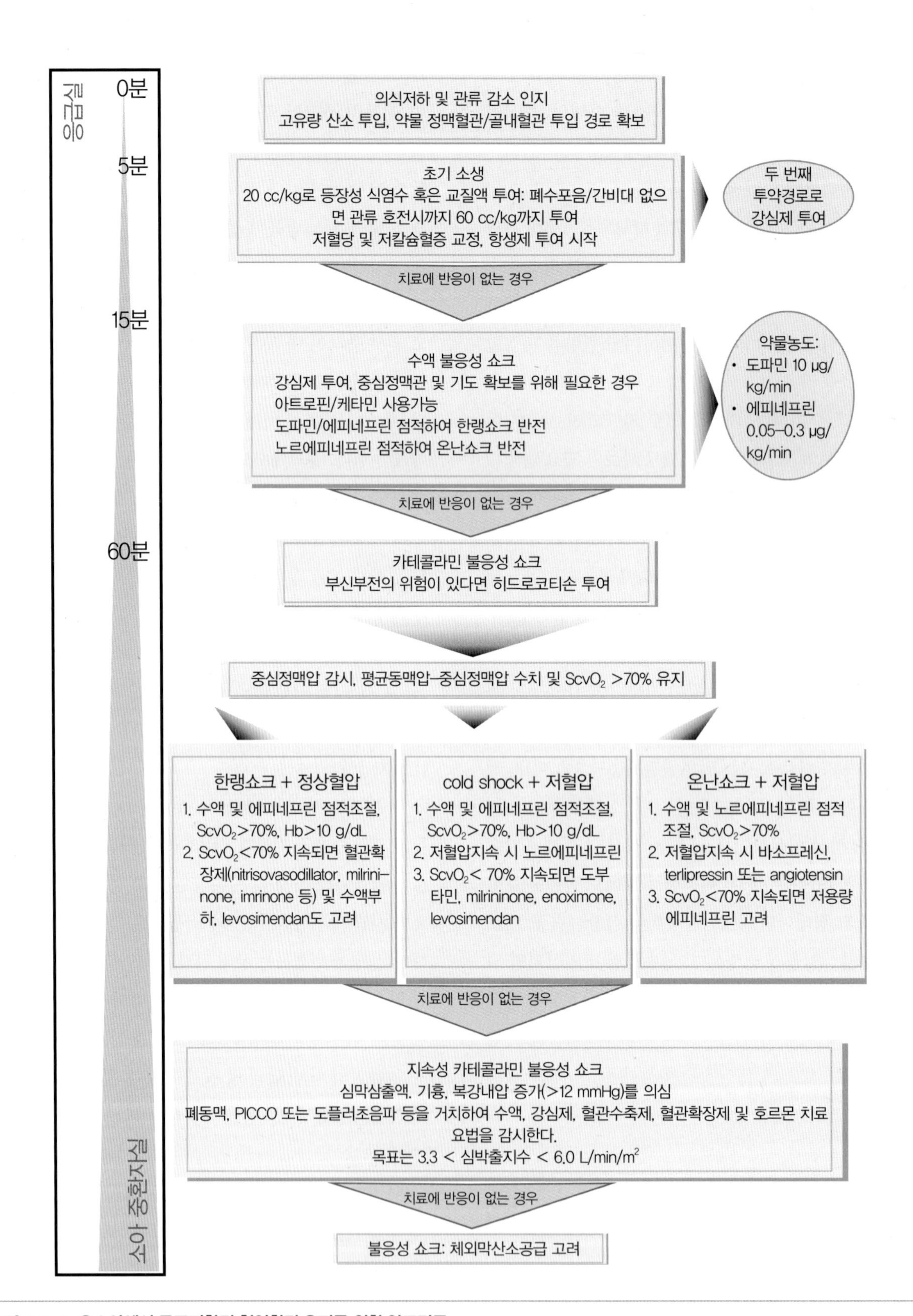

그림 52–1 유소아에서 목표지향적 혈역학적 유지를 위한 알고리즘

한다. 구강 내 손상이 심하면 비강으로 기관내삽관을 시도하나, 안면부 손상이 심하면 비강-기관내삽관은 뇌손상을 줄 수 있으므로 금기이다. 기관내삽관을 못 할 경우에는 후두마스크, 윤상갑상연골절개술, 기관절개술과 바늘 윤상갑상연골절개술과 기관내 제트환기를 시행한다. 윤상갑상연골절개술은 광범위한 안면부 또는 상기도 손상이 있을 경우 시도할 수 있으나, 10세 미만에서는 추천되지 않으며 합병증이 10-40% 정도로 발생한다. 기관절개술은 시간이 오래 걸려서 응급실에서 하기 어렵다. 바늘 윤상갑상연골절개술과 기관 내 제트환기 방법은 응급상황에서 선호되는 방법이며, 적어도 45-60분 동안 환기를 유지할 수 있어서 기도 유지를 하는 데에 시간을 벌 수 있다.

(2) 환기

맥박산소측정과 호기말이산화탄소분압을 측정한다. 저산소혈증은 불안, 의식저하, 청색증, 모세혈관재충만시간의 지연, 산소포화도 감소 등으로 나타난다. 호흡부전이 있는 경우에는 양압환기요법을 시작한다. 위가 팽창하는 것도 호흡의 방해를 줄 수 있으므로 코위관을 삽입한다. 긴장기흉이나 대량 혈흉이 있으면 흉강삽관술을 하고, 대량 혈흉의 경우 처음 배액량이 15 mL/kg를 넘거나, 4 mL/kg/h 이상으로 배액이 되면 수술적 치료를 반드시 고려한다.

(3) 순환

소아의 맥박, 피부색, 모세혈관재충만시간 및 혈압을 측정한다. 말초 맥박이 만져지면 혈압은 80 mmHg 이상, 중심 맥박이 만져지면 혈압은 50-60 mmHg 이상은 유지됨을 의미한다. 외부에 출혈이 있는 경우 압박하여 지혈한다. 골반 골절이 있는 경우에는 골반고정기(pelvic binder)를 사용한다. 외상 후 맥박이 없거나 심정지가 발생한 경우에는 예후가 나쁘다. 흉부 또는 복부에 관통상을 입은 경우에, 갑작스런 심정지가 발생하면 소생을 위한 개흉술이 생명을 살릴 수 있다. 심폐소생술을 하면서 신속히 농축된 적혈구를 수혈하도록 한다. 흉부 손상의 경우 심정지가 발생하면 심초음파를 하여 심장눌림증(cardiac tamponade)을 확인한다. 소아에서 정맥혈관의 확보는 어려우나 심각한 손상의 경우 가급적 두 개의 혈관을 확보한다. 정맥 혈관을 확보하는데 90초 이상 걸리면 골내혈관(intraosseous line)의 확보를 시도한다. 또한 초음파 가이드로 중심정맥을 잡을 수 있다. 처음 정맥내 대량 주입 수액은 20 mL/kg로 10분 동안 투여하고 필요 시 반복하여 투여한다.

(4) 장애

신경학적 검사는 의식과 동공 반응 및 대광 반사를 시행하고, 글라스고우혼수척도(Glasgow coma scale, GCS) 점수를 계산한다. 신속한 방법에는 AVPU 점수 법이 있다(A: Alert, V: Vocal stimuli, P: Painful stimuli, U: Unresponsive).

(5) 소생술

일차 평가와 동시에 이루어진다. 유소아에서 정맥혈관이 잘 잡히는 부위는 팔 내측의 전주와(antecubital fossa) 또는 발목의 복재정맥(saphenous vein)이다. 정맥을 확보 못하면 골내혈관으로 투입을 고려한다. 대퇴정맥으로 중심정맥을 잡을 수 있다. 수혈을 위한 혈액형 검사, 말초혈액검사, 전해질, 간기능, 프로트롬빈 시간/활성화 부분 트롬보플라스틴 시간, 아밀라아제/리파아제, 소변 검사를 한다. 심한 체액 소실이 있으면 동맥혈가스분석을 하고, 청소년기 여아는 임신 검사를 한다. 유소아에서 혈액량은 체중의 8-9 % 정도를 차지하며, 소아의 경우에 체액 결핍이나 쇼크의 상태를 객관적으로 알기가 어렵다. 헤마토크리트나 혈압 단독으로는 평가하기가 어렵고, 맥박수, 호흡수, 의식상태 등이 조기 쇼크를 평가하는데 좋은 지표이다. 쇼크 치료에 수액은 생리식염수나 링거젖산용액을 투여한다. 환자가 지속적으로 불안정하면 농축된 적혈구나 전혈 10-20 mL/kg를 신속히 투여한다. 폴리카테터를 삽입하여 시간당 소변량을 측정한다. 1세 이상에서는 1 mL/kg/시간의 소변이 나와야 하고, 1세 미만에서는 2 mL/kg/시간의 소변이 나와야 한다. 요도손상이 의심되는 경우에는 역행 요도조영술을 확인한다. 체온유지를 하면서 경추, 흉부 및 골반의 영상 검사를 한다. 심각한 수술을 고려할 상황이면 신속히 외과에 협진을 한다.

2) 전문외상팀을 가동하는 경우

해부학적 측면: 머리, 가슴, 복부에 관통상을 입었을 때, 기도 손상의 위험성이 있는 두부 손상, 30 % 이상 화상, 기도 화상, 전기 감전 등에서 가동한다.

생리적 측면: 심정지, 호흡정지, 저혈압, 글라스고우혼수척도가 8점 미만, 외상 점수가 12점 미만인 경우에 가동한다.

3) 이차 평가 및 최종 치료

머리부터 발끝까지 전신적 검사를 하고, 활력징후는 적어도 15분마다 측정한다. 문진을 다시 하고 추가로 혈액검사, 영상 검사 등을 통하여 문제점들을 확인한다.

문진 시에 AMPLE (A: allergies, M: medications, P: past medical and surgical history, L: last meal time, E: events preceding the injury)을 적용한다.

(1) 머리

구토나 기억상실은 흔히 보이며, 두개내압상승과 반드시 연관된 것은 아니다. 발작을 보일 수 있고 대부분 저절로 소실된다. 발작을 보인 경우에는 머리 전산화컴퓨터촬영을 꼭 하도록 한다. 유소아의 동공반응검사를 하고, 눈의 손상 유무와 시력을 측정한다. 두개골을 만져보고 하악골을 만져서 골절을 확인한다.

(2) 경추

즉각적으로 기관내삽관이 필요하면 경추 X선 검사를 기다리지 말고, 경추의 움직임을 최소화하면서 기관내삽관을 한다. 경추 손상이 의심되면 머리 컴퓨터단층촬영을 할 때, 상부 경추를 같이 찍는다. 헬멧을 쓴 경우에는 경추 X선 검사를 하고 헬멧을 벗긴다. 목에 관통상을 입은 경우에는 손상의 입구와 출구를 불투명하게 표시하고 경추 X선 검사를 시행하며, 경추의 모양이 확실히 보이지 않으면 경추부 컴퓨터전산화 촬영이나 자기공명영상 검사를 한다.

(3) 흉부

기흉, 혈흉 또는 심장눌림증의 가능성에 대해 평가를 한다. 흉부에 둔상 또는 관통상을 입은 소아가 목정맥이 팽창되어 있거나 호흡음이 감소되어 있거나 혈역학적으로 불안정하면 즉각 바늘감압흉강천자를 한다. 종격동이 넓어졌거나 대동맥손상이 의심되면 컴퓨터단층촬영 혈관조영술을 시행한다. 종격동이 움직이는 구조라 긴장성 기흉이 생기기 쉽다. 진단 시 즉시 흉강삽관술을 시행한다.

(4) 복부

복부 타박상, 복부 팽만, 복통, 복막자극징후 등이 있으면 복강내손상을 의심한다. 복부 컴퓨터단층촬영이 가장 도움이 되는 검사이다. 유소아는 울면서 공기를 많이 마시게 되어 복부 팽만이 보일 수 있다. 위 속에 팽창된 공기를 감압시켜야 한다. 방광이 차 있는 경우도 소변을 빼줘야 한다. 응급외상초음파 검사는 정확하지는 않지만 복강내 출혈을 진단할 수는 있으나 치료 계획에 대한 정확한 정보를 제시하지는 못한다.

(5) 골반

골반뼈를 촉진해보고 통증이나 불안정한 부위를 확인한다. 회음부 손상, 요도 입구 손상 여부를 확인한다. 골반에서 출혈은 생명을 위협할 수 있다. 골반 골절 시에 안정, 골반고정, 수액 및 수혈이 필요하다. 초기에 혈관 촬영 및 색전술이 도움이 된다.

(6) 사지

변형, 타박상, 찰과상, 감각 이상, 맥박이나 피부색을 관찰한다. 개방성 상처에는 멸균 소독을 한다. 이물에 의한 연부 조작 손상이면 오염을 막기 위해 세척을 한다. 의식이 없는 경우에 골절을 놓칠 수 있으므로 주의한다.

(7) 등, 피부

혈종, 상처, 척추의 압통 등을 확인한다. 피부에서는 타박상, 열상, 화상, 관통상 및 멍 등을 확인한다.

(8) 신경 손상

운동 신경, 감각 신경 및 뇌신경에 대한 검사를 한다.

(9) 영상검사

기본 검사로 흉부 X선, 골반촬영, 경추측면촬영을 한다. 머리 컴퓨터단층촬영은 GCS 점수가 14미만, 의식의 변화, 두개골 골절, 출혈성 질환 같은 위험 요인이 있는 경우에 적응증이 된다. 복부 컴퓨터단층촬영은 혈뇨가 있는 경우, 신경손상을 동반한 경우, 안전벨트에 의한 손상이 의심되는 경우, 폭행, 학대 및 복부 압통이 있는 경우에 적응증이 된다. 초음파검사는 컴퓨터단층촬영을 할 수 없는 경우에 대안이 될 수 있다. 간, 비장, 신장의 손상과 복강 내 출혈 유무를 확인할 수 있다.

(10) 통증조절

대부분 진통제는 정맥으로 아편제제를 투여하는 것이 좋은 데 숙련된 간호사가 자주 조절하는 것이 필요하다. 의사는 진통제의 증가가 필요한 경우 진통제 종류 및 투여 방법을 결정한다.

(11) 포도당 공급

대부분의 외상에서 저혈당이나 선행 질환이 있는 경우를 제외하곤 첫날에 포도당의 공급이 필요하지는 않다. 이것은 고혈당이 되는 것을 막기 위함이다. 치료의 목표는 정상 혈당을 유지하는 것이다.

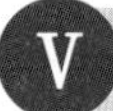

V 쇼크

쇼크의 정의는 대사적으로 요구되는 산소량에 비해 운반되는 양이 적은 상태이다. 산소의 운반은 다양한 변수들에 의해 의존하는데, 심박수, 전부하, 수축력, 후부하, 헤모글로빈 농도, 산소포화도, 혈액 내 산소량 등이다. 쇼크는 보상성 쇼크와 비보상성 쇼크로 나뉘며 비보상성 쇼크의 경우 혈압이 떨어지고 의식이 소실되며 심정지가 곧 발생할 것을 예측할 수 있다. 쇼크의 종류에는 저혈량, 분포, 심장성, 그리고 폐쇄쇼크가 있다. 쇼크의 평가는 호흡상태와 심혈관상태를 평가하는 것이며, 산소화정도, 호흡수와 호흡노력에 대한 평가, 맥박수, 혈압, 말초혈액순환상태, 소변량, 의식상태를 통하여 이루어진다. 쇼크 검사에는 동맥혈 가스분석과 젖산염검사를 포함해야 한다. 혼합정맥 또는 중심정맥 산소포화도를 검사하여 산소화정도를 평가할 수 있다. 유소아는 심박출량이 맥박수에 의존한다. 따라서 쇼크의 초기에 보이는 첫번째 방어 기전이 빈맥이다. 다음 방어기전은 혈액이 피부, 장, 신장 및 근육에서 중요 기관인 뇌와 심장으로 가는 것이며, 이에 따라 사지는 차가와지며 말초혈관충만시간이 지연되고, 소변량이 감소한다.

1. 저혈량쇼크

가장 흔한 쇼크의 원인이고, 주로 수분의 소실로 인하여 일어난다. 설사나 전해질 소실, 외상에 의한 출혈, 화상, 삼투성 이뇨가 원인이 된다. 보상기전으로는 빈맥, 심장 수축력 증가, 전신혈관저항의 증가가 일어난다. 보상이 안 되면 장기부전, 순환부전과 사망에 이른다.

2. 분포쇼크

패혈쇼크, 아나필락시스 쇼크, 신경쇼크 등에서 일어난다. 심박출량은 증가하며 혈관계의 긴장도와 유지의 문제가 발생한다.

3. 심장성쇼크

심장기능의 이상으로 지속적인 저혈압과 조직관류저하가 일어난다. 심근염, 패혈증, 심근경색증, 외상, 중독 등에 의해 발생한다. 심박출량은 떨어지고 전신혈관저항은 높다.

4. 폐쇄쇼크

심박출이 생리적으로 막혀서 발생한다. 심장눌림증, 긴장기흉, 대량폐색전증 등이다. 보상성 심박수가 증가하고 전신혈관저항은 높다.

5. 검사실 소견

혈당, 이온화 칼슘, 동맥혈 검사를 통해 상태를 알아본다. 헤모글로빈 수치로 빈혈 상태를 보고, 젖산염 농도는 혐기성 대사 정도 및 심장성쇼크, 외상 및 패혈쇼크의 예후를 추정한다. 요독증, 당뇨성 케톤산증, 약독물 검사를 한다. 백혈구 감소증과 림프구 감소증은 심한 감염과 면역억제 상태를 나타낸다. 혈액응고검사를 한다.

6. 치료

쇼크 치료의 목표는 신속하고 비침습적인 방법으로 조직의 산소화 결핍을 막는 것이다. 쇼크의 원인을 찾고 원인-지향적, 초기목표지향적 치료를 한다. 100% 산소를 공급하고 기도를 확보하며 필요 시 기관내삽관을 한다. 기관내삽관 시 여러 종류의 진정제를 투여하는데 에토미데이트는 유소아에서 쓰지 않는다. 에토미데이트는 부신억제를 일으켜 패혈쇼크에 치명적일 수 있다. 인공호흡기 치료에서 지속기도양압과 호기말양압을 유지하여 환기/관류 불균형을 치료한다. 수액 치료는 심박출량에 직접적 효과를 준다. 수액은 정질액이 선호되며, 말라리아에 의한 패혈쇼크에서만 교질액이 선호된다. 처음 부하용량으로 20 mL/kg를 투여하고 60 mL/kg까지 증가할 수 있다. 중심정맥혼합혈의 산소포화도를 측정해야 하고 70% 이상을 유지하도록 한다. 평균동맥압은 65 mmHg 이상, 중심정맥압은 8-12 mmHg를 유지한다. 헤마토크리트는 30% 이상을 유지한다. 치료 목표는 정상 심박수, 모세혈관재충만시간이 2초 미만, 따뜻한 사지, 소변량이 1 mL/kg/시간 이상, 정상 의식상태를 만드는 것이다. 아나필락시스쇼크의 경우 에피네프린과 산소가 가장 중요한 치료이다. 신경 쇼크인 경우에는 노르에피네프린과 에피네프린을 투여한다. 심장성쇼크에는 수액을 과다하게 투여하는 것은 위험하다. 진정제, 통증조절, 기관내삽관 등을 통해서 산소요구도를 감소시킨다. 수액이 과다하면 이뇨제로써 퓨로세마이드를 투여할 수 있다. 심장눌림증과 긴장기흉의 경우는 바늘 흉강 천자 또는 심장막천자를 한다.

VI 발작

발작은 소아기에 나타나는 가장 흔한 신경학적 이상이고, 뇌에서 일시적으로 이상, 비정상인 과도하고 발작성 뇌파가 방출되는 경우에 발생한다. 간질은 유발 인자(열, 외상)가 없이 발작이 2회 이상 발생하는 경우를 말한다.

1. 급성 발작의 치료

대부분 발작은 빠른 시간에 멈추므로 간략한 병력 청취와 신체검사를 한다. 발작이 지속되는 경우에는 기도

유지-호흡-순환유지 및 발작을 멈추는 치료를 한다. 발작과 감별해야 하는 경우들은 호흡중지발작, 정신성발작(pseudoseizure), 실신, 위식도역류, 틱, 수면운동장애 등이 있다. 발작의 형태 중에 특히 국소적 운동의 이상이 있는지, 의식 소실의 유무, 발작 후 시간 및 상태 등을 알아본다. 기도 유지를 하고 산소를 공급한다.

혈액검사는 혈당검사, 전해질, 칼슘, 마그네슘, 간기능검사, 암모니아, 말초혈액검사 및 정맥혈이나 동맥혈가스분석을 한다. 6개월 미만의 영아에서 열이 없고 괜찮아 보이는 경우에는 뇌척수액검사는 거의 필요하지 않다. 뇌막자극징후가 있거나 중추신경감염이 의심되는 경우에는 뇌척수액검사를 시행한다. 새로 발생한 발작에서 응급영상검사는 도움이 되지 않는다. 외상 후 국소적 발작, 의식의 변화를 동반한 경우, 심한 두통, 출혈성 질환이 있거나 6개월 미만의 영아에서는 영상검사를 반드시 고려해야 한다. 자기공명영상검사가 컴퓨터단층촬영보다 추천된다. 뇌파검사는 첫 번째 무열성 발작에서 진단적 가치가 있다. 의식이 계속 없는 경우에 비경련성 발작상태가 의심되면 뇌파검사를 시행한다. 발작을 하는 동안에 정맥혈관을 확보하고 투약준비를 해야 한다.

정맥혈관 확보가 어려우면 골내혈관의 확보가 필요하다. 저혈당이 있으면 포도당을 정주하고, 혈관확보가 어려우면 근육으로 글루카곤을 투여한다. 중독이 의심되면 날록손이나 길항제를 투여한다. 발작이 재발하는 경우에 소아신경전문가와 상의하여 항뇌전증제에 대한 선택을 고려한다. 첫 번째 발작임에도 불구하고 입원의 적응증은 상태가 불안정하거나, 새로 생긴 신경학적 이상, 보호자의 심한 불안, 지속되는 발작, 6개월 미만, 응급의료시설에서 너무 먼 곳에 사는 경우 등이다.

2. 간질지속증

30분 이상 발작이 멈추지 않거나, 발작이 중간에 멈추더라도 의식의 회복없이 다시 발작이 생기는 경우를 말한다. 우선 ABC's의 응급처치를 하고, 저혈당 검사, 중추신경계 감염의 가능성을 확인한다. 항경련제를 투여하고, 이때 호흡저하가 올 수 있음을 주의한다. 일차로 쓰이는 약물을 벤조다이아제핀이다. 근육 내로 미다졸람, 정맥으로 로라제팜을 사용한다. 정맥혈관을 확보하여 약물을 투여하는 것이 반응이 빠르다. 로라제팜이 첫 번째 선택 약물인데, 반감기가 길고 안전한 약물이다. 최근 연구에 의하면 로라제팜의 처음 용량을 0.1 mg/kg 로 쓰고 최대 4 mg으로 투여하는 것이 좋다. 2차로 쓰는 경우에 로라제팜 0.05 mg/kg를 투여한다. 정맥의 확보가 안 되면 근육 내로 미다졸람 0.2 mg/kg를 근주하고 최대용량 10 mg까지 투여한다. 벤조다이아제핀을 투여해도 발작이 멈추지 않으면, 포스페니토인/페니토인 또는 발프로산을 사용한다 포스페니토인이 더 안전하고 빠르며 근육으로 투여가 가능하다. 포스페니토인은 페니토인 대용제제로 20 mg/kg를 정맥/골내/근육으로 투여한다. 페니토인은 20 mg/kg를 정주한다. 발프로산은 20-40 mg/kg를 정주한다. 일차 약물에 반응 하지 않는 발작에는 펜토바르비탈 코마, 프로포폴, 케타민, levetiracetam, 디아제팜, 미다졸람등을 사용하고, 발작 조절에 실패한 경우 전신마취를 고려한다.

Ⅶ 심폐소생술

소아소생술의 생존사슬은 ① 예방 ② 기본소생술 ③ 응급의료체계에 신고 ④ 전문소생술로 구성된다.

1. 심정지의 예방

유소아 사망의 주된 원인들은 호흡부전, 영아급사증후군, 패혈증, 신경질환과 손상 등이다. 손상은 소아청소년기 사망의 많은 원인이고 대부분 예방이 가능한 것들이다. 자동차사고, 보행자사고, 자전거사고, 익사, 화상들이 여기에 속한다. 영아급사증후군은 "1세 미만 영아의 급사로, 부검, 사망 시의 현장조사, 임상병력 등을 조사해도 원인을 알 수 없는 경우"로 정의한다. 가장 많이 발생하는 연령은 2개월에서 4개월 사이이다. 위험인자는 엎드려 자는 자세와 부드러운 이불이나 잠자리 위에서 자는 경우, 간접흡연 등이 있다. 익사는 5세 미만 소아의 불의의 사망의 두 번째 높은 빈도를 차지하고 청소년에서는 세 번째 원인을 차지한다. 대부분 어린 유소아들은 보호자의 감시가 없을 때 수영장에 빠져서 익사할 위험이 있고, 청소년들은 호수나 강에 빠지는 경우가 많다.

2. 소아 기본소생술

영아는 만 1세 미만으로 정의한다. 일반인은 소아 기본소생술을 만 1세부터 만 8세까지의 소아에게 적용하며, 의료인은 소아 기본소생술은 만 1세부터 사춘기의 시작(만 12-14세)까지 적용한다(그림 52-2).

1) 구조자와 환자의 안정성

환자가 있는 지역의 안정성을 확인하고, 안전한 처치를 위해서 장소를 옮길 수 있다.

2) 반응의 확인

환자를 가볍게 두드리고 큰소리로 물어보고 움직임을 살핀다. 외상의 흔적이 있는지, 의료의 도움이 필요한가를 빨리 확인 후, 119에 신고하고 다시 소아의 상태를 살펴본다. 기도유지와 환기를 시킨다. 호흡곤란이 있는 소아가 자기가 더 편한 자세를 취하려고 하면 그대로 유지하게 둔다. 소아의 반응이 없으면, 심폐소생술을 시작한다. 흉부압박을 먼저 하고 이후 인공호흡을 한다. 1인 구조자의 경우 흉부압박과 인공호흡의 비율을 30:2의 비율을 한 주기로 하여 다섯 번의 주기를 시행한다. 약 2분 정도 소요되며, 이후 119에 신고를 하고 자동제세동기를 가져올 것을 요청한다. 만약 소아가 외상의 흔적이 없다면 1인 구조자가 소아를 안고 전화기 있는 곳으로(또는 휴대폰으로 119 신고) 이동해 갈 수 있다. 2인의 구조자가 있는 경우에는 한 명은 심폐소생술을 시작하고 다른 한 명은 119에 신고를 한다. 2인의 의료인 구조자는 흉부압박과 인공호흡의 비율을 15:2의 비율로 한다. 외상이 의심되는 경우에는 두 번째 구조자는 아이의 경추를 안정시키는 것을 도와야 한다.

3) 응급의료체계 신고 및 자동제세동기 준비

목격자가 있는 갑작스런 심정지에서 1인 의료인은 심폐소생술 시작 전에 119에 신고를 하고 자동제세동기를 준비하도록 한다. 일반인인 경우에는 5주기의 심폐소생술을 하고 119 신고와 자동제세동기의 준비를 하도록 한다.

4) 기도열기와 호흡의 평가

(1) 기도열기: 일반인

일반인은 외상이 있는 경우와 없는 경우에 모두 기도유지를 위해 머리기울임-턱올리기(head tilt-chin lift)가 권장된다. 경추 손상이 의심되면 턱 밀어올리기(jaw thrust)로 기도를 열어야 하나 배우기가 어려워 일반인에게는 권장되지 않는다.

(2) 호흡확인

기도를 유지하고 5초에서 10초에 걸쳐서 환자의 호흡을 관찰한다. 가슴과 배의 규칙적인 움직임을 보고, 코와 입에서 내쉬는 소리를 듣고, 호흡을 얼굴로 느낀다.

5) 인공호흡

숨을 쉬지 않거나 헐떡거림만 있으면 기도를 유지하고 2번 구강 대 구강 인공호흡을 한다. 가슴이 올라오지 않으면 기도유지를 다시 하고 호흡을 2번 불어넣는다.

호흡낭밸브마스크 환기는 숙련되면 할 수 있고, 기관내삽관만큼 효과적이고 짧은 기간 환기를 하는 경우 더 안전하다. 과다 환기를 하지 않아야 하고, 일회호흡량은 가슴이 올라올 정도로만 1초간 시행한다. 기도열림이 안 된 심폐소생술에서는 30회의 흉부압박(1인 구조자) 또는 15회의 흉부압박(2인의 의료인 구조자) 후에 2회의 인공호흡을 시행한다. 기도열림이 된 후에는 흉부압박은 분당 100회의 속도로 하고, 인공호흡은 분당 8-10회의 속도로 계속 시행한다. 두 명 이상의 구조자가 있으면 2분마다 흉부압박의 역할을 바꾼다. 순환리듬이 돌아왔으나, 호흡이 없으면 인공호흡만 분당 12-20회(3-5초마다 1번 호흡)로 한다. 심폐소생술 동안에는 100%의 산소를 공급한다.

6) 맥박의 확인

의료인의 경우 영아는 상완동맥, 소아는 경동맥 또는

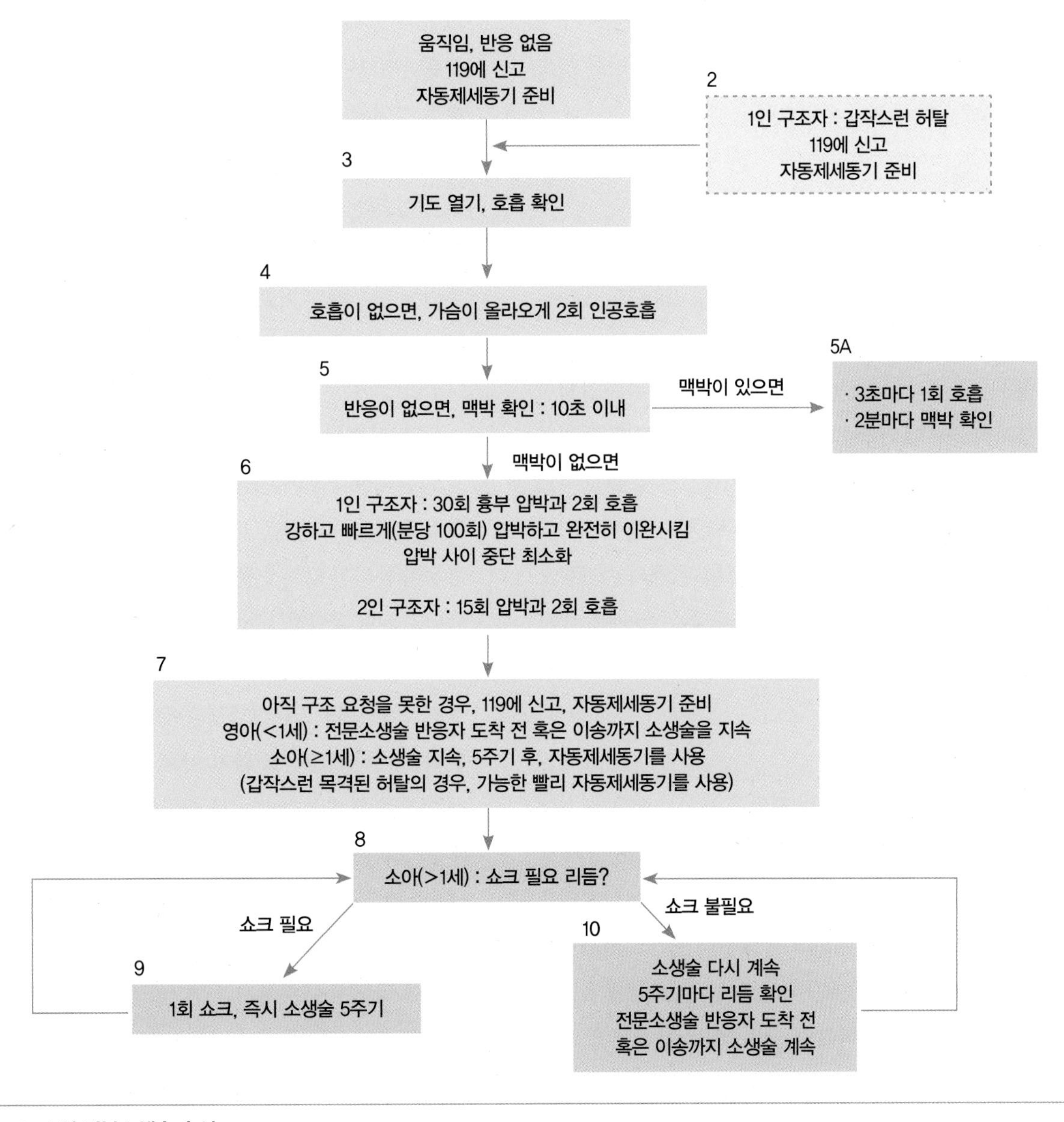

그림 52-2 소아 기본소생술 순서

대퇴동맥을 5초에서 10초 사이에 확인한다. 일반인은 맥박을 촉진하지 않고 바로 심폐소생술을 시행한다. 확실한 서맥과 혈액순환 장애는 심정지가 임박했다는 것을 나타내므로 흉부압박의 적응증이 된다. 유소아의 심장 박출량은 심박수에 크게 의존한다.

7) 흉부압박 없이 인공호흡만 하는 경우

의료인의 경우 맥박이 60회 이상이고 자발호흡이 없거나 불규칙할 때 인공호흡만 분당 12-20회로 한다(3-5초마다 1번 호흡). 각 호흡은 1초 간 하고 가슴이 올라올 정도로 한다. 2분마다 맥박을 확인한다.

8) 흉부압박

흉골 아래 1/2을 지점을 압박하고, 흉부 전후 지름의 1/3-1/2을 압박한다. 압박의 속도는 분당 100회의 속도로 하고, 압박 후에는 가슴이 완전히 올라오도록 한다.

영아는 젖꼭지 연결선 바로 아래의 흉골 부위를 압박한다. 영아의 경우에 2명의 의료인은 두 엄지손가락-둘러싸기 기법으로 가슴을 감싸고 엄지손가락으로 흉골을 누르고 다른 손가락들은 흉곽을 누른다. 구조자가 한 명이거나 또는 가슴을 손가락으로 감쌀 수 없으면 두 개의 손가락으로 흉부압박을 한다. 소아에서는 한 개 혹은 두 개의 손으로 압박을 한다.

9) 제세동

목격자가 있는데 갑작스런 허탈을 보인 소아는 심실세동 또는 무맥성심실빈맥을 보일 수 있고 즉시 소생술과 빠른 제세동을 하여야 한다. 심실세동과 무맥성심실빈맥을 "쇼크필요리듬"이라고 부르고 제세동을 우선 시행하여야 한다. 자동제세동기의 경우 1세-8세까지는 소아에 적절한 에너지를 전달할 수 있다. 25 kg 미만의 소아에 맞게 용량을 조절할 수 있는 자동제세동기가 없으면 성인용 자동제세동기를 사용한다. 제세동을 1회 실시한 후에는 즉시 흉부압박을 시작한다.

3. 소아 전문소생술

1) 기관내삽관

(1) 소아용 기관관 크기

소아의 나이와 체격에 따라 결정한다. 소아의 기도는 혀가 상대적으로 더 크고 후두개의 입구가 높고 목의 앞쪽에 위치해 있으며 비율적으로 성인에 비해 기도가 더 좁다. 그러므로 숙련된 시술자가 기관내삽관을 시행하여야 하며, 시술자가 경험이 없을 경우에는 숙련자가 올 때까지 호흡낭밸브마스크 또는 후두마스크를 이용한 인공호흡을 하는 것이 적절하다. 소아 기도의 가장 좁은 부위는 성대 밑의 윤상연골이다. 튜브 삽관 시에 후두개 입구 밑에서 더 밀어 넣는데 지장이 초래되기 때문에 8세 미만의 소아는 주로 커프가 없는 튜브를 사용 한다. 높은 흡기압이 요구되는 경우에는 커프 압력을 20 cmH_2O 미만으로 유지하면서 커프가 있는 튜브를 사용한다.

(2) 위치 확인

기관내삽관 후에는 양압으로 환기를 해본 후 흉곽의 움직임을 확인하고 양쪽 호흡음을 청진한다. 상복부에서 호흡음이 들리지 않는 것을 확인한다. 임상적으로 튜브가 잘 들어갔는지 확인하는 것 외에 더 정확한 비색측정장치나 호기말이산화탄소분압측정술을 이용한 방법이 추천된다. 호기말이산화탄소분압측정술에서 파형의 존재나 양상의 변화는 대략 6회 정도 환기 이후 호기말이산화탄소의 존재 여부를 통해 튜브 위치를 확인하게 해준다. 6회 환기 이후 측정되는 이산화탄소는 식도에 잘못 위치한 튜브에서 나오는 이산화탄소보다는 기관지내로부터 나오는 이산화탄소라고 추정할 수 있기 때문이다. 식도검출장치는 기관내관이 식도에 위치하게 되면 식도벽은 허탈되어 기관지로부터 올라오는 공기가 식도검출장치에 의해 흡인이 되지 않아 주사기나 자가팽창 고무벌브에 충만이 되지 않는다는 점을 이용한 기구이다. 체중이 20 kg가 넘는 소아에서 충분한 심혈관계 기능하에서는 사용을 고려해볼 수 있다. 맥박산소측정으로 계속 감시하는 경우 폐포확산장애나 환기순환 불균형이 없다면 산소포화도는 삽관이 성공적으로 시행된 경우에는 상승곡선을 보인다. 하지만 3분 정도는 기관지내삽관이 잘못되어 있어도 산소포화도가 감소하지 않을 수 있다. 튜브 끝이 우측 주기관지에 들어간 경우라도 좌측 흉곽 위로 호흡음이 들릴 수 있기 때문에 흉부 방사선 사진으로 그 위치를 확인해야 한다.

2) 전문기도열림 이후의 흉부압박

흉부압박은 분당 100회의 속도로 계속하고, 환기는 분당 8-10회의 속도로 시행하며, 환기하는 동안 흉부압박을 중단하지 않는다.

3) 주사 경로의 확보와 유지

(1) 주사 경로의 위치선정

유소아는 응급상황에서 말초혈관을 통한 주사 경로의 확보가 매우 힘들다. 말초혈관이 확보되면 수액과 약물을 투입한다. 말초혈관 경로의 확보가 힘들면 골내혈관 주입로를 확보해야 한다. 중심 정맥이 장기적으로 안전하고 혈액순환으로의 확실한 주입경로를 확보해주고, 승압제, 중탄산나트륨, 칼슘과 같이 말초혈관으로 새는 경우 조직 손상을 일으킬 수 있는 약물의 안전한 투여를 가능하게 한다. 소아의 경우 대퇴정맥을 통한 중심정맥을 흔히 사용한다. 에피네프린을 정맥이나 골내혈관으로 0.01 mg/kg (0.1 mL/kg of 1:10,000 농도)을 3-5분 마다 투여한다.

(2) 골내혈관 투여

골내경로는 대개 1분 이내 확보할 수 있다. 골내바늘은 주로 경골의 골수 앞쪽으로 삽입한다. 그 외의 부위는 대퇴골 원위부, 경골과의 중앙 부위이다. 조금 큰 소아에서는 요골과 척골 원위부에도 삽입할 수 있다. 이 경로로 약물과 수액, 혈액제제 등을 투여할 수 있다. 부작용은 1% 미만에서 보고되었으며, 골절, 하지 분획 증후군, 약물의 심한 누출과 골수염 등이 있다.

(3) 기관지를 통한 약물 투여

LEAN (lidocaine, epinephrine, atropine, naloxone)을 기관지 내로 주입할 수 있다. 주입 후에 생리식염수 5 mL를 넣고 5회 수동으로 앰부주머니를 짜준다. 에피네프린을 기관지 내로 투여 시는 0.1 mg/kg (0.1 mL/kg of 1:1,000 농도)을 투여한다.

4) 맥박이 없는 심정지

맥박이 없는 심실성빈맥과 심실세동에 의한 심정지에서는 반드시 제세동을 해야 한다. 심실세동은 소아에서 발생하는 병원 밖 심정지의 5-15%를 차지하고, 병원 내 심정지의 20%를 차지한다.

(1) 제세동

제세동기는 수동형 또는 자동형이 있고 단산성파동(monophasic wave)을 갖거나 이상성파동(biphasic wave)을 갖는 종류가 있다. 몸무게 10 kg 이상의 소아는 성인용 패들(지름 8-10 cm)을 사용하고, 10 kg 미만의 소아는 소아용 패들을 사용한다. 패들 사이의 간격은 3 cm 이상 떨어진다. 제세동 에너지는 처음에 2 J/kg로 하고 다음에는 4 J/kg로 한다. 자동제세동기는 전원을 키고 소아에 패들만 부착하면 자동으로 심장 리듬을 읽고 제세동을 하는 기계이며, 1-8세까지는 소아용 자동 제세동기를 사용하나 소아용이 없으면 성인용을 사용한다. 1세 미만에서는 충분한 연구가 이루어지지 않았다. 제세동 직후에 또는 소생술을 시행하는 동안 약물을 투여하는데, 에피네프린을 3분 간격으로 투여하고, 제세동이 필요한 리듬이 계속되면 아미오다론을 투여할 수 있다. 아미오다론이 없으면 리도카인을 투여한다.

5) 소생술 후 저체온치료

저체온치료의 목적은 신경계 기능을 보전하기 위하여

뇌의 산소공급을 빠르게 회복하고 신경의 이차적 손상을 막는 것이다. 소생술 후에 과다 환기를 적용하지 않는다. 뇌압이 높다고 판단될 경우에만 단기간 동안 과다 환기를 적용할 수 있다. 산소포화도는 94-99%를 유지한다. 저체온(중심체온이 섭씨 32-32도)을 12-24시간 동안 유지한다. 저체온치료의 합병증으로는 심박출량 감소, 저인산혈증, 저마그네슘혈증, 부정맥, 췌장염, 혈액응고 장애 및 혈소판감소증 등이 있다. 저산소성허혈성 뇌손상 후에 발작이 생기면 뇌의 대사요구량을 증가시키므로 적극적으로 치료를 하여야 한다. 교정이 가능한 대사이상(전해질, 저혈당 등)의 유무를 확인하고 교정한다. 중추신경계의 감염의 소견이 있는지 주의 깊게 관찰한다.

참고문헌

1. American Heart Association. Part 11: Pediatric basic life support. Circulation 2015;132:S519-25.
2. American Heart Association. Part 12: Pediatric basic life support. Circulation 2015;132:S526-42.
3. Baker MD, Ruddy RM. Textbook of Pediatric Emergency Medicine. 5th ed. Philadelphia: Lippincott Williams & Willkins. 2006;1137-60.
4. Brown MA, von Mutius E, Morgan WJ. Pediatric Respiratory Medicine. 2nd ed. Philadelphia: Mosby. 2008;107-33.
5. Frankel LR. Nelson Textbook of Pediatrics. 18th ed. Philadelphia: Saunders. 2007;382-6.
6. George TK. Strange and Schafermeyer's Pediatric Emergency Medicine. 4th ed. USA: McGraw-Hill. 2014;317-21.
7. Harper MB, Fleisher AG. Textbook of Pediatric Emergency Medicine. 6th ed. Philadelphia: Lippincott Williams & Willkins. 2010;890-2.
8. Jeffrey RA. Strange and Schafermeyer's Pediatric Emergency Medicine. 4th ed. USA: McGraw-Hill. 2014;8-13.
9. Jonathan KM. Strange and Schafermeyer's Pediatric Emergency Medicine. 4th ed. USA: McGraw-Hill. 2014;94-100.
10. Mark RZ. Strange and Schafermeyer's Pediatric Emergency Medicine. 4th ed. USA: McGraw-Hill. 2014;115-25.
11. Nichols DG. Rogers' Textbook of Pediatric Intensive Care. 4th ed. Philadelphia: Lippincott Williams & Willkins. 2008;303-83.
12. Stevenson MD, Ruddy RM. Textbook of Pediatric Emergency Medicine. 6th ed. Philadelphia: Lippincott Williams & Willkins. 2010;649-59.
13. Wheeler DS, Carcillo JA. Pediatric Critical CareMedicine. 2nd ed. London: Springer. 2014;371395.
14. Wheeler DS, Rimensberger PC. Pediatric Critical Care Medicine. 2nd ed. London: Springer. 2014;521-9.
15. Wheeler DS. Pediatric Critical Care Medicine. 2nd ed. London: Springer. 2014;299-321.

중환자의학

53

CRITICAL CARE MEDICINE

임산부의 중증 질환

조희영

선진국에서는 일반적으로 분만여성 1,000명 중 1-10명의 여성이 산욕기를 포함한 임신 전 기간 동안 중환자 치료가 필요하다고 보고되고 있다. 이 중 63-92%의 여성이 출산 후에 중환자 치료를 받는다고 알려져 있다. 임산부가 임신 중이나 분만 후 중환자실 치료를 받게 되는 주된 원인은 임신 중 발생하는 고혈압성 질환과 산과적 출혈이다. 이 외에도 임신 중 발생한 외상, 패혈증, 호흡기 질환, 심혈관계 질환, 당뇨병성 케톤산증, 충수돌기염, 췌장염, 장폐색, 신경과적 질환 등이 중환자 치료를 필요로 하는 원인이 된다. 그러나, 임산부를 위한 중환자 치료는 대부분이 비임신 성인의 치료 권고를 그대로 따르는 경우가 많고 임산부의 특성을 바탕으로 하는 치료 지침에 대한 정보는 제한적이다. 따라서 본 장은 임산부에서 발생할 수 있는 합병증과 임산부의 특성을 고려한 중환자 치료 지침을 제시하고자 한다.

I 임신 중 생리 변화

1. 심혈관계 변화

임신 시 프로스타글란딘, 프로게스테론, 산화질소 등의 증가로 혈압 하강 및 전신혈관저항 감소가 일어난다. 이러한 변화는 임신 20-32주에 최고조로 증가하며 전신혈관저항의 감소와 에스트로겐 증가로 레닌 분비가 증가하여 수분과 나트륨 저류가 일어난다. 그리하여 혈관 내 용적이 50% 이상 증가한다. 또한, 임신 제2분기와 제3분기에는 좌측 심실 이완기말 용적이 증가하고 좌심실기능 감소가 경미하게 일어난다. 교감신경긴장도가 증가하여 심방 또는 심실조기수축이 흔히 관찰되나 자연적으로 소실되며 무증상이다.

표 53-1 임신 중 심혈관계 지표 변화

	임신 중	분만 중
심박수	↑(15–20회/분)	↑
혈액량	↑(40–50%)	↑ (출혈이 있을 시 ↓)
심박출량	↑(약 40%)	↑
중심정맥압	↔	↑
말초혈관저항	↑	↑
전신혈관저항	↓	↓
기립시 혈압	↓	↓
동맥 혈압	↓(10–15 mmHg)	↓
폐모세관 쐐기압력	↓	↓

진통 중에는 자궁 수축으로 인해 약 300-500 mL 혈액

표 53-2 임신 중 요로계 변화 및 영향

	신장/요로계 변화	영향
증가 인자	보상성 호흡기계 알칼리성	완충 용적이 감소, 산증의 증가 가능성
	우측 요관 확장	방사선 검사의 판독오류 가능성
감소 인자	방광 배출	방사선 검사의 판독오류 가능성

표 53-3 임신 중 호흡기계의 변화 및 영향

	호흡기계 변화	영향
증가 인자	호흡수	완충 용적의 감소
	산소소비량(약 20%)	저산소증에서 동맥혈내 산소포화도의 급격한 감소
	호흡량	완충 용적의 감소
	후두각	기관삽관의 실패가능성 증가
	인두부종	기관삽관의 실패가능성 증가
	코부종	코삽관의 실패가능성 증가
감소 인자	기능적 잔기용량(25%)	환기용량의 감소
	동맥혈내 이산화탄수 분압	완충용량의 감소
	혈청내 중탄산염	보상성 호흡기계 알칼리증

이 자가수혈되고 태아를 출산하면 자가수혈되는 양뿐 아니라 하대정맥 폐쇄가 풀리면서 전부하가 증가하며, 분만 중 태반이 박리되면 전신혈관저항이 증가하여 후부하 역시 증가한다. 임신 중 심혈관계 관련 지표 변화는 표 53-1과 같다.

2. 신장의 변화

임신 중 신장은 비대해지며 요로, 신우 및 신배 모두 확장된다. 또한 임신 시에는 신장혈류량(renal plasma flow)과 사구체 여과율이 40-80% 가량 증가한다. 사구체 여과율은 임신 초기부터 증가하여 임신 9-11주에 최고에 달하며 출산 3개월 후에야 임신 전 상태로 돌아온다. 이는 혈액요소질소와 크레아티닌을 감소시키며, 또한 소변을 통한 단백 배출이 증가하여 정상적으로 하루 260 mg 단백이 소변을 통해 배설된다. 또한 임신 중에는 정상적으로 소변에서 당이 검출되기도 한다. 다음은 임신 중 신장과 요로계 변화와 영향에 대한 표이다(표 53-2).

3. 호흡기계 변화

임신 시에는 프로게스테론의 영향으로 인해 폐저항이 감소하고, 커진 자궁으로 인해 상승된 횡격막의 영향으로 기능적 잔기용량과 잔기량이 감소한다. 호흡수는 비임신 여성과 차이가 나지 않으나 일회호흡량과 분당호흡량은 증가된다. 임신 3분기가 되면 많은 산모들이 호흡곤란을 호소하는 데 호흡곤란은 운동량과 연관되어 있지 않고 앉은 자세에서 더 심해진다. 이런 생리적 호흡곤란은 일회호흡량 증가로 인해 동맥혈 내 이산화탄소 분압이 감소되어 발생하는 것으로 생각되고 있다. 임신 중에 생기는 호흡기계 변화와 그로 인한 영향은 다음과 같다(표 53-3).

표 53-4 임신 중 응고인자의 변화

증가하는 인자	변화 없는 인자	감소하는 인자
제7인자	제2인자(프로트롬빈)	제11인자
제8인자	제8인자	S 단백
제9인자	제5인자	
제10인자	C 단백	
제12인자	항트롬빈	
폰 빌레브란트 인자		
제1 섬유소원 플라스미노겐 활성 억제 인자		
제2 플라스미노겐 활성 억제인자		

4. 혈역학의 변화

임신 중에는 적혈구 용적이 30% (450 mL) 정도 증가하지만 이러한 증가는 임신 후반기 혈장량 증가로 인해 희석되어 생리적 빈혈이 생긴다. 임신 중 혈소판 감소가 발생할 수 있는데 이 또한 혈장량의 증가에 기인한다. 이에 반하여 혈중 백혈구 수치는 상승하는데 이는 임신 시 발생하는 선택적 골수 내 과립구 조혈 때문이다. 따라서 산모에서 12,000/mm^3까지 백혈구 수치를 정상으로 간주하며, 임신부의 약 20% 정도가 임신 제3분기에 10,000/mm^3개 이상 수치를 보인다.

임신 중에는 총체적으로 응고반응이 활성화되어 있으면서 섬유소 용해능이 감소되어 있다. 이는 분만 시 출혈을 줄이는 효과가 있지만 임신 중 및 산욕기에 모체의 혈전 색전 질환의 위험이 증가하는 역효과가 있다. 임신 중 응고와 관련된 인자들 변화는 표 53-4와 같다.

5. 소화기계의 변화

임신 중에는 장의 구획화(compartmentalization) 현상이 증가하여 관통 부상을 당하기가 쉽다. 또한 장의 연동운동, 위장의 움직임, 위-식도 괄약근 강도가 감소하여 위장 내 음식물이 비임신 환자보다 흡인되기 쉽다.

6. 자궁-태반의 변화

임신 시 자궁-태반의 혈액량은 전체 심박출량의 30%까지 증가하여 만약 심폐소생술을 임산부에게 시행해야 한다면 혈액의 많은 양이 자궁-태반에 필요하다는 사실을 기억해야 한다. 또한 커진 자궁으로 인해 대동정맥압박(aortocaval compression)이 생겨 심박출량이 30%까지 감소할 수 있다. 횡경막도 4-7 cm 위로 상승하여 위장 내 음식물이 흡인되기 쉬운 상태가 된다. 혈압의 자동 조절 기능은 감소하여 임산부의 혈압이 떨어짐에 따라 자궁 내 관류도 보상을 못 하고 감소하게 된다.

Ⅱ 임신 중 발생한 심정지

임산부에게서 심정지가 발생하면 심폐소생술이 필요한 환자가 산모와 태아 두 명이므로 각별한 주의가 요구된다. 또한 앞에서 언급한 임신 중 생기는 생리적 변화를 이해하고 심폐소생술이 시행되어야 한다. 임산부는 심폐에 문제가 발생할 가능성이 높아져서 임산부 12,000명 중 1명 꼴로 심정지가 발생하고 있다.

1. 원인

산모의 순환 허탈(circulatory collapse)은 산과 관련과 다른 의학적 소견관련으로 나누어 질 수 있다. 산과 관련 원인은 뒷부분에서 다룰 고혈압성 질환(임신 중독증, 헬프 신드롬), 산과적 출혈, 패혈증, 감염, 혈전증(양수색전증, 폐색전증, 공기색전증)이 해당된다. 기존에 가지고 있던 심장질환이나 천식, 혈전색전증 또한 주요 원인이 될 수 있다.

2. 심폐소생술

산모에 대한 심폐소생술은 즉각적으로 시행되어야 하며 표준화된 성인 심폐소생술에 따라 진행하여야 한다(Advanced Cardiovascular Life Support, ACLS). 자궁의 크기가 20주 이상의 산모인 경우는 우측에서 좌측으로 자궁을 밀거나 딱딱한 판으로 산모의 몸을 30도 정도 좌측으로 기울여서 대동정맥압박을 줄인다. 손은 비임산부에서와 비슷하게 흉부의 중앙에 위치시키고 지속적인 흉부압박을 2.5 cm 깊이로 분당 100회의 속도로 시행한다. 임신 3분기 산모의 경우는 자궁이 흉부를 위로 밀어올리고 있으므로 가슴뼈의 2-3 cm 위로 손을 위치시킨다. 흉부압박 중단 시간은 기관삽관 등의 기도확보 때를 제외하고 10초 이내로 유지한다. 쇼크성 심박 리듬이 보인다면 120-200J의 제세동기 적용이 필요하고, 태아의 모니터링이 시행되고 있다면 즉각적으로 시행한다. 제세동기 적용 후에는 바로 다시 흉부압박을 시작한다. 성인에서 사용하고 있는 심폐소생술에 필요한 약의 용량과 간격을 그대로 유지하고 태아의 기형 유발 가능성이 있다고 해서 필요한 약물을 사용하지 못 하는 일은 없어야 한다.

3. 기도확보 및 치료

심정지시 상기도는 부종, 발적 등으로 인해 출혈 가능성이 높아지고 그에 따라 기도확보 시 시야가 좋지 않게 될 가능성이 있다. 더구나 산모의 경우는 기능적 잔기용량(FRC) 같은 폐용적이 20-30% 감소하고 더구나 서 있을 때보다 누워있을 때는 여기에서 25%가 더 감소한다. 앞에서 언급한다고 같이 임신 중에는 폐용적의 감소, 분당 환기 횟수의 증가, 산소 소비 증가 등의 변화가 생기고 이런 변화들은 산소포화도를 빠르게 감소시키는 원인이 된다. 또한 이러한 요인들은 비임신 환자와 비교해 임산부에서 8배 이상의 기도삽관 실패의 원인이 되기도 한다. 흉부압박을 시행하지 못하는 시간을 최대한 줄이기 위해 가장 숙련된 의료진이 첫 번째 기도삽관을 시행할 것이 권고되며 직경 6.0-7.0 mm 의 작은 기관내튜브를 사용하는 것이 좋다. 이물질에 의해 상기도가 막힌 경우는 24주 이상의 산모 또는 비만 산모에서는 자궁 파열의 가능성이 있으므로 하임리히 조작(Heimlich maneuver)은 시행하지 말아야 하며 흉부 찌르기가 시도되어야 한다.

기도삽관을 통한 기도가 확보되지 않은 상태에서는 30번의 흉부 압박당 2번의 환기를 시켜야 하며 기도삽관이 된 상태라면 분당 8-10회의 환기를 유지하여야 한다. 만약 과호흡이 생기면 정맥관류가 감소하고 혈관 수축이 증가하여 자궁과 뇌로 가는 혈류가 현저히 감소하므로 각별한 주의가 필요하다. 지속적인 호기말이산화탄소 분압 측정이 심폐소생술의 질 평가, 기관내 튜브의 위치가 적당한지 확인하기 위해 시행되어야 한다.

4. 태아의 생존

비임신 성인과 달리 임산부의 심정지에서는 태아의 생존이 중요한 부분이고, 응급제왕절개술을 통한 태아의 출산이 고려되어야 한다. 임신 24주 미만의 산모에서는 태아가 출산을 하여도 생존할 가능성이 낮으므로 이런 경우 산모의 생존에 초점을 두어야 한다. 임신 24주 이상의 산모에서는 심정지 발생 5분 이내에 응급제왕절개술을 통해 태아를 출산하여야 한다. 출산 이후는 자궁에 의해 압박되

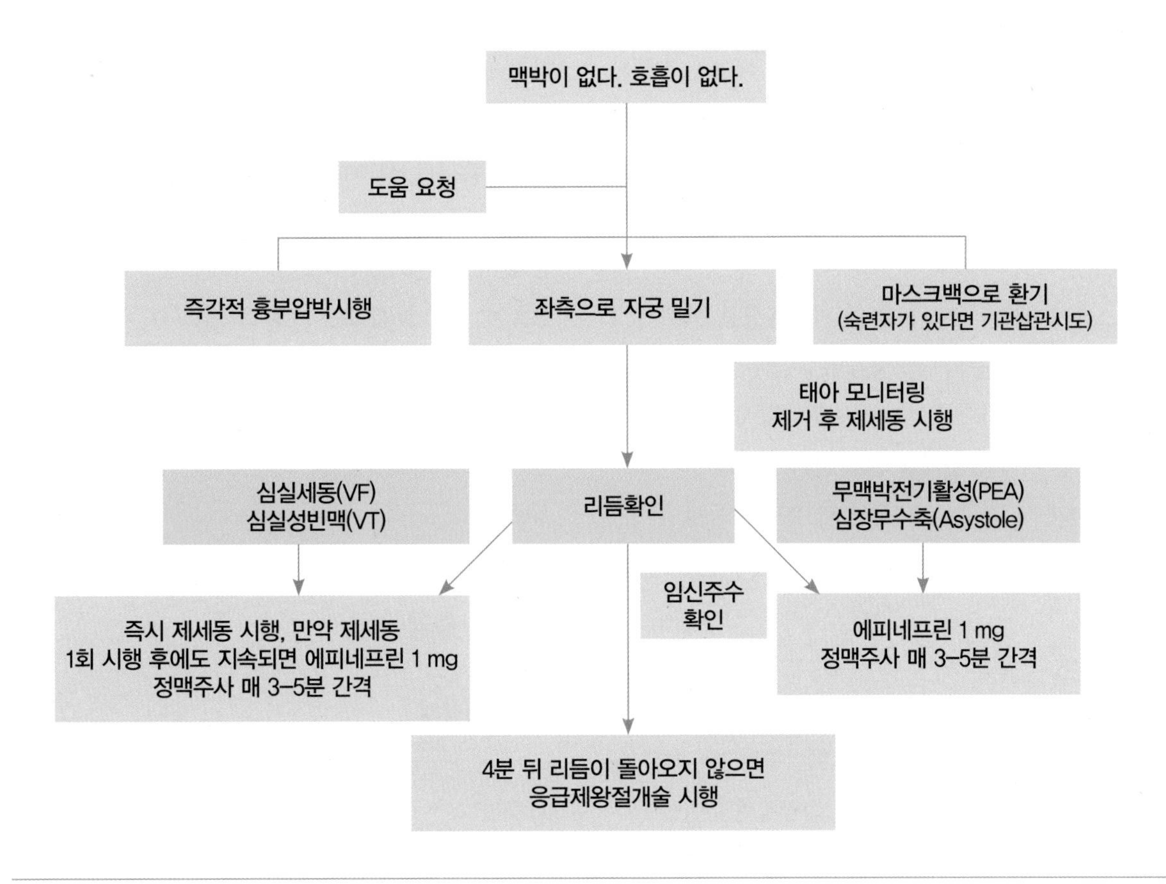

그림 53–1 임산부 심정지 치료

고 있던 중요 혈관의 혈액순환이 좋아져 임산부의 심정지 회복에도 도움이 된다. 다음은 임산부에서 발생한 심정지 치료에 대한 정리이다(그림 53-1).

Ⅲ 임산부 중환자 치료 시 고려해야 할 점

산모가 불안정한 생체 징후(저혈압, 저산소증, 호흡수의 증가, 기계호흡보조가 필요한 경우)를 보이는 경우 집중 치료실로 이동이 필요하며 치료에 대한 반응은 동맥혈 가스분압, 혈장 내 젖산 측정하는 것이 도움이 된다. 중한 상태의 임산부를 치료할 때 가장 우선시 되어야 하는 점은 산모를 안정화 시키는 것이고 그 이후 태아의 임신 주수를 확인해 치료 방향을 결정해야 한다.

1. 치료약

임신은 혈장 내 치료 약의 용량을 변화 시킬 수 있고 그로 인해 약효도 비 임신 시와 달라질 수 있다. 또한 태반을 통해 약이 태아에게 영향을 미칠 수 있으므로 약 선택에 신중해야 한다. 중환자 치료 시 사용하는 약들은 임신 시 악영향을 줄 수 있고 태아에게 기형의 가능성도 증가시킬 수 있으므로 그 약을 사용함으로써 얻을 수 있는 이득과 손해를 잘 확인하여 사용하여야 한다.

2. 스테로이드

태아가 아직 미숙아라면 태아의 폐성숙을 위해 스테로이드 투여가 필요하다. 일주일 안에 미숙아로 태어나는 경우 신생아 사망률을 감소시키기 위해 임신 24주에서 33주 6일까지의 산모에게 베타메타손이나 덱사메타손의 투여가 권장된다. 최근에는 23주 태아에도 스테로이드가 도움이 된다고 알려져 있어 가족들의 결정에 따라 스테로이드를 투여하기도 한다.

그러나, 스테로이드 투여는 고혈당, 저칼륨혈증, 백혈구 증가, 상처 치유 지연 등의 합병증을 유발할 수 있고, 산모 상태에 따라 스테로이드 투여가 산모를 악화시킬 수도 있으므로 이 또한 이득과 손해를 잘 따져서 투여해야 한다. 그러므로 현재 시점에서 일주일 안에 분만 가능성이 아주 높은 경우에 투여하는 것이 바람직하다.

3. 태아 모니터

산모를 치료하는 동안 태아의 안녕을 확인하는 것은 매우 중요하다. 태아 상태가 안 좋아진다면 즉각적인 분만을 할 수 있도록 준비해야 한다. 전기 태아 감시 장치는 자궁-태반 환기 및 태아의 산-염기 상태를 알 수 있고 태아 심음의 감소 등은 산모의 장기 기능이 나빠지고 있음을 간접적으로 시사한다. 그러므로 분만을 즉각적으로 할 수 없는 상태라면 태아 모니터링은 꼭 시행하여야 한다.

Ⅳ 산과적 출혈

산과적 출혈은 일반적으로 분만 전 출혈과 분만 후 출혈로 크게 나눌 수 있다. 분만 전 출혈은 태반조기박리, 전치 태반, 전치 혈관 등이 포함되며 분만 후 출혈은 이완성 자궁 출혈, 생식기 열상 등이 포함된다. 출산 중이나 출산 후 발생하는 출혈은 정확한 측정이 어려운 경우가 많으므로 출혈량이 과소 평가되는 경우가 발생할 수 있다. 그러므로 산과적 출혈이 발생한 산모의 출혈량 모니터를 정확히 하려는 노력이 필요하며 환자의 조기 경고 생체 징후를 잘 관찰해야만 한다.

환자에서 나타날 수 있는 조기 경고 생체 징후는 다음과 같다.

수축기혈압 : < 90 mmHg 또는 > 160 mmHg

이완기혈압 : > 100 mmHg

심박동수 : < 50 bpm (beats per min) 또는 > 120 bpm

호흡수 : < 10 회/분 또는 > 30 회/분

산소포화도 : < 95%

소변량 : < 35 mL /2시간

산모의 동요(agitation), 혼돈(confusion), 무반응(unresponsiveness)

1. 분만 전 출혈

1) 태반조기박리

(1) 정의

태아분만이 되기 전 태반이 착상 부위에서 박리되는 것을 말한다. 태반조기박리는 진단을 내리고 처치를 얼마나 빨리하느냐에 따라 예후가 다르며 지연될수록 태아 사망을 초래하는 광범위한 박리 가능성이 있다. 출혈이 은폐되는 태반 박리는 소모성 응고 질환이 악화될 수 있고 출혈량도 측정이 어려워 태아와 임산부에게 더 위험할 수 있다.

(2) 증상

태반조기박리 환자에서 나타나는 증상과 징후는 질출혈이 가장 많고 자궁 동통 및 요통, 태아절박가사, 잦은 자궁수축, 자궁긴장항진 등이 있을 수 있다. 외출혈은 심하나 태반 박리가 심하지 않아 태아에 심한 영향을 미치지 않아도 외출혈 없이 은폐성 출혈이 생기는 경우는 태반이 완전히 박리되어 태아가 사망할 수 있다. 또한 쇼크가 발생할 수 있는데 이는 태반에서 유래된 트롬보플라스틴이 모체 측 혈관 내로 들어가 혈관 내 혈액응고와 저혈압을 일으키기 때문으로 알려져 있어 출혈의 양과 비례하지 않는 경우가 많다. 태반조기박리는 산과 영역에서 발생하는 소모성 혈액응고 장애의 가장 흔한 원인 중 하나이다. 중증 태반조기박리가 있는 임산부의 약 30%에서 섬유소원이 감소하고 섬유소원-섬유소 분해산물의 증가, D-이합체(D-dimer)의 증가 및 다른 응고인자의 감소를 가져온다.

(3) 치료

일단 진단이 되면 태아의 상태를 주의 깊게 관찰하며 즉시 제왕절개 분만을 준비한다. 태반의 박리는 짧은 시간에 더 진행될 수 있으며 적절하게 분만하지 않으면 태아에게 심각한 영향을 미칠 수 있으며 심지어 사망할 수 있다. 태아가 사망한 중증 태반조기박리의 경우 출혈이 너무 심하거나 질식 분만을 방해하는 다른 산과적 합병증이 있는 경우를 제외하고는 질식 분만을 시도할 수 있다. 신선 전혈로 수혈을 시작하며 요량이 적어도 시간당 30 mL 정도 되도록 수혈과 수액량을 조절한다. 신선 냉동 혈장과 동결침전제제를 투여하여 섬유소원농도가 100 mg/dL 이상이 되도록 해야 하며 혈소판 수치도 100,000/mm^3 이상이 되도록 보충해야 한다.

2) 전치 태반

(1) 종류

태반이 자궁 경부의 속구멍(internal os)을 덮고 있거나 매우 근접한 경우를 말한다. 정도에 따라 다음과 같이 나눌 수 있다. 임신 20주경에는 2%에서 전치태반이 발견되나 자궁이 커짐에 따라 태반 이동이 일어나서 임신 34-39주 사이에는 1,000명의 신생아 출산 중 4-6명이 전치태반을 진단받는다. 이전 임신에서 전치태반을 진단받았던 경우 다음 임신 시 재발률이 4-8%로 보고되고 있다.

① 완전 전치 태반(Placenta previa totalis): 자궁 경부의 속구멍이 태반에 의해 완전히 덮여 있는 경우

② 부분 전치 태반(Placenta previa partialis): 자궁 경부의 속구멍이 태반에 의해 부분적으로 덮여 있는 경우

③ 변연 전치 태반(Placenta previa marginalis): 태반의 끝부분이 자궁 경부 속구멍의 변연에 위치하는 경우

④ 저위 태반(Low-lying placenta): 태반이 자궁 경부의 속구멍에 닿지는 않았지만 매우 근접해 있는 경우

(2) 치료

실제적으로 모든 경우의 전치 태반에서 제왕절개 수술을 통해 분만이 이루어진다. 대부분에서 자궁횡절개로 수술이 이루어지나, 태반이 전방에 위치할 경우 출혈이 심할 수 있어 종절개가 권장되기도 한다. 자궁 하절부는 수축이 잘 안 되기 때문에 태반만출 후 조절할 수 없을 만큼 출혈이 있을 수 있다. 자궁 수축제 또는 자궁 압전(uterine tamponade)로 지혈할 수 없다면 자궁적출술이 필요하다. 태반이 이전의 제왕절개 부위인 전방에 착상된 경우는 유착태반이 동반될 가능성이 높으며 자궁 적출술의 필요성도 증가한다.

2. 분만 후 출혈

분만 후 출혈은 일반적으로 질식 분만 24시간 안에 500 mL 이상의 질출혈이 있는 때로 정의한다. 분만 후 출혈은 전세계적으로 산모의 합병증 이환 및 사망의 주요 원인이며 선진국에서 분만의 1.2-3% 정도에서 발생한다. 1995년부터 2006년까지 미국에서 분만 후 출혈 발생이 증가 추세에 있었고, 캐나다, 오스트레일리아, 유럽에서도 최근에 증가하고 있다. 한국 또한 분만 후 출혈은 산모 사망의 주요 원인 중 하나이다. 원인은 다음과 같이 크게 4 T's로 나눌 수 있다.

1) 종류

(1) Tone: 자궁이완증(Uterine atony)

태반 만출 후 적절한 자궁 수축이 안 되어 심한 출혈이 나타나는 것

(2) Trauma: 생식기 열상(Genital tract laceration)

질이나 자궁 경부의 손상으로 생기는 출혈로 자궁 수축

이 충분한데 출혈이 지속되면 꼭 확인해야 한다.

(3) Tissue: 잔류 임산물(Retained placenta or amnion)

분만 후 태반의 일부가 남아있거나 부태반이 자궁 안에 남아서 출혈의 원인이 되기도 한다.

(4) Thrombin: 응고 장애

3. 분만 후 출혈의 치료

1) 약물적 치료

(1) 옥시토신

옥시토신은 자궁수축 유발을 위하여 가장 흔히 사용되는 제재로 산후출혈의 예방과 치료에 일차적으로 투여되는 제재이다. 옥시토신은 근육주사(10 U)나 정맥 점적주입(10-20 U/1,000 mL)을 할 수 있다. 근육주사의 경우 약 7분 후부터 효과가 나타나서 1시간가량 지속되며, 정맥 주사의 경우 곧바로 효과가 나타나서 약 30분 지속된다. 많은 양의 옥시토신 투여 시 항이뇨 효과가 나타날 수 있으므로 주의해야 한다.

(2) 미소프로스톨(Misoprostol)

미소프로스톨은 합성 프로스타글란딘 E1 유사체(Synthetic prostaglandin E1 analogue)로 사이토텍이라고 알려져 있다. 이 제재는 산과에서 사용되어지는 강한 자궁 수축제로 자궁 경부의 연화, 진통의 유도 그리고 유산의 유도에 널리 사용된다. 미소프로스톨 제재는 경구, 질, 항문 등의 다양한 경로로 투여하여 효과를 나타낼 수 있으나 구토, 설사, 발열 등과 같은 부작용이 생길 수 있다. 분만 제3기에 경구로 미스프로스톨(600 μg)을 투여하면 분만 후 출혈량이 유의하게 감소하였다는 보고가 있다.

(3) 에르고 알칼로이드(Ergot alkaloids)

메틸에르고노빈 같은 에르고 알칼로이드들은 급속히 강력한 자궁수축을 유발하여 산후 출혈의 예방이나 치료 목적으로 사용된다. 산후 출혈의 경우 0.2 mg을 매 2-4시간마다 근육 주사할 수 있고, 약 5분 후부터 효과가 나타나서 3시간가량 지속된다. 오심, 구토, 어지러움증 등이 나타날 수 있고, 중증고혈압을 일으킬 수 있으므로 고혈압이나 자간전증 환자에서는 사용하지 않고 경정맥투여는 피해야 한다.

(4) 프로스타글란딘

산후 출혈의 치료로 사용하는 15-methyl PGF2α (carboprost)는 강력한 자궁수축제로 250 μg을 정맥, 근육 혹은 자궁에 직접 주사할 수 있고 15-20분 간격으로 총 2 mg까지 투여 가능하다. 설사, 고혈압, 구토, 발열, 홍조, 빈맥 등의 부작용이 약 20%에서 발생할 수 있다. 또한 프로스타글란딘의 F-class가 기관지 수축 작용과 혈압상승을 일으킬 수 있으므로 천식과 고혈압이 있는 환자에서는 투여하면 안 된다.

(5) 카베토신(Carbetocin)

제왕절개술 이후에 발생한 산후 출혈에 주로 사용하는 자궁수축제로 약 100 μg (1 mL) 를 1분에 걸쳐 천천히 정맥주사한다. 옥시토신의 특성을 나타내는 옥시토신 합성 유도체이고 옥시토신에 비해 상대적으로 작용시간이 길다. 카베토신은 주로 자궁 평활근에 존재하는 옥시토신 수용체에 작용하며 수축 빈도 및 수축 강도를 증가시켜 자궁의 수축을 일으킨다.

(6) 트라넥사민 산(Tranexamic acid)

항피브린제제는 출혈이 증가하는 환자의 상태에서 또는 수술 중에 출혈을 감소시키기 위해 사용되어져 왔다.

이것은 피브린의 분해를 막고 혈전을 유지시켜서 출혈을 감소시키는 역할을 한다. 산후출혈의 치료를 위해 처음 만들어졌지만 월경과다의 치료를 위해 사용되기도 한다. 산후출혈의 원인이 자궁열상이든 이완이든 관계없이 출혈량을 줄이는 데 효과적인 것으로 알려져 있다.

경한 부작용으로 설사, 오심, 구토 등이 있다. 혈전 성향을 가지는 산모 같은 고위험 산모에서의 사용은 좀 더 연구가 필요한 상태이다.

2) 외과적 치료

약물적 치료로 성공하지 못하는 경우 산후출혈 조절과 임산부의 생명을 구하기 위해 수술적 요법이 필요하다. 수술요법에는 Bakri balloon 등의 카테터를 자궁강에 삽입한 후 자궁을 압박하는 자궁내압전, 자궁의 외벽을 봉합하여 압박하는 자궁 압박 봉합, 난치성 출혈 시에 자궁절제를 피하기 위해 사용할 수 있는 혈관조영술에 의한 색전술 및 산후출혈의 가장 마지막 치료법으로 전자궁 절제술이 있다.

V 임신 중 고혈압성 질환

임신 중 고혈압 종류는 1) 임신과 관련 없이 발생하는 본태성 고혈압, 임신 중에만 특이하게 유발되는 2) 자간 전증과 자간증, 3) 만성 고혈압에 합병된 자간전증, 그리고 4) 임신성 고혈압으로 나눈다.

1. 임신 중 고혈압 진단 기준

1) 본태성 고혈압

임신 이전 또는 임신 20주 이전에 말초 혈압이 지속적으로 140/90 mmHg 이상인 경우이다.

2) 자간전증

임신 20주 이전까지는 고혈압이나 단백뇨 소견이 없었던 산모가 임신 20주 이후에 최소 6시간 간격으로 측정한 혈압이 140/90 mmHg 이상이면서 무작위로 채취한 소변 내 단백량이 30 mg/dL 이상 또는 24시간 모은 소변 내 단백량이 300 mg 경우이다.

자간전증은 증상에 따라 중증도를 나눌 수 있는데, 중증 자간전증의 정의는 최소 6시간 간격으로 반복 측정한 혈압이 160/110 mmHg 이상이거나, 뇨단백 양이 5 g/24 h 이상이거나, 요감소증, 간수치 상승, 두통, 시력저하, 구역/구토, 우상복부 통증, 혈소판감소증 중 하나 이상의 증세를 동반하는 경우로 한다.

3) 자간증

자간전증이 진단된 산모에서 발작이 동반된 경우이다.

4) 만성 고혈압에 합병된 자간전증

임신 초기에 단백뇨가 없던 만성 고혈압 산모에서 임신 20주 이후 단백뇨가 발생한 경우 또는 임신 초기부터 단백뇨를 동반한 만성 고혈압 산모에서 임신 20주 이후 소변 단백량이 급증하거나 혈압이 급증하거나 혈소판 감소증, 간수치 상승 또는 신장기능의 악화가 발생하는 경우이다.

5) 임신성 고혈압

임신 이전에는 고혈압의 증거가 없던 산모에서 임신중 반복 측정한 혈압이 140/90 mmHg 이상이나 단백뇨를 동반하지 않는 경우이다. 전자간증, 자간증, 임신성 고혈압은 분만 후 12주 이내에 증세가 자연 소실된다는 특징을 가지고 있다.

2. 임신 중 고혈압이 발생한 산모 관리

1) 산과적 관점

임신 중 발생한 고혈압은 임신 중 산모와 태아의 합병증 또는 사망으로 이어질 수 있다. 따라서 산과적 입장에서 이러한 산모를 접한 경우 치료의 1차적인 목표는 산모의 이환과 사망을 예방하기 위해 임신을 종결(분만)하는 것이다. 2차적으로는 신생아의 미숙관련 합병증의 최소화를 위해 산모의 상태가 안정적이라면 적어도 32주까지 임신을 유지하는 것이다. 그러나 임신 중 고혈압 관련 중증 변화(다기관기능부전, 폐부종, 조절되지 않는 악성 고혈압, 심한 두통, 구역/구토, 우 상복부 통증, 시력장애, 발작 등)가 발생하거나 태아곤란이 의심되면 임신 주수와 상관없이 즉각적인 분만이 이루어져야 한다.

2) 혈압조절

임신 중 고혈압 산모에서 항고혈압제, 고혈압약 투여 목적은 뇌출혈, 뇌졸중, 급성심부전과 같은 위중한 합병증 발생을 막기 위함이다. 산모혈압의 급격한 감소는 태반으로 가는 혈류 장애를 가져와 태아가사의 원인이 될 수 있으므로 임신 중 항고혈압제, 고혈압약 투여에 신중을 기하여야 한다.

일반적으로 수축기 혈압이 160 mmHg 이상이거나 이완기 혈압이 105-110 mmHg의 경우에 항고혈압제, 고혈압약 투여를 시작하며 이완기혈압이 95-100 mmHg 정도 유지 되도록 한다.

임신 중 비교적 안전하게 사용할 수 있는 항고혈압제, 고혈압약는 하이드랄라진과 라베타롤을 들 수 있다. 하이드랄라 진은 최초 5 mg을 투여하고 혈압조절이 만족스럽지 않다면 약 15-20분 간격으로 반복 투여할 수 있다. 라베타롤은 최초 20 mg을 정맥주사하고 혈압조절이 만족스럽지 않다면 10분 간격으로 40-80 mg까지 증량할 수 있다.

자간전증 산모에서 혈관내혈장량이 감소되어 있기 때문에 이뇨제 투여는 바람직하지 않으며 기타 다른 항고혈압제, 고혈압약, 특히 앤지오텐신 전환효소 억제제의 경우 태아발육부전, 양수감소 등을 유발할 수 있기 때문에 임신 중 사용은 적절치 않다.

3) 항경련제 사용

중증 상태를 보이는 자간전증 경우 발작을 예방하기 위해 마그네슘 황산염을 투여하며 근주보다는 혈중내농도가 비교적 안정적인 정맥내투여가 더 선호된다. 마그네슘 황산염의 투여방법은 우선 부하용량 4-6 g을 생리식염수이나 5% 포도당 용액에 희석하여 10-15분 간 천천히 정주한 후 시간당 1-2 g의 농도로 유지시킨다.

혈중 마그네슘 황산염의 농도는 초기 투여 후 2-4시간 이후 측정하여 4-7 mEq/L (2-3.5 mmol/L)의 농도를 유지시킨다. 마그네슘은 신장을 통해 배설되므로 만약 혈청 크레아티닌이 1 mg/dL 이상이라면 투여량을 감소시켜야 한다.

마그네슘의 투여 시 마그네슘 독성에 유의해야 하므로 4시간 간격으로 심부건반사, 시간당 소변량, 호흡수, 의식상태 등을 반드시 확인한다. 비정상 소견을 보일 때는 마그네슘 독성을 의심하여 투약을 중단하고 즉시 혈중 마그네슘 농도를 측정하여 필요에 따라서 해독제인 1 g의 글루콘산 칼슘을 10 mL의 10% 포도당액에 희석하여 천천히 정맥 내 주사한다.

4) 수액관리

전자간증 산모에서 수액 투여량은 시간당 100 mL를 넘지 않는 것이 좋다. 전자간증 산모에서 소변감소, 요감소 원인은 신장이 원인인 경우는 매우 드물며, 혈관 외 체액 상실로 인한 혈관 내 용적체액 부족으로 인한 경우가 훨씬 흔하다. 따라서 산모에서 요감소증 발생 시 신관류를 상승시키기 위해 등장액성 정질액 1 L를 1시간 동안 정맥 주입해 볼 수 있다. 과도한 수액 투여나 교질액 주입은 폐부종, 뇌부종을 악화시킬 수 있음을 기억해야 한다. 이뇨제 사용은 혈관 내 용적체액 부족을 더 악화시킬 수 있기 때문에 권장되지 않으나 폐부종이 동반된 경우는 투여해볼 수 있다. 적극적 수액공급이 요구되는 상황이라면 침습적이긴 하나 폐동맥 카테터나 중심정맥 카테터를 삽입하여 폐동맥충만압이나 중심정맥압을 감시하며 수액을 투여하는 것이 도움이 될 수 있다. 적절한 수액공급에도 소변감소, 요감소이 지속되거나 폐부종, 뇌부종 또는 울혈심부전의 징후가 보인다면 앞서 언급한 침습 시술과 수액 투여보다는 지체 없이 분만이 이루어져야 한다.

5) 감시

중증도에 따라 차이가 있겠지만 최소 4시간 간격으로 혈압, 소변량, 주입량을 평가하며 심한 두통, 시력저하, 우측상복부 통증, 구역, 구토 등의 경련발작의 전구증상이 없는지 지속적으로 확인할 필요가 있다. 또한 격일로 혈중 AST, ALT, 혈중요소질소, 크레아티닌 혈소판 수를 검사하여 다장기기능 부전으로 악화소견이 없는지 확인한다. 태아 상태의 감시는 산과 전문의와 긴밀히 협조하여 시행한다.

Ⅵ HELLP 증후군

HELLP (Hemolysis, Elevated Liver enzymes, Low Platelet) 증후군은 중증 전자간증 산모의 10-20% 정도에서 발생하며 중증 전자간증의 매우 심한 임상형으로 생각되며 태아와 산모의 심각한 결과를 초래할 수 있다. 발생시기는 70%에서 임신 중에, 특히 임신 7개월에서 9개월 사이이며, 30%는 분만 후 48시간 이내이다.

HELLP 증후군의 진단 기준은 보고자들마다 다양하나 산모가 나타내는 특징적인 임상징후는 용혈, 간효소상승, 그리고 혈소판감소며 선행되는 고혈압과 단백뇨가 없는 경우가 많다. 발생기전은 아직 명확치 않으나 간으로 가는 혈류의 장애, 태반에서 분비된 단백이 산모의 간세포 자멸사 또는 미세혈관성 용혈 등의 관여설이 제기된다.

1. 증상

10-20%에서는 전자간증 증상이 선행되지 않은 경우가 많이 있다. 따라서 HELLP 증후군의 초기 발현 증상은 몸살(90%), 구역과 구토(50%), 시력 관련 증상(20%) 등 비특이적이며, 혈소판감소로 인해 출혈을 호소할 수도 있으며 우측상복부에 심한 통증을 호소하는 경우도 있다.

표 53-4 HELLP 증후군과 감별질환

임신중 급성지방간
양성임신혈소판감소증
면역성혈소판감소증
혈전혈소판감소 자색반(증)
용혈뇨독증후군
면역성혈소판감소자색반(증)
전신홍반루프스
항지질증후군
쓸개염
전격바이러스성간염
파종단순포진
위궤양
급성췌장염
출혈 또는 패혈쇼크

2. 진단

내외과적 질환이 없는 산모에서 헤모글로빈 수치 감소, 혈소판 수 감소, 합토글로빈 감소, AST, ALT, 빌리루빈, 젖산탈수소효소 등의 증가, 말초혈액도말검사상 microangioplastic anemia, schistocytosis, blurr cell, echinocyte 등이 나타나는 경우 진단할 수 있다.

검사 결과 중 혈소판 감소의 정도가 병태생리의 중증도를 반영하여 혈소판 수치가 낮을수록 산모와 태아의 예후가 나쁘고 회복기간이 긴 것으로 알려져 있다.

3. 감별질환

HELLP 증후군과 감별이 필요한 질환은 표 53-4와 같다. 임신 중 급성 지방간은 HELLP 증후군에 비해 간기능 장애가 훨씬 두드러지며 응고장애, 저혈당, 신부전이 합병되는 경우가 더 흔하다. 그러나 고혈압이나 단백뇨는 보이지 않는다. 또한 응고장애에 있어 HELLP 증후군은 범혈관내응고장애로 인한 응고장애가 발생하므로 혈소판감소증과 더불어 심한 경우 프로트롬빈 시간, 활성화 부분트롬보플라스틴 시간, 섬유소원 감소, 제5 및 제8 응고인자의 감소 등이 나타날 수 있으나 혈전성 혈소판 감소성 자반증 및 용혈성 요독증후군의 경우에는 이런 변화를 동반하지 않는 특징이 있다.

4. HELLP 증후군 환자 관리

HELLP 증후군이 진단되면 즉각적인 분만이 이루어져야 한다. 그러나 임신 주수가 너무 일러 분만이 이루어졌을 때 미숙으로 인한 신생아 예후가 너무 불량하거나, 태아의 폐성숙을 위해 스테로이드 제제를 투여해야 하는 경우에는 산모의 임상증상이 비교적 안정적이라면 보존적 요법을 고려할 수 있다. HELLP 증후군 산모의 관리는 중증 전자간증의 경우와 같으며 급성출혈이 있거나 혈소판 수가 < 20,000 cells/dL인 경우 혈소판 수혈을 시행하여야 한다.

HELLP 증후군의 합병증으로 파종혈관내응고(30%), 태반박리(16%), 급성신장손상(7.7%), 폐부종(6%), 흡인성 폐렴(7%), 심폐정지(4%), 뇌출혈(1.2%), 망막박리(0.9%), 피막밑간혈종(subcapsular hepatic hematoma) 또는 간파열(0.9%) 등이 발생할 수 있으므로 분만 전후로 각별한 주의를 기울여야 하며 의심되는 증상이 있는 경우 즉각적인 치료가 필요하다. 또한 HELLP 증후군은 다른 질환과 나타나는 증상이 많이 겹치므로 감별하는 것이 중요하다. HELLP 증후군과 감별해야 하는 질환은 다음과 같다 (표 53-4).

VII 주산기 심근증

주산기 심근증(peripartum cardiomyopathy)은 드물지만 치명적일 수 있는 임신의 합병증으로 출산 1개월 전부터 출산 후 5개월 이내에 좌심실 확장과 수축기능 장애로 심부전증을 일으키는 확장성 심근증의 한 형태로서, 때로는 심장의 좌심실 수축기 기능이 정상화되지 않거나 오히려 저하되어 치명적인 심부전을 일으킬 수 있다. 증상은 주로 임신 3기에 나타나고 대부분 주산기에 진단이 된다. 주산기 심근증은 임신 3,000명 내지 4,000명당 1명 꼴로 일어나며, 미국에서 전체 모성 사망의 4%를 차지한다. 사망률은 25-59%로 출산 후 첫 3개월간 일어나는 사망률의 거의 절반을 차지한다고 알려져 있다. 지금까지 주산기 심근증의 사망률은 18%에서 56%까지 다양하게 보고되었으며 때로는 심장이식수술까지 시행해야만 되는 치명적인 질환으로 알려져 있다.

1. 임상증상

대부분 주산기 심근증 산모들은 심부전 증상을 호소하지만, 드물게 일부에서는 심실세동 또는 혈전 색전증으로 나타나기도 한다. 임신 후기에는 대부분 정상 산모 또한 운동 시 호흡곤란과 다리 부종을 호소하기 때문에 이런 증상으로만 정상 임신 말기와 분만 이후 주산기 심근증을 감별하기는 어려운 경우가 많다. 야간에 발생하는 호흡곤란, 만성기침, 체중급증, 흉통 등이 없는지 잘 살펴야 하며 필요한 검사를 지체 없이 진행해야 한다.

2. 진단 기준 및 위험인자

임신 3분기에서 출산 후 5개월 이내에 이완성심근병(증)과 유사한 증상과 징후가 보일 때 진단하며 다음 항목들을 충족해야 한다.

1) 임신 전 심장 질환을 진단받은 기왕력이 없음 2) 확인 가능한 다른 심부전의 원인이 없음 3) 비정상 심초음파 검사결과를 보일 때(좌심실 구혈율이 45% 이하이거나 M-mode상 분획단축(fractional shortening)이 30% 이하이거나 이완 기말 좌심실 직경이 2.7 cm/m^2 이상) 주산기 심

근증의 위험인자로는 다출산, 임산부의 고령, 다태 임신, 고혈압성 질환, 임신 중 고혈압, 비만, 급성출혈로 인한 빈혈 등을 들 수 있다. 국내 연구 중 30,000명 임산부들 가운데 초기 심초음파 진단과 추적 관찰이 가능했던 19명 주산기 심근증 환자에 대한 후향적 임상연구에서 진단 당시 임상 위험인자로 빈혈, 전자간증, 경산부와 30세 이상 연령의 산모 순이었으며 전자간증 등과 같은 임신 중 고혈압의 중요성이 강조되었다. 주산기 심근증의 발생 원인으로는 현재 확실히 밝혀져 있지 않다.

3. 주산기 심근증 치료

치료의 기본은 심부전증과 유사하다. 임신 중이라면 임신 유지를 하였을 때의 산모 위험도와 임신 종결을 시켰을 때 미숙으로 인한 태아 위험도를 저울질하여 분만 여부를 결정하여야 한다. 임신 중 디곡신, 베타차단제, 히드라진, 칼슘통로차단제, thiazide계열의 이뇨제 등은 태아에게 비교적 안전하므로 사용이 가능하나 앤지오텐신전환효소억제제 등은 피하는 것이 좋다. 또한 좌심실 구혈율이 현저히 감소되어 있는 경우(<35%)에는 혈전의 형성을 막기 위해 항혈전제를 투여해야 하며, 임신 중에는 헤파린 또는 저분자량헤파린을 사용한다.

VIII 혈전성 질환

임신 중 동·정맥 혈전색전증 발생 위험성은 높아진다. 이는 임신 중 과응고성 및 호르몬에 의해 정맥을 축적하는 능력이 감소하고 정맥 유출이 감소(자궁에 의한 기계적 장애, 운동성 감소)하여 정맥혈전색전증 발생 위험이 증가하는 것이다. 비임신부에 비해서 동맥혈전 색전증(뇌경색, 심장마비)은 3-4배, 정맥혈전색전증은 4-5배 증가하는 것으로 알려져 있으며 산후에는 20배까지 증가한다는 보고가 있다. 동맥혈전색전증(뇌경색) 또한 산후에 유사하게 증가한다. 임신 중 혈전색전증 관련 질병 발생율은 약 1,000건 분만 중에 2건 정도이며 이중 약 80%는 정맥, 나머지 20%는 동맥(뇌경색, 심장마비) 관련이다. 정맥혈전색전증의 약 80%는 심부정맥혈전증, 20%는 폐색전증이다. 심부정맥혈전증은 질식 분만 시 보다 제왕절개술 후 약 2배 이상 위험성이 커진다. 심부정맥혈전증의 약 1/3, 폐색전증 발생의 50%가 임신 중 발생하며, 심부, 좌측 하지 부위에 호발한다.

말초혈전증은 왼쪽보다는 오른쪽에, 심부혈전증은 에스트로겐의 영향을 받으며 왼쪽에 호발한다. 왼쪽 호발은 요척추뼈몸통(lumbar vertebral body)과 오른쪽 총장골동맥(right common iliac artery) 사이에 있는 왼쪽 총장골정맥(left common iliac vein)의 상대적인 협착 결과로 생각되지만, 그 기전이 확실하지 않다. 모든 심부정맥혈전증의 1% 에도 미치지 못하는 골반 정맥혈전증은 임신 중이나 산욕기에는 약 10%를 차지한다.

1. 위험요인

혈전증의 과거력 이외에 임신 중 정맥혈전색전증의 가장 중요한 위험요인은 혈전성향증이다. 이외에도 심장병, 겸상 적혈구증, 루푸스, 비만, 빈혈, 당뇨, 고혈압, 그리고 흡연 등이 알려진 위험요인이다. 또한 임신 및 분만과 관련하여 다태아, 입덧, 수액과 전해질 불균형, 분만 전 출혈, 제왕절개분만, 산후 감염, 산후 출혈 수혈 등도 위험요인이 될 수 있다.

2. 진단

임신 중 진단이 어려운 첫 번째 이유는 임신 중 정상 생리적 변화로 인한 증상과 감별을 해야 하기 때문이다.

심부정맥색전증과 폐색전증의 임상 증상은 비특이적이다. 호흡곤란은 폐색전증에서 가장 흔히 나타나는 증상이지만 정상 임신에서도 70% 가까이 나타날 수 있고 또한 대부분 산모는 말초부위 부종을 호소한다. 또한 산모들은 아주 적은 양의 방사선에도 노출되기 꺼려 한다는 것이다. 하지만 검사 시 노출되는 방사선에 의한 태아의 위험보다 진단이 늦어진 색전증에 의한 산모와 태아 위험이 월등히 크므로 색전증이 의심되는 상황에서는 비임신 여성과 동일한 영상검사를 시행해야 한다. 태아의 방사선 노출을 최소화하기 위해 납덮개를 복부에 덮거나, 가능한 최소한의 관류제제를 사용하면 좋으며, 검사 후 수액을 많이 공급하는 등 노력이 필요하다.

임신 중 진단에 있어서 특별히 기억해야 하는 것은 1) 동맥혈가스분석은 폐색전증 진단에 특이하거나 민감성이 높지 않다. 2) 호흡성알칼리혈증은 임신과 폐색전증에서 모두 나타날 수 있는 흔한 현상이다. 3) PCO_2 , PO_2 수치가 정상일 경우도 흔하다. 4) 임신 중 혈중 D-이합체(D-dimer)는 수치가 500 ng/mL 초과되는 경우가 많으며 민감도는 높으나 특이도가 낮은 검사이다.

3. 임신 중 예방적 항응고제 투여

임신 중과 산욕기 동안 혈전증 위험이 증가함에도 불구하고 대부분 여성은 항응고를 필요로 하지 않는다. 대부분 항응고 위험이 장점보다는 크다. 임신 시 혈전증을 예방하기 위한 항응고로 이득을 얻을 수 있는 여성은 혈전색전증 위험이 헤파린이나 저분자량헤파린 사용에 의한 출혈에 따르는 합병증 위험(약 2%)보다 높은 여성이다. 기계 심장 판막, 만성 혈전색전성 폐고혈압, 항응고제 복용에도 재발하는 혈전증 과거력, 심근경색의 과거력이 있는 경우, 안티트롬빈 결핍, 제5인자에 대한 동종접합성, Leiden 변이, 프로트롬빈 유전자 G20210A 변이, 또는 두 돌연변이에 대한 이형접합성(복합 이형접 합성) 등의 선천성 항응고성 질환을 가진 여성, 혈전증의 과거력이 있는 여성은 임신 중 재발 방지를 위해 항응고 치료를 받아야 한다.

4. 임신 중 발생한 혈전증 관리

치료의 원칙은 비임신 여성과 다르지 않으나 임신과 관련하여 다음과 같은 사항을 숙지하는 것이 중요하다.

① 와파린은 태아기형 및 태아출혈과 관련이 있으므로 임신 중 투여하지 않는다

② 세 가지 저분자헤파린[dalteparin (fragmin), tinzaparin (innohep), enoxaparin (lovenox)]은 심부정맥혈전증과 폐색전증 예방을 위해 FDA에서 승인받았고 두 가지[tinzaparin (innohep), enoxaparin (lovenox)]는 심부정맥혈전증과 폐색전증 치료에 승인받았다. Enoxaparin은 임신 중 가장 많이 사용되는 저분자헤파린이다.

③ 저분자량헤파린의 피부하주사나 비분할 헤파린(SC unfractionated Heparin- SC UFH)의 피부하주사는 분만이 예상되는(유도분만, 계획된 제왕절개술) 경우 분만 24-36시간 전에 끊어야 한다.

④ 재발성 동맥혈전색전증의 고위험군(급성 폐색전증 환자, 최근 몇 개월 내에 발생한 말초 심부정맥혈 전증 환자)일 경우 피부하 저분자헤파린이나 피부하 비분할헤파린(SC UFH)을 비분할헤파린 정맥주사(IV UFH)로 교체하고 자연분만의 경우 진통이 발생하면, 제왕절개의 경우 수술 4-6시간 전에 투여를 중지한다.

⑤ 조기분만 가능성이 되는 경우(삼태아, 조기양막파수, 자궁경부개대, 임신중독증, 자궁 내 성장지연) 피부하 저분자헤파린이나 피부하 UFH을 36주까지 사용하고 이후 UFH의 정맥투여로 교체한다.
단기 작용 UFH의 정맥투여로 바꾸는 목적은 분만 시 출혈 위험을 최소화하고 부분 마취 시 경막 외 또는 척추 혈종의 가능성을 줄이기 위함이다. 혈전증의 위험 때문에 UFH은 분만 6-24시간 전까지 유지해야 한다.

⑥ 마취 시 사용하는 카테터는 aPTT가 정상 범위일 때

삽입한다.

⑦ 출혈 합병증을 최소화하기 위해 항응고제 재개는 질식분만 12시간 후, 척추마취 제거 12시간 후, 제왕절개술 24시간 후로 미뤄야 한다. 그러나 항응고제 투여를 빨리 시작해야 하는 의학적 상태를 가진 산모의 경우, 급성 출혈의 증거가 없다면 자연 분만 후 6시간 뒤, 제왕절개 후 12시간 후에 투여를 재시작할 수 있다.

⑧ Non-vitamin k antagonist oral anticoagulants (NOAC)

NOAC은 최근 혈전증 치료에 많이 사용되고 있는 약이지만 임신 중 사용에 대한 안전성 정보는 매우 제한적이다. 모든 주요 NOAC 연구에서 임산부는 제외가 되었다. 태반을 이용한 생체 밖에서의 연구에 의하면 unbound dabigatran은 33% 태반을 통과하고 unbound rivaroxaban은 69% 태반을 통과하며 unbound apixaban 은 77% 태반을 통과한다고 알려져 있다. Apixaban의 제대혈 농도는 산모의 혈액 농도의 35-90%까지 측정된다. 이것은 NOAC이 태아에 도달할 수 있다는 것을 의미하고 잠재적으로 태아나 신생아의 혈액응고에 악영향을 미칠 수 있다는 것이다. Dabigatran, rivaroxaban과 edoxaban은 FDA class C로 구분이 되어있고 apixaban은 임신 class B로 구분되어 있다. 그러나 임신 중에 시행된 NOAC에 대한 임상연구는 없는 상태이다. 모든 여성은 임신이 확인이 되면 특히 임신 1분기에 rivaroxaban을 중단한다. 또한 NOAC이 모유로 분비가 되는지 아닌지도 명확치 않으므로 NOAC은 수유 중에는 중단하는 것이 권고된다.

IX 양수색전증

양수색전증은 20,000-30,000명의 임산부 중 1명에서 일어날 수 있는 드문 질환이지만 산모 사망률은 60%까지 매우 높다. 주로 진통 중에 발생하지만 드물게는 임신 1분기에 소파술 시행시나 분만 48시간 이후에 발생하기도 한다.

1. 병태생리

양수색전증은 병태생리는 잘 알려져 있지 않지만 태아의 항원에 대한 모체의 이상, 비정상인 면역 반응으로 여겨져서 유사 아나필락시스 반응으로 불리기도 한다. 원인으로는 양수가 산모의 폐혈관계로 들어가서 생기는 것이 유력하지만 들어가는 양수의 양이 관련이 있는지 양수 안에 있는 생물학적으로 활성화된 물질이 더 중요하게 작용하는지는 아직 명확하지 않다. 태아세포가 폐동맥 카테터를 가진 임산부의 폐혈관계에서도 발견이 되는 것으로 보아 산모의 폐혈관계에 단순히 양수가 들어가는 것이 양수색전증의 원인은 아닐 것으로 생각된다. 또한 이것은 양수 안의 유해 물질이 내피 세포 손상을 유발하고 양수색전증과 연관이 있는 증상을 유발한다는 가설을 유력하게 만든다.

2. 임상증상

양수색전증을 가진 환자는 급성호흡곤란증, 급성저혈압, 청색증, 심혈관 허탈이 나타나고 궁극적으로는 코마와 같은 심각한 증상을 초래하는 예방할 수도 없고 예측할 수도 없는 산과질환이다. 혈관 내 응고장애와 관련된 출혈이 40-50% 가량의 환자에서 생기며 이 혈관 내 응고장애의 원인은 명확히 밝혀져 있지 않지만 영양막(trophoblast)이 트롬보 플라스틴 유사 반응을 일으켜 생긴다고 한다.

급성 폐고혈압이 일시적으로 생겼다가 혈류역학적 모니터와 집중치료실 치료를 시작하기 전에 종종 사라진다. 좌심실 부전이 관상 동맥 혈류량 감소로 인한 심근허혈 또는 유해물질에 의한 직접적인 심근 손상으로 인해 일어난다. 양수색전증의 진단 기준을 정리하면 다음과 같다.

① 급성 저혈압 또는 심정지

② 급성 저산소증(호흡곤란, 청색증 또는 폐정지)

③ 응고병(증)(다른 원인이 없는 혈관 내 응고장애, 섬유소 분해)
④ 진통, 제왕절개술로 자궁 경부 개대 및 소파술 또는 산후 30분 이내에 증상 및 징후가 보임
⑤ 관찰된 징후 및 증상에 대한 다른 저명한 원인이 없을 경우 감별해야 할 질환으로는 마취 합병증, 약 부작용, 심근경색증, 자간증, 태반조기박리, 산후출혈, 폐색전증 등이 있다.

3. 치료

양수색전증은 급격하게 사망에 이르게 할 수 있다. 그러므로 즉각적이고 적극적인 보존요법을 시행해야 사망과 이환을 줄일 수 있다. 정상 산소 포화도를 유지할 수 있도록 산소 공급을 한다. 혈류역학적 보조는 저혈압과 쇼크를 치료하기 위해 필요하다. 응고병(증)이 빨리 회복되지 않기 때문에 환자가 임상적으로 회복될 때까지 응고인자를 지속적으로 투여해야 한다. 출혈경향의 치료는 각 개인의 특성에 맞게 시행되어야 하며 응고장애를 반복적으로 검사하면서 치료한다.

4. 예후

모성사망률은 약 60% 정도에 이른다. 양수색전증 후 생존한 많은 환자에서 저산소증으로 인한 영구적인 신경학적 손상이 남게 된다. 장기간 신경학적 합병증은 부분시력 소실과 반신불수이고 저혈압이나 파종혈관 내응고장애로 인해 급성신장손상이 올 수 있다.

X 임신성 급성지방간

임신성 급성지방간의 원인은 잘 알려져 있지 않으며 유병률은 1/10,000에서 1/100,000으로 매우 드물게 발생한다. 임신성 급성지방간은 급성간기능부전을 유발 시킬 수 있는 질환으로 높은 모성 및 태아사망률을 보인다. 대부분 임신 후반에 발생하며 초산부, 태아가 남아인 경우가 흔하다고 알려져 있다.

1. 임상증상

임신성 급성 지방간의 임산부는 일반적으로 피곤함을 호소하고 두통, 오심, 구토, 우상복부 통증 등의 증상을 보인다. 황달은 보통 서서히 발현되고 우상복부 동통이 있으나 간비대 소견은 없다. 드물게는 다른 임상증상 발현 이전에 소양증, 요붕증 증상이 나타나기도 한다.

2. 진단

혈액검사상 간기능 검사 수치의 증가, 저혈당 등이 나타날 수 있다. 간에서 응고 인자의 합성이 감소하여 Fibrinogen 감소, PT, PTT 증가, Factor V, VIII 의 감소가 생기고 그로 인해 소모응고병(증)이 나타난다. 또한 혈액요소질소과 크레아티닌이 증가하고 요감소증을 동반한 간콩팥 부전이 생기기도 한다.

3. 치료

1980년대 이전에는 임신성 급성 지방간의 모성 사망률은 75%, 태아 사망률이 90%인 것으로 보고 되었으나 최근에는 중환자실 치료가 향상되면서 생존율이 90% 이상 증가하였다. 일단 진단이 되면 가능한 빠른 분만을 시행해야 한다. 분만 후 대부분의 증상들이 소실되지만, 심할 경우는 저혈당, 신부전, 산증의 악화, 심한 출혈 및 혼수 등이 지속될 수 있다. 치료는 이런 증상에 대한 대증치료이다. 포도당을 포함한 충분한 수액을 공급하고 위장관 출혈을 막기 위해 스트레스성 궤양 예방 치료를 해야 한다. 또한 혈액응고 문제는 혈액응고인자를 수혈하면서 개선할 수

있으며, 신부전의 치료를 위해서 일시적인 투석이 도움이 되기도 한다. 이런 환자는 병원감염의 고위험군이므로 항생제요법도 필요할 수 있다.

XI 급성호흡곤란증후군

급성호흡곤란증후군은 광범위한 염증이 발생하여 폐에 비특이적인 반응이 생기면서 폐혈관의 삼투성이 증가하여 폐에 물이 차면서 환기가 안 되는 상태를 의미한다. 임산부는 비임산부에 비해 급성호흡곤란증후군의 발생 가능성이 증가하고 기계환기의 필요성이 증가한다. 급성 호흡 곤란은 독감이나 신우신염 같은 감염이 발생하면서 흔하게 생기고 임신 중독증이나 양수색전증 같은 산과적 합병증이 발생할 때도 쉽게 동반된다. 임산부에서 호흡기계 증상은 호흡부전으로 빠르게 진행하므로 경각심을 가지고 환자를 관찰해야 한다.

참고문헌

1. Andra H. Thromboembolism in pregnancy: recurrence risks, prevention and management. Current Opinion in Obstet Gynecol 2008;20:550-6.
2. Awad IT, Shorten GD. Amniotic fluid embolism and isolated coagulopathy: atypical presentation of amniotic fluid embolism. Eur J Anaesthesiol 2001;18:410-3.
3. Balayla J, Desilets J, Shrem G. Placenta previa and the risk of intrauterine growth restriction (IUGR): a systemic review and meta-analysis. J Perinat Med 2019;47:577-84.
4. Callaghan WM, Kuklina EV, Berg CJ. Trends in postpar-tum hemorrhage: United States, 1994-2006. Am J Obstet Gynecol 2010;202:353.e1-6.
5. Cho HY, Park YW, Kim YH, et al. Efficacy of Intrauterine Bakri Balloon Tamponade in Cesarean Section for Placenta Previa Patients. PLoS One 2015;10:e0134282.
6. Cunningham FG, Lindheimer MD. Hypertension in pregnancy. N Engl J Med 1992;326:927-30.
7. Hofmeyr GJ, Gulmezoglu AM. Misoprostol for the prevention and treatment of postpartum haemorrhage. Best Pract Res Clin Obstet Gynaecol 2008;22:1025-41.
8. James AH, Jamison MG, Brancazio LR, et al. Venous thromboembolism during pregnancy and the postpartum period: incidence, risk factors, and mortality. Am J Obstet Gynecol 2006;194:1311-5.
9. Jin B, Du Y, Zhang F, et al. Carbetocin for the prevention of postpartum hemorrhage: a systematic review and meta-analysis of randomized controlled trials. J Matern Fetal Neonatal Med 2015:1-8.
10. Knight M, Callaghan WM, Berg C, et al. Trends in postpartum hemorrhage in high resource countries: a review and recommendations from the International Postpartum Hemorrhage Collaborative Group. BMC Pregnancy Childbirth 2009;9:55.
11. Lauren P, Torri DM. Critical care in pregnancy :ACOG practical bulletin. ACOG 2019;133:e303-19.
12. Novikova N, Hofmeyr GJ, Cluver C. Tranexamic acid for preventing postpartum haemorrhage. Cochrane Database Syst Rev 2015;6:CD007872.
13. Philippa NS, Jennifer Yu. Resuscitation of the pregnant patient. Emerg Med Clin N Am 2019;37:351-63.
14. Romero Arauz JF, Lara Gonzalez AL, Ramoc Leon JC, et al. Maternal morbidity and mortality in HELLP Syndrom. Ginecol Obstet Mex 2001;69:189-93.
15. Sheldon WR, Blum J, Vogel JP, et al. Postpartum haemorrhage

management, risks, and maternal outcomes: findings from the World Health Organization Multicountry Survey on Maternal and Newborn Health. Bjog 2014;121:5-13.

16. Sibai BM, Ramadan MK, Chari RS, et al. Pregnancies complicated by HELLP syndrome (hemolysis, elevated liver enzymes, and low platelets): subsequent pregnancy outcome and long-term prognosis. Am J Obstet Gynecol 1995;172:125-9.

17. Zhang WH, Deneux-Tharaux C, Brocklehurst P, et al. Effect of a collector bag for measurement of postpartum blood loss after vaginal delivery: cluster randomised trial in 13 European countries. BMJ 2010;340:c293.

18. Zwart JJ, Richters JM, Ory F, et al. Severe maternal morbidity during pregnancy, delivery and puerperium in the Netherlands: a nationwide population-based study of 371,000 pregnancies. BJOG 2008;115:842-50.

중환자의학

54

CRITICAL
CARE MEDICINE

중독

전병조

I 중독 역학

2004년 국민건강보험 자료 분석에서는 연간 약 55,000건의 급성중독이 발생했으며 그 중 독성 동식물과의 접촉이 약 절반을 차지해 가장 빈도가 높았고 살충제 중독이 다음으로 많았다. 2016년 손상환자 심층조사에서 23개 응급실에 내원한 중독환자 7,820명을 분석한 결과, 치료용 약제가 45%로 가장 많았으며 가스 21%, 농약 15%, 인공 독성물질 13%의 순이었다. 사망환자는 114명으로 약 1.5%였으며 의도적 음독은 전체의 약 60%에 달했다. 국내 독성물질 노출사고와 중환자의 임상 독성사례들이 정확히 파악되지 못하는 실정을 고려한다면 응급실 환자뿐만 아니라 중환자실 환자도 임상적으로 의심될 때 감별해야 할 진단으로 중독과 약제독성을 주의 깊게 고려해보아야 할 것이다.

II 중독 환자의 진단과 처치

1. 일반적 진단과 처치

1) 초기 평가

독성 물질이 환자 피부에 묻어있거나 위장관에 있던 독성 물질이 구토로 의료진에게 노출될 수 있기 때문에 반드시 보호 장치를 착용하고 평가 및 처치를 시행해야 한다. 중독은 대부분 음독으로 발생하며 그 외에 가스를 흡입하거나 피부나 점막에 노출, 혈관 내 주사 등으로 발생한다. 원인 물질은 치료용 약물부터 농약, 각종 공업용 물질, 가스 등으로 다양하다.

독성 물질은 성분 및 노출 방법에 따라 치료가 달라지기 때문에 중독의 원인을 평가하는 것은 매우 중요하다. 응급해독제나 특별한 치료법이 있는 독성 물질은 적절한 해독제 및 약물 투입이 필요하다. 적절한 검사실 검사를 시행하기 위해서도 원인 평가가 필요하다. 자세한 병력 조사와 신체검사를 시행하고 환자의 소지품을 확인하며 가능하다면 진료의사나 약사에게 연락하여 약물종류 및 용량을 알아보고 기저질환과 약물 과민반응 등을 확인한다. 만약 환자 주변에서 독성물질의 용기가 발견된다면 응급실 의료진에게 반드시 인계하고 의료진은 독성물질을 밀봉한 용기에 넣고 주의사항을 적은 표지를 붙여 보관한다. 환자 본인을 통해서 정확한 병력 청취가 어려운 경우 주변인을 통해 정보를 입수한다. 일부 독성물질은 시간이 오래 지난 후 증상을 보이기도 하며 치료 목적으로 장기간 복용한 환자에서도 독성 증상이 나타날 수 있다. 의식의 변화나 경련이 보이는 환자는 중독 물질에 의한 원인 뿐만 아

표 54-1 흔한 중독증후군(Toxidrome)

	징후	원인
항콜린성증후군	중얼거림, 섬망, 빈맥, 건조하고 붉은 피부, 간대성근경련, 체온 상승, 배뇨장애, 장음감소, 경련, 부정맥	항히스타민제, 항파킨슨제, 아트로핀, 스코폴라민, 아만타딘, 항정신병약제, 항우울제, 항진경제, 산동제, 근이완제, 식물
교감신경성증후군	망상, 편집증, 빈맥(또는 서맥), 고혈압, 고열, 발한, 털세움, 산동, 과다반사, 경련, 저혈압, 부정맥	코카인, 암페타민, 에페드린, 슈도에페드린, 카페인, 테오필린
아편계/진정제/에탄올증후군	혼수, 경련, 호흡부전, 동공수축, 저혈압, 서맥, 저체온증, 폐부종, 장음감소, 반사저하, 바늘자국	마약, 바르비투르산염, 벤조디아제핀, 에트클로르비놀, 글루테티미드, 메티프릴론, 메프로바메이트, 에탄올, 클로니딘
콜린성증후군	혼미, 중추신경억제, 근력감소, 침흘림, 눈물흘림, 뇨/변실금, 위장관 조임, 구토, 다한, 근연축, 폐부종, 동공축소, 서맥/빈맥, 경련	유기인산염, 카르바메이트, 피소스티그민, 버섯(일부)

니라 저혈당 또는 외상에 의한 원인 등을 확인해야 한다.

2) 응급 처치

중증 중독환자는 중독 물질의 종류에 상관없이 기도 열림, 호흡, 순환의 순서로 초기평가와 응급처치를 진행한다. 심정지 시 Advanced Cardiovascular Life Support (ACLS) 가이드라인에 따라 시행하며 독성 물질로 인한 심정지가 확인된 경우 해독제를 사용할 수 있다.

기존에 장기기능부전이 없었던 젊은 환자의 심정지 원인이 중독인 경우는 해독제 투여와 함께 중독 물질에 의한 체내 독성이 해결될 때까지 체외심폐보조 장치의 사용도 고려해야 한다.

경련과 의식저하 환자는 저혈당증 동반 여부를 의심해야 한다. 저혈당 환자에서는 포도당 용액을 투여하며 베르니케뇌증(Wernicke encephalopathy)의 위험성이 있다면 티아민(thiamin, 비타민 B_1)을 같이 투여해야 한다. 의식의 변화를 보이는 환자에서 경험적으로 산소, 티아민, 글루코스(glucose), 날록손(naloxone)을 같이 사용하여 반응을 지켜볼 수 있다. 호흡부전을 보이는 환자 중 아편 유사물질 중독이 의심되면 진단 또는 치료 목적으로 날록손을 투여할 수 있다. 벤조디아제핀(benzodiazepine) 중독 의심 시 플루마제닐(flumazenil)을 사용해 볼 수 있으나 확실한 경우가 아니면 추천되지 않는다. 이유는 벤조디아제핀 중독으로 사망할 가능성은 낮으며 만성적으로 벤조디아제핀 또는 삼환항우울제를 복용하는 환자에게 플루마제닐을 사용할 경우 치명적인 경련이나 금단증상을 일으킬 수 있기 때문이다. 의식저하, 기도손상, 이물질 등으로 기도막힘의 가능성이 크므로 기도열림 및 기계호흡보조가 필요한 경우도 있다. 초기에 환자가 혈역학적으로 불안정하면 수액 10-20 mL/kg을 일시 주사하여 반응을 확인하고 조사된 약물에 따라 추가 처치를 시행한다. 중독물질에 의한 경련 발생 시 벤조디아제핀을 우선 사용할 수 있으며 이 때 저혈당증, 저나트륨혈증 같은 대사성 질환을 신속하게 배제해야 한다. 벤조디아제핀에 반응이 없을 시 바비튜레이트(barbiturate)를 두 번째 약물로 사용할 수 있다. 환자의 중심 체온이 39℃ 이상인 경우 4℃ 수액 또는 냉각포 등으로 체온을 낮춰야 하며 추가로 발생할 수 있는 횡문근융해증, 다발성 장기 부전, 파종혈관내응고 등을 예방하기 위해 진정시키고 신경근차단제(neuromuscular blockade, NMB)를 사용할 수 있으며 기관내삽관 및 인공호흡기를 통해 호흡을 유지시켜야 한다.

표 54-2 위장관 정화 방법들의 장점, 부작용, 금기 및 주의점

	제제 및 투여법	장점	부작용	금기 및 주의점
위세척	• 성인: 36-40 F 위세척관(lavage tube) • 최초 50 mL 주입 후 회수 • 미지근한 물 200-300 mL씩 세척액 깨끗해진 후 1,000-2,000 mL 추가 시행 • 소아(5세 이하): 식염수 이용	추가 활성탄 투여 시 활용 가능	폐흡인, 비출혈, 성대문 연축, 저산소증, 흡인성 폐렴, 동성 서맥, 저나트륨혈증, 저염소혈증, 저체온증, 수분과다, 기계적 장손상(식도 천공)	기도보호 불가능 시 기도열림 주의, 위장관 출혈 시 금기, 천공 위험, 날카로운 물질 섭취, 부식제, 탄화수소 시 금기, 해독제 있는 중독 시 추천 안 됨
활성탄	• 활성탄 부유액 제작 • 활성탄 20-30 g • 물 240 mL • 챠코도트현탁액(chacodote) 1회 • 성인: 50-100 g • 소아: 25-50 g • 영아: 1 g/kg	위세척보다 안전, 위세척 직전 투여로 제거율 증가 가능	오심, 구토, 폐흡인, 활성탄 흡인	기도 보호 불가능 시 기도열림 주의, 내시경 검사 필요, 활성탄 비결합 독성물질(강산, 강염기, 에탄올, 비소, 붕산, 브롬화물, 염소, 철, 요오드화물, 토근, 리튬, 칼륨) 섭취 시 추천 안 됨
전장세척	• 대장검사 관련 전처치용 하제(폴리에틸렌글리콜 제제 Colonlyte, CoLyte 등) • 성인: 1,000-2,000 mL/h • 소아: 35 mL/kg/h • 배출물 깨끗해질 때까지	지연배출 물질, 덩어리 형성(살리실산염, 창자도착 알약, 약 묶음) 시 효과 기대	느린 효과, 많은 간호 필요, 오심, 구토, 복부 팽만, 경련, 불면, 항문 자극	활성탄 투여 시 결합 감소 주의, 방사선 검사 및 수술 영향 주의, 심폐질환 영향 주의, 직장배출이 없는 경우 성인 8-10 L(소아 150-200 mL/kg) 투여 후 중단

(1) 중독증후군

특정 약리와 화학적 분류에 속한 물질에 중독된 경우 비슷한 증상 및 징후들을 보이는데 이러한 임상 소견들의 집합을 중독증후군이라 한다. 그러나 급성중독환자의 절반 이상은 알코올 또는 여러 원인 물질을 함께 복용하여 임상소견들이 혼합되어 나타날 수 있기 때문에 원인 독성물질을 정확히 판단하기에는 제한이 있다. 대표적인 중독증후군으로는 아편계·진정제·에탄올, 항콜린성, 교감신경성, 콜린성증후군 등이 있다(표 54-1).

(2) 검사 소견

환자의 소변, 혈액, 또는 위세척액 등을 중독분석실에 의뢰하여 중독 물질의 확인 및 혈중농도를 측정하면 치료 방법 및 환자의 예후 결정에 도움이 된다. 특히 아세트아미노펜, 카바마제핀, 디곡신, 에탄올, 발프로익산, 살리실산, 페노바비탈 등에 중독된 경우는 혈중농도가 치료 방법을 결정하는 주요 인자 중 하나이므로 가능하면 혈중농도를 측정해야 한다.

심전도에서 wide QRS 파, 심실 빈맥, 부르가다 증후군 등이 보이면 삼환항우울제 중독, 서맥이 보인다면 베타차단제나 칼슘채널차단제 중독을 의심해 볼 수 있다. 그러나 초기 심전도에서 이상 소견이 보이지 않아도 중독을 배제해서는 안 된다.

혈액검사에서 대사성 산증을 보이는 경우에는 음이온차와 삼투압차를 측정한다. 음이온차가 큰 경우에는 살리실산 또는 메탄올(methanol), 이소프로필알콜(isopropyl alcohol), 에틸렌글리콜(ethylene glycol)과 같은 독성알코올 중독을 의심할 수 있으며, 삼투압차가 큰 경우에는 독성알코올중독을 의심할 수 있다.

맥박 산소 측정기와 동맥혈 가스검사의 산소포화도의 차이가 클 때는 일산화탄소, 시안화물, 황화수소 중독, 메트헤모글로빈 혈증을 의심할 수 있다. 일산화탄소-산소 측정기(CO-oximeter)를 이용해 메트헤모글로빈, 일산화탄소헤모글로빈을 포함한 이상혈색소 농도를 측정해 볼 수 있다. 단순방사선검사에서는 철, 금속류, 살리실산염, 장관코팅알약, 페노티아진, 칼륨, 인, 칼슘탄산염, 크로랄 수화물, 염화탄화수소와 같은 방사선 비투과성 물질을 확인할 수 있다.

3) 일반적 처치

(1) 정화

넓은 부위의 피부 또는 안구에 독성 물질이 노출된 경우 의료진은 보호 장치를 착용하고 환자의 오염된 옷을 제거하고 다량의 물로 씻어내야 한다.

위세척, 활성탄 투여, 전장관 세척과 같은 위장관 정화는 모든 중독 환자에서 관례적으로 시행해서는 안 된다. 중독 물질의 종류, 음독 후 치료 시작까지 걸린 시간, 중독 물질로 인한 식도 손상 여부, 그리고 위장관 정화를 시행했을 때의 부작용과 이득을 잘 고려하여 시행해야 한다. 특히, 중독 물질에 대한 위험성이 떨어지고 보존적인 치료만으로 치료 가능한 경우에는 위장관 정화를 시행하지 않는다(표 54-2).

위세척은 치사량의 중독 물질을 음독한 후 한 시간 이내에 위장관 흡수를 줄여야 하는 상황에 시행해 볼 수 있으며, 부식 물질이나 탄화수소 화합물을 음독한 경우, 저혈압, 경련 등 환자 상태가 불안정한 경우에 위장관 정화는 금기에 해당한다. 알약 형태의 제제를 다량 섭취한 경우에서 약묶음(pharmacobezoar) 형성이 의심되면 수 시간이 경과되었어도 위세척이 효과적일 수 있다.

활성탄 투여는 많은 약물이나 화학물질들이 활성탄에 흡착되므로 위 유문을 통과한 독성물질의 추가 흡수를 줄일 수 있다. 음독 후 한 시간 이내에 시행하는 것이 효과적이지만 광산, 알칼리, 리튬, 붕산염, 브롬화물과 같은 이온성 물질과 탄화수소, 금속, 부식성 물질, 에탄올 등은 활성탄에 흡착되지 않으므로 추천되지 않는다.

(2) 제거 촉진

체내로 흡수된 독성물질의 제거를 촉진시키는 방법에는 다회용량 활성탄 투여, 소변 알칼리화, 체외시술(투석, 관류, 혈장교환, 체외 혈류역학적 보존치료) 등이 있다(표 54-3). 다회용량 활성탄 투여는 위에서 이동이 느리거나 약 묶음을 형성하는 물질에서 사용할 수 있으나 임상적 효과에 대해 입증된 증거는 부족하다. 소변 알칼리화는 신세뇨관에서 이온화된 산성 물질과 결합하여 이온화된 물질의 재흡수를 막고 소변으로 배출시켜 체내에서의 제거를 촉진하므로 살리실산이나 클로르프로파마이드 중독 치료에서 사용된다. 체외시술을 통한 제거는 수용성 물질이면서 체내 분포면적이 적고, 단백결합이 적으며 신장을 통해 제거가 잘 일어나지 않는 작은 질량의 물질인 경우에 효과적으로 적용할 수 있다.

투석(hemodialysis, HD) 치료는 리튬, 페노바비탈, 살리실산, 발프로익산, 메탄올, 에틸렌글리콜 중독 치료에 효과적이다. 활성탄 필터를 사용한 혈액관류(hemoperfusion, HF) 치료는 분자량이 크고 단백질과 결합력이 적은 중독 물질에서 사용할 수 있으며, 카바마제핀, 파라컷 중독 치료에 사용된다. 지속적 신대체요법(continuous renal replacement therapy, CRRT)은 혈역학적 불안정 등으로 투석이나 혈액관류치료가 제한적일 경우 투석을 대체할 수 있지만 청소율이 느리기 때문에 중독물질 제거에는 투석이나 혈액관류치료를 우선적으로 고려한다. 단백질에 결합된 약제를 제거하기 위한 분자흡착재순환기(molecular adsorbent recirculating system, MARS) 투석이 페니토인 중독에서 효과적이었다는 보고가 있지만 더 많은 연구가 필요하다.

2. 중환자실 진단과 치료

응급실로 내원한 중독환자가 심각한 독성 증상을 보인다면 중환자실에 입원시켜 치료한다. 급성중독환자는 중독물질이 확인될 때까지 기다리는 것보다는 임상적인 소견과 임상독성학 전문가의 자문을 종합하여 신속히 치료

표 54-3 독성물질 제거 촉진 방법들의 장점, 부작용, 금기 및 주의점

	제제 및 투여법	장점	부작용	금기 및 주의점
다회 활성탄	• 최초 1회만 설사제 병합 • 성인: 30–100 g • 2–8시간 반복 투여 • 소아: 5–10 g • 4–8시간 반복 투여	• 위창자순환 물질 제거 효과적: 카바마제핀, 디지톡신, 삼환계 항우울제, 뎁손, 테오필린 등	• 구토, 변비, 검은색 변, 위장관 폐쇄	• 특정 독극물에 대한 금기증 없음 • 구토로 인한 추가 손상 가능, 낮은 흡착률로 금기 • 의식저하 시 기도 보호 안 된 상태는 금기
소변 알칼리화	• 중탄산나트륨 정맥주사 • 1–2 mEq/kg • 3–4 시간 간격 투여 • 소변 pH 7.5–8.0 유지 • 소변량 1–2 mL/kg/h 유지	• 적응 약제: 살리실산, 페노바비탈, 메탄올, 제초제 농약 등	• 고나트륨혈증, 저나트륨혈증, 알칼리혈증(살리실산 경우 호흡성 알칼리증으로 악화 가능)	• 순환기능 장애, 신장기능 장애 시 금기 • 고나트륨혈증, 저칼륨혈증 시 주의
체외 시술	• 혈액투석, 혈액관류	• 혈액투석: 수용성, 낮은 단백질 결합력, 적은 분포용적, 낮은 신장 배설 속도(에틸렌글리콜, 메탄올, 리튬) • 혈액관류: 상기 특징에 높은 분자량(아만타딘 독소, 파라캇, 페니토인, 삼환항우울제)	• 혈류역학적 장애, 혈관 합병증, 감염, 응고장애	• 신속한 결정 필요 • 여러 가지 시술법의 장단점을 고려하여 가장 적절한 방법을 적용

를 시작해야 한다.

1) 혈압 이상

중환자실에 입원한 중독 환자에서 나타나는 저혈압은 위장관 체액손실, 소변 배출, 불감성 수분손실(insensible loss) 등 혈관 내 용적 감소로 흔히 일어나며, 알파 또는 베타수용체 차단제 등의 중독으로 정맥 긴장도(venous tone)가 변하여 정맥 용적(venous capacitance) 증가, 중심정맥압(central venous pressure) 감소, 심장 기능저하 등에 의해 나타날 수 있다.

초기 치료는 손실된 용적을 보충하기 위해 결정질용액을 10-20 mL/kg으로 주입하고 중독 물질의 해독제를 투여한다. 적절한 수액 보충 및 해독제 사용에도 반응하지 않는 저혈압인 경우 노르에피네프린 같은 강한 혈관수축 촉진제를 사용할 수 있다.

중독 환자에서 고혈압은 모노아민산화효소억제제(monoamine oxidase inhibitor, MAOI), 코카인, 암페타민 중독 시 또는 불안이나 발작에 의해 발생할 수 있다. 불안과 발작이 동반된 고혈압은 벤조디아제핀 투여가 가장 효과적이며 종말기관 기능장애(end-organ dysfunction)를 보이는 고혈압 환자의 경우는 칼슘통로 차단제 또는 펜톨라민(phentolamine), 라베탈롤(labetalol), 니트로프루시드(nitroprusside)를 사용한다. MAOI로 인한 고혈압인 경우 펜톨라민과 니트로프루시드를 투여하며 펜톨라민은 혈압이 조절될 때까지 2.5-5 mg을 10-15분 간격으로 정맥 주입한다. 코카인 및 암페타민 중독에서 진정(sedation)으로 해결되지 않은 고혈압은 중탄산나트륨(sodium bicarbonate)이나 펜톨라민을 사용하여 치료한다. 코카인 중독처럼 교감신경이 항진된 경우 고혈압 치료로 베타수용체 차단제의 단독 사용은 권장되지 않는다.

2) 부정맥

거의 모든 약제가 빈맥, 서맥, 부정맥, 전도차단, 심정지 등 다양한 임상양상을 보인다. 항히스타민제, 카바마제핀, 삼환항우울제, 탄화수소, 메탄올 등은 심실빈맥이나 심실상성빈맥을 유발하며 베타수용체 차단제, 칼슘통로 차단제, 디곡신, 콜린성 물질은 전도 차단이나 서맥 등을 유발한다.

심전도상 torsades de pointes나 prolong QT interval을 보이는 환자에서는 임시 심박동조율기(temporary pacemaker)나 isoproterenol이 치료에 효과적일 수 있으며, 마그네슘 주입도 같이 사용한다. 서맥에서는 아트로핀 및 임시 박동조율(temporary pacing)을 사용할 수 있다.

3) 급성호흡기능상실, 급성호흡부전

중독 환자에서 중추신경계 억제로 인한 환기 저하, 호흡근 마비, 기도폐쇄, 급성폐손상, 폐부종 등의 원인으로 호흡부전이 발생할 수 있다. 호흡부전 환자는 상부기도 폐쇄에 대한 평가를 시행한 후 의식 상태와 활력징후를 파악하여 산소 공급 및 기도 확보를 우선적으로 시행해야 한다. 의식 저하 및 환기 저하를 보이는 경우는 저혈당증이나 아편제제 중독 등에 의한 증상일 수 있으므로 날록손, 글루코스, 티아민을 동시 주입하여 의식회복 여부를 지켜볼 수 있다.

호흡근 운동마비를 일으키는 파상풍, 유기인제, 테트로도톡신, 신경근 차단약물 중독에 의한 호흡부전이 의심될 경우는 산소포화도와 혈중 이산화탄소 농도, 흉부 움직임 등을 관찰해야 한다. 원인 물질에 따라 해독제가 있는 경우는 해독제를 투여해야 한다.

4) 전해질, 산-염기장애

중독 환자는 호흡 기관이나 위장관, 소변 등의 경로로 수분 손실이 흔히 일어나며 이로 인한 용적 저하가 발생한다. 약물로 인한 직접적 손실 외에도 요붕증이 발생하여 수분 손실이 이루어지기도 하며 고나트륨혈증을 보일 수 있다. 수분 손실로 인한 저혈압 및 고나트륨혈증 치료는 우선 수분을 보충하면서 소변 검사 및 혈액검사를 통해 정확한 원인을 파악해야 한다. 그 외 칼슘 및 마그네슘 이상 등을 보일 수 있으므로 중환자실에서 주기적으로 평가하며 치료를 진행해야 한다.

대사성 산증은 아세트졸라마이드, 일산화탄소, 이소니아지드(isoniazid), 살리실산, 메탄올, 에틸렌 글리콜 등의 중독 물질로 인하여 발생할 수 있으며 중독으로 발생한 횡문근 융해증에 의해서도 나타날 수 있다. 대사성 산증을 보이는 환자는 음이온차와 삼투압차를 확인하여 발생 원인을 추측할 수 있으며 소변 검사에서 케톤이 보일 경우는 당뇨, 알코올, 기아(starvation) 등 케톤산증을 일으키는 원인도 고려해야 한다. 결정질용액 주입, 중탄산나트륨 주입 등을 통하여 치료하며 교정되지 않는 대사성 산증이나 중증의 대사성 산증이 보일 경우는 투석으로 교정을 시도한다. 약물 음독 이후 구토, 위장관 정화, 이뇨제 사용 등으로 대사성 알칼리증이 나타나는 경우도 있다.

5) 급성신장손상

신장은 총 심박출량의 20-25%가 순환으로 공급되는 장기로 중독 물질에 대한 노출이 상대적으로 많으며 수분이 신장에서 배출되므로 중독 물질이 높은 농도로 유지되는 장기이다. 신장 손상은 약물로 인한 직접적 손상 이외에도 세포외액 감소, 심근 수축력 저하, 혈관 확장에 의한 신장 저관류 등으로 발생할 수 있다. 소변량 확인, 혈액 검사, 소변의 나트륨 농도 및 나트륨 분획 배설률(fractional excretion rate of Na, FENa)을 통해 진단할 수 있다. 신 손상 진단 시 우선 결정질용액을 주입하며 중독 물질에 대한 치료를 진행한다. 동시에 패혈증, 횡문근융해, 심부전 등 신장 손상을 유발할 수 있는 원인에 대하여도 감별이 필요하다. 살리실산, 페노바비탈 같은 약물을 음독하였을 경우 신장을 통해 약물 제거를 증가시키기 위하여 소변 알칼리화를 시행한다. 대증적 치료에도 불구하고 신부전이 지속되어 부종이 심해지며 대사성 산증이 악화되고 전해질 불균형이 교정되지 않을 때는 투석을 시행할 수 있으며, 혈역학적 불안정을 보이는 환자에게는 지속적 신대체 요법(CRRT)을 시행해 볼 수 있다.

6) 발작

중독 환자에서 발작이 있을 시 항경련제 투여와 기도열림, 호흡확인, 순환보조의 지지적 치료를 병행해야 한다. 항경련제로는 벤조디아제핀을 일차 약물로 선택하고 이소니아지드로 인한 발작일 경우 피리독신을 같이 사용한다. 만약 벤조디아제핀으로 조절되지 않는 발작일 경우 바비튜레이트를 이차 약제로 사용할 수 있다. 페니토인 사용은 중독으로 인한 발작 시 권장되지 않는다. 저혈당증이나 저나트륨혈증 같은 대사 질환에도 발작이 발생할 수 있으므로 혈당검사 등으로 배제해야 한다. 발작 시에는 기도확보 및 호흡유지 여부를 확인해야 한다.

7) 간부전

간은 많은 물질들이 대사 과정을 거치는 곳으로 아세트아미노펜, 이소니아지드, 페니토인, 발프로익산 등에 의해 손상을 받는다. 급성간기능상실, 급성간부전은 높은 사망률을 보이고 간이식을 필요로 할 수 있으므로 예후를 평가하고 지속적으로 감시해야 한다. 대부분의 중독 환자에서는 간부전을 일으키는 물질들을 체내에서 제거해줌으로써 독성으로 인한 간손상을 해결할 수 있다.

간손상을 일으키는 대표적인 약물인 아세트아미노펜 중독은 아세트아미노펜 복용량을 계산하여 간부전 위험도를 추정하고 간기능 검사를 시행한다. 기존 간질환이 없던 환자에서 심각한 간 손상이 의심되면 집중 관찰이 필요하며 8주 이내에 응고장애 및 뇌병(증)이 발생하게 되면 전격성간염으로 진단할 수 있으며 악화 시 사망으로 이어질 수 있기 때문에 주의해야 한다.

간이식을 받기 전에 분자흡착재순환기(MARS)를 적용해 볼 수 있다. 분자흡착재순환기는 순환부전을 호전시키고 두개내압과 뇌병(증)을 감소시키며 추후 간이식까지의 중간단계 치료법으로 활용되었다는 사례도 있다. 간부전이 심한 환자나 급격하게 진행하는 경우 간이식을 신속하게 고려해야 하고 이식 센터에 연결해야 한다.

3. 소아와 산모의 중독 처치

소아 중독은 외국의 중독관리센터 노출사고 빈도의 절반 이상을 차지하지만 그 중 대부분은 독성이 약한 물질에 노출되거나 섭취량이 매우 소량인 경우가 많아 대부분 응급처치가 필요하지 않다. 하지만 독성물질에 대한 정확한 독성과 노출된 소아의 상태를 충분히 상담하고 필요에 따라 즉각적인 응급처치를 받을 수 있도록 해야 한다. 현재 응급처치에 대한 역할을 119와 지역 응급실들이 하고 있지만 국내에도 중독관리센터가 확립되어 전문적인 역할을 담당할 필요가 있다. 때때로 소아 중독의 일부는 어린이 학대이므로 이를 감별하려는 노력을 기울여야 한다. 어린이 학대는 의료인에게 법적으로 보고할 의무가 있다는 사실도 잊지 말아야 한다. 산모의 경우에는 초기 처치뿐만 아니라 기형유발 물질에 대해서도 고려해야 하는데 에틸알코올, 일산화탄소, 헤파린, 쿠마린(와파린), 리튬, 무기수은, 알킬화 약물, 항대사물질 등이 있다.

Ⅲ 중독물질의 증상과 처치

1. 아편유사제 중독

아편은 중추신경계, 말초신경계 및 소화기 말단부 구심성 신경에 작용하여 통증을 줄인다. 독성 증상으로는 호흡 및 의식저하, 무통, 축동, 히스타민 분비로 인한 국소적 두드러기, 오심, 구토, 장마비, 배뇨 장애가 있다. 호흡저하는 일회호흡량 감소, 호흡수 감소, 무호흡으로 나타나며 과탄산혈증(hypercarbia), 저산소증, 청색증이 관찰된다. 축동은 모든 아편유사제에서 확인할 수 있는 것은 아니며 메페리딘, 몰핀, 펜타조신 등에서는 정상 또는 약간 커진 동공을 보일 수 있다. 산동은 저산소증으로 인한 뇌손상이나 다른 약물 복용을 시사한다. 아편유사제로 인한 폐 손상은 비심장성폐부종을 보이며 헤로인 중독에서 관찰되나 일반적으로 보이는 증상은 아니다.

혼수, 축동, 호흡저하를 보이면 아편유사제로 인한 중독을 강하게 의심할 수 있으며 주사 바늘 자국이나 페치딘 패치, 약물 사용 기록 등을 확인하여 아편 중독 여부를 판단한다. 동맥혈 가스검사로 이산화탄소 분압 증가와 저산소증을 확인 한다.

치료는 기도열림과 호흡유지가 가장 우선되어야 하며 이후 날록손을 주입한다. 경구로 약물을 음독한 경우 한 시간 이내에 내원하였다면 활성탄 1회 투여를 고려해 볼 수 있다. 날록손은 의식 회복을 목적으로 사용하는 것이 아니라 호흡 회복을 위해 사용한다. 날록손은 근육, 피하, 정맥투여가 가능하며 투여 경로에 따라 반응 시간이 다르므로 유의한다. 처음 사용 시 호흡이 조금이라도 유지되는 상태라면 0.1-0.4 mg을 정맥투여하고 무호흡이나 청색증이 보인다면 2 mg을 정맥투여한다. 이후 호흡이 회복될 때까지 혹은 총 사용량이 10 mg 될 때까지 3분 간격으로 반복하여 사용할 수 있다. 날록손 대량주입(bolus injection) 효과는 대부분 아편제제보다 지속 시간이 짧으므로 추가 투여가 반드시 필요하다. 대량주입로 효과가 있었던 투여양의 2/3 용량을 1시간에 걸친 속도로 정맥주사하며 투여시간은 증상을 관찰하며 아편제제 종류에 따라 결정한다. 소아 환자의 경우에도 사용할 수 있으나 아편유사제 금단증후군 증상이 나타날 수 있으므로 주의해야 한다. 금단증후군 증상은 불안, 발한, 산동, 구역, 설사, 복통, 침 흘림 등이 있으나 생명이 위험한 경우는 드물어 치료는 권장되지 않는다. 증상 조절을 위하여 클로니딘, 항구역제, 지사제를 사용할 수 있다. 수술 및 약물 치료를 받고 있는 환자에서 금단증후군이 발생하면 메타돈 또는 부프레놀핀을 사용하여 유지한다. 임신부에서는 날록손이 자궁수축과 분만유도를 일으킬 수 있다.

2. 아세트아미노펜 중독

복용 방법, 기간, 나이에 따라 독성 용량이 달라진다. 6세 이하 소아에서 한 번에 200 mg/kg 이상, 8시간 동안 200 mg/kg 이상, 48시간 동안 24시간당 150 mg/kg 이상 음독한 경우, 6세 이상 성인에서 한 번에 10 g 또는 200 mg/kg 이상 음독, 24시간 동안 10 g 또는 200 mg/kg 이상 음독하거나 최소 2일 이상에 걸쳐 6 g 또는 150 mg/kg 이상 음독한 경우 독성 용량으로 간주한다. 아세트아미노펜 대사과정에서 발생하는 N-acetyl-P-benzoquinoneimine은 체내 글루타치온이 30% 미만으로 저하되면 다른 간 내 물질들과 결합하여 독성을 나타내고 간세포를 괴사시킨다. 음독 후 초기에는 증상이 경미하거나 보이지 않고 시간이 지난 후 간 독성이 나타나므로 주의한다.

독성 임상 증상은 4단계로 구분한다. 1단계는 음독 후 24시간 이내에 발생하며 오심, 구토, 구역 등 경미한 증상을 보이며 저칼륨혈증이나 대사성 산증이 관찰되기도 한다. 독성이 지속되면 2-3일경 구역, 구토 증상이 심해지고 우상복부 통증이 발생하며 혈청 트랜스아미나아제와 빌리루빈, 프로트롬빈 시간이 증가하는 2단계 증상을 보인다. 3단계 증상은 대사성 산증, 응고장애, 신부전, 간성뇌증(hepatic encephalopathy) 등을 보이며 간부전이 진행한다. 음독 후 5일 이상 지나면 임상증상이 호전을 보이기 시작하거나 간 독성이 계속 진행해 다발성 장기부전에 의해 사망으로 이어지는데 두 가지 상태를 모두 4단계 증상으로 구분한다.

혈액검사를 시행하여 간기능 검사 및 혈청 프로트롬빈 시간 등을 확인해야 하며 혈중 아세트아미노펜 농도를 음독 후 4-24시간 이내에 측정해야 한다. 측정한 혈중 아세트아미노펜 농도를 Rumack-Matthew nomogram을 이용하여 치료 시행여부를 결정할 수 있지만 대부분은 임상적으로 판단하여 해독제 투여를 시작한다.

독성용량 이상으로 음독한 경우에는 활성탄을 일회 투

여하는데 음독 16시간 후에도 도움이 된다는 보고가 있다. 아세트아미노펜을 단일 제제로 음독 시 위세척이나 전장관 세척은 권장하지 않는다. 해독제인 N-아세틸시스테인은 경구 또는 정맥으로 투여한다(표 54-4). N-아세틸시스테인은 음독 후 24시간 이상이 지나 간독성이 나타난 뒤에도 치료효과가 있다. 치료에도 불구하고 대사성 산증, 신부전, 응고장애, 간성뇌증이 지속되는 급성간부전은 사망까지 이를 수 있어 간이식 센터에 문의하여야 하며 N-아세틸시스테인 정맥투여를 지속한다.

3. 벤조디아제핀 중독

벤조디아제핀 단독 중독으로는 환자가 사망에 이를 정도로 심각한 경우는 드물지만 아편제제 등 다른 약물과 같이 복용할 가능성이 있으므로 주의해야 한다. 또한 테마제팜(temazepam) 같은 단시간 작용약제는 다른 약제에 비하여 단독 중독으로도 기계호흡 등 중환자실 치료가 필요하게 될 가능성이 높다. 졸음, 혼미, 운동실조 등을 보일 수 있으며 불안, 이상행동, 섬망 등의 증상도 보일 수 있다. 흔치 않지만 호흡저하 및 저혈압은 드물며 증상을 보일 시 다른 종류의 중독 물질도 같이 복용하였는지 의심해야 한다. 단독 사용으로 인한 중독 시 대부분 보존적 치료만으로도 치료가 가능하다.

환자의 내원 시 의식 상태와 예측되는 임상경과, 음독한 벤조디아제핀 종류 및 양 등을 고려하여 활성탄 사용을 고려해 볼 수 있으며 위세척, 이뇨제, 투석은 권장하지 않는다. 해독제인 플루마제닐은 진정작용을 호전시키지만 호흡저하에 대해서는 반응이 일정하지 않다. 과거에 경련의 병력이 있거나 현재 경련 치료 중, 장기간 벤조디아제핀 복용력, 삼환계 항우울증제제 동반 섭취에 의한 심전도 이상, 저산소증을 포함한 활력징후 이상이 있을 때 플루마제닐 사용은 금기이다. 플루마제닐은 최초 0.2 mg을 정맥대량주입로 투여하고 1분마다 총 3 mg까지 반복 투여할 수 있다. 벤조디아제핀 중독환자의 일부에서 금단증후군, 발작 등 부작용이 발생할 수 있기 때문에 호흡보조를 받을 수 있는 중환자실에서는 플루마제닐 사용은 권장되지 않는다. 플루마제닐로 인한 경련 시 페노바비탈이나 프로포폴을 사용한다.

4. 살리실산 중독

대표적인 약물은 아스피린으로 중독 시 증상이 바로 나타나지 않아 치료가 지연되는 경우가 있다. 살리실산 중독은 호흡중추, 근골격계 등 신체 여러 기관에 영향을 미치며 혼합된 산-염기장애를 일으킨다. 귀에 손상을 일으켜 이명이 자주 관찰되나 영구적 청력 손상은 드물다. 위장관에서 부식성 손상을 일으키기도 한다. 나이, 복용량, 기간 등에 따라 증상이 다르다.

소아 환자에서 급성중독인 경우에 4세 미만은 산혈증을 보이며 4세 이상은 호흡성 알칼리증, 대사성 산증, 알칼리혈증이 관찰된다. 만성 중독이나 치료상 반복적 사용으로 발생한 중독 증상은 급성중독인 경우에 비하여 중증이며 고열, 과호흡, 의식 변화, 산증, 저칼륨혈증, 신부전을 보이므로 감염 질환으로 오진하여 치료가 늦어지는 경우도 있다.

성인의 급성중독에서는 오심, 구토, 이명, 청력 손상, 과호흡 등을 보이며 호흡성 알칼리증과 대사성 산증이 혼합되어 나타난다. 중추신경계 저하로 인한 불안, 무기력, 경련 등이 보일 수 있으며, 뇌부종 증상을 보이는 경우는 적극적으로 치료해야 한다. 만성 중독인 경우 무기력, 의식변화, 불안, 환각 등의 신경학적 이상 증상을 자주 호소하며 과호흡, 떨림, 시신경유두부종도 동반된다. 구역, 구토 등의 증상은 급성중독에 비하면 드물지만 간기능 수치 및 프로트롬빈 시간 상승은 더 흔하다. 기본적인 혈액 검사 및 동맥혈 검사를 시행하며 혈청 살리실산 농도 측정은 매우 정확하므로 진단에 용이하다. 치료는 기도열림, 호흡, 순환보조를 먼저 시행하며 용적 저하 및 대사장애 교정, 위장관 정화 및 체내 살리실산 제거를 목표로 한다. 충분한 수액을 유지하며 소변 알칼리화를 시행한다. 치료에도 불구하고 소변 및 혈장의 알칼리화가 이루어지지 않고 신부전, 심각한 산-염기장애, 의식변화, 급성폐손상을 보이거나 혈청 살리실산 농도가 100 mg/dL 이상인 경우 투석을 시행한다.

5. 삼환계 항우울증제 중독

다양한 약리학 기전들을 가지고 있어 중독 시 발작, 불안, 무기력, 동공확대, 발한, 빈맥, 전도차단, 의식저하 등이 나타날 수 있으며 그 중 심장의 나트륨 채널에 작용하여 심수축 저하, 저혈압, 부정맥을 일으키는 것이 환자의 사망과 관련된 증상이다. 중독이 심할 경우는 음독 후 6시간 이내에 혼수, 심전도 이상, 심실빈맥, 저혈압, 호흡저하, 경련 등이 나타날 수 있으며 수 시간 안에 사망에 이를 수 있다.

내원 시 항콜린성 중독증후군을 보이는 환자에서 심전도에 빈맥, QRS 연장, 브루가다 증후군, aVR 유도에 양성 R파와 I, aVL 유도에 S파가 관찰되면 삼환항우울제 중독을 의심해야 한다. 아목사핀 등 일부 약제에선 심전도 이상이 보이지 않을 수 있으므로 주의한다.

활성탄은 약물의 흡수를 막아주므로 음독 후 1시간 이내 도착한 경우 투여하고 기도유지, 혈류역학적 안정화, 경련 처치에 주의해야 한다. 수액 보충에도 반응이 없는 저혈압이나 대사성 산증, 넓은 QRS 빈맥이나 QRS >100 ms의 심전도 이상이 확인되면 중탄산나트륨을 치료제로 사용한다. 중탄산나트륨은 1-2 mEq/kg을 정맥 대량주입하고 지속투여는 5% 포도당용액 1 L에 150 mEq을 혼합하여 2-3 mL/kg/hr 속도로 시작하며 증상이 호전을 보일 때까지 시행한다. 저혈압이 지속된다면 혈압상승제를 사용하며 노르에피네프린이나 에피네프린이 추천된다.

경련 시 벤조디아제핀을 먼저 사용해 증상 조절을 시도한다. 벤조디아제핀에 반응을 보이지 않을 시 바비튜레이트를 사용하고 이후 미다졸람이나 프로포폴도 같이 사용할 수 있다.

6. 베타차단제 중독

대부분의 베타차단제는 심근과 혈관에 작용하며 독성 증상으로 서맥, 심근 수축력 저하, 저혈압을 발생시킨다. 중추신경계 독성으로 의식저하, 경련, 혼수 등을 일으키며 특히 지용성이 강한 프로프라놀롤(propranolol) 같은 약물에서 중독 증상이 잘 발생한다. 베타2 수용체에 작용하여 기관지경련을 발생시키기도 한다.

신장기능검사, 혈당검사, 산-염기검사 등의 혈액검사를 시행해야 하며 심전도 및 심초음파 검사를 통해 심기능 평가를 시행해야 한다.

중독 증상이 경증이며 수용성 베타차단제를 음독한지 1시간 이내면 활성탄 1회 투여를 고려해 볼 수 있다. 구토유도 약물이나 위장관 튜브를 통한 제거는 추천되지 않는다. 독성 증상을 보일 시 충분한 수액을 통해 용적을 보충하며 글루카곤, 아드레날린 길항제, 고용량 인슐린 치료, 중탄산나트륨을 사용할 수 있다. 글루카곤은 급성중독에서 서맥 및 저혈압을 보일 시 일차 약제로 사용한다. 3-10 mg을 일시 주입하고 15분 안에 효과를 보이지 않을 경우는 반복 사용할 수 있다. 이후 1-5 mg/hr로 유지한다. 저혈압이 지속될 경우에는 노르에피네프린 또는 에피네프린을 사용할 수 있다. 서맥 치료에 아트로핀은 치료 효과가 적어 권장되지 않으나 다른 약물과 같이 복용하였을 시 고려해 볼 수 있다. 카테콜아민제제와 함께 포스포디에스테라아제억제제(phosphodisterase inhibitor) 투여를 고려할 수 있다. 고용량 인슐린과 포도당 투여를 시도해 볼 수 있는데 인슐린 1 unit/kg 대량주입과 0.5-2.0 units/kg/hr 지속주사를 포도당과 함께 투여한다. 혈장 포도당 농도는 100-200 mg/dL를 유지해야 한다.

증상 지속 시 심박동조율 및 투석을 고려할 수 있으며 상태가 매우 불안정하고 약물로 교정이 안되는 경우는 체외순환보조장치(Extracorporeal life support, ECLS)를 고려해 볼 수 있다.

7. 칼슘통로차단제 중독

심독성이 가장 위험하며 심근 저하 및 말초혈관 확장을 일으킨다. 저혈압이 가장 흔하고 심장 기능 저하 및 장기 순환 저하로 폐부종, 급성폐손상, 경련, 섬망, 혼수 등의 증상을 나타낸다. 고혈당이 관찰되기도 하며 젖산산증(lactic acidosis)를 보인다. 음독 후 1시간 이내면 활성탄 1회 투여를 시행할 수 있으며 복용량이 많은 경우 위장관 튜브를 통한 제거도 고려해 볼 수 있다. 저혈압과 심장 전도장애에는 칼슘제제를 투여하는데 10% 염화칼슘 10 mL 를 5분에 걸쳐 정맥투여하고 10-20분마다 투여할 수 있다. 이후 지속투여는 20-60 mL/hr 속도로 투여한다. 주기적으로 혈중 칼슘 및 인의 측정을 시행한다. 저혈압 지속 시 에피네프린 또는 노르에피네프린을 1-5 mg/min으로 사용한다. 치료에 반응을 보이지 않을 시 고용량 인슐린 치료를 시행하며 1 unit/kg 대량주입 후 0.5-1 unit/kg/hr로 지속 주입하며 동시에 포도당 용액를 주입하여 glucose 농도를 100-250으로 유지한다. 글루카곤도 인슐린 대신 사용해 볼 수 있으며 0.03-0.05 mg/kg 대량주입 후 0.02-0.07 mg/kg/hr으로 유지한다. 서맥 지속 시 아트로핀 및 심박동조율을 사용할 수 있다. 약제에 반응하지 않은 중증환자에서 체외순환을 이용해 소생한 사례가 보고되었다.

8. 알코올 중독

에탄올, 이소프로판올(Isopropanol), 메탄올과 에틸렌글리콜이 있으며 대부분 에탄올이나 이소프로판올 중독인 경우에 중증환자는 드물다. 그러나 메탄올과 에틸렌글리콜은 심각한 손상을 보일 수 있다. 대부분 소화기에서 흡수하며 간에서 대사하며 신장을 통해 소변으로 배출된다.

1) 에탄올

무색의 휘발성 물질이며 주로 술이나 향수에 사용된다. 내원한 대부분 환자는 술 취한 사람처럼 행동하며 안진, 운동 실조 등이 나타날 수 있다. 매우 심한 경우 호흡저하나 의식저하를 보일 수 있으나 다른 약물을 같이 복용하였거나 사고로 인한 증상일 수 있으므로 자세한 병력 청취 및 검사를 시행해야 한다. 또한 저혈당증, 저체온증, 뇌혈관계질환 등도 동반될 수 있으므로 이런 질환에 대하여 충분히 검토해야 한다. 에탄올은 혈관을 확장시키며 확장된 혈관은 열손실을 증가시켜 체온을 낮춘다. 이로 인해 저체온증이 쉽게 발생할 수 있다. 또한 저혈당증의 원인이 되며 특히 소아 환자에서 흔히 볼 수 있다. 에탄올 중독 환자의 치료는 보존적 치료이며, 저혈당이 보일 시 글루코스를 0.5-1 g/kg으로 정맥 주입하면서 경과 관찰한다. 합병증으로 베르니케뇌병(증)이 의심된 경우 티아민을 사용한다. 또한 만성 알코올중독환자일 경우 마그네슘, 엽산, 티아민, 멀티 비타민이 섞인 수액을 주입한다.

2) 이소프로판올

소독용알코올로 주로 사용되며 도료희석제, 보석 세척제, 제빙 장치 등에 광범위하게 사용되는 알코올 종류이다. 에탄올에 비해 중추신경계 저하를 2배 정도 잘 일으키며 작용 기간도 2-4배 정도 길다. 이소프로판올은 간에서 주로 대사가 되며 이 때 만들어진 아세톤은 중추신경계 기능을 저하시킨다. 하지만 심장, 신장, 안구 등에는 독성이 미미하다. 중독 주요 증상으로는 중추신경계 저하와 오심, 구토, 복통, 췌장염, 위장관 출혈 등을 보이는 소화기계 증상이 있다. 증상이 심할 경우 호흡저하, 혼수, 저혈압, 횡문근융해증, 신부전 등을 보일 수 있다. 치사량은 성인에서 2-4 mL/kg이며, 소아는 70% 용액 세 모금만으로도 사망에 이를 수 있다. 대표적인 진단검사는 혈액검사이며, 대사상 산증은 없으나 삼투압차 상승을 보이면서 케톤요증(ketonuria)이나 케톤혈증(ketonemia)가 관찰되면 이소프로판올을 의심할 수 있다. 이소프로판올의 혈중농도를 검

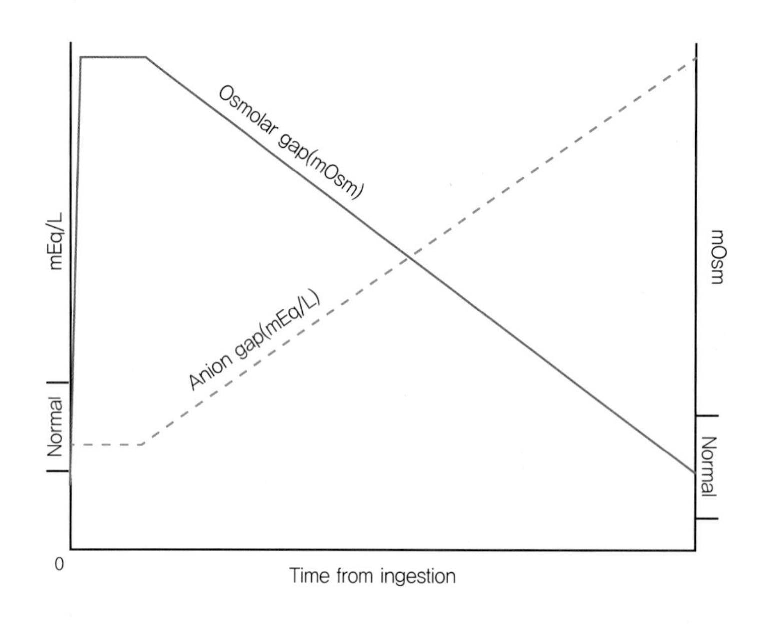

그림 54-1 시간에 따른 삼투압차와 음이온차의 변화

사해 중독을 확인할 수 있다. 보존적 치료를 시행하며 혈중농도가 400 mg/dL 이상인 경우 투석을 고려해 볼 수 있다. 포메피졸이나 에탄올은 치료제로 사용하지 않는다.

3) 메탄올, 에틸렌글리콜

메탄올은 무색의 휘발성 물질이며 에틸렌글리콜은 무색 무취이다. 메탄올은 에틸렌글리콜에 비하여 흡수가 빨라 혈중농도는 음독 후 30분에서 1시간 사이에 최고 농도를 보인다. 치사량은 정확히 연구된 바는 없으며, 한 모금만 마셔도 영구 안구 손상을 발생할 수 있다. 직접적인 독성은 적으나 간에서 대사하는 과정에서 발생하는 포름산이 대사성 산증 및 중추신경계 저하, 안구 손상 등의 독성을 일으킨다. 에틸렌글리콜은 음독 후 1-4시간 사이에 혈중 최고 농도를 보이며 메탄올과 마찬가지로 자체 독성은 적으나 대사 과정에 발생한 글리콜산과 수산화칼슘 결정체로 인해 대사성 산증, 말초기관손상, 세포 손상 등이 발생한다.

증상으로 메탄올은 중추신경계 저하, 대사성 산증, 시야 손상이 대표적이며 환자가 혼수, 경련, 심각한 대사성 산증을 보일 시 예후가 좋지 않다. 대사 물질이 만들어져야 독성을 보이기 때문에 12-24시간 경과 후에야 나타날 수 있으므로 주의한다. 안구 증상으로는 사명(photophobia), 흐린시력(blurred vision), 시설현상(snow filed vision)을 보이며 유두부종을 통해 중독을 의심할 수 있다. 빈맥, 저혈압, 구역, 구토, 복통, 췌장염 등의 증상도 동반된다. 에틸렌글리콜 중독은 3가지 과정으로 나눌 수 있는데 음독 이후 30분에서 12시간 사이에는 신경학적 증상을 보이며 뇌부종 및 기저핵(basal ganglia)에 출혈성 경색을 보일 수 있다. 12-24시간에는 순환기 증상을 보일 수 있으며 빈맥, 고혈압, 빈호흡 등을 보이고 심부전, 급성 폐손상, 저칼슘혈증으로 인한 길어진 QT 간격, 심수축 저하 등을 보일 수 있다. 이후 24-72시간에는 신 손상을 발생시키며 투석 치료가 필요할 수 있다. 이후 신 손상 회복은 수주에서 수개월까지 소요된다. 5-20일 뒤에 지연성 신경병증이 나타날 수 있으므로 유의한다. 혈중농도를 측정해 진단 및 치료에 이용할 수 있으나 음독 후 시행한 시간에 따라 결과값에 따른 경중이 다를 수 있으므로 주의한다. 또한 동맥혈 검사, 삼투압차 및 음이온차 측정을 통해 확인할 수 있으며 삼투압차와 음이온차의 변화는 그림 54-1와 같다. 대사성 산증이 관찰되나 초기에는 산증이 보이지 않을 수 있으므로 진단에 유의한다.

처치는 기도열림, 호흡, 순환보조가 우선이다. 의식 저하가 많으므로 구토 유발은 금기이고 위장관을 통한 흡수가 매우 빠르기 때문에 위장관 정화도 권장되지 않는다. 산증 교정을 시행하며 메탄올 중독 시 소변 알칼리화가 포름산 제거에 도움이 된다.

투석은 산증 치료 및 독성 물질 제거에 효과적이다. 대사성 산증이 심하며(음이온차가 30 이상, ph 7.25 미만 또는 base deficit –15 이하) 시야 손상이 있고 혈역학적으로 불안정하거나 신장손상이 있는 응급 상황에서 사용한다. 투석을 하는 동안 에탄올이 제거되기 때문에 혈중 치료 농도를 유지하기 위해서는 에탄올 정주율을 높여야 한다. 메탄올 농도가 정상(<6 mmol/L)이 되고 산-염기 균형이 회복되면 투석을 종료할 수 있다.

9. 일산화탄소 중독

두통, 어지러움, 조화운동불능, 졸음증, 착란, 발작, 무의식을 보이고 구역, 구토가 흔하다. 핑크색 피부를 보이고 심장 부정맥, 폐부종, 심근허혈, 심근경색, 횡문근융해증, 췌장염, 간손상이 나타날 수 있다. 임상적 상황을 고려하여 의심하고 동맥혈에서 일산화탄소혈색소를 측정하여 확진하는 데 비흡연자는 3-4%, 흡연자는 10%를 넘을 때 진단할 수 있다. 하지만 채혈까지의 시간소요와 병원 전 산소공급의 차이 때문에 혈액 일산화탄소혈색소 분율과 독성증상이 비례하지는 않을 수 있다. 맥박산소 포화도와 동맥혈가스검사의 산화혈색소 분율 차이를 산소포화도차(oxygen saturation gap)이라 하고 그 값이 5%를 넘으면 이상혈색소의 존재를 의심할 수 있다. 일산화탄소 중독에서는 일산화탄소헤모글로빈의 농도와 산소포화도차 농도가 대략적으로 비슷하다. 비침습적으로 조직 일산화탄소헤모글로빈을 측정하는 최신 장치의 경우 정확도에 대한 신뢰가 아직은 없는 상태이다. 100% 산소를 투여하고, 기도화상과 외상을 초기 처치에서 고려해야 한다. 고압산소치료는 의식소실, 신경학적 이상, 심근허혈, 임신부에서 적응증이 되지만 적응기준은 임상적인 판단에 따르고 있다. 고압산소치료는 신속하게 적용할수록 효과적이고 지연성 신경학적 후유증을 줄였다는 연구결과들이 있다.

10. 유기인산염 살충제 중독

유기인산염(organophosphate)은 유기인제 또는 유기인계로도 불리우고 있다. 살충제는 지용성이 높아 피부, 위장관계, 호흡기로의 흡수가 빠르고 체내 지방에 축적되어 낮은 농도에 반복적으로 노출되더라도 전신적 중독을 일으킬 수 있다. 유기인산염은 콜린에스테라아제(cholinesterase, ChE)를 비가역적으로 억제하여 중추신경계, 자율신경절, 교감신경 말단, 운동신경에서 아세틸콜린 효과를 항진시킨다. 독성 증상은 중독 기간, 발생 시간에 따라 급성중독, 중간증후군(intermediate syndrome), 만성중독, 지연성신경병증(Organophosphate-induced delayed neuropathy, OPIDN) 등 4가지로 구분할 수 있다.

급성중독은 노출 이후 8-24시간 안에 증상이 발생하며 중추신경계, 무스카린성 신경, 니코틴성 신경, 운동 신경에 작용하여 증상을 나타낸다. 무스카린성 증상들은 침분비(salivation), 눈물(lacrimation), 요실금(urination), 설사(diarrhea), 위장관 불쾌감(gastric cramps), 구토(emesis)의 영문단어 첫 글자를 모아 'SLUDGE', 또는 설사(diarrhea), 요실금(urination), 동공축소(miosis), 기관지루(bronchorrhea), 구토(emesis), 눈물(lacrimation)을 모아 'DUMBEL'이라 표현한다. 서맥이 특징적이지만 빈맥과 고혈압이 중독 초기에 나타날 수도 있다. 근경련, 근위약이 나타나며 호흡근에 영향을 미쳐 호흡부전이 발생한다. 중간증후군은 음독 후 1-5일 뒤 발생하며 대표적 증상은 목 근육 약화, 호흡근과 상하지 근위부 근육(proximal

표 54-4 응급중독환자의 해독제

해독제	독성 물질	초기용량* 및 투여경로	유지용량 및 권고 사항
아세틸시스테인 (N-acetylcysteine)	아세트아미노펜	• 방법 1) 140 mg/kg 경구 • 방법 2) 150 mg/kg 15분 간 정주	• 방법 1) 4시간 간격 17차례 70 mg/kg 경구 (총 72시간) • 방법 2) 4시간 동안 50 mg/kg 정주 이후, 16시간 동안 100 mg/kg 정주(총 20시간)
아질산아밀(amyl nitrite)	시안화물	• 용기를 깨드려 30초 간 흡입 후 30초 간 환기	• 2-4분마다 용기 교체 • 질산나트륨 투여 전까지 적용
항뱀독소(antivenin)	뱀독	• 1-2 바이알(6,000-12,000 IU) 2시간 이내 투여	• 내원 초기 1-2 바이알 투여 후 증상 진행 시 6시간마다 1-2 바이알 추가 투여 가능 • 소아 감량 필요 없음
아트로핀(atropine)	유기인산염, 카바메이트	• 성인 1-5 mg 정주 혹은 근주 (경증 1-2, 중증 3-5 mg) • 소아 0.05 mg 정주(최소 0.1, 최대 0.5 mg)	• 증상 호전 없을 경우 매 3-5분마다 두 배씩 투여용량 증량 투여 • 증상 호전시(기도 분비물 소실) 총 투여 용량의 10-20%/h 지속 정주
디머카프롤 (BAL, dimercaprol)	비소, 수은, 납, 금	• 성인, 소아 3-5 mg/kg 근주	• 매 4시간마다 5-10일 간 근주 (땅콩 알러지 환자에게 금기)
중탄산나트륨 (sodium bicarbonate)	삼환계 항우울제	• 1-2 mEq/kg 정주	• 150 mEq를 5% 포도당 식염수 1 L에 혼합 • 2-3 mL/kg/h 정주 시작(혈중 pH 7.50-7.55 유지)
칼슘(calcium)	칼슘통로차단제	• 방법 1) 10% Calcium chloride 성인 5-10 mL, 소아 0.1-0.2 mL 정주 • 방법 2) 10% Calcium gluconate 성인 10-20 mL, 소아 0.2-0.3 mL 정주	• 심전도 QRS 폭 감소될 때까지 동일 용량 반복 투여 • 방법 1) 안정 후 10 mL/hr 지속 정주
데페록사민 (deferoxamine)	철	• 성인, 소아 5 mg/kg/h 정주 시작	• 15 mg/kg/h까지 증량
EDTA (dicobalt edentate)	납	• 성인 30-50 mg/kg/day 24시간에 걸쳐 정주	• 5일 간 투여 • 심정지 시 일시주사
에탄올(ethanol)	메탄올, 에틸렌글리콜	• 10% ethanol 10 mL/kg 30분 간 정주	• 100-150 mg/kg/h (1-1.5 mL/kg/h) 투여 시작 • 혈중 에탄올 농도 100-150 mg/dL 유지
플루마제닐(flumazenil)	벤조디아제핀	• 성인 0.3 mg 정주, 소아 용량은 결정되지 않음	• 1분마다 투여 가능 • 최대 3 mg까지 정주
글루카곤(glucagon)	베타차단제, 칼슘통로차단제	• 성인 0.15 mg/kg 정주	• 0.05-0.1 mg/kg/h

* 일반적인 최초 투여량과 섭취량을 모르는 경우의 최초 투여량

muscle) 약화, 심부건 반사(deep tendon reflexes) 감소 등이다. 호흡보조와 보존적 치료에 의해 2-3주 후에 회복하는 경우가 많다. 만성 중독은 유기인산염 살충제에 매일 노출되는 환자들에서 발생하며 근경련에서 시작하여 근위약감, 마비로 진행한다. 무스카린성 증상은 나타나지 않는다. 감별해야 할 진단으로는 동일한 증상을 보이는 카르바메이트 중독과 일부 버섯중독(amanita 종), 미주신경항진 등이 있다.

유기인산염과 ChE의 비가역적인 결합 반응을 aging이라고 하며 aging이 발생하면 새로운 ChE가 생성되어야만 신경절에서 ChE 기능이 정상적으로 회복된다. 따라서 aging이 발생하기 전에 해독제를 빠르게 투여하는 것이 중

표 54-4 응급 중독환자의 해독제(계속)

해독제	독성 물질	초기용량* 및 투여경로	유지용량 및 권고 사항
메틸렌 블루 (methylene blue)	Acetanilide, Aniline, Benzocaine, Chlorobenzene, Copper sulfate, Dapsone, Indoxacarb, Methylene blue, Nitrates, Nitric oxide, Nitroprusside, Phenol, Sulfonamide, valproate 등 메트헤모그로빈혈증 유발 물질	• 1% methylene blue, 1–2 mg/kg (0.1–0.2 mL/kg) 5분 간 정주	• 30–60분 후 효과 없으면 동일 용량 반복 정주 • 최대 24시간 15 mg/kg
날록손(naloxone)	아편	• 0.1–0.4mg 정주	• 3분 간격으로 최대10mg • 증상 호전시 일시 투여양의 2/3 용량/hour 정주
아질산나트륨 (sodium nitrite)	시안화물, 황화수소	• 성인 300 mg (3% 10 mL) • 소아 0.12–0.33 mL/kg 5분 이상 정주	• 일회 투여 시 50–100 mL 정주 수액에 희석 투여
피소스티그민 (physostigmine)	항무스카린제	• 성인 0.5–2 mg, 소아 0.02 mg/kg 4분 간 정주	• 작용시간 짧아 30–120분 뒤 반복 용량 투여 필요
프랄리독심 (pralidoxime)	유기인산염	• 50 mg/kg	• 8 mg/kg/hr (24~48시간 지속 정주)
프로타민(protamine)	헤파린	• 25–50 mg 서서히 정주	• 헤파린 100 U 당 1 mg • 헤파린 반감기 90분으로 정주 시 바로 이전 용량만 고려 • aPTT 정상화까지 투여
피리독신(pyridoxine)	이소니아지드 (Isoniazid)	• 성인 4–5 g 0.5 g/min 정주(경련 조절 때 까지)	• 이소니아지드 1 g 당 피리독신 1 g (최대 5 g) • 경련 조절 후 잔여량 4–6 시간 동안 정주
티오황산나트륨 (sodium thiosulfate)	시안화물	• 성인 12.5 g • 소아 1.5 mL/kg 정주	
티아민(thiamine)	만성알코올중독, 에틸렌글리콜	• 성인 100 mg, 소아 50 mg 정주 혹은 근주	• 경구 섭취 가능할 때까지 투여 • 성인 매일 30 mg 이상 • 소아 매일 0.35–0.5 mg/kg

* 일반적인 최초 투여량과 섭취량을 모르는 경우의 최초 투여량.

요하다.

치료는 기도, 호흡, 순환 확보를 우선 시행한다. 기도 분비물을 제거하기 위해 흡인을 시행하고 호흡부전이 있을 때 인공호흡기를 이용한 호흡보조가 필요하다. 위장관 세척은 시행해 볼 수 있으나 음독 후 1시간 이상 경과하였거나 다량 음독이 의심되지 않는다면 추천되지 않는다. 효율적인 인공호흡기 치료를 위해 신경근 차단제(neuromuscular blocker) 사용이 필요한 경우는 비탈분극성 제제(nondepolarizing blocker)를 사용하여야 한다. 석시닐콜린(succinylcholine)을 사용할 경우 혈장 ChE에 의해 대사되므로 신경계 마비가 더 길어질 수 있다. 경련 시 아트로핀과 벤조디아제핀을 투여한다. 아트로핀은 아세틸콜린의 기능을 향상시켜 경련을 예방하거나 중단시킨다. 해독제는 아트로핀과 프랄리독심이다. 아트로핀은 무스카린성 수용체에 아세틸콜린의 길항제로 작용하므로 무스카린성 증상을 보이는 환자에게 즉시 투여한다. 성인에서 아트로핀 1-3 mg(12세 미만 소아는 체중 1 kg당 0.01 mg)을 정맥주사 한다. 아트로핀 투여 후 증상 호전이 보이지 않는다면 5분 후 아트로핀을 처음 투여한 양의 2배로 증량하여 투여한다. 5분마다 증상을 재확인하여 호전이 없으면 아트로핀의 용량을 2배로 증량하여 계속 투여한다. 심박수 80회 이상, 수축기혈압 80 mmHg 이상 유지되고 흉부 청진음이 깨끗해지면 아트로핀 증량을 멈추고 투여된 아트로핀 총량의 10-20%를 시간 당 지속 정주한다. 프릴리독심은 50 mg/kg을 정맥으로 부하 주사 후 8 mg/kg/hr로 24-48시간 지속 정주한다. 프랄리독심은 무스카린과 니코틴성 증상과 중추신경계 증상을 개선시킬 수 있다. aging이 발생하기 전에 사용하는 것이 중요하나 중독 후 24-48시간 경과 후 투여해도 도움이 된다.

Ⅳ 해독제

급성중독환자 치료 시 중독증후군만으로도 중증 중독이 추정되면 해독제 투여를 고려해야 하므로 응급실 및 중환자실 의료진은 응급 해독제 투여방법을 숙지해야 한다 (표 54-4). 치료에 필요한 모든 해독제를 병원에서 필요한 종류와 수량으로 구비한다는 것은 매우 어렵다. 현재 국내에서는 중앙응급의료센터의 해독제 보급 사업 일환으로 전국에 거점병원을 지정하여 희귀해독제를 보급하고 있다.

벤조디아제핀 중독 환자에서 해독제인 플루마제닐 투여 시 만성적으로 벤조디아제핀 투약 받던 환자들 중 일부는 치명적인 경련이 발생할 수 있는 것과 같이 해독제 사용은 주의사항과 적정투여 지침, 투여 후 나타날 수 있는 이상 반응 등을 반드시 숙지한 후 투여해야 한다.

참고문헌

1. Anseeuw K, Delvau N, Burillo-Putze G, et al. Cyanide poisoning by fire smoke inhalation: a European expert consensus. Eur J Emerg Med 2013;20:2-9.
2. Benson BE, Hoppu K, Troutman WG, et al. American Academy of Clinical Toxicology; European Association of Poisons Centres and Clinical Toxicologists. Position paper update: gastric lavage for gastrointestinal decontamination. Clin Toxicol 2013;51:140-6.
3. Chyka PA, Seger D, Krenzelok EP, et al. American Academy of Clinical Toxicology; European Association of Poisons Centres and Clinical Toxicologists. Position paper: Single-dose activated charcoal. Clin Toxicol 2005;43:61-87.
4. Hampson NB1, Piantadosi CA, Thom SR, et al. Practice recommendations in the diagnosis, management, and prevention of carbon monoxide poisoning. Am J Respir Crit Care Med 2012;186:1095-101.
5. Kruse JA. Methanol and ethylene glycol intoxication. Crit Care Clin 2012;28:661-711.
6. Mowry JB, Spyker DA, Cantilena LR Jr, et al. 2013 Annual Report of the American Association of Poison Control Centers' National Poison Data System (NPDS): 31st Annual Report. Clin Toxicol 2014;52:1032-283.
7. Newton CR, Delgado JH, Gomez HF. Calcium and beta receptor antagonist overdose: a review and update of pharmacological principles and management. Semin Respir Crit Care Med 2002;23:19-25.
8. Sohn CH, Ryoo SM, Lim KS, et al. Kind and estimated stocking amount of antidotes for initial treatment for acute poisoning at emergency medical centers in Korea. J Korean Med Sci 2014;29:1562-71.
9. Sungur M, Guven M. Intensive care management of organophosphate insecticide poisoning. Crit Care 2001;5:211-5.
10. Woolf AD, Erdman AR, Nelson LS, et al. Tricyclic antidepressant poisoning: an evidence-based consensus guideline for outof-hospital management. Clin Toxicol 2007;45:203-33.

중환자의학

55

CRITICAL CARE MEDICINE

수술 환자의 중환자관리

류호걸

전 세계적으로 수술은 매년 6% 이상 증가하고 있으며 연간 3억건 이상의 수술이 이뤄지고 있다. 수술 전에 관리의 발전에 따라 전반적인 수술 후 사망률은 낮아지고 있으며 최근 보고된 수술 후 사망률은 0.5% 이하인 것으로 알려져 있다. 하지만 수술후합병증 발생률은 여전히 16% 정도로 높고 합병증이 발생하는 경우, 발생하지 않는 경우에 비해 사망률은 다섯 배 이상 증가하는 것으로 알려져 있다. 부연하자면 매년 전 세계적으로 150만 명의 이상의 환자들이 수술합병증 때문에 사망하는 것으로 볼 수 있다. 수술후합병증으로 인한 사망에서 중요한 요인 중의 하나는 수술 후 중환자실 이용 가능성이며, 한 병원에서 수술 후 중환자실에서의 관리가 필수적 요소로 여겨지는 수술이라도 다른 병원에서는 중환자실 입실이 일반적이지 않은 경우가 있다. 따라서 수술후합병증이 발생할 가능성이 상대적으로 높은 환자들을 미리 예측하여, 수술 후 중환자실에서 회복하게 하고, 합병증이 발생하는 경우, 이를 조기에 발견하고 치료하는 것이 중요하다.

I 고위험 환자의 수술 전후 관리

수술 후 위험 예측은 환자와 의사가 결정을 내리거나 수술 후 관리에 대한 계획을 세우는 데 도움을 준다. 현재 알려져 있는 예측 도구들은 scoring system, 심폐운동능력 측정, 그리고 혈중 바이오마커들이 있다. Scoring system은 환자의 특성이나 수술의 종류를 사용하여 위험을 예측할 수 있으며 사용하기 쉽다. 가장 널리 사용되는 것은 미국마취과학회 신체 등급(ASA physical status)이다. ASA 신체등급은 중환자실 재실기간, 합병증 발생률, 그리고 사망률과도 연관되어 있는 것으로 보고되고 있다. 하지만, 수술의 종류를 감안하지 않는 점은 대표적인 단점으로 여겨진다. 수술 환자들의 상대적인 위험을 평가하기 위한 도구로는 Acute Physiology and Chronic Health Evaluation (APACHE) 점수 또는 Physiological and Operative Severity Score for enumeration of Morbidity and Mortality (POSSUM)를 사용할 수 있다. 하지만, 개발에 사용된 환자군이 수술 환자군이 아니어서 수술 후 위험 평가의 정확성에 대해서는 불분명하다.

고위험 수술 환자는 수술 자체가 위험(대량출혈 또는 체액 손실을 동반하는 광범위한 수술)하거나 수술후합병증 발생률이 높은 기저질환을 가지고 있는 환자를 의미한다. 수술 이후 일반적인 내과 환자들과는 다른 반응을 보이는 경우가 많으며, 이는 수술에 따른 염증반응 같은 여러 가지의 생리적 반응 때문에 나타나는 것으로 알려져 있

표 55-1 수술 종류에 따른 심혈관계 위험

저위험(1% 미만)	중등도 위험(1-5%)	고위험(5% 이상)
유방 수술	복부 수술:비장 절제술, 담낭 절제술, 탈장 복원술	대동맥, 주요 혈관 수술
치과 시술	증상 있는 경동맥내막절제술	십이지장-췌장 수술
갑상선 수술	두경부 수술	간 절제술
안과 수술	뇌수술	식도 절제술
재건 수술	부인과, 정형외과, 비뇨기과 대수술	장 천공 복원 수술
증상 없는 경동맥내막절제술	신장이식술	부신 절제술
부인과, 정형외과, 비뇨기과 소수술		방광 전절제술
		일측 폐 절제술
		폐 또는 간이식술

다. 기저질환의 중증도나 연령 등에 따라 생리적 여유가 많지 않은 환자들은 더욱 심한 변화를 보이기도 한다.

1. 수술 전 평가

1) 심혈관계 위험 평가

심혈관계 합병증의 발생은 출혈량, 체온 등은 물론 환자의 기저질환, 수술의 종류, 수술의 응급도와 침습도에 따라 달라진다. 수술에 따른 스트레스 반응은 심근의 산소요구량을 증가시키며 응고와 항응고 사이의 균형에도 영향을 미친다. 수술의 종류에 따른 30일 심혈관계 위험(심근경색 또는 심장기능이상으로 인한 사망)은 표 55-1과 같이 알려져 있다. 수술의 응급도도 심혈관계 위험에 영향을 미치며 응급수술의 경우 심혈관계 위험 평가와 관계없이 진행하여야 하지만 응급하지는 않으나 시급한 (urgent) 수술의 경우, 수술 전 심혈관계 위험 평가 및 그에 따른 처치가 수술 후 심혈관계 위험을 낮출 수도 있다. 때로는 보다 덜 침습적인 수술적 방법으로 문제 해결 계획 변경을 유도하기도 한다.

수술 전 심혈관계 위험 평가의 핵심 요소는 metabolic equivalents (METs) 로 측정되는 기능적 역량이다. 1 MET는 휴식 중 필요한 에너지 대사량이며 계단으로 한 번에 2개 층 이상 올라가는데 필요한 에너지 대사량은 4 METs에 해당한다. 심혈관계의 기능적 역량이 4 METs에 미치지 못하는 환자들은 수술 후 심혈관계 합병증의 위험이 유의하게 높은 것으로 알려져 있다.

2) 호흡기계 위험 평가

수술 후 호흡기계 합병증은 상대적으로 드물지 않아서 복부 수술의 경우 5.8%에서 호흡기계 합병증이 발생하는 것으로 보고되고 있다. 수술 후 호흡기계 합병증 발생의 알려진 위험인자는 고령, 질병 중증도, 비만, 수면무호흡, 흡연, 만성 폐쇄성 폐질환, 심부전, 만성신부전 등이 있다. 주술기 호흡기계 위험 평가는 위의 위험요소들을 포함한 환자의 병력 청취, 신체 검진 등으로 이루어진다.

수술의 종류는 연관성이 높은 위험인자로 수술 부위가 횡격막에서 멀수록 호흡기계 합병증은 적게 발생하는 것으로 알려져 있다. 복부 수술, 특히 상복부 수술 이후 횡격막 이상으로 인하여 호흡기계 합병증이 흔히 발생하는 것으로 알려져 있다. 위험인자와 수술 종류를 고려했을 때 수술 후 폐합병증의 고위험군으로 판단된다면 폐기능검사, 동맥혈 가스분석, 흉부 X선 검사, 운동 부하 검사 등을 통하여 보다 정확한 위험을 평가하고 대비하는 것이 필요하다. 수술 후 폐합병증을 예측하는 점수 체계는 여러

표 55-2 ARISCAT risk index

	교정 오즈비(95% CI)	점수
연령		
<50	1	–
51–80	1.4 (0.6–3.3)	3
>80	5.1 (1.9–13.3)	16
수술 전 산소포화도(%)		
>95	1	–
91–95	2.2 (1.2–4.2)	8
<91	10.7 (4.1–28.1)	24
최근 한달 이내 호흡기계 감염여부	5.5 (2.6–11.5)	17
수술 전 헤모글로빈< 11 g/dL	3.0 (1.4–6.5)	11
수술 부위		
상복부	4.4 (2.3–8.5)	15
흉부	11.4 (1.9–26.0)	24
수술시간		
≤2	1	–
2–3	4.9 (2.4–10.1)	16
>3	9.7 (2.4–19.9)	23
응급 수술 여부	2.2 (1.0–4.5)	8
위험군	**점수**	**수술 후 호흡기 합병증율(%)**
저위험	<26	1.6
중위험	26–44	13.3
고위험	>44	42.1

CI, confidential interval

가지가 있으나 Assess Respiratory Risk in Surgical Patients in Catalonia (ARISCAT) risk index, Arozullah Respiratory Failure Index 등이 사용되고 있다. ARISCAT risk index는 표 55-2와 같이 7가지 위험인자로 구성되어 있으며 점수에 따라 환자를 저위험, 중위험, 또는 고위험으로 분류한다.

3) 출혈 위험 평가 및 전처치

관상동맥질환 등으로 항혈소판제제, 항응고제를 복용하는 환자들이 늘어남에 따라 이러한 약제를 복용 중인 환자들의 주술기 관리가 중요해지고 있다. 저용량 아스피린을 복용 중인 수술 예정 환자의 경우, 주술기 출혈 위험과 혈전 발생 위험을 고려하여 지속 여부를 결정해야 한다. 관상동맥 스텐트 시술을 받은 환자들 중 5-25%의 환자들이 5년 내 비심장수술을 받는 것으로 보고되고 있어 항혈소판제제의 지속여부에 대한 주요 관심사이다. 주요 가이드라인들에서는 bare metal stent를 시술한 경우 dual antiplatelet therapy (DAPT)를 최소 1개월, drug eluting stent를 시술한 경우 DAPT를 최소 6개월 지속할 것을 권하고 있으며 되도록 아스피린은 중단하지 않고 수술할 것으로 권고하고 있다. 혈전증의 위험이 매우 높은 환자의 경우, eptifibatide나 tirofiban과 같은 reversible glycoprotein inhibitor 주사제를 bridging therapy로 사용할 수 있으며 DAPT를 수술 후 48시간 이내 재개할 것을 권고하고 있다.

항응고제를 사용하는 환자들의 경우에도 마찬가지로 혈전의 위험이 높은 환자에서는 유지하거나 다른 약제(헤파린 등)로 대체하며 수술을 진행하고 혈전의 위험이 낮은 환자에서는 출혈 위험을 줄이기 위해 중단할 것이 권고된다.

2. 수술에 따른 스트레스 반응

1) 수술에 따른 생리적 변화

수술 같은 조직의 급성손상은 생리적이나 대사적으로 두 가지의 반응을 보이는데, 조직손상의 초기에는 말초조직의 혈류가 감소하고 체온이 감소하며 전반적인 대사가 감소하게 되고(ebb phase), 나중에는 대사가 증가하고 조직으로의 혈류가 증가하며 발열을 동반하게 된다(flow phase). 이런 혈류의 증가는 수술 2-3일째 급성 염증반응과 함께 가장 많이 증가하게 되고 수술 후 7일 정도에 이전 수준으로 감소하게 되는데, 이 정도는 환자의 술 전 상태와 동반된 질병에 따라 달라진다.

수술 후에는 조직을 치료하기 위해 백혈구 등의 염증세포들의 활동이 증가하고 백혈구들의 에너지원과 간에서의 포도당 신합성 및 상처치료에 필요한 단백질의 공급원으로 근육과 평활근육의 이화작용이 증가하게 되고 산소소모량과 이산화탄소생성이 증가하게 된다. 조직으로의 혈류 증가에 따라 심박출량도 증가하고 이산화탄소생성 증가에 따른 분당호흡량의 증가가 일어난다.

조직을 재생하기 위해 혈류는 증가하나 손상당한 조직은 혈관의 재생이 아직 이루어지지 않아 조직으로의 물질공급은 근처 모세혈관에서의 누출에 의존하게 되고 이것이 수분과 염분의 세포간질에의 축적을 가져온다.

수술 후 4-5일째 혈관의 재생에 의해 손상당한 조직으로 혈류공급이 이루어지면 이런 과대사 반응은 점점 사라지게 된다. 이렇게 수술 후 혈관재생이 있기 전까지의 시기를 이화작용기라고 하며 혈관재생 후의 시기를 동화작용기라고 한다. 동화작용기는 체내 세포의 복구를 특징으로 하는데 수분, 칼륨, 마그네슘 및 인산이 세포 내로 이동하게 되고 혈관확장과 간질액의 이동이 있게 된다. 임상적으로는 이뇨와 함께 전신부종이 해소되고 혈장의 칼륨, 마그네슘 및 인산의 농도가 감소한다. 수술 후 이화작용기를 완전히 회복하는 데 걸리는 시간은 조직 손상의 정도에 따라 다르지만 수주에서 수개월까지 걸릴 수 있다.

수술 후의 과대사시기에 적절한 반응을 하지 못하면 질병이 악화될 수 있으며, 환자 상태의 악화 정도는 수술 전의 질병이나 수술의 정도에 따라 달라진다. 세 가지 중요한 요인들이 수술 후 환자의 예후에 영향을 미친다. 첫째는 환자가 과대사기를 극복할 수 있는 능력으로 종종 높은 수준의 혈류역학적 치료를 요한다. 어떤 경우는 중환자실의 의사가 단순히 환자의 체액 소실량만 보충해주어도 환자의 심혈관계가 과역동상태가 되어 상처와 주요장기에 혈류와 산소를 충분히 공급해 줄 수도 있다. 둘째는 중환자실 의사가 환자의 이상반응을 잘 인식하고 교정해 줄 수 있는 능력이다. 만일 환자가 수술 후 6일이 지난 후에도 과대사 상태에 있으며 이뇨를 나타내지 않고 칼륨이나 마그네슘의 보충이 필요 없다면, 이는 정상반응이 아니며 패혈증과 같은 합병증을 의심해야 한다. 셋째는 술 전에 가지고 있던 질환의 정도와 그 치료에 의해 예후가 달라질 수 있다. 예를 들어 환자가 술 전에 베타아드레날린차단제를 사용하고 있었다면 그 약제에 의해 수술 후에 정상적으로 나타나는 과대사가 방해를 받아 환자의 회복이 지연될 수 있다.

2) 스트레스호르몬

수술 후에 손상된 조직으로부터 신경계를 통해 시상 하부로 신호를 전달함으로써 스트레스 반응이 나타나게 된다. 시상하부는 뇌하수체에 보내는 억제신호를 보내지 않거나 뇌하수체의 호르몬 생성을 촉진시키는 호르몬을 분비하여 뇌하수체 호르몬을 생성하게 한다. 뇌하수체 호르몬에 의해 분비된 코티솔, 글루카곤, 카테콜아민 등은 세포질유리칼슘들과 함께 수술과 관련된 스트레스 반응을 유발한다. 손상받은 조직으로부터 신경자극과 분비된 세포질유리칼슘들이 결국 뇌하수체에서의 호르몬 분비를 촉진시키고, 특히 전뇌하수체 호르몬인 부신피질자극호르몬와 성장호르몬이 중요한 대사작용을 나타내게 된다.

(1) 코티솔

시상하부에서 분비된 부신피질자극호르몬-분비 호르몬(corticotrophin-releasing hormone, CRH)이 전뇌 하수체에서 부신피질자극호르몬 분비를 촉진시킨다. 부신피질자극호르몬은 부신에서 코티졸을 분비시키며 코티솔이 많이 분비되면 부신피질자극호르몬-분비 호르몬과 부신피질자극호르몬 분비를 억제한다. 코티솔은 이화작용을 일으키는 호르몬으로 인체에 축적된 양분을 에너지로 바꾸어 스트레스에 반응하게 하는데, 간에서 포도당신합성을 하여 혈당을 상승시키는 역할을 한다. 이렇게 발생한 고혈당증은 상처회복 지연, 감염률 증가, 허혈, 패혈증 등의 합병증을 야기하게 된다.

수술 중이나 수술 후의 심한 스트레스 반응이 있을 때는 코티솔 분비 조절이 잘되지 않아 코티솔 양이 증가하게 되고 이렇게 증가된 코티솔은 단백질 생성보다는 단백질 분해반응을 촉진하고, 나아가 포도당신합성을 위해 지방분해도 촉진한다.

(2) 성장호르몬

시상하부에서 분비된 성장호르몬-분비 호르몬(growth hormone-releasing hormone, GHRH)은 전뇌하수체를 자극하여 성장호르몬의 분비를 촉진한다.

성장호르몬은 인슐린유사성장인자를 통하여 작용을 나타내며 단백질합성을 증가시키고 단백질 분해를 억제하고 지방분해를 촉진하게 된다. 성장호르몬은 글리코겐 분해를 촉진하여 고혈당을 유발하며 고혈당 효과는 성장호르몬의 항인슐린 작용에 의해 증가하게 된다. 그러나 수술 후의 성장호르몬 증가는 수술 후의 스트레스 반응에 중요한 역할을 하지는 않는 것으로 생각되고 있다.

(3) 바소프레신

바소프레신은 신경하수체에서 분비되며 중요한 항이뇨호르몬의 일종이다. 수술 후에 신장의 아르지닌 바소 프레신(arginine vasopression) V2 수용체에 작용하여 아쿠아포린(aquaporin)들을 신장 벽으로 운반한다. 아쿠아포린은 물을 세뇨관에서 혈류로 이동시키는 역할을 한다. 바소프레신 농도는 수술 후에 통증 자체만으로도 증가할 수 있다.

3. 수술 전후 관리

1) 체액손실의 교정

중환자에서 적절한 수액평형을 평가하는 것은 어려우며 기저질환이 있는 경우는 한층 더 어려워진다. 여러 외과적 질환들에 의해서도 수술 전의 체액손실이 심해질 수 있고 감염, 발열, 출혈 등과 같은 상태에서는 체액의 손실이 늘어나도 이를 잘 인지하지 못하고 중환자실이나 응급실에서 수술실로 이송되는 경우도 많다. 이런 경우 혈관확장 작용이 있는 마취제의 작용과 함께 체액의 부족이 더 심해져 환자가 위험에 빠질 수 있다. 따라서 안전한 수술과 수술 후의 적절한 과대사기의 반응을 위해 수술 전이나 수술 시의 체액교정은 반드시 그리고 빨리 이루어져야 하며 승압제만으로 혈압을 유지하려고 해서는 안 된다.

수술 후 수액요법은 대부분의 환자에서 등장성 정질액을 투여하는 것이 적당하다. 저혈압, 소변감소 등의 생리적 이상현상을 고려하여 수액을 추가 투여하되 과도한 수액 보충은 조직 부종을 야기하여 장운동 저하, 폐울혈, 상처회복 지연, 사지부종으로 인한 운동성 저하를 야기할 수 있다.

수술 후의 체중증가는 수술 후 사망률과 밀접한 관계

가 있는 것으로 알려져 있다. 수술 후 체중증가가 술 전 체중의 10% 이내인 경우의 사망률이 10% 미만인 반면 수술 후 체중 증가가 20% 이상인 경우에 사망률이 100%에 이른 다는 연구결과도 있다. 이런 수술 중이나 후의 체중증가가 수술의 특성에 따른 체액이동의 결과인지 수액의 과다투여에 의한 것인지는 확실하지 않지만 많은 연구에서 수술 중이나 후의 수액의 과다투여는 수술 후 사망률이나 이환율의 증가, 상처감염의 위험 증가, 기계환기기 사용일수의 증가, 입원기간의 증가를 초래한다고 한다. 따라서 중환자에서 수술 전후의 체액교정은 순환혈액량이나 체액의 부족여부를 잘 판단하여 적절한 양을 투여하는 것이 중요하다.

2) 심기능의 최적화

수술 후 정상적인 생리반응으로 혈역학적 과역동 상태가 될 수 있으며, 특히 기저심장기능 장애가 있는 환자의 경우 효과적으로 심박출량을 증가시키기 어려울 수 있다. 모든 형태의 심근병(증)은 결국 좌심실을 확장시키고 심장의 긴장을 증가시키며 심근수축력 감소로 심박출계수가 낮아진다. 만성 심장병이 있는 환자는 혈중 카테콜라민 농도가 지속적으로 증가되어 있어 아드레날린 수용체의 이상을 초래하게 되며 내인성이나 체외에서 투여된 카테콜라민에 대한 반응이 낮아지게 되어 심박출량을 증가시키기 위해서 심박수의 증가를 필요로 한다.

수술 후 부정맥 발생은 심장 수술의 경우 30-40%에서 발생하는 것으로 보고되고 있으며 이 중 가장 흔한 것은 심방세동(atrial fibrillation)이다. 비심장수술의 경우 4-20%의 환자에서 수술 후 부정맥이 발생하는 것으로 알려져 있다. 부정맥의 관리의 첫 단계는 부정맥이 환자의 혈역학 상태에 미치는 영향을 평가하고 부정맥 유발 가능성이 있는 요소들을 확인하여 교정 또는 제거하는 것이다. 혈관 내 수액 균형의 적절성, 전해질 불균형, 저산소증, 심한 빈혈 등을 확인하고 교정해야 한다. 통증 조절과 환자의 불안 해소 또한 교감신경계의 불안정성을 줄여 부정맥 교정이 도움이 될 수 있다.

대부분의 수술 후 부정맥은 일시적이며 수술 후 2일째에 가장 빈번하게 발생한다. 심방세동 또는 심방 부정맥의 치료는 심박수 조절, 정상 리듬으로 전환, 그리고 항응고 치료로 나눌 수 있다. 심박수 조절에 사용되는 약제는 베타차단제와 칼슘통로차단제가 대표적이며 베타차단제가 심장수술 이후 발생한 심방세동의 조절에는 효과가 더 나은 것으로 보고되고 있다. 칼슘통로차단제의 경우 심근 억제 효과가 있어 혈압이나 전신혈관저항을 낮출 수 있음을 유의해야 한다. 정상 리듬으로의 전환은 혈역학적 불안정이 있거나 심방세동으로 인한 증상이 있는 환자에서 권고되고 있으며 혈역학적 불안정이 심할 경우 전기적 율동 전환이 사용되며 부정맥 지속 시간이 24-48시간 이내인 경우에도 항응고치료를 피하기 위해 율동전환이 권고된다.

관상동맥질환이 있는 환자가 수술을 하게 되면 수술 후 심근허혈이나 경색이 발생할 수 있다. 심근경색이 잘 발생하는 시기는 일반적인 수액보충을 한 경우 수술 후 2-3일째 가장 많이 발생한다. 수술 후 심근허혈이나 경색을 줄이기 위한 방법은 수술 후 통증조절을 통해 통증에 의한 심박수와 대사의 증가를 최소화하고, 수액을 충분히 투여하여 저혈압(특히 이완기압 저하)을 방지하여 관상동맥 관류부전을 예방하고, 베타아드레날린차단제 등을 투여하여 심박수가 증가하지 않도록 하는 것 등이 있다. 베타아드레날린차단제를 투여하면 염증반응에 꼭 필요한 대사 반응을 변화시킬 수 있고 이화작용기를 연장할 수 있다. 하지만 이런 단점에도 불구하고 베타아드레날린차단제인 atenolol을 사용하면 비심장수술을 받는 관상동맥질환을 가진 환자의 술 후 예후를 호전시켜, 최장 2년 동안 심장으로 인한 사망률을 감소시킬 수 있다고 보고되고 있다. 베타아드레날린차단제는 관상동맥질환이 있는 환자뿐만 아니라 다른 혈관수술 환자에서도 수술 전부터 사용하여 수술 후 일정 기간 사용하면 심근허혈이나 심근경색의 위험을 낮출 수 있다고 한다. 수술 전의 빈맥은 반드시 그 원인을 찾아 해결해야 하며 베타아드레날린차단제를 사용할 때는 저혈량이나 심박출량 감소가 있는지 반드시 고려해야 한다.

심장 기능 이상의 물리적인 원인들도 교정해야 하며 심막 내 삼출액으로 인한 심장눌림증이나 외상으로 인한 심근의 순응도 저하 등은 심장의 이완기 기능을 저하시킬 수 있다. 부정맥도 술 전에 교정하는 것이 권고된다. 술 전에 충분히 수액을 투여하였는데도 환자의 상태가 불안정하거나 관류저하 상태에 있다면 심근의 기능을 다시 평가하여야 한다. 심근의 수축력이 감소한 경우 심장수축촉진제를 사용하면 전신혈관저항을 줄이고 심박출량이 증가함에 따라 전부하도 감소할 수 있다. 이때는 추가적인 수액 투여를 고려할 수 있다. 수술 후 증가된 산소소모량에 따라 적절한 산소를 공급하기 위해서는 혈역학적 안정이 필수적이다. 이견은 있지만 수술 후 산소소모량의 증가에 맞추어 산소공급을 늘리는 것은 중환자에서 수술 후 예후를 호전시키는 것으로 알려져 있다. 수술 후 심박출량을 4.5 L/min 이상, 산소공급을 600 mL/min/m^2 이상, 산소소모량을 170 mL/min/m^2 이상 유지한 군에서 일반적인 치료를 한 군에 비해 수술 후 사망률이 유의하게 감소하였다고 한다.

3) 호흡기계 기능

수술 후에는 대사의 증가로 이산화탄소 배출량이 증가하며, 수술 전에 폐질환이 있던 환자는 환기를 많이 증가시킬 수 없기 때문에 수술 후 호흡부전에 빠질 수 있다. 수술 전에 교정 가능한 폐질환은 반드시 교정하는 것이 필요하다. 수술 전에 급성호흡기 감염이 있는 경우는 적절한 항생제요법를 시작해야 한다.

수술 전 기관지 연축이 있는 환자는 베타아드레날린수용체촉진제나 ipratropium bromide 등을 계량흡입기나 분무기를 통해 투여한다. 부신피질호르몬, 부신겉질호르몬제는 효과를 나타내기까지 2-4주가 소요되기 때문에 수술 전 처치로는 부적절하다. 그 외에 점액용해제를 투여하거나 체위배출 및 기관튜브를 통한 흡인 등을 이용하여 치료할 수 있다. 심호흡을 격려하거나 기침을 연습시키는 등의 간단한 방법도 수술후합병증을 줄이는데 도움이 될 수 있다. 만일 우심부전이 있는 환자는 디곡신, 이뇨제, 산소 및 폐동맥압을 낮출 수 있는 약제를 사용하여 치료를 시작하는 것이 좋다. 수술 후에 기계환기기 치료를 받을 가능성이 있는 환자는 반드시 수술 전에 미리 환자와 보호자에게 기계환기기 치료에 대한 설명을 하여 환자가 잘 적응할 수 있게 하는 것이 중요하다.

수술 후에는 환기 능력의 저하, 기도막힘, 대사의 증가 등의 이유로 산소를 투여하는 것이 필요하다. 산소를 투여하는 방법은 환자의 저산소증의 정도, 수술 방법 및 부위, 환자의 적응 정도에 따라 다르다. 환기 능력이 저하되지 않은 환자는 코나 마스크를 통한 산소공급만으로도 충분할 수 있다. 흉복부 수술을 받은 환자의 8-10% 정도가 기계환기를 필요로 하며 수술 직후에는 환기저하, 무기폐 혹은 수액과다투여 등의 이유로 일시적인 저산소증이 발생하기도 한다. 이런 경우, 이전에 환기능력이 충분한 환자는 지속적기도양압만 적용하더라도 허탈된 폐포의 복원이 가능하여 저산소증이 해소될 수 있다. 만일 수술로 인해 환기능력이 저하되었거나 호흡일이 증가한 경우는 기계환기기 치료를 해야 한다. 수술 후 환자에서 비침습환기기를 많이 사용하지는 않으나, 성공사례가 일부 보고되기도 한다.

수술 환자에서 폐부종 발생의 가장 흔한 원인은 수액과다투여나 울혈성심부전 같은 심장성폐부종이다. 하지만 폐쇄후폐부종(post-obstructive pulmonary edema)이나 수혈에 의한 급성폐손상의 가능성도 염두에 두어야 한다. 폐쇄후폐부종은 마취 후 기관튜브 발관 시 급작스런 상기도 폐쇄에도 불구하고 흡기에 의한 음압이 너무 강하면 발생할 수 있다. 치료는 산소를 투여하고 필요 시 이뇨제를 투여하는 등 보존적 요법을 실시하며, 발생 후 90분 이내에 보통 저산소증이 호전된다. 수혈에 의한 폐부종은 혈장이 함유된 혈액제재를 수혈한 후 1-2시간 내에 발생하는데, 발열과 저혈압을 종종 동반한다. 혈액검사를 하면 백혈구가 감소하고, 폐와 폐 삼출액에 과립구(granulocyte)가 침착된 소견을 나타낸다. 저산소증과 호흡부전을 치료하기 위해 기계환기기가 필요하며 저혈압 때문에 승압제 투여가 필요하다. 최근 수혈에 의한 폐손상의 진단기준이 마련되었다.

4) 영양

수술을 받는 고위험 환자들은 고령이거나 악성종양이 있는 경우가 많다. 이러한 환자들은 기저의 단백질저장 기능이 소실되었거나 면역 기능을 유지하지 못하는 경우가 많다. 따라서 수술후합병증의 발생률이 높아지며 영양상태가 정상인 환자보다 사망률이 높은 것이 보고되고 있다. 따라서 수술 전에 영양결핍을 교정하는 것이 필요하고 특히 중환자에서는 영양에 대한 철저한 평가가 필요하다. 영양결핍이 있는 환자는 경장영양투여를 통해 영양상태를 개선시키는 것이 추천된다. 완전 경장영양투여가 이루어지지 않더라도 소량의 장관섭취는 장점막 장벽기능과 면역기능을 유지하는 데에 도움이 된다. 장관 내 영양은 위나 유문을 지나 거치된 코위영양관으로 제공할 수 있다. 수술 후 환자들의 영양요구량은 25-30 kcal/kg/day, 단백질요구량은 1.5-2.5 g/kg/day 정도 된다. 화상환자나 개방되어 있는 창상 환자들은 단백질요구량이 많아서 최대로 공급해주어야 한다.

장을 사용할 수 없는 경우라면 전정맥 영양법(total parenteral nutrition, TPN)을 사용해도 된다.

전정맥 영양법의 합병증으로 감염에 패혈증이 발생하거나 대사이상이 발생할 수 있다. 전정맥 영양법을 위한 중심정맥관은 감염이 되지 않게 관리해야 하고 같은 곳으로 다른 약물을 투여해서는 안 된다. 전정맥 영양법은 고농도의 포도당 용액을 포함하므로 인슐린 분비가 적절하지 못한 환자에서는 고혈당이 발생하고 고삼투 상태가 될 수도 있다.

전정맥 영양법을 하는 경우 마취나 수술 전에 전정맥 영양법의 투여량을 줄이거나 중단하는 것이 필요하다. 수술 중에 전정맥 영양 용액이 많이 들어가게 되면 고삼투 상태가 될 수 있고, 전정맥 영양 용액이 수술 중 갑자기 들어가지 않게 되면 과다 분비된 인슐린이나 수술 중 사용하는 포도당이 없는 정질용액의 투여로 인해 저혈당이 올 수 있다. 수술 전에 전정맥 영양 용액은 저혈당을 피하기 위해 서서히 감량하는 것이 좋으며 수술 전까지는 5-10% 포도당용액을 투여하면 저혈당 방지에 도움이 된다.

5) 신장기능장애

수술 전에 혈중요소질소이나 크레아티닌 수치가 증가되어 있는 환자는 신장기능이상이 신장의 문제인지 혹은 콩팥 전이나 콩팥 후 질소혈증 조사를 하여 교정이 가능한 콩팥 전이나 후의 질소혈증은 교정하여야 한다. 만일 질소혈증이 신장의 이상이면 수술 전에 혈액투석을 고려하여야 하며 수술 후에 혈액투석의 가능성에 대해서 환자와 가족에게 충분히 설명하는 것이 좋다. 중환자에서 여러 이유로 신장기능을 평가하는 것이 어렵다. 수술에 의한 조직손상은 레닌-앤지오텐신-알도스테론계를 활성화하여 수술 직후에 나트륨과 수분의 재흡수를 증가시킨다. 이때는 소변배출량이 적절한 혈액량이나 조직관류의 지표가 되지 못하며, 수술 중의 소변배출량이 수술 후의 신장기능 이상의 예후와 관계가 없을 수 있다.

수술 후에는 조직 손상에 따른 수액 투여의 증가, 혈종의 흡수, 수술 후 고혈당증 등에 의해 소변량이 과도하게 증가될 수 있다. 또 혈관작용약물 등의 영향으로 인한 신사구체 혈류의 변화로 혈관내 용적과 소변량의 상관관계는 감소할 수 있다. 고리이뇨제를 사용하면 요량이 생리변화에 의한 신장의 반응을 반영하지 못하기 때문에 수술 전, 후의 무분별한 이뇨제 사용은 피해야 한다. 소변량 자체보다는 신장이 노폐물을 걸러내는 능력이 중요하므로 신장의 농축능력이 신장기능의 지표로 더 중요하며, 간단히 소변의 나트륨 농도를 측정하는 것도 신장기능의 평가에 도움이 된다. 만일 소변량이 시간당 0.5 mL/kg 이하로 감소하면 가장 먼저 혈관내 용적이 충분한지를 평가해야 하며, 심장충만압이 높은 경우라도 이뇨제를 투여하기 전에 심박출량과 후부하를 평가하여 이를 먼저 정상화시키는 노력이 필요하다.

신부전 환자에서는 빈혈, 고혈압, 동맥경화증 등이 흔히 동반되고 혈관내 용적의 변화가 심하여 심장질환이 많이 동반된다. 빈혈은 신부전의 정도와 비례하여 심해지지만, 만성신부전이 있는 환자는 빈혈에 잘 견디기 때문에 수술 전에 수혈을 필요로 하는 경우는 적다. 신부전이 없는 환자에서도 중환자실에서 수혈을 많이 한 경우에 환자의 예후가 좋아지지 않았는데, 이는 수혈에 의해 면역계의 이상을 초래한 결과로 보인다. 신장이식의 경우에는 수혈에 의한 면역억제효과를 이용하기도 하였으며, 수술 전에 수혈을 많이 받은 경우 신장이식의 성공률이 증가한다고 한다. 신부전 환자에서 응고장애와 혈소판 기능장애가 나타날 수도 있다.

신부전 환자에서 여러 가지의 대사 장애나 내분비 장애가 동반할 수 있다. 흔히 나타나는 부갑상샘기능항진증 이외에도 인슐린저항, 제4형 고지방단백혈증, 고칼륨혈증, 대사성산증 등이 동반될 수 있다. 또 여러 가지 약물의 배설이나 약동학의 이상을 초래할 수 있으며, 투석을 받는 환자는 영양 결핍, 전해질 이상, 수액 불균형 및 의식의 변화를 초래할 수 있다. 이런 것들을 교정하는 것이 수술에 의한 위험을 줄일 수 있다는 확실한 증거는 없으나, 수술 전에 잘 파악하는 것이 추천된다.

6) 전해질 이상

중환자에서 저마그네슘혈증이나 저칼슘혈증은 심장기능 장애를 유발할 수 있다. 저마그네슘혈증은 심한 심실빈맥이나 심실상빈맥을 유발할 수 있으며 일반적인 부정맥 치료제에 잘 반응하지 않을 수 있다. 마그네슘은 또 혈액응고에 작용하는 효소반응의 공동인자로 작용한다. 심한 저인산혈증은 세포 내의 고에너지 인산의 생성을 저하시켜 심정지를 일으킨다는 보고도 있다.

술 전에 이뇨제를 사용하거나 신장이나 위장관으로의 칼륨 배설에 의해 저칼륨혈증이 많이 발생한다. 저칼륨혈증에 의해 부정맥이 발생할 수도 있으나 오히려 만성 저칼륨혈증을 너무 빨리 교정하면 부정맥의 원인이 될 수 있다. 생명을 위협하는 부정맥이 없는 한 저칼륨혈증 때문에 응급수술을 연기할 필요는 없다. 칼륨의 보충은 아주 천천히(0.2 mEq/kg/hr) 하는 것이 좋으나 만일 심각한 부정맥이 있는 경우는 지속적인 심전도 감시하에 0.4 mEq/kg/hr의 속도로 보충한다.

7) 혈당 조절

수술이나 외상은 이화작용을 일으키는 호르몬을 증가시켜 혈당을 증가시킨다. 당뇨병이 없는 환자도 주술기에는 인슐린 분비의 감소와 인슐린 저항으로 인해 혈당이 증가할 수 있다. 당뇨병 유무에 관계없이 수술 시의 고혈당은 유병률과 사망률을 증가시킬 수 있다. 고혈당은 수술 후 감염의 빈도를 증가시킬 수 있다. 연구에 따르면 수술 전에 혈당치가 200 mg/dL 이상인 환자에서 관상동맥우회술 후 상처 감염의 빈도가 높았으며, 입원 전에 고혈당이 있던 환자에서 정형외과 수술 후 폐색전증의 빈도가 높게 나타났다. 고혈당은 감염뿐만 아니라 수술 후 뇌졸중이나 심근경색의 빈도를 높이며 높은 사망률과 연관되어 있다. 수술 전에 당뇨병이 있는 환자는 혈당 조절상태, 병력, 당뇨병의 종류(제1형 당뇨병, 제2형 당뇨병, 임신성 당뇨병 등), 치료방법, 합병증의 유무 등을 자세히 조사하여야 한다. 당뇨병이 있는 환자는 수술 전후에 저혈당, 과도한 고혈당, 전해질 불균형 및 지방 분해나 단백질 분해가 발생하지 않게 하는 것이 중요하다. 수술 시의 고혈당(12-14 mM/L)은 고혈당에 의한 수분 및 전해질 불균형을 초래하고 상처의 재생 지연과 감염의 위험을 증가시킬 뿐만 아니라 뇌와 심장의 허혈성 손상을 증가시킬 수 있다. 따라서 주술기에는 혈당을 180 mg/dL 이하로 유지하는 것이 추천되지만, 혈당을 180 mg/dL 이하로 낮추는 것이 예후를 좋게 한다는 증거는 현재까지 없다.

수술 전후에 당뇨병 환자는 인슐린 요구량이 증가한

다. 주술기의 금식, 단식기간 동안에는 과도한 이화작용과 저혈당을 방지하기 위해 포도당이 함유된 수액을 투여할 필요가 있다. 이 기간 동안에는 혈당을 잘 측정하면서 포도당 용액과 별도로 인슐린을 지속 투여하거나 인슐린이 함유된 포도당 용액을 투여함으로써 적절한 혈당 조절을 할 수 있다. 포도당과 인슐린과 칼륨이 혼합된 용액(glucose- insulin-potassium, GIK 용액)도 사용된다. 이 용액의 주성분인 50% 포도당 용액의 삼투압이 너무 높아 중심정맥으로 투여해야 하는 단점이 있다. 수술 시의 혈당조절을 위한 방법은 당뇨병의 종류에 따라 다를 수 있으며, 1형 당뇨병의 경우는 GIK 용액을 사용하는 것이 좋다. 2형 당뇨병의 경우는 정도에 따라 경구 혈당저하제만 중단할 수도 있지만, 대수술인 경우는 GIK 용액을 사용하기도 한다.

수술 중 모든 당뇨병 환자는 혈당을 최소 2시간 간격으로 측정하면서 혈당을 180 mg/dL 이하로 조절하는 것이 필요하다. 신경외과 수술 환자는 수술 시에 스테로이드를 사용하는 경우가 많으며, 이 경우는 특히 혈당 조절에 주의를 기울여야 한다. 혈중 칼륨 농도도 최소한 4시간 간격으로 측정하여 농도를 4.0-4.5 mEq/L로 유지시키는 것이 좋다.

중환자들은 이전에 당뇨병의 병력이 없어도 고혈당을 나타내는 경우가 많다. 2001년 이전에는 중환자에서 어느 정도의 고혈당은 허용하였으나 Leuven의 연구 이후 혈당을 아주 엄격하게 조절하였으나 수술 후의 환자에서 사망률을 감소시키지는 못하였다. 중환자에서 적절한 혈당치는 여러 의견이 있으나 수술 후에 140-180 mg/dL 정도로 유지하는 것을 권고한다.

중등도 41-70 mg/dL나 심한(혈당치 2.2 mM, 40 mg/dL이하) 저혈당이 단 한 번이라도 발생한 환자는 그렇지 않은 환자에 비해 사망률이 높다. 연구에 따르면 중환자실의 외상 환자에서 혈당치의 하한을 70 mg/dL로 조절하는 것이 중환자실의 체류시간을 줄이고 감염률을 낮출 수 있다고 하였다. 뇌손상으로 수술을 받은 환자는 혈당을 100 mg/dL 이상으로 유지하는 것이 좋은데, 저혈당이 발생하면 국소적 신경손상이나 경련 등과 같은 신경 손상의 빈도가 증가하게 된다. 저혈당이 발생하면 즉시 인슐린 투여를 중단하고 10-20 g의 50% 포도당 용액을 투여하고 15분 간격으로 혈당치를 측정하며 필요하면 포도당 용액을 추가로 투여하여야 한다.

4. 수술 전후의 감시

수술은 환자의 대사요구량을 증가시켜 심박출량과 산소공급을 증가시키게 된다. 이런 현상은 환자의 나이, 성별, 질병자체의 특성, 수술의 정도 등에 따라 달라진다. 만일 대사 증가에 따른 이런 인체 내의 보상반응이 떨어져 심박출량이 저하하고 산소공급이 감소하여 산소요구량에 미치지 못하면 수술 후 회복 지연이 생기고 예후가 나빠지게 된다. 따라서 중환자실에서는 수술 중과 마찬가지로 수술 후에도 조직의 관류가 잘 되는 지를 잘 감시하여 관류저하 상태에 빠지지 않도록 해야 한다. 수술 중이나 수술 후 중환자실에서 일반적으로 조직관류의 적합성을 보기 위해 시행하는 감시는 혈압, 소변배출량, 동맥혈가스분석 등이 있으나 대수술 후에는 이런 것들이 정상이라도 조직은 저산소증을 나타내는 경우가 종종 있다. 따라서 중환자들에게는 침습적인 감시를 요하는 경우도 많으며, 수술 후 초기의 조직관류 부전이 다발성 장기부전으로 진행하는 경우가 많기 때문에 중환자들에게는 수술 후 중환자실에서 환자의 감시는 매우 중요하다고 할 수 있다. 구체적인 감시의 내용은 해당 chapter에서 자세히 다루어져 있으며 수술 후 환자라고 해서 다른 것은 없다.

Ⅱ 중환자실에서 고위험 수술환자 관리

중환자실 입실 환자 중 외과수술 받은 환자가 차지하는 비중은 나라에 따라 차이가 있지만 대략 60% 정도를 차지한다. 요즈음 복잡한 수술이 많아지고 수술 전 환자 상태가 불량한 경우도 많아지고 있어 수술 후 유병률이 높아지

표 55-3 각 장기의 감시와 치료의 범주

높은 수준의 호흡치료	기계환기보조
	기관내삽관이나 인공환기를 요하는 급성호흡기능 악화
	40% 이상의 산소 투여가 필요
기본 호흡감시 및 치료	호흡요법이 필요할 정도로 호흡기능이 계속 악화
	2시간 이하의 간격으로 흉부물리요법을 요할 때
	장기간 기관내삽관 후 발관
	마스크를 이용한 지속적기도양압이나 비침습적 인공환기가 필요할 때
	기도 보호를 위해 기관내삽관이 필요한 경우
순환보조	심박출량과 혈압을 유지하기 위해 약물이 필요한 경우
	중등도의 수액 투여에 반응하지 않는 순환부전
신경계 감시	기도 보호가 잘 되지 않는 중추신경계 억제
	침습적 신경계 감시
신장기능 보조	급성 신대체요법

는 경우가 많아 중환자실 역할은 점점 커지고 있으며 중환자실 병상 요구량도 증가하고 있다. 그러나 비용효율적인 측면에서 중환자실 입실이 제한되는 경우가 많다.

1. 수술 환자의 중환자실 입실 기준

중환자실 입실기준을 객관적으로 정하는 것은 매우 어렵다. 현재 중환자실 환자의 중증도를 평가하는 여러 지표들을 사용할 수 있으나 이 지표들은 중환자실 환자 사망률과 유병률 등을 비교하는 데는 도움이 되지만 환자 입원 전 감별검사 도구로 시도되어 본 적이 없다.

APACHE 점수만 해도 점수평가에 시간이 많이 요구되고 그 항목들이 일반 병동에서 평가하기 힘들기 때문에 중환자실 입실을 결정하는 기준으로 사용하는 데 무리가 있다.

수술환자에서 명확한 중환자실 및 준중환자실의 입실 기준을 마련하는 것은 어려우며 혈역학감시, 호흡보조 또는 광범위한 간호가 필요한 수술 후 환자는 모두 입실 대상이 될 수 있을 것이다(표 55-3).

2. 수술 환자의 중환자실 입실 시기

고위험 수술 환자는 수술 전부터 적절한 치료를 받는 것이 환자 예후를 개선시키지만 종종 중환자실에 입실하는 시기가 늦은 경우를 많이 볼 수 있다. 수술 환자가 중환자실에 입실하는 경우는 수술 전에 입실하여 미리 처치를 하는 경우와 수술 후 상태에 따라 입실하는 경우로 나눌 수 있다.

1) 수술전 입실

고위험 환자에서 가장 이상적인 것은 수술 전에 중환자실에 입실하여 술 전 상태를 개선시키는 것이지만 전체 수술 환자 중, 수술 전에 중환자실에 입실하는 경우는 매우 적다. 이것은 아마도 중환자실 침상수의 부족과 의사들의 인식 부족에 원인이 있다. 술 후 사망률은 수술 후 3일째가 가장 높지만 술 전에 미리 심장 기능을 개선하고 산소공급을 증가시킨 경우에 사망률이 유의하게 감소하였다. 특히 이전에 심장수술환자나 관상동맥환자의 수술 등에서는 수술 전에 중환자실에 입실하여 여러 장기 기능을 향상시키는 것이 필요하다.

2) 수술후 조기 발견과 처치

수술후 환자 상태가 악화될 때 빨리 이를 감지하여 중환자실에 입원시켜 치료하는 것 또한 매우 중요하다. 병원 내에서 발생하는 심정지는 예견 가능하고 방지할 수도 있는데, 심정지 전의 전구증상이 나타나거나 환자의 상태가 악화될 경우는 조기에 중환자실 입실을 고려해야 한다.

참고문헌

1. Aditianingsih D, George YW. Guiding principles of fluid and volume therapy. Best Pract Res Clin Anaesthesiol 2014;28:249-60.
2. Canet J, Gallart L, Gomar C, et al. Prediction of postoperative pulmonary complications in a population-based surgical cohort. Anesthesiology 2010;113:1338-50.
3. Denault A, Lamarche Y, Rochon A, et al. Innovative approaches in the perioperative care of the cardiac surgical patient in the operating room and intensive care unit. Can J Cardiol 2014;30:S459-77.
4. Finnerty CC, Mabvuure NT, Ali A, et al. The surgically induced stress response. JPEN J Parenter Enteral Nutr 2013;37:21S-9S.
5. International Surgical Outcomes Study group. Global patient outcomes after elective surgery: prospective cohort study in 27 low-, middle- and high-income countries. Br J Anaesth 2016;117:601-9.
6. Kristensen SD, Knuuti J, Saraste A, et al. 2014 ESC/ESA Guidelines on Non-Cardiac Surgery: Cardiovascular Assessment and Management: The Joint Task Force on Non-Cardiac Surgery: Cardiovascular Assessment and Management of the European Society of Cardiology (ESC) and the European Society of Anaesthesiology (ESA). Eur Heart J 2014;35:2383-431.
7. Miller RD. Miller's Anesthesia. 8th ed. Philadelphia: Saunders. 1085-115, 2975-91.
8. Ozdemir BA, Sinha S, Karthikesalingam A, et al. Mortality of emergency general surgical patients and associations with hospital structures and processes. Br J Anaesth 2016;116:54-62.
9. Saugel B, Cecconi M, Wagner JY, et al. Noninvasive continuous cardiac output monitoring in perioperative and intensive care medicine. Br J Anaesth 2015;114:562-75.
10. Sebranek JJ, Lugli AK, Coursin DB. Glycaemic control in the perioperative period. Br J Anaesth 2013;111:i18-34.
11. Van Regenmortel N, Jorens PG, Malbrain ML. Fluid management before, during and after elective surgery. Curr Opin Crit Care 2014;20:390-5.
12. Venkataraman R. Vascular surgery critical care: perioperative cardiac optimization to improve survival. Crit Care Med 2006;34:S200-7.
13. Weiser TG, Haynes AB, Molina G, et al. Estimate of the global volume of surgery in 2012: an assessment supporting improved health outcomes. Lancet 2015;385:S11.
14. 마취통증의학회. 마취통증의학. 제3판. 서울: 여문각. 67-80.

중환자의학

56

CRITICAL CARE MEDICINE

대량재해에서 중환자의학

조항주

재난은 크게 자연재난과 인위재난으로 나뉘며, 역사적으로도 삶의 일부라고 표현해도 될 만큼 가까이에 있다. 재난의 정의는 여러 가지가 있으며, 시대 또는 사회적 환경에 따라 변해왔다. 과거에는 사회적인 손상의 정량을 평가하여 재난을 정의하는 방식이었다면 현재는 상대적인 개념으로 접근하여 기본적으로 의료 자원의 수요가 공급을 초과할 때로 정의한다. 즉 절대적인 양의 개념에서 상대적인 개념으로 바뀐 것으로 한 지역에서 재난이라고 생각되어지는 것이 다른 지역에서는 재난이 아닐 수 있는 것이다. 다중손상사고(Mass Casualty Incident, MCI)라는 용어도 있다. 일반적으로 제한된 지역에서 단기간에 다수의 환자가 발생하는 테러나 교통사고 등의 개념으로 인식할 수도 있고, 우리나라에서는 6명 이상의 사상자가 발생하는 경우를 '다중손상사고'로, 10명 이상의 사망자 또는 50명 이상의 부상자가 발생하는 사고를 재난이라고 정의하기도 한다. 재난은 의료시스템에 큰 부담을 주고, 재난을 당한 지역의 회복과 예방에는 엄청난 노력과 비용이 들어가게 된다. 재난에서 중환자의학은 매우 중요하다. 심각한 부상을 입거나 사망의 가능성이 있는 환자는 중환자로 분류가 될 것이고, 중환자의 치료에 필요한 인적, 물적 자원을 효율적으로 배분하여야 재난으로 인한 인적손실을 줄일 수 있다. 'mass critical care'란 재난에서 중환자치료의 수요가 공급을 초과할 경우에 제한적이고 필수적인 중환자치료만을 제공하는 것을 일컫는다. 따라서 중환자의학 전문의가 재난에 관심을 가지고 대비부터 중환자치료의 제공에 이르기까지 모든 단계에 참여해야 하겠다.

I 배경

대량재난은 광범위한 인적, 물적 손상을 야기한다. 지난 20년 동안 전세계적으로 약 300만명 이상이 재난으로 목숨을 잃었다. 지진이나 화산 폭발 등의 재난은 비교적 차이가 없으나 최근에는 기상에 의한 재난이 점차 증가하고 있는 추세이다. 게다가 세계적으로 인구가 증가함에 따라 기존에 살지 않던 곳에도 사람이 살게 되면서 향후 재난의 강도나 영향은 점차 증가할 것으로 예상된다. 재난마다 필요로 하는 자원이 다르고, 재난으로 인한 사망률 감소와 자원의 효율적 이용을 위하여 재난에 관한 학문이 "재난의학"이라는 하나의 독립적인 학문으로 발전하였다. 재난 상황에서 가장 기본적인 개념은 "최대 다수의 환자에게 최대의 치료(greatest good for the greatest number)"를 제공하는 것이다. 이것은 일반적으로 병원의 응급실에서 이루어지는 "각 개개인의 환자에게 최대한의 치료"를 제공하는 것과는 많이 다른 개념이다. 재난 시에는 인적, 물적 자원이 제한되어 있고 환자의 수는 많기 때문에 한 명의 환자를 살리기 위해서 최선을 다하는 것이 아닌 많은 환자를 살리는 방향을 지향하게 된다. 그러므로 많은 자원이 들어가도 살릴 가능성이 낮은 환자의 경우에는 안타깝지만 포기하는 어쩔 수 없는 경우도 생기게 된다. 'mass critical care'에서는 중환자치료를 필요로 하는 많은 사람들에게 최대한의 중환자치료를 효율적으로 제공해야 한다. 따라서 준비과정부터 진료까지 중환자의학 전문의는 최전선에 서서 리더쉽을 발휘해야 한다.

Ⅱ 재난의 정의 및 분류

재난의 정의는 '의료자원의 수요가 공급을 초과할 때'로 정의하지만 기구마다 조금씩 상이한 점이 있다. 예를 들면 한국의 재난관리법(2019년 3월 26일 시행)에서는 국민의 생명, 신체, 재산과 국가에 피해를 주거나 줄 수 있는 것으로 재난을 정의하였다.

재난의 분류에는 자연재난(natural disaster)과 인간에 의해 발생한 인위적인 재난(man-made disaster)으로 크게 나뉜다. 원인에 따라 명확히 분류되는 경우가 많지만 현재는 재난이 혼합되는 추세이기에 분류가 어려운 경우도 있다. 테러 같은 경우에는 인위재난에서도 복합재난으로 따로 분류하기도 하며, 공장에서 난 사고로 인한 재난(예를 들면 불산 유출사고)의 경우에는 기술재난으로 분류되기도 한다. 의료재난은 환자가 다수 발생하여 의료체계가 감당할 수 있는 능력을 초과하는 경우를 말하기도 한다.

1. 자연 재난

1) 지진

지진은 모든 재난 중에서 인명 손실 및 재산 파괴가 가장 심한 재난이다. 그러므로 지진 시에 사망률을 낮추기 위해서는 1) 외상소생술(trauma life support)을 갖춘 인력, 2) 주택이나 건물의 건축학적 지식이 있는 인력이 있어야만 한다. 우리나라는 지진에서 안전한 나라로 인식되었으나 점차 지진의 빈도와 강도가 증가하는 추세이다. 지진의 경우에 초기(72시간 이내)에 의료 수요가 최대가 되므로, 의료진을 현장으로 조기에 파견하는 것이 중요하다(그림 56-1). 일본의 한신 대지진(1995)는 6,473명이 사망한 큰 지진이었다. 식수, 음식, 전기 등의 생명선이 손상되었고, 수술가능 병원의 시설도 상당 부분 사용 불능이 되었다. 또한 통신 불능으로 구조요청을 하지 못한 곳에는 상황이 심각하였으나, 통신이 재개되었을 때는 파견할 의료자원이 부족한 상태였다. 이러한 점을 극복하기 위해 재난의료지원팀(disaster medical assistance team, DMAT)을 조직하여 재난 거점병원 지정, 응급의료정보체계의 구축, 재난 시에 가동될 통신시스템을 갖추게 되었다. 특히 지진 시에는 초기에 의료수요가 집중되므로 빠른 대처 및 재난의료지원팀의 파견이 중요하다.

건물붕괴나 파편으로 인한 손상, 질식, 저혈량쇼크 및 저체온, 압좌 증후군, 탈수, 상처의 감염 및 괴사에 의한 패혈증, 외상성 횡문근 용해, 외상후스트레스장애 등을 예상하고 대비하여야 한다.

2) 화산

화산이 폭발하면, 화산석의 분출, 뜨거운 화산재, 흐르는 용암, 가스 분출과 불타는 산사태(glowing avalanches)로 인하여 다양한 손상이 발생한다. 이물질 흡입에 의한 질식과 고온의 증기에 의한 화상, 유독가스에 의한 폐부종, 결막염, 피부의 물집 등이 발생할 수 있다. 또한 화산재는 눈 점막, 각막 손상을 일으키고, 유독가스(이산화탄소, 황화수소, 이산화항, 염산, 불화수소, 일산화탄소)와 함께 호흡계에 자극을 주며 기관지경련, 폐부종, 저산소증, 질식을 일으킬 수 있으므로 이러한 의료수요에 대비하여야 한다.

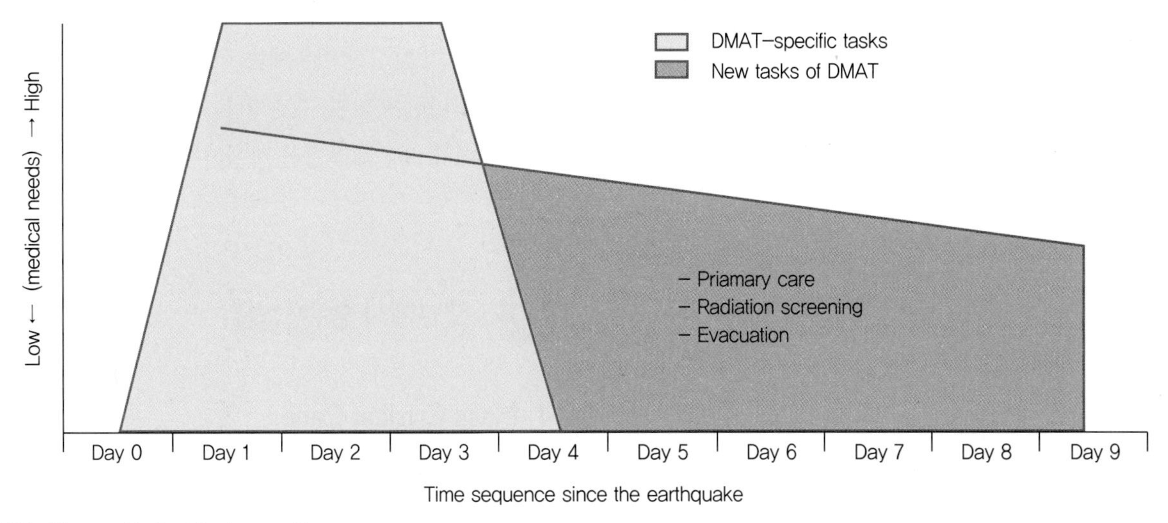

DMAT – Disaster Medical Assistance Team

그림 56-1 지진 시 날짜에 따른 의료수요의 변화

3) 홍수

홍수는 자연재해 중 가장 흔한 재난이다. 사망은 대부분이 저체온증, 익사 및 부유물에 의한 손상으로 발생한다. 지역의 의료자원과 생명유지에 필요한 기본적인 공공서비스인 위생, 식수, 전기를 공급하지 못하고, 전염병이 유행할 수도 있음을 알아두자.

4) 전염병

돼지유래 신종 인플루엔자 H_1N_1의 바이러스에 의한 감염은 2009년 4월 24일 멕시코와 미국에서 확인된 후 항공여행객을 통하여 4-6주 만에 전 세계 모든 대륙에 전파되었고 WHO는 21세기 최초의 인플루엔자 대유행을 선언하였다. 신종인플루엔자는 조류인플루엔자가 갖지 못한 효과적인 사람-사람간 전파능력을 획득함으로써 대유행을 초래할 수 있었다.

임상적인 특징을 보면 하기도 감염으로서 발열, 기침 등의 증상은 인플루엔자와 비슷하지만 계절인플루엔자에서는 나타나지 않는 설사와 구토 등 위장관 증상이 환자의 10-25%에서 발생한다. 대부분은 경증 질환의 경과를 밟아 합병증 없이 자연치유 되지만 중환자실로 입원한 환자 중 1.7%-11.9%의 환자는 호흡부전으로 인공호흡기 치료를 받았으며 급성성인호흡곤란증후군(ARDS)으로 빠르게 진행하여 고농도의 산소와 호기말양압을 필요로 하거나 ECMO까지도 필요로 하는 경우도 있다.

2. 인위재난

인위재난이란 인간이 만든 위험요소들에 대한 부적절한 관리로 인해 발생하는 재난을 통칭한다. 최근 인위재난은 자연재난에 비해 오히려 국민들의 심리적 안전을 더욱 크게 위협하고 사회 전체에 불안감을 조성하며, 사회구성원 모두의 삶의질에 심각한 영향을 미친다. 종류를 보면 교통사고, 열차사고, 비행기사고, 선박사고, 화재사고, 붕괴사고, 가스사고 등으로 분류될 수 있다. 각 재난의 유형에 따라서 발생할 수 있는 손상의 종류가 다르다. 예를 들면 건물이 붕괴되면 물리적 손상과 함께 압궤손상이 나타날 수 있다(표 56-1).

표 56-1 재난의 유형에 따른 손상의 종류

재난의 유형	손상의 종류
건물 붕괴	물리적 손상, 압궤손상
항공기 사고	물리적 손상, 화상, 흡입손상
기차/버스 사고	물리적 손상
원자력 발전소 사고	방사능에 의한 손상
위험물질사고	화학물질에 의한 화상, 흡입손상, 전신 증상

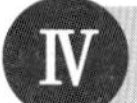

Ⅲ 재난 주기

모든 재난은 재난 주기 또는 생애 주기(life cycle)라고 알려진 패턴을 따른다. 예방단계, 대비단계, 대응단계, 복구단계의 총 4 단계로 이루어져 있으며, 사전 방재 단계와 사후 수습 단계로 구분된다(그림 56-2). 재난이 발생하기 전에는 재난대비 계획 수립과 훈련, 비상경보체계를 구축하고, 재난이 발생한 이후에는 재난 대응 및 복구에 적극적으로 참여하게 되며, 재난 회복 후에는 예방을 위한 위험 분석이나 법령 제정 등을 시행하게 된다.

Ⅳ 재난에서 중환자의학

1. Mass Critical Care

재난은 예고 없이 찾아올 수 있으며, 일단 발생한 후에는 부족한 인적 물적 자원을 동원하기에는 늦은 경우가 많다. 기본적인 통신 및 교통의 마비와 더불어 넘쳐나는 환자들로 가까운 병원의 수용능력은 포화상태가 된다. 따라서 미리 이러한 상황에 대한 대비와 시나리오도 없다면 각

사전 방재 단계
사후 수습 단계
예방단계
대비단계
대응단계
복구단계
• 각종 시설 및 재난 유형과 취약요인 분석
• 재난기분 검토 · 정비
• 관련제도 개선
• 재난관련 전문인력 확충 · 교육
• 강화된 재난기준 적용
• 재난정보공유
• 대비계획 교육 · 훈련
• 대응물자 · 장치 사전 비축 · 관리
• 관련기관 협조체계 구축
• 민간참여 활성화
• 데이터베이스 구축
• 긴급지원체계 구축
• 비상근무태세 유지
• 재난 현장 정보 공유 초등 조치 시행
• 현장 지휘소 설치 · 운영
• 일원화된 지휘체계 유지
• 민 · 관 · 군 협조하에 긴급 구조 및 응급지원 실시
• 단기 수습대책 시행(배상 · 보상)
• 복구계획 수립 · 시행(시설 및 이용자)
• 종합평가를 통한 재난 관리 체계 개선

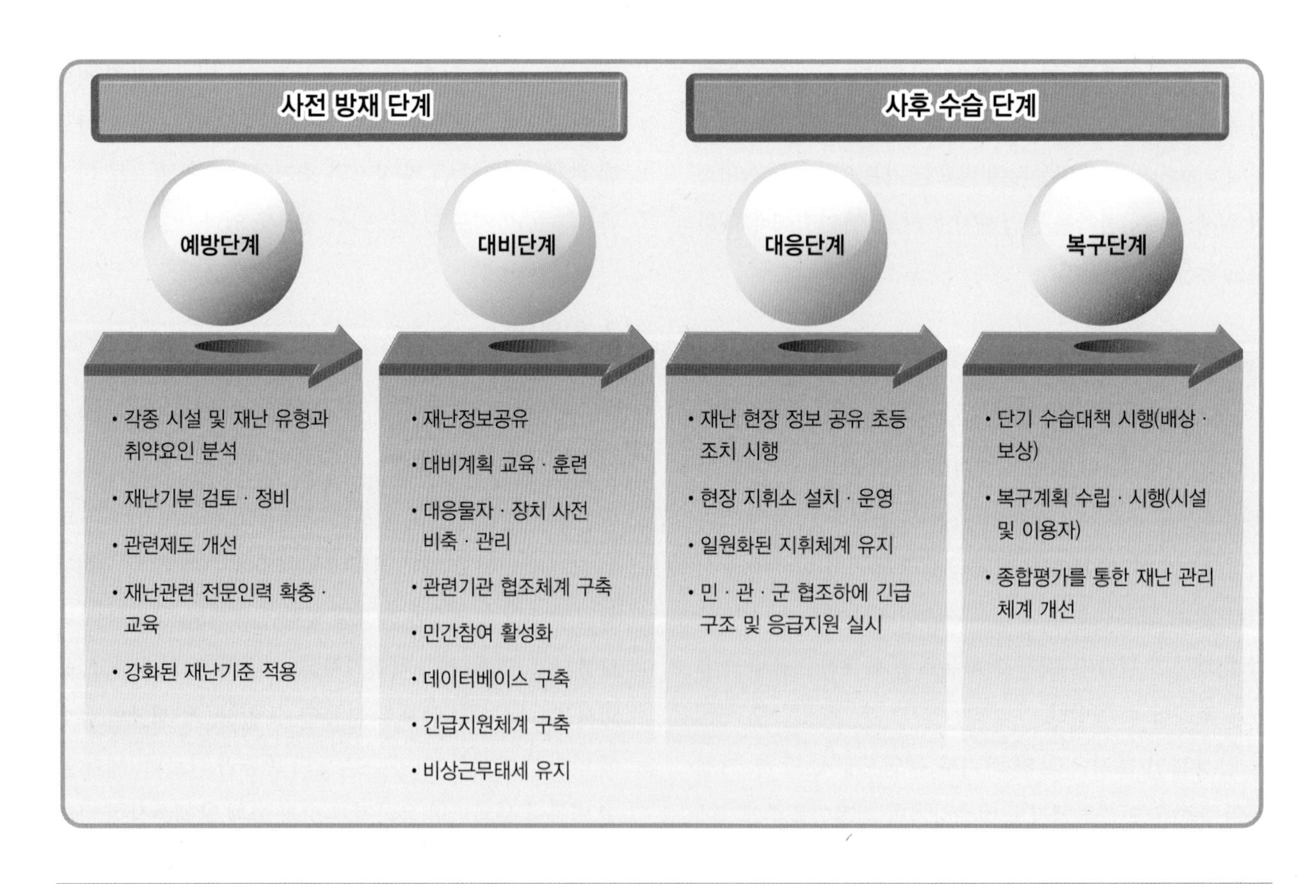

그림 56-2 재난관리단계의 흐름도

병원들이 적절한 시기에 최선의 중환자치료를 제공하는 것은 불가능하다. 그러므로 대량의 중환자가 발생한 경우를 가정하여 효율적인 중환자치료를 제공하는 계획을 세우는 것이 중요하고 그리하여 'mass critical care'의 개념이 생기게 되었다. 'mass critical care'란 중환자치료에 대한 수요가 공급할 수 있는 표준적인 중환자치료의 범위를 넘어선 경우 제한적인, 반드시 필요한 중환자치료만을 제공하게 되는 것을 말한다. 필수적인 'mass critical care'에는 대표적으로 인공호흡기가 있으며, 그 외에 수액 및 혈압상승제, 항생제 등이 있다(표 56-2).

그리고 제한적인, 반드시 필요한 중환자치료를 제공한다는 것은 절대적인 아니라 상대적인 개념이 될 수 있다. 여유가 있는 경우에는 인공호흡기, 혈역학적 지원뿐 아니라 침습적 환자감시, 혈액학적 검사, 영양 및 대사에도 힘쓰겠지만, 위기 시에는 인공호흡기나 혈역학적 감시 정도만 제공될 수도 있다.

표 56-2 재난 주기

구분	단계	주요 활동
사전 방재 단계	예방 (mitigation)	각종 시설 및 재난 유형의 취약요인 분석
		재난 기준 검토
		안전관련 재정 및 정비
		건축법 제정 및 정비
		재난 관련 전문인력 확충
	대비 (preparedness)	재난 대응 계획 수립
		비상경보체계 구축
		대응 물자, 장치 사전 비축 관리
		유관기관 협조체계 유지
사후 수습 단계	대응 (response)	재난대응 계획의 실행
		재난의 긴급대응
		현장 지휘소 설치 운영 등 응급의료 체계운영
		의약품 및 생필품 제공
	복구 (recovery)	잔해물 제거
		전염병 예방 및 방역
		임시거주지 마련
		시설 복구 및 피해보상

표 56-3 Mass critical care에서 필수적인 중환자치료*

인공호흡기
수액
혈압상승제
항생제 및 특정 질병에 관한 치료제
진정 및 진통제
영양 및 신대체요법

* 상황에 따라서는 필수적이지만 선택이 필요한 경우도 있을 수 있다.

2. 용어의 정리

주요 용어를 다음과 같이 정리하였다.

- 다중손상사고(Mass Casualty Incident, MCI) : 다수의 사상자가 발생한 사건으로 일반적으로 공동체의 능력을 초과하지는 않는 경우를 말한다.
- 재난(Disaster) : 다중손상사고와 비슷하지만 병원 또는 공동체가 감당할 수 없는, 의료의 수요가 공급을 초과한 경우로 본다.
- 위기 표준치료(Crisis standard of care) : 일반적인 상황에서 제공하는 표준적인 진료로는 위기 시에 의료수요를 감당할 수가 없을 때 의료의 질을 낮추더라도 반드시 필수적인 진료만을 제공하는 개념
- 일반적(Conventional) : 기존의 공간, 장치, 인력으로 일반적인 치료를 제공하는 경우
- 유사 시(Contingency) : 중환자실 부족은 처치실, 회복실, 수술실 등의 다른 공간을 이용하고 인력과 물자를 최대한 동원하여, 적어도 기능적으로는 일반적인 치료와 크게 다르지 않고, 환자의 위험부담이 큰 차이가 없는 수준의 의료를 공급하는 경우
- 위기 시(Crisis) : 유사 시보다 더 위급한 경우로 인력과 물자, 제공되는 의료의 질에 심각한 변화를 주게

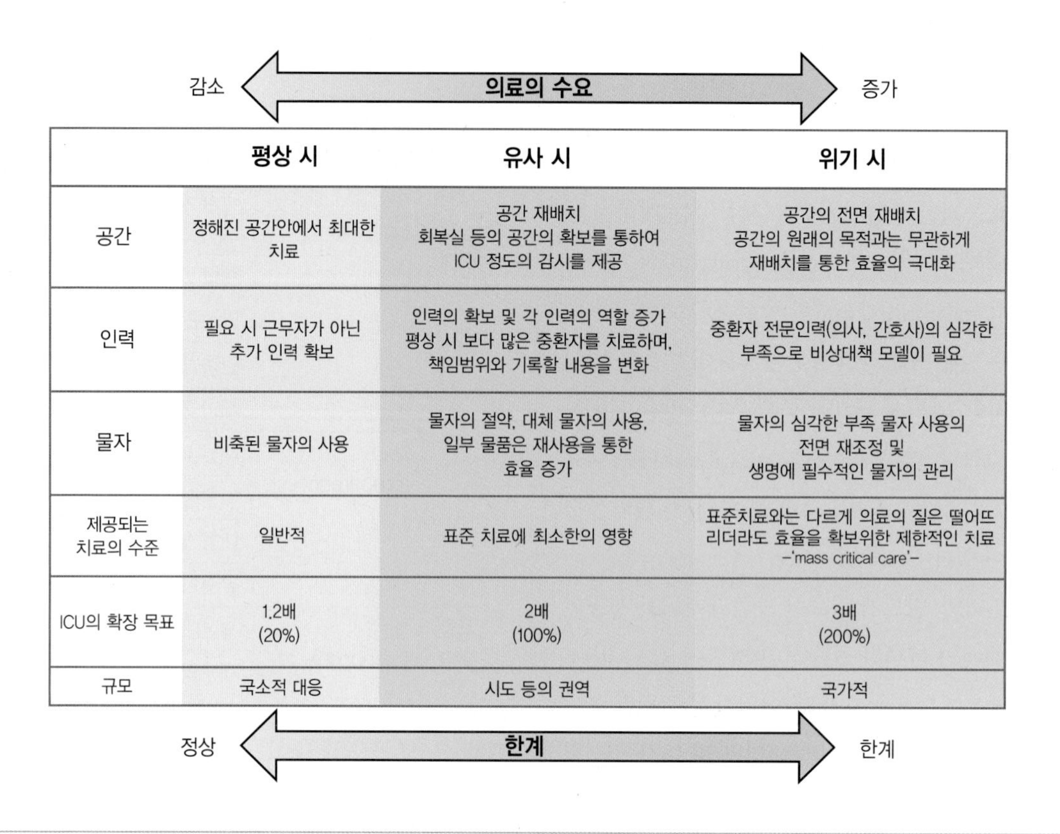

	평상 시	유사 시	위기 시
공간	정해진 공간안에서 최대한 치료	공간 재배치 회복실 등의 공간의 확보를 통하여 ICU 정도의 감시를 제공	공간의 전면 재배치 공간의 원래의 목적과는 무관하게 재배치를 통한 효율의 극대화
인력	필요 시 근무자가 아닌 추가 인력 확보	인력의 확보 및 각 인력의 역할 증가 평상 시 보다 많은 중환자를 치료하며, 책임범위와 기록할 내용을 변화	중환자 전문인력(의사, 간호사)의 심각한 부족으로 비상대책 모델이 필요
물자	비축된 물자의 사용	물자의 절약, 대체 물자의 사용, 일부 물품은 재사용을 통한 효율 증가	물자의 심각한 부족 물자 사용의 전면 재조정 및 생명에 필수적인 물자의 관리
제공되는 치료의 수준	일반적	표준 치료에 최소한의 영향	표준치료와는 다르게 의료의 질은 떨어뜨리더라도 효율을 확보위한 제한적인 치료 –'mass critical care'–
ICU의 확장 목표	1.2배 (20%)	2배 (100%)	3배 (200%)
규모	국소적 대응	시도 등의 권역	국가적

그림 56-3 평상 시(conventional), 유사 시(contingency), 위기 시(Crisis)의 surge에 대한 병원의 대응

공간, 인력, 물자, 표준치료, 중환자 능력, 자원으로 나누어져 있으며, 위기 시에는 다수의 중환자에게 효율적인 중환자치료를 공급하기 위하여 일반적인 치료의 수준을 희생하게 된다.

되어 환자의 위험성(사망률이나 이환율)이 증가하게 되는 경우

3. Surge Capacity

'surge'란 수용가능한 역치를 넘어가는 수의 환자가 발생하는 경우로 추가적인 공간, 기기, 인력이 필요하게 되는 상황을 말한다. 'surge capacity'란 'surge'시에 위기관리 시스템 및 추가적인 공간, 장치, 인력을 동원하여, 의료서비스 제공능력을 향상 시켜 'surge'를 극복하는 능력을 말한다. 일반적인 상황(conventional)이라면 중환자치료의 필요성이 약 20%정도 증가하지만 유사 시(contingency)에는 100%, 위기 시(crisis)에는 200%까지도 증가하게 된다(그림 56-3).

병원은 이러한 'surge capacity'를 확보하기 위해 'mass critical care'에 대한 계획을 수립하여야 한다.

4. 재난 상황에서의 중환자의학의 중요성

중환자의학 전문의는 중환자치료의 전문가로서 병원 내 중환자실에서 대기만 하는 것이 아니라 재난 지역의 현장이 모두 중환자실이라고 보고 중환자의 현장 초기 처치부터 병원까지 중환자의 치료를 담당하게 된다. 재난의 경우에는 중환자가 많이 발생하고, 중환자의 치료가 성공적인 재난 극복의 필수적인 요소인 것은 두말 할 필요도 없다. 중환자실은 당연히 중환자치료가 이루어지는 중심이지만 사고현장부터 중환자치료가 빠르게 이루어진다면 환자의 생존율은 향상될 수 있다. 그러므로 병원은 중환자의학 전문의를 포함한 전문가들이 모여서 재난에 대한 계획을 세우고 정기적인 훈련을 해야 한다. 물론 중환자의학

전문의가 부족하다면 현장보다는 중환자실을 우선 지키는 것이 우선이다.

중환자의학 전문의는 재난 대비 단계에서부터 중요한 역할을 하게 된다. 자원이 없을 때를 대비하여 자원의 효율적 배분에 관여하게 되며, 'surge'시를 대비하여 인력의 동원 기준, 중환자실 부족에 대비한 공간 확보, 약품 등의 물자부족에 대한 대비 등을 유사 시와 위기 시로 나누어 대비한다. 재난 시에는 중환자 능력을 최대한 확보하기 위해서 중환자실 의료인이 아닌 병원의 인력을 교육하여, 중환자치료를 시행할 때 보조적인 역할을 할 수 있도록 병원 내 인력들에게 'mass critical care'에 대한 개념을 이해시키는 점도 중요하다. 전원 보낼 수 있는 병원이 있다면 전원 보낼 환자의 기준을 마련하고 공유하는 것도 중환자 전문의의 몫이다.

재난 시에는 환자 중증도 분류(트리아지, Triage)에 참여(현장 또는 응급실 단계)하여 중환자치료가 필요한 환자를 선별하고 초기 소생에 관여하게 되며, 이송 시에 필요한 처치를 공유하고 직접 제공할 수도 있다. 일반적인 상황에서는 under triage 시 사망률이 올라가지만, 재난에서는 over-triage 시에 전체적인 사망률이 올라가게 된다. 그러므로 생존 가능성이 희박한 환자에게 집중적인 치료를 시행하여 자원의 낭비가 되지 않도록 주의하여야 한다. 재난 시 중환자전문의는 응급의학과 전문의와 긴밀한 협업을 하게 되며 중환자의 판단 기준 및 치료 방침에 대해서 서로 공유하고, 중환자실 입실 기준을 평상 시와 다르게 탄력있게 운영하여 최대의 효율을 낼 수 있게 한다.

재난 시에 단기간의 대처에 대해서만 언급을 하였지만 상급종합병원이거나 중환자치료에 대해서 전원을 보낼 병원도 없는 경우에는 병원 내에서 효율적인 'mass critical care'를 제공하도록 장기전에 대비한 계획을 세우는 것이 필요하다.

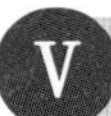

V 중환자의 자원 관리

1. 트리아지

재난에서 트리아지는 일반적인 상황과 다르게 자원이 제한되어 있으므로 중환자치료가 필요하지 않은 환자에게 중환자치료가 제공된다면, 반대로 중환자치료가 필요한 환자가 중환자치료를 못 받는 경우가 생길 것이다. 그러므로 'over-triage'에 각별히 신경써서 자원의 효율적 배분이 이루어 질 수 있도록 하고 중환자의학 전문의를 포함하여 'triage' 기준을 위기 상황에 맞추어 미리 정해야 하겠다. 그리고 유사 시와 위기 시에 중환자실의 입실 기준을 탄력적인 운용하여 효율에 초점을 맞추어야 하겠다.

1) 인력

의료진을 최대한 확보한다. 의사뿐만 아니라 간호사, 약사, 보조인력도 확보되어야 하며, 중환자의학 전문의가 부족하다면 중환자 전문의가 아닌 의사가 중환자치료를 하고 중환자의학 전문의는 이러한 전문의를 감독을 하는 방법도 있다. 일반적으로 중환자의학 전문의가 아닌 의사는 6명의 중환자를 보고, 중환자의학 전문의는 그런 의사 4명을 감독하게 되는 등의 방법이다. 그 때 기도열림은 중환자의학 전문의가 직접 맡아서 하도록 한다. 중환자실은 중환자실 간호사 1명과 일반 간호사 3명이 한 조가 되어 근무를 하는 형태로 운영하거나, 환자-간호사 비율을 조정할 수도 있으며, 간호사 등의 의료인이 제공할 수 있는 의료의 범위를 넓히게 된다. 또한 임시적으로 의료인 모집 공고를 내어 의료인의 수를 늘리는 방법도 있지만 모집에도 시간이 필요하고 병원만의 제도에 익숙해지는 데도 시간이 걸린다.

2) 공간

재난 시에 중환자실 병상은 금방 차게 된다. 중환자실로 활용할 수 있는 공간을 찾아야 하는데 대표적으로 회복실, 내시경실, 수술실, 응급실 등이 있다. 공간이 더 필요하다면 일반 병실을 중환자실로 전환하거나, 산소가 공급된다면 의국이나 복도, 회의실도 중환자실로 이용할 수 있다. 중환자실 입원 환자 중에서 기준을 엄격하게 적용하여 퇴실이 가능한 환자는 모두 퇴원시키고, 응급수술을 제외한 정규수술을 모두 취소하여 공간을 확보한다.

3) 장치

모든 장치 리스트를 확보하고 반드시 필요한 장치의 숫자를 확인한다. 대표적으로 인공호흡기가 있다. 인공호흡기가 부족하다면 최대한 비침습환기를 할 수 있는 환자를 찾는다. 고유량(high-flow) 장치나 마취기, 이동형 인공 호흡기 등도 최대한 동원한다. 최악의 경우에는 손으로 앰부(ambu)를 짜는 시도까지도 할 수 있다. 혈액제제와 수액 등도 평상 시와 다르게 보수적으로 운용해야 하고, 대량수혈 프로토콜이 있다면 저혈량쇼크환자에서 수혈의 효율을 올릴 수 있다. 전염병에 의한 재난 시에는 치료약제의 확보와 효율적 사용도 중요하다. 중심정맥 카테터가 부족하면 말초정맥 카테터로도 어느 정도 대체 가능하나 약물의 혈관외 유출은 주의해야 하겠다.

4) 결어

재난 시에 중환자의학 전문의는 반드시 필요하며 역할이 다양하고 중요하다. 재난의 준비단계에서부터 관여하여 병원의 'mass critical care'를 제공할 수 있는 능력을 개선하고, 실제 재난이 발생했을 경우에 현장 또는 응급실에서부터 중환자치료를 제공하여 생존율을 높일 수 있다. 병원 전 단계 '트리아지'나 응급실에서는 중환자실 입실 기준을 탄력적으로 정하는데 관여하여 자원을 보다 효율적으로 이용할 수 있다. 또한 중환자의학 전문의는 국가적인 재난 시스템의 구축에도 참여하여 효율적인 재난 시스템을 만들어 안전한 사회가 되는데 일조하여야 하겠다.

참고문헌

1. Christian MD, Devereaux AV, Dichter JR et al. Introduction and executive summary: care of the critically ill and injured during pandemics and disasters : CHEST consensus statement. Chest 2014;146:8S-34S
2. Gilbert Seda, John S Parrish. Augmenting critical care capacity in a disaster. Crit Care Clin 2019;35:563-73.
3. John I, Hick, Michael D. Surge capacity and infrastructure considerations for mass critica care. Peter J Shirley and Gerlinde Mandersloot. Clinical review: The role of the intensive care physician in mass casualty incidents: planning, organization, and leadership.
4. Rubinson L, Hick JL, Curtis JR, et al. Definitive care for the critically ill during a disaster: medical resources for surge capacity: from a Task Force for Mass Critical Care summit meeting. Chest 2008;133:32S-50S.
5. Shawn P. Corcora, Alexander S. Critical care management of major disaster: A practical guide to disaster preparation in the intensive care unit. J Intensive Care Med 2012;27:3-1.
6. Tanzib Hossain, Marya Ghazipura, Jeffery R. Intensive care role in disaster management critical care clinics. Crit Care Clin 2019;35:535-50.
7. 김정언, 정현수. 우리나라 재난응급의료 대응체계 구축현황. J Korean Med Assoc 2019;62:252-7.
8. 김주현, 홍은석. 대량재난과 재난의료. J Korean Med Assoc 2019;62:247-51.
9. 안희철, 외. 재난의학. 제2판. 서울: 군자출판사. 2018.

INDEX

기호

영문

A

B

C

D

E

F

N

O

P

R

S

T

U

V

W

한글

ㄱ

ㄹ

ㅁ

ㅂ

ㅇ

ㅈ

ㅊ

ㅋ

ㅌ

ㅍ

ㅎ